KB263968

근거 중심 질환별 간호 과정 1

Authorized translation from the Japanese language edition, entitled
病期・病態・重症度からみた 疾患別看護過程＋病態関連図 第2版
ISBN 978-4-260-01561-5
edited by 井上　智子 / 佐藤　千史
published by IGAKU-SHOIN LTD., TOKYO Copyright ⓒ2012

Korean language edition published by HANEON PUBLISHING, Copyright ⓒ2014

병기(病期)·병태(病態)·중증도(重症度)에서 본

근거 중심 질환별 간호 과정 1

이노우에 도모코, 사토 치후미 편집 | 김규순 감수 | 신은주 옮김

메디캠퍼스

일 러 두 기

이 책에 언급된 치료법과 간호에 관한 내용들은 출판된 시점에서 최신 정보를 바탕으로 정확성을 가질 수 있도록 저자, 편집자, 발행인이 최선의 노력을 기울였습니다. 그러나 의학과 의료 분야는 나날이 발전하기 때문에 수록된 내용이 모든 면에서 정확하고 완벽하다고 단언하기는 어렵습니다. 따라서 이 책을 실제 간호에 활용하고자 하는 독자는 최신 데이터에 해당하는지, 수록된 내용이 정확한지 확인하는 데 세심한 주의를 기울일 것을 부탁드립니다.

이 책에서 언급한 치료법과 약품이 의학 연구와 의료 발전에 따라 발행 후 새로 업데이트되었을 경우, 여기에 제시한 치료법과 의약품으로 인한 뜻하지 않은 사고에 대해 저자, 편집자, 출판사는 책임을 지지 않습니다.

* 감수자 주: 이 책에 기재된 '주요 치료약'이나 '처방 예'는 일본의 원서를 그대로 살린 것입니다. 그 내용 가운데 상당 부분은 우리나라와 같지만, 간혹 우리나라에는 없는 상품이 제시된 경우도 있습니다. 킴스온라인(http://new.kimsonline.co.kr)이나 드러그인포(http://www.druginfo.co.kr)에 접속하면 그에 해당하는 정보를 얻을 수 있으며, 해당 성분에 적합한 약들이 제약회사별로 나오고 있으므로 찾아보시길 바랍니다.

추천사

이 책 한 권으로 임상 현장에서 필요한 전반적인 간호 과정을 이해할 수 있다. 일러스트와 체계적인 설명으로 간호 과정을 일목요연하게 보여주며, 임상 현장에서 반드시 필요한 질병 관련 지식들을 소개했다.

– 이숙자(대한병원협회 학술교육국 국장)

경험이 풍부한 많은 집필진만 보더라도 이 책에 신뢰가 간다. 여기에 이 모든 간호 과정과 질병의 특징을 한눈에 확인할 수 있게 한 편리하고 세밀한 편집에도 찬사를 보낸다.

– 엄옥주(강동성심병원 기획조정실 부실장, 전 간호부장)

환자 중심의 의료 서비스는 질병의 치유 외에도 환자에게 감동을 주는 것을 목표로 한다. 감동은 어렵거나 복잡하지 않다. 환자를 위하는 진정성이 전달되면 감동을 느낀다. 알고, 이해하고, 환자에게 도움을 주고자 하는 의료인의 순수한 마음이 그것이다. 이 책에는 가장 필요한 지식과 함께 그 마음이 담겨 있다.

– 장희정(한림대학교 간호학부 성인간호학 교수)

의학·간호학 및 건강 관련 학문은 매우 빠른 속도로 발전하고 있다. 이러한 변화에 발맞추어 오늘날 간호사는 전문적인 이론 및 광범위한 지식을 바탕으로 간호대상자의 요구에 부응하는 총체적인 간호접근이 필요하다.

이 책 〈질환별 간호 과정〉은 해부, 병태 생리, 증상 관리 및 간호를 계획하고 제공하기 위해 객관적이고 과학적인 접근방법인 간호 과정이 구체적으로 설명되어 있다. 실제 임상에서 환자에게 적용할 수 있을 뿐 아니라, 현장 간호사나 간호학을 전공하는 학생들의 기본을 더욱 탄탄하게 해주는 데 큰 도움이 될 것으로 기대한다.

– 문숙자(서울적십자병원 간호부장)

기본적인 질병들의 병태 생리를 쉽게 이해할 수 있는 책이다. 특정 환자에 국한하지 않고 임상적으로 일어날 수 있는 다양한 상황에서 더 많은 환자에게 적용할 수 있도록 폭넓은 관점으로 간호 과정을 조망할 수 있다. 예비 간호사들과 임상 현장의 간호사들은 물론, 후배들을 학습시키고자 하는 간호사 리더들에게도 반드시 필요한 책이라 확신한다.

– 공혜연(나은병원 적정진료관리실 QI팀장)

질병에 따라 간호 과정을 구분하는 것은 결국 환자 중심의 의료서비스로 가는 길이다. 환자의 개별적인 질병에 초점을 맞추어 의료서비스를 제공하는 것이 결국 의료서비스 질 향상에 많은 도움이 될 것이다. 그렇다면 이 책에는 앞으로 의료기관이 가야 할 근본적인 방향이 제시되어 있다고 볼 수 있다.

– 김덕진(한국만성기의료협회장, 전 대한노인요양병원협회장)

이 책은 단순히 환자들을 질환별로 나누어 묶도록 한 것이 아니라, 다양한 환자들의 간호 과정을 서로 효과적으로 융합시켜 의료 조직 간의 업무 효율을 높이는 방법이 된다는 것을 가르쳐준다.

– 문현근(이노솔루션 대표)

서문

Nursing Process, 즉 '간호 과정'이라는 용어가 간호계에 뿌리를 내린 지는 오래되었다. 이 용어의 중요성은 질병과 치료법에 따라 획일적인 간호를 하는 것이 아니라 환자의 개별적인 문제에 초점을 맞추는 데 있다. 즉 개별적인 문제 해결 방법에 따라 관리 계획을 세우고 간호 활동의 전개 방식을 도입하는 등 환자 개개인에게 눈을 돌리는 것이 양질의 간호와 연결된다고 보는 것이다. 기존의 병동 기준 간호 매뉴얼, 새로운 클리니컬 패스웨이(clinical pathway)와 케어 맵(care map) 등은 동일 진단군에 포함된 사람들, 같은 치료법(예를 들어 수술 방식·처방)을 적용하는 사람들의 공통점과 정체성에 주목하여 합리적이고 타당한 케어 방법을 보여주었다.

이 책은 이러한 사고에 기반하여 질병 이름은 물론 병태·중증도 등이 환자에 대한 평가와 간호 진단 등 문제를 명확하게 하는 데 도움이 되도록 서술하였다.

솔직히 처음 이 책의 성격을 '질환별 간호 과정'이라고 정의 내릴 때에는 많은 저항감이 있었다. 간호 과정은 개별 케어를 전개하기 위한 것이며, 환자들을 질환별로 묶는 것은 바람직하지 않다고 생각했기 때문이다. 또한 '(의학적) 진단에 따라서 간호가 결정되는 것이 아니며, 환자가 있기 때문에 간호가 존재한다'고 말할 수 있고, 질환의 이름이나 치료법이 간호에 선행한다고도 생각하지 않는다.

이러한 생각을 바탕으로 이 책을 기획하면서 '질병' 또는 '증상'을 출발점으로 하여 원인이나 발병 기전, 필요한 검사와 치료를 통해 간호 과정을 전개할 수 있으며, '평가—간호 진단-목표-간호 활동-평가'라는 사이클은 각 지점에서 더욱 유연하고 대담하게 시행될 것임을 실감했다.

이 책에서 보여주는 질환별 간호 과정은 여러 간호 과정을 질환별로 통합한 것이 아니다. 간호 과정의 전개에서 질병 이름은 물론, 병기·병태·중증도를 고려한 개별성을 충실히 반영해, 질환의 설명에 포함된 병인, 역학, 증상, 합병증 그리고 치료법에 대한 지식을 공고히 하기 위한 것이다. 간호 과정은 병의 치료와 별도로 존재할 수 없는 것이며, 중요한 것은 간호 과정과의 융합과 제휴 방법이다.

이 책은 기존의 것을 전제로 한 치료에 대한 지식이 아니라 환자들을 간호하는 과정을 유기적으로 통합하기 위한 방법을 보여준다. 또한 이 책에서 사용한 간호 진단명에 대해서는 새롭게 '간호 진단 색인'을 마련하여, 간호 진단이라는 측면에서 역방향으로 찾을 수 있도록 했다.

이러한 과정은 경험이 풍부한 집필진이 있어야 가능한 일로서, 현재 일본에서 간호의 제일선에서 활동하고 있는 분들이 참여해주었다. 그 결과 편집자들의 의도를 훨씬 뛰어넘는 내용을 제공받을 수 있었기에 크게 감사드린다. 또한 전자화 시대에 걸맞은 구성과 레이아웃에 공을 들인 의학서원 편집실 여러분에게도 진심으로 감사를 드린다.

이 책이 간호를 위한 학습과 간호에 종사하는 사람들에게 큰 도움이 된다면, 책을 세상에 내놓는 데 참여한 사람들 모두에게 기대 이상의 기쁨이 될 것으로 믿는다.

편집자를 대표하여 이노우에 도모코

편 집

이노우에 도모코 도쿄의과치과대학 대학원 보건대학원 교수-첨단 침습완화 케어 간호학

사토 치후미 도쿄의과치과대학 대학원 보건대학원 교수-건강정보 분석학

집 필

의학 해설

아오야기 마사루 도쿄의과치과대학 대학원 치의학종합연구과 준교수-신경기능 외과학

아카자 미호 도쿄의과치과대학 대학원 치의학종합연구과-뇌신경병태학

아키자와 다다오 쇼와대학 의학부 교수-신장내과학

아사노 유우 보에이의과대학교 병원 외래교수-소아과

히가시(와키원) 료코 도쿄의과치과대학 의학부 부속병원-순환제어내과

아라이 아야코 도쿄의과치과대학 대학원 치의학종합연구과 강사-혈액내과학

아라이 히로쿠니 도쿄의과치과대학 대학원 치의학종합연구과 교수-심장혈관외과학

아리이 시게키 독립 행정법인 노동자건강복지기구 히마마쓰 로사이 병원 원장

이시다 치호 독립 행정법인 국립병원기구 이오 병원 신경진료 부장

이즈미 나미키 무사시노 적십자 병원 부원장·소화기과 부장

이즈미야마 하지메 도쿄의과치과대학 의학부 부속병원 의료협력지원센터 강사

이소베 미쓰아키 도쿄의과치과대학 대학원 치의학종합연구과 교수-순환 제어내과학

이치오카 마사히코 공익 재단법인 도쿄보건의료공사 도시마 병원 부원장

이토 히로아키 아키타대학 대학원 의학계 연구과 교수-혈관내과학·호흡기내과학

이나지 모토키 도쿄의과치과대학 대학원 치의학종합연구과 조교수-뇌신경 기능 외과학

이리오카 다카쿠니 국가공무원공제조합연합회 요코스카 공제병원 신경내과 부장

우스이 유타카 사이타마의과대학 부교수-호흡기내과

우치다 치요코 후쿠시마대학 인간발달문화학 교수

우치무라 코헤이 구마모토대학 의학부 부속병원-신장내과

에노모토 노부유키 야마나시대학 대학원 의학공학종합연구부 교수-임상 의학 계열(내과학 강좌 제1교실)

엔도 겐   일본 적십자사 의료센터 대장항문외과 부장

오카와 아쓰시   도쿄의과치과대학 대학원 치의학종합연구과 교수-정형외과학

오타 가쓰야   도쿄의과치과대학 대학원 치의학종합연구과 강사-심리치료, 완화 의료학/온타 제2병
                   원 진료부장

오쓰카 이사오   이사오 가메다소고 병원 부인과 부장

오토모 야스히로   도쿄의과치과대학 대학원 치의학종합연구과 교수-구급재해의학

오노 기쿠오   도쿄의과치과대학 대학원 치의학종합연구과 교수-신경기능외과학

오노 교코   도쿄의과치과대학 대학원 치의학종합연구과 준교수-안과학

오사나이 다카유키   요쓰야 메디컬 큐브 유선외과 과장

가키조에 유타카   구마모토대학 대학원 생명과학연구부-신장내과학

가게야마 유키오   사이타마 현립 암센터 비뇨기과 부장

가지와라 미치코   도쿄의과치과대학 의학부 부속병원 수혈부장

가타야마 이치로   오사카대학 대학원 의학계연구과 교수-내과계 임상의학 전공, 정보통합의학 강좌 피부과

가쓰노 데쓰야   JA아이치후생련 비사이 병원-내과

가토 사토시   자치의과대학 교수-정신과

가토 다쿠로   제생회 가와구치 종합병원 피부과 부장

가네코 히토시   닛산 후생회 타마 병원 산부인과 부장

가모이 고쥬   도쿄의과치과대학 대학원 치의학종합연구과 조교수-안과학

가와카미 사토루   사이타마 의과대학교 종합의료센터 부교수-비뇨기과

고노 타쓰유키   도쿄의과치과대학 대학원 치의학종합연구과 교수-식도, 일반외과학

기시모토 세이지   도쿄의과치과대학 대학원 치의학종합연구과 교수-두경부 외과학

기타하라 사토시   공익 재단법인 도쿄보건질환공사 타마 남부지역 병원-비뇨기과 부장

기타무라 오토   도쿄의과치과대학 대학원 치의학종합연구과 교수-이비인후과학

기타무라 다카토시   기타무라 클리닉 원장

기하라 가즈노리   도쿄의과치과대학 대학원 치의학종합연구과 교수-신장 비뇨기외과학

기요카와 유스케   도쿄의과치과대학 대학원 치의학종합연구과-이비인후과학

구도 아쓰시   도쿄의과치과대학 대학원 치의학종합연구과 조교수-간담췌·종합외과학

구보타 데쓰오　　　도쿄의과치과대학 대학원 보건대학원 교수-생체방어검사학

구보타 도시로　　　도쿄의과치과대학 대학원 치의학종합연구과 교수-생식기능협관학

구야마 야스시　　　데이쿄대학 의학부 교수-내과학

구루마지 아케오　　도쿄의과치과대학 대학원 치의학종합연구과 준교수-정신행동의과학

구로키 아케오　　　쇼와대학 의학부 강사-신장내과학

구로사키 마사유키　무사시노 적십자병원 소화기과 부장

구로사 요시로　　　요시사쿠 종합병원 외과부장

구와하타 유코　　　전 오메 시립 종합병원 이비인후과 원장

고야 마사히코　　　오구라 기념병원 순환기내과 부장

고가 후미타카　　　도쿄의과치과대학 대학원 치의학종합연구과 강사-신장 비뇨기외과학

고마노 유키코　　　도쿄의과치과대학 대학원 치의학종합연구과 비상근 강사-교원병, 류머티즘 내과학

고야마 다카토시　　도쿄의과치과대학 대학원 보건대학원 부교수-첨단 혈액검사학

사이토 가즈타카　　도쿄의과치과대학 의학부 부속병원 강사-신장 비뇨기외과학

사쿠라 마야　　　　도쿄 도립 다마종합의료센터-내과

사사키 세이　　　　도쿄의과치과대학 대학원 치의학종합연구과 교수-신장내과학

시치리 마사요시　　가타자토대학 의학교수-내분비대사 내과학

시모카도 겐타로　　도쿄의과치과대학 대학원 치의학종합연구과 교수-혈류 제어 과학

진노 데쓰야　　　　도쿄의과치과대학 의학부 부속병원 강사-정형외과

진 야스토　　　　　히라쓰카 공제병원 호흡기과 과장

스기하라 겐이치　　도쿄의과치과대학 대학원 치의학종합연구과 교수-종양외과학

스기모토 다로　　　도쿄의과치과대학 의학부 부속병원 강사-이비인후과

스미 다쿠로　　　　도쿄의과치과대학 대학원 치의학종합연구과 강사-두경부외과학

세키타 요시히사　　시키 시립 시민병원 외과장

세키야 이치로　　　도쿄의과치과대학 대학원 치의학종합연구과 교수-연골재생학

다카기와 준　　　　도쿄공제병원 호흡기외과 부장

다케우치 다카시　　도쿄의과치과대학 대학원 치의학종합연구과 조교수-정신행동의과학

다케시타 기미야　　국제의료복지대학 아타미 병원 교수-소화기 센터

다테노 다에   도쿄의과치과대학 대학원 치의학종합연구과 - 분자 내분비내과학

다나카 아키라   영자영양대학 교수 - 임상영양의학연구소

다나카 도모히로   토론토대학 소화기내과 - 장기이식 의료부

다니구치 요시미   도쿄의과치과대학 의학부 부속병원 강사 - 주산, 여성진료과

다마키 마사시   무사시노 적십자병원 신경외과 부장

단 가즈오   일본의과대학 교수 - 혈액내과

지다 마모루   리버사이드 요미우리 빌클리닉 소장

데리다 미노리   아키타대학 대학원 의학계 연구과 조교수 - 혈관내과학

데라리 노리오   고치대학 의학부 교수 - 내분비대사, 신장내과학

도다 슈지   도쿄의과치과대학 대학원 치의학종합연구과 준교수 - 임상검사의학

도미타 기미오   구마모토대학 대학원 생명과학연구부 교수 - 신장내과학

도리야마 히데유키   도쿄해상일동 의료 서비스 의료본부

나카사와 마사유키   도쿄의과치과대학 대학원 치의학종합연구과 특임 교수 - 지역 소아 의료 연구강좌

나가호리 마사카즈   도쿄의과치과대학 조교수 - 소화기내과

나카무라 노리아키   도쿄의과치과대학 대학원 치의학종합연구과 조교수 - 간담췌·종합외과학

니시카와 도루   도쿄의과치과대학 대학원 치의학종합연구과 교수 - 정신행동과학

니시자와 아야   도쿄의과치과대학 대학원 치의학종합연구과 조교수 - 피부과

노구치 마사유키   오카야마현 정신보건복지센터 지역지원 상담과 참사

하기야마 히로유키   요코하마 시립 미나토 적십자병원 교원병 류머티즘 내과 부장

하라다 다쓰야   도쿄의과치과대학 대학원 치의학 종합연구과 강사 - 생식기능협관학

히구치 데쓰야   도호대학 의료센터 사쿠라 병원 부교수 - 피부과

히라타 유키오   공익 재단법인 첨단의료진흥재단 첨단의료센터 병원장

후카미 신   지바애우회 기념병원 안과부장

후쿠다 데쓰야   도쿄의과치과대학 대학원 치의학종합연구과 조교수 - 혈액내과학

후지이 도시미쓰   도쿄의과치과대학 - 소화기내과

후나코시 아키히로   후쿠오카 산노병원 췌장내과 부장

후루야 다다사   후루야 내과의원 원장

후루이 요시히코　　가와구치 피부과 클리닉 원장

마쓰우라 마사토　　도쿄의과치과대학 대학원 보건대학원 교수-생활기능 정보 해석학

마쓰시마 에이스케　도쿄의과치과대학 대학원 치의학종합연구과 준교수-심리치료·완화의료학

미즈사와 히데히로　도쿄의과치과대학 대학원 치의학종합연구과 교수-신경병태학

미야기 나오토　　　도쿄의과치과대학 의학부 부속병원 조교수-심장혈관 외과학

미야케 슈지　　　　도쿄의과치과대학 보건관리센터 교수

미야자카 쿄코　　　동경가정대학 영양학과 교수

미야사카 노부유키　도쿄의과치과대학 대학원 치의학종합연구과 교수-교원병·류머티즘 내과학

미야자키 시게루　　공익재단법인 결핵 예방 가이신야마다테 병원 생활습관병 센터장

미야자키 야스나리　도쿄의과치과대학 대학원 치의학종합연구과 준교수-수면제어학(호흡기내과)

무네타 다케시　　　도쿄의과치과대학 대학원 치의학종합연구과 교수-운동기외과학

무라카미 기미오　　도쿄 도립 고마고메 병원 안과부장

모리오 도모히로　　도쿄의과치과대학 대학원 치의학종합연구과 준교수-발생발달병태학

모리타 사다오　　　도쿄의과치과대학 의학부 부속병원 교수-재활부

야스미즈 타케히코　소카 시립병원 부원장(산부인과)

야마우치 신이치　　도쿄의과치과대학 대학원 치의학종합연구과-종양외과학

야마다 마사히토　　가나자와대학 대학원 의약보건학 종합연구과 교수-뇌 노화·신경병태학(신경내과학)

야마모토 다카시　　데이쿄대학 의학부 강사-내과학

야마와키 마사나가　교토 부립 의과대학 대학원 의학연구과 교수-종합의료·의학교육학

요코제키 히로　　　도쿄의과치과대학 대학원 치의학종합연구과 교수-피부과

요코타 다카노리　　도쿄의과치과대학 대학원 치의학종합연구과 교수-신경병태학

요시자와 야스유키　도쿄의과치과대학 이사-부학장

요시다 다케시　　　도쿄의과치과대학 대학원 치의학종합연구과 조교수-안과학

와카바야시 마이　　도쿄의과치과대학 대학원 치의학종합연구과-신장내과학

와타나베 겐스케　　기옥의과대학종합의료센터 객원 교수

와타나베 마모루　　도쿄의과치과대학 대학원 치의학종합연구과 교수-소화기병태학

와타나베 무쓰히사　도쿄 도립 보쿠도병원 내과 원장

간호 과정 해설

아이다 노부코	나고야대학 의학부 보건학과 간호학 전공 부교수-임상간호학
아카시 게이코	나고야 시립대학 간호학부 간호학과 교수-크리티컬 케어 간호학
아키야마 사토루	시마 국제대학 간호학부 간호학과 교수-성인간호학
아호 준코	나가노현 간호대학 학장
아리타 기요코	데니의료대학 의료학부 간호학과
이시카와 노리코	지바 현립 의료대학 간호학과 강사-소아간호학
이즈미 다카코	일본적십자 간호대학 조교수-성인간호학
우에다 지요코	전 간사이의료대학 보건간호학부 교수
우치노 세이코	국제의료복지대학 오다와라 보건의료학부 부교수
우치보리 마유미	죠치대학교 종합인간과학부 간호학과 조교수-성인간호학
오네 키요카	이노우에 안과병원 간호부장
오미야 유코	메지로대학 간호학부 간호학과
오카 미치요	군마대학 대학원 보건대학원 교수-임상간호학
오카다 요시에	스쿠바대학 의학의료계 부교수-정신간호학
온베 히로미	군마대학 대학원 보건대학원 강사-성인간호학
가타오카 준	아이치 현립대학 간호학부 교수-성인 만성기간호학
가나자와 사유리	국립국제의료연구센터 도야마병원 16층 병동부 간호사장
가메이 도모코	세이료카간호대학 간호학부 교수-노인간호학
가와세 쇼코	전 도쿄의과치과대학 약해감시학 강좌
기다 이구사	도쿄 도립 기타교육원센터 간호장
구리하라 야요이	전 니가타의료복지대학 건강과학부 간호학과 강사-건강 장애 간호
고쿠부 히로코	구마모토대학 대학원 생명과학연구부 교수-성인간호학
고친다 치에미	의료교육컨설팅 아가리카제 대표
고니시 미유키	효고의료대학 간호학부 강사-요양지원 간호학
고하라 이즈미	자치의과대학 대학원 간호학 연구과 준교수
사이토 시노부	지바대학 대학원 간호학 연구과 준교수-기초 간호 교육 연구 분야

사이노 다카시   오사카 부립대학 간호학부 조교-감염간호학

사카이 아키코   후쿠이대학 의학부 간호학과 교수-임상간호학

사카모토 유코   도쿄 의료보건대학 간호학부 간호학과 강사

사쿠마 에리카   홋카이도의료대학 간호복지학부 간호학과 부교수-정신간호학

사쿠라이 아야노   세이료카간호대학 간호학부 조교-성인간호학

사사키 요시코   도쿄의과치과대학 대학원 보건대학원 부교수-첨단 침습 완화 케어 간호학

사이토 마사미   쓰쿠바대학 의학 의료계 부교수-성인간호학

사이토 도시코   오사카 부립대학 간호학부 교수-감염간호학

시게노 가오루   천리의료대학 교수

시노키 에리   도쿄의료 보건대학 의료보건학부 간호학과 교수

시마다 케이   도쿄대학 대학원 인간건강과학연구과 준교수-간호과학 영역

쇼무라 마사코   도카이대학 건강과학부 간호학과 부교수-성인간호학

스기야마 유리   전 도쿄의료보건대학 의료보건학부 간호학과 조수

다카시마 나오미   도쿄 지케이의료대학 의학부 간호학과 교수-성인간호학

다카하시 사쓰키   군마 현립 현민건강과학대학 간호기술 교육학 연구분야 강사-기초 간호 기술학

다카하시 나쓰코   세이료카간호대학 대학원 박사과정 후기

다카히라 사치코   나가사키 현립대학 간호영양학부 간호학과 강사-성인간호학

다키시마 노리코   가와사키 시립 간호단기대학 교수

다케이 루미   고마키시민병원

다케우치 사치에   미에대학 의학부 간호학과 부교수

다테노 준코   야마구치대학 대학원 의학계 연구과 강사-임상간호학

스카모토 나오코   죠치대학교 종합인간과학부 간호학과 교수-기초간호학

쓰키다 가즈미   후쿠이대학 의학부 간호학과 부교수-성인·노인간호학

도미오카 아키코   도쿄의료보건대학 의료보건학부 간호학과 부교수-소아간호학

도모마사 준코   독립 행정법인 노동자 건강 복지기구 간사이 산재병원

나가사와 노리코   사이타마 시립병원 간호사장

나카지마 에미코   교린대학 보건학부 간호학과 교수-성인·노인 간호학

나카야마 유키   공익재단법인 도쿄의학종합연구소 감각 시스템 연구 분야 난치병 치료 간호 연구소
주임 연구원

나스 가즈미   히로시마대학 대학원 의치약보건학 연구과 조교-간호 개발 과학

히다이 리에   지바현 응급의료센터 간호국

히라마쓰 노리코   겐와카이 임상간호학 연구소 주임 연구원

후쿠다 요코   교린대학 보건학부 간호학과 강사-성인·노인 간호학

호리이 사토시   오사카 부립대학 간호학부 교수-감염간호학

마에카와 아쓰코   나고야대학 대학원 의학계 연구과 교수-지역 재택 간호

마쓰시마 모토코   독립 행정법인 노동자건강복지기구 오사카 로사이병원 간호사장

마나베 도모코   교린대학 의학부 부속병원

미우라 하나에   일본 적십자간호대학 부교수-성인간호학

미우라 미나코   도쿄여자의과대학 간호학부 조교-성인간호학

미타 유미코   성마리안나 의과대학 병원감염제어부 간호사장

야토미 유미코   도쿄의과치과대학 대학원 보건위생학연구과-대학원 첨단 침습 완화 케어 간호학

야마자키 도모코   죠우치대학교 종합인간과학부 간호학과 부교수-성인간호학

야마세 히로아키   야마구치대학 대학원 의학계 연구과 교수-임상간호학

야마다 유키   전 국립국제의료연구센터 병원 에이즈 치료·연구개발 센터

야마모토 이쿠코   쥰텐도대학 의학부 부속 우라병원 간호교육과

이 책의 콘셉트와 효과적인 학습법

이 책은 간호 과정의 프로세스를 체계적으로 설명하고 있습니다.

- 학생들이 간호 과정을 임상 현장에서 실제로 어떻게 전개하면 좋을지 배우는 것은 매우 어려운 일입니다. 이 책에서는 간호 과정이란 과연 무엇인지 철저하게 다루고 있으며, 학생들이 간호 과정을 이해할 수 있도록 체계적으로 설명하였습니다. 간호 과정의 개념은 '계통 간호학 강좌 기초 간호 기술'을 기준으로 하였습니다.

- 각 항목의 간호 과정 설명에는 먼저 전체를 파악할 수 있도록 '간호 과정의 순서도'를 실었습니다. 관찰 항목 → 간호 문제(간호 진단) → 간호 목표(간호 성과) → 간호 활동(간호 개입)의 흐름에 따라 잘 이해할 수 있도록 했습니다. 또한 간과해서는 안 되는 중요한 포인트 또는 기본 자세를 이해하고 실습에 임할 수 있도록, 이정표가 되는 '기본 개념'을 첫 부분에 넣었습니다.

- 이 책에서는 간호 과정을 'Step 1 영향 평가, Step 2 간호 초점, Step 3 계획, Step 4 실시, Step 5 평가'의 5단계로 나누어 설명하였습니다. 각 단계의 포인트나 착안점을 쉽게 알아볼 수 있도록 중요 사항은 빨간색으로 표시하고, 배경이 되는 근거를 확실히 설명하였습니다. 특히 학생들이 골칫거리로 여기는 평가 내용을 어디에서 착안하면 좋을지, 간과하기 쉬운 것은 무엇인지 그 내용을 실었습니다.

- 환자와 가족에 대해 전체적으로 파악하도록 하기 위해 각 항목의 마지막에는 일반적인 환자의 경우를 예로 '병태 관련도와 간호 문제'를 다루었습니다. 여기에서 병태를 바탕으로 한 근거를 이해할 수 있습니다. 전국의 간호대학에서 폭넓게 사용할 수 있는 부분이라고 생각합니다.

전국의 간호대학에서 폭넓게 사용할 수 있습니다.

- 이 책에서는 각 간호대학이나 교과서 또는 대상의 특성에 따라 구분된 특정 간호 이론이나 평가의 틀을 존중하여, 굳이 새로운 평가 틀을 설정하지 않고 물리적 검토의 기본인 head to toe의 구성 정보를 정리하였습니다. 따라서 고든, 오렘, 핸더슨, 로이, 탁소노미 Ⅱ(NANDA-I) 등의 실제 교육 내용에 따라 활용하시기 바랍니다. 참고로 기초 교육에서 널리 채용되고 있는 린다 J. 카르페니토, 모이에의 《간호 진단 핸드북》에 따른 고든의 기능적 건강 패턴에 의한 분류(예: 영양–대사 패턴)를 '간호 문제 목록'에 병기하였습니다. 따라서 고든의 기능적인 건강 패턴을 채용하고 있는 학교는 물론, 《카르페니토 간호 진단 핸드북》을 채용하는 학교에서도 이 책을 활용하여 일관성 있는 학습을 할 수 있습니다.
- 이 책에서는 간호 문제를 키워드로 간호 과정을 전개하기 때문에, NANDA-I 등 간호 진단 레이블을 사용하지 않아도 문제가 없습니다. 간호 문제에 대한 표기는 임상적이고 평이한 표현을 사용하였습니다.

NANDA-I, 카르페니토, 고든의 간호 진단을 병기하였습니다.

- 최고 전자 의료 기록의 도입에 따라 임상에서 공용 언어로 사용하는 간호 진단명을 소개하는 의료 시설이 증가하고 있습니다. 이 책에서는 NANDA-I의 간호 진단 레이블을 기본으로, NANDA-I에서는 채용되지 않았지만 임상적으로 유용하다고 생각되는 간호 진단 레이블 카르페니토의 《간호 진단 핸드북》에서도 채택하여 '간호 진단'으로 병기했습니다. 카르페니토와 고든도 기본 간호 진단 레이블은 NANDA-I에서 채용하고 있기 때문에, 카르페니토와 고든을 사용하는 수업에서도 이 책에서 설명한 내용으로 수업을 할 수 있습니다.

폭넓은 대상을 정하고 간호 과정을 전개하였습니다.

- 실제 임상에서는 환자의 상태가 매우 다양하고 개별성을 가집니다. 또한 시간이 지남에 따라 상태가 변화하게 마련입니다. 그러므로 이 책에서는 특정 환자의 상을 만들어내지 않고, 어느 정도 차별성이 있는 상황을 가정하여 임상적으로 일어날 수 있는 간호 문제를 가능한 한 넓은 관점에서 보도록 했습니다. 이는 특정 환자에게 한정된 지식만을 흡수하면 학생들이 상황에 따라 임기응변으로 대응하지 못할 것을 우려해서입니다. 책에서 얻은 지식을 바탕으로 실제 수업과 실습에서 환자 개인의 개별성을 가미한 간호 과정을 전개하면, 책을 통한 학습 효과를 더욱 실감할 수 있습니다.
- 또한 다양한 상황에서 학생이 임기응변으로 대응할 수 있도록 의학 논평의 '병기·병태·중증도별 치료 순서도'에 맞도록 '병기·병태·중증도별 관리 포인트'를 실었습니다.

이 책 한 권으로 최신 의학 지식을 배울 수 있습니다.

- 이 책에서는 기본적인 병태 생리를 학생들이 철저하게 이해하기를 바라는 마음으로 임상의가 저술한 의학서와 동등한 수준이면서도 분명하고 이해하기 쉬운 문장으로 의학 해설을 실었습니다. 현재 임상에서 실제로 이루어지는 진단과 치료에 대한 모든 항목을 각 분야의 전문성을 가진 의사가 집필하여, 내용의 신뢰도는 물론 최신 정보를 수록하였습니다. 또한 학생들이 건강기록부를 봤을 때 환자에게 사용되는 약물이 무엇인지 이해할 수 있도록 처방 사례도 충분히 도입하였으며, 치료제 일람표를 함께 실었습니다. 각 항목의 시작 부분에는 병태의 생리를 한눈에 파악할 수 있도록 그림을 중심으로 '눈으로 보는 질환'을 실어두었습니다.

이 책의 구성과 사용법

질환 설명

기본적인 의학 지식을 알기 쉽게 원 포인트로
해설하였습니다.

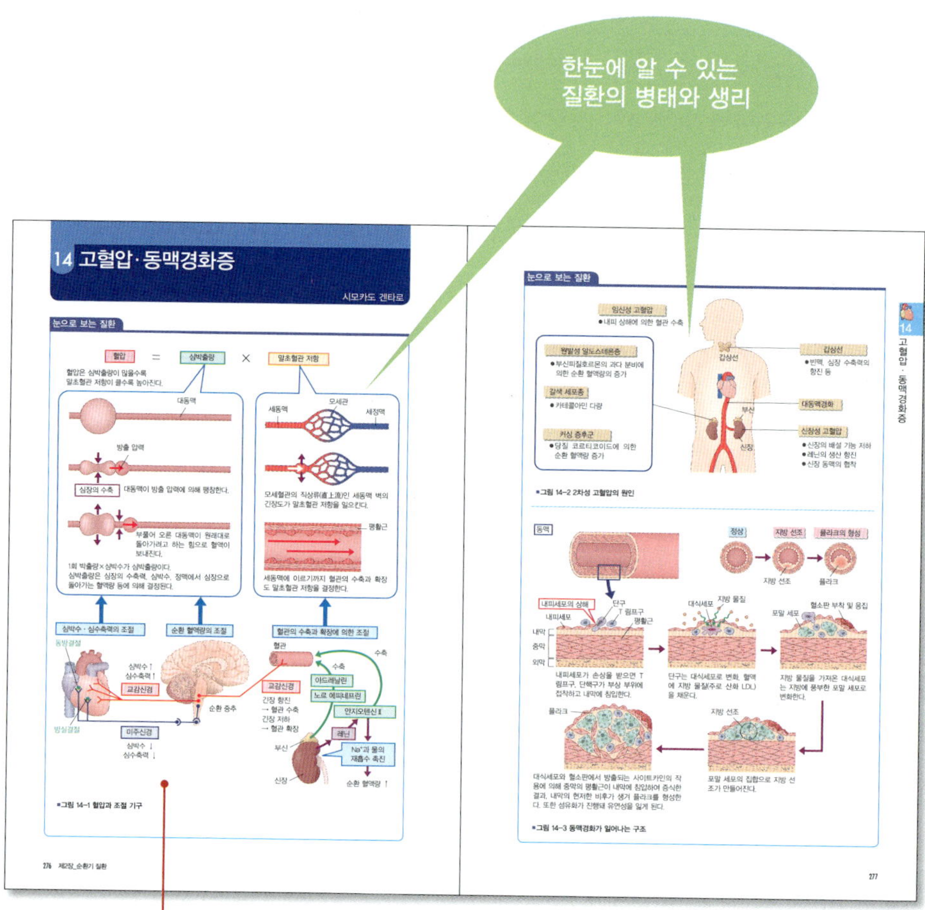

각 항목의 시작 부분에는 '눈으로 보는 질환'을
그림으로 보여주여 먼저 질병의 전체 모습을
파악하도록 하였습니다.

질환에 대한 지식을 간결하게 설명하였습니다.
진료기록 카드를 보고 확인하십시오.

- 병태 생리
- 병인 · 악화 요인
- 역학 · 예후
- 증상
- 진단 · 검사값
- 합병증
- 치료법

병태 생리

● 고혈압
- 고혈압은 혈압이 지나치게 높은 상태가 지속되는 병태에서 혈관·뇌·심장·신장 등의 장기에 장애가 있는 경우이다. 사람의 체질은 나이가 들면서 혈압이 상승하는데, 본태성 고혈압과 승압 호르몬 생산 종양 등에 따른 2차성 고혈압이 있다.

〈혈압 유지 기구와 고혈압〉
- 혈압은 심장에서 송출된 혈액이 전신을 둘러싼 압력으로 '심박출량×말초 저항'으로 규정된다. 심장에서 나온 혈액은 대동맥이 풍선처럼 부풀어 올라, 압력은 약화되고 말초로 전송된다. 이것이 수축기 혈압으로 좌심실의 수축기(심실 내압)보다 낮다. 심장의 이완기에는 심장의 방출 압력이 제로가 되지만, 부풀어 오른 대동맥의 수축에 의한 압력에서 말초 혈액을 계속해서 보낸다. 이때의 압력이 이완기 혈압이다(그림 14-1).
- 염분의 과잉 섭취는 체액을 증가시켜 심박출량을 높이기 때문에, 따뜻한 방에서 갑자기 추운 곳으로 나가면 혈관이 수축해 말초혈관 저항이 증가하므로 혈압이 상승한다.
- 혈압이 떨어지면 생명 유지에 필수적인 장기에 혈액을 공급할 수 없게 되므로 인체에는 혈압을 일정 정도 이상 유지하는 구조가 갖춰져 있다. 신경계에 의한 혈관 수축과 심장 박동 제어, 레닌-아지오텐신-알도스테론계에 의한 혈관 수축, 체액량 조절 제어가 대표적이다. 예를 들어 출혈보다 체액량이 감소하여 심박출량이 낮아지면 심박수가 증가하기 때문에, 1회 박출량의 저하를 보충하면 모든 말초혈관이 수축하고 혈압이 유지된다. 또한 신장에서 나트륨 배설이 감소하여 체액량 유지에 작용한다.
- 고혈압 여부는 혈압 상승에 의해 증가하는 심혈관 질환에 관한 역학 연구에서 얻어진 혈압 값에 따라 결정되며 다분히 편의적이다. 본태성 고혈압이 생리적 혈압 유지 기구가 높게 세팅되었기 때문에 2차성 고혈압은 주로 혈압 조절기구의 일부가 폭주하여 생기는 것이라 여겨진다. 또한 노인이 대동맥경화인 경우 심장의 방출 압력을 완충하는 작용이 저하하므로 수축기 혈압은 상승하고, 반대로 이완기 혈압은 낮아진다.

〈고혈압에 의한 장기 손상〉
- 높은 혈압에 노출되는 혈관계는 장애를 일으키고, 높은 압력에 저항하는 혈액을 보내 심장은 비대해진다.
  - 혈관: 뇌혈관의 괴사 → 뇌출혈 동맥경화 → 관상동맥 질환, 뇌경색, 사지의 말초동맥 질환(PAD)신장 사구체의 파괴 → 신장 경화증(단백뇨, 말기 신부전)
  - 심장: 고혈압 심장 질환(심장 비대, 말기에는 심부전)

● 동맥경화
- 동맥경화증은 혈관 벽의 지질 축적을 수반하는 만성 염증에 의해 생기는 혈관 루멘의 협착을 초래하는 질환이다.
- 고콜레스테롤혈증, 흡연, 고혈당, 고혈압 등에 의해 혈관 내피가 손상되는 것으로부터, 염증의 시작은 혈관 벽, 주로 내막에 지질의 침착을 동반한 섬유화 병변이 발생하는 것에서 비롯된다(그림 14-3).
- 항응고 작용을 하는 내피가 손상되기 때문에 혈전이 생기기 쉬워지지만 병변을 덮고 있는 피막이 깨지면 급격히 큰 혈전이 형성되어 소구경으로 혈관을 폐쇄한다.
- 급성 심근경색의 대부분은 이러한 동맥경화 병변의 파탄(불안정한 플라크의 파탄)에 의해 발생한다(그림 14-4).

병인·악화 요인

- 고혈압
  ① 본태성 고혈압: 체질
  ② 2차성 고혈압: 신장 질환(신장 혈관의 협착, 신장 실질 질환), 내분비 질환(원발성 알도스테론증, 갈색세포종, 쿠싱 증후군, 갑상선 기능 항진증 등), 대동맥경화(그림 14-2)
- 동맥경화: 당뇨병, 고혈압, 이상지질혈증, 흡연이 심근경색 가족력, 남성, 폐경 후 여성(관상동맥 질환의 위험 요인에 대해서는 '32 이상지질혈증[고지혈증]' 참조)

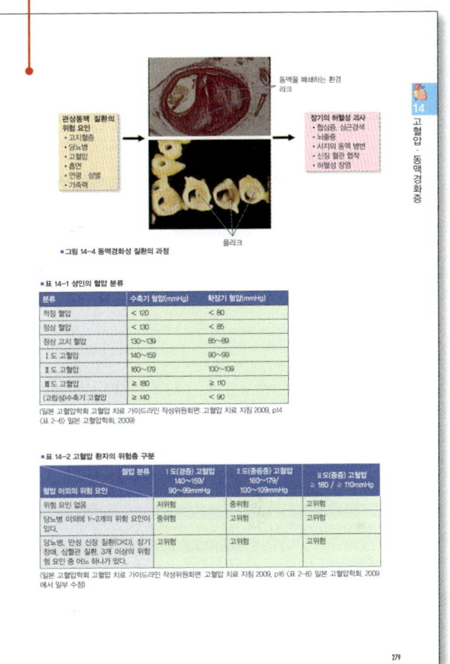

■그림 14-4 동맥경화성 질환의 과정

■표 14-1 성인의 혈압 분류

분류	수축기 혈압(mmHg)	확장기 혈압(mmHg)
적정 혈압	< 120	< 80
정상 혈압	< 130	< 85
정상 고치 혈압	130~139	85~89
I도 고혈압	140~159	90~99
II도 고혈압	160~179	100~109
III도 고혈압	≥ 180	≥ 110
(고립성)수축기 고혈압	≥ 140	< 90

(일본 고혈압학회 고혈압 치료 가이드라인 작성위원회편: 고혈압 치료 지침 2009, p14 〈표 2-6〉 일본 고혈압학회, 2009)

■표 14-2 고혈압 환자의 위험층 구분

혈압 분류 / 혈압 이외의 위험 요인	I도(경증) 고혈압 140~159/ 90~99mmHg	II도(중등증) 고혈압 160~179/ 100~109mmHg	III도(중증) 고혈압 ≥ 180 / ≥ 110mmHg
위험 요인 없음	저위험	중위험	고위험
당뇨병 이외에 1~2개의 위험 요인이 있다.	중위험	고위험	고위험
당뇨병, 만성 신장 질환(CKD), 장기 장애, 심혈관 질환, 3개 이상의 위험 요인 중 어느 하나가 있다.	고위험	고위험	고위험

(일본 고혈압학회 고혈압 치료 가이드라인 작성위원회편: 고혈압 치료 지침 2009, p16 〈표 2-6〉 일본 고혈압학회, 2009에서 일부 수정)

악화 요인의 제거는 중요한 케어 중 하나이므로
일상생활을 하는 환경도 포함하여 체크해야 합니다.

검사값의 체크는 이상을
조기에 발견하는 데
중요한 역할을 합니다.

중요 포인트는 알기 쉽게
빨간색으로 표시하였습니다.

한눈에 알 수 있는
치료제 일람표를 쉽게 찾아볼
수 있도록 표로 넣었습니다.

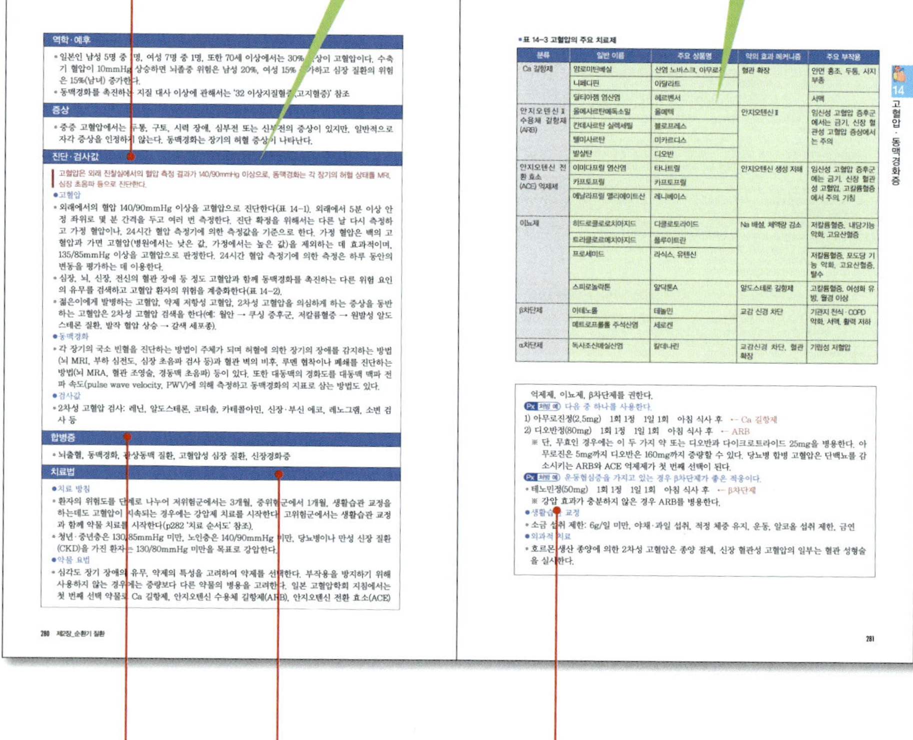

치료 방침을 이해하여 관리의
질을 향상시킬 수 있도록 했습니다.

합병증을 조기에 발견하기 위한
항목을 체크해두었습니다.

실제 환자가 사용하고 있는 약을 알 수 있도록
구체적인 처방 사례를 수록하였습니다. 특히 처
방의 목적을 알 수 있도록 약효 이름을 병기하였
습니다. 진료기록 카드를 보면서 확인하십시오.

고혈압의 병기·병태·중증도별 치료 순서도

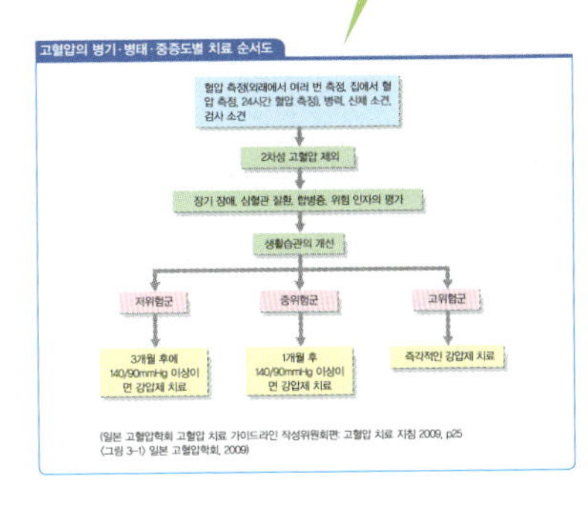

(일본 고혈압학회 고혈압 치료 가이드라인 작성위원회편: 고혈압 치료 지침 2009, p25
〈그림 3-1〉 일본 고혈압학회, 2009)

고혈압·동맥경화증 환자의 간호

아리타 기요코

간호 과정 순서도

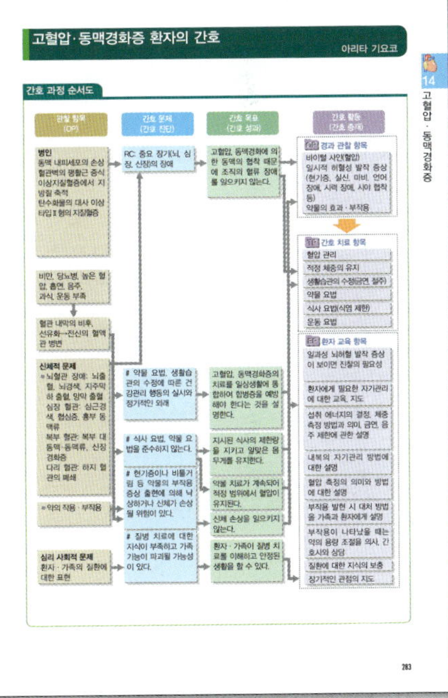

간호 과정의 이해

정보 수집으로부터 영향 평가, 치료 계획, 평가까지
어떤 환자에게도 대응할 수 있도록
상세하게 해설하였습니다.

정보 수집과 영향 평가 포인트, 근거
에 대해 해설하였습니다. 또한 정보
를 통하여 수집한 간호 문제를 나란
히 실어 담당한 환자와 함께 참조하
여 영향 평가를 할 수 있습니다.

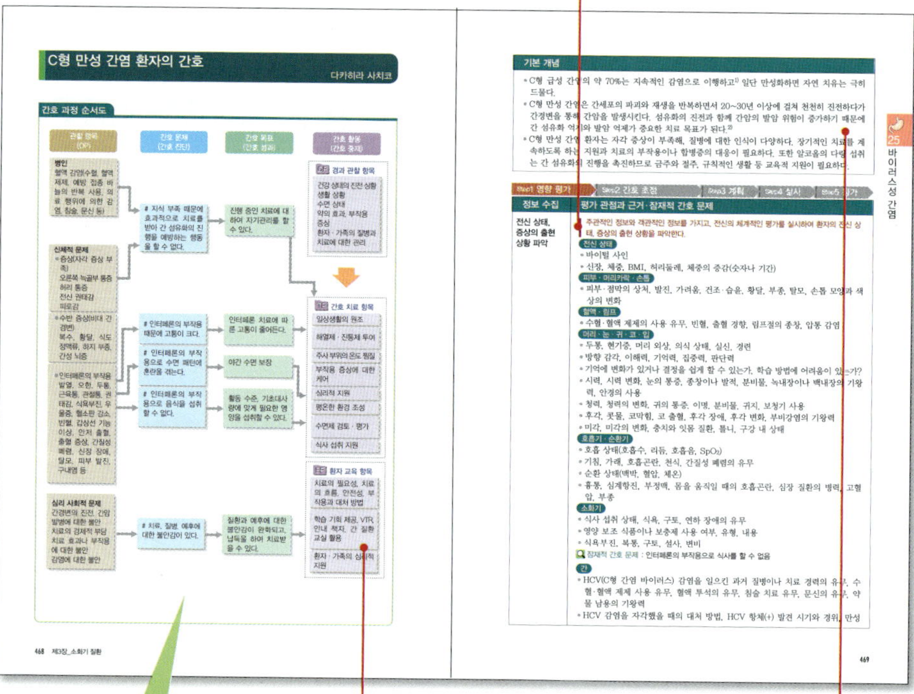

케어의 기본 개념을
먼저 이해하는 것에서 시작!

간호 과정의 순서도를
한눈에 볼 수 있습니다.

간호 과정의 개요를
우선 전체적으로 판단합니다.

일반적인 간호 문제의 목록을 보여줍니다. focus assessment는 그 후의 치료 계획에도 영향을 주는 중요한 단계입니다. '간호의 우선순위 지침'을 참고하면서 환자·가족과 간호 문제에 대해 검토할 수 있습니다.

간염 진단 시기와 경위, 진찰 여부, 치료 내용과 경과
- 자각 증상: 오른 늑골부 통증, 허리 통증, 전신 피로, 피로감 등
- 간 기능: AST, ALT, LDH(젖산 탈수소 효소), γ-GTP, ALP(알칼리성 포스파타제), TB(총 빌리루빈), ChE(콜린에스테라아제), WBC(백혈구), Plt(혈소판), PT(프로트롬빈 시간), HPT(헤파플러스틴 테스트), NH_3(암모니아)
- 영양 상태: TP(총 단백), Alb(알부민), TC(총 콜레스테롤), Hb(헤모글로빈), Ht(하프 타임)
- C형 간염 검사: HCV 항체, 바이러스성(HCV-RNA 정량법), 바이러스형(혈청형, 유전자형)
- 간경화도: 복수, TB, Alb, ICG(인도시아닌그린) 시험
- 섬유화 마커: 히알론산, Ⅳ형 콜라겐, P-Ⅲ-P(프로콜라겐펩치드)
- 종양 마커: AFP, PIVKA Ⅱ
- 검사 소견: 복부 초음파, 복부 CT, 복부 MRI, 복강경하 간 생검, 복부 소화관 조영술, 내시경
- 인터페론(IFN)의 사용 상황, 바이털 사인 변화, 해열 약물의 사용 상황

🔍 잠재적 간호 문제 : 인터페론의 부작용 때문에 고통이 강함

직장·항문·신장·비뇨기·생식기
- 배변 패턴(횟수, 양상, 불편, 제어 방법, 완하제 사용)
- 소변 패턴(횟수, 양상, 불편), 야간의 배뇨 상태, 이뇨제의 사용 상황
- 소변 검사값(요당, 요단백, 요잠혈), 대변 검사값(대변 잠혈), 신장 기능(BUN(혈액 요소 질소), Cr(크레아티닌) 등)
- 성기능의 변화와 문제
- 성관계 만족도, 변화·문제의 유무, 파트너와의 관계
- 피임 방법을 사용하고 있는지, 그에 따른 문제는 없는지 여부

골격근·사지·지각
- 사지·몸통의 운동 기능, 관절 가동 범위, 관절통, 근육통, 통증, 종창, 발적, 열감
- 근력, 악력, 보행 자세의 상태
- 지각이나 감각 이상, 떨림, 냉감
- 통증이나 불편함이 있는가, 그에 대해 언제부터 어느 정도에서 대처를 어떻게 하고 있는가?

🔍 잠재적 간호 문제 : 인터페론의 부작용 때문에 고통이 심함

ADL과 자기관리
- 식사 섭취(시간, 횟수, 내용, 기호), 수분 섭취(종류, 양, 맛)
- 흡연, 음주 여부, 복약 여부, 과로, 과식, 스트레스 등
- 필요한 활동을 위해 에너지는 충분한가, 권태감이나 피로감의 유무
- 일(시간, 내용, 활동 강도, 잔업의 유무)
- 운동(시간, 내용, 빈도), 레저 활동
- 수면(시간, 상태), 숙면의 유무
- 잠들기, 중간 각성, 이른 아침 각성, 밤낮 역전, 잔면감, 낮에 졸음이 오는지 유무, 수면제 사용 유무
- ADL(식사, 목욕, 배설, 옷 갈아입기, 조리, 가사, 자다가 몸을 뒤척임, 일반 이동성 등)

🔍 잠재적 간호 문제 : 인터페론의 부작용에 따른 수면 패턴의 혼란

심리적 측면의 파악

❘ 환자·가족의 질병이나 치료에 대한 인식, 스트레스 대처 행동, 가치관과 신념을 이해한다.

자기 인식
- 치료 방법 결정에 대해 갈등을 드러내는 말들을 관찰한다.
- 우울증을 보이는 말, 치료 내용과 그 효과를 파악한다.

- 시선 맞추기나 집중력, 주의력, 신체의 자세는 어떤가?
- 환자 자신에 대해 어떻게 생각하고 있는가?
- 환자는 자신을 표현하는가?
- 환자의 신체가 변했는가(탈모 등), 이러한 변화가 환자에게 문제가 되는가?
- 발병 이후 자신의 신체에 대한 사고방식이 변화했는가?
- 분노, 좌절, 두려움, 불안, 우울의 정도와 그것을 해소시킬 수 있는가?
- 희망의 유무, 조절의 유무, 해결책이 있는가?
- 현재의 건강 상태·검사·치료에 관한 이해의 정도를 파악한다.
- 건강 유지 행동, 의사나 간호사의 지시 실행 여부, 의료 공급자 또는 요양 생활에 관한 희망을 가지고 있는가?

🔍 잠재적 간호 문제 : 지식 부족으로 인해 효과적으로 치료를 받고 간 섬유화의 진행을 미리 방지하는 행동을 취할 수 없음

코핑·스트레스 내성
- 최근 1~2년 동안 인생의 큰 변화와 위기가 있었는지 여부
- 일에 대해 차분히 상담하는 상대는 누구인가?
- 긴장하고 있는가, 릴랙스 상태인가, 긴장을 완화하는 방법은 무엇인가?
- 휴식을 위해 알코올, 약물을 사용하는가?
- 인생의 큰 문제에 대해 어떻게 대처하는가?
- 스트레스 존재의 유무(입원, 간 생검, 인터페론 치료 등)
- 코핑을 위한 다양한 지원 시스템

가치관·신념
- 전반적으로 인생이 원하는 대로 가고 있는지, 인생의 설계는 어떻게 하는가?
- 자신의 삶에서 중요한 것은 무엇인가?
- 일상에서의 종교적 실천이나 삶에서 신앙이 중요한가, 문제가 발생한 경우 신앙이 일정 정도 역할을 하는가?

🔍 잠재적 간호 문제 : 치료 및 질병·예후에 대한 불안감

사회적 측면의 파악

❘ 가족, 일, 사회관계 속에서 환자의 주요한 역할과 책임을 이해한다.
- 가족 구성, 가족이나 다른 사람의 관계, 가족에 대한 의존도·자립도, 만나는 사람은 어떠한 모습인가?
- 가족과의 문제(건강 문제, 돌봄의 문제)는 무엇인가?
- 환자의 질병·입원에 대해 가족은 어떻게 생각하고 있는가?
- 환자의 질병·입원에 대해 직장에서 이해하고 있는가?
- 직업·일의 종류, 일(학교 생활)은 잘되고 있는가?
- 가정, 직장, 학교, 사회 활동의 역할 변화에 대한 인식 정도를 파악한다.
- 의료비, 사회 자원의 활용 현황, 수입·지출에 대한 인식의 정도를 파악한다.

Step1 영향 평가 ▶ Step2 간호 초점 ▶ Step3 계획 ▶ Step4 실시 ▶ Step5 평가

간호 문제 리스트

#1 지식 부족 때문에 효과적으로 치료를 받거나 간 섬유화의 진행 예방 행동을 취할 수 없다(건강 지각-건강관리 패턴).
#2 인터페론의 부작용 때문에 고통이 크다(인지-지각 패턴).
#3 인터페론 부작용으로 수면 패턴에 혼란을 초래한다(수면-휴식 패턴).
#4 치료나 질환, 예후에 대한 불안을 느낀다(자기 인식 패턴).
#5 인터페론의 부작용으로 음식을 섭취할 수 없다(영양-대사 패턴).

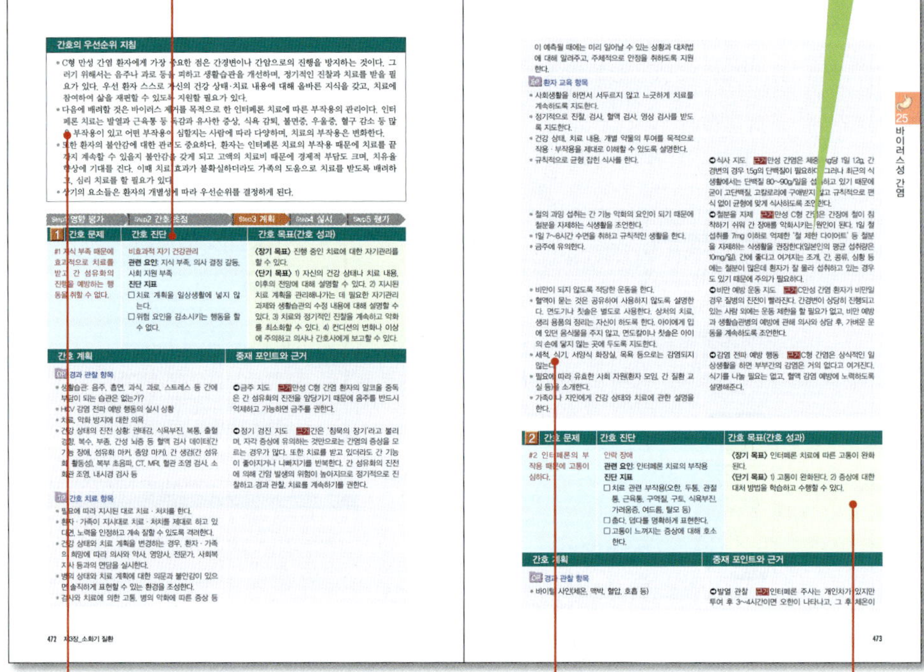

평가의 기준으로 고든의 《기능적 건강 패턴》을 사용한 경우, 분류를 참고하여 항목에 넣었습니다(분류와 표기는 린다 J. 카르페니토=모이에의 《간호 진단 핸드북 제9판》에 따랐습니다).

환자의 상태에 맞추어 치료 계획을 세웁니다.

간호의 장기 목표와 단기 목표를 보여줍니다.

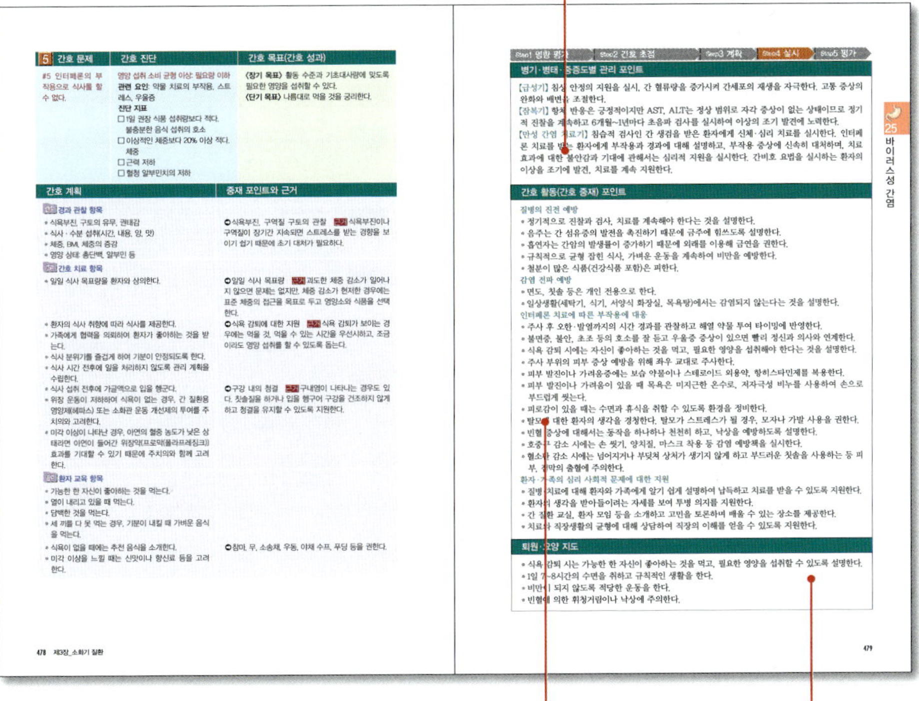

5 간호 문제	간호 진단	간호 목표(간호 성과)
#5 인터페론의 부작용으로 식사를 할 수 없다.	영양 섭취 소비 균형 이상: 필요량 이하 **관련 요인**: 약물 치료의 부작용, 스트레스, 우울증 **진단 지표** □ 1일 권장 식품 섭취량보다 적다. 불충분한 음식 섭취의 호소 □ 이상적인 체중보다 20% 이상 적다. 체중 □ 근력 저하 □ 혈청 알부민치의 저하	〈장기 목표〉 활동 수준과 기초대사량에 맞도록 필요한 영양을 섭취할 수 있다. 〈단기 목표〉 나름대로 먹을 것을 궁리한다.

간호 계획	중재 포인트와 근거
경과 관찰 항목 • 식욕부진, 구토의 유무, 권태감 • 식사 · 수분 섭취(시간, 내용, 양, 맛) • 체중, BMI, 체중의 증감 • 영양 상태: 총단백, 알부민 등 **간호 치료 항목** • 일일 식사 목표량을 환자와 상의한다.	○ 식욕부진, 구역질 구토의 관찰 **근거** 식욕부진이나 구역질이 장기간 지속되면 스트레스를 받는 경향을 보이기 쉽기 때문에 초기 대처가 필요하다. ○ 일일 식사 목표량 **근거** 과도한 체중 감소가 일어나지 않으면 문제는 없지만, 체중 감소가 현저한 경우에는 표준 체중의 접근을 목표로 두고 영양소와 식품을 선택한다.
• 환자의 식사 취향에 따라 식사를 제공한다. • 가족에게 협력을 의뢰하여 환자가 좋아하는 것을 받는다. • 식사 분위기를 즐겁게 하여 기분이 안정되도록 한다. • 식사 시간 전후에 일을 처리하지 않도록 관리 계획을 수립한다. • 식사 섭취 전후에 가글액으로 입을 행군다. • 위장 운동이 저하하여 식욕이 없는 경우, 간 질환용 영양제(헤마스) 또는 소화관 운동 개선제의 투여를 주치의와 고려한다. • 미각 이상이 나타난 경우, 아연의 혈중 농도가 낮은 상태라면 아연이 들어간 위장약(프로막(폴라프레징크)) 효과를 기대할 수 있기 때문에 주치의와 함께 고려한다.	○ 식욕 감퇴에 대한 지원 **근거** 식욕 감퇴가 보이는 경우에는 먹을 것, 먹을 수 있는 시간을 우선시하고, 조금이라도 영양 섭취를 할 수 있도록 돕는다. ○ 구강 내의 청결 **근거** 구내염이 나타나는 경우도 있다. 칫솔질을 하거나 입을 행구어 구강을 건조하지 않게 하고 청결을 유지할 수 있도록 지원한다.
환자 교육 항목 • 가능한 한 자신이 좋아하는 것을 먹는다. • 열이 내리고 있을 때 먹는다. • 담백한 것을 먹는다. • 세 끼를 다 못 먹는 경우, 기분이 내킬 때 가벼운 음식을 먹는다. • 식욕이 없을 때에는 추천 음식을 소개한다. • 미각 이상을 느낄 때는 신맛이나 향신료 등을 고려한다.	○ 참마, 무, 소송채, 우동, 야채 수프, 푸딩 등을 권한다.

478 제3장_소화기 질환

| Step1 명환 명정 | Step2 간호 초점 | Step3 계획 | Step4 실시 | Step5 평가 |

병기 · 병태 · 중증도별 관리 포인트

【급성기】 침상 안정의 지원을 실시, 간 혈류량을 증가시켜 간세포의 재생을 자극한다. 고통 증상의 완화와 배변을 조절한다.

【잠복기】 항체 반응은 긍정적이지만 AST, ALT는 정상 범위로 자각 증상이 없는 상태이므로 정기적 진찰을 계속하고 6개월~1년마다 초음파 검사를 실시하여 이상의 조기 발견에 노력한다.

【만성 간염 치료기】 침습적 검사인 간 생검을 받은 환자에게 신체·심리 치료를 실시한다. 인터페론 치료를 받는 환자에게 부작용과 경과에 대해 설명하고, 부작용 증상에 신속히 대처하며, 치료 효과에 대한 불안감과 기대에 관해서는 심리적 지원을 실시한다. 간비호 요법을 실시하는 환자의 이상을 조기에 발견, 치료를 계속 지원한다.

간호 활동(간호 중재) 포인트

질병의 진전 예방
• 정기적으로 진찰과 검사, 치료를 계속해야 한다는 것을 설명한다.
• 음주는 간 섬유증의 발전을 촉진하기 때문에 금주에 힘쓰도록 설명한다.
• 흡연자는 간암의 발생률이 증가하기 때문에 외래를 이용해 금연을 권한다.
• 규칙적으로 균형 잡힌 식사, 가벼운 운동을 계속하여 비만을 예방한다.
• 철분이 많은 식품(건강식품 포함)은 피한다.

감염 전파 예방
• 면도, 칫솔 등은 개인 전용으로 한다.
• 일상생활(세탁기, 식기, 서양식 화장실, 목욕탕)에서는 감염되지 않는다는 것을 설명한다.

인터페론 치료에 따른 부작용에 대응
• 주사 후 오한·발열까지의 시간 경과를 관찰하고 해열 약물 투여 타이밍에 반영한다.
• 불면증, 불안, 초조 등의 호소를 잘 듣고 우울증 증상이 있으면 빨리 정신과 의사와 연계한다.
• 식욕 감퇴 시에는 자신이 좋아하는 것을 먹고, 필요한 영양을 섭취해야 한다는 것을 설명한다.
• 주사 부위의 피부 증상 예방을 위해 좌우 교대로 주사한다.
• 피부 발진이나 가려움증에는 보습 약물이나 스테로이드 외용약, 항히스타민제를 복용한다.
• 피부 발진이나 가려움이 있을 때 목욕은 미지근한 온수로, 저자극성 비누를 사용하여 손으로 부드럽게 씻는다.
• 피로감이 있을 때는 수면과 휴식을 취할 수 있도록 환경을 정비한다.
• 탈모에 대한 환자의 생각을 경청한다. 탈모가 스트레스가 될 경우, 모자나 가발 사용을 권한다.
• 빈혈 증상에 대해서는 동작을 하나하나 천천히 하고, 낙상을 예방하도록 설명한다.
• 호중구 감소 시에는 손 씻기, 양치질, 마스크 착용 등 감염 예방책을 실시한다.
• 혈소판 감소 시에는 넘어지거나 부딪쳐 상처가 생기지 않게 하고 부드러운 칫솔을 사용하는 등 피부, 점막의 출혈에 주의한다.

환자·가족의 심리 사회적 문제에 대한 지원
• 질병 치료에 대해 환자와 가족에게 알기 쉽게 설명하여 납득하고 치료를 받을 수 있도록 지원한다.
• 환자의 생각을 받아들이려는 자세를 보여 투병 의지를 지원한다.
• 간 질환 교실, 환자 모임 등을 소개하고 고민을 토론하며 배울 수 있는 장소를 제공한다.
• 치료와 직장생활의 균형에 대해 상담하여 직장의 이해를 얻을 수 있도록 지원한다.

퇴원·요양 지도

• 식욕 감퇴 시는 가능한 한 자신이 좋아하는 것을 먹고, 필요한 영양을 섭취할 수 있도록 설명한다.
• 1일 7~8시간의 수면을 취하고 규칙적인 생활을 한다.
• 비만이 되지 않도록 적당한 운동을 한다.
• 빈혈에 의한 휘청거림이나 낙상에 주의한다.

25 바이러스성 간염

479

- 넘어지거나 부딪쳐 상처가 생기지 않게 하고, 강하게 코를 풀지 않는다. 부드러운 칫솔을 사용하는 등 피부, 점막의 출혈에 주의한다.
- 손 씻기, 양치질을 하여 감염을 예방한다.

Step1 영향 평가 | Step2 간호 초점 | Step3 계획 | Step4 실시 | Step5 평가

평가 포인트

간호 목표의 달성도
- 자신의 건강 상태나 치료 내용, 자기관리 과제에 대해 설명할 수 있는가?
- 치료나 정기적인 진찰을 계속하고 병세의 악화를 최소화할 수 있는가?
- 컨디션의 변화나 이상을 알아채고 의사나 간호사에게 보고하는가?
- 인터페론 치료에 따른 고통이 완화되는가?
- 야간 수면을 확보할 수 있는가?
- 나름대로 먹을 궁리를 하고 필요한 영양을 섭취할 수 있는가?
- 적혈구, 백혈구, 혈소판 감소 시 자기관리 행동을 할 수 있는가?
- 질환과 예후에 대한 불안감을 표출할 수 있는가?
- 적절한 코핑을 사용할 수 있는가?

● 참고 문헌
1) 일본간학회편: 만성 간염 · 간경변 진료 가이드 2011, p22~38, 문광당, 2011
2) 이즈미 나미키 편잡: 지침/지도 만성 간염, p32~36 일본의학분야신보사, 2011
3) 아카시 사아야, 이누이 요시아키, 기노시타 요시코: IFN 근육 주사에 의한 온욕 요법의 개발, 간장47 p352~354, 2006

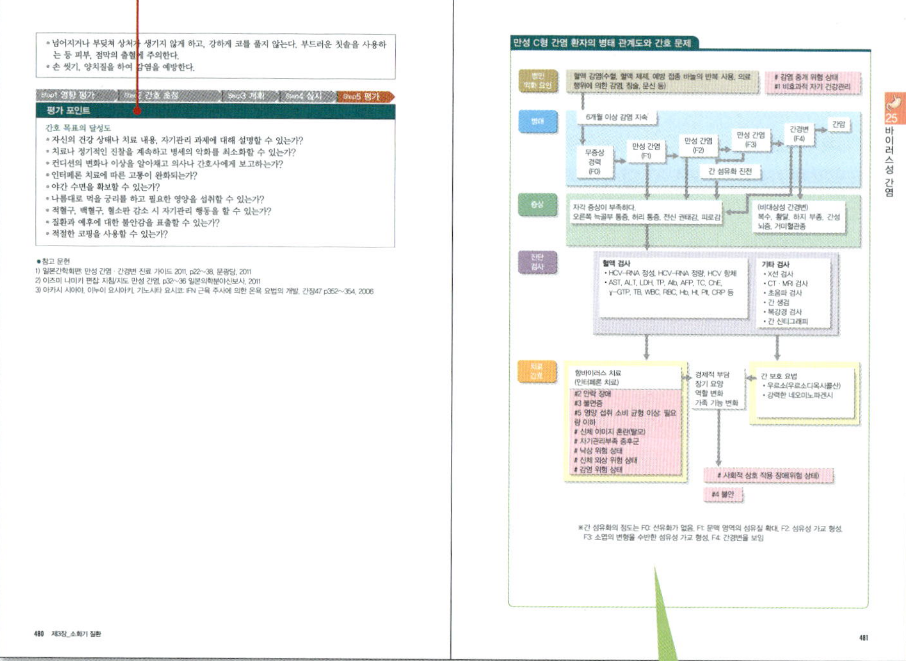

차 례

제3장 소화기 질환

호흡기 질환

눈으로 보는 질환

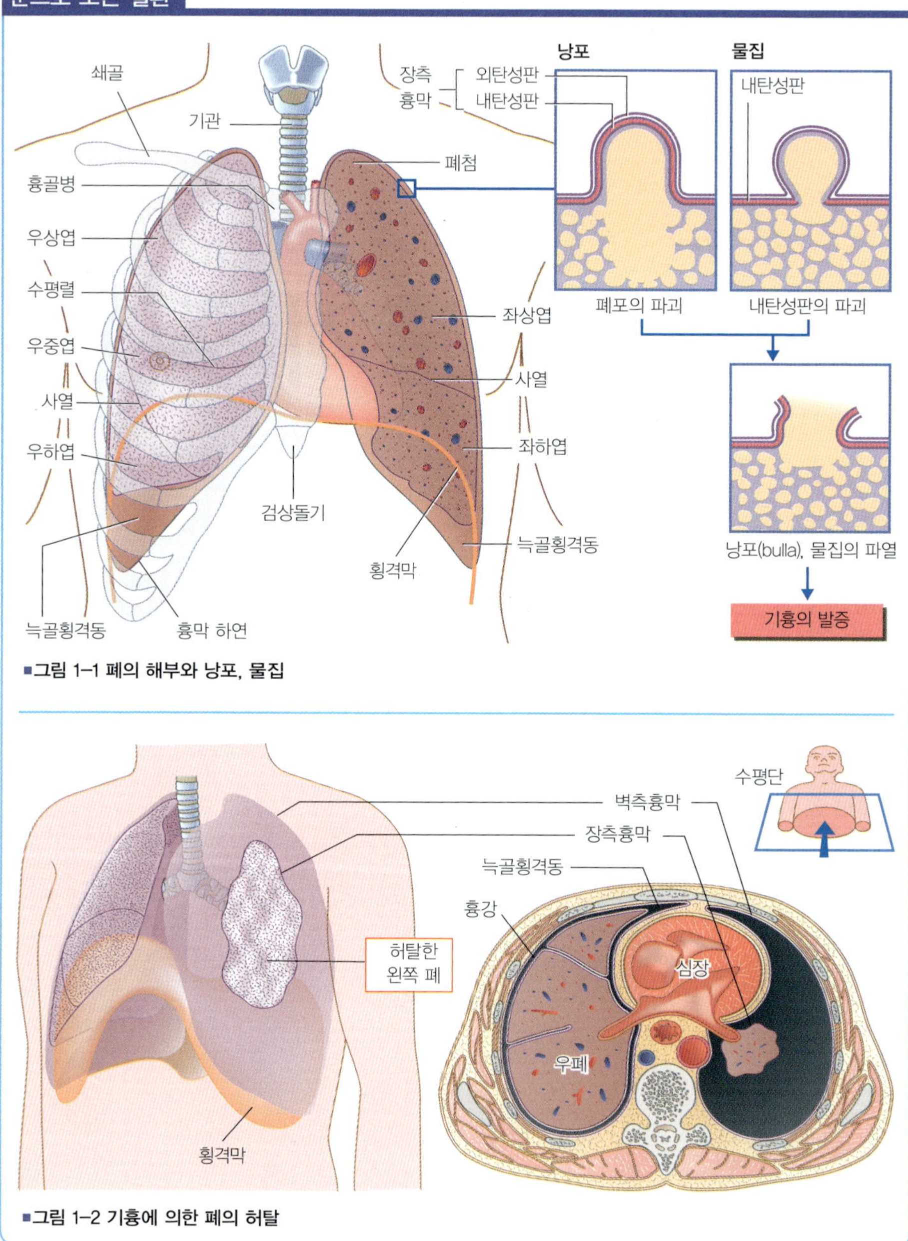

■그림 1-1 폐의 해부와 낭포, 물집

■그림 1-2 기흉에 의한 폐의 허탈

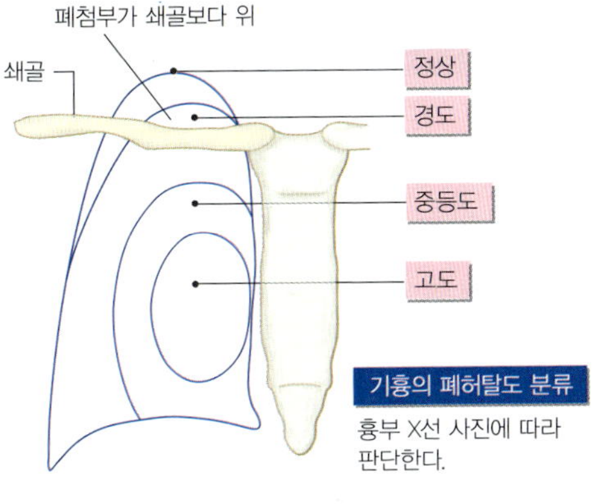

■그림 1-3 기흉의 폐허탈도 분류

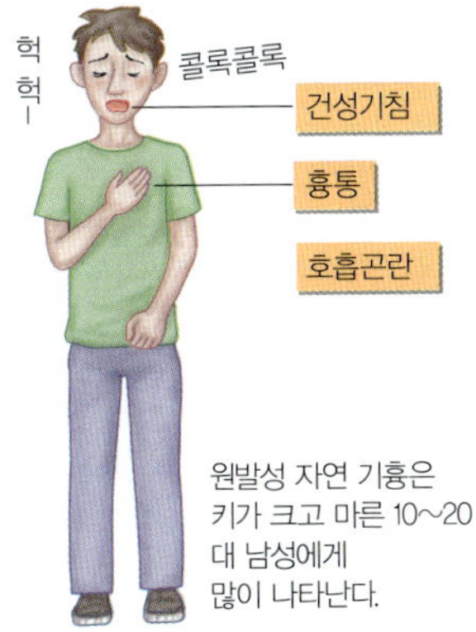

■그림 1-4 원발성 자연 기흉

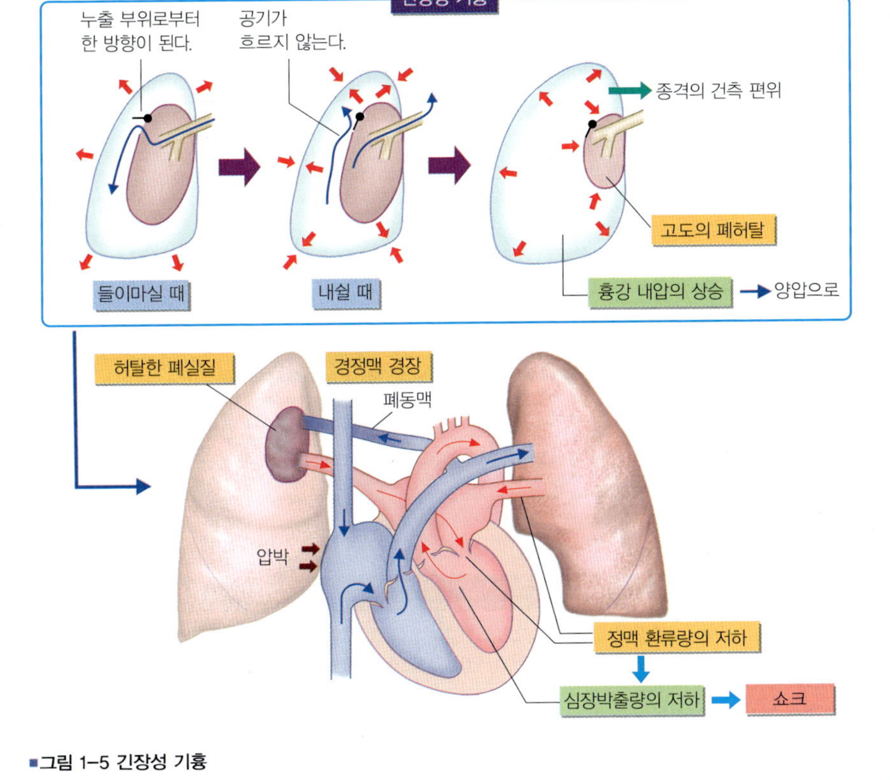

■그림 1-5 긴장성 기흉

▌기흉이란 흉강 내에 누적된 공기가 벽측흉막과 장측흉막 사이에 고여 폐가 허탈한 병의 상태를 말한다.

병인·악화 요인

▌발병 기전이 분명하지 않은 자연 기흉과 원인이 분명한 외상성 기흉으로 크게 나뉘는데, 외상성 기흉은 특수한 것
으로서 의원성 기흉과 인공 기흉이 있다.

- 자연 기흉
  ① 원발성 자연 기흉: 주로 폐첨부에 생기는 기종성 낭포, 흉막 아래 낭포(물집)가 파열하여 생긴
  다(그림 1-1).
  ② 속발성 자연 기흉: 원인이 되는 기초 질환에 의해 발병한다. 기초 질환으로는 폐기종, 폐암,
  폐결핵, 특발성 폐섬유증, 폐렴, 이소성 자궁내막증 등이 있다.
- 외상성 기흉: 흉부 타박상과 골절에 의해 합병증으로 발병한다.
  ① 의원성 기흉: 의료 행위(쇄골하정맥 천자, 경기관지 폐생검) 중 합병증으로 생긴다.
  ② 인공 기흉: 진단이나 치료를 위해 의도적으로 폐를 허탈시킨 경우에 생긴다. 기흉 CT 등.

역학·예후

- 미국의 통계에 따르면 원발성 자연 기흉의 경우, 남성은 연간 인구 10만 명당 7.4명, 여성은 1.2명
  에게 발병한다고 한다.
- 원발성 자연 기흉은 키가 크고 마른 10~20대 남성에게 많이 발병한다. 속발성 자연 기흉은 기초
  질환이 있는 노인에게 발생하는 빈도가 높다.
- 재발률은 50~60%로 높은 편이다.

증상

▌주로 흉통, 호흡곤란, 건성기침의 증상이 나타난다.
- 흉통이 갑자기 발병하는 것이 특징이며, 이것으로 기흉이 발생한 시간을 추정하는 경우가 많다.
  호흡곤란, 건성기침으로 증상을 평가한다.
- 운동을 하거나 기침을 심하게 하는 등 신체의 변화가 있을 때보다 안정하고 있을 때 발병하는 경우
  가 많다.
- 원발성 자연 기흉의 경우 증상을 못 느끼다가 건강 검진 등으로 우연히 발견되는 경우도 있다.
- 물리적인 소견으로는 흉부를 청진했을 때 환측의 호흡 소리 감약이나 소실이 나타나고, 목소리
  진동음(성음진탕)에 감약이 있을 때 또는 타진 시 북 소리가 났을 때 증상으로 인정한다.

진단·검사값

▌가슴 X선 검사 또는 흉부 CT 검사로 폐의 허탈이 인정되면 진단을 확정한다.
- 흉부 X선 검사, 흉부 CT 검사에서 허탈의 정도를 평가하는 것은 치료 방법을 선택할 때 아주 중
  요하다. 일본 기흉낭포성폐질환학회의 자연 기흉 치료 지침서에는 〈표 1-1〉의 내용처럼 기흉의
  폐허탈도가 3가지로 분류되어 있다.
- 검사값
- 혈액검사를 했을 때 특이한 이상은 없다.

합병증

▌응급 치료를 요하는 특수 기흉으로 긴장성 기흉과 혈 기흉이 있다. 치료에 따른 합병증으로 재팽창성 폐부종이 있다.
- 긴장성 기흉(그림 1-5): 공기의 누출 부위가 단방향이고, 흉강 내로 공기가 유입되며, 흉강 내가 양

■표 1-1 기흉의 폐허탈도 분류*

경증	폐첨이 쇄골 또는 머리 쪽에 있을 때 또는 이에 준하는 정도
중등증	경증과 중증의 중간 정도
중증	전체 허탈 또는 이에 가까운 것

*유착이 없는 경우

압이 된 기흉이다. 가슴 X선 검사에서는 종격 반대편의 편위와 횡격막의 저위가 보인다. 고도의 저산소혈증, 혈압 저하, 빈맥이 보인다. 방치하면 쇼크 상태가 되어 생명이 위독해지므로 긴급한 탈기가 필요하다.
- 혈 기흉: 흉강 내 공기와 혈액이 동시에 고이면서 기흉으로 외상에 의한 것, 폐가 허탈했을 때 흉막의 혈관을 포함한 유착 부분이 절개되어 출혈하는 증상 등이 있다. 천자에 의해 혈액이 흡인되는 것을 보고 진단한다. 고도의 빈혈이나 혈압 저하에 빠질 경우, 긴급하게 심장 절개 수술을 한다.
- 재팽창성 폐부종: 최저 3일 이상 허탈이 지속되고 폐를 빠르게 재확장시킨 경우 동일한 부분에 보이는 폐수종. 재팽창 직후부터 1시간 이내에 나타나는 경우가 많지만 몇 시간 후에 발병할 수도 있다. 증상으로는 기침, 거품 모양의 가래, 호흡곤란, 청색증 등이 나타난다. 산소 요법만으로 자연스럽게 편안해지는 경우가 많으며, 이뇨제나 부신피질호르몬 제제도 이용한다.

치료법

폐허탈의 정도와 임상 소견에 따라 치료 방침을 결정한다.

●치료 방침
- 폐허탈이 경증에서 중간 정도이면 안정, 경과 관찰, 흉강 천자
- 중등도~고도의 경우 흉강 배액을 한다. 흉강 배액으로 개선되지 않으면 흉강 내에 유착제를 주입한다(흉막유착술).
- 내과적 치료로 공기 누출이 지속될 경우 흉강경 수술을 실시한다.
- 흉막유착이 심해 흉강경 수술이 어려울 경우에는 심장 절개 수술을 한다.

●내시경 치료
- 안정, 경과 관찰
- 흉강 천자: 삼방밸브를 부착한 18G의 정맥류 치침 주사를 흉강에 삽입하고, 주사기로 천자 탈기를 시행한다.
- 흉강 배액(drainage): 투관침 카테터를 흉강에 삽입하고 저압으로 지속적인 배액을 실시한다.
- 흉막유착술: 전신 상태가 안 좋거나 기초 질환 때문에 수술이 곤란하고, 흉강 배액만으로 개선되지 않을 경우 실시한다. 흉막유착제(테트라사이클린계 항생제, 자기 혈, 항악성 종양 연쇄상 구균 제제(피시바닐 OK-432) 등이 사용된다)를 흉강 내에 주입하여 벽측흉막과 장측흉막을 인공적으로 유착시켜 치료한다.

●수술 치료
- 수술 적응: ① 재발을 반복하는 증례, ② 공기 누설이 지속되는 경우, ③ 양측성 기흉, ④ 현저한 혈흉, ⑤ 팽창 부전인 폐, ⑥ 사회적 적응(장기 해외 출장 전, 시험 전 등)
- 흉강경 수술: 흉강경 아래에서 낭포를 꿰맨다. 자동 봉합기(스테이플러)로 절제하는 방법이 일반적이다. 수술 침습이 적고 수술 후 통증이 적으며 입원 기간도 짧다.
- 심장 절개 수술: 흉막유착이 고도화된 상태에서 흉강경 수술이 어려운 경우에 실시한다.

기흉의 병기·병태·중증도별 치료 순서도

기흉			
허탈도 경증 증상 없음	안정, 경과 관찰		호전
		악화 또는 개선되지 않음	흉강 배액
허탈도 중등도 증상 없음	안정 또는 천자 흡인 상태에서 경과 관찰		호전
		악화 또는 개선 없음	흉강 배액
허탈도 중등도 증상 있음			흉강 배액
허탈도 고도			흉강 배액

※흉강 배액 후에도 공기 누설이 지속되는 경우에는 반드시 수술 치료를 실시한다.

기흉 환자의 간호

나카지마 에미코

간호 과정 순서도

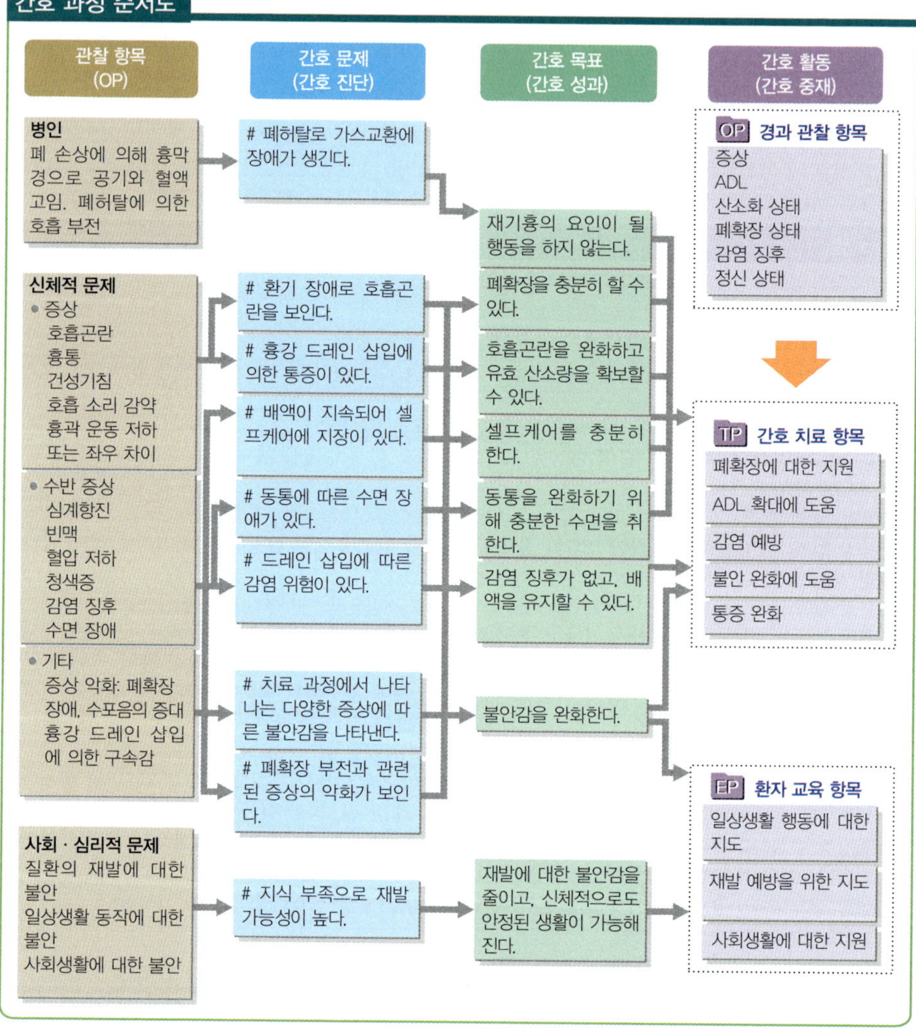

기본 개념

- 호흡곤란을 동반하는 질환이기 때문에 조기에 효과적인 폐확장을 도와 회복하도록 지원한다. 그와 동시에 셀프케어 행동이 제한되는 데 따른 고통을 줄여주는 것이 중요하다.
- 발병 연령이 젊고 재발률이 높기 때문에 일상생활에서 주로 하는 동작(ADL)과 관련해 주의할 점을 환자에게 정확히 이해시킨다. 또한 신체뿐 아니라 정신의 안정도 고려해 도움을 주어야 한다.

정보 수집	평가 관점과 근거·잠재적 간호 문제
전신 상태 파악	▌환자의 신체와 심리 상태를 파악하여 토털 케어를 할 수 있다. ● 전신 상태의 파악 → 다음 항목 참조 ● 발병 원인이나 동기를 파악한다. ● 효과적인 배액를 하지 않으면 폐확장을 할 수 없기 때문에 배액 상태를 파악한다. ● 셀프케어 행동, 심리적 불안감을 파악한다. 🔍 잠재적 간호 문제 : 환기 장애로 인한 호흡곤란/배액이 지속되어 셀프케어에 지장을 받음/감염 위험 상태
증상 부위, 출현 상황, 정도 관찰	▌어떤 증상이 나타나고 어느 정도의 고통이 있는지 관찰하여, 증상의 상태나 정도를 파악할 수 있으며 치료 및 간호 계획을 세우는 데 효과적이다. ● 초기 증상은 호흡곤란으로 숨을 들이마실 수 없고, 가슴의 통증 등 자각 증상이 시작되며, 건성기침과 호흡 소리 감약, 흉곽 운동의 저하와 좌우 차이 등이 나타난다. ● 흉강 드레인을 삽입하여 활동이 제한되고, 셀프케어가 힘들어지며 구속감을 느낀다. ● 흉강 드레인을 삽입하여 가슴 통증이나 감염의 위험이 생긴다. 🔍 잠재적 간호 문제 : 환기 장애에 따른 가스교환 장애/흉강 드레인 삽입에 따른 동통/배액이 지속되어 셀프케어에 지장이 생김/치료 과정에서 나타나는 각종 증상으로 인한 불안감/드레인 삽입에 의한 감염 위험 **호흡곤란** ● 호흡 상태의 섬세한 관찰이 필요하다(횟수, 소리, 깊이, 패턴, 가슴운동, 기침 등). ● 증상이 가벼운 경우는 자각되지 않지만, 가슴이 답답하고 호흡곤란 증상이 많은 환자에게서 보인다. ● 폐가 충분히 재확장될 수 있도록 체위 연구와 함께 안정을 유지하고, 신선한 산소를 공급함으로써 호흡곤란은 개선된다. ● 호흡곤란으로 인해 가스교환 장애가 발생하면 동맥혈산소분압(PaO_2)이 저하되고, 저산소혈증이나 청색증 등의 증상이 나타난다. 🔍 잠재적 간호 문제 : 환기 장애로 인한 가스교환 장애/통증으로 인한 수면 장애/치료 과정에서 나타나는 다양한 증상으로 인한 불안감 **흉통** ● 흉강 드레인을 삽입하여 통증을 자각하는 경우가 많고, 호흡할 때마다 통증을 느끼는 경우도 있다. 때로는 심한 통증 때문에 쇼크 증상이 나타나기도 한다. ● 흉통 때문에 안정이나 수면 유지가 어려운 경우가 있다. ● 흉통이 장시간 이어지면 불안감이 발생할 수 있다. 🔍 잠재적 간호 문제 : 흉강 드레인 삽입에 의한 통증/통증에 따른 수면 장애/흉통에 의한 불안 **기침** ● 호흡을 할 때마다 벽측흉막과 장측흉막에 마찰이 생겨 건성기침을 하는 경우가 있지만 객담을 동반하지는 않는다. ● 기침이 안정에 방해가 되어 효과적인 산소 공급이 이루어지지 않을 수 있다. ● 야간에 기침이 심해 수면 장애를 일으킬 수 있다. 🔍 잠재적 간호 문제 : 환기 장애에 따른 가스교환 장애/질환에 대한 불안감/흉강 드레인 삽입에 따른 수면 장애

1

기
흉

	쇼크 • 격렬한 가슴 통증을 호소할 경우는 쇼크 증상(빈맥, 심계항진, 혈압 저하, 청색증)을 동반하는 경우가 있기 때문에 바이털 사인 측정을 주의 깊게 해야 한다. • 쇼크 증상이 나타난 경우, 의식 수준의 저하를 초래할 수 있으므로 주의를 요한다. 🔍 잠재적 간호 문제 : 극심한 흉부의 급성 통증/증상의 악화
배액 효과의 관찰	▌환기 장애를 개선하고 폐확장을 하려면 배액이 효과적으로 이루어져야 한다. • 흉강 드레인을 삽입하고 지속적인 흡입을 실시할 경우, 드레인에서의 배액량, 상태, 공기 누설, 원활한 호흡, 흡입 압력을 확인하고 효과적으로 배액이 이루어지고 있는지 관찰한다. • 흉강 드레인 삽입에 따른 동통의 유무나 드레인의 고정 상태를 관찰하고, 환자가 불안해하지 않도록 통증을 완화시켜야 한다. 🔍 잠재적 간호 문제 : 비효과적인 배액에 따른 기흉 재발의 우려/치료 과정에서 나타나는 다양한 증상에 따른 불안감
셀프케어 행동의 파악	▌배액을 지속하기 위한 안정의 필요성에 따라 활동을 제한하기 때문에, 셀프케어 부족이나 각종 스트레스가 발생하기 쉽다. 따라서 환자의 기분을 릴랙스시켜 회복 의욕을 높여주는 것이 중요하다. • 건강 상태에 따른 활동량을 고려하고 ADL의 자립도를 관찰한다. • 셀프케어 부족을 보충하도록 도와주는 동시에, 흉강 내에 고여 있는 공기를 빼내는 치료가 필요하다는 것을 이해할 수 있도록 한다. • ADL의 범위 내에서 활동하기 쉽게 드레인을 고정하고, 이로 인해 발생하는 문제를 예방한다. • ADL에 제한이 있기 때문에 구속감이 생기거나 불안해하고 있지는 않은지 파악한다. 🔍 잠재적 간호 문제 : 흉강 드레인 삽입으로 생긴 구속감에서 오는 불안감/셀프케어 부족
환자·가족의 심리·사회적 측면에 대한 파악	▌발병 연령이 젊고 재발률도 높기 때문에 사회 복귀에 즈음해 ADL 및 직장 복귀에 대한 불안감을 가지고 있는 경우가 많다. 따라서 충분한 환자 교육과 정신적 지원이 필요하다. • 질환에 대해 불안하게 느끼고 있는 점을 환자에게서 듣고, 관련 지식이 부족한 경우 자세하게 설명한다. • ADL 속에서 재발로 이어지는 행동에 대해 구체적으로 설명한다. • 일이나 학업과 관련해 불안해할 경우, 이를 완화시키기 위해 노력한다. • 특히 재발을 반복하는 환자의 경우, 정신적 지원의 필요성을 파악하고 재발 예방에 대한 지도를 할 수 있도록 한다. 🔍 잠재적 간호 문제 : 재발에 대한 불안

Step1 영향 평가	Step2 **간호 초점**	Step3 계획	Step4 실시	Step5 평가

간호 문제 리스트

\#1 폐허탈에 따라 가스교환 장애를 겪는다(활동–운동 패턴).
\#2 흉강 드레인 삽입으로 통증이 있다(인지–지각 패턴).
\#3 배액이 지속되어 셀프케어 행동에 지장이 있다(활동–운동 패턴).
\#4 통증에 따른 수면 장애가 있다(수면–휴식 패턴).
\#5 드레인 삽입에 따른 감염 위험이 있다(영양–대사 패턴).
\#6 치료 과정에서 나타나는 다양한 증상 때문에 불안감을 느낀다(자기 인식 패턴).
\#7 관련 지식 부족에 따른 재발의 가능성이 높다(건강 지각–건강관리 패턴).

간호의 우선순위 지침

- 대개 갑자기 발병하며, 적절한 조치로 회복되지만 재발률도 높기 때문에 ADL에 환자 교육이 중요하다.
- 환자의 상황에 따라 간호 문제의 우선순위를 결정하게 되는데, 급성기에는 호흡곤란 등의 증상 완화와 가스교환 장애에 따른 간호가 필요하다.
- 회복기에는 재발 예방에 대한 환자 교육이 중요하다.
- 어떤 경우에도 환자의 치료를 계속하기 위해 의욕을 향상시키고 불안감을 완화시키려는 노력이 중요하다.

Step1 영향 평가	Step2 간호 초점	Step3 계획	Step4 실시	Step5 평가

1 | 간호 문제 | 간호 진단 | 간호 목표(간호 성과)

간호 문제	간호 진단	간호 목표(간호 성과)
#1 폐허탈로 인한 가스교환 장애가 올 수 있다.	**가스교환 장애** **관련 요인**: 호흡기계의 장애 **진단 지표** ☐ 활동 시 호흡곤란 ☐ 청색증 ☐ 동맥혈 가스 분석값 이상	〈장기 목표〉 가스교환 장애를 개선하고 폐를 재확장할 수 있다. 〈단기 목표〉 1) 안정을 유지할 수 있다. 2) 호흡곤란을 없애기 위한 산소 공급을 할 수 있다.

간호 계획 | 중재 포인트와 근거

OP 경과 관찰 항목
- 증상 부위, 외관 상태, 정도의 관찰

➡증상을 항상 체크한다. **근거** 호흡곤란의 정도를 보고 건강 상태의 악화를 예측할 수 있다.

TP 간호 치료 항목
- 안정적인 호흡에 도움을 준다.
- 심신의 안정에 따라 산소 소비량을 감소시킨다.
- 신체적으로 부담이 가지 않도록 환경을 정돈한다.

➡산소 소비량을 감소시킨다. **근거** 가스 교환을 편안히 하도록 돕고, 폐확장을 촉진한다.

EP 환자 교육 항목
- 환자·가족에게 호흡 방법을 지도한다.
- 산소 소비량을 증가시키지 않는 ADL에 대해 지도한다.

➡호흡 방법을 습득함으로써 호흡을 컨트롤할 수 있다는 자신감이 생긴다.

2 | 간호 문제 | 간호 진단 | 간호 목표(간호 성과)

간호 문제	간호 진단	간호 목표(간호 성과)
#2 흉강 드레인 삽입으로 통증이 있다.	**급성 통증** **관련 요인**: 흉강 드레인 **진단 지표** ☐ 통증 호소 ☐ 수면 장애	〈장기 목표〉 통증을 완화해 안정을 유지시킬 수 있다. 〈단기 목표〉 1) 호흡할 때 통증이 없다. 2) 몸을 움직일 때 통증이 없다.

간호 계획 | 중재 포인트와 근거

OP 경과 관찰 항목
- 증상 부위, 외관 상태, 정도의 관찰

➡증상을 항상 체크한다. **근거** 드레인의 고정, 위치 이동이 고통을 동반하는 경우가 있다.

TP 간호 치료 항목
- 드레인 고정을 확실하게 한다.
- 몸을 움직일 때 통증이 동반하지 않도록 배려한다.

➡드레인 고정에 의해 쇼크 증상을 동반하는 통증이 이어질 수 있으므로, 고정 후 상태를 반드시 관찰한다.

• 격한 통증에는 필요한 대응으로 고통을 완화시킨다.

EP 환자 교육 항목
• 통증을 참지 말고 호소하라고 촉구한다.

➡ 통증의 조기 완화 **근거** 심한 통증으로 산소 소비량이 증가하여 쇼크 상태를 일으키는 경우가 있다.

3 간호 문제	간호 진단	간호 목표(간호 성과)
#3 배액을 지속하는데 따른 셀프케어 행동에 지장이 있다.	**자기관리 부족 증후군** **관련 요인**: 활동 제한 **진단 지표** ☐ ADL 정도 ☐ 안정도	〈**장기 목표**〉 정해진 안정도의 범위 내에서 활동을 조정할 수 있다. 〈**단기 목표**〉 1) 침대에서 몸을 굴릴 수 있다. 2) 활동의 조정에 대해 상담해줄 수 있다.

간호 계획	중재 포인트와 근거

OP 경과 관찰 항목
• ADL 정도의 관찰

➡ 필요한 지원 계획을 세운다. **근거** 개인적인 상황에 따라 ADL을 실시하고 안정도에 따라 활동량을 정해준다.

TP 간호 치료 항목
• 침대 주위의 환경을 정돈한다.
• 정해진 안정도의 범위 내에서 활동량을 조정한다.
• ADL에서 과도하게 신체적 부담이 가지 않도록 도와준다.
• 환자의 상태에 맞춘 생활을 하도록 돕는다.

➡ 신체 움직임 제한으로 인해 부족한 ADL을 지원한다. **근거** 안정을 유지하면서 필요한 몸을 많이 움직여야 폐의 재확장을 앞당길 수 있다.

EP 환자 교육 항목
• 배출을 촉진하기 위해서는 적당한 활동이 필요하다는 것을 환자에게 설명한다.

➡ 증상에 대한 불안감으로 과도하게 안정을 유지하면 근력 저하를 가져오므로 피해야 한다.

4 간호 문제	간호 진단	간호 목표(간호 성과)
#4 통증을 동반한 수면 장애가 있다.	**불면증** **관련 요인**: 통증 **진단 지표** ☐ 수면 지속의 어려움 호소 ☐ 잠들기 어려움 호소	〈**장기 목표**〉 장시간의 연속적인 수면을 확보할 수 있다. 〈**단기 목표**〉 1) 부드럽게 입면할 수 있다. 2) 약물에 의존하지 않고 입면을 취할 수 있다.

간호 계획	중재 포인트와 근거

OP 경과 관찰 항목
• 증상이 나타나는 상황과 정도 관찰

➡ 수면 상태를 파악한다. **근거** 수면 부족으로 인한 불안이 증가하여 과도한 환기가 이루어질 수 있다. 산소 소비량이 증가하고 증상이 악화될 가능성이 크다.

TP 간호 치료 항목
• 환자가 안정적으로 잠들 수 있는 환경을 만든다.
• 통증이 심한 경우, 필요에 따라 통증 완화시킬 수 있다.
• 약 복용 시간과 분량에 대해 의사와 상담한다.

➡ 수면을 유지할 수 있다. **근거** 충분한 수면을 위해서는 정신적 안정을 꾀하고 회복 의욕을 향상시킨다.

EP 환자 교육 항목
• 생활 패턴을 규칙적으로 정돈하도록 지도한다.
• 통증을 참지 말고 호소하도록 교육한다.

5 간호 문제	간호 진단	간호 목표(간호 성과)
#5 드레인 삽입으로 감염의 위험이 있다.	감염 위험 상태 위험 요인: 흉강 드레인	〈장기 목표〉 감염을 일으키지 않는다. 〈단기 목표〉 1) 감염 징후가 없다. 2) 드레인 삽입부의 청결을 유지한다.

간호 계획	중재 포인트와 근거
OP **경과 관찰 항목** • 증상 부위, 외관 상태, 정도의 관찰	➡증상을 항상 체크한다. **근거** 드레인을 삽입하며 감염을 미연에 방지한다.
TP **간호 치료 항목** • 드레인 삽입부 주위의 청결을 유지한다. • 신체의 청결을 유지한다. • 이동이나 몸의 움직임에 따른 역행성 감염을 방지한다.	
EP **환자 교육 항목** • 삽입 부위의 청결 유지 필요성을 설명한다.	➡감염 증상에 대해 설명하고 이상이 발견되면 즉시 연락하도록 지도한다.

6 간호 문제	간호 진단	간호 목표(간호 성과)
#6 치료 과정에서 나타난 다양한 증상 때문에 불안감을 느낀다.	불안 **관련 요인**: 건강 상태 변화, 요양의 장기화 **진단 지표** □ 불면증 □ 고뇌	〈장기 목표〉 불안이 완화된다. 〈단기 목표〉 1) 불안을 느끼고 있다는 것을 표현할 수 있다. 2) 불안감에 대한 해결책을 찾을 수 있다.

간호 계획	중재 포인트와 근거
OP **경과 관찰 항목** • 치료에 대한 불안감의 유무와 정도를 관찰한다. • 환자·가족의 사회·심리적 측면을 파악한다.	➡심리 상태의 변화를 놓치지 않는다. **근거** 재발률이 높은 것에 대해 불안감을 느끼는 경우가 많다.
TP **간호 치료 항목** • 수용적 태도로 안심을 하도록 한다. • 환자의 호소를 경청한다. • 적당한 활동을 제안하고, 식욕이 증가하고 만족스러운 수면을 취할 수 있도록 지원한다.	➡환자는 불안감을 표출할 수 있다. **근거** 불안감이 높아지면서 과도한 환기가 발생해 산소 소비량이 증가하고, 증상이 악화될 가능성이 크다.
EP **환자 교육 항목** • 질병에 대해 환자·가족에게 알기 쉽게 설명한다.	➡생활상 주의할 점을 포함하여 설명한다. **근거** 질환에 대한 이해는 위험 관리뿐만 아니라 불안의 해소로도 이어진다.

7 간호 문제	간호 진단	간호 목표(간호 성과)
#7 지식이 부족하면 재발 가능성이 높다.	비효과적 건강관리 **관련 요인**: 지식 부족 **진단 지표** □ 치료 계획을 일상생활에 적용할 수 없다. □ 위험 요인을 감소시키는 행동을 할 수 없다.	〈장기 목표〉 질환이 재발하지 않는다. 〈단기 목표〉 1) 재발의 증상을 정확하게 판단할 수 있다. 2) 재발 예방을 위한 조치를 취할 수 있다.

<table>
<tr><th>간호 계획</th><th>중재 포인트와 근거</th></tr>
<tr><td>

OP 경과 관찰 항목
- 재발에 대한 환자·가족의 말과 행동
- 재발에 대한 지식과 이해
- 지도에 대한 반응

</td><td>

➡️이해했는지 확인한다. **근거** 환자 개인에게 맞게 지도하여 재발을 예방한다.

</td></tr>
<tr><td>

TP 간호 치료 항목
- 이해할 수 있는 표현으로 설명하고 공포와 불안감을 주지 않는다.
- 환자가 피로하지 않도록 시간을 고려하여 지도한다.

</td><td>

➡️한 번의 설명으로 이해할 수 없는 경우도 있으므로, 불명확할 때는 반복해서 설명한다.

</td></tr>
<tr><td>

EP 환자 교육 항목
- 변비 예방을 위한 도움을 준다.
- 금연의 필요성에 대해 설명한다.
- 재발에 대비하여 정기적인 진찰을 권한다.
- 이상을 느꼈을 경우는 조기 진료를 권한다.

</td><td>

➡️**근거** 힘을 주는 과정에서 재발의 위험이 높아진다.
➡️**근거** 흡연 때문에 기침이 나오면 흉강 압력이 상승한다.

</td></tr>
</table>

| Step1 영향 평가 | Step2 간호 초점 | Step3 계획 | Step4 실시 | Step5 평가 |

병기·병태·중증도별 관리 포인트

【급성기】발병 초기에는 환기 장애에 따른 호흡곤란이 올 수 있고, 심한 통증으로 쇼크 증상을 동반하기도 하기 때문에 주의 깊은 관찰이 필요하다. 또한 효과적으로 산소 공급을 할 수 있도록 호흡 방법과 체위에 대한 지도가 중요하다. 몸의 움직임이 제한됨에 따라 셀프케어가 어려워지거나 구속감을 느끼기 쉬우므로, 통증을 경감시켜야 한다.

【만성기】흉강 드레인 삽입 기간이 장기화되면 활동성이 저하되어 구속감과 함께 여러 가지 불안감을 느끼고 스트레스가 심해질 수 있으므로, 심리적 케어에도 충분히 배려해야 한다.

【회복기】재발률이 높기 때문에 예방을 위한 환자 교육을 실시하고, ADL과 사회생활 적응에 무리가 없도록 지원한다.

간호 활동(간호 중재) 포인트

환기 장애에 대한 지원
- 호흡 상태를 관찰한다.
- 안락한 호흡을 돕는다.
- 효과적인 호흡 방법을 지도한다.
- 심신의 안정을 유지하고 산소 소비량을 최소화한다.

통증에 대한 지원
- 통증 부위, 외관 상태, 정도를 관찰한다.
- 드레인 고정을 확실하게 한다.
- 신체를 움직일 때 통증이 동반되지 않도록 배려한다.
- 심한 통증의 경우, 필요에 따라 통증 완화 처치를 시도한다.
- 환자에게 통증을 참지 말고 표현하라고 말한다.

셀프케어에 대한 지원
- ADL의 정도를 관찰한다.
- 안정도의 범위 내에서 활동량을 조정한다.
- ADL에서는 과도하게 신체 부담을 느끼지 않도록 돕는다.
- 환자의 상태에 맞게 청결을 유지시켜준다.

감염 예방에 대한 지원
- 감염 징후를 관찰한다.
- 드레인 삽입부 주변의 청결을 유지한다.
- 신체를 청결하게 유지시킨다.

- 이동이나 몸의 움직임에 따른 역행성 감염을 방지한다.

재발 예방에 대한 지원
- 질병의 재발에 대한 지식과 이해의 정도를 파악한다.
- 환자의 지도에 대한 반응을 확인한다.
- 이해할 수 있는 표현으로 설명하고, 공포와 불안감을 주지 않도록 주의한다.
- 재발 예방을 위하여 ADL에 대해 구체적으로 설명한다.

퇴원·요양 지도

- 재발 예방을 위해 정기적인 진찰을 권한다.
- 재발 징후에 대해 설명한다.
- 재발의 위험을 수반한 ADL에 대해 지도한다.
- 변비 예방, 금연의 필요성에 대해 설명한다.

Step1 영향 평가 | **Step2 간호 초점** | **Step3 계획** | **Step4 실시** | **Step5 평가**

평가 포인트

간호 목표 달성도
- 가스교환 장애를 개선하고 폐의 재확장을 도울 수 있는가?
- 통증을 완화시키고 안정을 유지하도록 할 수 있는가?
- 정해진 안정도 범위 내에서 활동을 조절할 수 있는가?
- 장기간 연속 수면을 확보할 수 있는가?
- 감염을 일으키지 않았는가?
- 질병에 대한 불안감이 완화되었는가?
- 질병이 재발하지 않았는가?

기흉 환자의 병태 관계도와 간호 문제

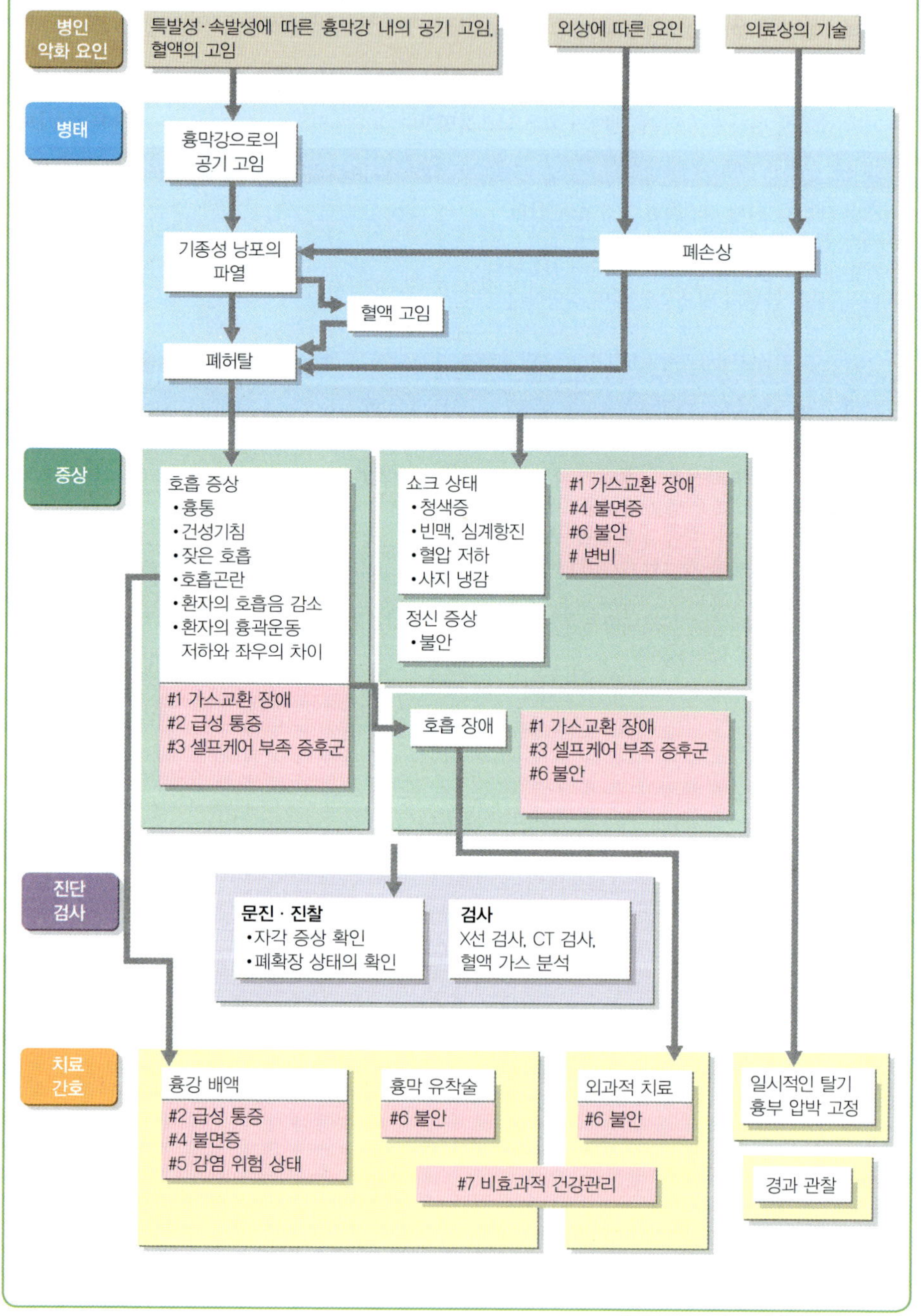

병인 악화 요인

특발성·속발성에 따른 흉막강 내의 공기 고임, 혈액의 고임

외상에 따른 요인

의료상의 기술

병태

흉막강으로의 공기 고임

기종성 낭포의 파열

폐손상

혈액 고임

폐허탈

증상

호흡 증상
- 흉통
- 건성기침
- 잦은 호흡
- 호흡곤란
- 환자의 호흡음 감소
- 환자의 흉곽운동 저하와 좌우의 차이

쇼크 상태
- 청색증
- 빈맥, 심계항진
- 혈압 저하
- 사지 냉감

정신 증상
- 불안

#1 가스교환 장애
#4 불면증
#6 불안
변비

#1 가스교환 장애
#2 급성 통증
#3 셀프케어 부족 증후군

호흡 장애

#1 가스교환 장애
#3 셀프케어 부족 증후군
#6 불안

진단 검사

문진 · 진찰
- 자각 증상 확인
- 폐확장 상태의 확인

검사
X선 검사, CT 검사, 혈액 가스 분석

치료 간호

흉강 배액
#2 급성 통증
#4 불면증
#5 감염 위험 상태

흉막 유착술
#6 불안

외과적 치료
#6 불안

일시적인 탈기 흉부 압박 고정

#7 비효과적 건강관리

경과 관찰

2 폐렴

지다 마모루

눈으로 보는 질환

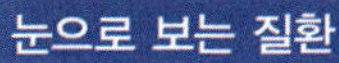

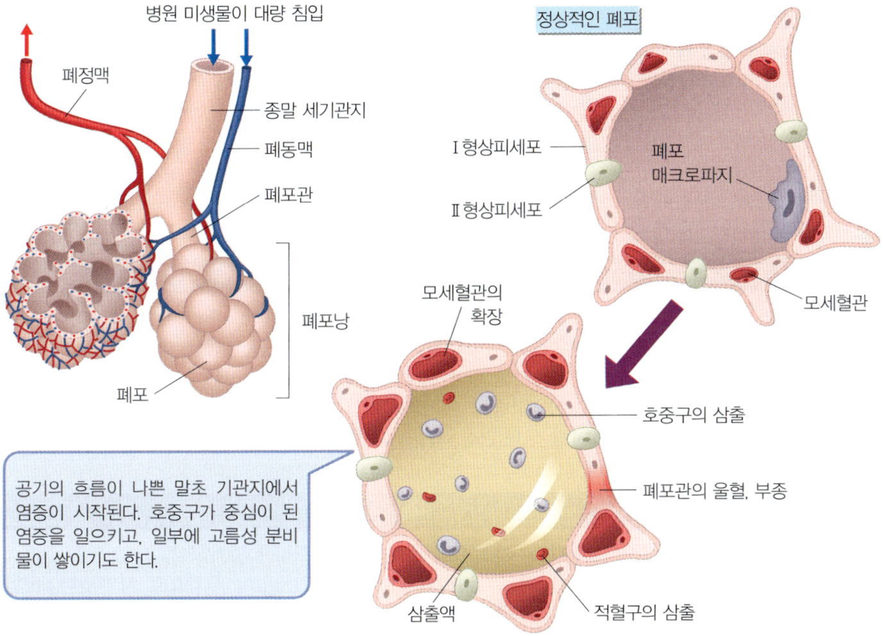

■그림 2-1 폐렴의 병태

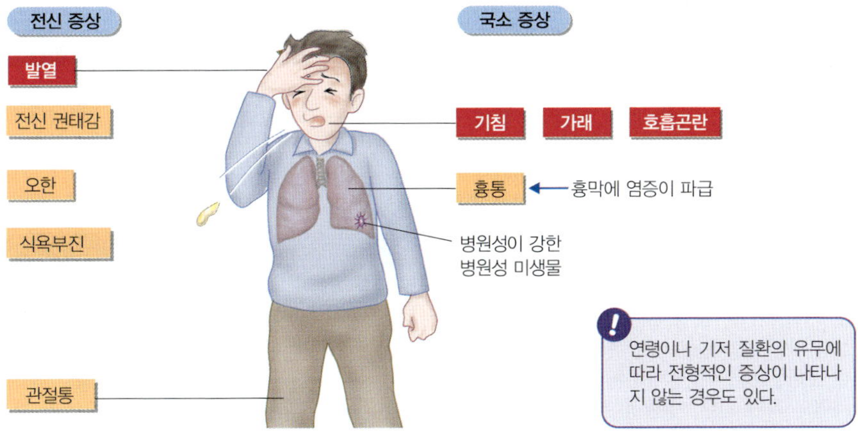

■그림 2-2 폐렴의 주요 증상

❙ 폐렴은 병원성 미생물이 폐에 침입하여 발병하는 폐실질성 급성 감염성 염증이다.
- 병원성 미생물이 기침 반사나 점액섬모 움직임 등 방어 메커니즘을 통과하여 폐포 영역에 도달했다고 항상 폐에 염증이 생기는 것은 아니다. 병원성이 강한 병원성 미생물이 많이 침입하여, 폐포 매크로파지만으로는 처리할 수 없어 호중구나 매크로파지가 동원되면 폐에 염증이 생겨 폐렴이 된다(그림 2-1).
- 일반적인 사회생활을 하고 있는 사람에게 발병하는 폐렴을 '폐렴'이라고 부른다. 또한 고령자나 당뇨병, 교원병 등 다양한 기초 질환이 있는 사람에게 발병한 경우에도 입원 중에 발병하지 않으면 폐렴이라고 한다. 병원성 미생물과 항생 물질의 감수성에 따라 폐렴은 '세균성 폐렴'과 '비정형 폐렴'으로 분류한다.
- 입원 시 이미 감염되어 있던 증례가 아니라 입원 후 48시간 이상 경과한 뒤 발병한 폐렴은 '원내 폐렴'이라 한다. 원내 폐렴의 발병 기전은 ① 숙주가 전염성인 경우가 많고 ② 흡인 등에 의한 병원체의 과잉 침입, ③ 병원이 교차 감염되기 쉬운 장소라는 것 등과 관계가 있다.

- 폐렴의 원인이 되는 병원성 미생물은 폐렴 구균, 인플루엔자균, 마이코플라스마, 클라미디아 등이 빈도가 높다. 원내 폐렴의 원인이 되는 병원성 미생물로는 녹농균, 인플루엔자균, 크렙시에라 속, 황색 포도상 구균 같은 것이 빈도가 높다.
- 폐렴은 폐렴 구균, 레지오넬라 속 등이 중증 폐렴의 원인균이 되기 쉽다. 원내 폐렴은 만성 호흡 질환, 심부전, 당뇨병, 종양 베어링 상태(암을 보유하고 있는 상태), 인공호흡기 관리, 오연 등이 악화의 위험 인자이다.

- 이환율, 사망률은 남성이 약간 높다. 이환율은 고령이 되면 급격하게 증가한다.
- 일본의 전체 사망 순위 중 폐렴이 4위로, 2010년 기준 11만 8000명이 폐렴으로 사망했다. 이환율, 사망률도 나이가 증가할수록 높아 90세 이상에서는 사망 원인 중 2위를 차지했다.
- 예방법으로는 마스크 착용, 손 씻기, 가글이 중요하다. 고령자나 폐렴 발병 위험이 높은 기초 질환을 앓는 환자에게는 독감 백신, 폐렴 구균 백신 같은 예방접종을 권장하고 있다.
- 예후는 연령이나 기초 질환 등을 포함한 심각도에 따라 다르며, 청년층이고 기초 질환이 없는 경증이라면 사망률은 1% 미만이지만, 중증군에서는 30%에 이른다.

❙ 주요 증상은 발열, 기침, 가래, 호흡곤란 등이다.
- 전형적인 예로는 기침, 가래, 흉통, 호흡곤란 등의 국소 증상과 발열, 전신 권태감 등의 전신 증상이 조합하여 급격하게 나타난다(그림 2-2).
- 연령이나 기초 질환의 유무에 따라 전형적인 증상이 나타나지 않는 경우도 있고, 고령자는 식욕부진, 무기력 등 막연한 증상이 나타나는 수도 있다.

❙ 주로 흉부 X선 검사와 그 밖의 진단을 실시한다.
- ① 기침, 가래, 발열 등 폐렴이 의심되는 증상이 있을 경우, ② 흉부 X선 검사에서 새로운 침윤 그림자가 보인다. ③ 급성 염증을 반영하는 혈액 검사 소견(백혈구 수 증가, CRP 양성, ESR 등)이 보이는 경우에는 거의 폐렴으로 진단한다.
- 폐렴의 확정 진단, 병원성 미생물의 확정을 위해서는 가래의 세균 검사, 항원 검사, 유전자 검사가 필요하다. ① 항생제를 써서 개선하지 않으면 사용하는 항생제가 무익한 감염성 폐렴과 ② 이외의 폐렴(약물성, 호산구 폐렴, 기질화 폐렴 등)이 있다. ③ 또한 그 밖의 질환(폐암, 심부전, 폐색전증 등)을 생각할 수도 있다. 감별 진단에는 흉부 CT가 중요하다.
- 심각도는 신체 소견, 연령 등에 따라 분류된다(표 2-1).

■표 2-1 폐렴의 중증도 분류(일본호흡기학회)

지표	중증도 분류
1. 남자 70세 이상, 여성 75세 이상 2. BUN 21mg/dℓ 이상 또는 탈수 있음 3. SpO₂ 90% 이하(PaO₂ 60torr 이하) 4. 의식 장애* 5. 혈압(수축기) 90mmHg 이하	경증: 왼쪽 5개 항목 모두를 만족하지 않는 경우 중등증: 왼쪽 항목 중 1가지 또는 2가지를 만족하는 경우 중증: 왼쪽 항목 중 3가지를 만족하는 경우 중증: 왼쪽 항목 중 4가지 또는 5가지를 만족하는 경우 단, 충격이 있을 경우는 1항목만으로도 매우 심각하게 본다.

* 의식 장애: JCS가 이용되며 이에 해당하는 경우는 의식 장애가 있다고 판단한다(일본호흡기학회 호흡기 감염에 대한 가이
 드라인 작성위원회편: 성인 시중폐렴 진료지침, p8 일본호흡기학회, 2005).

● **검사값**
● 혈액 검사: 백혈구 수, CRP는 염증의 정도를 알기 위한 것으로, 세균성 폐렴과 비정형 폐렴의 감별이 중요하다. 세균성 폐렴은 백혈구가 증가하지만, 비정형 폐렴은 정상 또는 경도 증가에 그친다.
● 세균 검사: 배양 검사는 폐렴의 근원균을 알기 위한 표준 검사다. 그람 염색은 세균성 폐렴의 원인균을 신속하게 진단하는 데 유용하다.
● 항원 검사: 폐렴 구균, 레지오넬라 속은 소변 검사로 간편하게 측정할 수 있다. 또한 독감에 걸렸을 때는 비강식 액체에 의한 인플루엔자 바이러스 항원 검사도 감별 진단에 유용하게 쓰인다.
● 유전자 검사: 폐결핵, 비결핵성 항산균증을 신속하게 감별하는 데 유용하다.

합병증

● 탈수, 저알부민혈증, 호흡부전에 주의한다.

치료법

항생제를 조기에 처방한다. 치료 전에 원인이 되는 병원성 미생물을 발견하는 비율이 낮고, 조기에 치료를 시작하지 않으면 예후가 나빠진다고 알려져 있다.

● **치료 방침**
● 폐렴으로 진단된 시점에서 병원성 미생물을 예측하여 항생제를 사용한다(엠피릭 치료*: 진단 후 4시간 이내에 항생제 사용을 권장한다.
● 병원성 미생물이 발견된 경우는 항생제의 감수성을 재검토한다. 병원성 미생물이 발견되지 않으면 치료 시작 후 3일간의 치료 효과를 판정해 항생제의 계속 사용, 변경, 추가를 검토한다.
● 항생제의 종료는 해열, 말초 혈액 백혈구 수의 정상화, CRP의 개선, 흉부 X선 음영의 명백한 개선 등을 기준으로 한다.
* 엠피릭 치료: 병원체를 확정하기 전에 항생제를 사용하여 치료를 시작하는 것으로, 근거는 없지만 유행 중인 세균
 감염 정보나 폐렴 지침 등에 의거하여 치료하는 것을 '엠피릭 치료(경험적 치료)'라 한다.

● **약물 요법(표 2-2)**
● 폐렴은 임상 증상, 흉부 X선 소견, 검사 소견 등에서 중증도 및 세균성 폐렴 또는 비정형 폐렴 여부를 판단하여 항생제를 선택한다.
● 원내 폐렴은 폐렴 자체의 심각도에 숙주가 가지는 위험 요소를 고려하여 항생제를 선택한다.

Px 처방 예) 경증~중등증으로 비정형 폐렴이 고려되는 폐렴(외래 치료)
● 지스로맥스(250mg)   1일 1회   1회 2정,   아침 식사 후   3일간 복용   ← 매크로라이드계 항생제

Px 처방 예) 경증~중등증으로 세균성 폐렴, 페니실린 내성 폐렴 구균의 가능성이 있는 폐렴(외래진료)
● 크라비트정(500mg)   1일 1회   1회 1정,   아침 식사 후   ← 뉴키노론 항생제

Px 처방 예) 중등증으로 비정형 폐렴이 고려되는 폐렴(입원 치료)
● 미노마이신주(100mg)   1회 100mg   1일 2회   점적 정맥 주사   ← 테트라사이클린계 항생제

Px 처방 예) 경증~중등증으로 세균성 폐렴을 고려할 수 있는 폐렴. 페니실린 내성 폐렴 구균의 가능성을 고려하기 어려운 경우(입원 치료)
● 유나신-S주(3g)   1회 3g   1일 2회   점적 정주   ← β-락탐 억제제 배합 페니실린계 항생제

Px 처방 예) 입원 치료가 필요한 폐렴 중증 환자(입원 치료)의 경우 양자의 병용 요법
● 메로펜 주(0.5g)   1회 0.5g   1일 4회   점적 정맥 주사   ← 카르바페넴계 항생제
● 미노마이신주(100mg)   1회 100mg   1일 2회   점적 정맥 주사   ← 테트라사이클린계 항생제

■표 2-2 폐렴의 주요 치료제

분류	일반 이름	주요 상품명	적응	주요 부작용
매크로라이드계 항생제	클래리스로마이신	클래리스, 클래리시드	비정형 폐렴이 의심되는 경증, 중등증 질환의 외래 치료에 사용 항생제	간기능 장애, 설사, 묽은 변, 복통, 호산구 증가, QT 연장, 쇼크
	록시트로마이신	루리드		
	아지트로마이신 수화제	지스로맥		
	에리트로마이신 에틸호박산 에스테르	에리트로신	비정형 폐렴이 의심되는 경증의 입원 치료에 이용하는 항생제	
뉴키노론계 항균약	레보플록사신 수화물	크라비트	비정형 폐렴이 의심되는 경증, 중등증 등 세균성 폐렴이 의심되는 경증, 중등증의 외래 치료에 사용되는 항생제	설사, 묽은 변, 간기능 장애, 두통, 아밀라아제 상승, 경련, 저혈당, 신장기능 장애
	목시플록사신 염산염	아벨록스		
	메시르산 가레녹사신 수화물	제니낙스		
	시프로플록사신	시프폭산		
	파주플록사신 메실산염	파즈크로스, 파실		
케톨라이드계 항생제	테리트로마이신	케텍	비정형 폐렴이 의심되는 경증·중등증 등 세균성 폐렴이 의심되는 경우 알레르기, 경증 외래 치료에 사용 항생제	간기능 장애, 설사, 묽은 변, 두통, 호산구 증가, 의식소실 의식 수준의 저하, QT 연장
페니실린계 항생제	아목시실린 수화물	사와실린 아몰린, 바세토신	세균성 폐렴이 의심되는 경증, 중증 등의 질환의 외래 치료에 사용 항생제	설사, 묽은 변, 발진, 간기능 장애, 혈액 장애, 급성 신부전, 쇼크
	설타미실린토실산염수화물	유나신		
	암피실린나트륨, 설박탐나트륨 배합(2:1)	유나신-S	세균성 폐렴이 의심되는 중증의 입원 치료에 사용하는 항생제	
페넴 항생제	파로페넴 소디움 수화물	파롬 세균성	세균성 폐렴이 의심되는 경증, 중등증의 외래 항생제	간기능 장애, 설사·묽은 변, 복통, 발진, 급성 신부전, 대장염, 간질성 폐렴
테트라사이클린계 항생제	미노사이클린 염산염	미노마이신	비정형 폐렴이 의심되는 중등증의 입원 치료에 이용하는 항생제	구역질, 식욕부진, 간기능 장애, 혈관통, 현기증, 간기능 부전, SLE성 증상
세펨계 항생제	세프트리나트륨 염산염	로세핀	세균성 폐렴이 의심되는 중등증 입원(외래) 치료에 이용하는 항생제	간기능 장애, 설사, 묽은 변, 발진, 복통, 급성 신부전, 대장염, 쇼크
	세프타짐 수화물	모다신	세균성 폐렴이 의심되는 심한 폐렴과 원내 폐렴 치료에 사용하는 항균 약물. 항녹농균 작용을 갖는 제3·4세대 세펨계 주사약	
	세페핌 염산염 수화물	맥스핌		
카르바페넴계 항생제	메로페넴 수화물	메로펜	세균성 폐렴이 의심되는 심한 폐렴과 원내 폐렴의 입원 치료에 사용하는 항생제	간기능 장애, 호산구 과다, 발진, 설사, 묽은 변, 급성 신부전, 대장염, 혈액 장애
	비아페넴	오메가신		
	드리페넴 수화물	피니박스		

폐렴의 병기·병태·중증도별 치료 순서도

■성인 폐렴의 초기 치료 기본 순서도

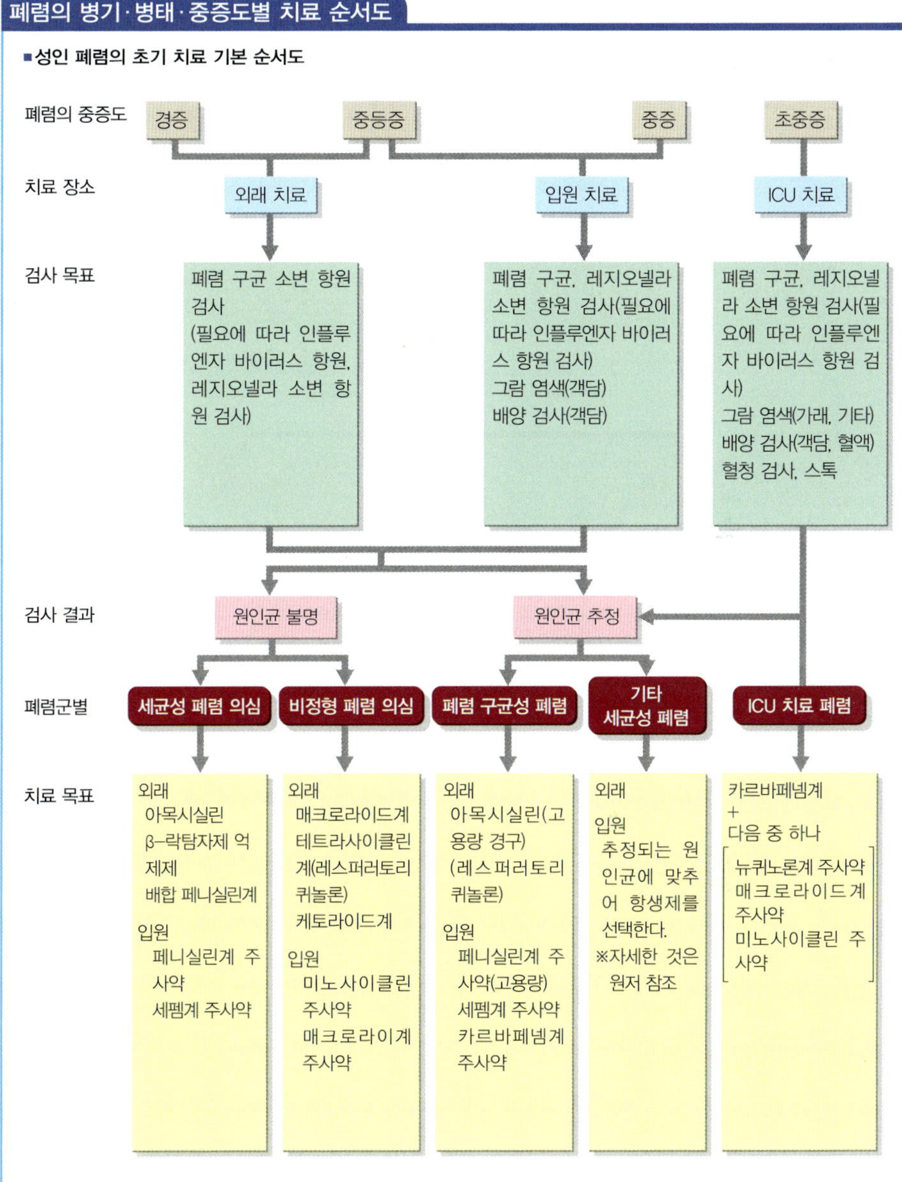

(일본 호흡기학회 호흡기 감염에 대한 가이드라인 작성위원회편: 성인 폐렴 진료 지침 p4~5 일본 호흡기학회, 2005 수정)

■ 원내 폐렴 의심 사례에 대한 진단, 치료의 순서도

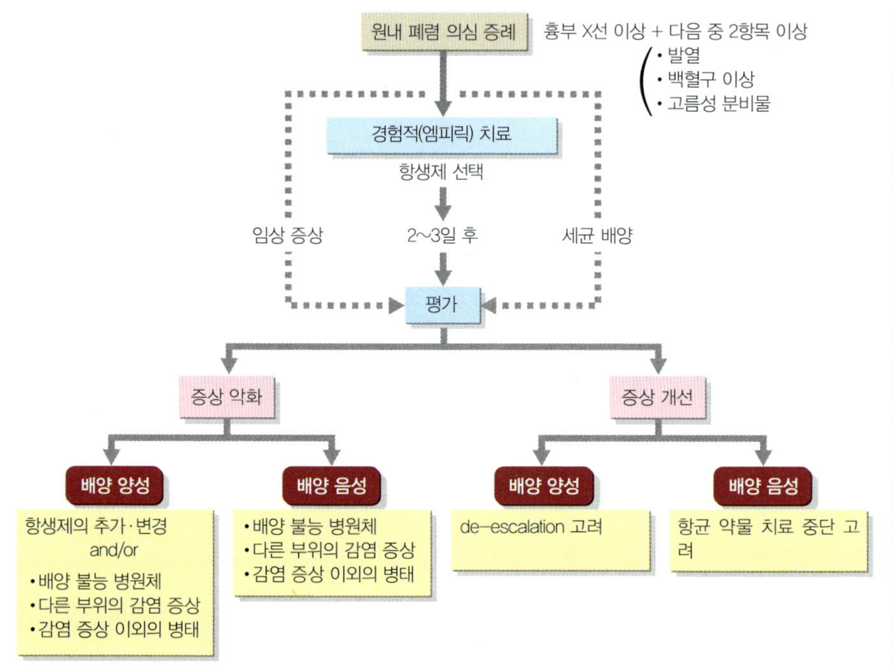

(일본 호흡기학회 호흡기 감염에 대한 가이드라인 작성위원회편: 원내 폐렴의 진단과 병원체 검사법 〈그림-1〉 원내 폐렴 의심 사례에 대한 진단, 치료의 순서도 HAP 의심 사례에 대한 병원체 검사의 흐름, 성인 원내 폐렴 진료 지침 p12 일본 호흡기학회, 2008)

폐렴 환자의 간호

사카모토 유코

간호 과정 순서도

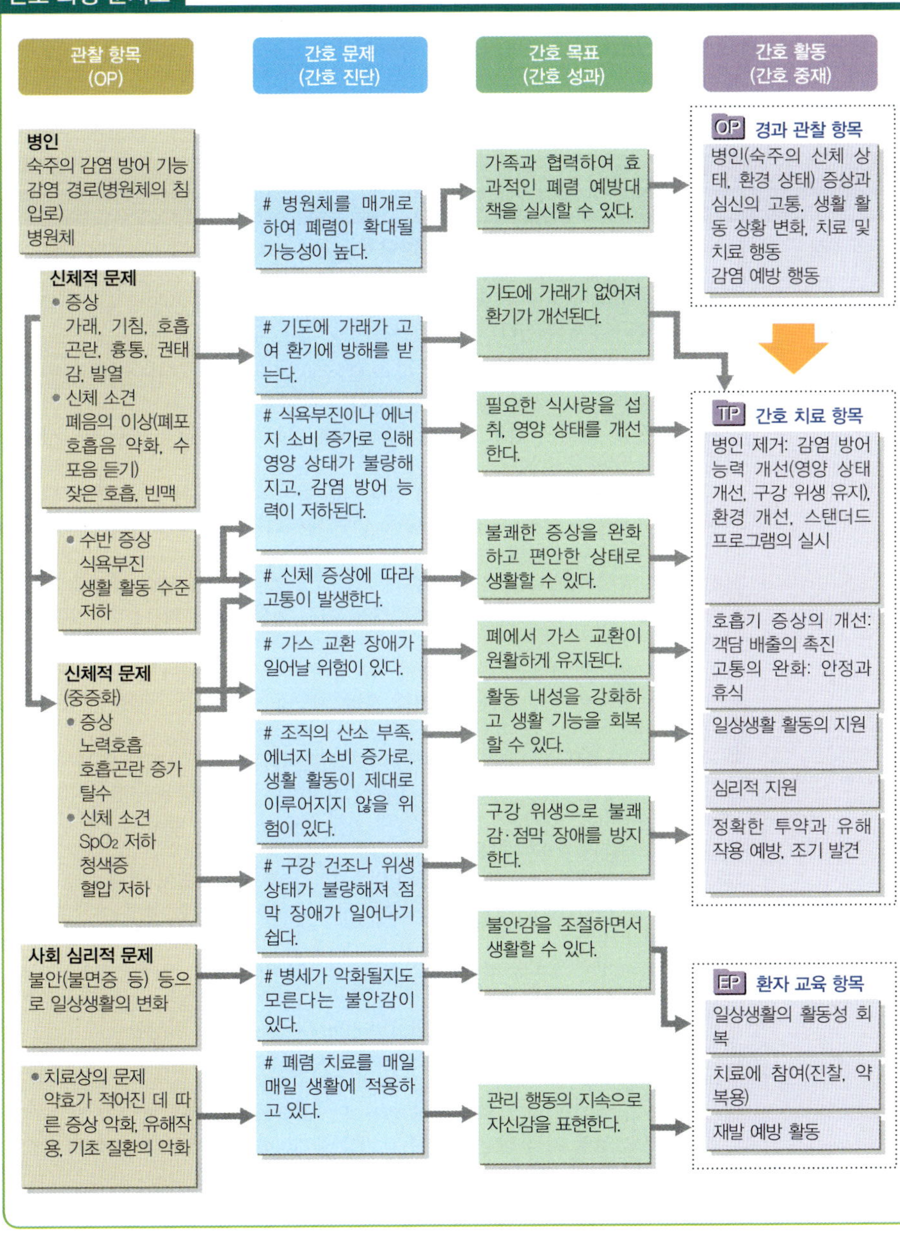

※여기에서는 감염에 의해 생긴 폐실질의 급성 염증인 폐렴의 간호에 대해 설명한다.
- 감염은 원인이 되는 병원성 미생물(병원균)이나 숙주(체내 또는 체표에 다른 생물을 기생시키는 생물)가 지닌 생체 방어기구의 밸런스가 무너졌을 때 발병한다. 폐렴의 치료를 촉진하려면 병원균을 제거하기 위해 치료에 적극적으로 참여하고, 감염 방어 기능을 강화하기 위한 중재가 필요하다.
- 폐실질의 염증에 의한 호흡기 증상과 체력 소모로 인한 고통이 매우 크다. 증상에서 비롯한 몸과 마음의 고통을 완화하고 생활 활동에 필요한 기능을 복구시키는 것이 중요하다.

Step1 영향 평가	Step2 간호 초점	Step3 계획	Step4 실시	Step5 평가

정보 수집	평가 관점과 근거·잠재적 간호 문제
병인의 추정, 관찰	▌숙주인 환자의 감염 방어 기능과 그에 영향을 받는 신체 상태와 생활상을 아는 것은 감염 위험 상태에서 간호를 적절히 하기 위해 필요하다.

- 폐의 감염 방어 메커니즘: 폐는 항상 바깥 공기와 접하기 때문에 병원체의 침입에 대한 방어 구조가 있다.

1. 물리학적인 방어 메커니즘: 상기도의 유체 여과 작용(중력을 이용한 기도의 가래 객담 기능). 임상 생활 중에는 저하된다.
   기도의 습윤, 점막의 선모 운동에 의해 가래, 주거 환경(건조), 병원균의 생육 환경 등에 영향을 받는다.
2. 생물학적 방어 메커니즘: 상기도의 상주 세균종이 숙주 및 침입 미생물과 평형 상태를 유지하는 작용. 오연[*1]에 의해 상주 박테리아가 자기의 신체에 들어가 기회 감염[*2]의 원인이 될 수 있다.
3. 신경학적 방어 메커니즘: 신경을 통해 기침 반사를 일으킴으로써 가래를 객담하는 기능. 기침 반사의 저하를 초래하는 기저 질환의 유무와 나이가 영향을 준다.
4. 면역학적 방어 메커니즘: 월다이엘의 림프성 인두륜, 폐포 매크로파지, 호중구, 면역 글로불린에 의한 병원균의 처리 기능. 저영양 상태에서는 면역 방어 기능이 저하된다.

- 나이: 젊은 사람들 중 발병 연령에 따라 원인균이나 병태에 차이가 있어, 마이코플라스마 폐렴이 많다. 고령자의 경우 수료(受療) 비율, 이환율이 증가하고 사망률도 높아진다. 고령화에 따라 다음의 신체 상태 변화가 발병에 영향을 준다.

  - 생활 활동량의 감소에 따른 가래의 고임
  - 자정 작용 저하에 따른 구강 위생의 변화
  - 신경 기능 저하(흡인, 기침 반사 저하)
  - 면역 기능 저하

  부현성 오연이 많다(눈치채지 못하게 구강 등에 소량의 상재균이 반복하여 오연하지만 증상(질식, 기침 등)이 즉시 나타나지 않는다). 야간, 수면 중에 많이 발생한다.

- 생활습관: 다량의 알코올 음용
- 기초 질환
  - 뇌혈관 장애(연하 기능이나 기침 반사의 저하)
  - 역류성 위염, 식도염(오연의 원인)
  - 당뇨병, 혈액 질환 등(전신성 면역 기능 저하를 낳는 질환)
  - 만성 호흡기 질환(폐 기능과 방어 기능의 저하를 낳는 질환), 흡연력 및 흡연 습관(기도 점막 자극 작용에 따른 분비물 증가, 선모에 따른 기도 정화 기능 저하, 산소화 장애의 원인이 된다.)
  - 심부전 등(폐의 순환 기능에 영향이 큰 질환)
- 약물: 광역 항균약(약물 내성의 형성), 면역 억제제 등의 사용 유무

[*1] 오연: 음식, 물, 구강 또는 위장 내의 것들이 잘못하여 기도에 들어가는 것.

	*2 기회 감염: 감염 방어 기능이 저하된 사람에게, 일반적으로 병인이 되지 않는 미생물(이 경우 상재균)에 의해 일어난다. 🔍 **잠재적 간호 문제** : 폐렴이 다시 발병하기 쉬운 신체 상태나 환경/폐렴의 치료, 생활 속 예방을 위한 행동을 적극 권장해 관리함
감염 경로 파악	▌감염 경로의 파악은 감염 위험 상태 또는 중개 위험 같은 간호상의 문제를 명확히 하기 위해 필요하다. 병원체를 추정하고 병원체에 따라 치료 내용과 방법을 이해하기에 유용하다. ● 생활 공간과 환경 1. 입원 생활(입원 48시간 이후에 발병한 폐렴을 '원내 폐렴'이라 한다.) 　• 원내 감염 중에서는 요로 감염에 이어 두 번째로 많다. 　• 의료 종사자와 의료기구(유치 카테터 등)를 통해 감염될 수 있다. 　• 병원의 대책으로는 표준 플래시 리코 인증(SP: standard precaution, 표준 예방책)의 실시가 기본 　• 입원 생활 환경에서 인공호흡기를 장착한 경우 발병 확률이 높은 인공호흡기 관련 폐렴(VAP: ventilator associated pneumonia)이 있다. 　• 입원 시설의 환경 정비 상황(에어컨, 침대 배치, 의료기구의 올바른 세척과 소독) 2. 사회생활(일반인이 정상적인 생활을 하는 사이에 발병한 것을 포괄적으로 '폐렴'이라고 한다.) 　• 가족 내 감염: 가족 내에서 발생하는 경우, 마이코플라스마, 클라미디아, 바이러스(독감 바이러스) 등이 원인이 되는 비정형 폐렴을 생각해볼 수 있다. 비말(飛沫) 감염에 의한 것도 많다. 　• 조류, 동물의 사육: 클라미디아는 잉꼬 등 조류에서, 콕시엘라는 개 등 애완동물을 통해 간접적으로 접촉, 감염되는 경우가 많다. 　• 레지오넬라는 순환식 욕조와 온천에서 번식한다. 이러한 오염 환경에서 공기의 흡입에 의한 공기 감염이 많다. ● 위생 습관: 세수, 양치질 등을 습관적으로 하는 일. 이미 습관이 된 생활 행동은 감염 예방 행동 강화에 영향을 준다. ● 감염의 원인이 되는 병원체는 숙주의 감염 방어 기능과 감염 경로에 따라 다르다. 원인균에 의한 것보다 증상과 신체 소견에서 차이가 보인다. 원인균을 추정하기 위해서는 관찰이 중요하다 → 다음 항목(증상·신체 소견 내용, 경과, 정도의 관찰) 참조 🔍 **잠재적 간호 문제** : 폐렴이 다시 발병하기 쉬운 신체 상태나 환경/병원체를 매개로 폐렴이 확대될 가능성/폐렴의 치료 및 예방 행동을 생활에 도입해 적극적으로 관리한다.
증상, 신체 소견의 내용, 경과, 정도의 관찰	▌증상, 신체 소견의 내용, 경과, 정도 등을 파악하는 것은 감염 방어 기능 강화에 필요한 간호를 하기 위해 필요하다. 또한 증상에 따른 심신의 고통과 생활상의 장애 해결을 위한 간호, 폐렴이 중증으로 발전되는 것을 방지하기 위해 효과적이다. 　**특징적인 증상과 신체 소견** ● 흉부 증상은 가래, 기침, 호흡곤란 등 호흡기 증상과 흉통이다. ● 신체 소견으로는 비정상적인 폐에서 나는 소리(폐포 호흡음의 약화, 수포음*)를 염증 부위와 관련하여 청취할 수 있다. 가슴의 좌우 소리가 차이를 보이는 경우가 많다. 폐에서 나는 소리는 염증과 흉수, 객담 고임 등에 의한 환기 장애를 나타낸다. 환기 상태에 수반하여 잦은 호흡이나 빈맥도 관찰할 수 있다. ● 전신 증상은 염증 반응에 따른 발열이나 기침에 의해 에너지 소비가 증대하여 체력이 소모되므로 권태감이 생기기 쉬운 것이 특징이다. 감기 증상(콧물, 인후통 등)이 지속되어 발병하는 경우도 많다. ● 수반 증상으로 식욕부진이 많이 나타난다. 발열이나 가래 등에 따른 에너지 소비의 증대로 저영양 상태가 되기 쉽다. 피로감도 강화되고 생활 활동 수준이 저

하한다.
- 고령자에서는 객담, 기침, 발열 등의 특징적인 증상이 나타나기도 한다.
- 검사 데이터로서, 흉부 X선 사진에서 새로운 침윤 그림자의 출현이나 급성 염증이 나타난다. 혈액 검사[백혈구 수 증가, 백혈구 핵 좌측 이동(다형 핵 백혈구 증가), CRP(C 반응성 단백) 상승, 적침(赤沈) 항진]을 확인할 필요가 있다.
- 백혈구 수, CRP, 체온 등은 중증도를 정확하게 반영하지 않는다. 증상도 함께 종합적으로 판단한다.
- 마이코플라스마, 클라미디아 등의 비정형 폐렴에서는 백혈구 수 증가가 보이지 않는 경우가 많다.

*수포음(水泡音, coarse crackles): 거친 간헐적 라 음, 기관지 벽의 액체막이 기류에 의해 파열하는 소리다. 기침 등에 의해 고임물이 이동하면 발생 부위도 이동할 수 있으며, 고임물의 부유를 알기 위한 지표 중 하나다.

🔍 잠재적 간호 문제 : 기도에 가래가 고인 것에 의한 환기 장애/신체 증상에 따른 고통/식욕부진과 에너지 소비 증가로 영양 불량 상태가 되고, 감염 방어 기능이 저하된다.

중증화된 경우의 증상과 신체 소견
- 환기 장애가 악화되면 폐포의 가스 교환이 방해를 받아 저산소혈증이 될 위험성이 높아진다.
- 노력호흡(개구호흡, 어깨호흡)이 보이고, 활동에 따라 쉽게 호흡곤란이 강화된다. 안정으로는 해결되지 않는 경우가 있으며, 고도의 생활 활동 억제는 폐의 환기나 가스 교환 장애를 조장한다. 장기화되면 폐용증후군에 의해 폐 기능 저하를 초래하는 악순환을 거듭하게 된다.
  ※생활 활동 억제가 장기화되면 체중 때문에 하중측의 폐가 경화되는 하측 폐 장애가 생긴다. 또한 환기혈류비(무거운 혈액과 가벼운 공기의 균형)도 악화된다.
- 저산소혈증이 발생한 경우 입술, 손톱의 청색증(혈액 중의 산소와 결합하지 않는 환원 헤모글로빈이 5g/㎗ 이상이 되면 피부 점막이 청자색을 띠는 현상)이 보인다.
- 신체 소견으로는 SpO_2(동맥형 산소 포화도)가 저하된다.
- 저산소혈증의 치료법으로는 산소 요법이 있다. 만성 호흡기 질환의 병력이 있는 경우 CO_2 나르코시스의 발생을 주의할 필요가 있다.
- 식사 섭취가 어려워지고 에너지 섭취 부족과 탈수가 생긴다. 탈수가 발생하면 외래 치료에서 입원 치료로 전환하는 경우가 많다. 따라서 생활상의 제약이 커진다.
- 환기 및 가스 교환 장애 때문에 산소화의 불량이 영양 상태의 악화를 동반하여 활동에 필요한 에너지 생산이 감소하고 생활 활동 수준이 떨어진다.
- 저영양 상태뿐만 아니라 자주 발생하는 노력호흡과 탈수에 의한 건조는 자정 작용을 저하시킨다. 양치 등의 청결 행동까지 억제되면 구강 점막 장애가 잦은 빈도로 발생한다.
- 난치성 폐 화농증, 생명에 위기를 초래하는 패혈증 등의 합병증이 병발할 위험이 있다. 혈압 저하(수축기 혈압 90mmHg 이하)의 경우 쇼크를 의심한다.
- 호흡곤란 증가, 계속적인 발열은 휴식이나 활동 장애 등 예후(건강 상태, 생활 등)에 불안감을 일으킨다.

🔍 잠재적 간호 문제 : 가스 교환 장애 발생 위험/조직 산소 부족, 에너지 소비 증가에 따라 생활 활동이 억제될 위험/구강 건조나 위생 상태 불량으로 점막 장애가 일어나기 쉬움/병세가 악화될지도 모른다는 불안감 조성

가래
- 기도의 분비물이 주성분이다.
- 폐렴의 경우 염증 반응인 폐 조직의 순환 장애로 혈관 투과성이 항진하고, 섬유성 삼출액이 발생하기 때문에 양이 증가한다.

- 감염성 폐렴의 가래의 양상은 노란색 점조성에서 농성인 것이 많다. 색조는 폐렴 구균 녹색, 레지오넬라, 클레브시엘라 오렌지, 녹농균 녹색인 것이 특징이다.혐기성 균은 부패한 냄새를 동반하기도 한다. 폐 화농증이 발생하면 특히 다량의 고름성 가래를 내보낸다.
- 가래의 점조성이 증가하면 객담 장애가 조장되고 호흡곤란의 원인이 된다. 또 기관지 또는 폐포의 고임은 환기 및 가스 교환 장애의 요인이 된다. 탈수에 의해 가래의 점액도가 늘어난다. 객담의 빈도, 발생 기간, 객담 곤란의 유무나 정도를 관찰한다.
- 농성 가래의 증가는 구강 위생에 큰 영향을 준다.
- 폐음 청취, 흉부 X선 사진 결과를 활용하여 가래가 고인 부위를 특정한다. 해부학적으로 볼 때 기관으로부터 멀고, 와상(臥床)에서 중력의 영향을 받기 쉬운 하엽폐 저부 후구(segment 10)는 폐렴을 일으키기 쉽다.
- 호흡량과 속도(호흡법), 말초 기관 내압의 변화(압박), 중력 이용(체위 변환), 기도 습윤(양치질), 운동(병상에서 일어나기) 등을 함께 꾀하면서 효과적인 기침을 하면 가래 각출은 용이하다.

🔍 잠재적 간호 문제 : 기도에 가래가 고여 일어나는 환기 장애/신체 증상을 동반하는 고통/구강 건조나 위생 상태가 불량해져 점막 장애가 일어나기 쉬움

기침

- 기도 분비물을 제거하기 위해 생기는 신경학적 방어 반응의 하나이다. 흉강 내압을 이용하여, 한 번의 심호흡으로 기류 속도를 증가시켜 분비물 제거를 한다.
- 생활 활동 및 환경 등이 기침 발생과 관련이 있다.
- 폐렴의 경우, 가래의 배출을 수반하는 습성기침이 일반적이다. 습성기침은 가래 객담을 촉진하는 생체 방어기구로 생각할 수 있다. 이 방어 기능이 저하하면 환기 및 가스 교환에 장애가 생긴다. 기침과 객담의 관계가 중요하다. 마이코플라스마, 콕시엘라에 의한 폐렴(비정형 폐렴)은 건성기침이 많다. 마이코플라스마에 의한 폐렴 기침은 발작적으로 하는 것이 특징이다.
- 기초 질환으로 뇌혈관 장애가 있는 노인에게는 기침이 발생하기 어렵다.
- 폐렴의 증상인 흉통은 기침을 억제한다.
- 기침은 호흡 근육의 에너지 소비가 따르며, 호흡과 휴식(수면)을 방해하여 체력을 소모시킨다. 영양 섭취의 소비를 어렵게 한다.
- 기침의 지속은 호흡곤란의 원인이 되기도 한다.
- 기침의 빈도, 발생 기간, 강도를 관찰하면 체력 소모나 호흡곤란의 발생을 예방하는 데 도움이 된다.

🔍 잠재적 간호 문제 : 기도에 가래가 고인 것에 의한 환기 장애/신체 증상에 따른 고통/식욕과 에너지 소비 증가로, 영양 상태가 불량하여 감염 방어 기능이 저하됨

호흡곤란

- 호흡곤란은 '숨 쉬기가 고통스러움' '산소가 부족한 느낌' 등의 고통을 수반하는 자각 증상이다.
- 호흡수(빈호흡), 깊이(얕은 호흡)의 변화, 노력호흡(개구호흡, 어깨호흡 등 보조 호흡근의 사용)을 수반한다.
- 저산소혈증이 원인의 하나다. 보조 호흡근의 사용 등 호흡량이 증가했을 때도 발생한다. 저산소혈증이 장기간 지속되면 호흡곤란을 느끼지 않을 수도 있다. 반드시 저산소혈증을 동반하지는 않는다.
- 정신적 충격이 크고 불안 현상으로 호흡곤란이 나타나기도 한다.
- 호흡곤란의 발생(빈도, 시간, 기간) 정도는 생활 활동이나 휴식과 밀접한 관련이 있다. 휴 존스의 호흡곤란의 분류(표 2-3)는 호흡곤란의 정도와 억제되는 생활 활동 수준의 관계를 이해하는 데 효과적이다.

1단계	동년배의 건강한 사람과 마찬가지로 노동이 가능하고 걷기, 비탈길·계단 오르기를 건강한 사람과 동일하게 할 수 있다.
2단계	동년배의 건강한 사람과 마찬가지로 보행할 수 있지만, 비탈길·계단 오르기를 건강한 사람과 동일하게 할 수 없다.
3단계	평지에서는 건강한 사람과 동일하게 보행할 수 없지만, 자신의 페이스라면 약 1.6km 이상 보행할 수 있다.
4단계	쉬지 않고는 45m 이상 걸을 수 없다.
5단계	말을 하거나 옷을 벗는 활동을 할 때도 숨이 차다. 호흡곤란 때문에 외출할 수 없다.

🔍 **잠재적 간호 문제** : 신체 증상에 따른 고통/병세가 악화될지도 모른다는 불안감/기도에 가래가 고여 나타나는 환기 장애/조직의 산소 부족, 에너지 소비 증가로 생활 활동이 억제될 위험/가스 교환 장애가 생길 위험

흉통

- 염증이 흉막 통각을 자극하여 생기는 이상 감각으로, 고통스러운 자각 증상이 나타난다.
- 흉통을 이해하려면 정도, 부위, 성격, 기간, 강화 요인 등에 대해 관찰한다.
- 흉통은 기침을 억제하고 호흡곤란을 강화시킨다. 강한 흉통은 호흡 운동을 억제하고 무기(無氣) 폐의 원인이 된다.
- 휴식을 방해하고 체력 소모를 가져온다. 생활 활동을 하는 신체적 에너지뿐만 아니라 정신적인 에너지인 활동 의욕까지 저하시킨다.

🔍 **잠재적 간호 문제** : 신체 증상에 따른 고통/병세가 악화될지도 모른다는 불안감/기도에 가래가 고인 것에 따른 환기 장애/조직의 산소 부족, 에너지 소비 증가로 생활 활동이 억제될 위험/가스 교환 장애가 생길 위험

발열

- 발열은 염증에 의한 면역학적 방어 반응 중 하나다.
- 원인균, 심각도에 따라 특징적인 열형을 보인다. 정도, 하루 동안의 변동 등을 확인한다. 폐렴 구균은 오한, 전율을 동반한 중고도~고열(38~39℃ 이상) 증상을 보이며 계류 열(하루 동안의 차이가 1℃ 이내로 지속적으로 발열함)로 경과하는 경우가 많다. 원인균 독감 바이러스와 마이코플라스마 등은 이장열(하루 동안의 차이가 1℃ 이상 지속되는 발열)이 많다. 클라미디아의 경우 고열은 적다. 패혈증을 일으키는 간차열(하루 동안의 차이가 1℃ 이상, 평열기와 유열기를 불규칙하게 반복함)이 되는 경우가 많다.
- 폐렴 발열에 수반하는 증상은 가래, 기침, 흉통, 호흡곤란이 많다.
- 발열에 수반하는 신체 소견으로 빈맥이 있다. 레지오넬라병에서는 서맥이 나타난다.
- 발열은 상승 시 오한 전율을 보이고, 최고 고온에 도달하면 체열감을 자각한다.
- 발열은 신진대사를 항진시켜 에너지 소비를 증가시킨다. 체력이 소모되고 권태감을 느끼게 되므로 생활 활동 수준이 떨어진다.
- 해열을 촉진하기 위해 생기는 땀 증가를 수반하는 식욕 저하는 탈수의 요인이 된다. 또한 가래의 점도를 높이고 객담 곤란을 일으키며, 구강 건조의 원인이 된다. 구강 건조는 자정 작용을 저하시킨다.
- 발열의 지속은 심신을 소모시키고 불안감의 원인이 된다.

🔍 **잠재적 간호 문제** : 신체 증상에 따른 고통/병세가 악화될지도 모른다는 불안감/식욕과 에너지 소비 증가로 영양 상태가 불량해져 감염 방어 기능 저하/조직의 산소 부족, 에너지 소비 증가로 생활 활동이 억제될 위험/기도에 가래가 고여있는 데 따른 환기 장애/구강 건조 및 위생 불량이 되어 점막 장애가 일어나기 쉬움

<table>
<tr>
<td>

치료 효과의 판정, 복약 행동, 약물 유해 작용의 관찰

</td>
<td>

폐렴의 근치 치료는 항생제를 사용한다. 대증 요법으로 약물이 사용된다. 약물의 효과와 유해 작용의 관찰은 효과적인 치료를 돕기 위한 간호에 효과적이다. 치료 효과는 환자 관리 행동의 영향이 크다. 치료 내용과 관리 행동을 파악하면 치료에 적극적인 참여를 유도하는 데 유용하다.

- 항균화학 요법은 원인균을 항생제의 선택적인 독성을 이용해 치료하는 방법이다.
- 항생제를 사용하면 내성균(이용한 약물의 효과가 없어짐)이 생길 위험이 있다.
- 원인균의 확인은 시간을 요한다. 폐렴의 경우 병원균의 동정을 기다리지 않고 병원균을 추측하여 약물 치료(엠피릭 치료)를 시작한다. 원내 폐렴은 심한 경우가 많기 때문에 항균 활성이 강하고 항균 범위가 넓은 약(뉴퀴노론계, 카르바페넴계 항생제)을 첫 번째로 선택하여 치료를 시작하지만, 내성균이 나타나기 쉽다. 이상의 특징으로 볼 때 초기에 정기적이고 지속적인 효과 판정을 위한 관찰이 중요하다. 지속적인 판정에는 환자의 진찰 행동이 영향을 준다.
- 판정 지표의 기준은 ① 해열 ② 혈액의 백혈구 수 정상화 ③ CRP 값의 개선(가장 고가의 30 이하) ④ 흉부 X선 사진 속 침윤형의 명백한 개선이다. 개선의 시간적 상위(①~④의 순으로 개선하는 것이 일반적)가 있는지 조심스럽게 확인한다.
- 중증 폐렴의 경우, 입원에 의한 점적 정맥 투여제가 많다. 경도~중등도 폐렴의 경우는 입원 또는 외래에서 경구 투여 약이 많다. 후자의 약물 혈중 농도 조절은 환자의 복약 행동에 영향을 받는다.
- 항생제 부작용의 대책과 관찰: 부작용의 발생 빈도는 투여 약 내용이나 방법에 영향을 준다. 항생제에 따른 즉시형 알레르기 반응으로 심각한 상태의 과민성 쇼크에 대한 예방 대책으로서 약물 알레르기 병력에 관한 정보 수집이 중요하다. 점적 정맥 투여 시작 직후 발적, 여드름 등의 피부 증상이 발생하고 인두 부종으로 인한 호흡 부전, 혈압 저하 등을 초래한다. 신장 기능 장애는 신장에 독성이 있는 아미노글리코사이드계, 글리코펩타이드계 약물을 이용하는 경우 생기기 쉬운데, 신장 기능(크레아티닌 제거율)과 배뇨 상태를 관찰한다. 고령자에 생기기 쉽다.
- 대증 요법으로서 해열약, 진해약이 사용된다. 고통의 완화가 적극적으로 필요하다. 하지만 발열이나 기침은 방어 반응의 하나임을 고려하여, 충분한 관찰을 할 필요가 있다.
- 보조 요법으로 부신피질 호르몬 제제, 면역 글로불린이 사용된다.
- 일반적 치료로는 안정, 호흡 관리, 영양 관리, 수분 전해질 관리가 있다. 또한 기초 질환의 제어가 필요하다. 치료할 때 환자의 참여와 자기 관리 상황에 따라 효과가 다르게 나타난다.
- 예방을 목적으로 위험도가 높은 그룹(노인, 기초 질환을 가진 사람)에 실시하는 경우에는 쿠칭(폐렴 구균 백신, 인플루엔자 백신 등)의 접종이 효과적이다.

🔍 잠재적 간호 문제 : 폐렴의 치료 및 예방 행동을 생활에 도입해 적극적으로 관리

</td>
</tr>
</table>

간호 문제 리스트

#1 기도에 가래가 고이고 환기에 장애가 된다(활동-운동 패턴).
#2 신체 증상에 따라 고통이 발생한다(인지-지각 패턴).
#3 식욕이나 에너지 소비 증가에 따른 영양 상태의 불량이 감염 방어 기능을 저하시킨다(영양-대사 패턴).
#4 구강 건조나 위생 상태가 불량해져 점막 장애가 일어나기 쉽다(영양-대사 패턴).
#5 병세가 악화될지도 모른다는 불안감이 있다(자기 인식 패턴).
#6 조직의 산소 부족, 에너지 소비 증가로 생활 활동이 억제될 위험성이 있다(활동-운동 패턴).
#7 가스 교환 장애가 생길 위험이 있다(활동-운동 패턴).
#8 병원균을 매개하여 폐렴을 확대시킬 가능성이 높다(영양-대사 패턴).
#9 폐렴 치료를 일상생활에 통합, 조정한다(건강지각-건강관리 패턴).

간호의 우선순위 지침

- 폐실질의 염증에 따른 신체 증상은 초기부터 회복기까지 계속해서 기도 정화를 저하시킨다. 이 증상은 고통으로 자각된다. '비효과적 기도 정화'와 '안락 장애'는 문제가 발생할 비율과 기간을 고려했을 때 우선순위가 높다.
- 염증은 에너지 소비를 증가시킨다. 그러나 이미 발생한 안락 장애 때문에 식욕이 저하되는 경우가 많다. 따라서 영양 필요량을 충족시키지 못할 위험이 높으며, 저영양은 생체 방어 기능을 저하시켜 회복이 지연된다. '영양 섭취 소비 균형 이상: 필요량 이하'도 우선순위가 높다. 회복의 지연은 정신적인 부담과 함께 불안감을 증가시킨다. 그러므로 불안에 대해서도 중재해야 한다.
- 호흡기 증상에 따라 가벼운 안락 장애나 불안감은 주관적인 요소가 크다는 점을 고려하여 우선순위를 결정할 필요가 있다. 회복 지연 또는 악화에 따라 앞서 언급한 간호 문제가 요인이 되어 구강 점막 장애, 활동 내성 저하, 가스 교환 장애가 발생할 위험이 높아진다.
- 발병 요인은 숙주가 되는 신체 또는 생활 상태와 관련된 감염 방어 능력의 영향이 크다. 회복기에는 감염 방어 능력에 영향을 주는 요인을 되돌아보고, 재발 예방을 위한 자기 관리 능력을 강화하는 것이 중요하다. 병태, 병기 및 중증도를 바탕으로 현재 표면에 드러난 문제의 관련성뿐 아니라 잠재(위험 상황)되어 있는 문제의 발생 과정을 중심으로 판단하고 간호의 우선순위를 결정할 필요가 있다.

1 간호 문제	간호 진단	간호 목표(간호 성과)
#1 기도에 가래가 축적되어 환기 장애가 일어난다.	**비효과적 기도 정화** **관련 요인**: 기관지 내 분비물, 분비물의 고임 **진단 지표** □ 효과 없는 기침 □ 기침의 소실 □ 가래 고임 □ 호흡곤란 □ 호흡 소리 감약 □ 호흡부 잡음	〈장기 목표〉 기도의 가래 고임이 없어지고 환기를 개선한다. 〈단기 목표〉 1) 효과적인 가래 제거법을 실시할 수 있다. 2) 정상적인 폐 소리(호흡 소리, 부잡음)를 청취할 수 있다. 3) 가래 고임이 사라진다.

간호 계획	중재 포인트와 근거
OP 경과 관찰 항목 - 호흡 상태 - 가래의 성질과 상태, 가래의 유무, 가래가 고인 부위(증	➡폐 소리 청취는 폐엽, 폐 구역의 위치를 이미지화하면서 실시한다. 타진에 의한 소리의 변화를 이용하여 횡격

장, 폐음 청취, 염증 소견 데이터 활용)
- 가래, 기침, 호흡에 영향을 주는 요인(증상, 생활 활동, 환경)
- 식사, 수분 섭취 상황, 탈수 증상의 유무
- 효과적인 가래 객담에 필요한 환자의 지식과 행동

TP 간호 치료 항목

- 기도의 보습(습도 조절, 수분 섭취, 양치질, 구강 관리, 의사의 지시에 따른 흡입)으로 점액도를 낮게 하여 가래의 객담을 촉진한다. 경구 섭취를 할 수 없는 경우에는 특히 주의한다.

- 체위 배액(중력을 이용하는 방법) → 가래 배출 체위(가래 저장부, 폐 전체에서 가장 높고 기관지가 수직이 되는 체위)를 바꾸어 객담을 촉진한다.

- 스퀴징(호기 유속의 가속과 호기 시간의 연장을 이용하는 방법)은 흉곽 운동에 맞추어 호기 시에 말초에서 기관 분기점을 향하게 하여 도수적으로 가압하는 방식으로 객담을 촉진한다.
- 효과적인 호흡법, 기침을 유도하여 객담을 촉진한다.
  - 복식 심호흡*은 코에서 천천히 흡기를 촉진한다. 입을 오므리고 호흡으로 호기를 촉진한다(간호 문제 #7 참조). 횡격막 운동이 쉬운 상반신 위쪽에서 실시하면 효과적이다.
  - 객담 배출(huffing)*2은 복식 심호흡 후 복근을 수축시키고 "하" "하" 하며 오랫동안 강하게 호기(강제 호기법)를 유도하고 가래를 중심 기도로 이동하게 한다.
  - 최해법(催咳法): 정상적인 기침의 메커니즘을 이해하고 효율적으로 잘 수행하여 에너지 소비를 감소시킨다. → ① 복식 심호흡과 객담 배출을 조합한다. ② 흡기 마지막에 한 번 숨 멈추기를 한다. ③ 자세는 기좌위(起座位)나 입위(立位)를 권한다.
* 복식 심호흡: 횡격막 운동에 의한 호흡은 1회 환기량을 많게 하여 폐포를 확장한다. 호기량과 확장을 이용하여 객담 배출 기침 시에 가래 이동을 촉진할 준비를 한다.
*2 객담 배출: 호기 유속의 가속과 호기 시간의 연장을 이용하는 방법
- 환자가 할 수 있는 생활 행동을 단계적으로 유도한다.

- 흡입법의 실시
- 영향을 주는 증상(흉통, 탈수, 호흡곤란, 발열)의 완화
- 구강 내의 청결 유지(간호 문제 #4 참조)

막의 위치(폐저)를 확인할 수 있는 폐 전체의 이미지를 그린다. 근거 고임 부위의 확인을 쉽게 하고 효과적으로 중재, 평가할 수 있다.
➡ 가래의 고임 상태는 갬담을 촉진시키기 전후에 관찰하고, 변화를 확인한다. 근거 지원 효과를 평가하는 데 유용하다.

➡ 가래 객담을 촉진하는 방법은 원리와 침습을 보고 선택한다. 한 가지 방법만을 쓰는 것이 아니라 병용하여 실시한다. 근거 습도, 중력, 맨손 가압, 호흡법, 최해법(기류 속도, 양의 변화) 등 다양한 원리의 방법을 결합하여 시너지 효과를 기대할 수 있다. 이 때문에 침습이 적다.
➡ 배액할 때는 무리한 체위는 피하고 천천히 한다. 근거 산소 소비량의 증대, 환기 혈류비의 변화, 잘못된 혈관 운동 반사 등에 따라 저산소혈증 또는혈압 저하 위험이 있다.
➡ 스퀴징에서는 환자의 표정 등을 확인하면서 가압의 정도에 주의한다. 근거 기저 질환에 따라 출혈이나 골절 등의 위험이 있다.

➡ 복식 심호흡의 단점에 주의한다. 근거 기관 경련의 원인이 되거나 피로감이나 호흡곤란을 강화시킬 수 있다.

➡ 가래의 객담을 촉진하는 것은 식사와 배설 시간을 고려해야 한다. 근거 식후나 변비 때는 횡격막 운동을 억제시킨다. 특히 식후에는 구토와 오연의 위험이 있다.

➡ ADL은 건강할 때에는 무의식적으로 하지만, 피로를 고려하여 발병 초기부터 단계적으로 자극해야 효과적인 운동이다. 근거 가래의 중추기도 이동을 촉진뿐만 아니라 호흡 근육 등을 이용하는 것으로, 아래쪽 폐 손상이 예방된다. 호흡법, 양치질법 등을 효과적으로 실시하기 위해 신체의 준비 상태를 조정한다. 또한 의식적인 운동과 비교하여 억지로 '해야 한다'는 식의 부담감이 적고 생활 활동이 억제된다는 스트레스가 줄어든다.
➡ 흡입은 올바른 기법(카테터의 선택, 흡입 압력, 시간)을 실시한다. 근거 점막 손상이나 저산소혈증을 초래할 위험이 있다.

- 기침, 가래의 필요성을 확인한다.
- 기침, 가래의 영향 요인에 대한 검토(필요할 때 증상의 완화나 환경의 조성, 체위 등에 대해 설명한다.)
- 효과적인 객담 방법을 실시할 수 있도록 설명한다((목적, 방법, 이유 TP 참조), 시간, 빈도, 주의점 등).
- 가래의 채취, 흡입 등의 검사, 치료 및 처치의 목적, 효과적인 방법과 그에 따른 침습을 설명한다.

- 금연 지도(목적, 방법)

➡ 가래 객담을 지도하여 환자가 스스로 할 수 있도록 배려한다. 근거 실제로 실시하는 경우에 환자와 함께 성과를 평가할 수 있다.

➡ 가래 채취는 양치질 후에 하고 신속하게 채취케이스에 넣어 제출하라고 설명한다 근거 검사를 정확하게 하기 위해 구강 상주 세균의 혼입이나 건조를 방지한다.

➡ 금연 지도는 단계적으로 실시한다. 근거 흡연은 기도 점막을 자극하고 가래를 증가시키며, 선모 운동을 저하시킨다. 흡연은 스트레스에 대한 코핑 방법인 경우가 많고, 의존성도 있으므로 금연을 권장한다. 그 밖에 관리 행동 효과에 영향을 끼치므로 스트레스도 고려한다.

---

2 간호 문제	**간호 진단**	**간호 목표(간호 성과)**
#2 신체의 증상으로 고통이 나타난다.	**안락 장애** **관련 요인 및 진단 지표** * 관련 요인이 진단 지표가 되기도 한다. ☐ 심한 기침 ☐ 발열 ☐ 호흡곤란 ☐ 권태감 ☐ 흉통 ☐ 생활 활동 수준 저하(수면 장애)	〈장기 목표〉 불편한 증상을 완화하고 안락한 상태에서 생활을 할 수 있다. 〈단기 목표〉 1) 불쾌한 증상(예를 들어, 심한 기침: 왼쪽의 진단 지표를 참고해 대응한다)을 완화한다. 2) 충분한 수면을 취한다. 3) 고통 없이 활동할 수 있다.

간호 계획	**중재 포인트와 근거**

OP **경과 관찰 항목**

- 증상의 발현 상황, 정도, 변화, 경과, 영향 요인
- 생활 활동 상황(수면과 휴식 장애, 식욕 저하, 활동 의욕 저하), 생활 활동이 억제되고 있다는 인식
- 고통의 표현과 표출 상태

- 증상과 치료에 대한 인식, 질환의 경과에 대한 생각

➡ 증상의 정도는 생활 활동의 억제 상황과 관련해 관찰한다. 근거 고통을 이해하기 위해서는 QOL의 고려가 중요하다.

➡ 고통의 표현은 비언어적 태도와 표정으로 나타낼 수도 있으므로 그 내용에 관심을 갖는다. 근거 고통의 표현은 개별성이 높다.

➡ 영향 요인에서 고통을 짐작하고 예방적인 중재를 하고, 참지 않는 것이 중요하다. 근거 안락한 생활을 할 수 있도록 지원하는 것이 기본이다.

TP **간호 치료 항목**

- 원인이 되는 증상을 완화
  기침: 기도에 자극이 되는 환경 조정(온도, 습도, 청정)
  호흡곤란: 호흡 운동을 억제하는 요인 조정(의복, 배변, 식사 조절), 호흡(복식 심호흡, 입오므리고 호흡)의 지원(간호 문제 #1, 7 참조), 정신적 케어
  흉통: 온열 자극(찜질), 정신 치료, 기침법(흉통을 경감시키기 위해 손을 대고 통증을 완화한다.)
  발열: 체온 조정을 촉진(실내 환경, 보온), 열감 경감(냉엄법), 발한 시 청결 유지, 수분 섭취
  권태감: 하루 일정 조절, 침대 주위 환경의 조성

➡ 발열이 원인인 고통스러운 소화기 증상과 관절 증상에 주의한다. 근거 레지오넬라균에서는 설사가, 인플루엔자 바이러스에서는 관절통 등이 많다.

- 수면, 휴식을 취할 수 있는 환경 조절(병실에서 환경, 병실 배치, 화장실의 위치 관계, 입면 환경)

- 장애가 되는 생활 활동 지원
- 커뮤니케이션 환경의 조성(병실 방문 횟수 등)

- 복약(진해제, 진통제, 해열제, 수면제)의 필요성에 대해 환자, 의사와 상담한다.

EP 환자 교육 항목
- 고통을 참지 말고 상담할 수 있도록 논의한다.
- 가능한 한 고통의 예방 방법을 지도한다.
- 효과적인 증상의 완화 방법을 지도한다.
- 수면이나 휴식을 저해하는 원인에 대해 이야기하여 적합한 해결책을 상담한다.
- 릴랙스 방법에 대해 상담한다.

➡수면 환경을 조정하여 수면을 방해하는 요인을 추측, 제거할 필요가 있다. 근거 폐렴은 증상에 의한 에너지 소모가 고통으로 이어진다. 불면증이 고통을 증강시킨다. 충분한 수면은 에너지 회복으로 이어진다.

➡생활 활동 지원은 고통이 강한 시간이나 권태감이 적은 시간에 한다. 근거 환자가 할 수 있는 행동을 하게 하여 생활 활동 억제에 따른 고통이 경감되도록 한다.

➡복용의 장단점을 잘 설명한다. 근거 대증 요법으로서 적극적으로 해열제, 진해제를 사용하는 것은 고통 완화를 위해 필요하지만, 발열이나 기침은 방어 반응의 하나임을 고려할 필요가 있다.

➡환자가 고통에 대해 상담할 수 있는 환경을 제공하는 것이 중요하다. 근거 고통에 대한 감지는 주관적인 측면이 커서 주변 사람이 이해하기 어렵기 때문에 포기하거나 인내를 강요할 수 있다. 고통을 참는 것은 질병 상태를 악화시키거나 정신적 문제를 일으킬 수 있다.

3 간호 문제	간호 진단	간호 목표(간호 성과)
#3 식욕부진이나 에너지 소비 증가로, 영양 상태가 나빠져 감염에 대한 방어 기능이 저하되어 있다.	영양 섭취 소비 균형 이상: 필요량 이하 **관련 요인**: 안락 장애에 따른 식욕부진, 발열이나 기침에 의한 에너지 소비의 증대, 고열 지속, 심한 기침 **진단 지표** □ 식사 섭취량의 감소 □ 알부민 수치의 저하	〈장기 목표〉 필요한 식사량을 섭취하고 영양 상태를 개선한다. 〈단기 목표〉 1) 충분한 휴식을 취한다. 2) 식욕이 회복된다. 3) 필요한 음식 섭취 상태를 유지할 수 있다. 4) 알부민 수치 기준치 범위다.

간호 계획	중재 포인트와 근거

OP 경과 관찰 항목
- 식욕, 음식 섭취 상황, 분량, 식사에 영향을 주는 요인
- 영양 상태(알부민 수치, 체중, 탈수)
- 에너지 소모 요인(고열 지속, 심한 기침)
- 생활 활동 상황

TP 간호 치료 항목
- 식욕을 증진하는 환경 조성

- 구강 케어(간호 문제 #4 참조)

- 식사 내용과 양의 조절, 기호 고려
- 식욕부진에 따른 고통 증상의 완화, 수면·휴식 환경 조정(간호 문제 #2 참조)
- 주입 수액 관리(경구 섭취할 수 없는 경우)

EP 환자 교육 항목
- 체력의 회복, 감염 방어 기능을 높이기 위해 식사의 필요성을 설명한다.
- 기호에 맞는 보양식(補養食)에 대해 상담한다.

➡섭취량뿐만 아니라 소모 요인의 영향도 고려하여 종합적으로 영양 상태를 관찰한다. 근거 영양 상태 저하의 지표로서 혈중 알부민 수치가 유용하다. 알부민 저하는 면역적 방어 기능을 저하시킨다.

➡식사 중, 식후의 자세(2시간 정도 기좌위)를 유지하게 돕는다. 식사량은 1회분의 양을 적게 하고 횟수를 늘린다. 근거 식사에 의한 횡격막의 거상은 호흡곤란의 원인이 된다.

➡연하 장애와 관련된 기초 질환이 있는 경우, 오연성 폐렴이 예방된다.

➡식사는 소화가 잘되고 영양가가 높은 것을 선택한다. 근거 횡격막의 거상 시간을 짧게 함과 동시에 소화에 의한 대사 효율을 높인다.

➡설명 시기와 내용은 식사 섭취 상황을 고려해 정한다. 근거 빠른 회복을 위해 무리해서 섭취하는 것은 스트레스가 될 위험이 있다.

<table>
<tr><td>**4** 간호 문제</td><td>간호 진단</td><td>간호 목표(간호 성과)</td></tr>
</table>

4 **간호 문제** | **간호 진단** | **간호 목표(간호 성과)**

#4 구강 건조나 위생 상태가 불량하여 점막 장애가 일어나기 쉽다.

구강 점막 장애
관련 요인: 저영양 상태, 개구호흡, 잦은 가래, 탈수에 의한 자정 작용의 저하
진단 지표
☐ 구강건조증

〈장기 목표〉 구강 위생이 유지되어 불편감이나 장애가 일어나지 않는다.
〈단기 목표〉 1) 구강 점막의 습윤·위생 환경이 유지된다. 2) 적절한 구강 관리를 실시할 수 있다. 3) 식사 시 구강의 불편감이 없다.

간호 계획 | **중재 포인트와 근거**

OP **경과 관찰 항목**
- 위험 요인과 관련한 내용
- 구강 내의 위생 상태(건조, 음식 찌꺼기, 가래), 불쾌감
- 청결 케어 실시(치약 사용, 틀니 세척, 양치질) 유무
- 수분 섭취 상황
- 발열, 호흡기 증상(입호흡, 객담)

➡ 호흡기 증상과 관련 지어 관찰한다. **근거** 입호흡, 발열에 의한 탈수 등은 구강 건조, 자정 작용을 저하시킨다. 가래의 양상 및 객담의 빈도는 위생 케어에 영향을 준다.

TP **간호 치료 항목**
- 수분 섭취, 양치질을 촉진하고 구강 내 보습 환경을 조성한다.

- 구강 내 청결 촉진, 자기관리 능력의 정도에 따라 지원: 매 식후나 취침 시 양치, 틀니 세척, 음식 찌꺼기와 가래 제거
- 영양 섭취 부족으로 저하된 영양 상태를 개선

➡ 경구식이 곤란한 경우, 적극적으로 치료를 촉진한다. **근거** 구강 내가 건조해지기 쉽다. 식사를 하지 않는 것을 위생 유지 의욕을 저하시킬 수 있다.
➡ 생활 활동을 고려하여 도움을 줄 시간이나 횟수를 결정한다. **근거** 불현성 오연은 야간에 많이 생긴다. 또한 식후 음식물에 의해 위생 상태가 나빠진다. 외출하고 나서의 식후 양치질은 폐렴을 예방하는 데도 효과적이다.

EP **환자 교육 항목**
- 감염 예방과 관련하여 구강 관리의 필요성 설명
- 구강 케어 방법 설명

---

5 **간호 문제** | **간호 진단** | **간호 목표(간호 성과)**

#5 병세가 악화될지도 모른다는 불안감이 있다.

불안
관련 요인: 신체 증상(간호 문제 #2 참조) 생활 활동 수준의 저하
진단 지표
☐ 수면 장애
☐ 식욕 저하
☐ 호흡곤란
☐ 활동 의욕 저하

〈장기 목표〉 불안을 컨트롤하면서 생활할 수 있다.
〈단기 목표〉 1) 불안을 표출할 수 있다. 2) 효과적인 객담 배출을 할 수 있다.

간호 계획 | **중재 포인트와 근거**

OP **경과 관찰 항목**
- 발열, 호흡 상태(호흡곤란 증강), 흉통 등 정신적인 영향이 큰 신체 증상, 정도, 변화, 경과
- 생활 활동 상황(수면·휴식 장애, 식욕 저하, 활동 의욕 저하), 생활 활동이 억제되고 있다고 생각한다.
- 불안의 표현과 표출 상태
- 증상과 치료에 대한 인식, 질환의 경과에 대한 인식

➡ 불안의 내용은 신체 증상과 관련하여 관찰한다. **근거** 호흡곤란은 불안감 때문에 발생할 수 있다.

➡ 불안의 표현은 비언어적 태도와 표정으로 나타나는 내용에 관심을 갖는다. **근거** 불안에 대한 표현은 개인마다 다를 수 있다.

TP 간호 치료 항목

- 원인이 되는 증상 완화(간호 문제 #2 참조)
- 수면, 휴식을 위한 환경 조성
- 장애가 되는 생활 활동 지원(일상생활을 도울 때는 간호하는 이가 의사결정을 하기보다 환자의 감정 상태에 따른다.)
- 커뮤니케이션 환경의 조성(불안감에 대한 관심을 표시)

⇨불안감이 강한 경우, 선택 사항을 늘려 의사결정을 요구하기보다 일정한 방법을 제안하는 것이 효과적인 경우가 많다. **근거** 생각이 집중되지 않을 때는 의사결정을 하기 어렵다. 제안을 받아들이지 않는 경우에는 감정에 따른다.

⇨불안감을 호소할 경우, 끝까지 경청한 뒤 의료진과 조정하고, 환경을 정돈한다. 불안감을 호소하지 않는 경우에도 환자와 이야기하기 쉬운 환경을 정비한다. **근거** 불안감에 대해 관심을 가지고 있다는 것을 행동으로 전달함으로써 의사 표현을 쉽게 할 수 있다.

EP 환자 교육 항목

- 현재의 생활 목표(예: 호흡곤란이 있는가, 목욕을 할 수 없다고 생각하는 것은 아닌가 등)
- 수면이나 휴식을 저하하는 원인에 대해 이야기한다.
- 불안의 원인이 되는 상황을 조절하는 방법을 배울 기회를 갖는다(호흡법: 입오므리기 호흡법 등).

⇨생활에 대한 욕구나 그것이 충족되지 않는 상황을 구체적으로 듣는 기회를 만든다. **근거** 분명하지 않은 불안의 원인에 대해 환자 자신이 알도록 만든다.

⇨입 오므리기 호흡을 호흡 시간의 연장에 의한 호흡수의 감소에 의해 호흡곤란의 완화를 기대할 수 있다. **근거** 원인에 대한 조절 감각을 가지면 불안의 완화에 효과적이다.

6 간호 문제	간호 진단	간호 목표(간호 성과)
#6 조직의 산소 부족, 에너지 소비 증가로 생활 활동이 억제될 위험이 있다.	활동 내성 저하 위험 상태 **위험 요인**: 체력을 감소시키는 상태, 호흡 기관에 문제가 있다.	〈장기 목표〉 활동 내성을 강화하고 생활 기능을 복구할 수 있다. 〈단기 목표〉 1) 하루 종일 활동과 휴식을 조절할 수 있다. 2) 산소 소비량을 줄여 행동한다.

간호 계획	중재 포인트와 근거

OP 경과 관찰 항목

- 위험 요인에 관한 내용
- 활동 중 또는 활동 후까지 계속 신체 소견의 변동(호흡, 맥박, 혈압, SpO$_2$)
- 활동 중 또는 활동 후 증상의 발생, 변경, 정도(호흡곤란, 기침의 횟수, 안색, 권태감)
- 염증 데이터(발열, 백혈구, CRP)
- 활동에 대한 의욕, 생활 활동 상황(활동 내용, 양, 시간, 빈도, 행동 양식)과 휴식의 균형

TP 간호 치료 항목

- 하루의 생활 속에서 활동과 휴식의 균형을 이루도록 조정
- 체력 소모의 원인이 되는 증상을 완화한다(간호 문제 #2 참조).
- 가능한 범위에서 생활 활동을 확대하고 실천할 기회를 만든다.
- 에너지 소비가 적은 행동 방법을 추진한다.

⇨신체 소견 및 증상의 관찰은 생활 활동 전후에 실시하면 효과적이다. 그러나 반복해서 관찰을 받는 환자의 부담을 고려하여, 동일한 활동 강도의 경우 필요성을 판단한 뒤 관찰한다. **근거** 증상 및 활동 강화와 관련하여 생각할 필요가 있다.

⇨염증 데이터의 파악이 필요하다. **근거** 염증 상태와 휴식 정도를 관련해 생각한다.

 환자 교육 항목

- 하루의 생활에서 활동과 휴식의 균형을 잡을 수 있도록 환자와 계획한다.
- 하루의 일정을 활동과 휴식으로 나누고, 둘 사이의 균형을 취할 수 있도록 환자와 계획한다.

- 에너지 소비가 적은 활동의 기준에 따라 행동 방법 그리고 생활 활동을 지도한다.
- 산소 소비가 적은 운동을 하도록 지도한다(하지의 신장 운동, 앉은 자세에서 제자리걸음 등).
- 필요 시 호흡법을 지도한다(간호 문제 #7 참조).

➡ 환자와 상의하여 결정한 계획을 실천할 수 있도록 한다. **근거** 환자의 조절 능력이 향상된다.
➡ 안정적 범위 내에서 운동을 촉구한다. **근거** 과도한 안정은 폐용증후군, 아래쪽 폐 장애, 침하성 폐렴을 부른다. 상지의 사용은 호흡 보조근을 단련한다.
➡ 행동의 방법을 수정, 강화하고 할 수 있는 활동을 늘리도록 돕는다(입위 → 좌위의 교체). **근거** 환자 스스로 할 수 있는 활동을 늘리고 생활 의욕을 높인다.

---

7 간호 문제	간호 진단	간호 목표(간호 성과)
#7 가스 교환 장애가 생길 위험성이 있다.	**가스 교환 장애** **관련 요인**: 과도한 분비물, 비효과인 기침 **진단 지표** ☐ 동맥혈 가스 분석값 이상 ☐ 호흡곤란	〈**장기 목표**〉 폐의 가스 교환이 잘 유지된다. 〈**단기 목표**〉 1) 효과적인 호흡법을 유지할 수 있다. 2) 동맥혈 산소 포화도를 유지한다.

간호 계획	중재 포인트와 근거
OP 경과 관찰 항목 - 위험 요인과 관련이 있는 내용 - 저산소혈증 발생의 유무, 정도, 요인(SpO₂, 청색증, 호흡곤란) - 생활 활동 상황(간호 문제 #6 참조) **TP 간호 치료 항목** - 가래를 자극한다, 호흡곤란의 완화(간호 문제 #1, 2 참조) - 산소 요법 간호 - 안정 치료 간호 - 장애가 되는 생활 활동 지원 **EP 환자 교육 항목** - 호흡곤란 시 호흡법을 지도한다(간호 문제 #1 참조). - 산소 사용 시 주의사항을 지도한다.	➡ 가능한 한 운동을 하면서 안정을 유지한다. **근거** 폐용증후군, 아래쪽 폐 장애, 침하성 폐렴 예방 ➡ 산소량 치료 중에는 CO_2 나르코시스의 발병에 주의한다. **근거** 만성 폐 질환의 기왕력이 있는 경우 발병하기 쉽다. ➡ 저산소혈증의 개선에 입 오므리기 호흡이 효과적이다. **근거** 입을 오므리고 천천히 호흡한다. 날숨 초기 유속의 감속, 기도 내압 상승에 의한 기도 폐색 방지, 날숨 시간의 연장에 따라 호흡수의 감소, 환기량의 증가가 발생할 수 있다.

---

8 간호 문제	간호 진단	간호 목표(간호 성과)
#8 병원균을 매개로 하여 폐렴을 확대시킬 수 있다.	**감염 중개 위험 상태** **위험 요인**: 감염 예방에 관한 대책에 대한 지식 부족	〈**장기 목표**〉 가족과 협력하여 폐렴 감염 확대 방지 대책을 효과적으로 실시할 수 있다. 〈**단기 목표**〉 1) 감염의 확산을 막을 방법을 실시할 수 있다. 2) 감염 경로에 따라 예방 방법을 가족과 상의할 수 있다.

간호 계획

OP 경과 관찰 항목
• 폐렴의 감염 경로에 대한 지식, 학습 능력

TP 간호 치료 항목
• 감염 경로(접촉·공기·비말 감염)에 근거 표준예방책의 실천
• 환경 정비 등의 참여를 독려(가래 객담에 이용한 휴지 버리기 등). 경험을 통해 학습 기회를 제공한다.

EP 환자 교육 항목
• 감염 경로(접촉·공기·비말 감염)에 대해 지도한다.

• 감염에 노출되는 것을 막는 방법을 지도한다. 표준예방책을 기반으로 위생적으로 손 씻기, 기침 에티켓(마스크 착용 등), 가래 폐기 방법의 목적과 방법을 설명한다.
• 교육에는 가족도 참가할 수 있도록 한다.
• 가족과 함께 방지 대책을 되돌아보는 기회를 제공한다.

중재 포인트와 근거

➡ 근거 표준예방책은 감염 유무와 관계없이 혈액, 땀을 제외한 모든 체액, 분비물, 배설물, 손상된 피부, 점막 등을 감염의 가능성이 높은 것으로 취급하여 예방 대책을 세운다.

➡ 손 씻기는 ① 기침, ② 가래나 타액 등을 휴지로 닦아낸 후, ③ 화장실에 갔다 온 후, ④ 식사 전에 한다. 가족은 이와 함께 병실 입실 전후에도 손을 씻는다.
➡ 기침 에티켓으로 ① 기침·재채기가 날 때 마스크 착용을 권유한다. ② 가래의 객담에 이용한 티슈는 즉시 쓰레기통에 버린다.

---

9 간호 문제	간호 진단	간호 목표(간호 성과)
#9 폐렴 치료를 일상생활에 적용하여 조정한다.	자기 건강관리 증진 준비 상태 **진단 지표** ☐ 치료 및 예방을 고려한 생활을 할 수 있다. ☐ 질병의 치료를 관리하려는 의사 ☐ 다시 병에 걸리는 것을 방지하기 위한 행동을 강화하고 싶다는 의사표시를 한다.	〈장기 목표〉 관리 행동을 계속하여 자신감을 표현할 수 있다. 〈단기 목표〉 1) 적절한 복약 방법을 설명할 수 있다. 2) 진찰 행동의 필요성을 설명할 수 있다. 3) 재발을 막는 방법을 설명할 수 있다.

간호 계획

OP 경과 관찰 항목
• 투약 시작 시기와 증상의 변화
• 투약 시간, 부작용 유무(증상의 관찰)
• 환자의 질병 치료에 대한 인식 확인
• 환자의 생활, 환경
• 환자의 신체 상황(기초 질환과 치료제, 연령, 영양 상태, 기호). 고령자의 경우 연하 기능에 주의한다.
• 질환에 관한 지식, 학습 능력

TP 간호 치료 항목
• 정확한 투약을 한다.
• 부작용이 발생하면 의사에게 보고하고 대처 방법을 확인하여 실시한다.
• 영양·수분 섭취, 적당한 활동과 충분한 휴식을 촉진한다. 식사 시 필요에 따라 오연을 예방(식품 선택, 자

중재 포인트와 근거

➡ 시작할 때의 증상 변화를 초기 3일째에 평가한다.
근거 원인균을 추정하여 수행 엠피릭 치료의 특성이나 내성균의 출현을 고려하여 초기부터 정기적, 지속적인 관찰이 필요.
➡ 약물 알레르기 병력을 확인한다. 근거 아나필락시스 쇼크의 대응으로서 유효
➡ 신장 기능 장애 유무를 관찰한다. 근거 신장에 독성인 아미노글리코사이드계, 글리코펩타이드계 약물 복용 시나 노인에게 많다.

➡ 정확한 복용의 필요성을 확인한다. 근거 약물 혈중 농도 조절은 환자의 복약 행동에 영향을 받는다.

➡ 취침 시 구강 관리를 강화한다. 근거 불현성 오연은 야간에 많이 일어난다.

세 등)한다.
- 환경을 개선한다(환기).
- 청결 유지 행동을 강화한다(양치질, 구강 관리, 세수, 입욕).

EP 환자 교육 항목
- 약의 작용·부작용에 대해 설명하고 정확하게 복약을 계속할 수 있도록 지도한다.
- 정기 검진의 동기를 높인다.
- 폐렴을 일으킨 원인을 환자와 함께 논의한다.
- 감염 방어력을 높이는 방법에 대해 환자와 함께 생각한다(영양 상태의 개선 등).
- 금연·금주 지도(목적, 방법 등)를 한다.
- 환경을 되돌아보고 감염 방지의 필요성을 설명할 수 있다(애완동물 사육 방법 등).
- 청결 유지 행동을 강화하도록 지도한다. 표준예방책을 기반으로 위생적인 손 씻기의 목적과 방법을 설명한다.
- 발병 위험이 높을 경우, 백신 접종에 대하여 설명한다.

⟹ 손 씻기를 함께 하며 시범을 보이는 등 환자의 행동 변화를 돕는다. 근거 간호사가 모델 역할을 하면 환자의 이해도가 높아진다. 환자가 직접 하고 지켜봄으로써 구체적으로 따라 할 수 있다.

⟹ 복약의 지속 효과 판정을 위한 진찰의 필요성을 설명한다. 근거 증상이 사라지면 중단하기 쉽다.

⟹ 환자와 함께 원인과 예방 방법을 생각한다. 근거 원인을 되돌아보며 스스로 과제를 명확히 할 때 학습에 적극적으로 참여하기 쉽고, 실행하기 쉬워진다.
⟹ 금연·금주 지도는 단계적으로 실시한다. 근거 과량 음주자는 불현성 오연이 많다(간호 문제 #1 참조).

| Step1 영향 평가 | Step2 간호 초점 | Step3 계획 | **Step4 실시** | Step5 평가 |

병기·병태·중증도별 관리 포인트

【급성기】 염증에 의한 호흡기 증상과 체력 소모로 인한 고통은 생활 활동에 큰 장애가 되기 쉽다. 게다가 영양 상태의 악화를 조장한다. 저영양 상태는 면역적 방어 메커니즘을 파괴하고 폐렴의 중증화, 합병증 유발 위험을 초래한다. 고통의 완화, 영양 상태 개선을 실시하여 안정을 돕는다. 또한 증상에 따라 장애가 되는 생활 활동을 지원한다. 호흡곤란의 자각은 정신적 충격이 크고 불안감을 느끼기 쉽다. 따라서 심리적 지원이 필요하다.

【회복기】 생활 활동과 휴식의 균형을 조절하고 생활 활동 능력의 회복을 돕는다. 효과적인 치료(진료, 복약 등) 계획 참여 및 감염 방어 기능을 높인다. 재발을 예방하도록 자기관리 행동을 강화하는 데 지원이 필요하다.

【심각도】 숙주인 환자의 감염 방어 기능에 따라 병원체의 종류가 다르다. 병태를 이해하기 위해서는 병인 파악 및 증상의 관찰이 중요하다. 감염 방어 기능이 저하되어 있는 경우 중증화되기 쉽다. 중증 폐렴은 생명을 위협한다. 치료 장소와 방법에 따른 생활상의 제약도 커지고, 고통과 불안감이 강화된다. 감염 방어 기능을 높이고 합병증의 조기 발견에 노력하며, 중증으로 발전하는 것을 예방하는 것이 중요하다.

간호 활동(간호 중재) 포인트

호흡기 증상의 개선, 심신 고통의 완화
- 기도에 고여 있는 가래 객담을 효과적으로 촉진하고 환기 상태를 개선한다.
- 불쾌한 증상을 완화하고 불안에 대한 조절을 강화한다.
- 호흡기 증상은 정신적인 영향이 크기 때문에 신체적 측면과 심리적 측면을 관련지어 지원한다.
- 불편 증상에 따라 장애가 되는 생활 활동을 지원한다.

진단·치료 지원
- 정확한 투약(유효 혈중 농도를 유지할 수 있도록 정확한 시간에 투약)을 한다.
- 약물 치료 효과의 판정에 참가(신체 증상의 관찰)한다.
- 심각한 부작용을 예방한다. 조기 발견하고 발병 시에는 적절한 조치(유해 작용 관찰, 의사에게 신속히 보고, 약의 분량이나 시간 조정)를 취한다.

생활 활동 기능 유지
- 충분한 휴식을 취할 수 있는 환경을 정돈한다.
- 필요한 식사량의 섭취를 촉진하고 영양 상태를 개선한다. 활동 내성을 강화하기 위해 적당한 범위에서 활동을 촉진한다.

감염의 확산을 방지하는 행동 강화
- 환자의 감염 방어 기능 회복(영양 상태, 구강 위생 환경 개선)을 촉진한다.
- 감염을 확대시키지 않는 환경을 조성(표준예방책 프로그램의 실시)한다.

퇴원·요양 지도

생활 활동 기능의 회복
- 에너지 소비가 적은 행동 양식으로 생활할 수 있는 방법을 환자와 함께 계획한다.
- 활동과 휴식을 균형 있게 도입한 생활 방법을 환자와 함께 계획한다.

재발을 예방하는 행동의 강화
- 감염 방어 기능을 강화하는 방법(양호한 영양 상태로 휴식 필요)을 환자와 함께 생각한다.
- 감염 방어 기능을 강화하는 동시에 감염 확대를 막기 위한 방법(위생적인 손 씻기, 호흡기 위생, 기침 에티켓)을 지원한다.
- 감염 예방에 효과적인 가정 환경이 정비될 수 있도록 가족이 함께 토론할 기회를 조성한다.

치료에 계속 참여
- 올바른 복약을 계속할 수 있도록 지도한다.
- 증상이 없어도 검진의 필요성을 이해시켜 지속적으로 내원하도록 제의한다.
- 다시 증상이 나타났을 때 적절한 대응을 할 수 있도록 지도한다.

Step1 영향 평가　　Step2 간호 초점　　Step3 계획　　Step4 실시　　**Step5 평가**

평가 포인트

간호 목표 달성도
- 기도에 가래가 고이지 않도록 환기가 개선되었는가?
- 필요한 양의 식사를 섭취해 영양 상태가 개선되었는가?
- 불쾌한 증상을 완화하고 안락한 상태로 생활할 수 있는가?
- 구강 위생이 유지되고 불쾌감이나 점막 장애가 생기지 않는가?
- 불안을 컨트롤하면서 생활할 수 있는가?
- 활동 내성을 강화하고 생활 기능을 회복할 수 있는가?
- 폐의 가스 교환이 양호하게 유지되는가?
- 가족과 협력하여 효과적인 감염 확대 방지책을 실시할 수 있는가?
- 관리 행동을 계속해나갈 자신이 있다고 표현하는가?

●참고자료

1) 일본호흡기학회 호흡감염증에 관한 가이드라인 작성위원회: 호흡기감염증에 의한 가이드라인, 성인 폐렴진료 가이드라인, 일본호흡기학회, 2007
2) 사사키 히데타다 편: 잘 아는 폐렴의 모든 것, 나가이서점, 2003
3) 초점 폐렴/ 인플루엔자를 막다, 간호기술 54: 10-55, 2005
4) 특집 폐렴을 알자, 임상간호 30: 1477-1572, 2004
5) 기무라 겐타로, 미쓰오 미요코 감수, 호흡기질환, Nursing Selection1, 학습연구사, 2003
6) 야마와키 이사오 편, 호흡기질환 너싱, Nursing Mook 1, 학습연구사, 2000
7) 기무라 마사히코: 배담 체위와 스쿼징의 효과-특집, 호흡기 케어의 에비던스 탐구, 간호학잡지 65 : 698-702, 2001
8) 특집 효과적인 배담법을 몸에 익힌다! 월간 너싱 25 : 17-69, 2005
9) 마부치 사토시, 특집 쑥쑥 안다! 호흡이학 요법, 월간 너싱 5 : 9-31, 2003
10) 후지사키 가오루, 피지컬 어센스먼트 완전 가이드, 학습연구사, p59~76, 2001
11) 요네마루 마코토, 사쿠라이 토시에 편: 간호를 위한 CD에 의한 호흡음 청취 트레이닝, 난코도, 2001
12) 카르페니토=모이에 LJ, 신도 사치에 감수 : 간호 진단 핸드북 제7판, 의학서원, 2006
13) 하이드만, T 헤서 편(일본간호의학회 감역) : NANDA-I 간호 진단-정의와 분류 2012-2014, 의학서원, 2012
14) CDC : Guideline for Isolation Precautions : Preventing Transmission of Infectious Agents in Healthcare Settings, 2007(CDC: 격리 예방을 위한 가이드라인: 의료 서비스에서 전염성 병원체의 전파 방지, 2007)
15) 일본감염학회 폐렴구균 백신 재접종문제검토위원회: 폐렴구균 백신 재접종에 관한 가이드라인http://www.kansensho.or.jp/topics/pdf/pneumococcus_vaccine.pdf), 일본감염증학회, 2009

폐렴 환자의 병태 관계도와 간호 문제

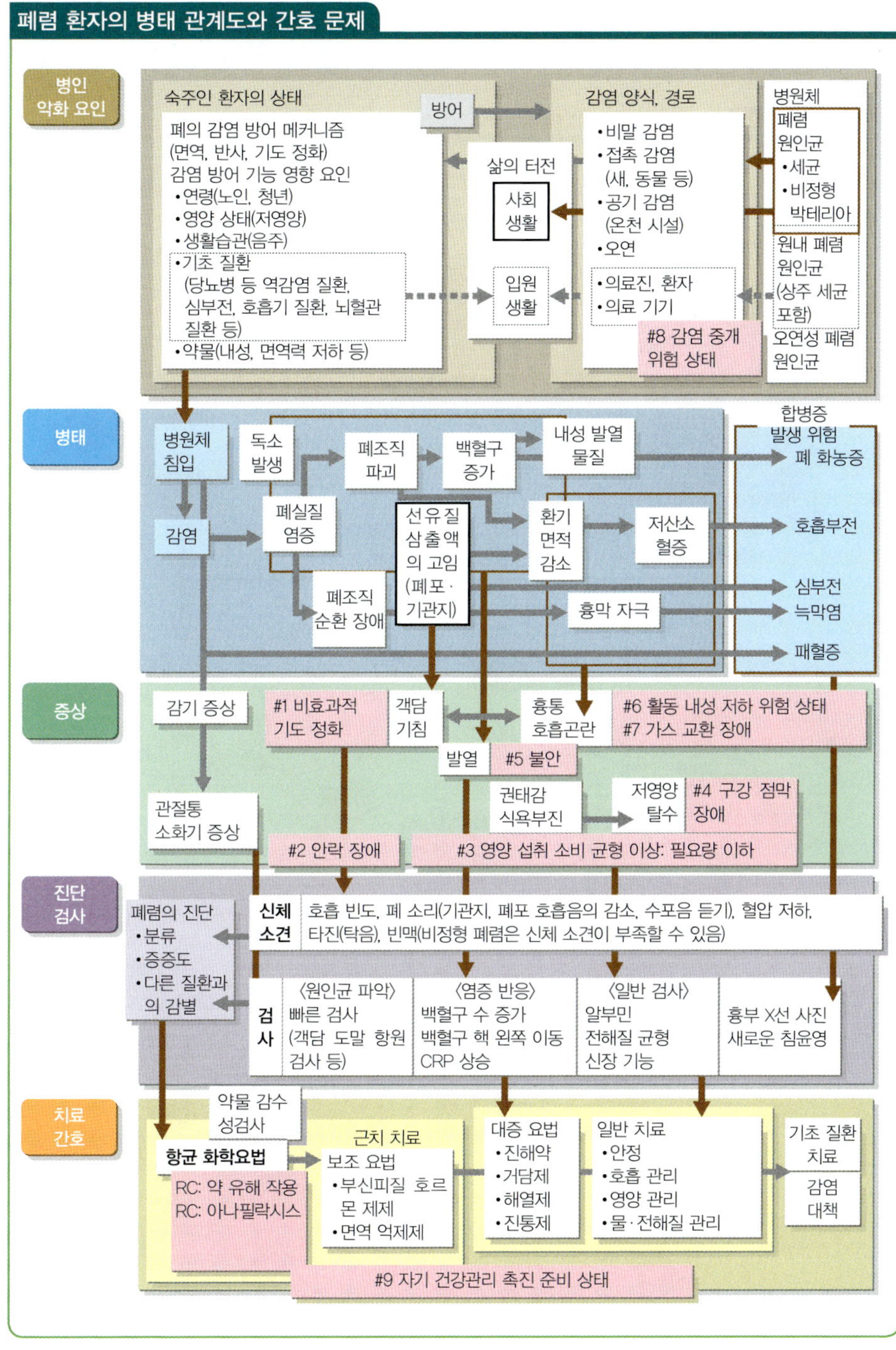

미야자키 야스나리 · 요시자와 야스유키

눈으로 보는 질환

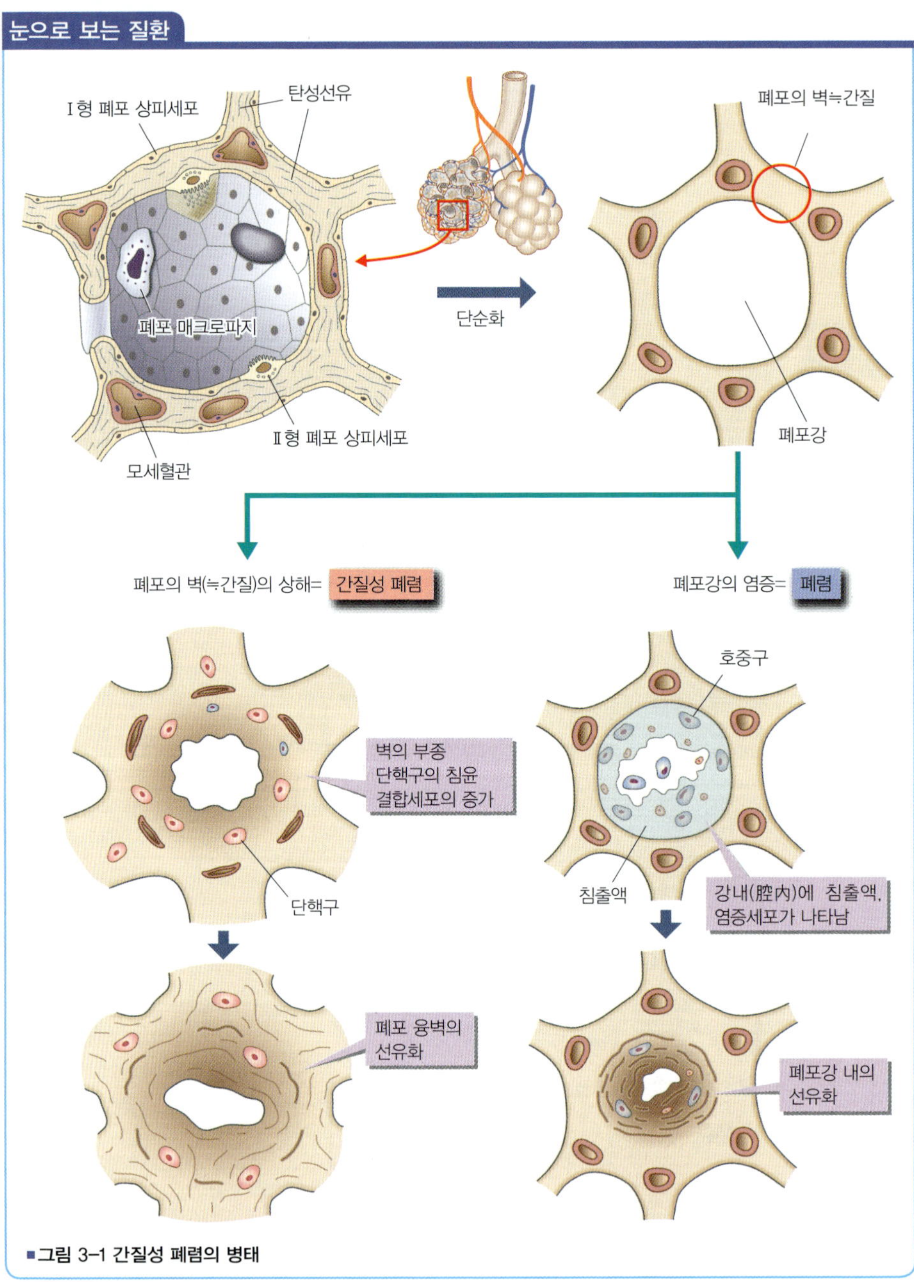

■그림 3-1 간질성 폐렴의 병태

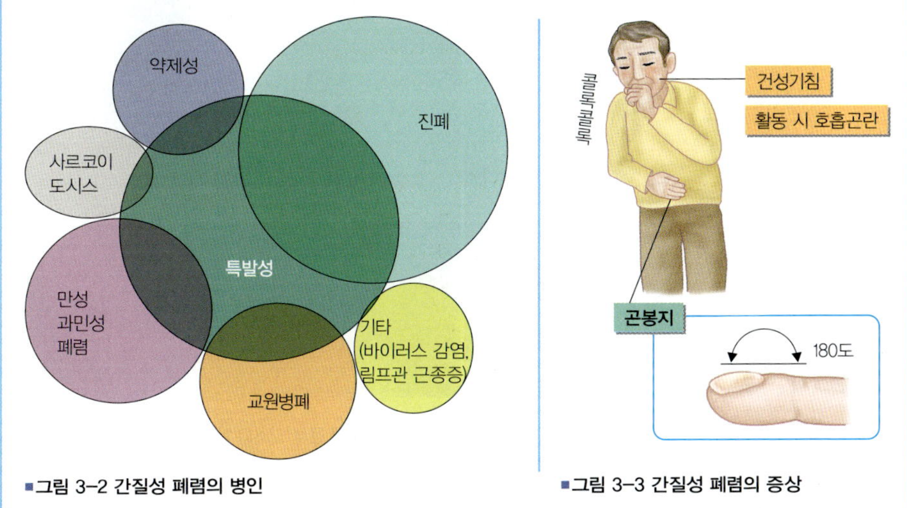

■그림 3-2 간질성 폐렴의 병인

■그림 3-3 간질성 폐렴의 증상

병태 생리

간질성 폐렴은 광의의 간질[*]로, 폐포 격벽[*2]을 염증성, 섬유화 병변의 기본 장소로 하는 질환의 총칭으로서, 단일 질환이 아니다.

- 다양한 원인, 즉 약제, 무기분진(진폐 등), 유기분진(과민성 폐렴 등) 흡입에 의한 경우, 교원병과 사르코이도시스 등 전신성 질환에 수반해 일어나는 경우, 원인을 알 수 없는 특발성 간질성 폐렴 (idiopathic interstitial pneumonias: IIPs) 등이 있다. IIPs는 병리 조직 패턴에 따라 다음의 7가지로 나뉜다.
- 특발성 폐섬유증(idiopathic pulmonary fibrosis: IPF)
- 비특이성 간질성 폐렴(nonspecific interstitial pneumonia: NSIP)
- 특발성 기질화 폐렴(cryptogenic organizing pneumonia: COP, idiopathic bronchiolitisobliterans organizing pneumonia: idiopathic BOOP)
- 급성 간질성 폐렴(acute interstitial pneumonia: AIP)
- 박리성 간질성 폐렴(desquamative interstitial pneumonia: DIP)
- 호흡성 세기관지염 간질성 폐렴(respiratory bronchioliti-associated interstitial lung disease: RB-ILD)
- 림프성 간질성 폐렴(lymphocytic interstitial pneumonia: LIP)
- 만성 염증이 폐포 격벽에 나타나고, 잇달아 치료 기전의 이상으로 섬유화가 진행되지만, 최근 연구에서는 염증보다 폐포 상피의 상해(염증의 결과 생기기도 한다)와 창상 치료 기전의 이상이 중요하다고 본다. 단, 아직 가설 단계다.

[*1] 광의의 간질: 기관지 혈관 주위, 소엽 간 격벽, 흉막하 조직 및 폐포 격벽
[*2] 폐포 격벽: 폐포 상피의 근저막에 있는 영역으로 탄성 선유망, 약간의 교원선유, 지지세포인 선유아세포가 된다.

병인·악화 요인

- 위와 같이 병인은 다양하다(그림 3-2).
- 급성 악화: 간질성 폐렴 과정에서 급속한 호흡부전의 진행을 보이는 병태. 원인은 부신피질 호르몬 제제(스테로이드)의 부적절한 사용 또는 급격한 체중 감소, 수술 후 기관지 폐포 세척 등 검사 후 약제에 의한 것으로 본다. 또한 감염 때문에 유사한 임상 현상을 나타내기도 하며, 원인 불명인 경우도 많다.

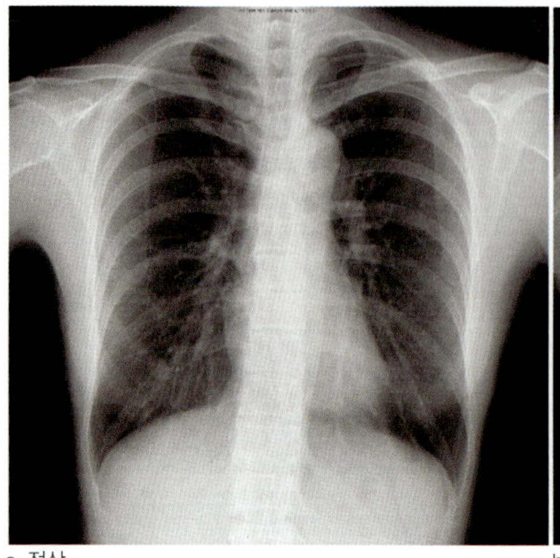
a. 정상

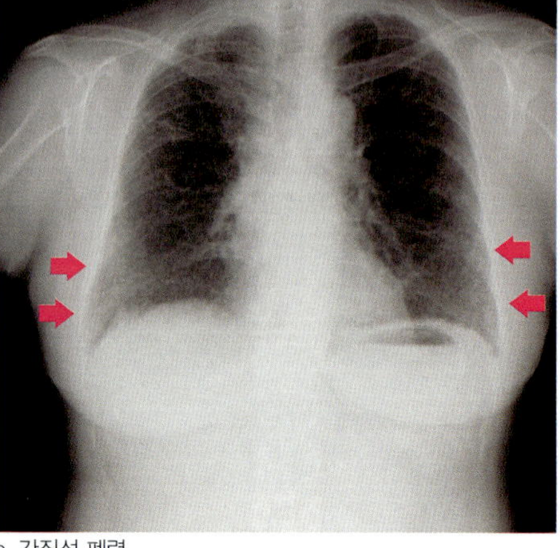
b. 간질성 폐렴
양쪽 아래 폐의 폐 용적 감소와 망상영을 인정한다.(➡)

■**그림 3-4 흉부 X선**

- 특발성 폐섬유증(IPF)에 관해서는 어느 정도 역학 연구 결과가 있다. 남성에게 많이 발병하고, 50세 이상에서 주로 나타난다. 진단 확정 후 평균 생존 기간은 2.5~5년이다. 일본의 경우 IPF의 유병률은 인구 10만 명당 3.4명, 사망률은 10만 명당 남자 3.3명, 여자 2.5명이다. 미국에서의 IPF의 발병 비율은 10만 명당 남자 10.7명, 여자 7.4명이다. 또한 IPF에서는 폐암과의 합병 비율이 높은 것으로 보고되고 있다. 70세 이상 발생률은 더욱 높다.
- 나가노 현에서 실시한 CT에 의한 주민 검진을 보면 IIPs에서 남성 2131명, 여성 2851명이며 IPF에서는 남성 370명, 여성 201명이다. 매우 높은 수치로 향후 검토가 필요하다.

증상

❚ 주요 증상은 건성기침, 운동 시 호흡곤란이지만 초기에는 증상이 없는 경우가 많다.
- 주요 증상은 건성기침과 운동 시 호흡곤란이다. 80% 정도가 확인된다.
- 신체 소견: 흉부 청진 소견에서는 염발음이 가슴 후면 하단에서 들리고, 계속 진행되면 후면 상단과 전 흉부에서도 들린다. 곤봉지도 인정한다. 몇 년이 경과한 뒤 드러나는 경우도 있다.

진단·검사값

❚ 문진, 신체 소견을 통해 가슴 X선 검사에서 미만성 폐 병변이 있는지 확인한다.
- 자세한 문진(가정 환경(집의 건축 연수, 일조량, 욕실의 부목(썩은 나무) 유무 등), 집 주위 환경(조류 사육 등), 직업(분진 흡입 경력 등), 취미, 애완동물 사육 경험 등)이나 신체 소견(교원병 관련 증상, 신체 소견 유무, 약물 복용, 감염 증상 등)을 확인하고 아래에 설명한 검사에 따라 진단한다.
- 흉부 X선 검사(그림 3-4): 초기 병변은 경미한 젖빛 유리 음영 또는 산재성의 옅은 침윤영이다. 그러나 병변의 진행에 따라 선상영이나 망상영이 눈에 띄고, 봉소폐를 시사하는 윤상영이 출현한다. 폐 용적의 감소도 중요한 소견이다.
- 고해상도 CT(high resolution CT : HRCT, 그림 3-5): CT는 폐 병변의 전이를 3차원적으로 파악할 수 있게 한다. 또한 HRCT는 폐의 2차소엽(소엽 기관지에서 분기한 3~5개의 종말 세기관지를 포함한다. 종말 세기관지는 1~3차의 호흡 세기관지, 폐포도, 폐포낭으로 계속되는 범위) 내에서의 소견을 파악하는 등 간질성 폐렴의 진단에 필수적인 검사이다.

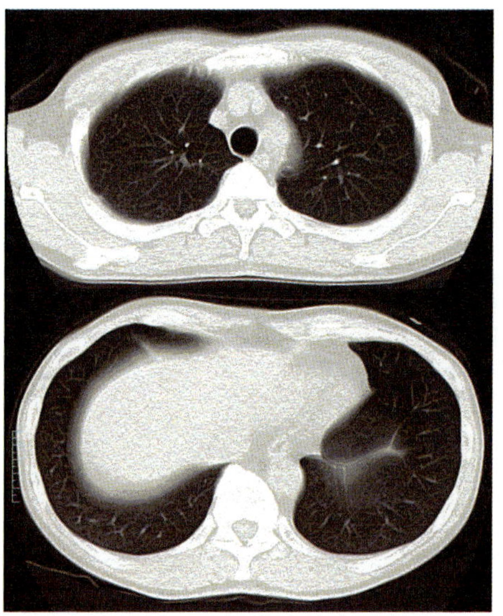

a. 정상

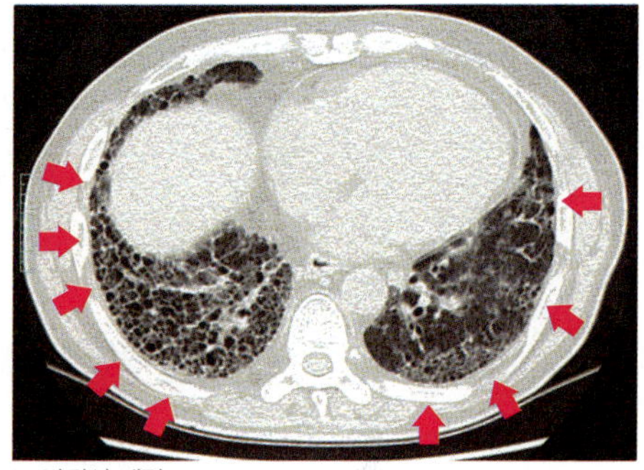

b. 간질성 폐렴
양 하엽의 용적 감소와 봉소폐(honeycomb lung)를 인정한다.

■ 그림 3-5 고해상 CT 영상

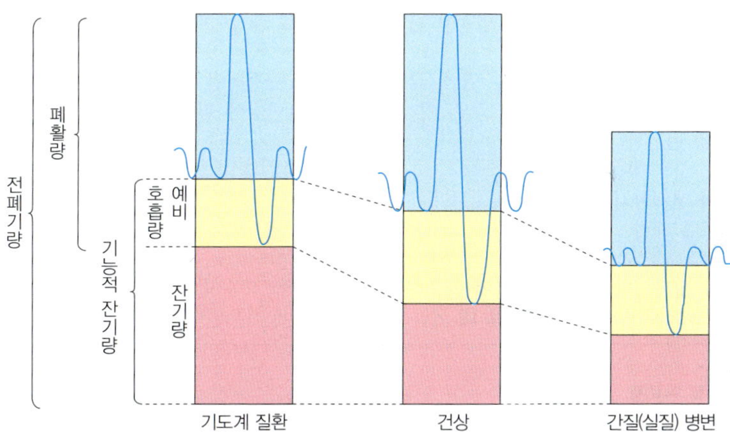

■ 그림 3-6 질환에 따른 폐 기능의 차이

- 혈액 검사: 폐포상피에서 유래한 단백질인 KL-6, SP-A, SP-D는 병태 감시, 치료 반응성 평가에 유용하다. 그러나 질병과 관련한 특이성은 없다. 특이성은 낮지만 LDH, CR도 병세의 지표가 된다. 교원병과 관련된 간질성 폐렴에서는 항핵항체나 류머티즘성 요인, 특이자가항체(ds-DNA, 항Sm, 항RNP, 항SS-A, 항SS-B, 항중심체, 항Scl-70, 항Jo-1, p-ANCA, c-ANCA, 항GBM, 항CCP 등)도 검사한다.
- 폐 기능 검사(그림 3-6): 구속성 질환 및 확산 기능 장애를 평가한다. 확산 기능의 저하는 비교적 초기부터 인정되고, 진단에 유용하다. 혈액 가스 소견, 6분간 보행 시 SpO_2(경피적 펄스옥시미터에 의한 산소 포화도)는 중증도의 판정에 필요하다.

- 기관지 폐포 세척: 기관지경을 구역 기관지 구멍에 입력 시 측관으로 무균적 생리식염을 주입, 세척하고 세포·액성 성분을 채취하는 기법. 감염의 제외 진단에 유용하다. 폐포 단백질이나 폐 랑게르한스(Langerhans) 세포 조직구증 등의 진단에 유용할 수 있지만, 일반적으로 보조적인 진단에 사용한다.
- 병리학적 검사: 경기관지 폐생검, 또는 외과적 폐생검에서 표본을 얻을 수 있지만, 폐 전체의 병변을 반영할 수 있는지가 문제가 된다. 임상 방사선 진단 의사, 병리학 임상 경과, 신체 소견, 이미지 병리 소견을 모아 연계하여 진단한다.

합병증

- 폐암: 간질성 폐렴은 기존의 폐 병변에 숨어 폐암의 진단이 지연될 수 있다. 또한 특발성 폐선증(IPF)의 폐암과 합병 비율은 10~30%로 높으며, 상대적 위험은 7~14배가 된다. CT에서 조심스럽게 관찰하는 것이 필요하다.
- 급성 악화: IPF의 합병증으로, 일본에서 시작된 개념이지만 다른 간질성 폐렴도 합병, 예후를 규정하는 요인이 되고 있다.
- 기흉, 종격기종
- 호흡부전, 폐고혈증, 우심부전: 폐 병변의 진행과 함께 호흡 2차성 폐 고혈압이나 우심부전로 진행된다.
- 감염: 장기에 부신피질 호르몬 제제, 면역 억제제를 투여한다. 고령자에게 발병하는 경우가 많아 감염 대책을 세우는 것이 필수적이다.

치료법

- ●치료 방침
- 지금까지 간질성 폐렴의 표준 요법은 없다. 명백한 원인이 우선 치료 대상이다.
- ●생활 관리
- 간질성 폐렴의 위험 요인으로 흡연을 들 수 있다. 금연은 필수다. 규칙적인 생활도 중요하다. 겨울철에는 감기를 계기로 악화될 수 있으므로 손 씻기와 양치질로 예방에 힘쓰고, 독감 백신, 폐렴 구균 백신 접종을 권장한다.
- ●약물 요법
- '치료 순서도'에 따라 선택한다.
- ●재택 산소 치료와 호흡 재활
- ●폐 이식
- IPF는 폐 이식 적응 질환이다. 기존의 치료에 반응하지 않는 경우에 적응이 되지만, 심폐 이식은 45세 미만, 양측 폐 이식은 55세 미만, 한쪽 폐 이식은 60세 미만에 적용된다.

■표 3-1 간질성 폐렴의 주요 치료제

분류	일반 이름	주요 상품명	약의 효과 메커니즘	주요 부작용
부신피질 호르몬 제제(스테로이드제)	프레드니솔론	프레드닌, 프레드니솔론, 프레도한	항염증 작용, 면역 억제 작용이 있다.	유도 감염증, 감염 질환의 악화.
	메틸 프레드니솔론	메드롤		
면역 억제제	아자티오프린	이무란, 아자닌	강력한 면역 억제 작용이 있다.	골수 억제에 의한 일화견 감염증
	사이클로스포린	산디		신장·간·췌장 장애
알킬화제	사이클로포스파미드 수화물	엔독산	악성종양 세포의 핵산 대사 장애	골수 억제
항선유화제	피르페니돈	피레스파	염증성 사이토카인 억제, 유선아세포의 콜라겐 생산 억제	광선과민증, 소화기 증상

● 합병증의 치료 또는 예방

- 폐동맥 고혈압: 폐 고혈압의 합병은 예후 불량 요인의 하나이다. 산소 투여는 저산소성 혈관 경련을 방지하고 폐 고혈압을 예방할 수 있다(재택 산소 요법). 약물 치료로는 실데나필(sildenafil) 구연산과 보센탄 수화물이 효과를 보여주었다. 논문이 몇 가지 있지만, 모든 폐동맥 고혈압 합병 간질성 폐렴에 유효한지 여부는 알려져 있지 않다.
- 뉴모시스치스 폐렴: 예방으로 설파메톡사졸·트리메소프림(백트라민) 주 2회 1일 2정 또는 매일 1정씩
- 곰팡이 감염: 암포테리신 B(환기 존)로 양치질 또는 이트라코나졸(이토리졸) 100~200mg/1일
- 혈액 검사에 의한 모니터.
  - → 호중구 수, 림프구 수, IgG 농도: 호중구 수가 500/$\mu\ell$ 이하에서는 세균이나 곰팡이 감염, 림프구 500/$\mu\ell$ 이하에서는 박테리아, 결핵, 곰팡이, 뉴모시스치스와 시토메갈로 바이러스 감염의 경우 IgG 500mg/$d\ell$ 이하에서는 세균 감염의 위험이 높아진다.
  - → β-D-글루칸: 곰팡이, 뉴모시스치스 감염 시 상승한다.
  - → 시토메갈로 안티제네미아: 시토메갈로 바이러스 감염으로 증가한다.

조직 병리 패턴에 따라 약물 치료 반응은 다른 것으로 알려져 있으므로 패턴별로 소개한다. 그러나 여기에 사용하는 면역 억제제(사이클로스포린, 사이클로포스파이드, 아자티오프린)와 N-아세틸 시스테인(NAC)은 모두 보험이 적용되지 않는다.

특발성 폐 섬유증(IPF)

① 부신피질 호르몬 제제 감소+면역 억제 약물 치료법

프레드니솔론(PSL) 0.5mg/kg/일, 4주간+면역 억제제*

프레드니솔론은 2~4주마다 5mg 감량+면역 억제제*
↓
3개월 후 치료 효과 판정
↓
프레드니솔론 10mg/일 또는 20mg/격일+면역 억제제*

② 부신피질 호르몬 제제 격일+면역 억제 약물 치료

프레드니솔론 20mg/격일+면역 억제제*

감량하지 않고 계속
↓
3개월 후 치료 효과 판정
↓
같은 양으로 유지

③ 피르페니돈

피르페니돈(200mg) 정제 1회 1정, 1일 3회 복용에서 시작하여 1회 2~3정까지 증량하여 지속한다. 광선과민증에 대해서는 자외선 대책, 소화기 증상에 대해서는 약제의 감량이나 제토제 등을 고려한다.

④ N-아세틸 시스테인

N-아세틸 시스테인 352.4mg/2㎖(1앰풀)을 생리식염 주사액 2~6㎖로 희석하고 분무기에서 1일 2회 흡입

비특이성 간질성 폐렴(NSIP)

① 부신피질 호르몬 제제

프레드니솔론 0.5~1mg/kg/일

프레드니솔론은 2~4주마다 5mg 감량
↓
1개월마다 치료 효과 판정 증상이 개선되면 치료 종료
↓
치료 반응이 불량하면 ② 또는 ③으로 변경

② 부신피질 호르몬 제제 감소+면역 억제 약물 치료법

특발성 폐 섬유증의 치료 ①과 같다.

③ 스테로이드 격일+면역 억제 약물 치료

프레드니솔론 20mg/격일+면역 억제제*
특발성 폐섬유증의 치료 ①과 같다.

※ cellular NSIP(세포 유형 NSIP)는 1을, fibrotic NSIP(섬유증형 NSIP)에서는 ② 또는 ③을 선택한다.

특발성 기질화 폐렴(COP)

① 부신피질 호르몬 제제

프레드니솔론 0.5~1mg/kg/일 4~8주

프레드니솔론은 2~4주마다 5mg 감소

② 호흡부전을 수반하는 경우

부신피질 호르몬 제제의 펄스 요법이나 부신피질 호르몬 제제의 매일 정맥 주사 방법을 선택한다.

※ 반응이 안 좋을 경우 아자티오프린, 사클로포스타드 또는 사이클로스포린을 병용하는 것이 가능하다.

---

* 면역 억제제는 이후에 나오는 (A)~(C) 중 하나를 사용한다.
(A) 아자티오프린 2~3mg/kg/일, 1일 1회 복용
　최대량 150mg/일: 50mg/일부터 시작하여 필요에 따라 1~2주 간격으로 25mg씩 증량한다. 부작용은 골수 억제, 소화기 증상, 간 장애가 있다. 간 기능은 월간 매회 체크한다.
(B) 사클로포스파미드 1~2mg/kg/일, 1일 1회 복용
　최대량 150mg/일: 50mg/일부터 시작하여 필요에 따라 1~2주 간격으로 25mg씩 증량한다.
(C) 사이클로스포린 3mg/kg/일, 1일 2회 복용
　100mg/일에서 시작하여 혈중 농도를 적절하게 측정하면서 트로프 값을 100~150ng/㎖가 되도록 조정한다.

간질성 폐렴 환자의 간호

사카이 아키코

간호 과정 순서도

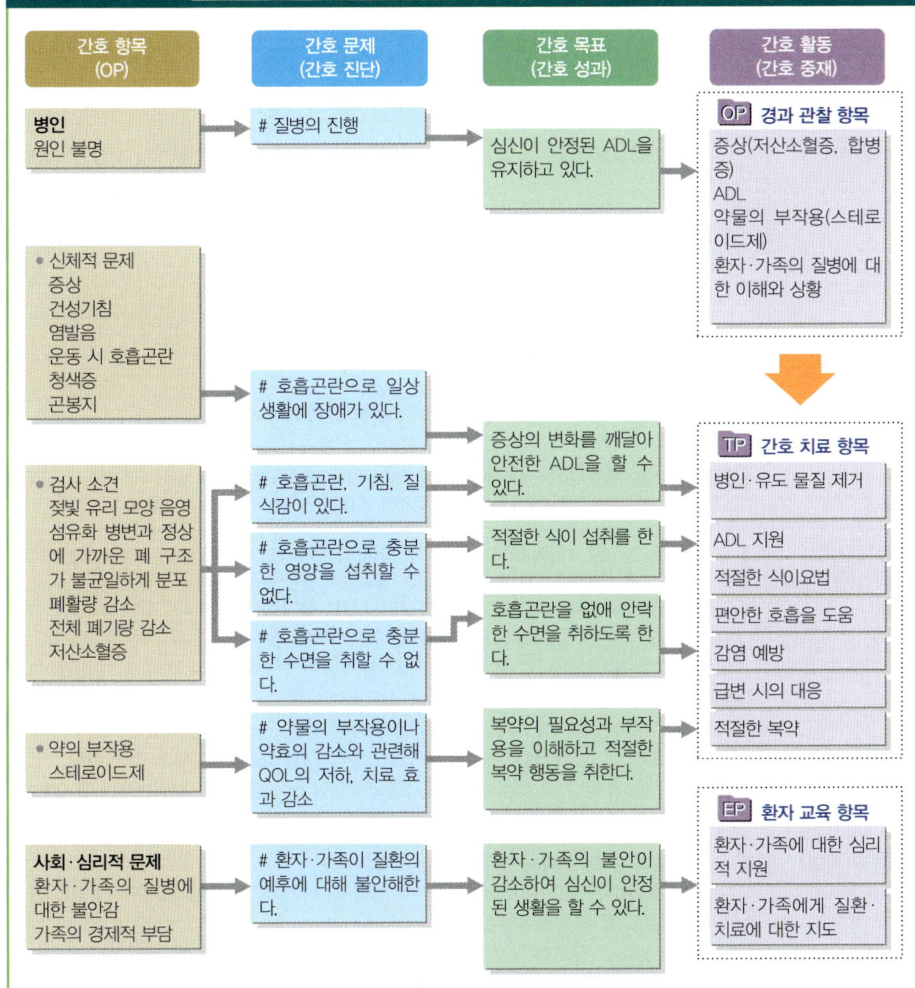

기본 개념

- 운동 시 호흡곤란을 강하게 자각하면 ADL이 어려워진다. 또한 감염이나 저산소에 의한 폐 기능의 급격한 악화도 고려한다. 악화를 방지하고 잔존 호흡 기능을 저하시키지 않는 생활을 할 수 있도록 지원하는 것이 중요하다.
- 병태의 변화와 합병증의 출현에 대해서는 조기 대응이 필요하며 긴급 상황에 대비한다. 호흡이 어려운 데 따른 불안과 공포감이 강하기 때문에 불안을 해소하고 편안히 ADL을 할 수 있도록 돕는다.

정보 수집	평가 관점과 근거·잠재적 간호 문제
합병증 및 저산소혈증 발병 관찰	**폐의 장애가 단기간에 광범위하게 발생하기 때문에 급속하게 기침과 호흡곤란의 증상이 악화될 가능성이 높다.** ● 건성기침, 호흡곤란, 특히 감기 증상(발열, 근육통, 관절통)을 관찰할 수 있다. ● 진단 시에는 청색증이나 염증 소견, 혈액 생화학 검사, 폐 기능 검사, 동맥혈 가스 분석, 흉부 X선 검사를 실시한다. 증상과 검사 데이터에서 평가한다. ● 증상 발견을 위해 참고로 '난치병 정보 센터'나 각 의료기관의 홈페이지 등을 활용한다. 　•가래가 평소보다 잘 없어지지 않고, 노란색·녹색·갈색으로 변하거나 혈담이 섞여 있다. 　•기침, 가래가 평소보다 증가 또는 감소한다. 　•공기를 쉽게 가슴속까지 들이마실 수 없다. 　•평소보다 호흡곤란을 느낀다. 　•권태감이 심해 평소보다 휴식을 자주 취하고, 식욕이 없다. 　•상체를 일으키지 않으면 잘 수가 없다. 　•맥박수, 호흡수가 평소보다 증가한다. 　•입술, 손톱의 색이 평소보다 나쁘다. 　•아침에 일어나면 얼굴이 붓고 저녁이 되면 다리가 붓는다. 　•원인 모를 체중 증가 또는 감소가 일어나고 평소보다 피부가 거칠어진다. 🔍 잠재적 간호 문제 : 기침, 질식감이 있음/호흡곤란과 합병증 발생으로 일상적인 활동에 지장을 받음/호흡곤란으로 불안/신체 운동의 저하/충분한 영양을 섭취할 수 없음
호흡곤란의 발생 상황, 정도 관찰	**호흡곤란에 빠지면 죽음에 대한 두려움이나 질병, 증상에 대한 불안이 생긴다. 또한 한 번이라도 호흡곤란을 경험하면 다시 반복될 거라는 불안감이 항상 따라다닌다.** ● 자각 증상으로 운동 시 호흡곤란과 건성기침, 객담을 경험한다. 진행성 질환 때문에 환자가 불안감을 안고 살게 된다. 언제 호흡곤란이 오는지 확인한다. ● 일상생활 동작(ADL) 중 생각이나 신체 움직임이 곤란해질 때의 대응 방법을 확인한다. ● 가벼운 경우는 질환에 대한 인식이나 통증에 대한 이해가 부족할 수 있으므로 질병에 대해 잘 파악한다. 복식호흡법을 실시할 수 있는지 여부를 확인한다. 🔍 잠재적 간호 문제 : 기침, 질식감이 있음/호흡곤란이나 신체 증상의 변화(급변)에 대한 불안/질환에 대한 불안/호흡곤란에 따른 ADL의 지장
환자·가족의 사회·심리적 측면 파악	**환자·가족이 질병을 어떻게 인식하고 있는지 확인한다.** ● 질병 예후에 대한 인식은 복약 행동에 영향을 미치고, 치료의 효과나 지속을 좌우하며 QOL에 영향을 준다. ● QOL의 변화는 가족에게 신체적·정신적 부담감을 주기 때문에 지원한다. 🔍 잠재적 간호 문제 : 질병 예후에 대한 불안/호흡곤란으로 충분한 수면을 할 수 없음/정신적·사회적 부담

간호 문제 리스트

#1 호흡곤란, 기침, 질식감이 있다(활동-운동 패턴).
#2 호흡곤란으로 일상생활에 지장을 초래한다(활동-운동 패턴).
#3 환자·가족이 질병 예후에 대한 불안감을 안고 있다(자기 인식 패턴).
#4 호흡곤란으로 충분한 영양을 섭취할 수 없다(인지-지각: 영양-대사 패턴).
#5 호흡곤란으로 충분한 수면을 취할 수 없다(수면-휴식 패턴).

간호의 우선순위 지침

- 호흡 장애는 항상 저산소 상태를 초래하므로 약간의 활동에도 호흡 상태가 안 좋아지기 쉽고, 호흡곤란으로 죽음에 대한 불안감을 갖기 쉽다. 따라서 호흡곤란을 완화하기 위한 지원이 중요하다. 또한 호흡 기능에 따른 생활양식의 변화가 필요하다. 일상생활에 어떻게 적응할 것인가? 환자가 안락을 유지할 수 있도록 지원이 필요하다.
- 호흡 장애가 있을 때 노력호흡을 하면 에너지 소비가 증가한다. 또한 식사를 충분히 하지 못해 영양 상태에 변화를 초래하며, 소화 흡수가 안 돼 변비가 생기기 쉽기 때문에 이를 도와야 한다.
- 호흡곤란으로 인한 불안에 때문에 잠들기 힘들거나 수면이 중단되는 경우도 있으므로 도움이 필요하다.

| Step1 영향 평가 | Step2 간호 초점 | Step3 계획 | Step4 실시 | Step5 평가 |

1 간호 문제 | 간호 진단 | 간호 목표(간호 성과)

간호 문제	간호 진단	간호 목표(간호 성과)
#1 호흡곤란, 기침, 질식감이 있다.	비효과적 기도 정화 **관련 요인**: 기도 경련, 분비물의 고임 **진단 지표** ☐ 호흡곤란 ☐ 기침의 소실 ☐ 청색증 ☐ 호흡부 잡음	〈**장기 목표**〉 1) 호흡, 순환 상태가 안정될 수 있다. 2) 상태에 따라 ADL이 확장할 수 있다. 〈**단기 목표**〉 1) 호흡, 순환 상태의 변화를 자각할 수 있다. 2) 저산소 상태의 원인을 제거할 수 있다.

간호 계획 | 중재 포인트와 근거

간호 계획	중재 포인트와 근거
OP 경과 관찰 항목 • 안정 시와 활동 시 호흡 상태의 변화 관찰(호흡수, 노력호흡, 환기 상태, SpO₂) • 안정 시와 활동 시 순환 상태의 관찰(맥박, 혈압) • ADL의 행동 범위 변화 **TP 간호 치료 항목** • 호흡·순환 상태에 따라 ADL을 스스로 조정하는 것에 대해 논의한다. • 환자의 페이스대로 행동할 수 있도록 환경을 조성한다. **EP 환자 교육 항목** • 환자·가족에게 일상생활의 행동 범위를 환자 스스로 조정할 수 있도록 지도한다. • 약의 효과에 따라 생활을 조정하도록 지도한다.	➡ **근거** 대사의 저하는 전신에 영향을 미치고, 호흡, 순환 상태가 변화한다. 예를 들어 심장 기능 이상, 심박출량 저하, 심박수 감소로 심장에서 출박되는 혈액량을 감소시킨다. ➡ 증상의 변화나 증상이 ADL에 미치는 영향을 관찰한다. ➡ 호흡·순환 상태의 변화에 따라 활동에 대한 불안감이 생긴다. **근거** 할 수 있는 일과 할 수 없는 것을 생각한다. 환자가 심신을 안정시킨 상태에서 자신의 페이스대로 ADL을 할 수 있는 것이 중요하다. ➡ 주위의 지원과 내복약 복용으로 증상이 안정되는지 유의하여 관찰한다.

2 간호 문제 | 간호 진단 | 간호 목표(간호 성과)

간호 문제	간호 진단	간호 목표(간호 성과)
#2 호흡곤란으로 일상생활에 지장을 초래한다.	활동 내성 저하 **관련 요인**: 호흡 장애로 인한 저산소 상태, 체위 제한, 스트레스 **진단 지표** ☐ 운동 시 호흡곤란 ☐ 활동에 대한 혈압의 이상 반응 ☐ 활동에 따른 심박수의 이상 반응	〈**장기 목표**〉 1) 호흡곤란으로 활동성이 저하되고, 정신 활동도 활발하게 이루어지지 않으므로 할 수 있는 것과 할 수 없는 것을 이해한다. 2) 안정된 일상생활을 할 수 있다. 〈**단기 목표**〉 1) 신체 상태에 따라 활동 범위를 컨트롤할 수 있다. 2) 안락한 행동에 대해 생각할 수 있다.

<table>
<tr><th>간호 계획</th><th>중재 포인트와 근거</th></tr>
<tr><td>

OP 경과 관찰 항목
- 호흡수, 호흡의 어려움, 호흡곤란
- 맥박, 부정맥
- 혈압 하강
- 식은땀
- 권태감, 피로
- 활동에 대한 의욕 저하
- 불안감 호소
- ADL의 범위

TP 간호 치료 항목
- 산소 흡입
- 체위에 대한 생각
- 소화가 잘되는 음식물을 먹는다.
- 호흡 상태에 따라 안정도를 지키라고 설명한다.

EP 환자 교육 항목
- 호흡 상태를 고려하여 활동 범위를 확대하도록 지시한다.

</td><td>

➡ **근거** 저산소 상태가 계속되면 약간의 활동에도 호흡 상태가 악화되거나 감염이 발생해 증상이 급변할 수 있다. 심리 면에서는 악화에 대한 불안으로 활동을 제한할 수 있고, 활동과 휴식의 불균형을 초래할 수 있다.

➡ **근거** 노력호흡으로 에너지 소비를 증가시키기 위해 필요 시 산소 공급을 한다.
➡ **근거** 호흡곤란과 식욕부진으로 음식물을 잘 섭취할 수 없으므로 먹기 쉬운 것을 선택한다.

➡ 환자 자신이 저산소 상태를 추측하고 활동을 조정할 수 있도록 지도하는 것이 중요하다.

</td></tr>
</table>

<table>
<tr><th>3 간호 문제</th><th>간호 진단</th><th>간호 목표(간호 성과)</th></tr>
<tr><td>

#3 환자·가족이 질병의 예후에 대해 불안감을 갖고 있다.

</td><td>

불안
관련 요인: 건강 상태의 변화, 건강 상태에 대한 두려움, 경제적인 걱정
진단 지표
☐ 호흡곤란
☐ 활동적이지 않다.
☐ 긴장한 표정

</td><td>

〈장기 목표〉 1) 질환의 정도와 호흡 상태의 변화를 이해하고 불안 요인을 제거한다. 2) 심신의 안정을 도모한다.
〈단기 목표〉 1) 심신 상태 변화의 원인을 말할 수 있다. 2) 과도한 불안 반응이 일어나지 않는다.

</td></tr>
</table>

<table>
<tr><th>간호 계획</th><th>중재 포인트와 근거</th></tr>
<tr><td>

OP 경과 관찰 항목
- 불안, 긴장, 흥분, 자신감 부족
- 무력감
- 불안, 좌절하는 태도
- 곤혹스러운 감정, 공포, 은둔형 외톨이
- 주의력
- 불안 증상을 나타내는 신체 증상(호흡수·심박수 증가, 발한, 구토, 현기증, 두통, 설사, 불면증 등)

TP 간호 치료 항목
- 호흡곤란 증상의 개선
- 호흡 상태에 따라 커뮤니케이션을 할 때 배려한다.
- 불안감에 대한 호소를 잘 듣는다.
- 질병의 인식에 대한 적절한 정보 제공

EP 환자 교육 항목
- 환자·가족에게 질병, 치료, 예후에 대해 쉽게 설명한다.

</td><td>

➡ **근거** 호흡곤란에 의해 ADL을 스스로 실시하지 못하고, 타인에게 의존하게 된다. 행동이 제한되고 스트레스가 지속되므로 정신적인 변화에 주의한다. 정신적 변화에 따른 신체 반응의 하나로, 특히 호흡 상태의 악화에 주의한다.

➡ **근거** 의사소통에도 노력이 필요하다. 인간관계의 조정에 주의하고 질병에 대한 잘못된 인식으로 불안감을 조장하지 않도록 주의한다.

➡ 한 번 설명해서 이해할 수 없는 경우도 있으므로, 불명확한 부분을 질문하고 반복하여 설명한다. **근거** 올바른 지식을 얻어야 불안감이 완화된다.

</td></tr>
</table>

4 간호 문제	간호 진단	간호 목표(간호 성과)
#4 호흡곤란으로 영양을 충분히 섭취할 수 없다.	지식 부족 영양 섭취 소비 균형 이상: 필요량 이하 **관련 요인**: 음식물 섭취 곤란, 대사율 저하, 학습에 대한 관심 부족 **진단 지표** ☐ 잘못된 정보 제공 ☐ 음식물의 부족 ☐ 부적절한 행동	〈장기 목표〉 1) 적절한 식사 섭취를 할 수 있다. 2) 영양 상태의 변화를 초래하지 않는다. 〈단기 목표〉 필요한 식품을 선택하여 적절한 양을 섭취하고, 증상의 변화를 초래하지 않는다.

간호 계획	중재 포인트와 근거
OP 경과 관찰 항목 • 식사 섭취 시의 임상 증상 • 체중 감소 • 식사 섭취량, 식욕, 식습관 • 발열, 호흡곤란의 유무와 정도 • 얼굴, 다리 부종의 유무와 정도	➡ **근거** 호흡곤란으로 식사를 충분히 할 수 없어 체중이 감소하고 영양 장애가 올 수 있다. 영양에 관한 평가가 필요하다.
TP 간호 치료 항목 • 영양 장애에 대해서는 고에너지, 고단백 식사를 기본으로 호흡 상태에 따라 소량씩 섭취하도록 지도한다. • 인, 칼륨, 칼슘, 마그네슘을 섭취할 수 있도록 식사를 고려한다.	➡ **근거** 호흡곤란 시에는 효과적인 영양 섭취가 필요하다. ➡ **근거** 인, 칼륨, 칼슘, 마그네슘은 호흡 근육의 수축에 중요한 역할을 한다.
EP 환자 교육 항목 • 증상의 급속한 악화를 막기 위해서라도, 영양 관리가 중요하다는 것을 설명한다. • 체중 감량과 부종으로 인한 갑작스러운 체중 증가 등 체중 변화의 의미를 설명한다. • 증상에 따라 천천히 소량씩 섭취하는 게 중요하다고 설명한다.	➡ **근거** 체중 감소와 영양 장애가 있는 환자는 호흡부전에 빠지기 쉬우므로 영양 관리가 중요하다.

5 간호 문제	간호 진단	간호 목표(간호 성과)
#5 호흡곤란으로 잠을 충분히 자지 못한다.	불면증 **관련 요인**: 호흡곤란, 환경 **진단 지표** ☐ 환자가 수면 지속 곤란을 호소 ☐ 환자가 잠들기 어려움을 호소 ☐ 환자가 수면에 대한 불만족감 호소	〈장기 목표〉 호흡곤란을 초래하지 않고 편안한 수면을 취할 수 있다. 〈단기 목표〉 1) 수면이 중단되지 않는다. 2) 질 좋은 수면 상태가 지속되도록 한다.

간호 계획	중재 포인트와 근거
OP 경과 관찰 항목 • 수면 상태, 수면 방해의 횟수, 숙면감이나 수면의 만족도 • 하루 동안 휴식 상태 • 호흡 상태 • 체위 • 불안의 정도	➡ **근거** 수면 시간에 맞춰 수면 만족도와 불안 정도, 불면증의 원인이 되는 호흡곤란의 정도를 고려한다.
TP 간호 치료 항목 • 안락한 수면 자세 고려 • 오버 테이블과 베개의 이용 • 침구와 잠옷에 대한 고려	➡ **근거** 수면에 대한 기본적인 케어로 자세에 대한 고려도 중요하지만 침구와 잠옷 등을 바꾸거나 환경 조성도 중요하다.

- 온도, 실내 온도, 물품 배포 등 환경 조정

EP 환자 교육 항목
- 환경을 조성하고, 낮에는 호흡 상태에 따라 적당히 운동하고 야간에는 수면의 리듬을 만들도록 지도한다.

➡ 야간 호흡곤란에 적절히 대응할 수 있도록 산소 흡입이나 수분을 준비하도록 배려한다.

병기·병태·중증도별 관리 포인트

만성 경과를 추적하면 한 달 정도의 경과를 통해 호흡곤란 증강, 두 개의 폐에 새로운 음영 출현, 저산소혈증의 진행을 알 수 있으므로, 증상의 급격한 변화에 주의하여 경과를 관찰할 필요가 있다.

【증상 안정기】 연령이나 전신 상태를 고려하여 치료하지 않는 경우도 있다.

【증상 진행기】 부신피질 호르몬 제제(스테로이드)와 면역 억제제가 사용되기 때문에 부작용의 출현에 주의할 필요가 있다. 운동 시 호흡곤란과 저산소혈증이 강한 경우에는 퇴원 후 가정 산소 치료가 이루어진다.

간호 활동(간호 중재) 포인트

진찰 지원
- 건성기침, 운동 시 호흡곤란, 호흡곤란, 청색증을 관찰한다.
- 호흡곤란에 따른 ADL의 저하와 식욕부진, 수면 상태를 파악한다. 급격한 증상의 변화에 주의한다.

일상생활의 지원
- 운동 시 호흡곤란을 강하게 자각하게 되어 일상생활이 어려워지기 때문에 활동 수준에 따라 지원을 한다. 식사의 내용이나 횟수를 고려하여 하루에 필요한 열량을 섭취할 수 있도록 돕는다.
- 호흡곤란이 있는 환자는 불안과 공포감을 갖고 있는 경우가 많다. 밝고 침착한 태도로 환자의 호소를 잘 듣고 스트레스를 해소시키도록 노력한다.

급성 악화 방지
- 급성 악화의 원인을 설명하고 감염 예방과 일상생활 수칙 등을 지도한다.
- 자기 몸을 스스로 체크하고 컨디션에 변화가 있을 때는 즉시 진찰할 수 있도록 지도한다.

환자·가족의 사회·심리적 지원
- 질환이나 재택 산소 요법 등에 대한 불안을 해소하도록 돕는다.
- 사회 자원의 활용이 필요한 경우, 정보를 제공하고 필요한 것을 지원한다.

퇴원·요양 지도

- 적절한 영양 섭취의 필요성을 이해하고 실시할 수 있도록 지도한다.
- 복약의 필요성과 부작용에 대해 설명한다. 지시량을 엄수하고 적절한 복약을 계속할 수 있도록 지원한다.
- 증상의 변화 또는 불안이나 걱정이 있을 때는 언제든지 전문가와 상담하는 것이 중요하다는 점을 이해시킨다.
- 증상의 악화가 보였을 경우, 즉시 진찰받도록 지도한다.

평가 포인트

간호 목표 달성도
- 기도 확보를 유지할 수 있고 호흡곤란이 개선되고 있는가?
- 호흡 소리가 정상인가?

- 가래를 뱉는 데 어려움은 없는가?
- 동맥혈 가스 분석 등 호흡의 객관적 데이터는 기준치 내에 있는가?
- 호흡 상태에 따라 자립하여 ADL을 할 수 있는가?
- 적절한 식사 섭취 행동을 취했는가?
- 활동 제한이 없으며 좋은 수면 상태가 계속되고 있는가?
- 적절한 복약 행동으로 최대의 치료 효과를 얻을 수 있는가?
- 가족의 불안이 완화되고, 환자·가족이 심신이 안정된 가정생활을 준비하고 있는가?

간질성 폐렴 환자의 병태 관계도와 간호 문제

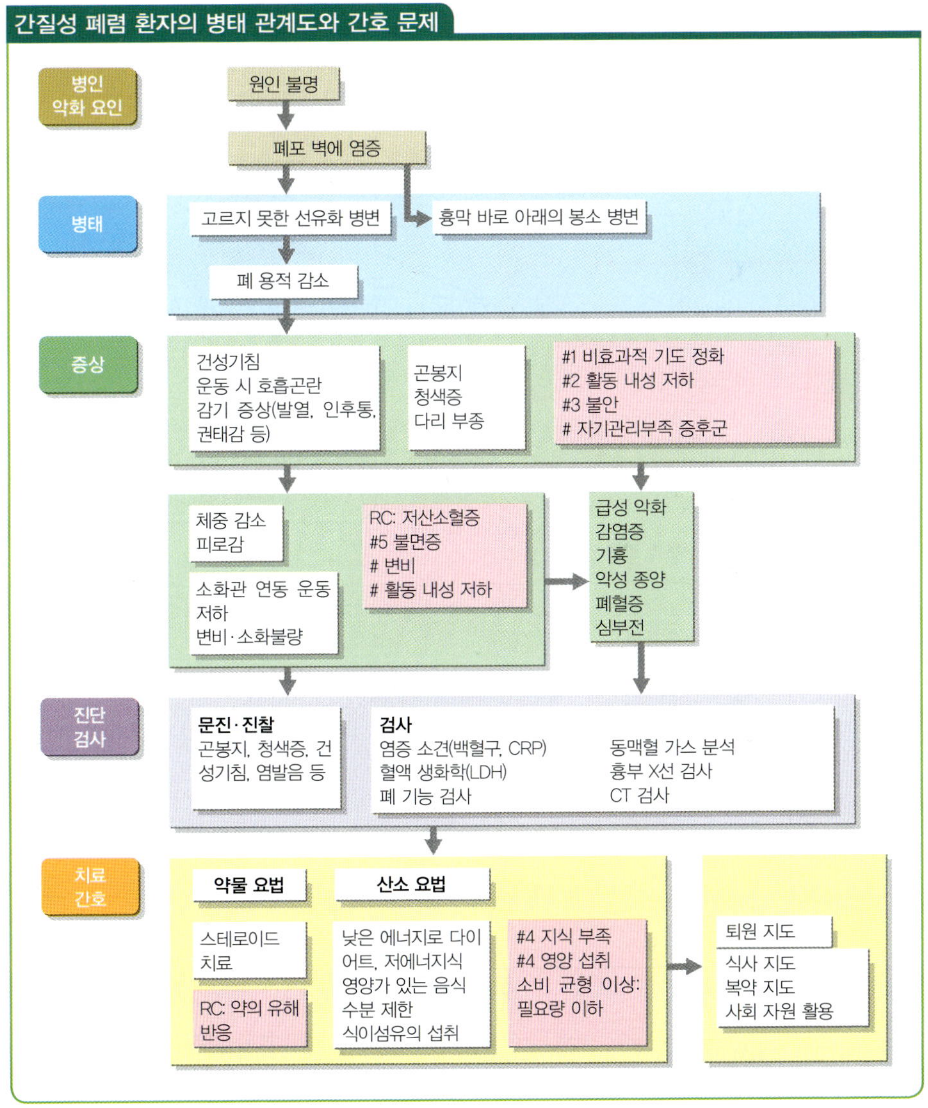

4 결핵

미야케 슈지

눈으로 보는 질환

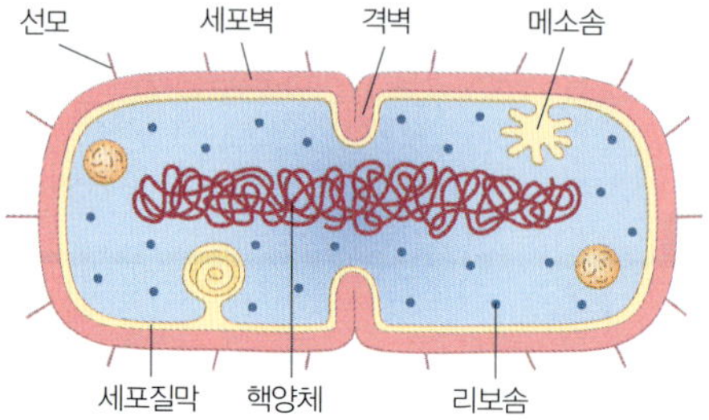

결핵균의 특징

- 아포를 만들지 않고 협막이 없다.
- 0.2~0.5×1.0~4.0μm의 가늘고 긴 간균
- 그람 양성, 항산성이다.
- 경모를 가지지 않고 운동 능력이 없다.
- 감염력이 강하다.
- 분열 속도가 매우 느리다.
- 세포벽에 다량의 지방질을 포함하고 있기 때문에 열이나 건조에 강하다.
- 자외선에 약하다.

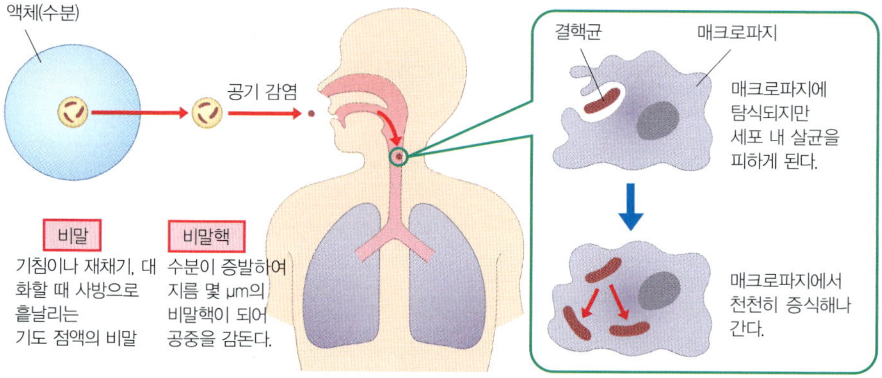

■**그림 4-1 결핵균의 미세 구조와 감염 양식**

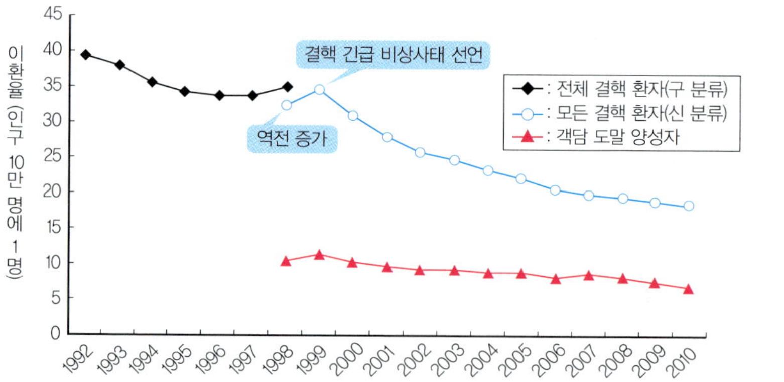

1999년 이후 완만한 감소 경향이 지속되었다.

■**그림 4-2 결핵 이환율**

병태 생리

▌**결핵은 사람형 결핵균에 의한 감염증이다. 폐의 병변에서 발견되는 폐결핵이 가장 많다.**

- 결핵균은 세포벽에 다량의 지방질을 포함하고 있기 때문에, 건조나 산에 강하다(항산균이라고도 불리며, 위액 속에서도 생존한다).
- 항산균은 결핵균과 비결핵 항산균 군으로 분류된다. 후자의 대표는 진균·아비움 콤플렉스 Mycobacterium avium complex(M.avium 또는 M.intracellulare의 총칭)이다. 사람에서 사람으로 감염되지 않는다.
- 결핵 감염은 환자의 기침이나 타액에 포함된 결핵균을 흡입함으로써 이루어진다. 건조에 강하기 때문에 작은 침입자(몇μm의 물보라 핵) 중에서도 생존한다. 장시간 공중을 떠돌기 때문에 공기 감염으로 간주되며, 멀리 떨어진 곳에서도 감염될 수 있다.
- 감염과 발병은 다르다. 감염되어 발병하는 것은 10% 미만이다. 감염자의 대부분은 자신도 모르게 결핵에 대한 면역(투베르쿨린 반응의 자연 양전)을 얻어 평소대로 생활한다.
- 감염 후 발병하는 경우에도 증상이 심해지는 데(발병)까지 반년에서 1년이 소요된다.
- 노인에게서 발병하는 경우의 대부분은 과거 치료 병소에서 발병(= 내성 재연 보조 결핵)한다.
- 기존 감염률이 감소해온 결과, 청년층에서 집단 감염 위험이 높아지고 있다. 학원이나 PC방, 카페, 노래방 등은 경우에 따라 집단 감염의 공간이 된다.

병인·악화 요인

- 체력 저하, 영양 상태 불량이 발병의 계기가 된다.
- 당뇨병이나 간경변, 신부전 외에도 부신피질 호르몬 제제(스테로이드)를 복용하고 있는 등 면역력이 저하된 환자에게 발병 위험이 높다.

역학·예후

- 감소 경향에 있기는 하지만 여전히 10만 명 중 약 18명의 발병자(2010년)가 나타난다. 미국이나 영국, 프랑스보다 훨씬 높은 수치다.
- 일본에서는 오사카, 도쿄, 나가사키 순으로 이환율이 높고 도시에 환자가 많은 것이 특징이다.
- 발병 환자는 20대에서 증가하는 것 외에도 70세 이상의 고령자가 약 5%를 차지하며 증가 추세에 있다.
- 결핵은 완치를 기대할 수 있는 질환이지만, 때때로 다제내성 결핵균이 보고되고 있다.
- 예후는 양호하나 다제내성 결핵균은 어려운 편이다.

증상

▌장기간 계속되는 기침이나 가래, 식은땀, 미열, 혈담, 식욕 저하, 체중 감소, 허리 통증 등. 최근에는 경미한 증상이 많이 보이고, 식은땀도 드물게 나타난다. 2주 이상 계속되는 기침을 하면 결핵의 가능성을 생각해보아야 한다.

- 결핵만의 특징적인 증상 없이 오래 지속적으로 기침을 하면 결핵의 가능성을 생각한다.
- 증상은 경미한 경우가 많아 일시적으로 가볍게 나타나므로, 증상이 가벼워도 안심할 수 없다.

진단·검사값

▌진단은 먼저 의심에서 시작된다. 검체의 배양에서 결핵균을 검출하는 것이 중요하다. 비결핵성 항산균 질병을 제외하는 것도 잊지 않도록 한다.

- 투베르쿨린 반응, 인터페론 감마 분비 검사법: 지금까지는 투베르쿨린 반응으로 결핵균에 대한 면역 반응을 검사했다. 결핵균의 단백질 성분(PPD)을 피내 주사해 발적 지름이 10mm 이상일 경우 양성으로 판정한다. 결핵균에 대한 세포성 면역의 유무를 검사하는 방법이지만, 비결핵성 항산균 감염과 우형 결핵균에 의한 BCG 백신에서도 양성이기 때문에, 반응이 사람형 결핵균의 감염이 아닌 경우에도 나타나는 단점이 있다. 최근 사람형 결핵균에만 반응하는 혈액 검사 방법(인터페론 감마 분비 검사법)을 사용할 수 있게 되어 관심을 끌고 있다.
- 객담 도말 검사(형광법이나 질넬슨 염색의 검경): 감염력이 있는지 여부의 판정을 위해 가래에서 염색 색상과 결핵균을 검색한다. 얼룩에 1개의 균이 검출된 경우를 '가프키 1호'라 하고 무수히 발견된 것을 '가프키(Gaffky scale) 10호'라고 부른다. 최근에는 가프키 1호를 ±, 가프키 2호를

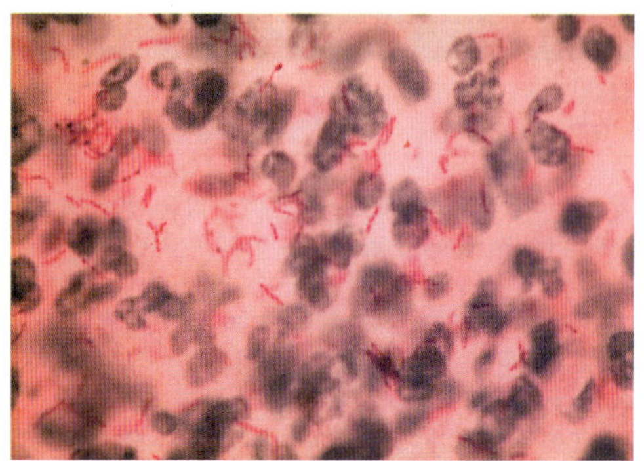

■그림 4-3 환자의 객담 치르 네르젠 염색상
가늘고 길며 붉게 물든 결핵균에서 백혈구도 다수 보고된다.
(미나미시마 요이치, 요시다 신이치, 결핵균, 계통간호학강좌, 전문
기초 6 미생물학 제11판 p255, 의학서원, 2009)

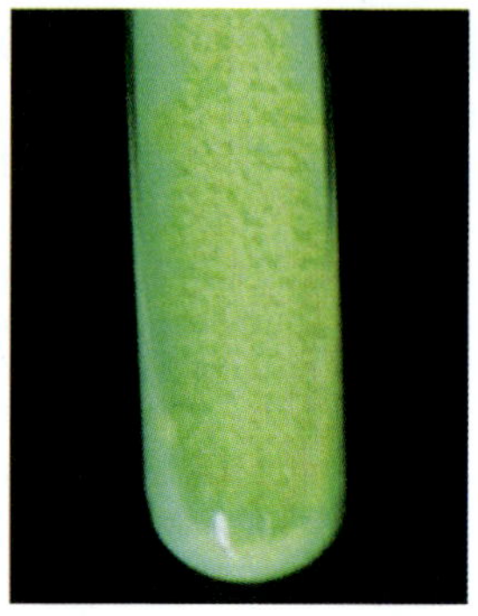

■그림 4-4 결핵균 배양 결과
오가와 배지에서 증식했던 결핵균 집락(황색의
콜로니)
(고바야시 가즈오, 마이코박테리움 속(항산균):
표준미생물학 제11판 p290, 의학서원, 2012)

1+, 가프키 5호 2+, 가프키 9호 3+로 기재하도록 되어 있다. 객담 검사는 객담 1㎖ 중 2만 개에 가까운 균이 존재하여 처음 1호로 감지할 정도이며, 검출 감도는 좋지 않다(그림 4-3).

- 결핵균 배양: 기존에는 오가와 배지*에서 결핵균을 배양하였는데, 최종 보고서까지 8주가 걸렸다. 최근에는 액체 배지를 이용하여 약 4주 이내에 동일한 정도 이상의 감도를 알아내게 되었다. 또한 가래의 핵산을 증폭시키는 것으로, 얼룩보다 훨씬 감도가 좋은 검사 방법(PCR, MTD 법)이 마련되어 있다.
- PCR 법은 DNA를 증폭시키는 방법으로, 사균도 증폭되고 양성 결과가 나오는 단점이 있다.
- MTD 법은 RNA를 증폭시키는 방법으로, 결핵균이 사멸하면 RNA 분해되므로 세균이어도 양성이 아닌 이점이 있다.
- 약제 감수성 시험: 약에 대한 내성의 유무를 확인하는 검사이다. 가장 항균력이 강한 이소니아지드(INH)의 내성 빈도는 초기 치료 예에서 4.2%, 재치료에서 12.3%이다(2008년 전국 조사, 표 4-1). 초기에 충분한 치료를 하고 내성균에 하지 않는 것이 중요하다. 다제내성 결핵균은 이소니아지드(INH)와 리팜피신(RFP)에 완전한 내성을 보이는 결핵균을 말한다. 이 두 가지 약은 결핵균의 치료에도 효과적인 약이지만, 다제내성 결핵균에서는 결핵 치료가 어려워지고 치료 저항성과 재발의 위험성이 증가한다.
- 흉부 X선 검사, 흉부 CT 검사: 발병한 경우에는 영상에 음영이 나타난다.

*오가와 배지: 일본에서 널리 사용되고 있는 창산성균(특히 결핵균)의 배양에서, 오가와 다쓰지 등이 개발한 배지. 미생물 등의 배양에 사용하는 영양소를 포함한 액체와 고체를 말한다.

합병증

- 기침: 폐결핵의 중증 환자는 객혈을 초래할 수 있다.
- ARDS: 좁쌀 결핵(폐에서 좁쌀 모양의 그림자가 나타난다. 폐결핵으로 전신에 혈행성으로 산포한 결핵)은 중증 시 급성 호흡곤란 증후군(acute respiratory distress syndrome: ARDS)을 합병할 수 있다.

치료법

내성화를 예방하기 위해 여러 약제를 사용하여 단기간에 치료하는 것이 기본이며, 치료의 원칙은 4제병용 요법을 사용한다.

● 치료 방침

- 병기·병태·중증도에 관계없이 4제병용 요법(항결핵약)으로 단기간에 충분한 치료를 한다.
- 약물 치료의 원칙: ① 치료 시작 1~2개월: 4제병용 요법. 이소니아지드+리팜피신+에탐부톨 염산

■표 4-1 결핵균의 약제 내성 비율(2008년) 증례 수(내성 출현율)

	초기 치료 예	재치료 예
합계	17,515	1,542
배양 결과 양성 예	8,540	779
감수성 결과 판명 예	3,885	391
다제 내성	28(0.7%)	20(5.1%)
INH 내성	163(4.2%)	48(12.3%)
RFP 내성	39(1.0%)	24(6.1%)
1제 이상 내성	470(12.1%)	75(19.2%)

(결핵연구소 역학정보센터)

■표 4-2 결핵의 주요 치료제

분류	일반 이름	주요 상품명	약의 효과 메커니즘	주요 부작용
항결핵약	이소니아지드(INH)	이스코친, 히드라	결핵균 세포벽 합성 저해	말초신경염, 간 기능 장애
	리팜피신(RFP)	리파, 리막탄	결핵균의 RNA 합성 저해	간 기능 장애
	에탐부톨 염산염(EB)	에탐부톨, 에부톨	세포 증식을 억제하는 정균 작용	시신경염, 약진
	피라진아마이드(PZA)	피라마이드	치료 초기의 산성 환경에서 살균 작용	간 기능 장애, 고요산혈증
아미노글리코시드계 항균 약	스트렙토마이신 연구산염(SM)	황산 스트렙토마이신	리보솜 작용 단백 합성 억제	현기증, 난청, 이명

염(EB)+피라진아마이드(PZA), ② ① 종료 후 4개월: 2제병용 요법. 이소니아지드+리팜피신(약제 감수성이 있는 경우)

●약물 요법

- 단기간에 제대로 치료하는 것이 대원칙이다(내성화 예방).
- 약제 감수성은 반드시 확인한다.
- 결핵의 치료는 4제병용 요법이 대원칙이며, 병기·병태와 심각도에서도 치료 방침은 변함이 없다. 피라진아마이드(PZA)를 복용할 수 없는 경우는 간 손상, 신부전 등 심각한 장기 손상이 있거나 통풍이 있어 요산치가 높은 경우다.

Px 처방 예 치료 원칙은 4제병용 요법(INH+RFP+EB(or SM)+PZA)이고 2개월 동안 4제 투약 후 원칙적으로 PZA와 EB를 제외한 2제 4개월 치료를 하고 종료한다.

- 이스코친(INH)정(100mg) 1회 3정 1일 1회 아침 식사 후 ← 항결핵약
  ※항균력이 가장 뛰어나다. 그러나 지속 생존균(증식을 정지한 상태에서 생존하는 균)은 비활성화된다. 예방 내복은 단독으로 사용한다. 말초 신경염의 부작용에 주의가 필요하다.
- 리파딘(RFP)캡슐(150mg) 1회 3캡슐 1일 1회 아침 식전 또는 아침 식사 후 ← 항결핵약
  ※RNA 중합 효소와 결합하여 RNA 합성을 억제한다. 지속 생존균에도 유효한 것이 특징. INH와 함께 치료의 중추적인 역할을 담당하는 약이다.
- 에탐부톨(EB)정(250mg) 1회 3정 1일 1회 아침 식사 후 ← 항결핵약
  ※치료의 조합으로는 스트렙토마이신 황산염(SM) 또는 EB 중 하나를 선택한다. 결핵균의 대사산물의 합성을 억제한다. 부작용으로 시신경 장애에 대한 주의가 필요하다.
- 황산 스트렙토마이신(SM) 주(1g/V) 1g 주 2회 근육 주사 ← 항생제
  ※결핵균의 단백질 합성을 저해한다. 위장에서 흡수되지 않기 때문에, 근육 주사 또는 정맥 주사로 투여한다. 부작용으로 청력 장애가 올 수 있으니 주의가 필요하다.

- 피라마이드(PZA)말   1회 1.5g   1일 1회   아침 식사 후   ← 항결핵 약
  ※병변이 산성 조건에서만 효과를 발휘하는 약이고, 치료 초기 2개월 동안만 투여한다. 간경화나
    결핵 요산치가 상승하는 부작용에 주의가 필요하다.
- ●외과적 치료
- 현재는 약물 치료를 주로 하며 수술 치료를 하는 경우는 드물다. 다제내성 결핵균에 의한 감염은
  약물 치료 이외에 수술 치료를 할 수 있다.

결핵의 병기 · 병태 · 중증도별 치료 순서도

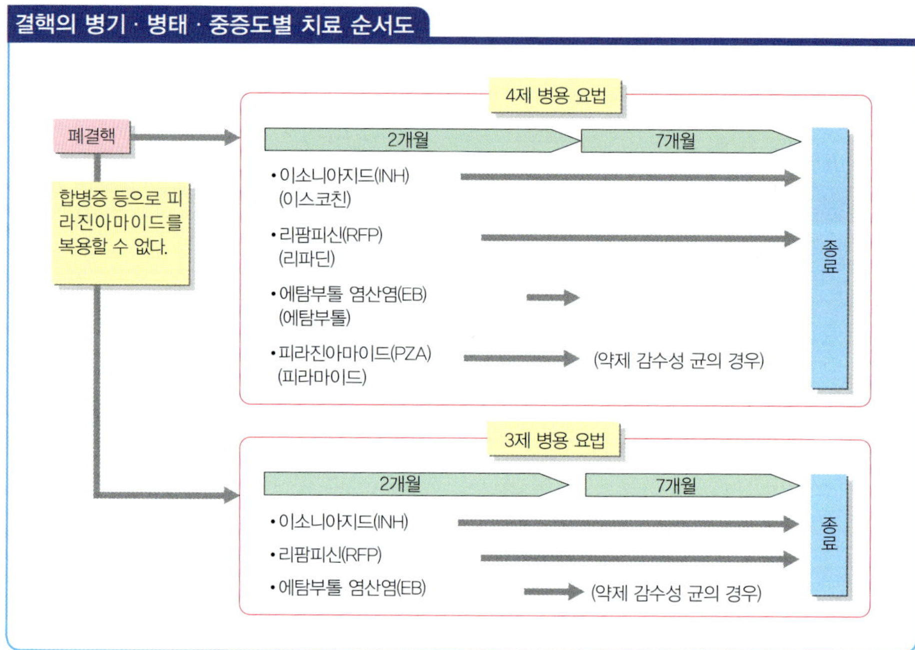

결핵 환자의 간호

쓰키다 가즈미

간호 과정 순서도

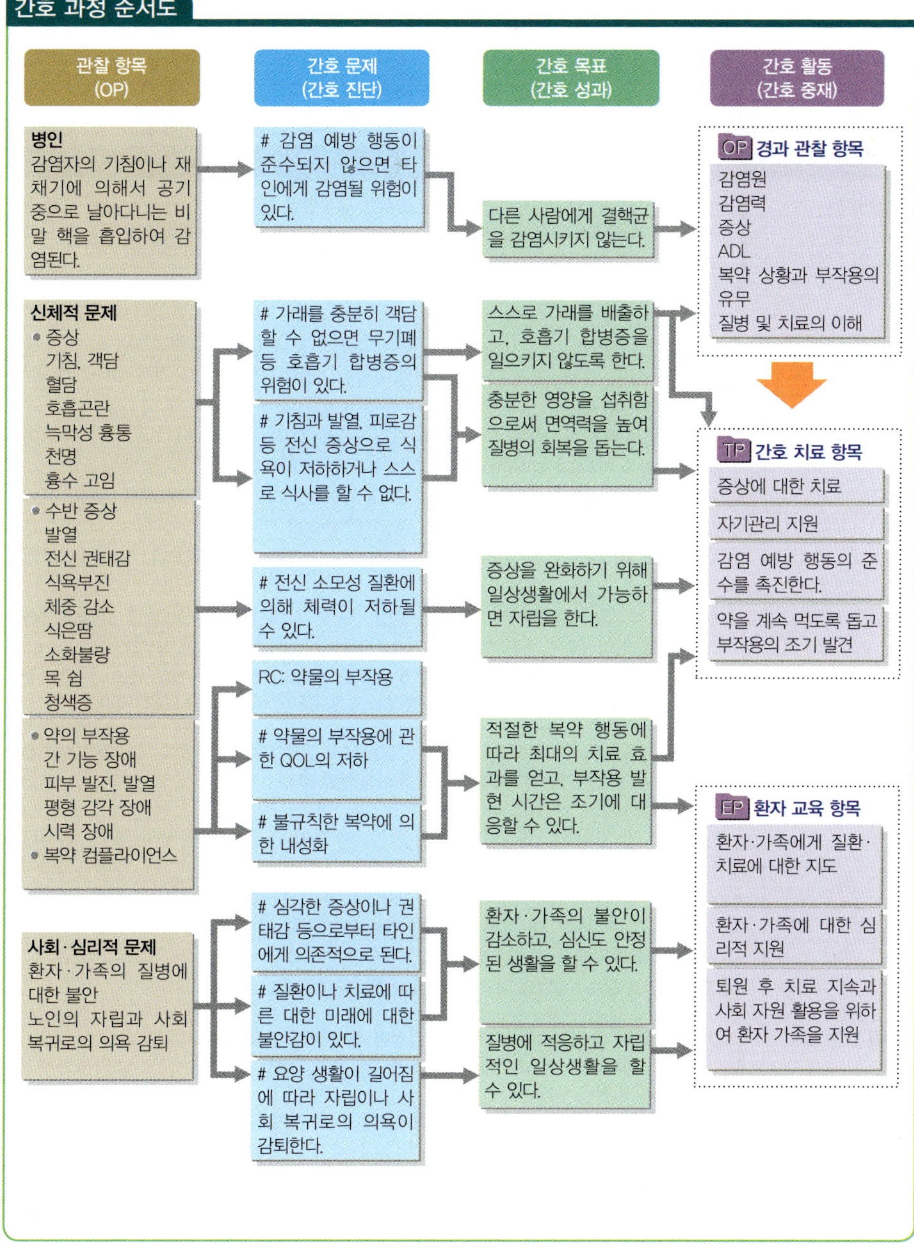

- 결핵은 결핵균의 비말 핵을 흡입함으로써 감염되며 만성의 소모성 질환이다. 기침, 객담, 발열, 호흡곤란 등 심각한 증상의 완화를 위해 노력하는 동시에 항결핵 약물의 복용이 확실하게 이루어지도록 지원한다.
- 감염력이 떨어질 때까지는 격리가 필요하므로 질환에 대한 올바른 인식을 가져야 하며, 치료의 연속성과 일상생활의 조정이 중요하다.

Step1 영향 평가	Step2 간호 초점	Step3 계획	Step4 실시	Step5 평가

정보 수집	평가 관점과 근거·잠재적 간호 문제
증상 부위, 출현 상황, 정도의 관찰	폐결핵은 건강 검진에서 발견되는 경우도 있지만, 대부분은 감기가 잘 낫지 않는 등의 자각 증상에 따라 발견된다. 증상이 점진적으로 발전하기 때문에 지속적인 관찰과 완화를 위해 노력한다. ● 결핵균은 분열하여 증식할 때까지 약 1일의 시간이 필요하다. 따라서 감염이 되고 발증하는 데 시간이 오래 걸리고 발견이 지연될 수 있다. ● 가장 많은 증상은 기침, 가래가 나오는 습성기침이 많다. 발열은 25~30%, 객혈, 피가 섞인 가래, 흉통은 10% 전후의 환자에게서 보인다. ● 건성기침과 흉통이 지속되면 흉막에 염증이 파급되지 않았는지 의심한다. ● 가래는 병소에서의 염증성 산물, 기관지 점막, 장액 등으로 이루어지며, 병소의 상태에 따라 가래의 양이나 양상이 변화한다. ● 가래의 고임은 자각 증상 및 청진으로 확인하고, 적극적으로 가래를 뱉을 것을 권한다. 가래의 고임은 무기폐 등 호흡기 합병증을 일으킬 수 있다. ● 객혈은 폐 병소부의 공동벽에 생긴 동맥류의 파열에 의한 것으로, 객출된 혈액은 선홍색의 거품 모양이 많다. ● 폐결핵은 소모성 질환이며 기침과 발열, 전신 권태감, 무력 피로감, 식욕 저하 등과 함께 영양 섭취 부족과 체중 감소, 면역력 저하를 초래할 우려가 있다. 🔍 잠재적 간호 문제 : 불충분한 가래 객출, 무기폐 등 호흡기 합병증의 위험/기침이나 발열, 권태감 등 전신 증상에 따른 저영양 상태/전신 소모성 질환에 의한 활동 내성의 저하
감염원 및 기왕증, 생활 배경의 파악	폐결핵은 사람에게서 사람에게로 감염되는 질환이다. 감염된 사람과의 접촉 유무 등 감염원을 특정할 수 있는 경우 명백히 하고, 감염의 확산을 예방한다. ● 결핵 감염자와의 접촉 유무 ● 전신 질환의 기왕력, 호흡기 질환의 병력, 가족이나 가까운 친척의 병력, 투베르쿨린 반응력 ● 정기 검진의 진찰 상황, 생활 환경, 개발도상국으로 해외여행 유무, 직장이나 학교 환경, 가족 구성 및 지원 시스템, 라이프스타일 등 생활 배경 ● 질병의 이해와 해석 방법 🔍 잠재적 간호 문제 : 질병의 이해 부족으로 감염 발견이 지연
발병 요인 파악	결핵은 감염된 후 발생하는 1차 결핵과 감염된 지 몇 달에서 몇 년이 지나 걸리는 2차 결핵이 있다. 모두 생체 면역 기능의 저하 같은 질환이나 면역 기능을 억제하는 치료 및 약물 투여가 계기가 되어 발병하기 쉽다. ● 발병이 유도되는 당뇨병, 면역 기능 장애(면역 억제제의 사용이나 감염증을 보이는 등), 진폐증, 투석 요법, 수술 후 부신피질 호르몬 제제와 항암제를 복용한 경우, 고령자인 경우
약의 효과 관찰	치료의 중심은 항결핵약에 의한 화학 요법으로, 결핵균이 분열과 증식을 반복하는 최초 2개월까지 강력하게 치료한다. 이에 관해서는 후생 노동성에서 기준이 나와 있다. ● 치료 시작 2개월 후 결핵균 배양 검사를 실시하여 결핵균이 검출되지 않으면 사용 중인 약물이 효과적이라고 판단하여 치료를 중단한다. 재발 결핵균 배양 검

	사를 실시한다. 약물이 유효하다고 판단하고 치료를 계속한다. 치료 시작 6개월 후에 다시 결핵균 배양 검사를 실시한다. ● 치료가 장기간 지속되고 치료 효과를 얻을 수 없다고 판단해 복약하지 않는 등 회복이나 치료 지속에 대한 의욕이 저하된다. 🔍 잠재적 간호 문제 : 복약 준수에 대한 의욕이 저하
약의 부작용 관찰	항결핵약 치료는 최소 6개월간 확실한 복약이 필요하다. 치료는 2~4종의 약물을 병용하는데, 복약이 장기화되기 때문에 부작용이나 약물 상호작용에 충분한 주의가 필요하다. 여러 약물을 병용하는 이유는 항균력을 높이기 위해서가 아니라 약물에 내성을 나타내는 균의 출현을 방지하기 위한 것이다. ● 항결핵약의 부작용은 알레르기 작용에 의한 것과 중독 증상에 의한 것이 있다. 전자에는 감소 감작 요법이 효과적이지만, 후자의 경우는 투여를 중지한다. ● 항결핵약의 배설 경로는 신장과 간이다. 신장 질환으로 투석 중인 환자는 과다 복용에 주의한다. ● 간 기능 장애는 리팜피신(RFP)의 투여에서 많이 볼 수 있다. DAST, ALT가 일과성으로 상승하는 것으로, 약물을 일시 중단하고 정상적으로 회복했을 때 복약을 재개한다. ● 이소니아지드(INH)와 당뇨병 치료제 인슐린 사이에는 복잡한 상호작용이 일어나므로, 이들을 병용하면 혈당 조절이 잘 이루어지지 않을 수 있다. ● 발열, 피부 발진 등 알레르기 증상이 나타난 경우에는 일단 약물을 중지하고 소량으로 투여량을 늘리는 감소 감작 요법을 실시한다. ● 스트렙토마이신 황산염(SM)에 의한 평형 기능 장애, 에탐부톨 염산염(EB)에 의한 시력 장애는 돌이킬 수 없는 변화이다. 증상의 발현에 주의하고, 발현 시 즉시 약물을 중단한다. 🔍 공동 문제 : 약물의 부작용 발생 위험성
감염 대책에 대한 이해도 파악	결핵 환자의 85%는 일반 병원과 클리닉에서 발견되기 때문에 의료 종사자의 감염, 발병 위험이 높다. 결핵 환자를 신속하게 발견하고 감염 경로를 끊는 것이 필요하다. ● 2주 이상 기침이 계속되는 환자는 우선 결핵을 의심하고 문진, 흉부 X선 검사, 결핵균 배양 검사를 적극적으로 실시한다. ● 기침이 심한 환자를 외래에서 보면 마스크를 착용하고 의사와 상담하여 진단 순서를 앞당긴다. ● 객담 도말 검사에서 결핵균이 검출되면 공기 감염 예방책이 필요하다. 환자는 음압의 개인실에 입실한 뒤 검사와 치료 이외에는 방에서 나갈 수 없다. 방에서 나오면 서지컬 마스크를 착용해야 한다. 의료 종사자가 들어올 때는 N95 마스크를 착용한다. ● 고립 상태에 놓인 환자는 좌절감과 우울감이 나타날 수 있으므로 질병이나 격리의 필요성에 대한 이해 정도와 환자의 기분을 평가한다. 🔍 잠재적 간호 문제 : 다른 사람에게 감염의 위험/질병과 감염 예방에 대한 지식 부족/질환과 치료에 대한 불안/심한 증상이나 권태감 등으로 타인에 의존함
환자·가족의 사회·심리적 측면 파악	배균 중 환자는 가족과 떨어져 외부와 차단되므로 사회적 역할을 수행할 수 없다. 가족이나 학교, 직장에서 친밀한 사람에게 감염될 위험이 있었다는 것을 인지하게 되며, 장기간 치료가 이루어지고 신속하게 결과를 얻을 수 없으므로 미래에 대한 불안을 느끼기 쉽다. ● 환자의 표정이나 말과 행동에서 불안, 초조감이 있는지 확인한다. ● 질병 및 치료, 검사, 치료·입원 환경에 대한 이해 정도를 확인한다. ● 수면과 음식 섭취 상황을 파악한다. ● 성격 경향이나 평상시의 대처 행동을 파악한다. ● 경제적인 불안감을 안고 있지 않은지 파악한다. 🔍 잠재적 간호 문제 : 병과 감염 예방에 대한 지식 부족/심한 증상 및 권태감 등에 따라 타인에게 의존/질환과 치료에 대한 불안

간호 문제 리스트

#1 가래를 충분히 뱉을 수 없으면 무기폐 등 호흡기 합병증의 위험이 있다(활동-운동 패턴).
#2 감염 예방 행동이 준수되지 않으면 타인에게 감염의 위험이 있다(영양-대사 패턴).
#3 기침이나 발열, 권태감 등에 의해 식욕이 저하되거나 자력으로 식사를 할 수 없게 된다(영양-대사 패턴).
#4 전신 소모성 질환에 의해 체력 저하가 보인다(활동-운동 패턴).
#5 심각한 증상이나 권태감 등 타인에게 의존적이 된다(코핑-스트레스 내성 패턴).
#6 질환과 치료에 따른 미래에 대하여 불안감이 있다(자기 인식 패턴).

간호의 우선순위 지침

- 결핵은 만성 경과를 부르는 소모성 질환이며 전염성이 강한 질병이다. 임상 증상의 개선에 힘쓰지 않고, 체내의 살아 있는 결핵균을 근절하지 않으면 높은 확률로 재발한다. 또한 상당히 장기간의 치료를 요한다. 따라서 치료에 대한 이해와 계속되는 일상생활에 대한 조정이 중요하다.
- 급성기에는 증상을 완화하고 체력 소모를 예방하는 치료를 우선적으로 한다.
- 만성기에는 질환에 대하여 이해시키고 치료를 계속해 좋은 몸 상태를 유지하는 것과 재발 및 악화를 예방하기 위해 적절한 생활 환경으로 정돈하는 것을 우선 실시한다.

1 간호 문제	간호 진단	간호 목표(간호 성과)
#1 가래를 충분히 배출할 수 없으면 무기폐 등 호흡기 합병증의 위험이 있다.	**비효과적 기도 정화** **관련 요인**: 분비물의 고임, 기관지 내의 분비물 **진단 지표** ☐ 호흡곤란 ☐ 발성곤란 ☐ 기침의 멈춤 ☐ 대량의 객담 ☐ 호흡부 잡음 ☐ 호흡 리듬의 변화	〈장기 목표〉 1) 기도 분비물을 제거, 산소 공급을 충분히 한다. 2) 감염을 치료하고 추가 치료가 필요한지 변화에 주의하면서 환자의 호흡 상태를 최적 수준으로 유지시킨다. 〈단기 목표〉 약물 치료를 시작한 지 1주일 이내에 열이 내려가고 호흡곤란이 경감되어 컨디션이 좋아지는 것을 느낄 수 있다.

간호 계획

OP 경과 관찰 항목

- 환자가 깨어 있는 동안 4시간마다 바이털 사인을 평가하고 호흡 소리를 청취한다.
- 복약 상황을 면밀히 평가한다.
- 필요에 따라 객담을 채취하여 배양 검사를 실시한다.

TP 간호 치료 항목

- 환자가 깨어 있는 동안 2~4시간마다 몸을 뒤척이게 하고, 기침과 함께 심호흡을 하도록 한다.
- 의사의 지시나 필요에 따라 비강 캐뉼라를 사용한다.
- 가능한 한 매일 250㎖ 컵으로 8~12잔(2000~3000㎖)의 물을 마시도록 조언한다.
- 의사의 지시에 따라 항결핵약을 투여한다.

중재 포인트와 근거

- ➡ **근거** 임상 소견에서 건강 상태의 변화와 합병증의 발병을 알 수 있다.
- ➡ **근거** 약물 요법의 장기간 지속이 절대적으로 필요하다.
- ➡ **근거** 배양하여 결핵균의 유무를 확인한다.
- ➡ **근거** 기침을 하고 몸을 움직여 기도 분비물이 없도록 한다.
- ➡ **근거** 산소는 충분한 조직 관류를 유지하기 위해 필요하다.
- ➡ **근거** 적절한 수분 섭취는 기도 분비물 배출을 촉진한다.
- ➡ **근거** 적절한 투약으로 결핵을 치료하고 감염력을 약화시킨다.

EP 환자 교육 항목

- 환자와 보호자에게 항결핵약의 사용 방법(투여량, 투여 횟수, 투여 기간 등)을 지도한다.
- 항결핵약의 부작용에 대해 환자에게 지도한다.

- 이소니아지드 치료를 받은 환자는 술을 끊도록 지도한다.

➡ **근거** 초기 치료 기간 후에도 객담 배양이 음성적으로 될 때까지 적어도 6개월은 투약을 계속한다.

➡ **근거** 대부분의 항결핵약은 상당한 독성이 있다. 특히 간 기능 장애 및 신장 기능 장애가 있는 고령자들은 부작용을 일으키기 쉽다.

➡ **근거** 이소니아지드 치료 중에 음주를 하면 간 기능 장애를 일으켜 합병증 위험이 높아진다.

---

2 간호 문제	간호 진단	간호 목표(간호 성과)
#2 감염 예방 행동을 따르지 않으면 다른 사람에게 감염의 위험이 있다.	감염 중개 위험 상태 **위험 요인**: 결핵균의 감염, 공기 감염	〈목표〉 간병인과 가족, 다른 사람에게 결핵이 확대되는 것을 예방한다.

간호 계획 / 중재 포인트와 근거

OP 경과 관찰 항목

- 장기간 누워서 안정을 취하거나 개인실에 있는 데 따른 변비, 욕창, 신체 및 정신 기능의 저하, 사회적 고립 등에 의해 합병증이 일어나지 않는지 조사한다.

➡ **근거** 일반적으로 합병증이 일어나는 것은 환자가 고립되고 와상(臥床) 안정이 길어진 때이다. 간호사는 합병증이 일어날 수 있다는 것을 항상 염두에 두고, 합병증이 일어나지 않고, 중증화되지 않도록 관리한다.

TP 간호 치료 항목

- 격리 병실에 입실한다. 음압을 유지한 개인실의 문을 항상 닫아 실내 공기가 실외로 유출되지 않도록 한다.
- 기침은 얼굴을 돌려 화장지에 대고 하고, 사용한 화장지는 반드시 버린다.
- 환자가 적절한 위생 조치를 취할 수 없다고 판단되거나 방을 떠날 때 환자에게 반드시 마스크를 착용하게 한다.
- 감염 기간에 속한 환자를 유아로부터 격리시킨다.

➡ **근거** 결핵균은 공기로 감염된다. 환자 방의 공기가 병원에서 순환하지 않도록 한다.
위생 행동을 제대로 하여 결핵이 다른 사람들에게 감염되는 것을 예방한다.

➡ **근거** 이해력 부족이나 정신 상태의 변화에 따라 환자가 감염 기간에 의료인의 지시를 따르지 않을 경우 마스크를 착용하여 감염을 예방한다.

➡ **근거** 유아는 감염되기 쉽다.

EP 환자 교육 항목

- 환자·가족에게 결핵균의 감염 경로와 환자의 가래, 배설물, 구토의 취급 방법을 지도한다.

➡ **근거** 감염 경로에 대한 올바른 지식을 습득하고, 다른 사람에게 감염 확대를 예방할 수 있다. 또한 격리의 이유를 알면 불안이 완화된다.

---

3 간호 문제	간호 진단	간호 목표(간호 성과)
#3 기침이나 발열, 권태감 등의 증상으로 식욕이 없고 자력으로 식사를 할 수 없게 된다.	영양 섭취 소비 균형 이상: 필요량 이하 **관련 요인**: 음식 섭취를 할 수 없다. **진단 지표** ☐ 이상적인 체중보다 20% 이상 적다. ☐ 삼키거나 씹는 데 필요한 근력 저하 ☐ 음식에 관심을 보이지 않는다. ☐ 근육 긴장 저하	〈장기 목표〉 체중 감소를 방지하고 영양 상태를 개선한다. 〈단기 목표〉 식사 섭취량을 증가시킨다.

<table>
<tr><td>

간호 계획

OP 경과 관찰 항목
- 결핵 감염 초기부터 매일 같은 시간에 같은 체중계로 환자의 체중을 잰다. 그 후 지시에 따라 1〜2주마다 측정한다.
- 혈청 전해질, 요소 질소(BUN), 알부민값 등 검사 결과를 평가한다.

TP 간호 치료 항목
- 필요에 따라 식사를 돕는다.

EP 환자 교육 항목
- 고단백질, 고에너지 음식을 먹도록 지도한다.
- 한 끼 먹을 때의 양을 적게 분할 섭취하고, 하루 총 섭취량을 늘린다.
- 필요에 따라 영양사와 상담한다.

</td><td>

중재 포인트와 근거

➡체중은 영양 상태를 반영한다.

➡환자의 영양 상태를 평가하기 위해 혈액 검사를 의사의 지시에 따라 실시한다.

➡ **근거** 혼자서 식사를 하지 못할 정도로 약한 환자도 있으므로 적절한 열량을 섭취해야 한다면 이를 격려하고 식사를 돕는다.

➡ **근거** 식욕부진, 피로, 신진대사 항진 등 결핵의 증상을 이겨낼 만큼 풍부한 칼로리와 최적의 영양이 환자에게 필요하다.

➡영양사는 칼로리 계산을 하여 음식을 선택하고 환자의 마음에 드는 음식을 연구, 준비한다.

</td></tr>
</table>

4 간호 문제	간호 진단	간호 목표(간호 성과)
#4 전신성 소모성 질환에 의해 체력의 저하가 보인다.	**활동 내성 저하** **관련 요인**:전신 쇠약, 침상 안정 **진단 지표** ☐ 활동에 대한 혈압, 심장박동수의 이상 반응 ☐ 운동 시의 불쾌감 ☐ 쇠약의 호소	〈장기 목표〉 적절한 수준으로 활동을 촉진하고 휴식 시간을 갖는다. 〈단기 목표〉 치료 시작 일주일 이내에 활동량을 늘릴 수 있다.

<table>
<tr><td>

간호 계획

OP 경과 관찰 항목
- 입원 시 질병의 경과에 따라 정기적으로 환자를 평가한다.

TP 간호 치료 항목
- 환자가 견딜 수 있는 범위에서 휴식과 활동의 균형을 고려하여 일정을 결정한다.
- 잠자리에 든 환자에게 자동적·수동적 관절 가동범위에 따른 운동을 지도한다.

EP 환자 교육 항목
- 필요하다면 물리치료사나 작업치료사와 상담한다.

</td><td>

중재 포인트와 근거

➡환자의 활동량을 먼저 객관적으로 평가하는 것은 치료를 평가하는 데 기초가 된다.

➡ **근거** 질환은 환자의 체력을 약화시키지만, 환자는 신체 기능을 유지해야 한다. 활동 시간과 활동량을 단계적으로 늘려나감에 따라 기능을 유지, 개량할 수 있다.

➡ **근거** 관절 가동범위 운동을 하여 경직을 예방한다.

➡ **근거** 환자를 평가하고 기능 회복 프로그램의 관리를 돕고, 재택 간호 계획을 세운다.

</td></tr>
</table>

5 간호 문제	간호 진단	간호 목표(간호 성과)
#5 심각한 증상이나 피로감 등으로 다른 사람에게 의존적이 된다.	**비효과적 코핑** **관련 요인**: 사회적 자원의 문제로 일반적인 지원을 받기가 어려움 **진단 지표** □ 정보 시스템을 만들기가 불가능하다. □ 권태감 □ 기본적 필요를 만족하지 못한다. □ 잘못된 문제 해결 □ 목표로 향하는 행동의 부족 □ 일반적인 커뮤니케이션 패턴 변화	〈**장기 목표**〉 가족을 교육하고, 환자가 질병에 적응하고, 자신의 생각을 바꾸고, 환경에 적절하게 반응하도록 지원한다. 〈**단기 목표**〉 1) 질병에 적응하고 자립성을 높인다. 2) 최대한 스스로 ADL을 하고 치료를 확실하게 받는다.

간호 계획	중재 포인트와 근거
OP **경과 관찰 항목** • 환자의 행동과 정신 상태의 변화를 평가하고 증상이 보이면 의사에게 보고한다.	➡ 증상의 변화는 질환의 악화를 나타낸다. 우울증과 합병증에 주의한다.
TP **간호 치료 항목** • 환자와 간병인에게 결핵에 대한 걱정과 두려움을 표출하도록 조언한다.	➡ **근거** 환자는 결핵 진단을 받은 것에 굴욕감과 고뇌를 느끼고, 자신이 소외되었다고 생각한다. 과거에 결핵 환자들은 요양원에 입소하거나 가족이나 친구들로부터 격리당한 경험이 있기 때문이다.
EP **환자 교육 항목** • 환자·가족에게 결핵에 대해 설명한다. • 가능한 한 ADL을 스스로 하도록 환자에게 권장한다. • 환자·가족과 함께 약물 요법에 대해 학습하고 장기 치료의 중요성을 계속 강조한다. • 퇴원 후 약물 치료의 준수에 대해 환자에게 확인한다. • 필요 시 작업 치료사와 상담한다.	➡ **근거** 설명을 통해 잘못된 생각을 긍정적으로 바꾸고, 걱정이나 불안을 완화시킨다. ➡ **근거** 자립심은 자기 자신의 가치에 대한 인식을 높이고 걱정이나 불안을 완화한다. ➡ **근거** 약물 요법은 6개월~1년간 계속하는 것으로, 치료를 준수하지 않는 것은 중요한 문제이다. 지도와 추적 조사의 필요성을 제시하고, 치료 거부를 개선하여야 한다. ➡ **근거** 다양한 행동은 환자의 자립을 증가시키고, 결핵 예방 행동을 취할 수 있다.

6 간호 문제	간호 진단	간호 목표(간호 성과)
#6 질환이나 치료와 관련해 미래에 대한 불안이 있다.	**불안** **관련 요인**: 환경의 변화, 환경에 대한 위협, 장기간의 약물 복용, 질환에 대한 이해 부족 **진단 지표** □ 인생에서 큰 변화에 따른 걱정을 표현한다. □ 불면증 □ 좌절, 초조감 □ 불확실 □ 두려움 □ 혼란	〈**장기 목표**〉 1) 지속적인 치료가 필요하다는 것을 이해하고, 자신의 현재 상황을 수용할 수 있다. 2) 재발 예방 행동을 취한다. 〈**단기 목표**〉 1) 결핵균에 의한 감염으로, 적절하게 치료하면 완치가 가능하다는 것을 말로 표현한다. 2) 현재 고립 상태에 있지만, 외부와의 커뮤니케이션이 가능하다는 것을 이해시킨다. 이때 불안감을 경감시키기 위해 말로 표현한다.

<table>
<tr><th>간호 계획</th><th>중재 포인트와 근거</th></tr>
<tr><td>

OP 경과 관찰 항목
- 질병, 검사, 치료에 대한 환자의 정보량과 이해의 정도

- 표정, 말, 태도의 표출 상황과 불안 정도와의 관계.
- 성격 경향, 코핑(coping) 패턴 지원 시스템 등과 불안과의 관계
- 나름대로 병의 현상에 대해 인식하는 환자의 생각에 대한 대처 방법

</td><td>

➡ **근거** 불안의 정도와 원인을 평가하는 것으로, 질병과 치료에 대한 지식 부족이 원인은 아닌지 따져본다. 외부에 원인이 있는지 밝힌다.

</td></tr>
<tr><td>

TP 간호 치료 항목
- 적절한 시기를 보아, 불안의 원인이 무엇인지 말로 표현하도록 격려한다.
- 환자가 혼란스러워하는 경우 정리할 시간을 준다.
- 여러 가지 일을 적극적이고 건설적으로 생각하도록 조언한다.
- 향후 치료 방침과 치료 기간에 대한 정보를 제공한다.

</td><td>

➡ **근거** 환자 자신도 무엇이 불안한지 명확하게 이해하지 못하는 경우가 많다. 불안의 내용을 말로 표현하면 환자 스스로 자신의 감정을 확인할 수 있다.

</td></tr>
<tr><td>

EP 환자 교육 항목
- 입원 환경, 질병, 검사, 치료에 대한 환자의 이해 여부를 확인하고 누락이 있으면 보충한다.
- 감염증으로 타인에게 감염시킬 위험성이 있는 질환임을 설명하고, 일정 기간의 격리가 필요함을 이해시킨다.
- 감염의 위험성이 높은 기간은 적절한 약물 치료를 실시하고 그 기간이 2주 정도라는 것을 설명해 안심시킨다.
- 질병 및 치료에 관한 지식을 주변 사람에게도 전하고 환자에 대한 지원이 계속될 수 있도록 격려한다.

</td><td>

➡ **근거** 감염 위험이 높은 기간과 치료 효과에 대해 설명함으로써 예후에 대한 환자의 불안감을 완화시키고 회복에 동기를 부여한다.

</td></tr>
</table>

| Step1 영향 평가 | Step2 간호 초점 | Step3 계획 | Step4 실시 | Step5 평가 |

병기·병태·중증도별 관리 포인트

【급성기】 기침, 가래, 발열 외에 기침과 호흡곤란 등 심한 증상이 나타날 수 있으므로 안정을 촉구하여 증상을 완화한다. 항결핵약의 약물 치료가 시작되므로 확실한 복약 지도를 하고, 부작용에 주의한다. 배균 중의 환자는 공기 감염 예방책에 따라 분리되며, 셀프케어의 부족한 부분을 보충하고 불안감을 완화시킨다.

【만성기】 복약과 부작용에 대한 관찰을 계속한다. 치료는 장기간을 요하기 때문에 질병과 치료에 대해 올바른 인식을 갖고, 회복과 사회 복귀에 의욕을 가질 수 있게 지원한다.

【회복기】 배균을 인정하지 않아 퇴원하면 통원 치료도 가능하지만 항결핵약에 의한 화학 요법은 6개월~1년, 경우에 따라 그 이상 걸린다. 불규칙한 복용은 약물의 내성을 만들기 쉽기 때문에 복용을 잘 준수하도록 지원한다. 또한 과로나 스트레스는 발병 요인이 되므로 규칙적인 생활을 할 수 있도록 지원한다.

간호 활동(간호 중재) 포인트

기도 청정화·호흡 지원
- 습성기침이나 청진에서 가래 고임이 보이는 경우 적극적으로 가래 배출을 돕는다.
- 갑자기 선홍색으로 포말상의 혈담을 대량 객혈하는 경우가 있다. 이때 객출할 힘이 약한 경우나 환자 폐의 유착이 심할 경우, 건강한 쪽 기관지에 혈액이 흡입되고, 그것이 응고하거나 오연하기도 한다. 객출하는 경우 즉시 기도를 확보하고 객출하게 하며, 환자의 폐를 아래로 하여 건강한 쪽으로 혈액이 유입하는 것을 방지한다[1].

- 호흡 상태, 가래의 양상과 양, 객출 상황, 기침하는 힘, 검사 결과 등을 평가하여 안락한 호흡을 하도록 지원한다.
- 기도 분비물의 점도를 낮추고 가래 후 객출을 재촉하는 수분의 섭취를 권한다. 의사의 지시에 따라 거담제나 점액 용해제를 사용한다.
- 청정한 공기와 적절한 온도·습도 유지 등 병실 환경을 정돈한다.
- 정기적인 가래 배출을 권한다. 자력으로 가래 배출이 곤란한 경우 스퀴징, 진동, 체위 배액 등 가래 배출에 대한 지원을 실시한다. 야간 기침에 의한 수면 장애를 예방하기 위해 취침 전에 충분히 가래를 배출하도록 한다.
- 심호흡, 기침, 가래 배출의 필요성을 설명하고 환자가 적극적으로 실시하도록 지도한다. 가래 배출 방법, 처리 방법 등을 지도한다.
- 혈담이나 객혈은 소량이라도 환자의 불안감을 크게 하기 때문에 배설물은 즉시 처리하고 곁에서 안심시킨다.

안정의 지원[2]

- 안정으로 호흡수가 감소하면 병소부의 안정을 도모할 수 있고, 염증 증상의 회복에 효과적이므로 안정 효과와 필요성에 대해 설명한다.
- 환자가 이해할 수 있는 안정도표 등을 이용하여 건강 상태에 따라 생활 일과를 이해할 수 있도록 지도한다.

영양 섭취의 지원

- 영양 상태, 식사 섭취량, 영양 소요량, 혈액 데이터, 전통적인 식생활, 기호, 처방된 약물의 작용과 부작용을 평가한다.
- 결핵은 소모성 질환이므로 회복을 위해 영양 균형이 잡힌 식사(고단백, 고에너지, 고비타민)가 필요하다는 것을 설명한다.
- 식사가 잘 진행되도록 고려하여 식사 환경을 조성한다.
- 가족에게 환자의 입맛에 맞는 음식의 지참 등 협력을 의뢰한다.

복약과 부작용의 지원

- 복약의 필요성, 치료 효과, 내성균의 출현을 예방하기 위해 규칙적인 약물의 필요성, 나타날 가능성이 높은 부작용에 대해 설명한다.
- 간호사 또는 의료 종사자의 눈앞에서 복약 확인 치료(DOT)에 대해 설명한다.
- 복약에 대한 환자의 이해와 생각을 평가한다.
- 부작용의 조기 발견을 위해 의사의 지시에 따라 정기적인 검사를 실시한다.
- 부작용이 나타난 경우 신속하게 대처한다. 환자의 자각 증상만으로 아는 부작용도 있기 때문에 서슴없이 보고하도록 지도한다[3].
- 알레르기 반응은 감소 감작 요법에 의해 극복할 수 있으며, 약물의 지속 투여가 가능하다는 것을 설명하고 안심시킨다[3].

스트레스 코핑에 대한 지원

- 감염 예방을 위해 격리된 상태에 있는 환자의 말과 행동, 표정을 평가한다.
- 수면 상황과 음식 섭취량을 관찰한다.
- 질병, 입원 환경, 치료, 검사, 치료에 대한 정보와 이해 정도를 확인한다.
- 성격 경향이나 평상시의 스트레스 대처 행동을 관찰하고 평가한다.
- 불안과 스트레스를 말로 표출하도록 격려하고 수용적인 태도로 대한다.
- 경제적 문제가 있을 경우, 감염법에 의해 의료비 부담을 덜 수 있다는 것을 설명한다.
- 복약 및 감염 예방 등을 준수할 수 있는지 피드백하여 요양에 애쓰는 노력을 치하한다.
- 감염증이기 때문에 타인에게 감염될 수 있으므로 일정 기간의 격리가 필요하다는 것을 설명한다.
- 격리는 감염 위험이 높은 배균 기간에 실시하며, 확실한 약물 치료에 의해 격리가 필요한 기간이 단축될 수 있다는 것을 설명한다. 또한 격리를 해제하는 조건(치료가 효과적으로 이루어져 임상 증상이 개선되고 3일간 연속하여 객담의 도말 검사가 음성이 되는 것)을 전한다.
- 가족이나 주변 사람의 지원을 계속할 수 있도록 한다.

- 약물 치료는 일반적으로 6개월~1년에 걸쳐 진행된다. 복약 기간이 길어 회복에 대한 의욕과 희망을 가지지 못하고 낙심하여 복약을 거부하거나, 배균이 인정되지 않았다고 안심해 복약을 중단하는 환자가 있다. 일정하게 지속적으로 치료하는 것이 내성균의 출현과 예방을 위해 중요하다는 점을 설명하고 의료진의 말에 잘 따르도록 돕는다.
- 퇴원 후 확실한 복약, 규칙적인 식사, 충분한 영양 섭취, 충분한 수면, 정신적 스트레스 해결 등 생활환경을 정돈하는 방법을 환자·가족과 함께 생각한다.
- 사회 복귀 계획에 대해 평가한다.
- 진료 방법, 재발 현상에 대해 설명하고 정기적인 진찰의 필요성을 설명한다.
- 퇴원 후 상담 및 지원 장소(지역건강복지 센터, 결핵예방회)가 있다는 것을 설명한다.
- 가족의 협력이 없으면 장기간에 걸쳐 삶을 통제하기 어렵다는 것을 설명한다.

Step1 영향 평가	Step2 간호 초점	Step3 계획	Step4 실시	Step5 평가

평가 포인트

간호 목표 달성도

- 질병의 특성을 이해하고 말로 표현할 수 있는가?
- 재발을 예방하기 위한 일상생활에서의 주의점을 이해하고 말로 표현할 수 있는가?
- 자기 판단에 의해 치료를 중단했을 때 초래하는 위험성을 이해하고 지속적인 진찰을 받았는가?
- 퇴원 후 일상생활에서의 주의 사항을 이해하고, 이상이 발생했을 때 대처 방법을 인지했는가?
- 가족이나 주위에 감염을 확대하지 않고 치료를 수행했는가?

●인용·참고 자료

1) 야마시타 가에코, 아사노 코이치로 외: 계통간호학강좌, 전문분야 6 성인간호학 2. 호흡기 제12판, 의학서원, 2007
2) 요쓰모토 히데키, 사토 코지, 의료종사자를 위한 결핵 지식, 의학서원, 2001
3) 후쿠오카 야스코, 내과 1, 간호 진단에 기초한 표준 간호 계획 1, 메디컬프레스 사, 1995

결핵 환자의 병태 관계도와 간호 문제

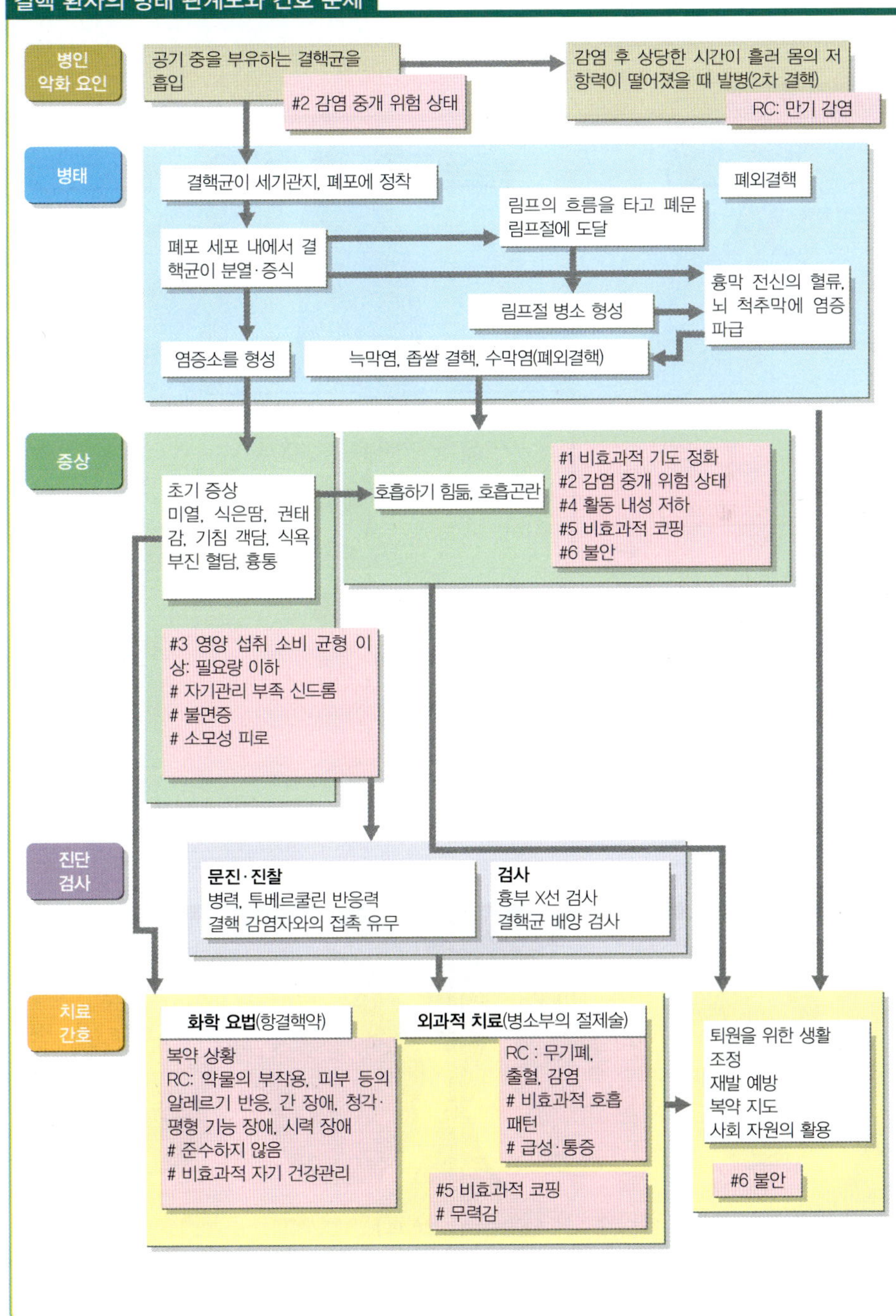

5　기관지 확장증

우스이 유타카

눈으로 보는 질환

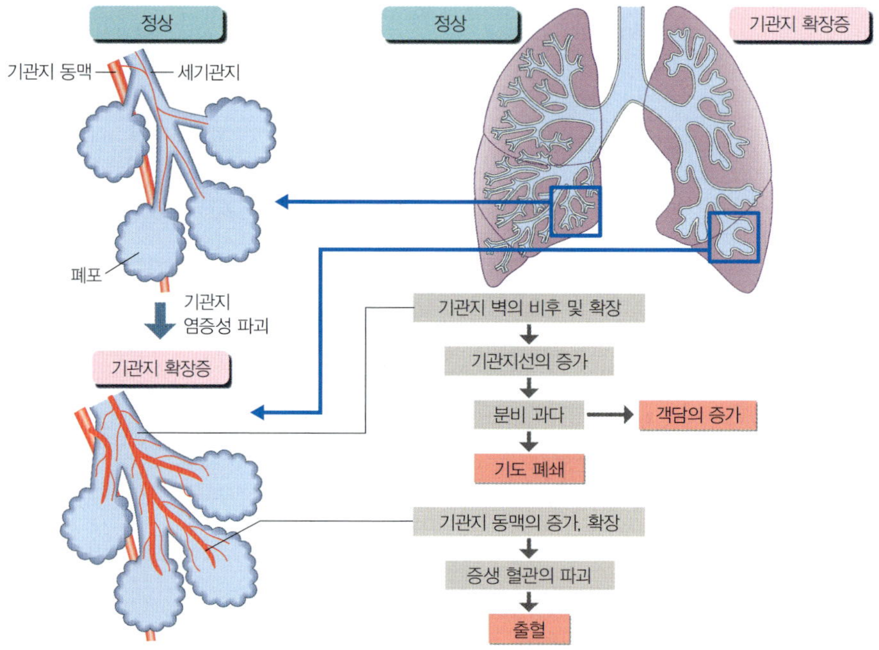

■그림 5-1 기관지 확장증의 병태

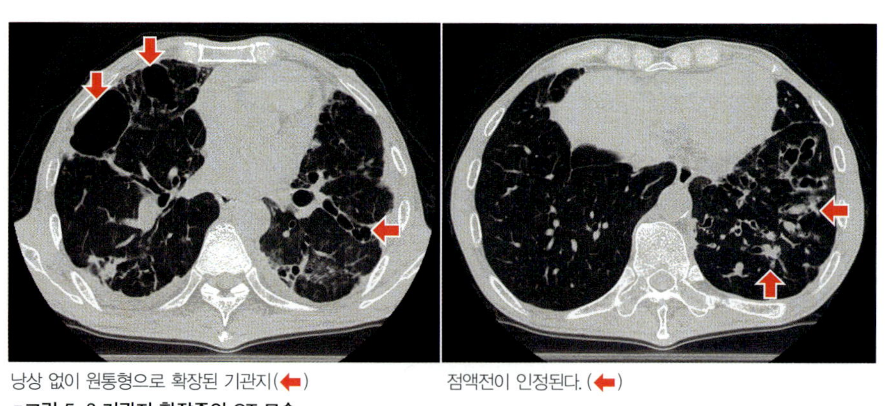

낭상 없이 원통형으로 확장된 기관지(←)　　　점액전이 인정된다. (←)

■그림 5-2 기관지 확장증의 CT 모습

병태 생리

▌ 기관지 확장증은 기도 벽의 염증성 파괴에 따라 기관지가 손쓸 수 없이 확장된 것을 말한다.
- 확장 기관지의 수준은 3차 또는 4차 분기 이하의 기관지다. 병변의 분포는 국한형(한쪽 폐, 또는 한 구역에 국한됨)과 확산형(양쪽 폐 확산)으로 나뉜다.
- 기관지 확장 형태의 특징은 원통형, 유상, 낭상으로 나뉜다.
- 폐렴 구균, 인플루엔자균 등의 호흡기 정착으로 급성 악화가 반복되어, 만성 호흡기 감염 상태를 나타낸다. 말기에는 뮤코이드형 녹농균에 의한 감염이 지속되어 기관지 동맥의 증가에 따른 과분비, 뮤코이드 형성에 따른 기도 폐쇄, 호중구 프로테아제에 따른 호흡기 장애를 일으킨다.

병인·악화 요인

- 빈도는 호흡기 감염에 의한 것이 가장 많다. 호흡기 감염에 따른 급성 악화를 보자. 만성 호흡기 감염에 의해 염증이 지속되어 기도 손상과 파괴가 서서히 진행된다.
- ● 국한형
- 폐렴 후
- 기도 폐쇄에 따른 것. 이물질, 종양, 기관지 결석 등
- ● 확산형
- 호흡기 감염에 따른 것
- 이물질 흡입, 오연
- 면역 저하에 의한 것. 저감마-글로불린혈증, HIV 감염 등
- 선천적인 것: 원발성 선모 운동 이상, 낭포성 섬유증, 스와이어 제임스(Swyer-James) 증후군, 윌리엄스 캠벨(Williams-Campbell) 증후군(선천성 기관지 연골 결손), 무니어-쿤(Mounier-Kuhn) 증후군(기관지 비대증), 폐 분획증 등
- 교원병에 따른 것: 관절 류머티즘, 쇼그렌(Sjogren) 증후군 등
- 기타: 미만성 범세기관지염, 특발성 폐 섬유증, 사루코이드시스 알레르기성 기관지 폐 곰팡이증, 염증성 장 질환에 수반하는 것 등

역학·예후

- 미국에서는 성인에게 10만 명당 약 50명의 빈도로 발병하고, 진단 시 평균 연령은 68세이며, 남녀 비율이 약 2:3으로 보고되었다.
- 예후는 진단 후 10년 뒤 사망률이 28% 정도이다.

증상

▌ 만성 기침, 객담, 객혈이 주요 증상이다.
- 기침, 객담(점성, 고름성), 각혈을 보인다. 호흡기 감염에 의한 급성 악화의 경우 발열, 기침, 농성 가래의 증가, 운동성 호흡곤란을 동반한다.
- 폐야에서 간헐적 '라' 음(crackles, 딱딱 소리)가 청취된다.

진단·검사값

▌ 형태학적 진단명이기 때문에 흉부 X선 검사나 CT 검사에서 확장된 기관지 모습을 확인하고 진단할 수 있다.
- 흉부 X선 검사나 CT 검사로 보면 기관지 벽 비후, 기관지 루멘의 점액 고임 등이 특징이다.
- 검사에서 반주하는 폐혈관의 1.5배 이상 지름을 보이는 경우 증상의 진단이 가능하다.
- 〈그림 5-2〉는 기관지 확장증 흉부 박절 CT상이다. 기관지 벽 비후, 원통형, 낭상의 기관지 확장상, 기관지 내강, 점액 고임이 명확하게 인정된다.
- ● 검사값
- 본 질환에 특정한 이상을 나타내는 혈액 검사는 없다.
- 병변이 어느 정도 진행하면 저산소혈증을 나타내고, 세균 감염을 병발하는 경우 백혈구 수, 및 CRP 수치의 상승을 나타낸다.

■표 5-1 기관지 확장증의 주요 치료제

분류	일반 이름	주요 상품명	약의 효과와 메커니즘	주요 부작용
거담제	카르보시스테인	무코다인	기도 점액 복구약	식욕부진, 설사 등
	암부록솔 염산염	무코솔반, 암브론, 프스트리스, 뮤코살	점막 윤활약	위장 불편
	브롬헥신 염산 소금	비솔본	기도 점액 용해제	식욕부진, 구역질 등
항생제	에리스로마이신 스테아린 산염	에리스로신	기도의 과다분비 억제, 호중구 유추진 기능 억제, IL-8 생산 억제 등	구역질, 구토 등
	레보플록사신 수화물	크라비트	세균의 DNA 복제 저해	설사, 복부 불쾌감 등
	목시플록사신 염산염	아벨록스		
	메로페넴 수화물	메로펜	세균의 세포벽 합성 저해	발병, 설사, 간 장애 등
지혈제	카르바조크롬 설포산 나트륨 수화물	아도나	혈관 강화약	식욕부진 등
	트렌자믹산	도란사민	안티플라스민 약	식욕부진, 설사 등

합병증

- 부비강염[카르타게너(Kartagener) 증후군, 미만성 범세기관지염 등]
- 호흡기 감염에 계속된 폐렴
- 진행하면 호흡부전(저산소혈증), 폐 고혈압을 나타낸다.

치료법

질병 조기에는 거담제에 의한 호흡기 정화, 만성 호흡기 감염의 병태를 나타내는 경우 14원환 매크로라이드계 항생제 등으로 약물 요법을 실시한다.

●치료 방침
- 안정기에는 고여 있는 객담의 배액을 촉진하기 위해 거담제 투여, 체위 배액이 중심이 된다.
- 약물 치료는 기도 정화 목적으로 거담제를 사용하고, 만성 호흡기 감염에는 항생제, 혈담객혈에 지혈제를 투여한다.
- 혈담이나 반복 객혈의 경우, 기관지 내시경으로 지혈하거나 기관지 동맥 색전술을 실시한다.

●약물 요법
Px **처방 예** 기도 정화 목적
- 무코다인정(250mg/500mg)　1회 500mg 1정　1일 3회　아침·점심·저녁 식사 후　← 거담제
- 무코솔반정(15mg)　1회 1정　1일 3회　아침·점심·저녁 식사 후　← 거담제

Px **처방 예** 미만성 범세기관지염에 대한 것 14원환 또는 15원환 매크로라이드계 항생제 소량, 장기 치료
- 에리스로신정(100mg/200mg)　1회 200mg　1일 2~3회　식후　← 항생제
　※녹농균 감염이 있는 중증 확산형 기관지 확장증에 대한 국소 치료이다.
　※부비동 기관지 증후군에도 같은 처방을 할 수 있다. 그러나 미만성 범세기관지염에 효과가 확실한 것은 아니다.

Px **처방 예** 세균 감염에 의한 급성 악화 시
- 크라비트정　1회 500mg 1정　1일 1회　아침 식사 후　← 항생제
- 아벨록스정(400mg)　1회 1정　1일 1회　아침 식사 후　← 항생제
- 메로펜주(0.5g/V)　1회 0.5g 1병　1일 2회　아침·저녁　← 항생제
　※조직 이행성이 좋고, 폐렴 구균과 그람 음성 간균에도 유효한 것이 효과적이다.

Px **처방 예** 각혈혈담에 대해
- 아도나정(10mg/30mg)　1회 30mg 1정　1일 3회　아침·점심·저녁 식사 후　← 지혈제
- 도란사민정(250mg/500mg)　1회 500mg 1정　1일 3회　아침·점심·저녁 식사 후　← 지혈제

※토브라마이신(아미노글리코사이드계 항생제) 흡입 요법을 실시, 호흡기 증상의 개선을 인정했다는 정보도 있지만, 부작용 빈도가 높고, 확립된 치료라고 할 수준에 이르지 못하고 있다.

● **기관지 내시경**
● 객혈 혈담에 대해: 객혈의 지속 및 대량 객혈의 경우 기관지 내시경에 의한 지혈이나 기관 삽관 등을 실시한다. 또 기관지 동맥 색전술을 긴급하게 시행하는 경우도 있다.
● **수술 치료**
● 객혈을 반복하고 병변이 국한된 경우는 수술 치료를 적용할 수 있다. 젊은 환자가 진행성 호흡부전을 나타내는 경우에는 폐 이식의 적용을 고려한다.
● **재택 산소 요법**
● 진행하면서 만성 호흡부전이 되었을 경우에 실시한다.

기관지 확장증의 병기·병태·중증도별 치료 순서도

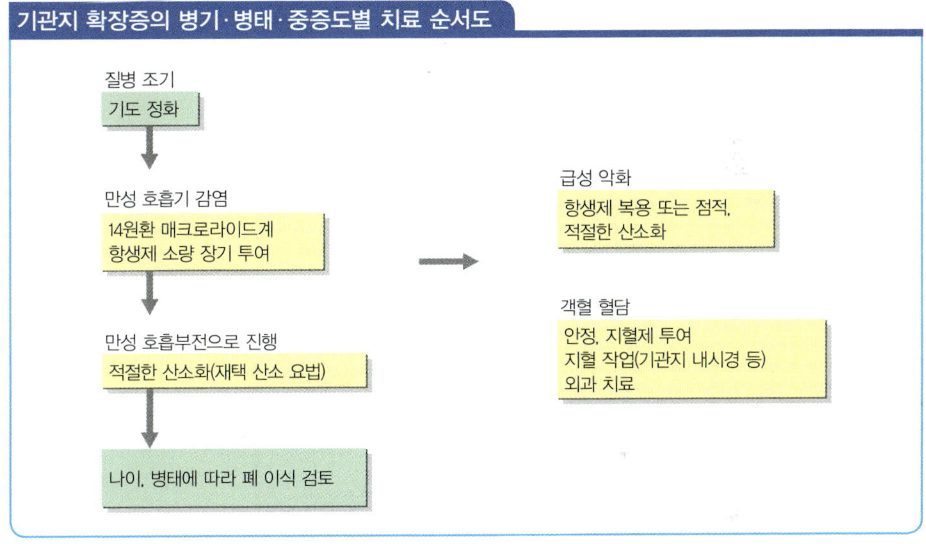

시게노 가오루

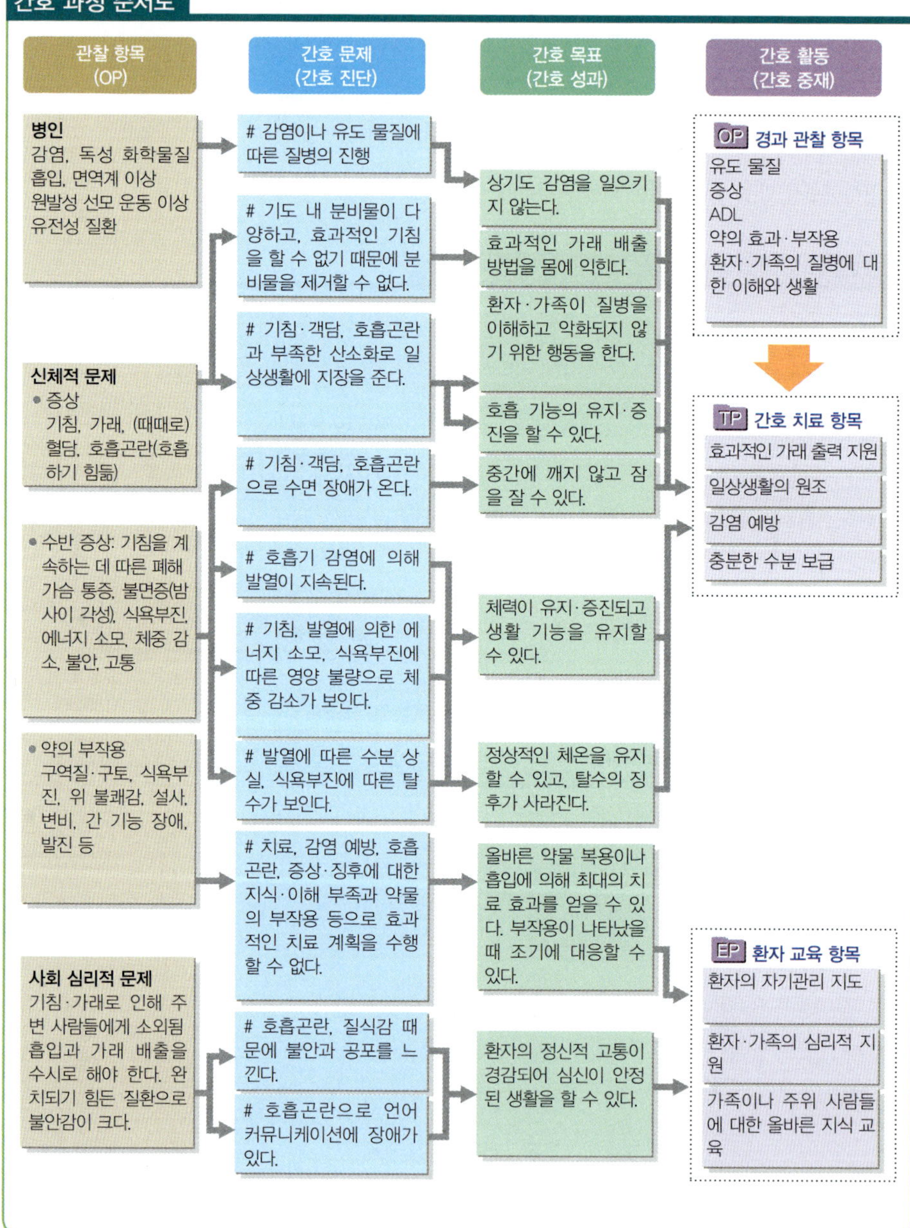
간호 과정 순서도

관찰 항목 (OP)
간호 문제 (간호 진단)
간호 목표 (간호 성과)
간호 활동 (간호 중재)

병인
감염, 독성 화학물질 흡입, 면역계 이상 원발성 선모 운동 이상 유전성 질환

감염이나 유도 물질에 따른 질병의 진행

상기도 감염을 일으키지 않는다.

OP 경과 관찰 항목
유도 물질
증상
ADL
약의 효과·부작용
환자·가족의 질병에 대한 이해와 생활

기도 내 분비물이 다양하고, 효과적인 기침을 할 수 없기 때문에 분비물을 제거할 수 없다.

효과적인 가래 배출 방법을 몸에 익힌다.

환자·가족이 질병을 이해하고 악화되지 않기 위한 행동을 한다.

신체적 문제
● 증상
기침, 가래, (때때로) 혈담, 호흡곤란(호흡하기 힘듦)

기침·객담, 호흡곤란과 부족한 산소화로 일상생활에 지장을 준다.

호흡 기능의 유지·증진을 할 수 있다.

기침·객담, 호흡곤란으로 수면 장애가 온다.

중간에 깨지 않고 잠을 잘 수 있다.

TP 간호 치료 항목
효과적인 가래 출력 지원
일상생활의 원조
감염 예방
충분한 수분 보급

● 수반 증상: 기침을 계속하는 데 따른 폐해 가슴 통증, 불면증(밤 사이 각성), 식욕부진, 에너지 소모, 체중 감소, 불안, 고통

호흡기 감염에 의해 발열이 지속된다.

기침, 발열에 의한 에너지 소모, 식욕부진에 따른 영양 불량으로 체중 감소가 보인다.

체력이 유지·증진되고 생활 기능을 유지할 수 있다.

● 약의 부작용
구역질·구토, 식욕부진, 위 불쾌감, 설사, 변비, 간 기능 장애, 발진 등

발열에 따른 수분 상실, 식욕부진에 따른 탈수가 보인다.

정상적인 체온을 유지할 수 있고, 탈수의 징후가 사라진다.

치료, 감염 예방, 호흡곤란, 증상·징후에 대한 지식·이해 부족과 약물의 부작용 등으로 효과적인 치료 계획을 수행할 수 없다.

올바른 약물 복용이나 흡입에 의해 최대의 치료 효과를 얻을 수 있다. 부작용이 나타났을 때 조기에 대응할 수 있다.

사회 심리적 문제
기침·가래로 인해 주변 사람들에게 소외됨 흡입과 가래 배출을 수시로 해야 한다. 완치되기 힘든 질환으로 불안감이 크다.

호흡곤란, 질식감 때문에 불안과 공포를 느낀다.

호흡곤란으로 언어 커뮤니케이션에 장애가 있다.

환자의 정신적 고통이 경감되어 심신이 안정된 생활을 할 수 있다.

EP 환자 교육 항목
환자의 자기관리 지도
환자·가족의 심리적 지원
가족이나 주위 사람들에 대한 올바른 지식 교육

기본 개념

- 적절한 생활 관리로 감염을 예방하고 병태를 악화시키지 않으면 일상생활을 유지할 수 있다. 따라서 환자 자신이 스스로를 관리할 수 있는 지식과 의지가 몸에 익을 수 있도록 지원해나간다. 일상생활을 할 때 주의할 점을 잘 이해하게 한다.
- 기관지 확장증은 돌이킬 수 없는 병변이기 때문에 완치되지 않는다. 또한 일상생활에서 가래 배출을 하지 않으면 안 되므로 환자의 심리적 부담이 커서 심신 양면의 지원이 필요하다.

Step1 영향 평가	Step2 간호 초점	Step3 계획	Step4 실시	Step5 평가

정보 수집	평가 관점과 근거·잠재적 간호 문제
전신 상태 파악	가장 중요한 것은 상기도 감염에 의한 병태 악화를 예방하기 위한 것으로, 전신 상태를 파악하여 토털 케어를 할 수 있다. 심리 상태가 질병의 진행 또는 치료 효과와 관련되기 때문에 그에 대한 파악도 함께 실시한다. • 전신 상태의 파악 → 다음 항목 참조 • 원인이나 동기를 파악한다(선천적인 것인가, 호흡기 질환 등 후천적인 것인가, 흡연 등 화학물질에 의한 것인가 등). • 기침 발작이 일상생활에 지장을 초래하지 않는지 관찰한다. • 복약의 양과 시간에 대해 환자에게 긍정적인 말을 듣는다. 생활 사이클에 맞춘 처방으로 변경하는 것도 검토한다. 🔍 잠재적 간호 문제 : 약물의 부작용에 의한 일상생활의 지장/복약 자기 조정 약물 효과 감소
증상 부위, 출현 상황, 정도의 관찰	감염에 의해 급격히 악화되거나 호흡부전을 초래할 수도 있기 때문에 증상의 변화를 주의 깊게 관찰할 필요가 있다. 특히 열형과 가래의 양, 양상 변화를 파악하는 것은 증상의 악화 또는 호전의 지표가 되므로 중요하다. • 중증화했을 때는 기침 발작이 멈추지 않고, 폐포흉강의 내압이 증가하여 폐동맥 압력이 상승하고, 우심계에 부하가 걸리는 동시에 관혈류량을 감소시킨다. 또한 흉강 내압 상승으로 정맥 환류도 감소하므로 순환계의 부하가 커진다. 따라서 호흡곤란이 악화되고, 심계항진과 흉부의 불쾌감도 진행된다. 최악의 경우 만성 호흡기 질환의 종말상인 폐성 심부전에 의해 치명적 상황에 빠진다. • 호흡기 감염의 첫 번째 증상은 기침객담, 발열, 호흡곤란이다. 이 증상은 일상생활 전반에 지장을 초래한다. • 기침이나 발열은 식욕을 저하시키고 영양 섭취 곤란을 초래할 뿐만 아니라 수분 섭취가 감소하여 탈수를 일으킬 가능성이 높다. • 발열은 에너지 소모를 극단적으로 증가시켜 탈수와 발열을 부르는 등 새로운 증상을 일으켜, 병태가 복잡해지고 악화된다. • 내복약은 주로 항생제와 거담제이다. 부작용은 구역질·구토, 식욕부진, 설사, 변비 등 소화기 증상이 주를 이룬다. 🔍 잠재적 간호 문제 : 기침, 객담, 호흡곤란에 의한 일상생활의 지장/기침, 객담, 호흡곤란에 의한 수면 장애/에너지 소모, 식욕부진에 따른 영양실조, 체중 감소 **객담** • 황백색에서 노란색 또는 황록색의 고름성 가래는 세균 감염을 일으키고 있음을 보여준다. • 다량의 객담이 특징이다. 특히 이른 아침에 많은 하루 축담량을 측정하면 500㎖에 달하는 경우가 있다. 축담은 세 부류가 있는데, 위로부터 포말 점액층, 장액층, 고름층이다. • 청진에서는 객담 고임 부위의 간헐적 '라' 음을 평가한다. 또한 기관지 폐쇄에 의한 호흡 소리의 감약을 평가한다.

- 특히 혈담이 심한 경우에는 각혈할 수 있다. 기관지 확장 부위에서는 기관지 동맥이 발달하기 쉽고, 폐동맥과의 문합이 증가하기 때문에 기관지 점막의 팽륭과 폐동맥류가 보이며, 파열 및 출혈이 일어난다.
- 🔍 잠재적 간호 문제 : 효과적인 가래 배출을 할 수 없는 데 따른 분비물 고임

호흡곤란
- 기관지 벽이 두꺼워지면 폐색이 생겨 흡기와 호기의 유통이 원활하지 않기 때문에 호흡곤란을 느낀다.
- 자주 발생하는 기침으로 호흡곤란이 지속된다.
- 일상생활 행동에 필요한 산소를 가져올 수 없기 때문에 활동 저항력이 저하된다.
- 호흡곤란이 강할 때는 대화가 곤란하다.
- 때때로 동맥혈 산소 분압(PaO_2)이 저하(60torr 이하)하면 환자는 강한 호흡곤란을 느낀다.
- 저산소혈증이 현저한 경우 폐동맥 압력이 상승(폐동맥 고혈압)하여, 우심부전(폐성 심부전)으로 진행하는 경우가 있다.
- 🔍 잠재적 간호 문제 : 기침, 객담, 호흡곤란이나 산소 부족에 따른 일상생활 지장 초래/호흡곤란과 질식감 때문에 불안, 공포를 느낌/호흡곤란에 따른 언어 커뮤니케이션의 장애

기침
- 가래를 수반하는 습성기침이 보인다. 가래를 배출하는 것이 중요하기 때문에 진해약을 사용해서는 안 된다.
- 기침이 계속되어 일상생활에 지장을 초래하기 쉽다. 특히 기침에 의한 야간 불면증, 기침에 의한 수유곤란, 식욕부진이 일어난다. 불충분한 식사는 낮은 영양 상태와 쉽게 피로해져 섭식 행동이 귀찮아지고 다시 저영양 상태가 되는 악순환에 빠지게 한다.
- 1회 기침은 2kcal를 소비하고, 기침이 지속될수록 에너지 소모가 커진다. 가래, 객담을 위한 효과적인 기침법을 사용할 수 있는지, 비효과적인 기침을 하여 에너지를 소모하지는 않는지 관찰하고 지도 방침을 세운다.
- 가래 배출이 효과적이지 않으면 기도 내 분비물이 고여 세균의 온상이 되고 특히 세균 수가 증가하며, 해열을 할 수 없다.
- 🔍 잠재적 간호 문제 : 기침이 지속에 따른 고통과 일상생활의 어려움/기침, 객담, 호흡곤란에 따른 수면 장애

발열
- 호흡기 감염의 소강 상태에서는 해열이 되지만 급성 악화의 경우 발열이 계속된다. 발열은 감염 상태를 나타내는 지표가 된다.
- 발열로 인한 대사 항진, 에너지 소모나 불감증설 증가, 발열에 의한 식욕부진 등 소화기 증상에서 오는 영양 및 수분 섭취의 어려움은 에너지 부족이나 체액량 부족 등 전신에 영향을 초래한다.
- 🔍 잠재적 간호 문제 : 호흡기 감염에 의한 발열 지속/발열에 의한 수분 상실, 식욕부진으로 인한 탈수

약의 효과 관찰	

- 치료를 위해 항생제를 장기간 복용하는 경우가 많다. 복용 기간이 장기화되면 증상 감소에 따른 자기 판단으로 복용을 중단하기 쉬우므로, 계속 복용할 수 있는지 관찰한다. 특히 항생제를 자기 판단으로 중단하지 않도록 설명·지도한다.
- 감염 증상 개선의 지표는 발열하지 않는 것, 고름성 가래가 감소하는 것이다.
- 🔍 잠재적 간호 문제 : 치료, 감염 예방, 호흡 훈련, 증상·징후에 대한 지식, 이해 부족이나 약물의 부작용 등으로 효과적인 치료 계획을 실행할 수 없다.

약의 부작용 관찰	▌약물 치료의 부작용을 주의 깊게 관찰한다. 약물 치료를 시작할 때는 알레르기 반응에 주의한다. 내복은 장기적으로 이루어지므로 소화기 증상 등이 다양하게 나타나지 않는지 관찰한다. ● 특히 항생제의 부작용으로는 알레르기 반응이 많으며 기타 부작용도 나타난다. 동일한 약을 계속 먹으면 과민성 쇼크를 일으키는 등 심각한 상황이 벌어질 가능성도 높으므로 충분히 유의한다. ● 항생제의 장기 복용은 구역질이나 식욕부진 등 소화기 증상이 나타날 위험이 높다. ● 부작용이 나타날 때는 특징을 관찰한 뒤 신속하게 의사에게 보고하고, 약을 변경하는 등 조절한다. 🔍 잠재적 간호 문제 : 약물의 부작용에 따른 알레르기 증상, 소화기 증상
환자·가족의 심리·사회적 측면 파악	▌질병과 평생 함께 지낼 수도 있기 때문에, 환자·가족이 질환에 대해 이해하고 질병을 받아들여야 한다. 따라서 가족의 지원 상황 등을 종합적으로 파악하고 심리적 부담에 대해 평가한다. ● 질병에 대한 느낌을 환자·가족에게서 듣고 정신적 지원의 필요성이 있는지 파악한다. ● 가족이 환자를 어떻게 지원하고 있는지, 향후 어떻게 지원할 수 있는지 등을 파악한다. ● 환자·가족이 경제적 상황과 질병을 안고 생활해나가야 한다는 것을 받아들이고 있는지, 또한 극단적인 정신적 부담을 지고 있는 것은 아닌지 파악한다. 🔍 잠재적 간호 문제 : 질병 및 예후에 대한 불안/정신적 부담에 따른 수면 장애

| Step1 영향 평가 | Step2 간호 초점 | Step3 계획 | Step4 실시 | Step5 평가 |

간호 문제 리스트

#1 기도 내 분비 물질이 많아져 효과적으로 기침을 할 수 없으므로 분비물을 제거하기 어렵다(활동–운동 패턴).

#2 기침, 객담, 호흡곤란이나 불충분한 산소화로 일상생활에 지장을 받는다(활동–운동 패턴).

#3 기침, 객담, 호흡곤란에 따른 수면 장애가 있다(수면–휴식 패턴).

#4 호흡기 감염으로 발열이 지속된다(영양–대사 패턴).

#5 기침 발열에 따른 에너지 소모, 식욕부진에 따른 영양실조, 체중 감소가 나타난다(영양– 대사 패턴).

#6 발열에 따른 수분 상실, 식욕부진으로 인한 탈수가 나타난다(영양–대사 패턴).

#7 호흡곤란, 질식으로 인한 불안과 공포를 느낀다(자기 인식 패턴).

#8 치료, 감염 예방, 호흡 훈련, 증상·징후에 대한 지식이나 이해 부족, 약물의 부작용 등으로 효과적인 치료 계획을 실행할 수 없다(건강 지각–건강관리 패턴).

#9 호흡곤란 때문에 말로 하는 의사소통에 장애가 있다(역할–관계 패턴).

간호의 우선순위 지침

● 기관지 확장증은 조직이 돌이킬 수 없는 변화를 겪는 것으로 완치될 수는 없지만, 환자 자신이 치료에 적극적으로 참여하고 생활 관리를 잘한다면 질병은 그다지 악화되지 않는다. 그러나 상부 호흡기 감염이 반복되거나 확대되면 증상이 악화되고, 최악의 경우 호흡부전으로 생명이 위험해진다. 따라서 효과적인 기도 정화, 호흡 상태의 안정이 최우선 과제이다.

● 장기간 치료를 계속해야 하므로, 환자 자신이 생활 관리 의욕을 항상 유지하도록 돕는 것이 중요하다.

1 간호 문제	간호 진단	간호 목표(간호 성과)
#1 기도 내 다량의 분비물로 효과적인 기침을 할 수 없어 분비물을 제거하기 어렵다.	비효과적 기도 정화 **관련 요인**:과도한 분비물 **진단 지표** ☐ 기침의 소실, 효과 없는 기침 ☐ 대량의 객담 ☐ 호흡부 잡음 ☐ 호흡수, 깊이, 리듬의 변화 등 최대 호흡 기능을 달성한다.	〈장기 목표〉1) 최대의 호흡 기능을 달성한다. 2) 기도 정화를 유지한다. 〈단기 목표〉1) 효과적인 기침 방법을 습득한다. 2) 자력으로 가래를 객출할 수 있다. 3) 호흡 소리에 이상이 없다.

간호 계획

OP 경과 관찰 항목

- 신체 평가
  호흡수, 리듬, 깊이

  - 폐 소리 청진(호흡음의 감약, 소실, 호기 연장, 잡음의 유무)
  - 기도 폐쇄·협착의 유무(천명과 잡음 발생 부위의 추측)
  - 가래의 양, 양상

  - 객혈의 유무와 양

- 산소 포화도(SpO_2) 측정
- 폐기량 측정
- 환자 자신이 하는 기침법과 효과

TP 간호 치료 항목

- 호흡 물리치료
  - 호기의 가습(기도 흡입, 실내의 가습), 수분 보급

  - 체위 배액
  - 스퀴징, 기침 중재 스퀴징, 기침 도우미

- 약물 치료 관리
- 구강 케어

EP 환자 교육 항목

- 올바른 배담법(huffing)을 지도한다.

중재 포인트와 근거

➡호흡 소리 감약, 호기 연장은 기도 폐쇄의 현상이다. 천명의 유무, 폐 소리 청진으로 잡음의 유무와 부위를 확인한다. 또한 기도 폐쇄의 정도와 부위를 확인하여 폐 물리치료의 내용과 방법을 결정한다.
➡잡음 중에서도 기관지 확장증의 특징은 '탁탁' 소리를 내는 것이다.

➡특히 장기적인 기관지 확장증은 객담의 3층화를 보인다. 위쪽은 거품, 중간 부분은 녹색, 맨 아래는 농밀한 고름 상태이다.
➡가래에 피가 선상으로 혼입하는 경우는 기도 상부에 출혈이 있지만 점조성이 낮은 혈액이다.

➡SpO_2는 혈액 가스 분석값을 반영하는 것으로, 폐포에서의 가스 교환 기능을 알 수 있다. 비관혈적으로 간편하게 측정할 수 있으므로 호흡 상태를 파악하는 데 임상적으로 유용하다.

➡가래를 효과적으로 자기 배출하기 위해서는 기도 분비물의 유동성을 유지한다. 체액물을 유지함과 함께 호기의 습도를 유지하기 위하여 직·간접적으로 가습한다. **근거**분비물이 굳으면 기도 내벽에 달라붙어 자기 객출을 할 수 없다.
➡체력 소모 등으로 복근이 약하고 자기 객출이 불충분한 경우에는 가래가 있는 흉곽을 압박함으로써 호기 배출 속도를 증가시켜 객출을 보조한다.
➡항생제, 점액 용해약, 항염증약 등
➡구강의 세균수를 감소시키기 위하여 양치뿐만 아니라 반드시 브러싱을 행한다. **근거**구강을 깨끗이 하면 세균수가 적어지고 세균이 기도에 유입하는 위험을 줄인다.

➡환자 자신이 기침법을 몸에 익히는 것은 증상 관리의 가장 기본이 된다. **근거**기침을 할 수 없고, 기도 분비물을 점성 상태로 객출할 수 없는 상태에서 분비물이 기도에 고이면 세균 번식의 온상이 되므로, 염증이 격화되는 악순환에 빠진다.

➡객담 배출법은 충분히 흡기하는 것으로, 최대한 흡기한 뒤 잠시 호흡을 멈추고 단번에 객출하는 것임을 설명하고, 환자가 빨리 습득하여 스스로 하도록 한다. 근거 효과적인 기침법으로 항상 기도 정화를 유지할 수 있다.

2 간호 문제	간호 진단	간호 목표(간호 성과)
#2 기침, 객담, 호흡곤란으로 일상생활에 지장을 받는다.	**활동 내성 저하** **관련 요인**:산소 공급/ 수요 밸런스 **진단 지표** ☐ 운동 시 호흡곤란 ☐ 권태감의 호소 ☐ 운동 시의 불쾌감	〈장기 목표〉 호흡곤란이 발생할 수 없도록 활동량을 증가시킨다. 〈단기 목표〉 운동에 의한 호흡곤란, 피로감이 없다.

간호 계획	중재 포인트와 근거
OP 경과 관찰 항목 • 일상생활 행동 범위 파악 • 휴식 운동 시의 바이털 사인(맥박수, 부정맥의 유무, SpO_2를 포함해 비교) • 운동 시 바이털 사인이 안정을 취했을 때의 값으로 돌아올 때까지의 시간을 측정한다.	➡근거 간호 원조의 내용과 방법을 결정하기 위해서는 호흡곤란이 일상생활에 미치는 영향을 파악하는 것이 필수다. ➡안정 시의 바이털 사인은 안정도를 결정할 때 기준이 된다. 또한 운동 시의 바이털 사인을 휴식 때와 비교하여 맥박수의 급격한 상승이 있으면 의사와 상담하고 활동 수준을 재검토한다. ➡안정하고 있을 때의 값으로 회복하기까지 시간이 오래 걸리면 활동 수준의 강도가 세도 활동 시간이 긴 것으로 판단하여, 활동 수준과 시간을 재고한다. 근거 산소 공급과 수요의 불균형은 호흡 상태를 보지 않고 맥박 수만을 반영했기 때문이다.
TP 간호 치료 항목 • 필요한 생활 행동 돕기 • 호흡 상태(산소화)를 보면서 문제가 없으면 활동을 서서히 증가시킨다. **EP 환자 교육 항목** • 활동을 위한 에너지 절약 방법을 지도한다. • 의식적으로 입을 오므려 호흡하고, 복식호흡을 하는 방법을 지도한다.	➡급성기에는 생활 행동의 전부 또는 일부가 변화하지만 급격한 운동을 하지 않고 서서히 생활 행동을 확대해 나간다. 근거 급격한 운동은 산소 소비를 늘리고 환자는 호흡곤란을 느끼면서 움직임에 대한 두려움을 느낀다. ➡근거 호흡곤란을 이유로 움직이지 않고 생활 행동을 확대하지 않으면 점점 더 호흡 기능이 저하된다.

3 간호 문제	간호 진단	간호 목표(간호 성과)
#3 기침, 객담, 호흡곤란에 따른 수면 장애가 있다.	**불면증** **관련 요인**:호흡 장애, 기침, 객담 **진단 지표** ☐ 환자가 잠들기 어려움을 호소한다. ☐ 환자가 수면 지속의 어려움을 호소한다.	〈장기 목표〉 야간에 각성하지 않고 지속적으로 수면을 취한다. 〈단기 목표〉 1) 잠을 지속시키기 위해 잠들기 전 객출의 필요성과 방법을 이해하고 구체적인 방법을 습득한다. 2) 불안 등 수면 장애와 관련된 요인을 제거할 수 있다.

<table>
<tr><td>

OP 경과 관찰 항목
- 수면에 드는 상황, 수면 지속 여부의 관찰
- 천명의 유무를 확인하고 폐 소리 청진(부잡음의 유무 관찰)
- 야간 객출 상황(양, 양상, 자가 객출의 여부 등)을 관찰한다.

TP 간호 치료 항목
- 잠들기 전에 가래 객출을 촉진한다(흡입과 폐 물리 치료 포함).
- 등 부위 열포를 깨끗이 하는 등의 작업으로 가래 배출을 촉진하고 마음의 안정으로 이어질 수 있는 케어를 도입한다.

- 필요시 목이나 어깨(호흡 보조 근육) 마사지를 한다.

EP 환자 교육 항목
- 잠들기 전 객출의 필요성을 이해하고 자력으로 할 수도 있도록 지도한다.

</td><td>

중재 포인트와 근거

➡ 잠자기 전에 객담을 충분히 배출하고 기도를 정화시킨다. 잡음이 있는 경우에는 그 부위(가래 저장 부위)를 파악하고 체위 배액, 스퀴징 등으로 배출을 촉진한다. 근거 기침, 가래가 심할 때는 호흡곤란도 함께 와 불안감이 크기 때문에 잠들기가 어렵다. 또한 잠들기 어렵고 가래의 배출이 불충분하게 여겨져 잠이 중단된다.

➡ 등 부위를 따뜻한 물수건으로 깨끗이 하는 등 근육의 긴장을 완화시켜 가래 배출을 촉진하는 효과적인 케어를 적극적으로 도입한다. 환자 자신만의 시간을 갖게 하여 정신적 안정을 취할 수 있다. 근거 등 부위를 따뜻한 물수건으로 깨끗이 하는 것은 수면 도입에 효과적이고, 가래 배출을 촉진하는 효과가 있다는 연구 보고가 있다.
➡ 호흡곤란이 지속되면 호흡 보조근육(승모근, 흉쇄유돌근 등 목·어깨의 근육)의 긴장 상태가 계속되기 때문에 긴장을 풀기 위해 핫팩으로 마사지하는 것이 효과적이다.

</td></tr>
</table>

<table>
<tr><th>4 간호 문제</th><th>간호 진단</th><th>간호 목표(간호 성과)</th></tr>
<tr><td>

#4 호흡기 감염에 의해 발열이 지속된다.

</td><td>

고체온
관련 요인: 질병, 탈수
진단 지표
☐ 정상 범위 이상으로 체온 상승
☐ 만지면 따뜻함
☐ 빈맥, 잦은 호흡
☐ 홍조를 띤 피부

</td><td>

〈장기 목표〉 정상적인 체온을 유지할 수 있다.
〈단기 목표〉 감염 상태를 잘 정화하고 고체온의 위험 요인을 없앤다.

</td></tr>
</table>

<table>
<tr><td>

간호 계획

OP 경과 관찰 항목
- 바이털 사인(체온, 호흡수, 맥박수, 혈압)
- 열형
- 발열 증상(오한 전율, 말초 피부 상태 등)

- 수반 증상(발한, 권태감, 식욕부진, 두통 등)
- 수분 출납의 산출(수분·식사 섭취량과 소변 등)이 나타날 수 있다.

TP 간호 치료 항목
- 체온 상승기에는 보온한다.
- 온도 조절
- 흡습성이 좋은 따뜻한 옷을 선택한다.

</td><td>

중재 포인트와 근거

➡ 기관지 확장증은 발열 기간이 3~7일이고, 일단 해열하고 나서 무열 상태가 일주일 정도 계속되며, 다시 발열하는 회귀 발열 같은 증상이 나타난다.

➡ 근거 발열 과정으로 체온이 상승할 때까지는 산열 촉진, 방열 억제의 신체 기전이 작동하고, 특징적인 신체 징후인 오한이나 전율, 소름, 사지 창백, 냉감(열을 내리

</td></tr>
</table>

- 발한 시 신체를 청결히 하고 갱의를 돕는다.
- 수분 섭취를 권한다.
- 개별 증상에 따라 대증 간호를 실시한다.

EP 환자 교육 항목
- 발한 시의 갱의 등 케어의 필요성을 설명한다.
- 수분 섭취의 필요성과 적절한 섭취에 대해 설명한다.

기 위한 말초 혈관의 수축에 따른 것)이 보인다. 따라서 발열 현상을 관찰하여 현재의 높은 체온에서 더 상승할 수 있다고 판단되면 보온 관리를 한다.

➲ **근거** 열의 분산을 촉진하고 더 이상의 체온 상승을 피하기 위해 온도가 상승하지 않도록 하고, 흡습성이 좋고 헐렁한 옷을 선택하여 열이 발산되도록 조정한다.

5 간호 문제	간호 진단	간호 목표(간호 성과)
#5 기침, 발열에 의한 에너지 소비, 식욕부진에 따른 영양실조, 체중 감소가 보인다.	영양 섭취 소비 균형 이상: 필요량 이하 **관련 요인**: 호흡기 감염과 기침에 의한 에너지 소요량 증가, 음식의 섭취를 할 수 없다. **진단 지표** ☐ 충분한 음식 섭취에도 체중이 감소한다. ☐ 이상적인 체중보다 20% 이상 적은 체중 ☐ 1일 권장 식품 섭취량보다 적은 불충분한 음식 섭취를 호소한다. ☐ 근육 긴장 저하	〈장기 목표〉 계속 필요량을 섭취할 수 있다. 〈단기 목표〉 기침이나 발열 등 증상이 치유되고 식욕이 증가한다.

간호 계획	중재 포인트와 근거
OP 경과 관찰 항목 - 식사 섭취량(내용, 양, 시간, 횟수) - 영양 상태: 혈청 총 단백, 알부민, 트랜스페린, 체중 감소의 정도(이상 체중의 비교), 체격 지수(BMI), 근육량과 근력 - 식욕과 소화 기능에 관계하는 요인의 유무와 정도: 기침, 발열, 소화 기능(구역질, 구토, 설사, 위통, 위의 불쾌감) - 식사에 영향을 주는 요인(활동 레벨 등) **TP 간호 치료 항목** - 좋아하는 음식을 선택하거나 대체한다. - 좋아하는 맛의 양념이나 향신료를 사용한다. - 다양한 모양의 음식을 시도한다.	➲ **근거** 연령, 성별, 신장, 활동량에서 권장되는 1일 식사 섭취량을 산출하고, 실제 섭취하는 양과 비교하여 부족한 정도를 파악한다. ➲ **근거** 하루 동안의 기침으로 2kcal의 에너지를 소비하면 되는데, 기침이 계속되는 상태에서는 에너지 소모가 현저하다. 기침이나 발열로 인한 식욕부진으로 식사 섭취량이 감소하므로 에너지 부족, 근육량 저하가 발생한다. 따라서 기침이나 발열 증상의 파악과 영양 상태에 대한 전반적인 파악이 필요하다. ➲ 발열은 에너지를 소모시킬 뿐만 아니라 식욕부진, 소화 흡수 기능의 저하를 초래한다. 발열, 기침 등으로 인한 이중의 에너지 소모 상태와 더불어 소화 기능 저하에 따른 불충분한 영양 섭취는 환자를 영양, 에너지 부족 상태에 빠지게 한다. 그러므로 발열, 기침 증상의 관리와 함께 소화기 증상도 관찰하고, 식사의 내용도 결정해야 한다. ➲ 약물 요법의 부작용으로 소화기 증상이 빈번하다는 호소에 유의한다. ➲ 튀김 등 기름 성분이 많은 음식, 냄새가 좋지 않은 음식은 피한다. 조미료 사용 등에서 환자의 기호를 중시하고 조금이라도 식욕이 생기도록 만들어준다. ➲ 맛이 좋고 잘 넘어가는 유동성 음식부터 섭취하는 것도 좋다.

• 식사 전에 충분한 가래 배출을 돕고 구강 케어를 한다.

➡ 식사 중에 기침, 객출을 하면 환자뿐만 아니라 주위에도 불쾌감을 주게 된다. 객출 후에는 구강 관리를 충분히 해서 불쾌감을 없앤다.

EP 환자 교육 항목

• **TP** 위에서 언급한 것을 환자가 이해하고 스스로 실천할 수 있도록 지도한다.

6 간호 문제	간호 진단	간호 목표(간호 성과)
#6 발열에 의한 수분 상실, 식욕부진	**체액량 부족** **관련 요인**: 발열에 의한 불감증설 증가, 발한, 수분 섭취 부족, 다량의 객담 **진단 지표** ☐ 점막의 건조 ☐ 소변 양의 감소 ☐ 구강 건조 ☐ 피부 건조	〈장기 목표〉1) 스스로 수분을 섭취한다. 2) 수분 섭취의 필요성에 대해 언급한다. 〈단기 목표〉탈수 현상이 사라진다.

간호 계획	중재 포인트와 근거
OP 경과 관찰 항목 • 수분 I&O 산출 　• intake: 경구 섭취(수분, 고형분), 대사 수, 주입량 　• output : 소변, 대변(설사의 경우 가산), 불감증설(땀의 경우 가산), 가래 배출량(축담하지 않은 경우 개산) • 탈수 현상 　• 피부, 입술, 구강 점막의 건조 유무 　• 터거(피부 긴장도) 저하의 유무 **TP 간호 치료 항목** • 온도와 맛, 모양을 취향에 따라 선택하고 수분 섭취를 촉진한다. **EP 환자 교육 항목** • 수분 섭취의 필요성에 대해 설명한다.	➡ **근거** 체온 상승에 비례해 불감 증설량이 늘어나 수분을 섭취하게 된다. 발열에 의한 식욕부진이 수분 섭취를 방해하고, 탈수 상태를 악화시킨다. 체온 상승에 따른 탈수는 또다시 체온을 상승시키고, 식욕부진을 초래한다. → 탈수가 계속되는 악순환을 낳기 때문에 수분 출납을 관리(균형 산출)한 뒤 필요한 공급량을 산출한다. ➡ **근거** 탈수가 발생하면 기도 점액이 점조화되어 객담이 고임하여 감염을 조장한다는 점에서 탈수는 재빨리 개선해야 한다. ➡ 손수건을 손가락 끝으로 올리는 것처럼 손등의 피부를 가볍게 집었을 때 그 부분이 그대로 남아 있는지 여부를 관찰하는 방법이다. 2초 정도 형태가 남아 있으면 탈수를 의심한다. ➡ 얼음물, 뜨거운 차 등의 온도 변화, 레몬이나 라임 등 향료의 첨가, 젤리나 걸쭉한 형태 등을 잘 고려하면 섭취량이 늘어나는 경우가 많다. 경우에 따라 탄산수의 사용도 고려하지만, 양이 지나치면 복부 팽만을 초래하고 폐를 압박해 호흡 면적이 작아질 수 있으므로 주의한다.

7 간호 문제	간호 진단	간호 목표(간호 성과)
#7 호흡곤란이나 질식감에 따라 불안, 공포를 느낀다.	**불안** **관련 요인**: 건강 상태의 변화, 건강 상태에 대한 위협 **진단 지표** ☐ 바이털 사인 변화(심장박동수, 호흡수, 혈압 상승 등)	〈장기 목표〉1) 감염 예방 및 가래 출력법을 습득하여 증상을 컨트롤할 수 있다고 표현한다. 2) 신체적·심리적으로 안락해졌다고 한다. 〈단기 목표〉1) 환자 자신의 불안감을 설명한다. 2) 필요한 지원을 한다.

☐ 불면증
☐ 무서움, 고통, 불확실성
☐ 생각의 차단, 의식 집중이 곤란하다.

간호 계획	중재 포인트와 근거

OP 경과 관찰 항목
- 바이털 사인(심장박동수, 혈압, 호흡수)
- 수면 상태

- 말과 행동(진정되지 않음, 좌절감, 다른 사람을 비난함, 분노, 의식을 집중할 수 없음, 주변으로 주의가 두루 미치지 않음, 학습 능력 저하 등)
- 질병, 치료, 합병증에 대한 이해의 정도
- 스트레스 대처 행동

➡ 불안 상태에 있는지, 교감신경 긴장(맥박수, 호흡수 증가, 혈압 상승)에서 오는 사인으로 포착할 수 있는 경우가 많다.
➡ 바이털 사인이나 말과 행동 등 정보를 통합하여 불안감의 정도를 평가한다.

TP 간호 치료 항목
- 조용한 환경을 제공한다.
- 환자의 불안을 조장하는 사람과의 접촉을 피한다.
- 환자 옆에 조용히 앉아 안심시킨다. 때때로 함께 호흡법을 실시한다.
- 불안한 상태를 고려하지 않도록 기분 전환을 시킨다.
- 환자의 불안감을 완화시키기 위해 노력한다(음악, 마사지, 릴랙세이션, 운동 등).

➡ 가능하면 개인 병실에 있는다. 동실자가 있어 평온한 환경을 유지할 수 없는 상황을 피해야 한다. 증상이 더 심한 사람이나 불안감이 강한 사람과의 접촉은 불안감을 증진시키므로 주의한다.

EP 환자 교육 항목
- 환자와 동반하여 효과적인 호흡법을 가르친다.
- 효과적인 호흡법을 의식적으로 하면 호흡곤란, 질식감이 줄어들 수 있다고 설명한다.

➡ 천천히 호흡하는 방법에 대해 설명한다. **근거** 불안, 공포를 느끼면 호흡수가 늘어난다. 호흡수가 증가하면 1회당 호흡이 비효과적인 호흡이 되기 쉽고, 점점 호흡곤란이 강화된다.

8 간호 문제	간호 진단	간호 목표(간호 성과)

#8 치료, 감염 예방, 호흡 훈련, 증상·징후에 관한 지식, 이해 부족이나 약물의 부작용 등에 의해 효과적인 치료 계획을 수행할 수 없다.

비효과적 자기 건강관리
관련 요인: 지식 부족(충분한 설명을 듣지 못해 호흡곤란에 따른 학습 능력, 집중력 저하 등이 온다), 치료 계획에 대한 불신
진단지표
☐ 지시된 치료 방법을 실시하기 어렵다고 말한다.
☐ 치료 계획을 매일의 생활에서 실천하기가 어렵다.

〈장기 목표〉 1) 자기 치료 증상 조절의 방법, 계획에 대해 언급할 수 있다. 2) 치료 증상 컨트롤에 필요한 건강 행동을 스스로 실천할 수 있다. 3) 스스로 복약할 수 있다.
〈단기 목표〉 1) 약물 요법, 객담 배출법, 감염 예방 등 필요한 건강 행동의 의미를 말할 수 있다. 2) 스스로 객담 배출을 할 수 있거나 객담 배출을 하고자 한다. 3) 스스로 복약할 수 있다.

간호 계획	중재 포인트와 근거

OP 경과 관찰 항목
- 효과적인 치료 계획을 방해하는 원인이 되는 요인을 특정한다.
  - 불충분한 지식
  - 부족한 자신감(자기 효능 저하)
  - 가족의 이해와 협력 부족
  - 의료진에 대한 불신감

➡ 지식이 부족하다고 판단된 경우에는 원인의 특정이 중요하다. 특히 발열 시나 기침이 현저한 경우에는 집중하지 못하고 학습력, 판단력이 결여되는 경우가 많다. 과거에 설명을 들었을 때의 환자 상태, 설명 내용, 환자 본래의 이해력 등을 종합적으로 보고 판단한다.

TP 간호 치료 항목

- 성실한 태도로 마주하고 환자의 입장을 수용하여 환자의 강점을 지지한다.
- 자기 효능을 높이는 방법

EP 환자 교육 항목

- 질병의 형성 과정과 치료 계획, 필요한 이유, 부작용 등을 알기 쉽게 설명한다.
- 필요한 지속적 관리, 악화 요인과 악화에 이르기까지의 징후와 증상, 환자 자신의 증상을 모니터링하는 방법을 설명한다.

➡현재 또는 과거에 환자 자신이 할 수 있는 것, 다른 환자도 하고 있는 것 등에 대해 얘기한다.

➡진단의 근거와 향후 치료 계획에 대해 의사들의 설명을 듣고, 간호사가 환자의 이해 정도를 판단한 뒤 필요한 경우 다시 의사의 설명을 전한다. 환자가 대충 이해하고 정보와 지식 확인을 요구하는 경우, 간호사가 천천히 시간을 들여 반복하면서 이야기를 듣고 환자 자신이 정보와 감정을 정리하는 것을 돕는다.

9 간호 문제	간호 진단	간호 목표(간호 성과)
#9 호흡곤란에 의한 언어 커뮤니케이션에 장애가 있다.	언어 의사소통 장애 **관련 요인**: 신체적인 장벽(호흡하기 어렵고, 지속되는 기침과 가래) **진단 지표** ☐ 호흡곤란	〈장기 목표〉 소통에 대한 불만을 해결한다. 〈단기 목표〉 구술 언어 이외의 수단을 이용하여 자기표현을 할 수 있다.

간호 계획	중재 포인트와 근거

OP 경과 관찰 항목

- 호흡하기 힘듦(호흡곤란)
- 기침이나 가래, 천명

TP 간호 치료 항목

- 환자의 요구를 표현할 수 있는 방법을 찾아, 필요 요청에 따라 개별 소통 수단을 제공한다.

- 환자의 곁에 있는 시간을 길게 갖고, 정신적 케어를 한다.
- 환자의 언어 이해력이 유지되는 것을 고려하고 간호사는 말투나 분위기를 바꾸지 않는다.

EP 환자 교육 항목

- 가족과 감정을 나눌 수 있도록 가족에게 설명하고 이해를 얻는다.

➡자주 사용하는 단어와 그림을 그린 카드를 준비하거나 문자판, 종이와 연필 등 대체 소통 수단이 효과적이다. 그러나 환자의 마음을 충분히 표현할 수 있는 것은 아니므로 욕구불만에 빠지기 쉽다는 것을 잊지 않는다.
➡환자 곁에 있는 시간을 정해 천천히 차분한 분위기로 말을 건다. 환자에게 말에 따른 반응을 요구하지 않는다.
➡환자의 언어적 표현이 적더라도 개인을 존중하는 태도를 잊지 않는다.

Step1 영향 평가 ▶ Step2 간호 초점 ▶ Step3 계획 ▶ **Step4 실시** ▶ Step5 평가

병기·병태·중증도별 관리 포인트

【급성기】 감염의 진정을 도모하는 것이 치료의 초점이기 때문에 확실하게 약물 요법을 제공하고, 폐 물리 요법을 적극적이고 계획적으로 수행하여 가래 배출을 촉진한다. 기침, 객담 배출, 발열에 의한 호흡곤란, 체력 소모가 현저한 시기이므로 각각의 증상에 대한 대증 간호를 실시한다. 특히 발열 에너지를 소모시킬 뿐만 아니라 식욕부진, 소화 흡수 기능 저하를 초래한다. 발열, 기침의 지속이라는 이중의 에너지 소모 외에도 영양 섭취를 할 수 없는 상태는 지속적으로 환자를 영양 에너지 부족 상태에 빠지게 한다. 따라서 발열의 원인인 호흡기 감염의 치료가 1차적이다. 또한 호흡곤란, 질식감으로 불안감이 매우 크므로 호흡곤란을 완화하기 위한 도움을 준다.

【만성기】 기관지가 돌이킬 수 없는 변화를 겪고 있으므로 완전히 치료되지 못하고 경과가 길어진다. 환자가 '능숙하게 질병에 익숙할' 수 있도록 지원한다. 환자 자신이 치료 계획에 적극적으로 참여하여 증상을 조절하고, 악화 현상을 적절하게 모니터링하여 일상생활에 적용시켜나갈 수 있도록

지원한다. 항생제 복용 치료가 중심이 되지만, 투여 방법은 고용량의 항생제를 3~6개월 지속해서 투여(장기간 지속적인 투여)하고, 10일 정도 투여 후에 동일한 휴약 기간을 갖고 감량하면서 하는 연속적인 투여(간헐적 투여), 또는 1~2주 정도 투여(단기 치료)하는 등 다양한 치료를 한다. 또한 환자와 함께 장기적인 전망을 확인하고 환자의 복약을 지원한다. 기도 분비물이 고여 세균 번식의 온상이 되고, 감염을 재연 악화시킨다. 감염이 장기화되면 기관지 벽을 파괴하고, 병태를 악화시키므로 충분한 가래 배출을 할 수 있도록 체위 배액과 효과적인 기침 방법을 지도하고, 환자가 스스로 실천할 수 있도록 지원한다. 또한 호흡기 감염 예방 행동을 스스로 할 수 있도록 지도하며, 확실히 실천할 수 있도록 지원해나간다.

【회복기】 사회생활 적응이 무리 없이 진행되도록 지원한다. 가족의 수용 태세를 배려하면서 사회 자원의 유효한 활용을 검토한다.

간호 활동(간호 중재) 포인트

진단 치료 지원

- 치료의 진행 방식(항생제 복용이 중심)에 대한 장기적인 전망을 환자와 함께 확인하고 환자의 복약을 지원한다.
- 정해진 시간에 정해진 약의 용량을 확실히 복용하도록 지도한다.
- 항생제 복용 중단은 내성균을 출현시켜 치료를 어렵게 하기 때문에 증상이 완화되었다고 스스로 판단해 중지하지 않도록 지도한다.

가래 배출 촉진과 감염 예방

- 기도 분비물이 고이지 않도록 체위 배액, 흉부 압박법, 객담 배출 등의 호흡 물리치료를 한다.
- 객담의 유동성을 유지하기 위해 수분(심부전이 없는 경우)의 흡입, 실내 온도·습도 관리를 실시한다.
- 효과적인 기침 방법을 지도하고 가래를 스스로 객출하는 것을 지원한다.
- 상부 호흡기 감염을 피하고, 사람들의 혼잡을 피하며, 마스크를 착용하는 등 기본적인 습관이 몸에 익도록 지도한다.
- 감염 징후(고름성 가래의 증가)를 이해하고 증상이 있을 때는 즉시 보고(재택의 경우 진찰)할 수 있도록 지도한다.

영양과 수분 섭취를 위한 지원

- 식욕이 없을 때에도 섭취할 음식의 대체나 조리 방법을 연구한다.

일상생활 행동 지원

- 호흡곤란 시에는 부족한 자기관리를 보충한다.
- 증상이 안정되면 서서히 생활 행동 범위를 넓힌다.

증상의 자기 통제를 위한 지원

- 올바른 호흡법을 지도하고 가래의 객출을 스스로 하도록 돕는다.
- 치료의 필요와 치료 계획의 유효성에 대해 의문이 남지 않도록 설명한다.
- 치료의 의미를 이해하고 지속적인 복약을 할 수 있도록 지원한다.

환자·가족의 심리·사회적 문제에 대한 지원

- 호흡곤란에 의한 불안, 언어 의사소통 장애 등 헤아릴 수 없는 불안과 불만을 갖고 있음을 이해하고 수용한다.
- '환자 모임' 등을 통해 고민을 이야기할 수 있는 장소를 제공한다.
- 가정환경을 배려하여 일상생활 행동에 무리가 없도록 연구한다.
- 요양이 장기간 이어지면 감염이 재연되지는 않지만, 질환의 악화와 진행 방지를 위해 가족과 직장 동료 등에게 이해받을 수 있도록 한다. 또한 온 가족이 감기 등 상기도 감염을 주의하도록 지원한다.

- 완전한 치료를 기대하겠지만 질환의 진행과 중증화를 방지하는 것이 중요하다는 것을 이해하도록 한다.
- 호흡기 감염을 일으키지 않도록 혼잡을 피한다. 마스크 착용, 외출 후 손 씻기, 양치질 철저 등 기본적인 자기관리를 할 수 있도록 지도한다.
- 금연을 철저히 하도록 지도한다.
- 감염 재연 현상인 객담 양의 증가, 농성 가래의 발생 등에 주의하고 증상이 보이면 즉시 진찰할 수 있도록 지도한다.
- 기침이 심해졌다는 자기 판단에 따라 진해 약을 복용하지 않도록 지도한다.
- 영양을 위해 일일 필요량을 섭취할 수 있도록 식사에 대해 연구하도록 지도한다(경우에 따라 영양 지도를 한다).
- 재택 산소 요법을 실시하는 경우에는 가정에서의 생활에 적응할 수 있도록 지원한다.
- 유효한 사회 자원에 대한 정보를 제공하고 이용을 권한다.
- 환자·가족이 가정 내에서 각각의 역할을 완수할 수 있도록 조정한다.

Step1 영향 평가	Step2 간호 초점	Step3 계획	Step4 실시	Step5 평가

평가 포인트

간호 목표 달성도
- 치료의 진행 방식에 대한 장기적인 전망을 이해하고 있는가?
- 정해진 시간에 정해진 약물 복용을 확실하게 할 수 있는가?
- 체위 배액, 흉부 압박법, 배담법 등의 호흡 물리치료를 적극적으로 실시하고 있는가?
- 효과적인 기침법으로 스스로 가래 객담 배출을 할 수 있는가?
- 적절한 영양과 수분을 섭취할 수 있는가?
- 식욕을 증진하기 위한 연구를 할 수 있는가?
- 상기도 호흡기 감염 예방의 필요성을 이해하고 실천할 수 있는가?
- 산소 공급의 정도에 맞는 활동 수준을 유지할 수 있는가?
- 환자·가족의 지원을 얻어 가정에서의 요양이 가능하게 되었는가?

기관지 확장증 환자의 병태 관계도와 간호 문제

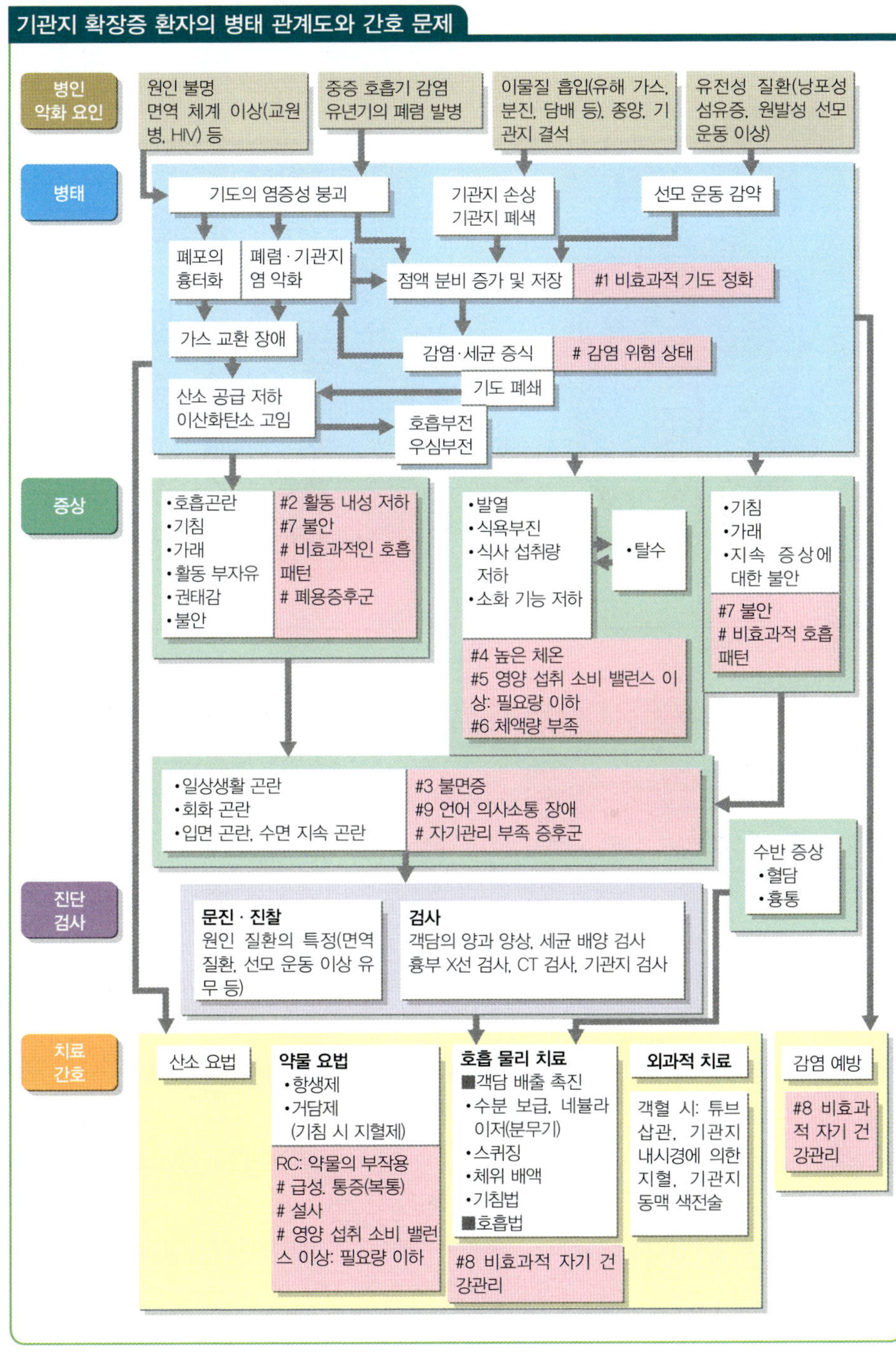

6 기관지 천식

이치오카 마사히코

눈으로 보는 질환

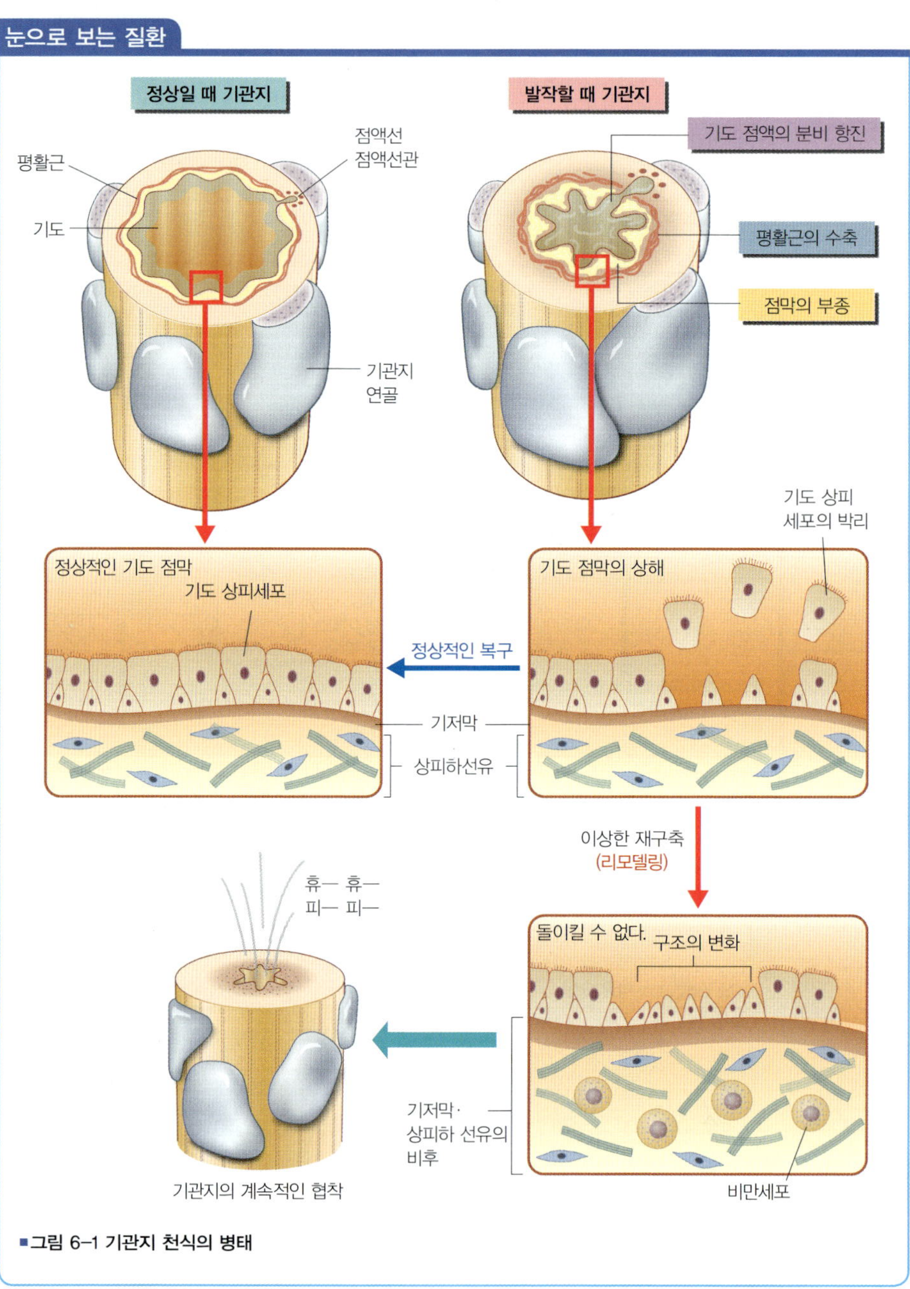

■ 그림 6-1 기관지 천식의 병태

눈으로 보는 질환

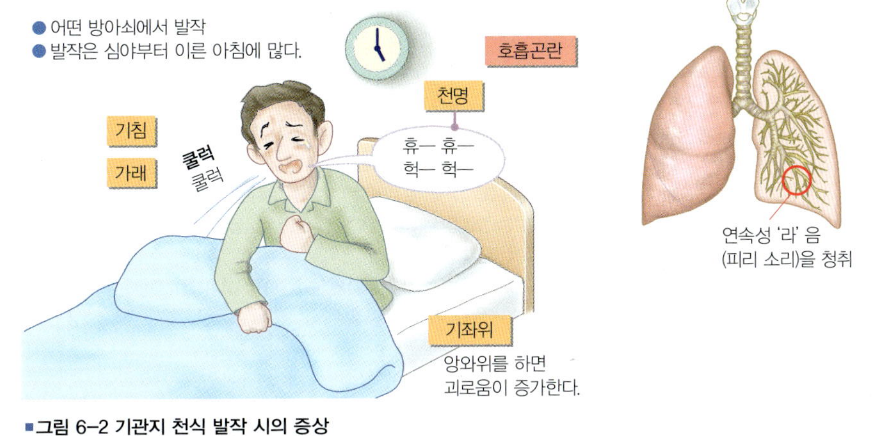

■ 그림 6-2 기관지 천식 발작 시의 증상

병태 생리

기관지 천식은 기도의 만성 염증에 의해 점막이 상하고 기침, 천명, 발작성 호흡곤란 등의 임상 증상을 나타내는 질환이다.

- 기도의 만성 염증에 의해 점막이 상하여 신경이 노출되어 기도 과민성 항진, 가역성 기도 협착, 기도 분비 과다 등으로 기침, 천명, 발작성 호흡곤란 등 임상 증상을 나타내는 질환(그림 6-1).
- 이러한 발작을 반복하면 '기도의 리모델링'이라고 불리는 불가역성의 변화가 일어나고 난치성 천식으로 이행한다.

병인·악화 요인

- 아토피 소인으로 불리는 알레르기 체질을 가진 경우와 명백한 알레르기 소인을 인정하지 않는 경우가 있다.
- 가장 중요한 악화 인자는 흡연이며, 흡연을 계속하면 기도의 리모델링을 초래할 수 있다.
- 기타 천식 발작을 유도하는 대표적인 요인으로는 환경(집먼지, 식물, 동물의 털 등), 기도 감염, 기압의 변화, 환경오염, 먼지, 스트레스 등을 들 수 있다.

역학·예후

- 일본의 천식 유병률은 성인에서 약 3%, 소아에서 7~8%이며 해마다 증가 추세에 있다. 추정환자 수는 약 1100만 명이다.
- 천식으로 인한 사망자는 1997년 이후 감소 추세에 있지만, 여전히 연간 2000명가량이 사망하고 있다. 위험 인자로는 고령자, 남성, 중증, 비아토피형. 과거의 입원 경험, 치명적 발작 등을 들 수 있다.

증상

주요 임상 증상은 발작성 기침, 천명, 호흡곤란, 가래이며 야간, 특히 새벽에 증상이 나타나는 경우가 많다. 난치성 천식의 경우, 증상이 지속될 수 있다.

- 발작 시에는 호기의 연장이나 청진기로 연속성 '라' 음(피리 소리)이 청취되지만, 중증의 경우 호흡음이 감소하여 청진기로 청취되지 않을 수 있으므로 주의를 요한다(그림 6-2).
- 특수 형식으로 운동 유발 천식(운동 시 발작이 유발), 아스피린 천식(비스테로이드성 소염제 등에 의해 발작 유발), 기침 천식(주요 증상이 기침이고 청진기에서 '라' 음이 청취되지 않음) 등이 있다.

▌ 전형적인 발작 시에는 진단이 쉽지만, 발병 초기와 비전형적인 예제의 진단은 어려운 경우도 많다.

- 성인 천식의 진단은 증상(발작에 따른 호흡곤란, 천명, 야간·새벽에 잦은 기침 등), 가역성의 기류 제한(자연적으로 또는 기관지 확장제 등의 치료에 따라 개선), 기도 과민성의 항진, 아토피 소인, 기도 염증, 다른 심장 질환의 배제 등으로 한다. 전형적인 발작을 할 때는 진단하기 쉽다. 발병 초기나 비전형적인 예에서는 진단 상태가 난해한 경우가 많다.
- 호흡 기능 검사에서는 발작 시의 1초량($FEV_{1.0}$)의 저하와 기관지 확장제 흡입 후의 $FEV_{1.0}$의 개선(12% 이상이 그렇고, 절대량이 200㎖ 이상 증가)이 가역성 기도 폐색임을 증명한다. 일상생활에서 간편하게 피크 플로미터(피크 유량계, PEF)가 유용하고, 메콜린 흡입 시험을 하면 흡입 후 $FEV_{1.0}$을 20% 감소시켜 농도 및 양을 PC_{20}(provocative concentration) 또는 PD_{20}(provocative dose)으로 나타내어 평가한다.
- 감별 진단으로 좌92심부전(심장 천식), 만성 폐쇄성 폐 질환(chronic obstructive pulmona-ry disease:COPD), 상기도 폐색(급성 후두개염, 종양 등에 따른 기도 이물), 성대 기능 상실이 중요하다.
- 치료 전 임상 소견의 중증도 분류는 〈표 6-1〉을 참고한다.
- 검사값
- 아토피 형에서는 혈청 총 IgE의 상승이 보이는 경우가 많아 특이적 IgE 항체의 증거로 프리크 테스트, 스크래치 테스트, 히스타민 유리 시험, 혈청 RAST(방사성 알레르겐 흡착 시험) 등이 사용된다. 말초 혈액 및 객담의 호산구 증가도 진단에 도움이 된다.

- 천식은 COPD가 합병할 수 있으며, 천식만 있는 경우보다 치료하기 어려울 수 있다.
- 천식을 동반한 특수 병태로서 알레르기성 육아종성 혈관염〔처그 스트라우스(Churg Strauss) 증후군〕, 알레르기성 기관지 폐균증이 있다.

▌ 천식 치료는 만성기의 유지 관리 또는 급성 발작 시의 치료가 있으며, 치료약은 장기 관리약(컨트롤러)과 급성 발작 치료제(릴리버)로 나뉜다.

- 치료 방침
- 천식은 비가역적 기도의 리모델링의 진전을 방지한다는 관점에서 발작 예방이 가장 중요하다. 만성 관리에 대해서는 과거에 비해 심각도에 따라 치료가 추진되고 있지만, 일본의 신규 가이드라

■ 표 6-1 기관지 천식의 중증도 분류(천식 예방 관리 지침 2009(JGL2009))

심각도	경증 간헐형	경증 지속형	중등증 지속형	중증 지속형
증상의 빈도	주 1회 미만	주 1회 이상	매일	매일
증상의 강도	경도로서 짧다	월 1회 이상 일상생활이나 수면을 방해한다.	1회 이상 일상생활이나 수면을 방해하기도 한다.	일상생활의 제한
	—	—	단시간 작용형 흡입 $β_2$자극약 준용이 날마다 필요	치료를 하는데도 점점 악화
야간 증상	월 2회 미만	월 2회 이상	주 1회 이상	자주
%$FEV_{1.0}$, %PEF	80% 이상	80% 이상	60% 이상 80% 미만	60% 미만
$FEV_{1.0}$, PEF의 병동	20% 미만	20~30%	30% 이상	30% 이상

1) 위에 증상 중 하나가 인정되면 그 심각도가 판단된다.
2) 증상의 판단은 심한 경우나 장기 이환의 예에서 심각도를 과소평가하는 경우가 있다.
3) 호흡 기능은 기도 폐색의 정도를 객관적으로 설명하며, 이러한 변동은 기도 과민성과 관련이 있다.
　　%$FEV_{1.0}$=($FEV_{1.0}$ 측정치/$FEV_{1.0}$ 측정지)×100
　　%PEF=(PEF 측정치/PEF 예측치 또는 자기 최고치)×100
(일본알레르기학회 천식지침전문부회감: 천식예방 관리지침 2009, p7, 협화기획, 2009)

  인(JGL2009)에서는 국제천식관리지침(Global Initiative for Asthma: GINA 2006)뿐 아니라 치료 스태프에 따라 개별적으로 치료를 선택하는 방향으로 전환하고 있다.

● 약물 요법
〈만성 관리〉
● 천식 증상의 경감·해소와 유지, 호흡 기능의 정상화와 유지를 도모하는 약을 '장기 관리약(컨트롤러)'이라고 한다.

★1단계: 경증 간헐형
Px 처방 예) 경증 간헐형①
● 설타놀 인헤일러 에어로졸   1회 살포   100μg 1회 2흡입   발작 시 사용   ← 단시간 작용형 흡입 β₂ 자극제

Px 처방 예) 경증 간헐형②
● 풀미코트 터부헬러 100   1회 100μg 흡입   1일 2회   ← 흡입용 스테로이드약

★2단계: 경증 지속형
Px 처방 예) 경증 지속형①
● 플루티드 로타디스크 물집 100μg   1회 100μg 흡입   1일 2회   ← 흡입용 스테로이드약

Px 처방 예) 경증 지속형②
● 플루티드 로타디스크 물집 100μg   1회 100μg 흡입   1일 2회   ← 흡입용 스테로이드약
● 세레벤트 로타디스크 50g   1회 50μg 흡입   1일 2회   ← 장시간 작용형 흡입 β₂ 자극제

Px 처방 예) 경증 지속형③
● 큐바루 에어로졸 100   1회 100μg 흡입   1일 2회   ← 흡입용 스테로이드약
● 싱귤레어정(10mg)   1회 1정 1일 1회 저녁 식사 후   ← 루코트리엔 길항제

Px 처방 예) 경증 지속형④
● 아도베르   1회 1흡입   1일 2회   ← 흡입용 스테로이드 + 장시간 작용형 흡입 β₂ 자극제(합제)

★3단계: 중등도 지속형
Px 처방 예) 중등도 지속형①
● 파미티드 로타디스크 물집 200μg   1회 200μg 흡입   1일 2회   ← 흡입용 스테로이드약
● 세레벤트 로타디스크 50μg   1회 50μg 흡입   1일 2회   ← 장시간 작용형 흡입 β₂ 자극제

Px 처방 예) 중등도 지속형②
● 플루티드 로타디스크   1회 400μg 흡입   1일 2회   ← 흡입용 스테로이드약
● 싱귤레어정(10mg)   1회 1정   1일 1회   저녁 식사 후   ← 루코트리엔 길항제

Px 처방 예) 중등도 지속형③
● 플루티드 로타디스크 물집 200μg   1회 200μg 흡입   1일 2회   ← 흡입용 스테로이드약
● 세레벤트 로타디스크 50μg   1회 50μg 흡입   1일 2회   ← 장시간 작용형 흡입 β₂ 자극제
● 오논 캡슐(450mg)   1회 2캡슐   1일 2회   아침·저녁 식사 후   ← 루코트리엔 길항제

★4단계: 중증 지속형
Px 처방 예) 중증 지속형①
● 플루티드 로타디스크 물집 200μg   1회 200μg 흡입   1일 2회   ← 흡입용 스테로이드약
● 세레벤트 로타디스크 50μg   1회 50μg 흡입   1일 2회   ← 장시간 작용형 흡입 β₂ 자극제
● 싱귤레어정(10mg)   1회 1정   1일 1회   저녁 식사 후   ← 루코트리엔 길항제
● 테오도르정(200mg)   1회 1정   1일 1회   저녁 식사 후   ← 크산틴 유도체

Px 처방 예) 중증 지속형②
● 플루피코 로타디스크 블리스터   1회 400μg 흡입   1일 2회   ← 흡입용 스테로이드약
● 유니필 LA정(200mg)   1회 1정   1일 1회   저녁 식사 후   ← 크산틴 유도체
● 싱귤레어정(10mg)   1회 1정   1일 1회   저녁 식사 후   ← 루코트리엔 길항제
● 프레도닌정(5mg)   1 회 2~4정   1일 1회   아침 식사 후   ← 스테로이드약

〈급성 발작 시〉
● 급성 발작 시 증상 완화를 위해 사용하는 약을 '급성 발작 치료제(릴리버)'라고 한다.

- 설타놀 인헤일러 에어졸　1회 살포 100μg　1회 2흡입　3시간 이상의 간격을 두고 반복 ← 단시간 작용형 흡입 β2 자극제
- 베네트린 흡입액(0.3~0.5㎖)+알레베르 흡입액(2㎖) 분무기 ← β2 자극제
- 솔루-메드롤주(40~125mg) 점적 정맥 주사 ← 스테로이드약
- 솔르-코데프주(200mg) 점적 정맥 주사 ← 스테로이드약
- 린데론주(4~8mg) 점적 정맥 주사 ← 스테로이드약
- 네오필린주(0.6~0.8mg/kg/시) 점적 정맥 주사 ← 기관지 확장제
- 보스민주(0.1~0.3㎖) 피하 주사 ← 카테콜아민계 약물

■표 6-2 기관지 천식의 주요 치료제

분류	일반 이름	주요 상품명	약의 효과 메커니즘	주요 부작용
β2-아도레나린 수용체 자극약 (β2 자극제)	살부타몰 황산염	설타놀 인헤일로, 베네토린	관지 평활근의 β2수용체 몸에 선택적으로 작용하는 기관지를 확장시킨다.	저칼륨혈증, 쇼크, 심계항진, 떨림
	살메데롤 지나포에이트	세레벤트		
	시로브 테로르	호쿠나린		저칼륨혈증, 심계항진, 진전, 부착 부위의 피부병
흡입용 스테로이드약	부데소니드	풀미코트	국소에서의 항염증 작용	인후 머리 자극 증상, 쉰 목소리, 구내염, 구강 건조, 칸디다증
	플루티키손 프로피오네이트산 에스테르	풀루티드		
	베클로 메타존 프로피온산 에스테르	큐바루		
로이코트리엔 길항제	몬테루카스트 나트륨	싱귤레어, 키프레스	선택적으로 루코트리엔 수용체에 길항 작용을 하기보다 항알레르기 작용을 한다.	아나필락시성 증상 혈관부종, 간 기능 장애, 구역질, 복통, 설사
	프란루카스트 수화물	오논		
크산틴 유도체	테오필린	테오도르 슬로비드, 테오롱, 유니필 LA	기관지 평활근 이완 작용으로 기관지를 확장하고 항염증 작용도 한다.	경련, 의식 장애, 심계항진, 마비, 간 기능 장애
	아미노필린 수화물	네오필린 알비나, 코피린		
부신피질 호르몬 제제 (스테로이드약)	프레드니솔론	프레도닌, 프레도니졸론, 프레도한	전신성 항염증 작용	감염성, 당뇨병, 골조송증, 위궤양, 중신성 비만, 여드름
	메틸 프레드니솔론 호박산 에스테르나트륨	솔 메드롤		
	히드로코티존 호박산 에스테르나트륨	Solu-코데프, 삭시존		
	베타메타손	린데론, 리네스테론		
흡입용 스테로이드약+β2 자극제	천식 치료 복합제	아도베르, 심비코트	흡입 스테로이드와 장시간 작용형 β2 수용체 자극제의 합제. 1제로 항염증 및 기관지 확장 작용이 있다.	목 쉼, 인후두 위화감, 구내염, 아구창, 저칼륨혈증, 심계항진, 떨림
계면활성제	티독사폴	알레베르	에어졸 입자의 안정화를 촉진한다.	상기도 자극, 발진

기관지 천식의 병기·병태·중증도별 치료 순서도

■ 치료 환자의 증상과 기준이 되는 치료 단계

경증 간헐형의 경우	경증 지속형의 경우	중등증 지속형의 경우	중증 지속형의 경우
• 증상이 주 1회 미만 • 증상은 가볍고 짧다. • 야간 증상은 월 2회 미만	• 증상이 주 1회 이상이지만 매일은 아니다. • 월 1회 이상 일상생활과 수면을 방해한다. • 야간 증상은 월 2회 이상 중등증 지속형 대부분	• 증상이 매일 있다. • 단시간 작용성 흡입 β₂-아드레날린 수용체 자극제가 거의 매일 필요. • 주 1회 이상 일상생활과 수면을 방해한다. • 야간 증상이 주 1회 이상 중증 지속형 대부분	• 치료를 하더라도 자주 악화된다. • 증상이 매일 있다. • 일상생활이 제한된다. • 야간 증상이 자주 나타난다.
치료 1단계	**치료 2단계**	**치료 3단계**	**치료 4단계**

■ 천식의 치료 단계

치료 1단계	치료 2단계	치료 3단계	치료 4단계
기본 치료 흡입 스테로이드 (저용량) 위의 것을 사용할 수 없는 경우 다음 중 하나를 사용한다. • 루코트리엔 길항제 • 크산틴 유도체 ※증상이 드문 경우 필요 없음.	**기본 치료** 흡입 스테로이드 (저~중 용량) 위에서 불충분한 경우 다음의 하나를 병용 • 장시간 작용성 β₂-아드레날린 수용체 자격약(복합제 사용 가능) • 루코트리엔 길항제 • 크산틴 유도체	**기본 치료** 흡입 스테로이드 (고용량) 위에서 아래 복수를 합용 • 장시간 작용성 β₂-아드레날린 수용체 자격약(복합제의 사용 가능) • 루코트리엔 길항제 • 키산틴 유도체	**기본 치료** 흡입 스테로이드 (고용량) 위에서 아래 복수를 병용 • 장기간 작용성 β₂ 아드레날린 수용체 자격약(복합제의 사용 가능) • 루코트리엔 길항제 • 키산틴 유도체 위의 모든 약을 사용해도 관리가 되지 않을 경우 아래의 약 중에서 양방을 추가 • 항IgE 항체*2 • 경구 스테로이드 약물*3
추가 치료 루코트리엔 길항제 이외의 항알레르기약*1	**추가 치료** 루코트리엔 길항제 이외의 항알레르기약*1	**추가 치료** 루코트리엔 길항제 이외의 항알레르기약*1	**추가 치료** 루코트리엔 길항제 이외의 항알레르기약*1
발작 치료*4 단시간 작용성 흡입 β₂-아드레날린 수용체 자극제	**발작 치료*4** 단시간 작용성 흡입 β₂-아드레날린 수용체 자극제	**발작 치료*4** 단시간 작용성 흡입 β₂-아드레날린 수용체 자극제	**발작 치료*4** 단시간 작용성 흡입 β₂-아드레날린 수용체 자극제

*1 항알레르기 약은 중재자 유리 억제 약물, 히스타민 H1 길항제, 트롬복산 A₂ 억제제, Th2 사이토카인 억제제를 가리킨다.

*2 통년성 흡입 항원에 대해 양성인 혈청 총 IgE 값이 30~700 IU/mℓ의 경우에 적용된다.

*3 경구 스테로이드는 단기간의 간헐적 투여를 원칙으로 한다.

*4 경도 발작까지의 대응을 보여준다.

(일본알레르기학회 천식지침 전문부회감: 천식예방 관리지침 2009, p109, 협화기획, 2009를 참고로 작성)

기관지 천식 환자의 간호

가메이 도모코

간호 과정 순서도

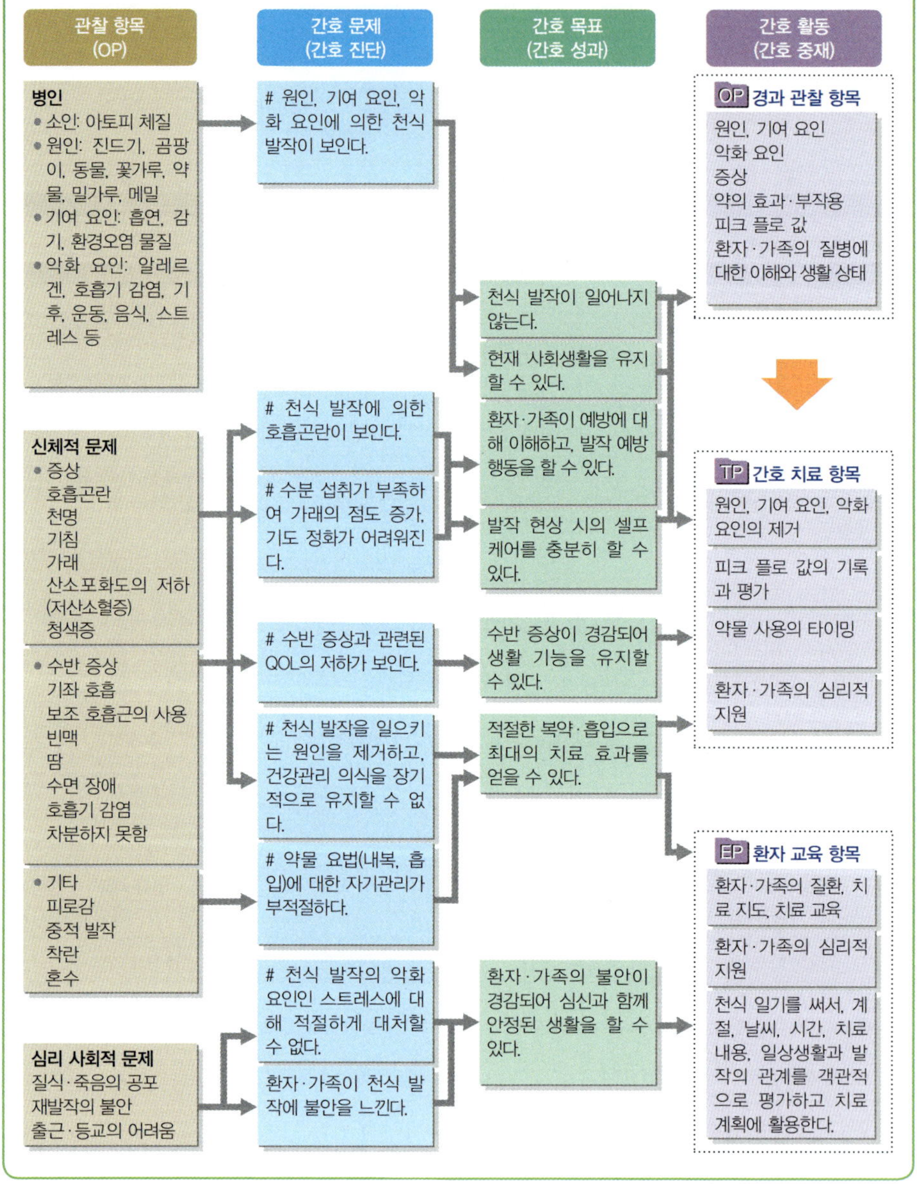

관찰 항목 (OP)	간호 문제 (간호 진단)	간호 목표 (간호 성과)	간호 활동 (간호 중재)

병인
- 소인: 아토피 체질
- 원인: 진드기, 곰팡이, 동물, 꽃가루, 약물, 밀가루, 메밀
- 기여 요인: 흡연, 감기, 환경오염 물질
- 악화 요인: 알레르겐, 호흡기 감염, 기후, 운동, 음식, 스트레스 등

\# 원인, 기여 요인, 악화 요인에 의한 천식 발작이 보인다.

신체적 문제
- 증상
  호흡곤란
  천명
  기침
  가래
  산소포화도의 저하 (저산소혈증)
  청색증
- 수반 증상
  기좌 호흡
  보조 호흡근의 사용
  빈맥
  땀
  수면 장애
  호흡기 감염
  차분하지 못함
- 기타
  피로감
  중적 발작
  착란
  혼수

\# 천식 발작에 의한 호흡곤란이 보인다.

\# 수분 섭취가 부족하여 가래의 점도 증가, 기도 정화가 어려워진다.

\# 수반 증상과 관련된 QOL의 저하가 보인다.

\# 천식 발작을 일으키는 원인을 제거하고, 건강관리 의식을 장기적으로 유지할 수 없다.

\# 약물 요법(내복, 흡입)에 대한 자기관리가 부적절하다.

심리 사회적 문제
질식·죽음의 공포
재발작의 불안
출근·등교의 어려움

\# 천식 발작의 악화 요인인 스트레스에 대해 적절하게 대처할 수 없다.

환자·가족이 천식 발작에 불안을 느낀다.

간호 목표 (간호 성과)

- 천식 발작이 일어나지 않는다.
- 현재 사회생활을 유지할 수 있다.
- 환자·가족이 예방에 대해 이해하고, 발작 예방 행동을 할 수 있다.
- 발작 현상 시의 셀프 케어를 충분히 할 수 있다.
- 수반 증상이 경감되어 생활 기능을 유지할 수 있다.
- 적절한 복약·흡입으로 최대의 치료 효과를 얻을 수 있다.
- 환자·가족의 불안이 경감되어 심신과 함께 안정된 생활을 할 수 있다.

간호 활동 (간호 중재)

OP 경과 관찰 항목

원인, 기여 요인
악화 요인
증상
약의 효과·부작용
피크 플로 값
환자·가족의 질병에 대한 이해와 생활 상태

TP 간호 치료 항목

원인, 기여 요인, 악화 요인의 제거

피크 플로 값의 기록과 평가

약물 사용의 타이밍

환자·가족의 심리적 지원

EP 환자 교육 항목

환자·가족의 질환, 치료 지도, 치료 교육

환자·가족의 심리적 지원

천식 일기를 써서, 계절, 날씨, 시간, 치료 내용, 일상생활과 발작의 관계를 객관적으로 평가하고 치료 계획에 활용한다.

기본 개념

- 약물 치료로 증상을 조절하는 한편, 사회생활이나 일상생활의 기능을 유지하도록 지원한다.
- 기관지 천식은 발작을 일으키는 요인을 갖고 있기 때문에 환자·가족이 일상생활의 원인, 기여 요인, 악화 요인에 대해 잘 이해해야 한다. 특히 약물 치료를 계속할 수 있도록 심신 양면으로 지원하는 것이 중요하다.

| Step1 영향 평가 | Step2 간호 초점 | Step3 계획 | Step4 실시 | Step5 평가 |

정보 수집	평가 관점과 근거·잠재적 간호 문제
전신 상태의 파악	환자에게 신체적 심리적 상태에 관해 듣고 검사 데이터와 함께 중증도를 판정하는 등 포괄적인 케어를 할 수 있다. • 전신 상태의 파악 → 호흡수, 호흡의 깊이, 기침, 가래, 보조 호흡근의 사용, 기좌 호흡, 자세 • 발작의 원인, 기여 요인, 악화 요인을 파악한다. • 발작의 횟수와 과거의 경과를 파악한다. • 처방약 복약·흡입을 지시한 대로 실시하고 있는지 파악한다. • 산소화〔경피적 산소 포화도(SpO_2), 동맥혈 산소 분압(PaO_2), 청색증 유무〕를 파악한다. • 산 염기 평형의 파악〔pH, 동맥혈 이산화탄소 분압 ($PaCO_2$)〕. • 혈압 • 불안, 두려움 • 심적 스트레스 🔍 잠재적 간호 문제 : 천식 발작에 의한 호흡곤란/천식 발작과 관련하여 환기를 적정하게 하지 않음
증상의 부위, 출현 상황, 정도의 관찰	저산소혈증의 출현, 급성 호흡부전의 정도를 파악하여 천식 발작의 중증도를 고려하고 치료 및 간호 계획 수립에 활용한다. • 호흡곤란은 주관적인 호소이기 때문에 객관적 스케일도 이용한다. • 저산소혈증의 정도는 PaO_2를 측정하여 파악할 필요가 있다. • 가래의 증가, 점도 높은 가래, 기관지 경련에 의해 효과적인 기도 정화를 할 수 없으면 저산소혈증, 급성 호흡부전을 일으키게 된다. 🔍 잠재적 간호 문제 : 수분 섭취가 부족하여 가래의 점도가 증가하고 기도 정화가 곤란하다. **청색증** • 입술, 손톱을 관찰한다. • 식은땀, 흥분 상태, 의식 저하는 저산소의 가능성이 높다. 🔍 공동 문제 : 저산소혈증 **호흡곤란** • 주관적인 호흡곤란의 평가 지표인 수정판 보르그 스케일 등으로 평가한다. 🔍 공동 문제 : 저산소혈증 **기좌호흡** • 호흡곤란 때문에 좌위를 할 수 없는 상태가 된다. 자세는 앞으로 구부리는 경우가 많다. 🔍 잠재적 간호 문제 : 수반 증상(호흡곤란) 관련 QOL의 저하, 불안의 증대 **보조 호흡근의 사용** • 흉쇄유돌근, 승모근 등을 이용하여 호흡하고 있는 상태이다. 🔍 잠재적 간호 문제 : 보조 호흡근의 사용에 따른 피로

	<u>호흡 소리, 천명</u> ● 호흡 소리를 청진하여 폐로의 공기의 출입을 파악한다. ● 기관지의 가래 고임에 의해 천명이 나타난다. ● 수분 섭취의 저하로 가래의 점도가 증가하여 객출하기 어려워진다. 🔍 잠재적 간호 문제 : 수분 섭취가 부족하면 가래의 점도가 증가하여 기도 정화가 어려워짐
약의 효과 관찰	흡입·내복·부착약의 효과가 나타나고 있는지 관찰한다. 약의 효과를 볼 수 없는 경우에는 원인을 객관적으로 평가하여 의사와 상담 후 치료 방법을 재검토하든가 환자의 복약 준수 등 대응이 필요하다. ● 급성기에는 호흡곤란, 산소포화도, 천명을 지표로 약이 효과가 있는지 관찰한다. ● 안정기에는 피크 흐름을 1일 2회 측정하여 증상의 개선이나 발작 예방 효과를 관찰한다. 약이 효과가 없는 경우, 약의 종류나 양을 변경하거나 환자의 약물 관리에 문제가 있는지 분명히 할 필요가 있다. 🔍 잠재적 간호 문제 : 약물 요법에 대한 자기관리 부적절
환자·가족의 심리 사회적 측면 파악	환자·가족이 천식에 대해 어떻게 인식하고 있는지 확인한다. 복약 컴플라이언스와도 관계가 있고 치료 효과와 치료 지속 가능성에도 영향을 주기 때문이다. 치료를 중단하면 천식으로 사망할 가능성이 있으며, 치료 지속의 중요성에 대해 충분히 설명한다. 또 환자·가족이 불안을 느끼고 있을 경우에는 정신적인 지원을 계속해야 한다. ● 환자·가족에게서 천식 발작 시의 상황에 대해 듣고 현재 느끼는 불안감을 파악한다. ● 원인, 기여 요인, 악화 요인에 대해 설명하고, 환자 스스로 생활환경에서 발작 요인이 존재하는지 생각하게 하고, 가정이나 직장 등의 환경을 정비하면서 일상생활을 할 수 있도록 설명한다. ● 장기적인 질환 관리를 위해서는 정신적 지원이 중요하기 때문에 환자·가족에게 지원을 한다. 🔍 잠재적 간호 문제 : 천식 발작의 악화 요인인 스트레스에 적절하게 대처할 수 없음/환자·가족이 천식 발작에 대해 불안감을 느낌

Step1 영향 평가	Step2 간호 초점	Step3 계획	Step4 실시	Step5 평가

간호 문제 리스트

#1 천식 발작에 의한 호흡곤란이 보인다(활동–운동 패턴).
#2 수분 섭취가 부족하여 가래의 점도가 증가하고 기도 정화가 어렵다(활동–운동 패턴).
#3 약물 요법(내복, 흡입)에 대한 자기관리가 적절하지 못하다(건강 지각–건강관리 패턴).
#4 천식 발작을 일으키는 원인 제거와 건강관리에 대한 의식을 장기적으로 유지할 수 없다(건강 지각–건강관리 패턴).
#5 천식 발작의 악화 요인인 스트레스에 적절하게 대처할 수 없다(코핑–스트레스 내성 패턴).
#6 환자·가족이 천식 발작에 불안을 가지고 있다(자기 인식 패턴).

간호의 우선순위 지침

● 천식은 만성 염증으로 과민해진 기관지에 원인이나 악화 요인이 더해져 기도 폐색을 일으키는 것이다. 따라서 기도 점액의 분비 항진, 혈관 투과성 항진에 의해 기도 점막에 부종이 생기는 질환이기 때문에 호흡곤란을 일으킨다. 또한 장기간 발작 컨트롤이 필요하기 때문에 자기관리가 중요하다. 환자의 중증도에 따라 간호 문제의 우선순위를 결정하게 되는데, 각 인자에 대한 노출 예방이 중요하다.
● 장기간 치료를 지속해야 하기 때문에 피크 유량계의 사용 방법과 영역 관리 방법을 설명하고, 기록할 때에도 계절, 시간, 일상생활, 치료 내용 등 발작과의 관계를 파악하여 치료 계획을 세우고, 환자의 의욕을 지속적으로 개선시켜나갈 수 있는 건강상의 관점도 중요하다.

6 기관지 천식

1 간호 문제	**간호 진단**	**간호 목표(간호 성과)**
#1 천식 발작에 의한 호흡곤란이 일어난다.	**가스 교환 장애** **관련 요인**: 점막 부종, 기관지 경련, 기관지 만성 염증 **진단 지표** ☐ 호흡곤란 ☐ 빈맥 ☐ 저산소혈증 ☐ 활동적이지 않다.	〈**장기 목표**〉 천식 발작을 해소하고 안정된 일상생활을 할 수 있도록 천식 발작을 컨트롤할 수 있다. 〈**단기 목표**〉 1) 호흡곤란이 일어나지 않는다. 2) 호흡 소리가 청명하다. 3) 산소화가 양호하다.

간호 계획	**중재 포인트와 근거**
OP 경과 관찰 항목 ● 호흡곤란 정도의 관찰: 호흡수, 기침, 가래, 동맥혈 가스 분석(pH, PaO_2, $PaCO_2$, SaO_2/SpO_2), 피크 플로 값, 1초량, 청색증, 호흡음, 대화, 동작, 자세, 의식 **TP 간호 치료 항목** ● 호흡 도우미 ● 출력 가래, 호흡기 정화 도우미 ● 기관지 확장제 등 약물 투여와 관리 **EP 환자 교육 항목** ● 호흡곤란 증강, 구역질·구토, 가래 객출의 어려움에 대해 설명한다. ● 약의 효과에 맞추어 생활 내용의 조정을 지도한다.	⮕ 천식 환자의 기도 점막은 호산구, 비만세포, T림프구, 호중구 등의 염증세포가 침윤 기도의 기질적 변화를 일으켜 과민성이 항진하고 있다. 따라서 자극에 반응하여 기도 점막 부종, 기도 협착에 의해 호흡곤란이 생긴다. ⮕ 천식의 중증 발작 시에는 $β_2$ 아드레날린 수용체($β_2$ 자극제)의 흡입 및 부신피질 호르몬 제제(스테로이드)를 복용하고, 개선되지 않을 경우에는 응급처치를 취한다. 응급처치에서는 초기 치료(아미노필린 점적, 아드레날린 피하 주사약, 산소 흡입)를 실시해, 1시간 이내에 개선해야 한다. 〔근거〕아미노필린 점적은 기관지 평활근을 이완시킨다. 중독 증상이 있는지 관찰하면서 점적한다. 발작이 심할 때 PaO_2 50~60mmHg, $PaCO_2$ 50mmHg 이상이 되면 호흡산증이 발생, 의식 장애, 청색증을 일으킨다. 호흡이 정지할 경우에는 기관 삽관에 의한 인공호흡 관리가 필요하다. ⮕ 응급실에서의 귀가는 기도 폐쇄의 회복, 피크 플로 값이 자기 최고치의 70% 이상을 회복하고, 기관지 확장제를 마지막으로 사용한 시점부터 60분 경과 후에도 안정이 되며, 악화 요인이 제거되고, 환자·가족이 자기관리를 할 수 있을 경우이다. 〔근거〕집에서 각자 관리를 잘하여 다시 급성 발작이 일어나는 것을 피하고, 천식으로 인한 사망을 방지하기 위하여 자기관리를 계속할 필요가 있다.

2 간호 문제	**간호 진단**	**간호 목표(간호 성과)**
#2 수분 섭취가 부족하면 가래가 증가하고, 기도 정화가 어려워진다.	**비효과적 기도 정화** **관련 요인**: 기도의 경련, 기관지 내의 분비물, 과도한 점액 생산 **진단 지표** ☐ 호흡부 잡음('라' 음) ☐ 호흡곤란 ☐ 호흡수의 변화, 호흡 리듬의 변화 ☐ 효과 없는 기침	〈**장기 목표**〉 천명을 없앤다. 〈**단기 목표**〉 1) 가래 객출이 효과적으로 이루어지도록 한다. 2) 효과적인 기침을 할 수 있다.

<table>
<tr><th>간호 계획</th><th>중재 포인트와 근거</th></tr>
<tr><td>

OP 경과 관찰 항목
- 호흡음 청진, 천명 정도의 파악
- 호흡수, 가래 객출 상황

TP 간호 치료 항목
- 수분 I&O에 유의하고 수분 섭취를 권한다.

- 체위 배액

EP 환자 교육 항목
- 가래를 객출하기 위해 효과적인 기침 방법을 지도한다.
- 실내를 가습하여 가래 객출을 용이하게 한다.

</td><td>

➡ 근거 다량의 가래, 발한, 발작 중에는 물 먹기가 어려워 수분 섭취 부족을 일으키기 쉽다.

➡입으로 섭취할 경우는 물 마시기를 권하고, 전해질(Na, K, Cl)에 유의한다. 근거 고장성 탈수가 생기기 쉬우므로 점적으로 전해질을 보충한다.
➡체위 배액, 실내에 가습기 등을 틀고 기도를 정화한다.

➡탈수가 되면 가래의 점도가 늘어 객출이 어려워지므로 점액전을 형성하는 무기폐가 되기 쉽다.

</td></tr>
</table>

<table>
<tr><th>3 간호 문제</th><th>간호 진단</th><th>간호 목표(간호 성과)</th></tr>
<tr><td>

#3 약물 요법(내복, 흡입)에 관한 자기관리가 부적절하다.

</td><td>

불이행
관련 요인: 계획된 치료 행동과 관련한 지식, 장기화 치료
진단 지표
☐ 지시에 따르지 않는 행동
☐ 개선되지 않음
☐ 증상 악화의 징후

</td><td>

〈장기 목표〉 천식을 컨트롤할 수 있어 발작이 일어나지 않는다.
〈단기 목표〉 약물에 대한 자기관리를 할 수 있다.

</td></tr>
</table>

<table>
<tr><th>간호 계획</th><th>중재 포인트와 근거</th></tr>
<tr><td>

OP 경과 관찰 항목
- 피크 플로 저하가 나타나는 상황(계절, 시간, 악화 요인)의 관찰
- 정확하게 약물을 사용하고 있는가?

TP 간호 치료 항목
- 치료의 목적, 계획에 대해 설명한다.
- 치료에 대한 기대를 논의한다.

EP 환자 교육 항목
- 약물의 작용, 사용 방법, 주의 사항 등에 대해 설명한다.

</td><td>

➡ 근거 천식의 치료는 '천식 예방 관리 가이드라인'에 의해 피크 플로 값 자기 최량치의 하루 변동을 참고하여 단계적으로 진행한다. 약물 사용 피크 플로 측정이 지속적으로 이루어지고 있는지 파악하고, 약물 치료에 대한 의욕을 높여 장기적으로 계속할 수 있도록 지원할 필요가 있다.

➡약물 요법에 대한 지식을 강화하고, 약물 치료를 계속 지원한다.

</td></tr>
</table>

<table>
<tr><th>4 간호 문제</th><th>간호 진단</th><th>간호 목표(간호 성과)</th></tr>
<tr><td>

#4 천식 발작을 일으키는 원인의 제거와 건강관리 의식을 장기적으로 유지할 수 없다.

</td><td>

비효과적 자기 건강관리
관련 요인: 지식 부족, 치료 계획의 복잡성
진단 지표
지시된 치료 방법을 실시하는 것이 어렵다고 말한다.
질병을 관리하고 싶다고 말한다.

</td><td>

〈장기 목표〉 천식 발작의 원인, 기여 요인, 악화 요인을 지적하고 제거할 수 있다.
〈단기 목표〉 1) 천식 발작의 메커니즘과 원인, 기여 요인, 악화 요인을 이해할 수 있다. 2) 호기량 측정, 매일 신체를 관찰하고 천식 일기에 쓸 수 있다. 3) 천식의 자기관리 방법을 이해한다.

</td></tr>
</table>

간호 계획	중재 포인트와 근거

OP 경과 관찰 항목
- 원인, 기여 요인, 악화 요인에 대한 노출과 증상의 출현 상황, 정도의 관찰(천식 일기 등에서 파악한다).

➡천식의 위험 요인을 제거한다. **근거** 천식의 소인으로는 아토피 체질이 지적되고 있다. 이유는 천식의 직접적인 원인이 되는 인자인 실내의 먼지, 진드기, 동물, 곰팡이류, 꽃가루, 약물이나 식품 첨가물, 작은 가루, 메밀 등이 있다. 기여 요인은 천식의 원인이 되는 흡연, 감기, 환경오염 물질 등이 있다. 악화 요인은 천식 증상을 악화시키는 요인으로 알레르기, 호흡기 감염, 기후, 운동, 다이어트 제품, 마약, 대기 오염, 스트레스 등이 있다.

TP 간호 치료 항목
- 균형 잡힌 식사, 수면, 운동, 활동에 대한 지도를 한다.
- 생활 패턴을 규칙적으로 정돈하고, 과로나 수면 부족을 방지하도록 설명한다.
- 원인, 기여 요인을 이해하고, 이를 생활환경에서 제거하는 방법을 설명한다.
- 악화 요인(감기)의 예방에 대해 지도한다.
- 피크 유량계에 의한 자기관리 및 평가 방법에 대해 지도한다.

➡환자 자신의 위험 요인을 밝히고 그 요인의 제거를 권장, 일상생활을 정돈하고 건강관리 의식을 높일 필요가 있다.

EP 환자 교육 항목
- 악화 요인을 피하기 위한 구체적인 방법을 지도한다.

5	간호 문제	간호 진단	간호 목표(간호 성과)

#5 천식 발작의 악화 요인인 스트레스에 대처할 수가 없다.

비효과적인 코핑
관련 요인: 장기화 치료, 강도의 위협
진단 지표
☐ 코핑할 수 없다는 말을 한다.
☐ 만성적인 걱정과 불안
☐ 생활 스트레스에 고민하고 있다.

〈장기 목표〉 스트레스로 인한 천식 발작 없이 일상생활을 할 수 있다.
〈단기 목표〉 스트레스를 인식하고 코핑 방법을 몸에 익힌다.

간호 계획	중재 포인트와 근거

OP 경과 관찰 항목
- 스트레스에 의한 천식 발작의 정도, 빈도의 관찰

TP 간호 치료 항목
- 천식 발작의 유도 등 스트레스에 대해 파악한다.

EP 환자 교육 항목
- 스트레스에 대한 인식을 가지도록 설명한다.
- 릴랙스 방법을 지도한다.

➡스트레스의 코핑 방법을 이해하고 스트레스 회피 방법을 강화한다. **근거** 천식 발작의 악화 요인으로 스트레스가 있다. 스트레스에 대처하는 능력을 강화할 수 있도록 환자가 코핑 방법을 몸에 익힐 필요가 있다.

6	간호 문제	간호 진단	간호 목표(간호 성과)

#6 환자·가족이 천식 발작에 불안감을 가지고 있다.

불안
관련 요인: 호흡곤란, 불안, 긴장, 진정할 수 없는 죽음의 공포
진단 지표
☐ 두려움
☐ 불면증

〈장기 목표〉 천식 발작의 회피에 대해 이해하고 불안을 달래준다.
〈단기 목표〉 천식 발작 중 불안감을 줄여준다.

□ 호흡곤란
□ 권태감
□ 호흡수의 증가
□ 땀의 증가
□ 구강 건조
□ 목소리의 떨림
□ 좌절
□ 맥박수 증가

간호 계획	중재 포인트와 근거

OP 경과 관찰 항목

- 발작 시의 공포감을 이해하고 발작이 없어진다는 것을 설명한다.
- 안정감을 주고 심리적인 지원을 실시한다.

TP 간호 치료 항목

- 발작 중에는 환자의 곁을 떠나지 않는다.
- 치료제를 처방하여 안정감을 부여한다.
- 필요에 따라 등 마사지 등을 실시한다.

EP 환자 교육 항목

- 휴식 방법을 지도한다.

➲ 근거 정신적 불안감에 의해 천식 발작이 발생할 수도 있지만, 발작 때의 불안이나 질식의 공포 때문에 호흡곤란이 심해질 수 있으므로 불안과 공포를 제거할 필요가 있다.

Step1 영향 평가　Step2 간호 초점　Step3 계획　Step4 실시　Step5 평가

병기·병태·중증도별 관리 포인트

【급성기】 천식의 급성 발작 증상은 가벼운 호흡곤란부터 의식 장애나 호흡 정지까지 광범위하다. 피크 플로 값이 자기 적당량의 50~80%로 떨어졌을 경우에는 β_2 자극제 흡입을 1시간에 세 번까지 하고, 증상의 경과를 보아 효과가 없으면 진찰을 한다. 피크 플로 값이 자기 적당량의 50% 이하로 저하되고 걷기, 말하기가 어려운 고도의 천식 증상이라면 스테로이드제를 복용 후 즉시 응급처치를 하고 진단한다.

【만성기】 약물 요법에 따른 주의사항(사용 방법, 효과, 효과 발현 시간, 지속 시간, 부작용), 약물 사용의 타이밍을 환자가 이해하고, 피크 플로 값을 지표로 자체 관리할 수 있도록 지도한다. 일상 생활환경의 정비, 생활습관의 재검토, 원인, 기여 요인, 악화 인자에 노출되는 것을 피하도록 한다. 지속적인 호기량의 자기 측정·관리를 통해 발작의 초기 징후를 파악한다.

【안정기】 사회생활의 복귀가 무리 없이 진행되도록 지원한다. 일상생활에서의 악화 요인을 환자·가족에게 이해시킨다. 급성기를 벗어나 잠시 증상이 좋아지면 치료를 중단하는 경우가 많아, 계속적인 치료가 곤란한 예가 있다. 천식으로 인한 사망은 현재도 연간 2000명에 이를 정도로 보고되기 때문에 치료의 지속과 질병 관리에 대한 올바른 이해를 촉구한다.

간호 활동(간호 중재) 포인트

진단·치료 지원

- 정해진 시간에 안정적으로 약물 사용을 할 수 있도록 지도한다.
- 내복, 흡입, 첩용약 등의 사용 방법을 지도한다.
- 약물에 의해 효과가 나타나는 시간이 사람마다 다르다. 발작의 급성기와 안정기에 사용하는 약물이 다르다는 점을 지도한다.
- 중적 발작이 나타날 때에는 즉시 의사에게 보고하고 기관 삽관, 인공호흡 관리를 실시한다.

천식 발작의 회피

- 원인, 기여 요인, 악화 요인을 각각 이해하고, 노출을 피하는 방법에 대해 구체적으로 지도한다.
- 생활환경 정비, 계절 변화, 기후 변화에 유의하고 악화 요인을 없애 환경을 정돈한다.

- 환자·가족에게 천식의 병태, 원인, 기여 요인, 악화 요인과 발작에 대해 설명하고 일상생활에서의 발작 예방 조치를 알려준다.

자기관리 지원

- 환자가 발작 예방약(흡입, 복용)을 사용할 수 있도록 지도한다.
- 피크 플로 값을 1일 2회 측정하여 평가할 수 있도록 지도한다.
- 생활환경의 정비는 가능한 한 환자 스스로 할 수 있도록 지도한다.
- 신체의 관찰 항목을 이해하고, 천식 일기를 쓸 수 있도록 지도한다.
- 스트레스 회피, 식사, 수면, 휴식, 운동 등 일상생활을 규칙적으로 할 수 있도록 지도한다.

환자·가족의 심리 사회적 문제에 대한 지원

- 천식에 대해 환자·가족에게 알기 쉽게 설명하고, 불안감을 해소하도록 지원한다.
- 학교나 직장의 환경 정비가 필요한 경우에는 양호 교사, 건강관리실 등과 상담할 수 있도록 지원한다.

퇴원·요양 지도

- 발작을 방지하고 환자·가족이 함께 안정된 생활을 할 수 있도록 생활환경의 정비를 위한 지도를 한다.
- 규칙적인 복약과 일상생활을 하도록 지도한다.
- 천식으로 인한 사망이 발생할 수 있다는 것을 이해하고 지속적으로 내원하도록 제의한다.

| Step1 영향 평가 | Step2 간호 초점 | Step3 계획 | Step4 실시 | Step5 평가 |

평가 포인트

간호 목표 달성도

- 천식 발작을 방지할 수 있는가?
- 발작의 징후를 조기 단계에서 파악할 수 있는가?
- 약물 사용을 제대로 할 수 있는가?
- 피크 플로 측정을 계속할 수 있는가?
- 천식 일기에 컨디션이 기록되어 있는가?
- 환자·가족이 발작에 대한 불안은 없는가?

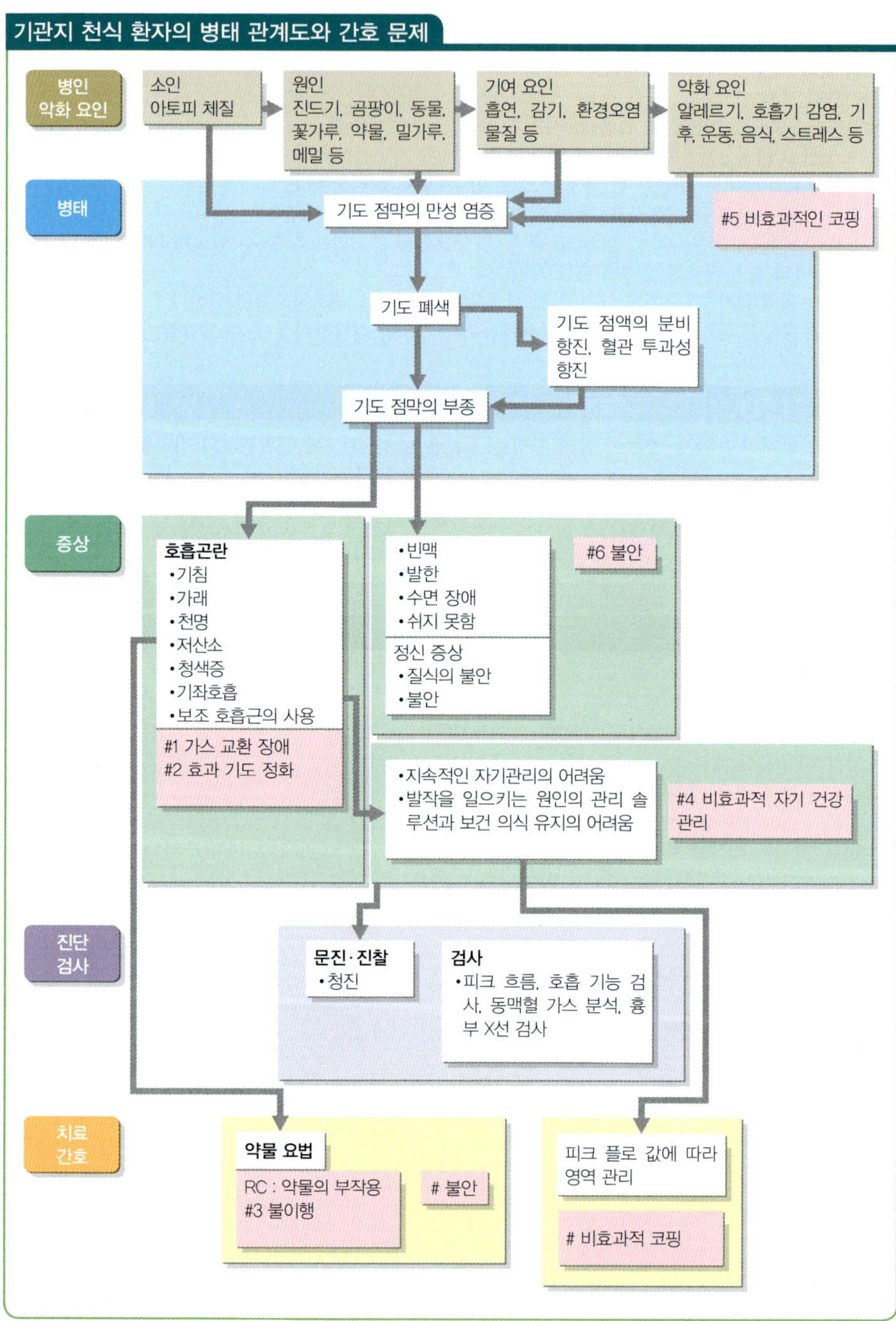

병인
악화 요인

소인
아토피 체질

원인
진드기, 곰팡이, 동물, 꽃가루, 약물, 밀가루, 메밀 등

기여 요인
흡연, 감기, 환경오염 물질 등

악화 요인
알레르기, 호흡기 감염, 기후, 운동, 음식, 스트레스 등

병태

기도 점막의 만성 염증

#5 비효과적인 코핑

기도 폐색

기도 점액의 분비 항진, 혈관 투과성 항진

기도 점막의 부종

증상

호흡곤란
•기침
•가래
•천명
•저산소
•청색증
•기좌호흡
•보조 호흡근의 사용

#1 가스 교환 장애
#2 효과 기도 정화

•빈맥
•발한
•수면 장애
•쉬지 못함

정신 증상
•질식의 불안
•불안

#6 불안

•지속적인 자기관리의 어려움
•발작을 일으키는 원인의 관리 솔루션과 보건 의식 유지의 어려움

#4 비효과적 자기 건강 관리

진단
검사

문진·진찰
•청진

검사
•피크 흐름, 호흡 기능 검사, 동맥혈 가스 분석, 흉부 X선 검사

치료
간호

약물 요법

RC : 약물의 부작용
#3 불이행

불안

피크 플로 값에 따라 영역 관리

비효과적 코핑

7 만성 폐쇄성 폐 질환(COPD)

이치오카 마사히코

눈으로 보는 질환

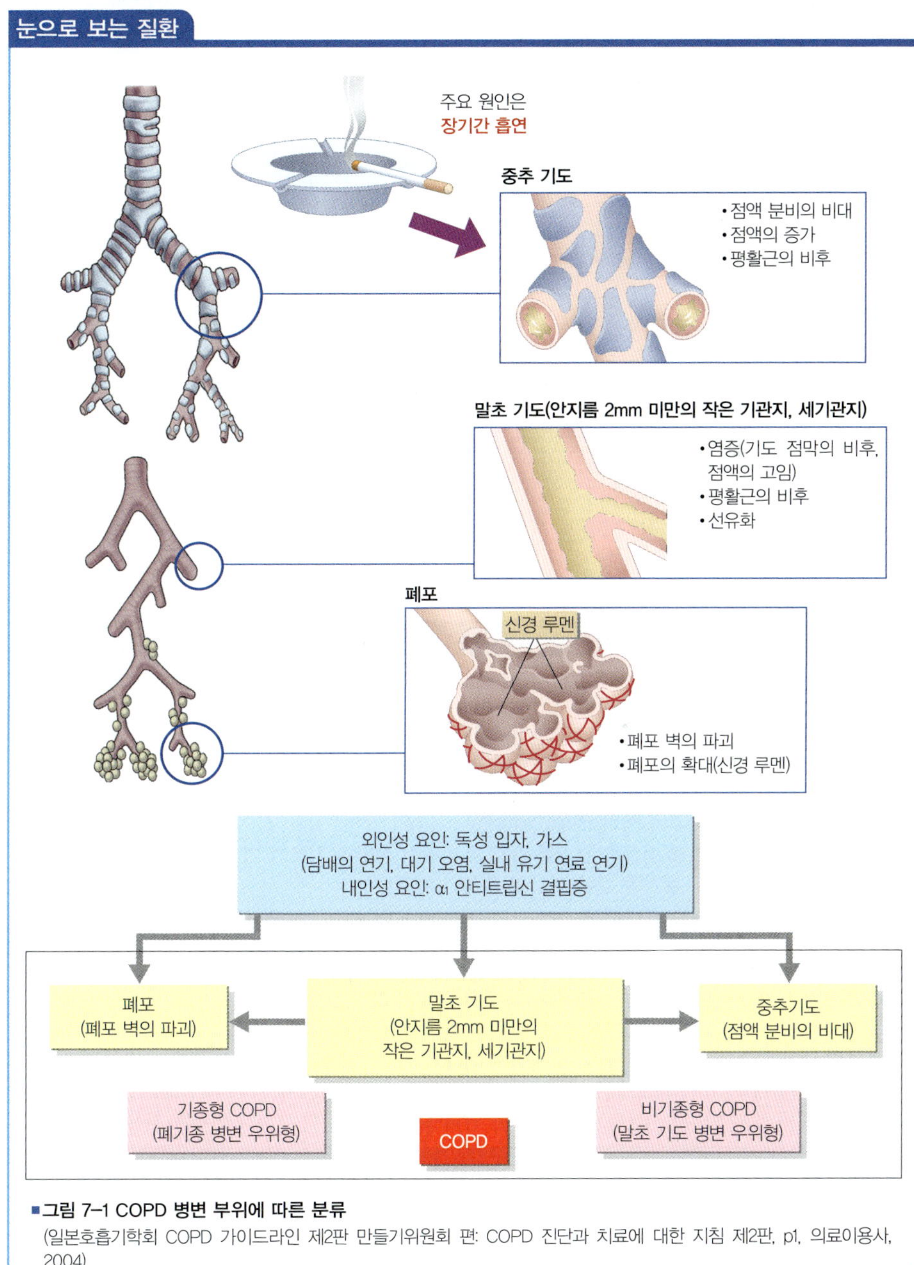

■ 그림 7-1 COPD 병변 부위에 따른 분류

(일본호흡기학회 COPD 가이드라인 제2판 만들기위원회 편: COPD 진단과 치료에 대한 지침 제2판, p1, 의료이용사, 2004)

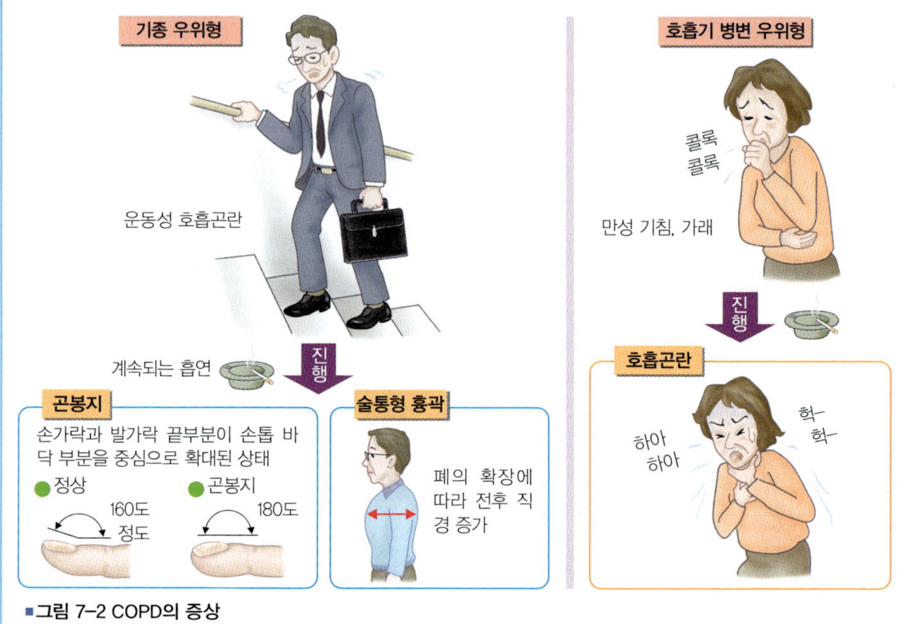

■ 그림 7-2 COPD의 증상

병태 생리

만성 폐쇄성 폐 질환(COPD)은 담배 연기 등 유해 입자나 가스의 흡입으로 인한 폐·기도계의 염증 반응에 기초한 질환으로, 진행성의 기류 제한을 나타내는 질환이다.

- 기류 제한은 다양한 정도의 가역성을 인정하지만 불완전하다.
- 기류 제한에 관여하는 주요 요인은 말초 기도 병변이다.
- 주로 폐포계의 파괴가 진행되어 기종 우위형이 되는 경우와, 중추 기도 병변이 진행되어 기도 병변의 우위형이 되는 경우가 있다.
- 발병 위험 요인을 피하고 적절한 관리를 통해 효과적인 예방과 치료가 가능하다.
- 기존의 만성 기관지염, 폐기종 같은 진단의 총칭이다.

병인·악화 요인

- 만성 폐쇄성 폐 질환(COPD: chronic obstructive pulmonary disease)의 위험 요인은 흡연과 대기 오염 등의 외인성 위험 요인과 환자 자신의 내생적 위험 요인이 있다.
- 흡연은 가장 큰 외인성 위험 요인이지만 발병은 흡연자의 15% 정도에 머무르고, 흡연자 중에서도 흡연에 대한 감수성이 높은 사람이 발병하기 쉽다.
- 내인성 요인으로서 α_1 안티트립신 결핍에 따른 선천성 폐기종이 있지만, 일본에서는 드물다. 다른 염증 관련 유전자, 안티옥시던트, 프로테아제, 안티프로테아제 등의 유전자 변이가 지적되고 있다.

역학·예후

- 흡연 경력이 없는 사람의 COPD는 드물며, 반대로 흡연자의 약 15%가 COPD 발병한다.
- 예후는 기도 폐쇄가 고도일 정로도 불량한데, 재택 산소법(HOT: home oxygen therapy, HOT)을 도입한 환자의 5년 생존율은 40~50%이다.
- 최근에는 약물 요법, 호흡 재활, 영양 요법 등을 조합함으로써 5년 생존율이 70~80%로 개선되었다.

증상

▌운동성 호흡곤란과 만성 기침, 가래가 주요 증상이다.

- 기종형 COPD는 운동성 호흡곤란이 주체이며 흡연을 계속하면 서서히 진행된다. 신체적 소견으로 예를 들면 술통형 흉곽이나 곤봉지가 보인다.
- 비기종형 COPD는 만성 기침, 가래가 주요 증상이며 진행하면 호흡곤란을 보인다. 그중 기침·가래가 적게 나오는 증례도 있다.
- 전신 합병증이 많은 것으로 보인다. 따라서 COPD를 전신 질환으로 파악하고 관리할 필요가 있다.

진단·검사값

▌증상, 영상 소견, 흡연 경력 등과 폐 기능 검사에서 확정한다.

- 지침에 따른 진단 기준으로는 기관지 확장제 흡입 후 1초 비율($FEV_{1.0}$ /FVC)이 70% 미만으로, 다른 기류 제한을 초래할 수 있는 질환을 제외한 것을 COPD로 정의한다.
- COPD의 병기 분류는 기류 제한의 정도를 나타내는 1초량($FEV_{1.0}$)에서 실시해 심각도를 반영한다. 이 $FEV_{1.0}$은 예측 1초량에 대한 비율(대 표준 1초량(%$FEV_{1.0}$))로 나타낸다.
- 감별 진단으로 기관지 천식, 미만성 범세기관지염, 기관지 확장증, 폐결핵 후유증, 진폐증, 폐한성 세기관지염, 폐 림프혈관 근종증, 심부전 등이 있다.
- ●검사값
- 폐 기능 검사에서 기관지 확장제 흡입 후 1초 비율($FEV_{1.0}$ /FVC)이 70% 미만이면 폐쇄성 장애가 있다고 판정하고, 가스 교환 기능의 저하는 일산화탄소 확산 능력(D_{LCO}) 저하로 인정된다.
- 기종형 COPD는 흉부 X선 검사에서 폐의 과팽창, 말초혈관영의 손실, 횡격막의 평저화, 적상심 등이 특징이다. 흉부 CT 검사(특히 고해상도 CT)는 흉막 바로 아래 우위의 저흡수 영역과 기도 병변의 검출에 유용하다.

합병증

- 흡연자에 많기 때문에 폐암, 허혈성 심장 질환, 위궤양 등의 합병 비율이 높다.
- 진행을 예로 들면 폐 고혈압, 폐성 심장 등이 있다.

치료법

▌기본적으로 근본적인 치료법보다 병태의 진행을 억제하고 증상을 완화하는 대증 요법이 주체가 된다.

- ●치료 방침
- 이 질환의 대부분은 흡연으로 생기는 경우가 많으므로 먼저 금연 지도를 철저히 하고, 병상의 진행을 저지하는 것이 필수다. 게다가 약물 요법, 호흡 재활 치료, 산소 요법을 결합시킨다. 그 밖에 외과 치료를 적용하는 예도 있다.
- 감염에 의한 악화로부터 건강 상태를 호전시키기 위해 인플루엔자 백신의 예방 접종을 권장한다.
- ●약물 요법
- 근본적인 치료제는 아니지만, 기도 폐쇄에 대한 기관지 확장제($β_2$ 자극제, 항콜린제), 테오필린 제제, 가래가 많은 환자를 대상으로 하는 거담제, 항염증 작용으로 스테로이드 약물이 있고, 감염 합병의 경우 R균 의약품 등의 사용이 일반적이다.

Px 처방 예 흡연자에 대한 금연 보조 약물 요법
- 니코티넬 TTS30　1일 1매　기상 시 부착　28일　← 금연 보조제
※니코티넬 TTS20을 2주 동안, 니코티넬 TTS10을 2주 동안 부착한다.

Px 처방 예 Ⅰ기(경증): $FEV_{1.0}$%예측치≦80%
- 뮤코다인정(500mg)　1회 1정　1일 3회　식사 후　← 점액 개선제
- 클리어날정(200mg)　1회 2정　1일 3회　식사 후　←기도 분비 세포 정상화 약
- 테오돌(100mg)　1회 1~3정　1일 2회　아침·저녁 식사 후　← 크산틴 유도체

Px 처방 예 Ⅱ기(중등도) : 50%≦$FEV_{1.0}$%예측치<80%
- 스피리바 흡입용 캡슐(18μg)　1회 1흡입　1일 1회　← 흡입용 항콜린제

■표 7-1 만성 폐쇄성 폐 질환의 주요 치료제

분류		일반 이름	상품명	약의 효과 메커니즘	주요 부작용
거담제	점액 개선제	카보시스테인	뮤코다인	기도의 점액 분비를 조절하고 가래를 잘 용해한다.	피부 점막 안 증후군, 중독성 표피 괴사증, 간 기능 장애, 황달
	기도 분비 세포 정상화 약	푸도스테인	클리어날, 스페리아	기도의 배세포 증식을 억제하고, 가래의 점도를 저하시켜 거담을 촉진한다.	간 기능 장애, 황달
크산틴 유도체		테오필린	테오도르, 슬로비드, 테오롱, 유니필 LA	기관지 평활근의 이완 작용으로 기관지를 확장하고 항염증 작용도 한다.	경련, 의식장애, 심계항진, 의식장애, 마비, 간 기능 장애
흡입용 항콜린제		티오트로피움 취하물 수화물	스피리바	무스카린 바겐 수용체에 선택적으로 결합하고 아세틸콜린의 작용을 억제하여 기관지 수축을 억제한다.	심부전, 부정맥, 발진, 구강 건조, 변비
β2 - 아드레날린 바겐 수용체 자극제(β2 자극제)		살메테롤 지나포에이트산염	세레벤트	기관지 평활근의 β2수용체에 선택적으로 작용하여 기관지를 확장시킨다.	저칼륨혈증, 쇼크, 심계항진, 떨림
		살부타몰황산염	산단올 인헤일러, 베네토린		저칼륨혈증, 쇼크, 심계항진, 떨림
		톨로부테롤	호쿠날린 테이프		저칼륨혈증, 심계항진, 떨림, 부착 부위의 염증
흡입용 스테로이드약		베크로메타존프로피온산 에스테르	큐바르	국소에서의 항염증 작용	인후두 자극 증상, 쉰 목소리, 구내염, 구내 건조, 칸디다증
계면활성제		티록사폴	웍셔너리	에어로졸 입자의 안정화를 돕는다.	상부 호흡기 자극, 발진
부신피질 호르몬제(스테로이드약)		프레드니솔론	프레도닌, 프레도니솔론, 프레도한	전신성 항염증 작용	용이 감염증, 당뇨병, 골다공증, 위궤양, 중심성 비만, 좌창

- 세레벤트(50μg)　1회 1흡입　1일 2회　← 장시간 작용형 β2 자극제
- 호쿠나린 테이프(2mg/1매)　1회 1매 부착　1일 1회　← β2 자극제(첩부약)

Px 처방 예 Ⅲ기(중증) : 30%≦FEV_{1.0}% 예측치<50%

- 큐바르 50 에어로졸(1회 살포 50μg)　1회 2흡입　1일 2회　← 흡입용 스테로이드약

Px 처방 예 Ⅳ기(최중증) : FEV_{1.0}% 예측치<30%, 또는 FEV_{1.0}% 예측치<50%에서 만성 호흡부전 우심부전 합병

- Ⅲ기까지의 치료에 산소 요법 추가
- 라식스정(40mg)　1회 1~2정　1일 1회　← 이뇨제

Px 처방 예 악화 시의 대응

- 살탄올 인헤일러(0.16%)　적절하게 2회 흡입　← 단시간 작용형 β2 자극제
- 베네트린 흡입액 0.3mℓ+알레베르 흡입액 2mℓ 분무기 흡입　← 단시간 작용형 β2 자극제+계면활성제
- 프레도닌정(5mg)　1회 3정　1일 2회(7~10일)　← 스테로이드약

Px 처방 예 악화 시 대응(감염 합병 시)

- 크라비트정(500mg)　1회 1정　1일 1회　아침 식사 후　← 뉴키노론제
- 유나신-S주　1회 3g　1일 2회　점적 정맥 주사　← 페니실린계 항생제

- **●호흡 재활**
- 약물 요법의 상승 효과를 기대할 수 있다. 핵심은 운동 요법이며, 팀 의료진의 포괄적 재활 치료 프로그램 실시가 필요하다.
- **●산소 요법**
- COPD에 따른 만성 호흡부전 중 PaO_2 55torr인 사람, PaO_2 60torr에서 수면 또는 운동 시 주목할 만한 저산소혈증을 보이는 사람, 동맥혈 가스값에 관계없이 폐 고혈압을 합병하고 있는 사람이 적용된다.
- 장기 산소 요법이 생존율 향상에 기여한다.
- **●환기 보조 요법**
- 안정기 COPD의 환기 보조 요법에는 비침습적 양압 환기 요법(non-invasive positive pressure ventilation : NIPPV)과 절개하 침습 양압 환기 요법(tracheostomy intermittent positive pressure ventilation : TIPPV)이 있고 주로 앞의 것이 사용된다.
- 고탄산가스혈증을 동반하는 호흡부전 증례에서 NIPPV가 인기를 끌고 있다.
- **●외과적 치료**
- 폐 용량 감량 수술(lung volume reduction surgery: LVRS): 적응으로 ① 진단이 확정된 안정기의 기종 COPD ② 최대한의 내과 치료에도 호흡곤란 지속 ③ 휴 존스 분류 Ⅲ도 이상 ④ 흉부 CT와 환기 혈류 클린치에서 고르지 못한 병변 분포(기종성 변화) 4가지를 만족하는 것이 절대 조건이다.
- 폐 이식: 세계적으로는 폐 이식이 적응 질환 중에서 가장 빈도가 높은 질환이지만, 일본에서 시행된 예는 2006년 12월 통계로 3가지 사례뿐이다.

만성 폐쇄성 폐 질환(COPD)의 병기·병태·중증도별 치료 순서도

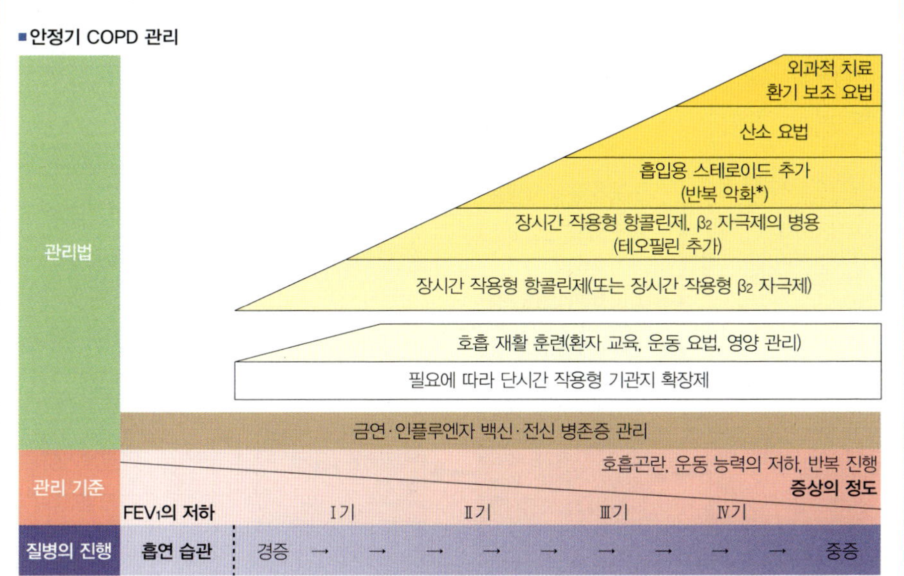

FEV1의 저하뿐만 아니라 증상의 정도를 가미하고 심각도를 종합적으로 판단하여 치료법을 선택해야 한다. 악화를 반복하는 증례에는 장기간 작용성 기관지 확장약에 더하여 흡입용 스테로이드약*과 객담 조절약의 추가를 고려한다.
(일본호흡기학회 COPD 가이드라인 제3판 만들기위원회 편: COPD 진단과 치료에 대한 지침 제3판, p76, 의료이용사, 2009)

만성 폐쇄성 폐 질환(COPD) 환자의 간호

다테노 준코

간호 과정 순서도

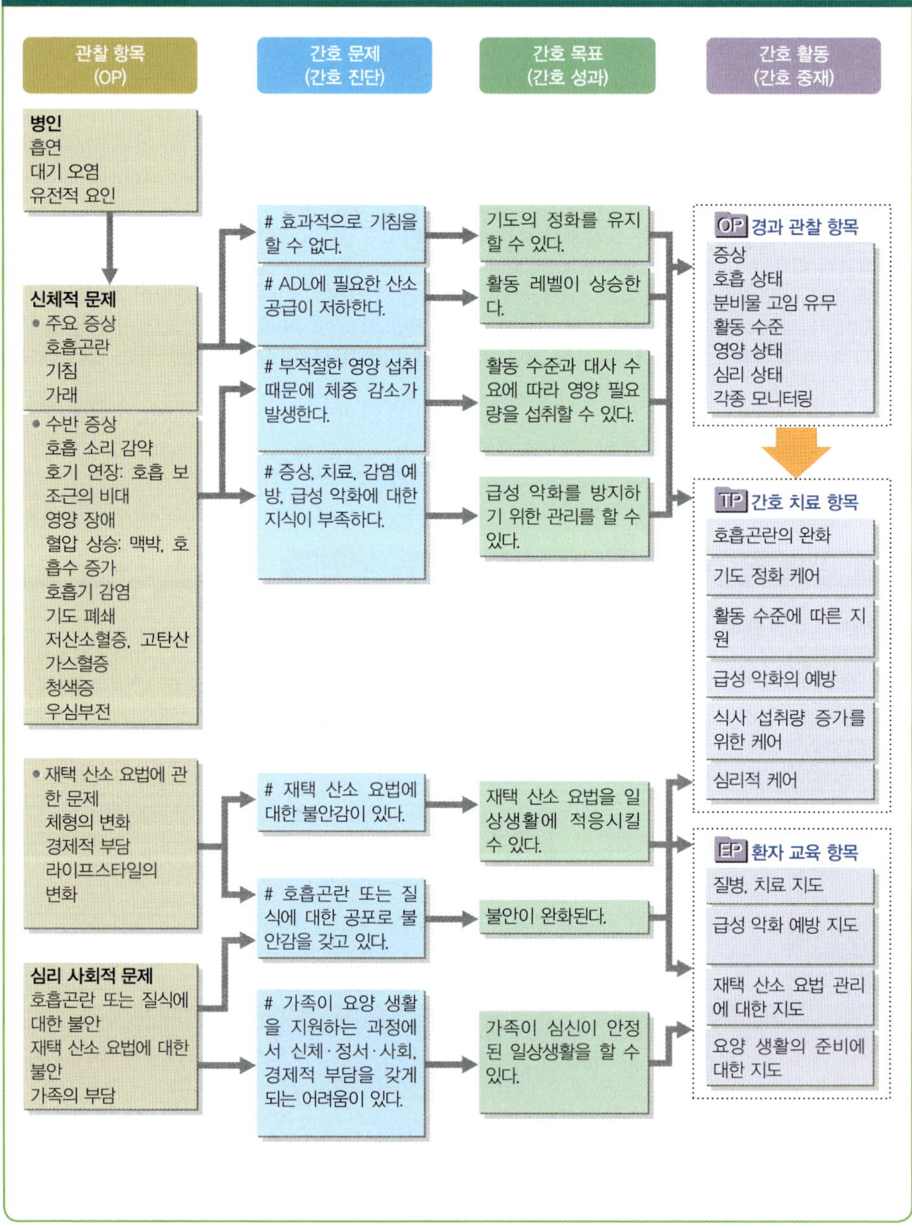

기본 개념

- 진행성 호흡곤란, 기도 정화 장애에 대한 케어를 계속하는 동시에 활동 수준의 저하와 영양 장애의 해결을 위한 지원이 필요하다.
- 장기적인 치료나 재택 산소 요법의 실시로 여러 가지 문제가 발생하기 때문에, 환자·가족이 안정된 일상생활을 할 수 있도록 심신 양면으로 지원해나가는 것이 중요하다.

Step1 영향 평가	Step2 간호 초점	Step3 계획	Step4 실시	Step5 평가

정보 수집	평가 관점과 근거·잠재적 간호 문제
증상 부위, 출현 상황, 정도의 관찰	증상의 상태 및 정도를 관찰하여 심각도와 긴급도를 판단할 수 있으며, 간호 계획의 입안에 효과적이다. • 주요 증상은 호흡곤란과 기침, 가래다. • 호흡곤란은 공기를 들이마시는 데 장애가 생겨 숨을 토해내도 공기가 폐에 남고, 가스 교환이 충분히 이루어지지 않아 생긴다. 가스 교환 장애의 정도에 따라 심각도가 다르지만, 서서히 악화된다(진행성). • 가스 교환의 효율성은 혈액 가스 분석에 따른 동맥혈 산소 분압(PaO_2), 동맥혈 탄산가스 분압($PaCO_2$), pH값을 지표로 평가한다. • 스파이로미터에 의한 폐 볼륨 측정에서는 1초 비율(FEV의 저하를 인정하는 1.0%)의 하락을 인정한다. 내쉬는 숨의 흐름과 폐 볼륨의 관계를 보면 플로 볼륨 곡선에서는 후반 속도가 낮아지는 특징적인 패턴을 보인다. • 강한 호흡곤란이 있는 경우, '이대로 죽는 것은 아닌가' 하며 죽음에 대한 불안감을 느끼는 심리적 문제도 나타난다. • 이 질환은 초기에는 고탄산가스혈증을 수반하지 않고, 약에서 중간 정도인 저산소혈증을 인정한다. 그러나 진행하면 저산소혈증이 강화되고 고탄산가스혈증을 동반하며, 운동이나 수면 등으로 악화된다. • 중증 저산소혈증은 폐동맥 압력이 상승하여 폐동맥 고혈압으로 우심부전을 일으킬 수가 있다. • 기도 폐쇄나 점성 분비물의 고임에 따라 호흡기 정화에 장애를 초래하므로, 심한 경우에는 질식 위험을 수반한다. • 가스 교환 장애로 일상생활에 필요한 산소 공급이 부족해지기 때문에 활동에 대한 내성이 낮아지고 활동 수준이 저하된다. • 호흡 시 에너지가 증가하고, 식사 시 호흡곤란이 오며, 피로감으로 식사 섭취량이 감소하여 영양 장애가 발생한다. 🔍 잠재적 간호 문제 : 호흡곤란, 질식에 대한 공포와 관련된 불안/효과적인 기침 불가능/ADL에 필요한 산소 공급 저하/부적절한 영양 섭취에 따른 체중 감소
치료의 효과, 급성 악화 징후 관찰	치료 효과를 관찰하는 것은 건강 상태나 전신 상태를 관리하는 데 중요하다. 급성 악화의 징후를 관찰하면 병세의 악화를 조기에 발견, 해결할 수 있다. • 현재 실시하는 치료를 이해한다. • 산소 투여, 기관지 확장제 투여 후 호흡곤란이 감소하는지, 혈압과 맥박 등 바이털 사인은 안정되어 있는지 등 치료 효과를 관찰한다. • 기관지 확장제 사용 시에는 심한 심장박동, 빈맥 등에 주의한다. • 테오필린은 혈중 농도의 상승으로 부작용이 발현하는 경우가 많기 때문에 정기적으로 혈중 농도를 관찰하고 부작용 발생에 주의한다. • 활동 중인 호흡 상태나 피로감, 청색증 유무 등을 관찰하고 적절한 활동 수준인지 평가한다. • 급성 악화는 호흡기 감염을 계기로 일어나는 경우가 많다. • 가래의 양상과 양, $PaCO_2$ 값은 심각도를 판단하는 지표가 된다.

	• 황색이나 녹색 가래는 호흡기 감염을 나타내는 표시이다. • 흡연은 가장 큰 위험 요인이기 때문에 흡연력을 확인한다. • 재택 산소 요법을 시행할 때에는 라이프스타일의 변화를 강요하게 되거나 외모의 변화, 경제적 부담 등의 문제가 생긴다. 🔍 잠재적 간호 문제 : 증상, 치료, 감염 예방, 급성 악화 현상에 대한 지식 부족/재택 산소 요법에 관한 불안감
환자·가족의 심리 사회적 측면 파악	환자·가족의 질환에 대한 이해 정도를 관찰한다. 질병을 어떻게 인식하고 어떤 불안감을 안고 있는지 아는 것은 치료 생활의 질에도 영향을 주기 때문에 중요하다. • 환자·가족의 질환에 대한 이해 정도와 불안감 등을 관찰한다. • 심리적 스트레스에 대해 어떤 코핑(대처) 행동을 취하는지, 또 이제까지 스트레스에 대해 어떤 코핑 행동을 취해왔는지에 대해 관찰하는 것은 효과적인 도움을 주는 데 중요하다. • 장기적인 요양 생활을 하는 데 있어서 문제가 되는 것(주거 환경, 가족 기능, 사회 자원 등)이 없는지 관찰한다. 🔍 잠재적 간호 문제 : 요양 생활에 대한 지원과 관련된 신체, 정서, 사회, 경제적인 가족의 부담

간호 문제 리스트

#1 효과적으로 기침을 할 수 없다(활동–운동 패턴).
#2 호흡곤란 또는 질식에 대한 두려움으로 불안감을 갖고 있다(자기 인식 패턴).
#3 ADL에 필요한 산소 공급이 감소한다(활동–운동 패턴).
#4 부적절한 영양 섭취 때문에 체중 감소가 일어난다(영양–대사 패턴).
#5 증상, 치료, 감염 예방, 급성 악화 현상에 대한 지식이 부족하다(건강 지각–건강관리 패턴).
#6 재택 산소 요법에 대한 불안감이 있다(자기 인식 패턴).
#7 가족이 요양 생활을 지원하는 과정에서 신체·정서·사회·경제적인 부담을 느낄 우려가 있다(코핑–스트레스 내성 패턴).

간호의 우선순위 지침

• 기도의 협착, 효과적으로 기침을 할 수 없는 데 따른 점성 분비물이 너무 많이 고이면 호흡곤란, 질식 위험을 낳는다. 이것은 환자가 죽음에 대한 불안감을 느끼게 만들기 때문에 우선순위가 높은 간호 문제이다.

• 불충분한 가스 교환에 따른 저산소혈증과 고탄산가스혈증은 ADL에 필요한 산소 공급을 저하시켜 활동에 대한 내성을 낮추는 문제가 생긴다. 이 상태는 셀프케어 수준이나 자기 인식에 영향을 미치기 때문에 효과적인 호흡 방법을 습득하고 활동 수준을 높이도록 도와야 한다. 게다가 호흡 시 에너지 증가 및 호흡곤란, 권태감이 지속되어 식사 부진으로 섭취량이 감소하기 때문에 영양 장애가 일어나기 쉽다.

• 본 질환은 만성 경과를 거쳐 호흡기 감염을 일으키기 쉬우므로 급성 악화의 위험성도 높고, 요양 생활에서 자기관리가 중요하다. 증상과 치료, 감염 예방, 급성 악화 현상에 대한 지식 부족은 요양 생활의 질 저하와 치료의 효과적인 관리를 저해한다. 재택 산소 요법이 장기화되면 라이프스타일이 바뀌고 몸매의 변화, 경제적 부담 등의 문제가 발생하기 때문에 이에 대한 불안감도 중요한 간호 문제이다. 또한 장기적인 요양 생활은 가족에게도 신체·정서·사회·경제적인 부담을 강요한다. 심신이 안정된 생활을 할 수 있도록 준비하기 위한 지원도 중요하다.

7 만성 폐쇄성 폐 질환(COPD)

1 간호 문제 | 간호 진단 | 간호 목표(간호 성과)

간호 문제	간호 진단	간호 목표(간호 성과)
#1 기침을 효과적으로 할 수 없다.	비효과적 기도 정화 **관련 요인**: 너무 많은 점액 분비물 **진단 지표** □ 효과 없는 기침 □ 대량의 객담 □ 호흡부 잡음 □ 호흡수, 호흡 리듬의 변화	〈장기 목표〉 기도의 정화를 할 수 있다. 〈단기 목표〉 1) 효과적인 기침을 할 수 있다. 2) 비정상적인 호흡음이 없다. 3) 효과적인 기침 방법을 말할 수 있다.

간호 계획 | 중재 포인트와 근거

OP 경과 관찰 항목

- 이상 호흡음, 기도 협착의 유무
- 호흡수, 리듬, 깊이
- 호흡곤란의 유무
- 객담의 양상, 양

➡ 객담의 양상 변화에 주의한다. 근거 황색 또는 녹색 가래는 호흡기 감염이 있음을 시사한다.

TP 간호 치료 항목

- 구강 케어

➡ 근거 구강 내에 분비물이 고이는 것은 폐렴 등 감염 위험을 높이기 때문에 구강을 청결하게 유지한다.

- 적절한 수분 섭취

➡ 근거 효과적인 객담을 위해서는 적당한 습도가 필요하며, 탈수 및 호흡기의 건조를 방지하는 것이 중요하다.

- 체위 배액

➡ 청진 및 흉부 X선 사진에 의해 가래가 고인 부위를 확인하고, 체위 배액을 실시한다. 근거 효과적인 가래의 이동을 촉진하기 위해서는 가래가 고인 부위에 따라 체위를 선택하는 것이 필요하다.

- 가래 배출 시 지원

➡ 스퀴징, 경타법, 진동법 등이 있다. 근거 깊고 느린 호흡과 빠른 호흡을 번갈아 하면 분비물을 이동시키는 효과가 있다.

- 기침 시 지원

➡ 근거 기침을 하려고 할 때 가슴에 압박을 가하면 객담을 촉진할 수 있다.

- 가래 흡입

➡ 기관 흡입은 청진보다 주로 기관지에서 가래가 고인 것을 확인하는 경우에 실시한다. 근거 기관지에 가래가 고이지 않은 경우, 기관 내 흡인을 하면 불필요한 고통을 환자에게 강요하게 된다. 말초 세기관지에 가래가 고이는 경우에는 체위를 변환하여 기관지로 가래를 이동시킨 후 흡입한다.

➡ 흡입 압력은 100~200mmHg, 1회 흡입 시간은 15초 이내로 한다. 근거 너무 높은 흡입 압력은 기도 점막을 손상시킬 위험이 있다. 흡입 시간이 길면 저산소혈증 발병 위험이 높고, 환자에게 강한 고통을 줄 수 있다.

EP 환자 교육 항목

- 기침에 의한 객담 배출 방법을 지도한다.

➡ 목적과 방법을 알기 쉽게 설명하고 자립하여 실시할 수 있도록 지도한다. 근거 효과적인 가래 배출법을 습득하는 것은 요양 생활에서 기도 정화를 유지하기 위해 중요하다.

2 간호 문제	간호 진단	간호 목표(간호 성과)
#2 호흡곤란이나 질식에 대한 두려움과 불안을 안고 있다.	**불안** **관련 요인**: 건강 상태의 변화, 건강 상태에 대한 위협 **진단 지표** □ 호흡수의 증가 □ 혈압의 상승 □ 공포, 고뇌 □ 식욕부진	〈장기목표〉 불안을 경감한다. 〈단기목표〉 1) 호흡곤란을 개선한다. 2) 폐에서의 환기량을 유지할 수 있다. 3) 불안을 표출할 수 있다.

간호 계획	중재 포인트와 근거
OP 경과 관찰 항목 ● 호흡곤란의 정도	➡본 질환의 중증도를 나타내는 지표가 된다. ➡휴 존스의 호흡곤란의 분류 등을 참고하여 평가한다.

OP 경과 관찰 항목

● 호흡곤란의 정도

➡ 본 질환의 중증도를 나타내는 지표가 된다.

➡ 휴 존스의 호흡곤란의 분류 등을 참고하여 평가한다.

● 피지컬 어세스먼트(physical Assessment)
  - 호흡수, 호흡의 리듬과 깊이, 호흡 양식
  - 자세(기좌호흡의 유무)
  - 호흡 소리 듣기(호흡 소리 감약, 이상 호흡음의 유무)
  - 기도 협착의 유무

● 동맥혈 산소 포화도(SpO₂)

➡ 근거 간헐적 폐포의 환기 상태를 평가할 수 있다.

● 호흡 생리학적 검사
  - 스파이로미터(폐활량계)에 의한 폐기량 측정

➡ 1초율과 플로 볼륨 곡선을 관찰한다. 근거 폐쇄성 환기 장애의 경우, 1초율은 70% 미만으로 저하된다. COPD의 중증도는 1초량 대 예측치(FEV 1.0% 예측치) 80% 이상을 경증(I기), 50% 이상 80% 미만을 중등증(II기), 30% 이상 50% 미만을 중증(III기), 30% 미만을 최중증(IV기)으로 분류한다. 플로 볼륨 곡선에서는 속도가 저하되는 특징적인 패턴을 보인다.

● 의식 장애의 유무

➡ 의식 수준, 정신착란의 유무 등을 관찰한다. 근거 급격한 고탄소가스혈증보다는 의식 수준의 저하나 정신착란으로 인정하는 경우가 있다.

➡ 정신착란으로 인정된 환자에게 진정제를 사용하는 경우, 호흡 관리를 엄격하게 한다. 근거 진정제의 사용으로 호흡 억제가 발생하면 고탄산가스혈증을 악화시켜 호흡 정지를 초래하는 경우도 있다.

● 불안의 정도

➡ 표정이나 말과 행동, 수면 상태 등 불안의 정도를 살핀다.

TP 간호 치료 항목

● 의사의 지시에 따라 산소를 투여한다.

➡ 부주의한 고농도 산소 투여를 피한다. 근거 CO₂ 나르코시스를 일으킬 수 있다.

➡ SpO₂ 값을 모니터링하면서 비강 캐뉼러와 벤트리 마스크에 의한 저유량의 산소를 투여한다.

● 약물 치료를 적절하게 관리한다.

➡ 기관지 경련에 따른 호흡곤란의 개선으로 기관지 확장제를 투여한다. 투여 방법 및 투여량을 적절하게 관리하고 부작용의 유무를 관찰한다.

➡ 항콜린제는 녹내장 환자나 전립선 비대증 환자에게는 금기이므로 투여 전에 병력을 확인한다. 근거 녹내장 환자나 전립선 비대증 환자에게 안압을 상승시키거나 배뇨 장애를 초래할 우려가 있다.

* 호흡 근육의 작업량을 줄일 수 있도록 지원한다.

➥ 안정을 촉진한다. 손을 사용하는 호흡 지원법, 비침습적 양압 환기 치료법(NIPPV) 등이 방법이다. NIPPV는 의사의 지시에 따라 시작하는데, 시행 중인 관리는 간호사의 역할이며 환자의 상태에 맞게 관리해야 한다.

* 안락한 자세를 유지하도록 돕는다.

➥ 앞쪽으로 기움 자세를 취하도록 돕는다. 근거 좌위는 횡격막의 운동을 제한하지 않는 체위이며, 호흡기 장애가 있는 경우에는 복근을 사용하여 호기를 하므로 앞쪽으로 기움 자세를 취하면 호흡이 쉬워진다.

* 불안을 감소시키기 위한 케어

➥ 환자를 혼자 있게 하는 것은 피한다. 어깨나 등을 쓰다듬어 안정감을 준다. 근거 호흡곤란은 죽음에 대한 불안과 두려움을 안겨준다.

➥ 질문은 '예, 아니오' 또는 짧은 대답으로 끝날 수 있게 염두에 둔다. 근거 대화는 호흡곤란을 일으킬 수 있다.

➥ 커튼이나 스크린 등의 사용은 최소화해야 한다. 근거 폐쇄감을 주어 호흡곤란을 조장한다.

* 환경 정비

EP **환자 교육 항목**

* 호흡 조절법(입 오므리고 호흡, 복식호흡)을 지도한다.

➥ 근거 입을 오므리는 호흡은 숨을 천천히 내쉬기 때문에 폐포를 오래 부풀려 호흡곤란을 조절할 수 있다. 복식 호흡은 얕고 빠른 비효율적인 호흡을 중지시킨다.

➥ 처음에는 시연을 해 보인다거나 호흡을 지도하면서 점차 기법의 습득을 재촉한다.

3 간호 문제	간호 진단	간호 목표(간호 성과)
#3 ADL에 필요한 산소 공급이 저하된다.	**활동 내성 저하** **관련 요인**: 산소 공급/ 수요 밸런스의 이상, 침상 안정 **진단 지표** ☐ 운동 시 호흡곤란 ☐ 권태감의 호소 ☐ 쇠약 호소 ☐ 활동 시 심장박동수의 이상 반응 ☐ 활동에 대한 혈압의 이상 반응	〈장기 목표〉 활동 레벨이 상승한다. 〈단기 목표〉 1) 효과적인 호흡 방법을 실시할 수 있다. 2) 신체 에너지를 절약하는 방법을 말할 수 있다. 3) 가능한 활동의 수준을 말할 수 있다.

간호 계획	중재 포인트와 근거

OP **경과 관찰 항목**

* 안정 시 혈압, 맥박, 호흡수의 측정

➥ 근거 안정 시의 바이털 사인은 활동 수준의 평가 기준이 된다.

➥ 맥박수, 리듬의 불일치 등이 있는지 관찰한다. 근거 심장박동이나 리듬이 불일치한 경우에는 활동 증가의 적용 여부를 의사와 상담할 필요가 있다.

* 활동 수준의 관찰

➥ 근거 현재 활동 수준을 파악하여 간호 중재의 범위와 방법을 정할 수 있다. 또한 활동 수준을 어느 정도 올릴 것인지 목표 설정이 가능하다.

➥ 활동 직후의 맥박·혈압·호흡수가 활동 이전 수준으로 돌아갈 때까지의 시간을 측정한다. 근거 활동 후에 과도한 호흡수, 맥박, 혈압의 상승이 있는 경우나 활동 이전 수준으로 돌아갈 때까지 시간을 요하는 경우에는 활동의 강도를 약하게 하거나 활동의 지속 시간을 단축할 필요가 있다.

➥ 활동 중의 피로감이나 청색증 유무 등을 관찰한다.

• 영양 상태(체중 감소, BMI, 혈청 알부민, 총 단백질)

• 수면 상태, 휴식 시간

TP 간호 치료 항목
• 활동 레벨에 맞는 지원(예: 휠체어로 이동, 목욕, 보행 등)
• 활동하는 동안 다음의 증상이 보이면 활동을 중단하고, 개선되지 않는 경우에는 의사에게 보고한다.
  흉통, 현기증, 혼란 호소
  맥박수 저하
  수축기 혈압이 상승하지 않는다.
  수축기 혈압 저하
  확장기 혈압이 15mmHg 정도 증가
  호흡 반응 저하
• 상태를 보면서 서서히 활동을 증가한다.

• 자기 효능을 강화하도록 지원한다.

EP 환자 교육 항목
• 산소 수요를 증가시키는 활동과 요인에 대해 설명을 한다.
  • 흡연
  • 지나치게 낮은 온도 환경
  • 스트레스
  • 체중 과다
• 에너지를 절약하기 위한 방법을 제공한다(예: 휴식 시간을 일일 스케줄에 따라 정하고, 간단한 작업과 어려운 일을 교대로 한다).

➡ **근거** 호흡에 대한 노력이 증가하면 식욕이 저하하고 섭취량이 감소한다. 탄수화물의 섭취량이 증가하면 탄산가스의 생산이 늘어난다. 이에 따라 섭취량 감소나 에너지 부족 현상이 나타난다. 에너지 부족은 영양 불량이나 근육의 소모로 이어지고, 더 나아가 횡격막이나 근력의 저하를 일으킨다.

➡ **근거** 활동 내성 저하 증상은 휴식으로 완화할 수 있다. 하루의 일정은 활동과 휴식 시간을 교대로 짜도록 계획한다.

➡ **근거** 필요 이상의 시중은 ADL 유지에 방해가 된다.

➡ 현실적이고 달성 가능한 단기 활동 목표를 세우고 실시한다. **근거** 급격한 활동 증가는 마음의 부담을 증가시킨다. 비현실적인 목표 설정은 환자의 활동에 대한 의욕을 저하시킨다.

➡ 활동의 빈도, 활동 시간, 강도 순으로 적응하도록 지원한다. **근거** 순서대로 적용시켜 궁극적으로 바람직한 활동 수준에 도달할 수 있다. 활동 강도는 활동 시간과 활동 빈도와 대비하여 조정할 수 있다. 짧은 시간에 집중한 활동의 내성을 몸에 익힘에 따라 활동 빈도를 다시 증가시킬 수 있다.

➡ **근거** '스스로 할 수 있다'는 느낌이 활동하고자 하는 의지에 영향을 준다.

➡ **근거** 흡연과 지나치게 낮은 온도 환경, 스트레스는 혈관을 수축시키고 심장 부하와 산소 수요를 증가시키는 원인이 된다. 과도한 체중은 말초 혈관의 저항을 높이기 때문에 심적 부담을 증가시킨다.

➡ **근거** 활동을 잘 배분하면 사이사이에 활동 능력을 회복할 수 있는 시간 여유가 생기기 때문에, 에너지를 과도하게 소비하는 것을 막을 수 있다.

4 간호 문제	간호 진단	간호 목표(간호 성과)
#4 부적절한 영양 섭취 때문에 체중이 감소한다.	**영양 섭취 소비 균형 이상: 필요량 이하** **관련 요인**: 음식물을 섭취할 수 없다. **진단 지표** □ 일일 권장 식품 섭취량보다 적다. 불충분한 음식 섭취에 대한 호소 □ 이상적인 체중보다 20% 이상 적은 체중 □ 혈청 알부민 수치의 저하 □ 근육 긴장 저하	〈**장기 목표**〉 활동 수준과 대사에 따른 영양 소요량을 섭취할 수 있다. 〈**단기 목표**〉 1) 영양 섭취의 중요성을 이해할 수 있다. 2) 필요 칼로리를 서술하는 것이 가능하다. 3) 식욕을 증진시키는 방법을 알고 실천한다.

간호 계획	중재 포인트와 근거
OP 경과 관찰 항목 • 신장, 체중, 체중의 증감 • 체질량 지수(BMI) • 식이 섭취량(양, 내용, 횟수) • 식사에 영향을 주는 요인 • 신체적 불쾌감을 주는 증상(호흡곤란, 발열, 권태감, 불면 등) • 소화기 증상(오심, 구토, 변비, 설사 등) • 심리 상태(불안, 공포, 우울 등) • 생활 행동(생활 리듬, 활동 수준, 활동량) • 일일 칼로리 섭취량 • 기호품 • 혈액 데이터(혈청 총 단백, 혈청 알부민, 혈액 청소 헤모글로빈 등)	➡ 근거 식습관을 파악하여 라이프스타일에 맞는 효과적인 영양 지도에 도움을 준다.
TP 간호 치료 항목 • 신체 불편 증상의 완화 • 식사 내용, 양, 횟수 조정하기	➡ 호흡곤란은 피로감을 강화해 식욕부진을 증강시키기 때문에 개선할 수 있도록 지원한다('간호 문제 #2' 참조). ➡ 고에너지, 고단백질, 고비타민 식사를 하고 한 번에 많은 양을 섭취하지 않는다. 기호품 등을 도입해 식욕 증진을 위해 노력한다.
EP 환자 교육 항목 • 적절한 영양 섭취의 필요성을 설명한다. • 식사 섭취량을 증가시키는 방법을 찾아 실천하도록 지원한다.	➡ 근거 영양 장애의 영향(운동 허용 저하, QOL의 저하, 면역 기능 저하)에 대해 설명하는 것으로, 영양 섭취에 대한 이해와 의욕을 높인다. ➡ 식욕을 증진시키기 위한 방법(식사 전에 휴식이나 양념을 연구하는 등)을 함께 생각하고 실천할 수 있도록 지원한다.

5 간호 문제	간호 진단	간호 목표(간호 성과)
#5 증상, 치료, 감염 예방, 급성으로 나빠지는 징후에 대한 지식 부족으로 자기 건강관리를 효과적으로 하지 못한다.	**비효과적 자기 건강관리** **관련 요인**: 지식 부족 **진단 지표** □ 건강이라는 목표를 달성하는 데 효과적이지 않은 선택을 매일 하고 있다.	〈**장기 목표**〉 급성 악화를 방지하기 위한 관리를 할 수 있다. 〈**단기 목표**〉 1) 현재의 건강 상태를 파악할 수 있다. 2) 급성 악화의 예방 방법을 이야기할 수 있다. 3) 나빠지는 징후에 대해 말할 수 있다. 4) 병상 악화의 징후에 대해 서술할 수 있다.

<table>
<tr><th>간호 계획</th><th>중재 포인트와 근거</th></tr>
</table>

OP 경과 관찰 항목

- 질병의 과정, 현재의 건강 상태, 치료, 합병증에 관한 이해의 정도
- 자기관리 능력의 정도

- 직업, 직장 환경

- 흡연력

- 요양 생활에 대한 심리적 문제(불안, 의욕 저하 등)

EP 환자 교육 항목

- 호흡기 감염 예방의 필요성과 방법을 지도한다(예: 외출 후 손 씻기, 양치질하기. 혼잡하거나 감기에 걸린 사람에게는 접근하지 않는다. 의사와 상담 후 독감 예방 접종을 한다. 감기 기운이 있을 경우 빨리 진찰을 한다).
- 활동 수준을 이해하고 과도한 활동은 피하도록 지도한다.
- 악화 현상에 대해 지도한다.
  - 호흡곤란, 운동 시 호흡곤란, 권태감의 증가
  - 객담량의 증가, 양상 변화
  - 감기 증상(인후통, 체온 상승 등)
  - 활동 수준 하락
  - 식욕 저하
  - 불면증
  - 우심부전의 증상(급격한 체중 증가, 부종, 심한 심장박동 등)
- 셀프 체크 방법을 지도한다.

➲ **근거** 이해의 정도를 평가함으로써 개별성 있는 지도 계획을 수립할 수 있다.

➲ 환자들이 얼마나 자기관리가 되는지, 치매의 유무와 이해력, 연령 등을 종합적으로 평가한다. **근거** 자기관리 능력에 따른 지도 계획을 수립하고, 가족에 대한 지도 내용을 검토할 수 있다. 만성적인 경과를 가진 질환이고, 치료와 합병증 예방에 장기적인 관리가 필요하다.

➲ **근거** 대기 오염은 해당 질환의 원인 중 하나로 생각할 수 있다.

➲ **근거** 흡연은 본 질환의 주원인이며 흡연자에게는 금연 지도가 필요하다.

➲ 심리적 문제는 요양 생활의 질을 유지하기 위해 필요한 환자 본인의 협력을 저해하는 요인이 된다.

➲ **근거** 호흡기 감염은 급성 악화의 원인이 되므로 예방이 중요하다.

➲ **근거** 무리한 활동으로 인한 과부하는 급성 악화의 원인이 되는 심부전을 초래한다.

➲ **근거** 급성 악화의 조기 발견, 조기 대처는 건강 상태의 회복이나 예후에 영향을 주기 때문에 중요한 요소로 이해하고 있어야 한다.

➲ 급성 악화 현상으로 인정될 경우의 대처 방법과 수신 진단 방법도 함께 지도한다.

➲ 환자의 상태를 파악할 수 있는 항목(체중, 부동증, 식사 섭취량 등)을 구체적으로 알고 지도한다. **근거** 평소 상태를 직접 확인하고 평소와 다른 부분에 유의하면 급성 악화의 징후를 조기에 발견할 수 있다. 또한 이와 같은 현상을 이해하는 것이 요양 생활을 하는 데 중요하다.

<table>
<tr><th>6 간호 문제</th><th>간호 진단</th><th>간호 목표(간호 성과)</th></tr>
<tr><td>#6 재택 산소 요법에 대한 불안감을 느낀다.</td><td>**불안**
관련 요인: 환경의 변화, 환경에 대한 위협, 스트레스
진단 지표
☐ 호흡수의 증가
☐ 혈압 상승
☐ 불확실성
☐ 식욕부진
☐ 특정할 수 없는 결과에 대한 두려움</td><td>〈장기 목표〉 재택 산소 요법을 일상생활에 적용하여 운영하는 것이 가능하다.
〈단기 목표〉 1) 재택 산소 요법의 필요성과 방법을 이해할 수 있다. 2) 재택 산소 요법의 문제점을 해결하는 방법을 찾는다. 3) 산소 장비 관리 방법을 말할 수 있다. 4) 사회 자원의 활용에 대해 이해할 수 있다.</td></tr>
</table>

간호 계획	중재 포인트와 근거

OP 경과 관찰 항목
- 재택 산소 요법을 하는 상태, 이해의 정도
- 질병, 치료에 대한 이해의 정도
- 스트레스 대처 행동

➡ 근거 주어진 상태와 이해도에 따라 지도 계획을 수립한다.

➡ 근거 지금까지의 스트레스에 대한 대처 방법과 현재의 스트레스 대처 행동을 알고 효과적인 지원 방법을 모색한다.

TP 간호 치료 항목
- 재택 산소 요법에 따라 일상생활의 문제점을 알고 지원한다.
- 방문 간호의 필요성에 대해 다른 종류의 직업과 연계하여 검토한다.
- 환자 옆에서 호소를 듣는다.
- 공감하고 이해했음을 전한다.
- 효과적인 코핑 행동을 취할 수 있도록 지원한다.

➡ 라이프스타일과 주거 환경 등의 문제점을 환자와 함께 생각한다.

➡ 시험적으로 외박을 하고 나서 문제점은 없는지 확인하도록 돕는다.

EP 환자 교육 항목
- 재택 산소 요법의 필요성에 대해 지도한다.
- 기기의 사용 방법(산소 농축기, 휴대용 산소 봄베 등), 관리 방법을 지도한다.
- 재택 산소 요법 시행 중 주의사항에 대해 설명한다.
- 유효한 사회 자원에 대해 설명한다.

➡ 시험 외박을 하고 나서 문제점은 없는지 확인하도록 돕는다.

➡ 전원 켜기, 산소 유량 조절 방법, 산소가 나와 있는지 확인하는 방법, 손질 방법, 운반 방법 등에 대해 설명한다.

➡ 설치 장소인 주거 환경을 고려하여 검토한다.

➡ 필터 청소 및 정기 점검, 장비 이상 시 대처 방법 등에 대해 이해하도록 한다.

➡ 정전이나 고장 시 대처 방법에 대해 설명한다.

➡ 의사가 지시한 산소 흡입 방법, 산소 유량을 설명한다. 근거 고농도 산소 흡입에 따른 합병증(CO_2 나루코시스)의 위험성을 원인, 증상과 함께 설명한다.

➡ 호흡 기능 장애 정도에 따라 신체 장애자 수첩이 교부되는 것을 전한다. 근거 신체 장애자 수첩의 교부에 따라 이용할 수 있는 사회적 자원이 있다.

---

7 간호 문제	간호 진단	간호 목표(간호 성과)
#7 가족이 요양 생활을 지원하는 과정에서 신체·정서·사회·경제적인 부담을 갖게 될 우려가 있다.	간병인 역할 긴장 위험 상태 **위험 요인**: 간병인의 고립, 필요한 개호 기간, 간병인의 여유 부족, 가족의 고립, 불충분한 경제 상태	〈**장기 목표**〉 가족이 심신이 안정된 생활을 할 수 있다. 〈**단기 목표**〉 1) 효과적인 스트레스 매니지먼트의 방법을 말할 수 있다. 2) 가족 전원이 역할을 분담할 수 있다. 3) 반드시 필요한 지원과 방법을 말할 수 있다.

간호 계획	중재 포인트와 근거

OP 경과 관찰 항목
- 가족 구성, 역할, 중요 인물
- 주거 환경

➡ 지원 체제에 대해 평가한다. 근거 장기적인 요양 생활을 하는 데 심리 사회적인 지원이 필요하다. 병자가 있는 가족의 역할 분담을 재구성하고 가족의 기능을 유지할 수 있도록 응원하기 위해 중요한 정보이다.

➡ 화장실과 욕실 구조, 계단의 유무 등에 대해 정보 수집을 실시해 주거 환경을 고려하여 퇴원 지도를 한다.

- 질병 과정, 현재의 건강 상태, 활동 수준, 치료, 합병증에 대한 이해 정도
- 스트레스 대처 행동

- 건강 상태

⮕이해 정도를 파악하여 지도 계획을 세운다.

⮕**근거** 지금까지 스트레스에 대한 대처 방법과 현재의 스트레스 대처 행동을 아는 것으로, 효과적인 지원 방법을 모색한다.

⮕**근거** 요양 생활을 지원하는 데 장애가 되는 건강 장애의 유무를 평가하고 가족 간의 역할을 조정하도록 돕는다.

TP 간호 치료 항목
- 호소를 듣는다.
- 공감하고 이해한다는 것을 전달한다.
- 효과적인 코핑 행동을 취할 수 있도록 돕는다.
- 가족 간의 역할 분담을 돕는다.

⮕면회 시간 등을 통해 가족의 호소를 듣는다.

EP 환자 교육 항목
- 이용 가능한 사회 자원에 대해 설명한다.
- 환자의 건강 상태에 대한 이해를 촉구하고, 필요한 도움과 방법에 대해 설명한다.

⮕가정에서 할 수 있는 지원 내용과 방법을 함께 생각하여 요양 생활을 준비함으로써 불안감을 완화한다.

Step1 영향 평가	Step2 간호 초점	Step3 계획	Step4 실시	Step5 평가

병기·병태·중증도별 관리 포인트

【급성기】 진행성 호흡곤란이나 과잉 점성 분비물의 고임에 따라 질식 가능성이 높으므로, 질병의 상태와 불안감을 완화하기 위한 중재가 중요하다. 효과적으로 기침을 할 수가 없을 경우, 기도 내에 분비물이 고이는 것이므로 기도를 정화하기 위한 지원을 실시한다. 폐포에서 가스 교환이 충분히 이루어지지 않고, 일상생활에 필요한 산소 공급이 부족하며, 활동에 대한 내성이 줄어들기 때문에 활동 레벨에 맞는 지원이 필요하다.

【회복기】 건강 상태 악화 방지를 위한 지원을 실시한다. 상태에 따라 점차 활동 수준을 높일 수 있도록 지원한다. 호흡곤란과 권태감에 따른 식사 의욕 저하, 그로 인한 영양 상태의 저하가 올 경우 중재가 필요하다.

【만성기】 요양 생활을 통해 치료와 감염 예방, 급성 악화의 예방을 위한 교육적 지원과 불안에 대한 심리적 케어가 필요하다. 장기적인 요양 생활을 하기 때문에 환자뿐만 아니라 지원하는 가족도 심신이 모두 안정된 생활을 할 수 있도록 지원하는 것이 중요하다.

간호 활동(간호 중재) 포인트

진단·치료 지원
- 정해진 시간에 확실히 복용하도록 지도한다.
- 항콜린제는 전립선 비대증 환자와 녹내장 환자에게는 금기이므로 투여하기 전에 병력을 확인한다.
- 백 밸브 마스크, NIPPV, 인공호흡기를 언제든지 장착할 수 있도록 준비해둔다.
- 재택 산소 요법을 일상생활에 적응하도록 지원한다.

호흡곤란이나 분비물 고임 개선
- 강한 호흡곤란은 죽음에 대한 불안감을 안겨주기 때문에 적절한 중재로 불안감을 완화시키기 위해 노력한다.
- 고농도 산소 투여는 CO_2 나르코시스를 초래할 위험이 있으므로, 투여한 산소의 양에 주의하고 의식 상태 변화를 관찰한다.
- 호흡곤란이 심한 경우에는 안락한 체위에서 손을 사용하여 호흡에 도움을 준다.
- 커뮤니케이션 방법을 생각한다.
- 안전하고 효과적인 가래 배출을 지원한다.

활동 수준의 감소, 영양 장애 해결
- 활동 수준에 맞는 지원을 실시한다.

- 휴식과 활동의 균형을 조정하면서 점차 활동 수준을 높일 수 있도록 지원한다.
- 활동 전후의 바이털 사인 변화, 피로감이나 청색증의 유무 등에 의해 활동 수준을 평가한다.
- 식사 내용, 횟수를 잘 연구해 일일 필요 열량 섭취를 촉진한다.

급성 악화의 방지
- 급성 악화의 원인과 증상, 감염 예방을 지도한다.
- 증상이 나타난 경우의 대처 방법을 지도한다.
- 자가 검사를 하여 환자 자신이 컨디션의 변화에 주의할 수 있도록 지원한다.

환자·가족의 심리 사회적 문제에 대한 지원
- 치료의 지속이나 재택 산소 요법 등에 대한 불안을 완화하도록 지원한다.
- 간병인에 대한 부담을 덜 수 있도록 가족들이 역할 분담을 하고 가족의 기능을 유지할 수 있도록 한다.
- 이용 가능한 사회 자원에 대해 설명한다.

퇴원·요양 지도

- 호흡기 감염을 예방하도록 지도한다.
- 무리한 활동은 피하고 활동 사이에는 휴식을 취하도록 지도한다.
- 급성 악화 현상에 대한 이해를 촉진하고, 증상에 대한 대처 방법과 진찰이 필요한 경우와 진료 방법에 대해 설명한다.
- 평소 상태를 직접 확인하고 평소와 다른 것은 없는지 확인하도록 지도한다.
- 규칙적인 복약을 하도록 지도한다.
- 일일 영양 소요량을 섭취할 수 있도록 식사 내용이나 식사 시간 등을 잘 생각하도록 지도한다.
- 재택 산소 요법을 일상생활에 적응하도록 지원한다.
- 이용 가능한 사회 자원을 활용하도록 제의한다.
- 환자·가족이 가족의 기능을 유지하고 안정된 생활을 할 수 있도록 지원한다.

| Step1 영향 평가 | Step2 간호 초점 | Step3 계획 | Step4 실시 | Step5 평가 |

평가 포인트

간호 목표 달성도
- 효과적인 기침을 할 수가 있는가?
- 기도 정화를 할 수 있는가?
- 호흡곤란이 개선되고 있는가?
- 규칙적인 복약을 할 수 있는가?
- 효과적인 호흡 방법을 실시할 수 있는가?
- 활동 수준에 맞는 활동을 할 수 있는가?
- 활동 수준과 신진대사 수요에 맞는 영양 소요량을 섭취할 수 있는가?
- 식욕을 증진시키는 방법을 찾아 실천할 수 있는가?
- 증상, 치료, 감염 예방, 급성 악화 현상을 이해할 수 있는가?
- 재택 산소 요법에 대한 불안은 감소되었는가?
- 환자·가족 모두 심신이 안정된 생활을 할 수 있는가?

만성 폐쇄성 폐 질환(COPD) 환자의 병태 관계도와 간호 문제

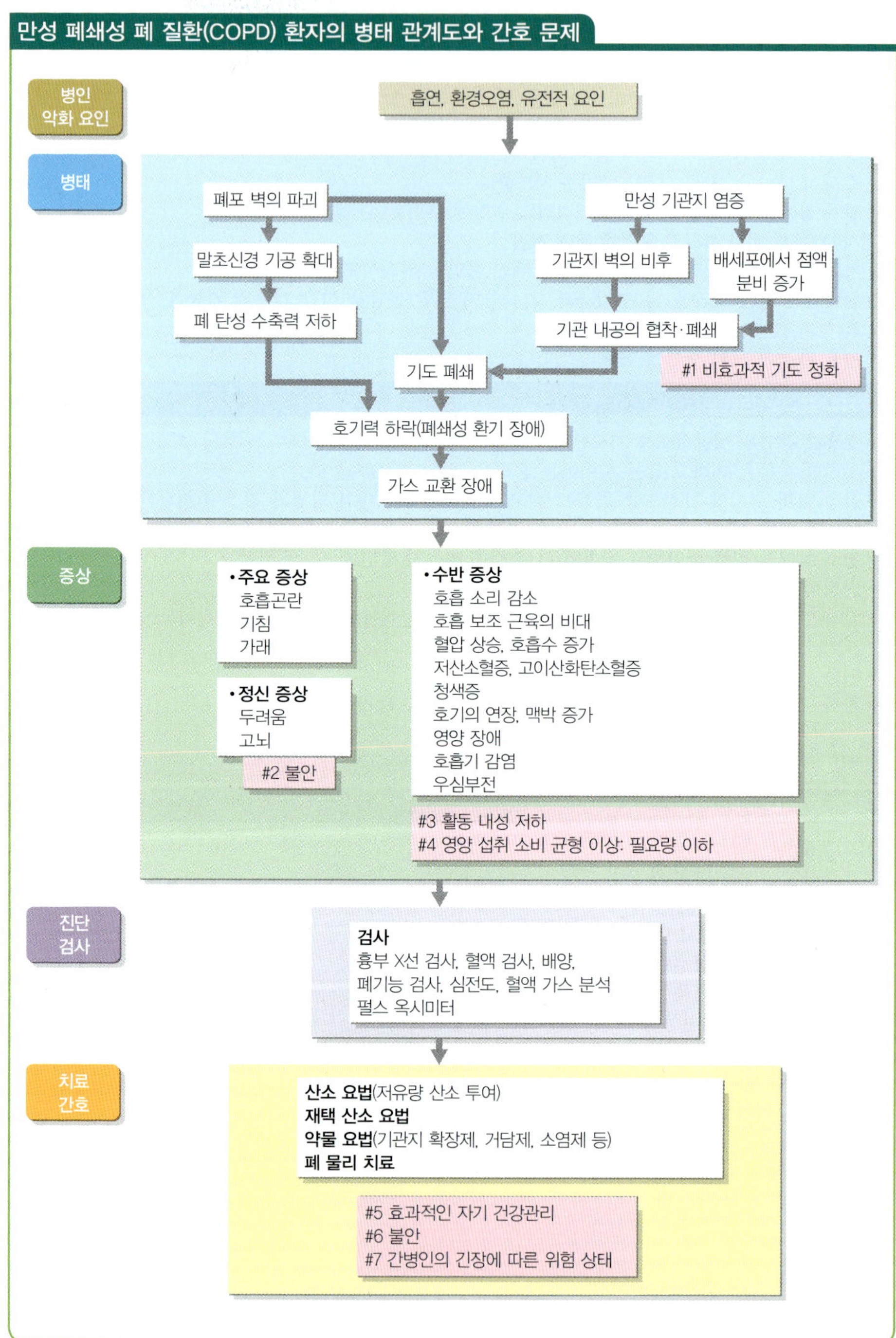

8 폐혈전 색전증

진 야스토

눈으로 보는 질환

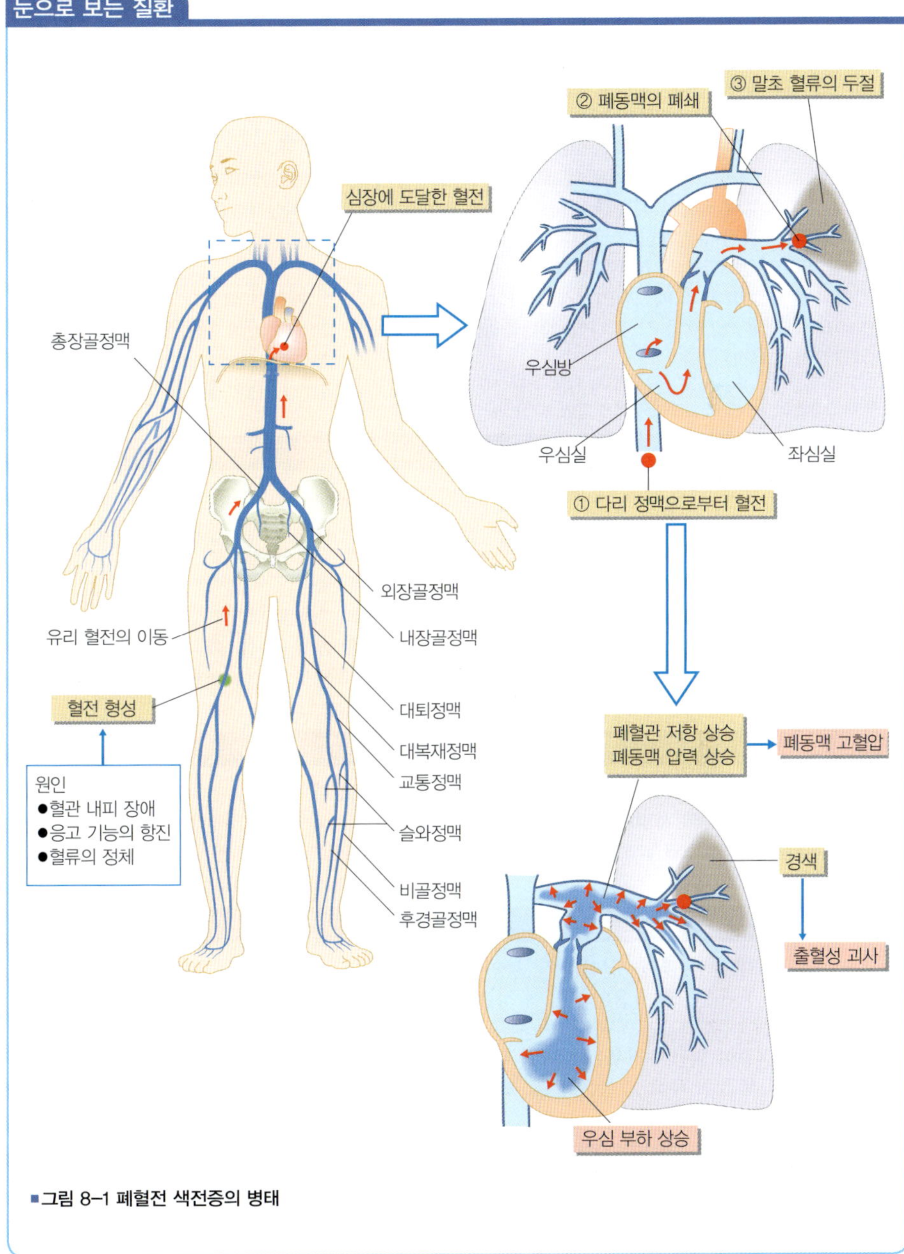

■그림 8-1 폐혈전 색전증의 병태

병태 생리

▌ 하지와 심장(우심계) 내에 형성된 혈전이 유리하여 폐동맥을 폐색하여 발병한다.

- 대부분은 골반과 하지의 심부정맥에 형성된 혈전(심부정맥 혈전)이 원인이다. 특히 종아리에 생긴 심부정맥 혈전증은 증상이 없는 경우가 많으며, 비골동맥과 후경골동맥에서 대퇴 근육에 분기하여 대퇴정맥에서 처음 출발했던 혈전원으로, 중추 쪽에 떠서 혈전이 형성되는 경우 유리하여 폐혈전 색전증의 원인이 될 수 있어 주목받고 있다. 유리혈전은 혈관 벽에 부착되지 않고 크게 성장하기 때문에 치명적인 폐동맥 색전증을 일으킬 수 있다. 원내 발병 예에서는 단기간에 혈전이 형성되므로, 폐혈전 색전증의 발병 상황은 전구 증상이 없이 와상(臥床) 후 기립, 보행, 배변, 재활 등을 계기로 근육 펌프 작용으로 정맥이 증가하고 혈전이 유리할 것으로 추정된다.
- 급성 폐혈전 색전증은 급속하게 폐고혈압, 저산소혈증이 나타난다. 폐고혈압은 폐혈관이 혈전에 의해 급속하게 폐색하여 폐혈관 바닥이 감소하고 혈전에서 유리된 신경 액성 인자와 저산소에 의해 폐혈액관 경련이 발생하여 생긴다. 또한 속발하는 기관지 경련 등이 더해져, 환기 혈류 불균형이 생기고 저산소혈증의 원인이 된다.
- 기질화된 혈전에 의해 폐동맥이 6개월 이상 막힌 상태*를 '만성 폐혈전 색전증'이라고 부른다. 임상적으로 폐고혈압이 장기간 지속되고 운동 시 호흡곤란을 보이는 만성 폐혈전 색전성 폐동맥 고혈압이 중요하다.

*폐동맥 혈전증이 무증상 또는 진단되지 않은 경우, 진단되었지만 불충분한 치료가 행해진 경우, 원래 선용계의 기능이 약하고 혈전이 용해되지 않는 환자에게 발생한다고 여겨진다.

병인·악화 요인

- 혈류의 정체, 혈관 내피 장애, 응고 기능의 항진이 원인이 된다.
- 1차성: 안티트롬빈 결핍증, 단백질 C결핍증, 프로테인 S결핍증 등 일반적으로 정맥 혈전증이 생기기 쉬운 아래의 2차성의 상황이 아니라, 폐혈전 색전증을 발증한 경우로는 유전성 질환을 고려할 필요가 있다.
- 2차성: 하지의 정맥 질환, 심부정맥 혈전증·폐혈전 색전증의 기왕력, 장기 와상, 최근의 수술(특히 골반, 고관절, 무릎 정형외과 수술), 큰 외상·하지의 혈관 손상, 골절, 석고 고정, 장거리 여행(이른바 이코노미 클래스 증후군) 같은 자세의 유지, 탈수, 사지 마비, 암, 심부전, 임신, 출산, 경구 피임약, 호르몬 대체 요법, 비만, 고령, 항인지질항체 증후군 등

역학·예후

- 2006년 일본의 발병자 수는 7864명이며 최근 증가 추세에 있다.
- 급성 폐혈전 색전증의 사망률은 쇼크로 인한 것이 14%, 혈전 용해 요법 시행 예에서는 30%, 미시 예에서는 20%, 쇼크를 보이지 않은 예에서는 6%였다. 사망자의 대부분은 발병 2시간 이내에 사망한다.

증상

- 갑작스러운 호흡곤란, 흉통, 실신 발작, 불안감, 기침
- 증상은 잦은 호흡, 빈맥, Ⅱ음의 폐동맥 성분(Ⅱp 음)의 항진이다. 심한 경우에는 쇼크나 저혈압, 심폐 정지 등이 온다.
- 심부정맥혈전증이 원인인 경우는 일측성 다리 부종, 피부 색조 변화, 통증, 압통 등이 발생한다.
- 만성 폐혈전 색전증: 주요 증상은 운동 시 호흡곤란, 피로감, 그 외 흉통, 기침, 실신, 혈담(폐경색) 등이 있다.

진단·검사값

▌ 다리의 정맥 질환과 장기 와상(臥床) 수술 등의 병력이 있고 급성 증상, 신체 소견을 인정하는 경우, 흉부 조영 CT, 심장 초음파, D-다이머, 동맥 혈액 가스 분석 등으로 확정 진단을 한다.

- 물리적 소견, 검사 소견이 없기 때문에 먼저 본 질환을 의심하는 것이 중요하다. 급성 또는 아급성 상기 질환 경력, 증상, 신체 소견이 인정되면 확정 진단을 위한 검사를 한다. 흉부 X선 검사, 심전도, 동맥혈 가스 분석, D-다이머, 혈액 생화학 검사, 심장 초음파 등을 실시한다.

- D-다이머(특이도는 50% 이하)는 혈전에서 방출되는 물질(안정화 섬유소 분해 산물)에서 음성이면 폐혈전 색전증의 가능성은 낮다. 폐혈전 색전증은 95%가 양성이 된다. 양성이면 다음 영상 진단을 실시한다.
- 다열 검출기형 흉부 조영 CT(확정 진단 가능), 하지 정맥 초음파를 실시해 음성이면 다리 정맥 조영, 폐동맥 조영술, 폐환기·혈류 신티그래피를 실시한다.
- 폐동맥 색전증의 진단 후 1차성 요인이 있는지 검사한다.

합병증

- 혈담·객혈을 수반하는 경우는 폐경색의 합병을 의심한다.
- 폐고혈압에서 우심부하의 상태가 되면 복부 팽만감, 종아리 부종 등이 보인다.

치료법

중증도에 따라 치료한다. 순환 동태가 안정되어 있는 급성 폐혈전 색전증은 약물에 의한 항응고 요법과 혈전 용해 요법을 구분하여 실시한다.

●치료 방침

- 급성 폐혈전 색전증의 치료는 중증도에 따라 고려한다. 혈압, 오른쪽 심장 기능이 모두 정상인 예, 혈압은 유지하지만 심 초음파 검사에서 우심부전을 초래하는 예, 쇼크를 일으키는 예 등으로 나누어 생각해볼 수 있다.
- 약물 치료에서 혈전에 대한 치료는 순환부전을 초래하지 않은 경우 혈전이 자연적으로 용해될 때까지 혈전이 증대하거나, 새롭게 되지 않도록 할 필요가 있고, 항응고 요법을 제일 먼저 선택한다. 정상 혈압이지만 우심부전의 예에서는 혈전 용해 요법도 고려한다. 순환부전이 발생하는 경우에는 금기만 아니면 혈전용해 요법을 제일 먼저 선택한다.

●대증 요법

- 호흡 관리: 저산소혈증에 산소를 투여한다. 안정된 동맥혈 산소 분압(PaO_2) 60mmHg 이상(SpO_2 90% 이상)이 돼야 기관 삽관, 인공호흡 관리를 필요로 한다.
- 순환 관리: 저혈압에 대하여 주입, 강심제(도파민 염산염, 도부타민 염산염, 노르에피네프린 등)의 투여를 실시한다. 심폐 정지에서 발증한 경우에는 심폐소생술을 신속하게 하는 동시에 경피적 심폐 보조 장치(PCPS)를 개시하고, 급성 폐동맥 혈전증에 의한 심폐 정지로 진단된 경우 혈전 절제 수술을 한다.

Px **처방 예** 다음 중 하나를 이용한다.

- 이노반주(50.100.200mg/2.5·5.10㎖)　1~20㎍/kg/분　정맥 주사　← 강심제
- 도브렉주(100mg/5㎖/A)　1~20㎍/kg/분　정맥 주사　← 강심제

●항응고 요법

- 폐혈전 색전증이 의심되는 경우 헤파린 5000단위(100단위/kg)를 정맥 주사 후 1400단위/시(10~50단위/kg/hr)의 지속 투여 또는 1만7500단위 피하 주사를 1일 2회 실시, APTT(활성화 부분 트롬보폴라스틴 시간)의 조절을 1.5~2.5배로 한다. APTT에 따라 투여량을 조절한다.
- 와파린 칼륨의 복용도 병용하고 PT-INR(프로트롬빈 시간의 국제 표준화 비율)이 2.0~3.0인 시점에서 헤파린 나트륨의 투여를 중지한다. 위험 인자가 가역적인 경우 적어도 3개월 동안 투여하고, 특발성 정맥 혈전증의 경우 6개월 이상 투여한다. 선천적인 응고 이상증의 경우 무기한 투여가 필요하다.

Px **처방 예**

- 노보 헤파린주(1000단위/㎖)　5000단위　정주　← 항혈전제
  이후　1400단위/시간　지속 정주　또는 1만7500단위 피하 주사　1일 2회
  ※APTT를 컨트롤 값의 1.5~2.5배가 되도록 투여
  ※PT-INR이 2.0~3.0가 된 시점에서 중지
- 와파린정(1mg)　1회 1~5정　1일 1회　← 항혈전제

■표 8-1 폐혈전 색전증의 주요 치료제

분류	일반 이름	주요 상품명	약의 효과 메커니즘	주요 부작용
강심약(카테콜 아민계 약제)	도부타민 염산염	도브트렉스, 도부품	β_1수용체 자극에 의한 양성 변력 작용	부정맥, 심근 허혈, 빈맥
	도파민 염산염	이노반, 카코딘, 도미닌, 프레도파		
	노르아드레날린	노르아드레날린	β_1수용체 작용에 의한 세동맥 수축	서맥, 혈압 이상 상승, 부정맥, 구토, 두통
항혈전제	헤파린 나트륨	노보 헤파린, 헤파린 나트륨	안티프로트롬빈 작용, 항트롬빈 작용	출혈, 혈소판 감소증
	와파린 칼리움	와파린, 와파린칼륨	혈액 응고 인자의 생산 저해	출혈, 피부 괴사, 간 기능 장애
	몬테플라제	클리액터	피브린 분해	출혈, 뇌출혈, 소화관 출혈
	우로키나제	우로키나제, 우로나제		

●혈전 용해 요법

- 출혈의 위험이 없고, 혈행 동태가 불안정한 우심부전 환자(큰 혈전이 광범위하게 폐동맥, 하지정맥에 존재하는 경우가 많다)에게 실시한다. 우로키나제, t-PA(조직 플라스미노겐 액티 베이터)를 투여하는 경우가 많다.
- 헤파린을 투여한 경우 APTT를 헤파린 투여 전의 2배 미만으로 유지한다.

Px 처방 예

- 클리액터주(40만·80만·160만IU/V) 1만3750~2만7500IU/kg 정주 ← 항혈전제
  ※80만IU/분의 속도로 투여

●카테터 혈전 제거술

- 전신 투여에 의한 혈전 용해 요법 금기 예, 실패 예는 순화 동태 불안정 예로 널리 쓰인다. 카테터를 이용하여 폐동맥의 혈전을 흡입, 분쇄 또는 혈전 용해제의 폐동맥 내 투여 등을 함께 실시한다.

●혈전 절제 수술

- 인공 심폐를 이용한 체외 순환하에 폐동맥을 절개하여 내부의 혈전을 제거한다.

●하대정맥 필터

- 영구 유치형과 임시 구형이 있다. 출혈의 위험 등으로 항응고 요법을 실시할 수 없거나 항응고제 치료를 하고 있어도 폐혈전 색전증의 재발, 심부정맥혈전증의 재발이 발견된 경우 고려해야 한다.
- 일정 기간 후 항응고 요법을 실시할 경우 적응을 신중하게 판단한다.

●정맥혈전 색전증의 예방

- 폐동맥 색전증 발병 예방을 위해서는 정맥혈전 색전증의 예방이 필요하다.
- 발병 위험의 평가가 필요하다. 주로 입원 환자를 대상으로 한 ① 조기 이상, 도보, 하지의 올림, 발 관절 운동, ② 탄력 스타킹, ③ 간헐적 공기 압박법, ④ 탈수 예방, ⑤ 항응고 요법 등의 대책을 강구한다.
- 항응고 요법의 예: 에녹사파린 나트륨(크렉산), 폰다파리눅스(아릭스트라)를 수술 후 24시간 경과 후에 투여하기 시작한다

급성 폐혈전 색전증의 치료 알고리즘의 예

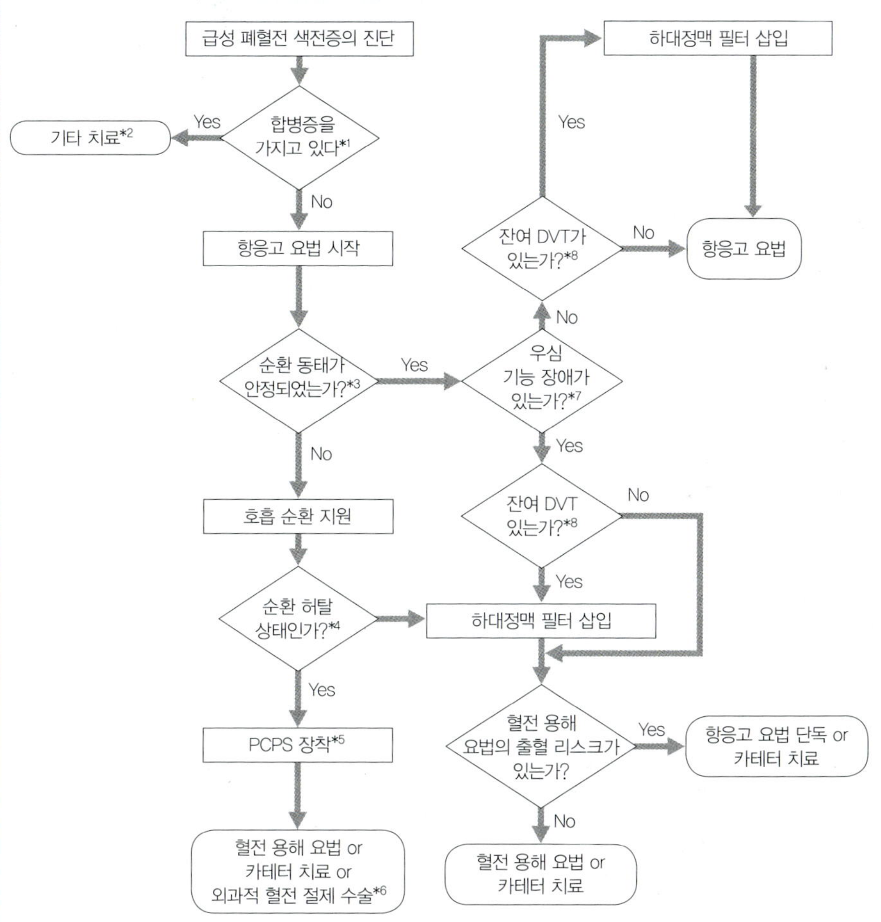

*1. 고도의 출혈 위험이 있는 경우
*2. 병의 용태에 따라 시행할 수 있는 치료를 실시
*3. 순환 동태의 불안정은 충격 또는 지체하는 저혈압 상태를 보인다.
*4. 심폐 소생을 필요로 하는 상태 또는 고도의 쇼크가 지속되는 상태
*5. 시설의 다양한 환자의 상태에 따라 장착 여부 검토
*6. 시설의 상황이나 환자의 상태에 따라 치료법을 선택
*7. 심장 초음파에 의한 RV 확대와 폐고혈압 유무에 따라 평가
*8. 유리하여 다시 색전증을 초래하면 심각한 위험성이 있는 심부정맥혈전

치료 알고리즘은 어디까지나 하나의 예이며, 궁극적인 치료의 선택은 각 시설 의료 자원에 따른 결정을 배제하지 않는다.
DVT: 심부정맥혈전증 PCPS: 경피적 심폐 보조

(안도 모토미 외, 폐혈전색전증 및 심부정맥혈전증의 진단, 치료, 예방에 대한 가이드 2009년 개정판, 일본순환기학회 외, 2009)

간호 과정 순서도

관찰 항목 (OP)
간호 문제 (간호 진단)
간호 목표 (간호 성과)
간호 활동 (간호 중재)

병인
심부정맥혈전 유리에 의한 폐동맥의 폐쇄

신체적 문제
• 자각 증상
호흡곤란
흉통
실신
혈담
땀
현기증
심계항진
• 타각 증상
우심부전
청색증
잦은 호흡
빈맥
혈압 저하
부정맥
충격
• 치료에 따른 문제
출혈
감염

폐 혈류 장애에 따른 가스 교환 장애를 일으킨다.

조직 순환 장애와 동반하여 현기증이나 졸도, 부정맥에 의한 전도, 외상의 위험이 있다.

치료(혈전 제거 수술 필터 유치), 각종 카테터 유치에 따른 감염의 위험이 있다.

항응고제 요법의 부작용에 대한 지식 부족으로 효과적인 관리를 할 수 없는 위험이 있다.

폐의 순환 동태를 개선하고 적절한 가스 교환을 실시할 수 있다.

신체의 손상을 유발하지 않는다.

감염을 일으키지 않는다.

치료와 합병증 예방을 위해 관리할 수 있다.

OP 경과 관찰 항목
호흡 상태
순환 동태
증상
각종 모니터
혈액 데이터
약물의 부작용
심리 상태

TP 간호 치료 항목
저산소혈증 치료
조직 순환 장애의 케어
안정, 안락한 체위의 유지
수액, 약물 투여 관리
안전 확보(환경 정비)
감염 예방
합병증 예방을 위한 치료
재발 방지를 위한 케어
심리적 케어

EP 환자 교육 항목
질병, 치료의 지도
재발 예방의 지도
요양 생활에 대한 지도

심리 사회적 문제
예후 및 예기할 수 없는 재발에 대한 불안이 있다.

예후와 재발에 대한 불안감이 있다.

불안에 대한 효과적인 코핑 행동을 취할 수 있다.

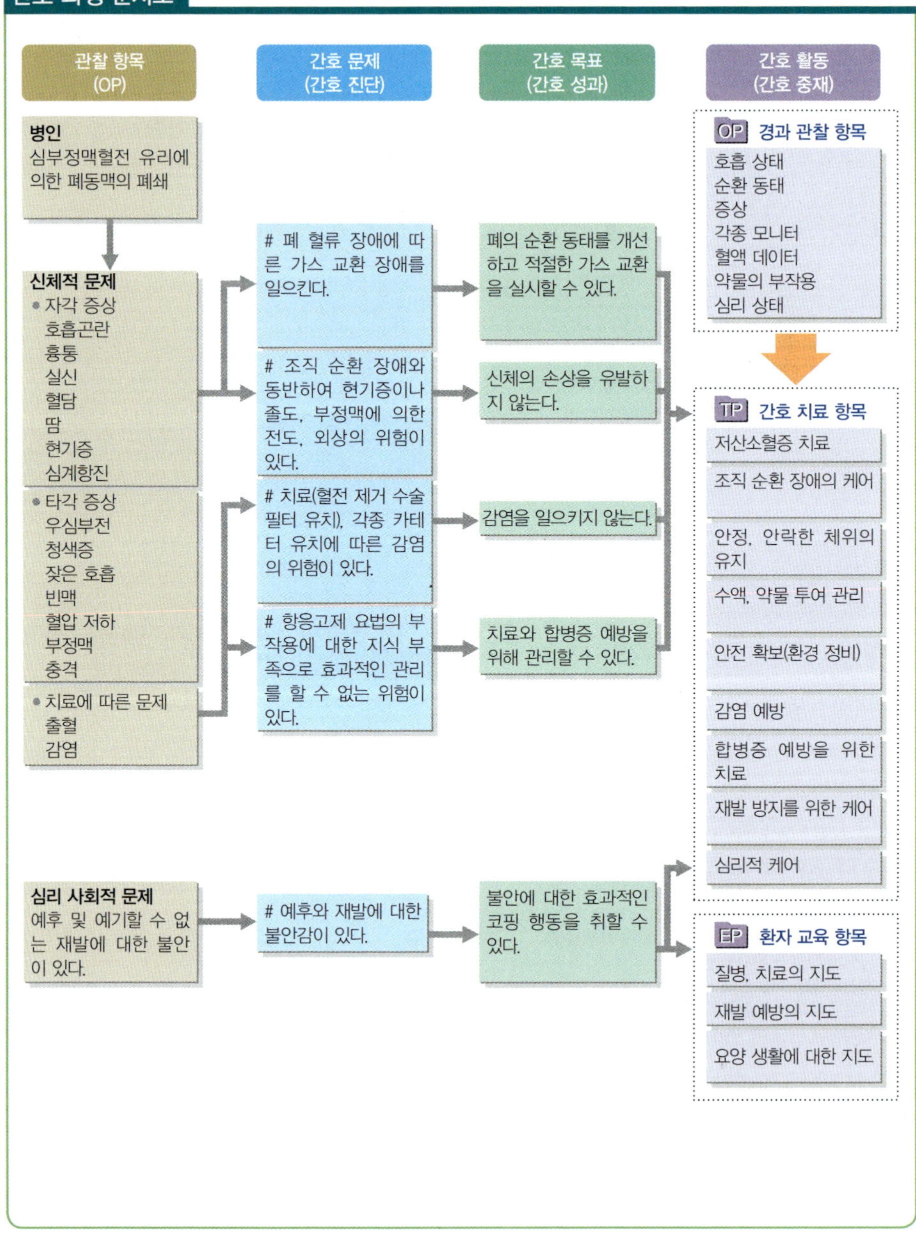

<table>
<tr><td colspan="2">

기본 개념

- 호흡과 순환이 불안정하기 때문에 전신 상태를 안전하게 관리하고 건강 상태의 변화와 합병증의 조기 발견, 조기 대처에 노력하여야 한다.
- 갑작스런 죽음을 초래하는 치명적인 질환 중 하나로, 환자는 병의 예후와 예기치 못한 재발에 대한 불안감을 갖고 있기 때문에 심신 양면으로 지원하는 것이 중요하다.

</td></tr>
</table>

Step1 영향 평가	Step2 간호 초점	Step3 계획	Step4 실시	Step5 평가

정보 수집	평가 관점과 근거·잠재적 간호 문제
증상 부위, 출현 상황, 정도의 관찰	증상의 특징, 출현 방식, 정도를 관찰하여 심각도와 간호 문제를 평가하고 간호 계획을 세우는 것이 효과적이다. **증상의 특징** - 증상은 심부정맥혈전 색전증자가 떨어져 나와 폐동맥을 폐색, 폐순환에 장애를 일으킨 것에 따른다. - 호흡곤란과 흉통이 가장 많은 자각 증상이며 갑자기 발병한다. 특히 수술 등 장기간 누워 있다가 처음 보행했을 때 출현하는 경우가 많다. - 호흡곤란은 폐포 폐색의 증대에 의한 환기·혈류 불균형이 발생한 결과 동맥혈 산소 분압(PaO_2)을 저하시키기 위해 일어나는 증상이다. - 만성적으로 질환이 진행되는 경우(작은 혈전이 반복 색전증을 야기하는 경우)에는 운동 시 호흡곤란을 자각하고 때로 기침과 가래가 인정된다. - 타각 증상은 잦은 호흡, 빈맥이 많이 보인다. - 혈전 색전증인 사람의 폐 혈류를 차단하면 폐동맥 압력이 상승하고, 우심부전을 일으킨다. 그 결과 심박출량은 감소하고 중요한 뇌나 신장, 소화기의 조직 순환 장애를 초래하여 현기증이나 실신, 혈압 저하, 부정맥 등을 일으킨다. - 실신이나 청색증은 광범위한 폐혈전 색전증의 증상인 경우가 많다. - 급격한 뇌 혈류의 감소는 현기증과 실신을 일으켜 전도와 추락에 의한 신체 손상의 위험이 생긴다. - 증상의 출현은 갑자기 발병하는 경우와 증상이 서서히 악화되는 경우가 있지만 전자가 많다. **증상의 정도** - 전혀 증상이 없는 것으로부터 돌연사를 일으키는 것까지 심각도는 다양하다. - 실신이나 청색증을 일으키는 증례에서는 병상의 진행이 빠르고 충격으로 갑자기 죽음에 이르게 되는 경우도 있다. 🔍 잠재적 간호 문제 : 폐 혈류 장애에 따른 가스 교환 장애/조직 순환 장애에 의한 실신, 부정맥에 의한 신체 손상의 위험
치료 효과, 합병증 관찰	치료 효과는 건강 상태와 전신 상태를 관리하는 데 중요한 관점이다. 합병증 징후의 유무를 관찰하는 것은 합병증의 조기 발견, 조기 해결로 이어진다. - 현재 실시하고 있는 치료를 이해한다. - 호흡곤란이 감소하거나 혈압이 안정되어 있는지 등 치료에 따른 증상의 변화 유무를 관찰한다. - 항응고 요법의 부작용은 출혈이 가장 문제가 된다. 비강, 구강, 피부 등의 이상 출혈이 많다. 심한 경우 소화관과 두개골 등에 출혈을 일으키는 경우도 있다. 증상은 출혈 부위에 따라 다양하지만, 소화관 출혈은 토혈이나 타르 같은 검은 변이 인정되고, 두개골 출혈은 의식 장애와 경련 등이 발생하기 때문에 주의 깊게 관찰한다. - 항응고 요법 시행 중에는 일상생활에서 외상을 방지할 수 있다. 환자의 질환에 대한 이해 상황을 관찰하고 올바른 복약 관리와 외상 예방에 노력하도록 지원한다.

	• 급성기에는 순환과 호흡에 대한 정보를 얻기 위해 많은 모니터가 장착된다. 스완-간츠 카테터처럼 침습 카테터를 삽입하는 경우도 있고, 삽입부의 출혈이나 감염을 주의해 관찰을 한다. 🔍 잠재적 간호 문제 : 치료와 각종 카테터 삽입에 의한 감염의 위험/항응고제 요법에 따르는 부작용에 대한 지식 부족으로 나타나는 비효과적인 관리
환자·가족의 심리 사회적 측면의 파악	환자·가족의 질환에 대한 이해와 불안감을 관찰한다. 지속적인 치료를 실시하는 데 있어 질병을 어떻게 인식하고 어떤 불안감을 안고 있는지 아는 것은 요양 생활의 질에 영향을 주기 때문에 중요하다. • 환자·가족의 질환에 대한 이해와 불안감 등을 관찰하고 말과 행동, 표정, 일상생활에 미치는 영향(불면증, 식욕 저하 등)을 평가한다. • 심리적 스트레스에 대해 어떤 코핑 행동을 취하고 있는지, 또 지금까지 스트레스에 대해 어떤 코핑을 취했는지 관찰하는 것은 효과적인 지원을 하는 데 중요하다. 🔍 잠재적 간호 문제 : 예후와 재발에 대한 불안

Step1 영향 평가	Step2 간호 초점	Step3 계획	Step4 실시	Step5 평가

간호 문제 리스트

#1 폐 혈류 장애로 가스 교환에 장애를 초래한다(활동-운동 패턴).
#2 조직 순환 장애에 따른 현기증이나 졸도, 부정맥 때문에 전도나 외상의 위험이 있다(건강 지각-건강관리 패턴)
#3 치료(혈전 제거술, 필터 유치), 각종 카테터 유치에 따른 감염의 위험이 있다(영양대사 패턴).
#4 항응고 요법의 부작용에 대한 지식 부족으로 효과적인 관리를 할 수 없는 위험이 있다(건강 지각-건강관리 패턴).
#5 예후와 재발에 대한 불안감이 있다(자기 인식 패턴).

간호의 우선순위 지침

• 갑자기 발병하고 급성의 경과가 많은 질환이며, 폐 혈류의 차단에 기인한 가스 교환 장애를 수반한 저산소혈증이 가장 문제가 된다. 폐 혈류의 저하는 조직 순환 장애로 이어져 현기증과 실신 등에 의해 전도나 외상의 위험을 초래한다. 이들은 폐동맥 폐쇄의 정도에 따라 심각도는 다르지만, 환자의 생명을 유지하기 위해 우선순위가 높은 간호 문제이다.
• 본 질환은 카테터를 삽입하여 폐동맥을 방해하는 혈전 색전자를 흡입하거나 수술로 제거하여 치료한다. 이를 위해 카테터 삽입부나 피부 절개 부위에 상처가 생긴다. 또한 호흡과 환경 동태를 모니터링하기 위한 각종 카테터가 유치된다. 이들에 의해 감염 문제도 발생하기 쉽다. 또한 남아 있는 혈전 색전자를 용해하는 항응고제 투여는 출혈을 발생시킨다. 항응고제는 장기간 복용해야 하고, 항상 출혈의 위험을 염두에 두고 생활해야 한다. 항응고 요법에 관한 지식(부작용이나 일상생활에서의 주의점 등) 부족은 치료의 효과적인 관리를 저해하는 위험이 있다.
• 본 질환은 치명적인 질병 중 하나이고, 환자는 예후와 예기치 못한 재발에 대한 불안감을 안고 살기 쉽기 때문에 심리 사회적인 측면도 간호 문제로서 중요하다.

Step1 영향 평가	Step2 간호 초점	Step3 계획	Step4 실시	Step5 평가

1 간호 문제	간호 진단	간호 목표(간호 성과)
#1 폐 혈류 장애에 의해 가스 교환 장애를 초래한다.	가스 교환 장애 **관련 요인**: 폐포-모세혈관 막의 변화 **진단 지표** ☐ 호흡곤란	〈장기 목표〉 폐의 순환 동태를 개선하여 적절한 가스 교환을 할 수 있다. 〈단기 목표〉 1) 혈액 가스 분석 값을 개선하고, 기준치에 접근한다. 2) 호흡곤란이 개선된다.

□ 폐혈관 저항 증대(폐동맥 우심방 압
　력의 상승)
□ 피부 색조의 이상

간호 계획	중재 포인트와 근거

OP 경과 관찰 항목

- 호흡의 유무, 호흡 횟수, 호흡의 깊이와 리듬, 호흡 양식, 기좌호흡의 유무
- 이상 호흡음의 유무, 부위
- 피하 기종의 유무
- 자각 증상(호흡곤란, 흉통)의 유무, 정도
- 기침, 가래, 청색증
- 펄스 옥시미터

➡ 말초 순환 부전이 있는 경우는 경피적 동맥혈 산소포화도(SpO_2)에 측정 오차가 생기기 때문에 주의한다. **근거** 펄스 옥시미터의 측정은 맥박으로 하지만, 말초 순환 부전이 발생하는 경우에는 측정 부위의 맥박이 미묘하다.

- 스완–간츠 카테터

➡ 폐동맥 압력, 우심방압은 이 질병의 심각도를 평가하는 데 유용하다. **근거** 본 질환에서는 중증일수록 폐동맥압, 우심방압이 상승한다.

- 혈액 가스 분석
- 인공호흡기 장착의 경우: 환기 양식, 환기 모드, 1회 환기량, 기도 내압, 흡입기 산소 농도

➡ 혈액 가스 분석은 가스 교환 상태를 평가하는 지침이 된다. **근거** 본 질환은 폐 혈류량의 저하로 동맥혈 산소분압(PaO_2)이 저하하고, 이산화탄소 고임에 의한 과환기 결과, 동맥혈 탄산가스 분압($PaCO_2$)이 저하한다.

TP 간호 치료 항목

- 의사의 지시에 따라 산소 투여를 한다.

➡ 산소 투여량은 SpO_2를 모니터하면서 조정한다. **근거** SpO_2 90%는 PaO_2 60mmHg에 상당한다. PaO_2 60mmHg 이하에서는 조직에 산소 공급이 불충분하기 때문에 SpO_2는 90% 이상을 유지해야 한다.

- 안정을 촉진한다.
- 안락한 체위를 취하도록 돕는다.

➡ **근거** 남아 있는 혈전 색전자가 새로운 폐혈전 색전증을 발생하지 않도록 예방하고, 움직임에 의한 산소 소비 비용을 방지하기 위해 휴식이 필요하다.

- 심호흡을 재촉한다.

➡ **근거** 남아 있는 호흡 기능을 최대한 유지하고 호흡곤란을 개선한다.

➡ 충분히 숨을 내쉰 후 천천히 코로 숨을 들이쉰다. **근거** 호기가 충분히 호출되면 약으로 충분히 호흡시키는 게 가능하다.

- 필요 시 기관 내 흡인을 실시한다.

➡ 기관 흡인은 청진에 의해 주 기관지에서 가래의 고임을 확인한 후에 실시한다. **근거** 주 기관지에 가래가 없는 경우에 기관 흡입을 행하면 불필요한 고통을 환자에게 주게 된다. 말초세기관지에 가래가 고여 있는 경우에는 체위 변환 등으로 주 기관지로 가래가 이동하도록 지원할 필요가 있다.

- 호흡 상태에 따라 인공호흡기를 적절히 관리

➡ 자발적으로 호흡을 못 하는 경우에는 즉각 심폐소생술을 실시하는 동시에 인공호흡기를 언제라도 장착할 수 있도록 준비한다. **근거** 돌연사를 초래할 질환이 있으면 적절한 심폐소생술을 실시하고, 호흡과 순환 유지를 위해 노력하는 것이 중요하다.

EP 환자 교육 항목

- 가스 교환 장애를 초래하는 원인과 그 결과 생기는 증상을 설명한다.

➡ **근거** 가스 교환 장애를 초래하는 원인이나 증상을 이해함으로써, 치료와 간호에 대해 이해하고 협력한다.

<table>
<tr><th>2 간호 문제</th><th>간호 진단</th><th>간호 목표(간호 성과)</th></tr>
<tr><td>#2 조직 순환 장애에 따른 현기증이나 실신, 부정맥 때문에 낙상이나 외상의 위험이 있다.</td><td>신체 손상 위험 상태
위험 요인: 조직의 저산소증, 현기증, 실신, 부정맥</td><td>〈**장기 목표**〉 신체의 손상을 일으키지 않는다.
〈**단기 목표**〉 1) 순환 동태가 안정된다. 2) 신체 손상의 위험을 예방하는 행동을 취한다.</td></tr>
</table>

간호 계획	중재 포인트와 근거

OP 경과 관찰 항목

- 의식 장애 유무: 의식 수준(재팬 코마 스케일, 글래스고 코마 스케일)
- 동공 이상: 동공 크기, 동공 부동의 유무, 대광반사의 유무
- 심계항진, 현기증, 실신, 경련의 유무
- 청색증, 말초 동맥 촉진 유무
- 흉부 증상: 흉통, 압박감, 교액감
- 바이털 사인(혈압 저하, 빈맥의 유무)
- 소변량
- 심전도: 심박수, 부정맥의 유무, 심근 허혈의 유무
- 스완–간츠 카테터: 심박출량, 체혈관 저항, 우심방압
- 중심 정맥압 모니터, 관혈적 동맥 압력 모니터, 펄스 옥시미터
- 혈액 데이터: 혈색소 수치, 혈소판 수치, 요소 질소(BUN), 크레아티닌 수치

➡ 의식 장애나 동공 이상, 현기증, 실신, 경련은 뇌 혈류 장애를 시사하는 소견이다.

➡ 근거 우심방압, 중심 정맥압, 혈압, 소변, 혈색소값, 혈소판값 등은 수액량을 조정하는 지표가 된다.

TP 간호 치료 항목

- 혈압 저하 시는 충격 체위를 유지한다.
- 각종 모니터나 혈액 데이터를 지표로, 주입과 약물 투여를 적절히 관리한다.
- 각종 모니터 관리를 엄격하게 실시한다.

➡ 근거 충격 체위를 취함으로써 정맥 환류량을 증가시키는 효과가 있다.

➡ 환자의 체위 등에 의해 0점이 어긋나면 정확한 값을 측정할 수 없기 때문에 항상 주의 깊게 관리한다. 근거 관혈적 동맥 압력 모니터나 스완–간츠 카테터는 우심방의 높이를 0점으로 측정하여 정확한 값이 측정된다.
접속부의 이완은 출혈이나 감염의 원인이 되므로 정기적으로 확인하고 합병증을 예방한다.

- 침대 주변 환경의 정비를 실시한다.

➡ 침대의 높이와 침대 주변 환경을 정비하고, 전도와 전락에 의한 외상을 예방한다.
➡ 간호사 호출기는 항상 환자의 손이 닿는 위치에 놓는다.

- 장기 와상(臥床) 후 처음 보행 시에는 반드시 동행을 하여, 증상의 출현 여부를 확인한다.

➡ 근거 장기 와상(臥床) 후 처음 보행 시에 폐혈전 색전증이 가장 발병하기 쉽다. 반드시 곁에서 돌봐주어 증상이 출현한 경우 즉시 대처할 수 있도록 준비한다.

EP 환자 교육 항목

- 자각 증상이 있는 경우에는 안정하고 신속하게 간호사에게 알리도록 지도한다.

➡ 움직일 때 증상이 나타난 경우에는 무리하게 움직이지 않고 그 자리에서 휴식하고 가능하면 가까운 너스 콜을 누르도록 지도한다.

3 간호 문제	간호 진단	간호 목표(간호 성과)
#3 치료(혈전 제거 수술 필터 유치), 각종 카테터 유치에 따른 감염 위험이 있다.	감염 위험 상태 **위험 요인**: 관혈적 처리(침습적 처리)	〈장기 목표〉 감염을 일으키지 않는다. 〈단기 목표〉 절개 부위와 카테터 삽입부를 청결하게 유지할 수 있다.

간호 계획	중재 포인트와 근거

OP 경과 관찰 항목

- 절개 부위, 카테터 삽입부 관찰(발적, 종창, 통증, 열감의 유무)
- 감염의 생리적 지표(혈압 상승, 빈맥, 호흡 횟수의 증가, 발열)
- 오한 전율의 유무

➡ 열형을 관찰한다. **근거** 열 형식에 따라 질환을 추측할 수 있다.
➡ **근거** 오한 전율을 동반하는 고열은 감염을 의심 소견으로 한다.

- 삼출액의 양상, 양
- 영양 상태(식이 섭취량)
- 혈액 데이터(백혈구, C 반응성 단백질(CRP), 총 단백(TP), 알부민)

➡ **근거** 양상은 감염 여부를 평가하는 지표가 된다.
➡ **근거** 영양 상태의 저하는 감염에 대한 저항력 저하와 면역 기능의 저하를 일으킨다.

TP 간호 치료 항목

- 처리는 무균 조작으로 실시한다.
- 처리 전후에는 손을 철저히 씻는다.
- 절개 부위와 카테터 삽입부 드레싱의 교환을 정기적으로 실시한다. 또한 오염이 심한 경우에는 즉시 소독, 드레싱 교환을 한다.
- 불필요하게 된 카테터는 신속하게 제거한다.
- 카테터의 연결부나 삽입부의 고정을 적절하게 한다.

➡ 카테터 삽입부와 절개 부위에는 투명 드레싱 재료를 사용한다. **근거** 투명 드레싱 재료는 카테터의 삽입부와 절개 부위의 관찰을 가능하게 한다.

➡ **근거** 연결 부위와 삽입부는 감염되기 가장 쉽기 때문에 풀림 및 제거 작업에 주의한다.

- 감염이 의심되는 경우에는 세균 배양을 위한 검체를 채취한다.
- 의사의 지시에 따라 항생제를 투여한다.

➡ 검체의 채취는 무균 조작을 한다. **근거** 피부 등에 부착된 미생물에 의해 시료가 오염되는 것을 방지한다.
➡ 배양 결과를 확인한다. **근거** 항생제나 항생제의 종류, 배양 결과(균의 동정, 항생제 감수성의 판정)에 따라 결정된다.

EP 환자 교육 항목

- 절개 부위와 카테터 삽입부를 만지지 않도록 지도한다.
- 통증 등의 증상이 있는 경우에는 간호사에게 알리도록 지도한다.

<table>
<tr><td>**4 간호 문제**</td><td>**간호 진단**</td><td>**간호 목표(간호 성과)**</td></tr>
<tr><td>#4 항응고 요법의 부작용에 대한 지식 부족으로 효과적인 관리를 할 수 없는 위험이 있다.</td><td>비효과적 자기 건강관리
관련 요인: 치료의 부작용, 지식 부족
진단 지표
□ 질병을 관리하고 싶다는 말을 한다.
□ 위험 요인을 감소시키는 행동을 채택할 수 없다.</td><td>〈**장기 목표**〉 치료와 합병증 예방 관리를 한다.
〈**단기 목표**〉 1) 항응고 요법의 부작용에 대해 이해할 수 있다. 2) 일상생활에서의 주의점에 대해 서술할 수 있다.</td></tr>
</table>

간호 계획	중재 포인트와 근거

OP 경과 관찰 항목

- 출혈 유무, 부위, 정도
- 의식 장애 유무: 의식 수준
- 동공 이상: 동공 크기, 동공 부동의 유무, 빛에 대한 반사 유무
- 경련의 유무
- 배설물(가래, 소변 편 등)의 양상

➡항응고 요법의 부작용인 출혈 경향에 주의

➡인공호흡 관리하에서는 의식 수준의 평가가 곤란하기 때문에, 동공 소견이나 경련 등 타각 소견으로 두개골의 내출혈 등을 평가한다.

➡혈담, 검은 변 등 출혈 소견의 유무를 관찰한다.
근거 출혈은 육안으로 확인할 수 없는 폐와 위장관 등에서 나타날 수 있다. 혈담이나 검은 변은 출혈을 시사하는 지표이다.

- 바이털 사인(혈압 상승의 유무)
- 출혈로 인한 수반 증상(위부 불쾌감, 두통 등)의 유무
- 혈액 데이터(헤모글로빈(Hb), 헤마토크릿(Hct) 활성화 응고 시간(ACT), 국제 표준화(INR) 푸로드롬빈 비율, 토론보테스드 값(TT))

➡근거 혈압 상승은 출혈을 조장하는 요인이 된다.

➡근거 ACT, INR, TT는 항응고제의 투여량을 결정하는 지표이다.

TP 간호 치료 항목

- 출혈 시에는 출혈 부위에 따라 지혈 방법을 선택하여 실시한다.

➡카테터 삽입 부위의 경우 정기적으로 출혈 유무를 확인한다.

➡가래 흡인 시에는 흡인 압력과 흡인 시간에 주의한다. 근거 구강이나 비강 출혈을 일으키기 쉽다.

➡구강 내에 출혈이 있는 경우 구강 케어는 부드러운 소재의 용구 사용 등을 궁리한다.

- 항응고제의 복용을 확인한다. 정맥 주사로 투여한 경우 약물이 떨어지는 상황을 관리한다.

➡투여 방법에 맞는 관리를 한다. 근거 항응고제는 발병 초기에는 정맥 주사를 투여하고 서서히 복용 약물로 전환한다.

- 혈압강하제 등의 복용을 확인한다.

➡근거 혈압 상승은 출혈을 조장하는 요인이다.

EP 환자 교육 항목

- 항응고제의 부작용에 대해 설명한다.
- 와파린 칼륨 복용 중에는 비타민 K를 많이 함유한 식품을 피하도록 지도한다.
- 외상이나 타박상 등 출혈을 유도하는 일을 피하도록 지도한다.
- 출혈이 있는 경우에는 즉시 간호사를 말하도록 지도한다.

➡근거 치료의 부작용과 치료에 따른 일상생활에서의 주의점을 지도하여 환자 자신의 이해를 도모하면 효과적인 치료 관리가 가능하다.

- 심부정맥 혈전증의 위험 요인에 대해 설명한다.

- 재발 방지 방법을 지도한다.

➡비만이나 탈수 등 일상생활에서 개선할 수 있는 것들에 대해 지원한다. 근거 본 질환의 재발을 방지하기 위해서는 심부정맥 혈전증을 예방하는 것이 중요하다.

➡심부정맥 혈전증을 예방하는 방법을 지도한다(장시간 동일한 자세를 취하는 것을 피하고, 하지의 자동 운동, 종아리 마사지, 탄력 스타킹의 착용 등).

<table>
<tr><td>

5 간호 문제

#5 예방과 재활에 대한 불안이 있다.

</td><td>

간호 진단

불안
관련요인: 건강 상태에 대한 위협
진단지표
☐ 두려움
☐ 불확실성

</td><td>

간호 목표(간호 성과)

〈장기 목표〉 불안에 대한 효과적인 코핑 행동은 하는 것이 가능하다.
〈단기 목표〉 1) 불안한 기분을 표출할 수 있다.
2) 질환과 합병증에 관한 지식을 얻는 것이 가능하다.

</td></tr>
</table>

간호 계획	중재 포인트와 근거
OP 경과 관찰 항목 • 정신 상태가 일상생활에 미치는 영향(불면증, 식욕부진 등) • 호흡수, 혈압, 맥박, 땀 등 • 스트레스에 대한 대처 행동 • 예후와 재발, 합병증에 대한 발언 • 질병에 대한 이해의 정도 • 표정	**근거** 지금까지 스트레스에 대처 방법과 현재의 스트레스에 대한 대처 행동을 아는 것에 따라 효과적인 지원 방법을 모색 질환과 예후, 합병증 등에 대한 이해 정도를 파악해 올바른 지식을 제공한다.
TP 간호 치료 항목 • 환자의 곁에 동행하며 호소를 듣는다. • 공감적인 이해의 느낌을 전달한다. • 수면에 대한 지원(수면제 투여를 고려한다) • 흉통이나 호흡곤란 등의 고통을 완화한다('간호 문제 #1, 2' 참조). • 건강 상태에 대한 정보를 제공 • 효과적인 코핑 행동을 취할 수 있도록 지원한다. • 릴랙스법 실시(마사지, 족욕 등) • 면회 시간 등을 조정, 가족과의 시간을 확보한다.	
EP 환자 교육 항목 • 질환, 예후, 치료 방법, 합병증에 대해 설명한다. • 올바른 복약 방법과 일상생활에서의 주의 사항을 지도한다. • 재발을 예방하기 위한 방법을 지도한다. • 증상이 나타난 경우의 대처 방법을 지도한다.	환자의 이해 정도에 맞게 지도 계획을 세운다.

병기·병태·중증도별 관리 포인트

【급성기】 폐 혈류 감소에 의한 가스 교환 장애와 조직 순환 장애에 따른 현기증이나 졸도, 부정맥에 따른 신체 손상의 위험 회피, 치료(카테터 혈전 제거술, 외과적 혈전 절제 수술, 항응고제 요법, 혈전 용해 요법)에 따른 합병증 예방에 대한 관리가 중심이 된다. 이 질병의 심각도는 증상이 전혀 없다가 돌연 죽음을 초래하는 심각한 상태까지 다양하다. 심폐 정지를 초래하는 경우에는 적절한 심폐 소생술을 실시하고 호흡·순환 유지에 노력한다.

【회복기】 계속 치료(항응고 요법)에 따른 합병증(출혈, 감염) 예방과 재발 방지에 대한 치료가 중심이 된다.

【만성기】 예후와 재발 등의 불안에 대한 심리 치료, 재발 방지와 지속적 치료를 위한 교육적 중재가 중심이 된다.

간호 활동(간호 중재) 포인트

진단·치료 지원

- 발병 직후에는 심전도, 흉부 X선 검사, 심장 초음파, 동맥 가스 분석, 흉부 CT 또는 MRI 등의 검사가 이루어지므로 필요한 물품 준비와 환경 정비를 실시한다. 환자·가족에게는 의사의 설명 후, 준비와 소요 시간 등에 대해 설명한다.
- 치료 방법(수술, 카테터법 등)에 맞는 준비를 신속하게 실시한다.
- 항응고제가 투여되기 때문에 의사의 지시에 따라 투여 방법이나 양, 투여 속도를 적절하게 관리한다.
- 부작용으로 출혈이 보였을 때는 출혈 부위나 출혈에 대해 관찰하고 지혈 요법을 실시한다. 대량의 출혈이나 지혈이 곤란한 경우에는 신속하게 의사에게 보고한다.
- 순환 동태의 지표가 되는 관혈적 동맥 압력 모니터나 스완–간츠 카테터에 의한 모니터링 등을 하기 위해 정기적으로 관찰하고 환자의 상태를 파악한다. 이상 시에는 원인을 검색하고, 의사에게 즉시 보고한다.

낙상이나 외상 해결

- 조직 순환 장애에 따른 현기증이나 졸도하여 넘어지는 것, 추락의 위험이 높아지기 때문에 항상 침대 주변 환경을 정비해 외상을 예방한다.
- 간호사 호출기는 손이 닿는 곳에 설치하고 이동 시에는 간호사를 부르도록 한다.

감염 예방

- 카테터 삽입부 또는 수술 상처의 감염 증상 유무를 정기적으로 관찰하고, 이상을 조기에 발견하기 위해 노력한다.
- 삼출액 등에 의한 오염이 있는 경우에는 드레싱의 교환을 실시한다.
- 장갑을 장착하는 등 일반 환경 리코 인증(표준 예방책)을 실시하여 감염을 예방한다.

심리 사회적 문제에 대한 지원

- 질환에 대해 환자·가족에게 알기 쉽게 설명하고 불안감을 완화하도록 지원한다.
- 재발을 예방하기 위한 방법(심부정맥혈전증 예방)과 증상 발생 시의 대처 방법에 대해 설명하고, 사회 복귀에 대한 불안을 완화하도록 지원한다.
- 내복약의 올바른 복용 방법이나 부작용, 일상생활에서의 주의점에 대해 지도한다.

퇴원·요양 지도

- 규칙적인 복약을 하도록 지도한다.
- 와파린 칼륨을 내복하는 중에는 약물의 작용을 억제하는 비타민 K를 많이 포함한 식품은 섭취하지 않도록 지도한다.
- 수술이나 발치 등이 필요한 경우에는 사전에 항응고제 복용 중임을 의사와 상담하도록 지도한다.
- 항응고제 복용 중 임신에 대해 의사와 충분히 상담하도록 지도한다.
- 외상이나 타박상 등 출혈이 유도되는 것을 피하도록 지도한다.

- 외출혈의 지혈 방법을 설명하고, 작은 상처라도 확실히 지혈할 수 있도록 지도한다.
- 정기적으로 진찰하고 응고 기능 검사를 받도록 한다.
- 호흡곤란이나 흉통 등 자각 증상이 출현한 경우나 지혈이 어려운 출혈(잇몸 출혈, 코피 포함), 소변·혈변, 혈담을 인지했을 경우에는 즉시 진찰하도록 지도한다.

Step1 영향 평가	Step2 간호 초점	Step3 계획	Step4 실시	Step5 평가

평가 포인트

간호 목표 달성도

- 호흡곤란이 개선되고 있는가?
- 혈액 가스 분석값은 개선하고 기준치에 접근하고 있는가?
- 순환 동태는 안정되어 있는가?
- 신체의 손상을 일으키고 있지는 않는가?
- 신체 손상의 위험을 예방하는 행동을 취할 수 있는가?
- 감염 일으키고 있지 않는가?
- 항응고제의 부작용을 이해할 수 있는가?
- 일상생활에서의 주의점에 대해 이야기할 수 있는가?
- 불안한 마음을 표출할 수 있는가?
- 불안에 효과적인 코핑 행동을 취할 수 있는가?

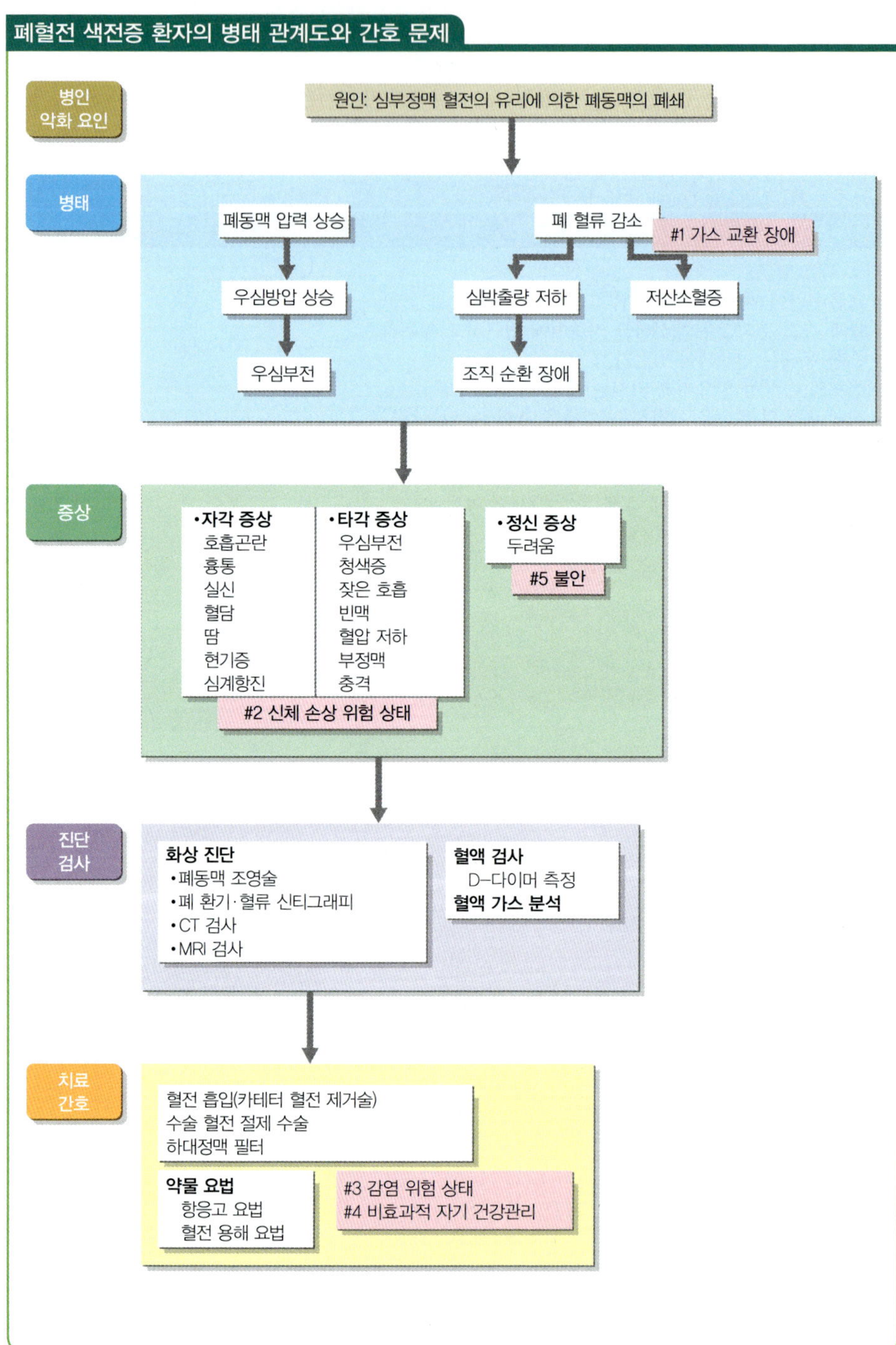
병인
악화 요인
원인: 심부정맥 혈전의 유리에 의한 폐동맥의 폐쇄
병태
폐동맥 압력 상승
폐 혈류 감소
#1 가스 교환 장애
우심방압 상승
심박출량 저하
저산소혈증
우심부전
조직 순환 장애
증상
•자각 증상
호흡곤란
흉통
실신
혈담
땀
현기증
심계항진
•타각 증상
우심부전
청색증
잦은 호흡
빈맥
혈압 저하
부정맥
충격
•정신 증상
두려움
#5 불안
#2 신체 손상 위험 상태
진단
검사
화상 진단
•폐동맥 조영술
•폐 환기·혈류 신티그래피
•CT 검사
•MRI 검사
혈액 검사
D-다이머 측정
혈액 가스 분석
치료
간호
혈전 흡입(카테터 혈전 제거술)
수술 혈전 절제 수술
하대정맥 필터
약물 요법
항응고 요법
혈전 용해 요법
#3 감염 위험 상태
#4 비효과적 자기 건강관리

9 폐암 · 폐종양

후루야 다다사 · 요시자와 야스유키

눈으로 보는 질환

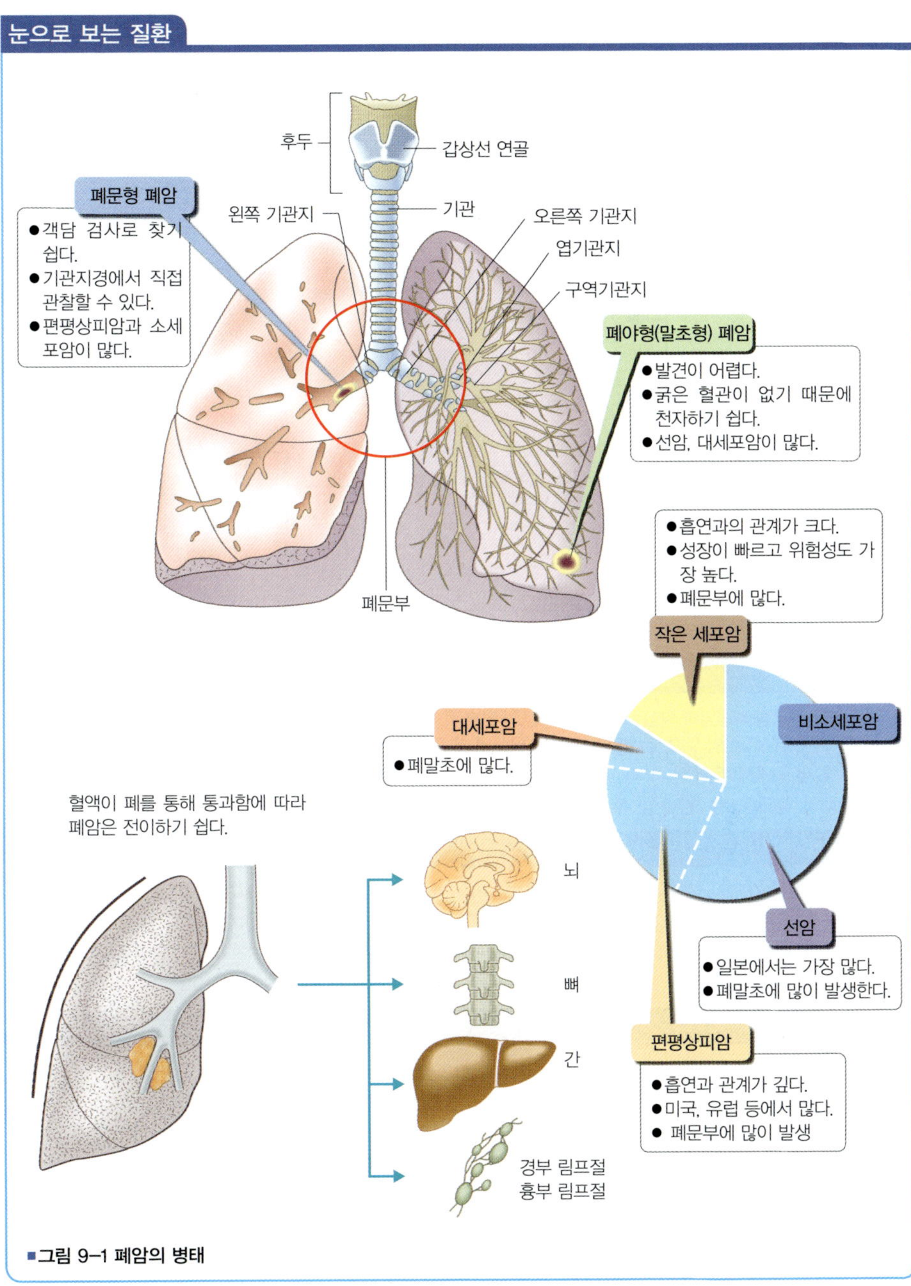

■그림 9-1 폐암의 병태

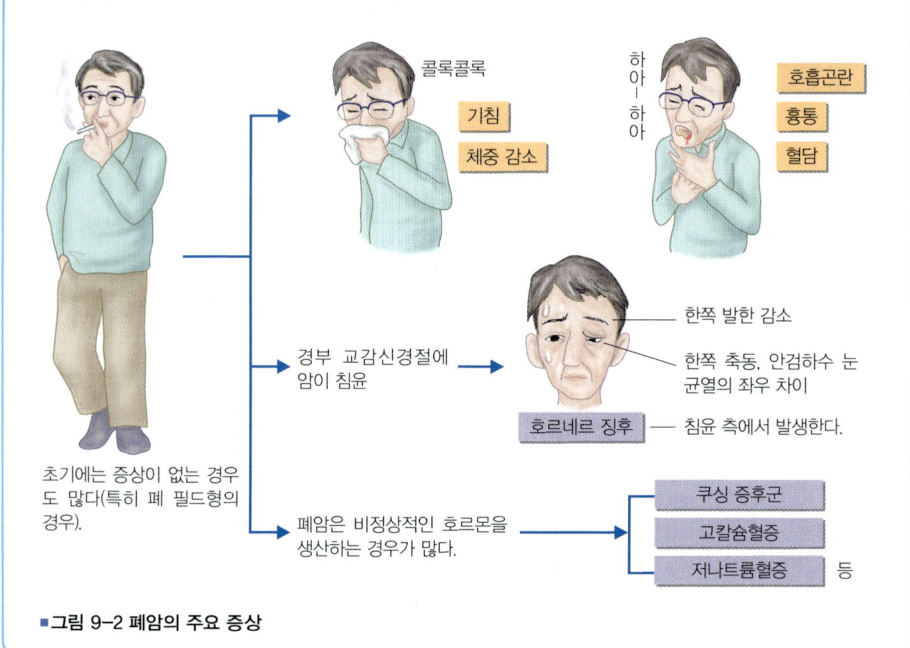

■ 그림 9-2 폐암의 주요 증상

병태 생리

❙ 폐종양에는 양성 폐종양과 악성 폐종양이 있고, 약 80%가 원발성 폐암이다.
- 폐종양은 양성과 악성으로 분류되며, 악성 종양은 원발성과 전이성으로 분류한다. 유래 세포는 상피성 세포에서 유래한 암과 비상피성 세포에서 유래한 육종으로 나눈다.
- 폐종양의 약 80%는 원발성 폐종양으로 대부분이 암, 즉 원발성 폐암이다.

병인·악화 요인

- 폐암의 위험 인자로 흡연, 간접 흡연, 석면, 비소, 니켈, 방사선 노출 등이 보고되고 있지만 폐암 발생의 기전은 명확하지 않다.
- 흡연자의 폐암 발생 위험은 비흡연자의 4.5배이고, 흡연량이 많고, 흡연 시작 연령이 젊을수록 폐암 발생의 위험이 높다. 흡연은 가장 큰 발병 위험 요인이다.

역학·예후

- 2009년 일본에서 폐암 사망자 수는 6만7583명이었다. 모든 악성 신생물(종양) 중 폐암 사망률은 남성의 경우 23.8%, 여성의 경우 13.5%로 모두 1위였다.
- 수술 절제가 가능한 증례 중 초기의 일부 증례에서는 5년 생존율이 70%대로 예후가 양호하다. 그러나 수술이 가능하더라도 많은 증례에서 재발률이 높으며, 전체적으로 많은 수를 점하고 있다. 수술이 불가능한 이른바 진행 암은 특히 예후가 불량하고, 많은 환자의 수명은 몇 개월~2년 이내이다.
- 원질환의 직접적 확산에 따른 호흡 상태의 악화 외에도 기관지 협착에 따른 폐렴(폐쇄성 폐렴) 등 원질환 관련 폐렴을 비롯해 감염, 종양에 따른 전해질 이상, 뇌 전이에 의한 의식 수준 저하 등도 사망의 원인이 된다.

■표 9-1 비소세포암과 소세포암의 차이

	진행	화학 요법 방사선 요법의 효과
비소세포암	느리다*	낮다
소세포암	빠르다	높다

* 비소세포암 중에서도 악성도가 높은 저분화 암은 진행이 빠르다.

증상

▌주요 증상은 기침, 체중 감소, 호흡곤란, 흉통, 혈담이다.

- 높은 빈도로 인정하는 것: 기침, 체중 감소, 호흡곤란, 흉통, 혈담
- 빈도가 적지 않아 주의가 필요한 것: 신경 증상, 여성형 유방, 관절통, 저나트륨혈증, 고칼슘혈증, 백혈구 증가다.
- 흉곽 내 종양의 진전에 의한 것: 목이 쉼, 안면과 상지의 부종, 호르네르 현상(안검하수, 눈 균열의 좌우 차이, 한쪽의 축동, 한쪽의 발한 감소), 폐렴(폐쇄성)
- 원격 전이에 의한 것: 신경 증상(뇌 전이), 국소 통증(뼈 전이).

진단 · 검사값

▌흉부 X선, 흉부 CT 검사 후, 세포 진단 또는 조직 진단에 의해 확정 진단을 실시한다. 동시에 CT, FDGPET, MRI 등으로 림프절 전이나 각 장기에 전이된 것을 진단한다.

- 폐암 분류: 폐암은 조직학적으로 비소세포 폐암(80~85%, 선암, 편평상피암, 대세포암)과 작은 세포 폐암(15~20%)으로 분류된다(표 9-1). 그 외에도 발병 부위에 따라 폐문형(중심형)과 폐야형(말초형)으로 분류한다.
- 확정 진단은 세포 진단 또는 조직 진단의 병리 진단에 의해 이루어진다. 그 방법으로 객담세포진, 기관지경 검사, 초음파 내시경, CT 유도하 생검, 흉강경하 생검 등이 있다.
- CT나 FDG-PET* 필요에 따라 기관지 복강경 흡입 세포진에 의해 림프절 전이를 진단하고(뇌 전이 MRI), 간 전이(복부 CT, 복부 초음파), 부신 전이(복부 CT), 뼈 전이(FDG-PET, 골신티그램, 단순 X선, MRI)의 유무를 조사한다.
- TNM 분류를 통해 병기가 결정된다. TNM 분류는 T 인자(종양의 크기, 진행 정도), N 인자(림프절 전이), M 인자(원격 전이)의 각 요소에서 I기에서 II기까지의 병기를 결정하는 분류이다(I~II기는 특히 A, B로 분류된다). 소세포암은 흉곽에 국한된 국한형, 흉부 밖까지 진전한 진전형으로 분류한다.

* FDG-PET : 플루오르데옥시글루코스(FDG)를 추적한 양전자 방출 단층 촬영법

- ●검사값
- 혈액 종양 마커로 ProGRP, NSE, CYFRA, SCC 항원, SLX, CEA가 있지만, 조기 폐암에서 높은 값이 되는 것은 적다.

합병증

- ADH 부적절 분비 증후군(저나트륨혈증을 일으킴), 고칼슘혈증, 램버트-이튼(Lambert-Eaton) 근육 마비 증후군(하지 근육의 역피로성, 탈력이 발생함), 이소성 ACTH 증후군, 비대성 폐성 골관절증(장관골의 골막성 골신생, 상하지의 종창, 통증, 관절통, 곤봉지가 발생한다) 등

치료법

▌조직형, TNM 분류에 따른 병기, 전신 상태에 따라 치료 방침을 선택한다.

- ●치료 방침
- 외과적 치료: 비소세포의 폐암 I~II기, III기의 일부, 소세포 폐암의 I기 증례에서는 원칙적으로 외과 치료를 선택한다.
- 화학 요법: 절제 불가능한 III~IV기 비소세포 폐암, II기 이상의 소세포 폐암은 화학 요법을 선택한다.

■표 9-2 폐암·폐종양의 주요 치료

■표 9-2 폐암·폐종양의 주요 치료

분류	일반 이름	주요 상품명	약의 효과 메커니즘	주요 부작용
백금제제	카보플라틴	파라플라틴	암세포의 DNA 사슬과 결합하여 DNA 합성과 암세포의 분열을 억제	축적적인 골수 억제
	시스플라틴	브리플라틴, 란다		신장 독성, 구토 작용
알칼로이드계 항암제	파클리탁셀	택솔	마이크로 튜브 기능 장애에 의해 유사 분열을 중기에 정지시킨다.	골수 억제, 신경 장애
	도세탁셀 수화물	탁소텔		
	비노렐빈 주석산	나벨빈		
대사길항제	젬시타빈 염산염	젬자	종양세포의 발육에 필요한 대사를 조해	골수 억제
	테가푸르 · 지메라실 · 오테라실 칼륨	티에스원		
	피메트렉시드나트륨 수화물	아림무타	복수의 엽산대사 효소를 동시에 저해하여 항종양 효과를 발휘한다.	골수 억제, 간질성 폐렴, 심한 설사, 탈수, 신부전
토포이소머라아제 저해약	이리노테칸 염산염 소금 수화물	캄프토, 토포테신	DNA 합성을 억제	골수 억제
	에토포시드	베페시드, 라스텟트	DNA 장애에 따른 살세포 작용	
분자 표적 치료약	제피티닙	이레사	상피 성장 인자 수용체를 표적으로 시그널 전달을 저해	급성 폐 장애, 간질성 폐렴, 심한 설사
	엘로티닙 염산염	타세바		
분자 표적 치료	베바시주맙	아바스틴	혈관 내피 성장 인자를 저해하고 혈관 신생을 막는다.	출혈, 혈전증, 소화관 천공, 혈압 상승

- 방사선 요법: 국소에 체재하는 비소 세포 폐암, 국한형의 소세포 폐암은 화학 요법과 병용해 방사선 요법 실시, 뇌 전이에 대한 치료 또는 골 전이 등의 통증 제어를 목적으로 한다.

● 초기 치료

〈비소세포암〉

　카보플라틴, 시스플라틴의 백금제와 1990년대 이후에 등장한 신규 항암제(파클리탁셀, 도세탁셀 수화물, 비노렐빈 주석산염, 젬시타빈 염산염, 이리노테칸 염산염 수화물, 페메트렉시드 나트륨 수화물)의 병용 요법이 기본이다. 그중 편평상피암 이외에는 시스플라틴+페메트렉시드 나트륨 수화물을 우선 사용하는 경우가 많다. 비편평상피암에서는 분자 표적 치료제로 혈관 신생 억제제인 베바시주맙의 사용도 고려하지만, 공동으로 가지고 있는 증례, 대혈관으로의 침륜과 인접을 인정하는 것, 각혈, 제어 불능의 고혈압, 대혈관 병변이나 위장관 출혈의 병력이 있는 증례, 뇌 전이가 있는 증례 등은 출혈의 위험이 높고, 적응을 충분히 검토할 필요가 있다. 또한 베바시주맙은 일반적으로 카보플라틴+파클리탁셀 또는 시스플라틴+젬시타빈 염산염과 함께 병용한다. 상피 성장 인자 수용체(EGFR) 유전자의 변이 양성 예에서는 분자 표적 치료약으로 상피 성장 인자 수용체 억제제인 게피티닙이 사용되는 경우가 많다.

Px 처방 예 **다음 중 하나를 사용한다.**

처방 예①
- 브리플라틴주　75mg/㎡　1일 1회　생리식염 주사액 500㎖에 용해 90분간 점적 정맥 주사　← 백금 제제
- 알림타주　500mg/㎡　1일 1회　생리식염 주사액 100㎖에 용해 10분간 점적 정맥 주사 ← 대사 길항제
　※악화되지 않으려면 3주마다 6주기까지 반복한다.

처방 예②
- 파라플라틴주　1회 AUC 6(암거식)　5% 포도당 250㎖에 용해 1시간에 점적 정맥 주사　← 백

　금 제제
- 탁솔주　200mg/㎡　1일 1회　5% 포도당 250㎖에 용해 90분 정맥 주사　← 알칼로이드계 항암제
　　※악화되지 않으려면 3주마다 6주기까지 반복한다.

처방 예③
- 브리플라틴주　80mg/㎡　1일 1회　생리식염 주사액 500㎖에 용해 90분간 점적 정맥 주사　1일째　← 백금 제제
- 제무잘주　1000mg/㎡　1일 1회　생리식염 주사액 100㎖에 용해 30분간 점적 정맥 주사　1, 8일째　← 대사길항제
　　※악화되지 않으려면 3주마다 6주기까지 반복한다.

처방 예④
- 파라플라틴주　1회 AUC 2(암거식)　5% 포도당 250㎖에 용해 1시간에 점적 정맥 주사　1, 8일째　← 백금 제제
- 젬잘주　800mg/㎡　1일 1회 생리식염 주사액 100㎖에 용해 30분간 점적 정맥 주사 1, 8일째　← 대사길항제
　　※악화되지 않으려면 3주마다 6주기까지 반복한다.

처방 예⑤
- 브리플라틴주　80mg/㎡　1일 1회　생리식염 주사액 500㎖에 용해 90분간 점적 정맥 주사　1일째　← 백금 제제
- 나베르빈주　25mg/㎡　1일 1회　생리식염 주사액 20㎖에 용해 주사　1, 8일째　← 알칼로이드계 항암제
　　※악화되지 않으려면 3주마다 6주기까지 반복한다.

처방 예⑥
- 브리플라틴주　80mg/㎡　1일 1회　생리식염 주사액 500㎖에 용해 90분간 점적 정맥 주사　1일째　← 백금 제제
- 캠푸토주　60mg/㎡　1일 1회　생리식염 주사액 500㎖에 용해 60분간 점적 정맥 주사　1, 8, 15일째　← 토포이소머라아제 억제제
　　※악화되지 않으려면 4주마다 6주기까지 반복한다.

처방 예⑦
- 아바스틴주 15mg/kg　1일 1회　생리식염 주사액 100㎖에 용해 30~90분간 점적 정맥 주사　← 분자 표적 치료약
　　※처방 예②나 ③과 병용한다.

처방 예⑧
- 이레사정(250mg)　1회 1정　1일 1회　← 분자 표적 치료약

〈소세포암〉
　국한형은 시스플라틴과 에토포시드, 진전형은 시스플라틴과 이리노테칸 염산염 수화물(처방 예⑥)의 병용 요법을 한다.

Px 처방 예 국한형의 경우
- 브리플라틴주　80mg/㎡　1일 1회　생리식염 주사액 500㎖에 용해 90분간 점적 정맥 주사　1일째　← 백금 제제
- 베페시드주　100mg/㎡　1일 1회　생리식염 주사액 500㎖에 용해 120분간 점적 정맥 주사　1, 2, 3일째　← 포이소머라아제 억제제
　　※악화되지 않으려면 4주마다 4~6주기까지 반복한다.
　　※전신 상태, 나이, 신장 기능에 따라 시스플라틴은 카보플라틴으로 변경할 수 있다.

● 수술 후 화학 요법
　비소세포암의 ⅠB기, Ⅱ기, ⅢA기의 증례, Ⅰ기의 소세포암은 수술 후 화학 요법을 한다.

Px 처방 예 비소세포암 ⅠB기의 증례
- 유에프티(UFT)정　250mg/㎡　1 일 1회　2년간 복용　← 대사길항제

●재발에 대해 또는 세컨드 라인 치료
〈비소세포암〉
　페메트렉시드 나트륨 수화물, 도세탁셀 수화물 단제, 게피티닙, 엘로티닙 염산염이 사용된다. 그 중 비편평 세포 암종의 경우 페메트렉시드 나트륨 수화물, 편평세포암의 경우 도세탁셀 수화물의 단제, 또는 엘로티닙 염산염 치료가 이루어지는 경우가 많다. EGFR 유전자의 돌연변이 예로 미사용 예에서는 게피티닙에 우선하여 사용한다.

　Px 처방 예 다음 중 하나를 사용한다.
● 알림타주　500mg/㎡　1일 1회　생리식염 주사액 100㎖에 용해 10분간 점적 정맥 주사　← 엽산 대사항제
● 탁소텔주　60mg/㎡　5% 포도당 200㎖에 용해 1시간에 점적 정맥 주사　1일　3주마다 반복　← 알칼로이드계 항암제
● 이레사정(250mg)　1회 1정　1일 1회　← 분자 표적 치료약
● 타세바정(150mg)　1회 1정　1일 1회　← 분자 표적 치료약
〈소세포암〉
　재발에 대한 표준 치료법은 확립되어 있지 않다. 3개월 이상 경과 후 재발은 초기 치료뿐만 아니라 치료법에도 좋다고 하는 보고도 있다. 암루비신 염산염의 효과를 보여주는 데이터도 있다.

●방사선 요법
● 국소에 체재하는 비소세포 폐암 국한형의 소세포폐암은 화학 요법과 방사선 요법을 병용한다. 뇌 전이에 대한 치료로서 또는 골 전이 등 통증 제어 목적으로도 사용한다.
●합병증에 대한 치료
〈ADH 부적절 분비 증후군〉
　수분 제한이 기본이며, 식사 이외의 먹는 물은 500㎖ 이하로 한다.
　Px 처방 예 긴급을 요하는 경우 수분 제한만으로 불충분한 경우
1) 생리식염 주사액 500㎖+10% NaCl 100㎖
2) 라식스주 20mg 정맥 주사 ← 루프 이뇨제
　※다리 중심 척수막 붕괴 질환을 일으킬 수 있으며, 급속한 보정은 위험하다.
〈고칼슘혈증〉
　Px 처방 예
1) 생리식염 주사액 250~500㎖/시 주입 시작 후 3~4시간 이후 2000~4000㎖/일 정맥 주사
2) 아레디아주 30~45mg+생리식염 주사액 500㎖ 4시간 이상에 걸쳐 정맥 주사 ← 비스포스포네이트 제제

●완화 케어
〈호흡곤란〉
　폐암의 진전 외에 암 림프 질환, 유출, 심낭수의 고임 등이 원인이 되어 나타나는 중요한 증상이다.
　Px 처방 예 기침이 강한 경우
● 코데인 인산염　10~60mg 1일 1~3회 ← 마약
　※보험 적용에서 제외되지만, 240mg/일까지 증량할 수 있다.
　Px 처방 예 호흡곤란이 심한 경우 다음 중 하나 또는 원하는 조합을 사용한다.
1) 셀신정(5~10mg) 1회 1정 1일 1~4 회 ← 항불안제
2) 린데론 1일 1~4mg 복용 또는 정맥 주사 ← 부신피질호르몬 제제
3) 염산 모르핀 1일 5mg 이상 내복 또는 피하 주사, 정맥 주사 ← 마약
〈통증 조절〉
　흉벽 침윤, 척추 전이, 골 전이 등으로 통증이 생겨 QOL을 크게 감소시키기 위해 통증 조절은 매우 중요하다. WHO 방식의 단계적 투여법이 이루어진다.

Px 처방 예 아래의 1)에서 조절이 되지 않는 경우 2)로 변경 또는 병용한다. 또한 조절이 되지 않는 경우 2), 3)으로 변경한다.

1) 로키소닌정(60mg)　1회 1정　1일 3~4회 ← 비스테로이드성 항염증제
2) 옥시콘틴 정제　10mg에서 증량　1일 2회 ← 약한 오피오이드(마약)
3) MS 콘틴 서방정제　20mg에서 증량　1일 2회 ← 강한 오피오이드(마약)
　※MS 콘틴의 투여량은 옥시콘틴의 1.5배에 해당한다.

Px 처방 예 복용이 불가능한 경우 아래 1)~2) 중 한 가지 방법을 사용한다.

1) 염산 모르핀 주사, 피하 주사, 또는 정맥 주사 ← 마약
2) 듀로텝 패치 2.5~7.5mg 3일마다 바꿔 붙인다. ← 오피오이드
　※마약계 진통제의 부작용인 구토에 대해 메토클로프라미드(프린페란), 할로페리돌(세레네스), 프로클로르페라진(노바민) 등, 변비에는 산화마그네슘, 센나 엑스트랙트(어저스트 A), 센노시드(푸르제니드) 등의 완화제를 필요에 따라 투여한다.
　※위의 진통제가 효과를 얻기 어려운 통증의 경우 멕실레틴 염산염(멕시틸) 등의 항부정맥 약물과 항우울제, 항불안제, 항경련 약이나 부신피질호르몬 제제를 투여할 수 있다. 적응이 되면 신경 블록도 고려해볼 수 있다.

폐암 · 폐종양의 병기 · 병태 · 중증도별 치료 순서도

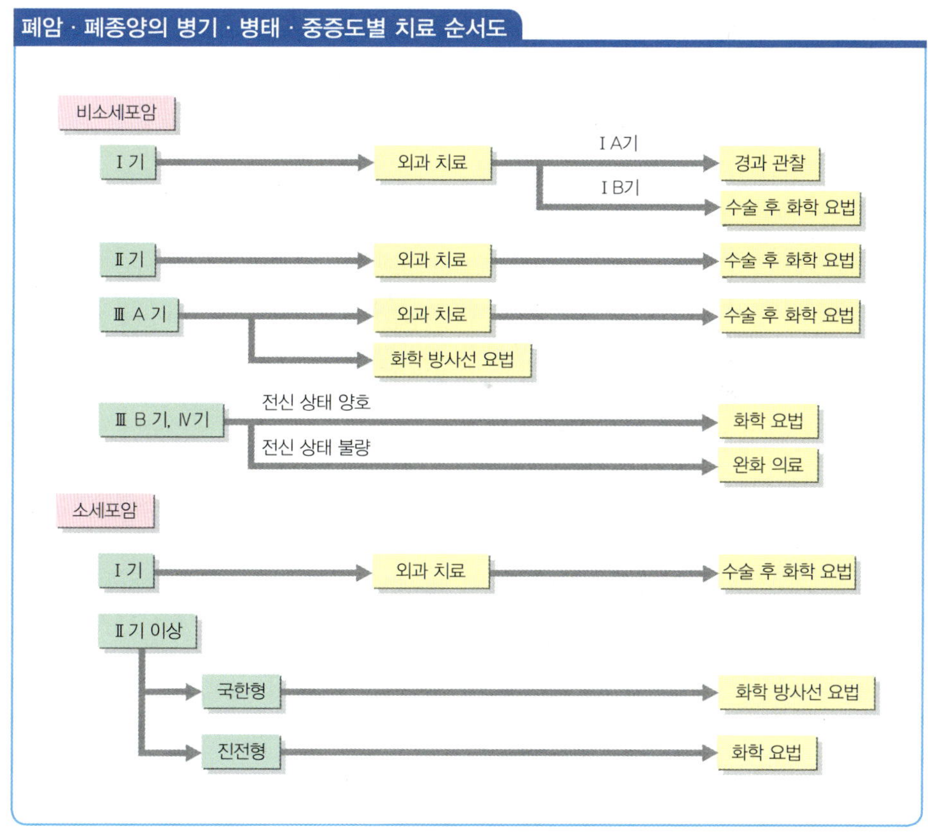

야마자키 도모코

간호 과정 순서도

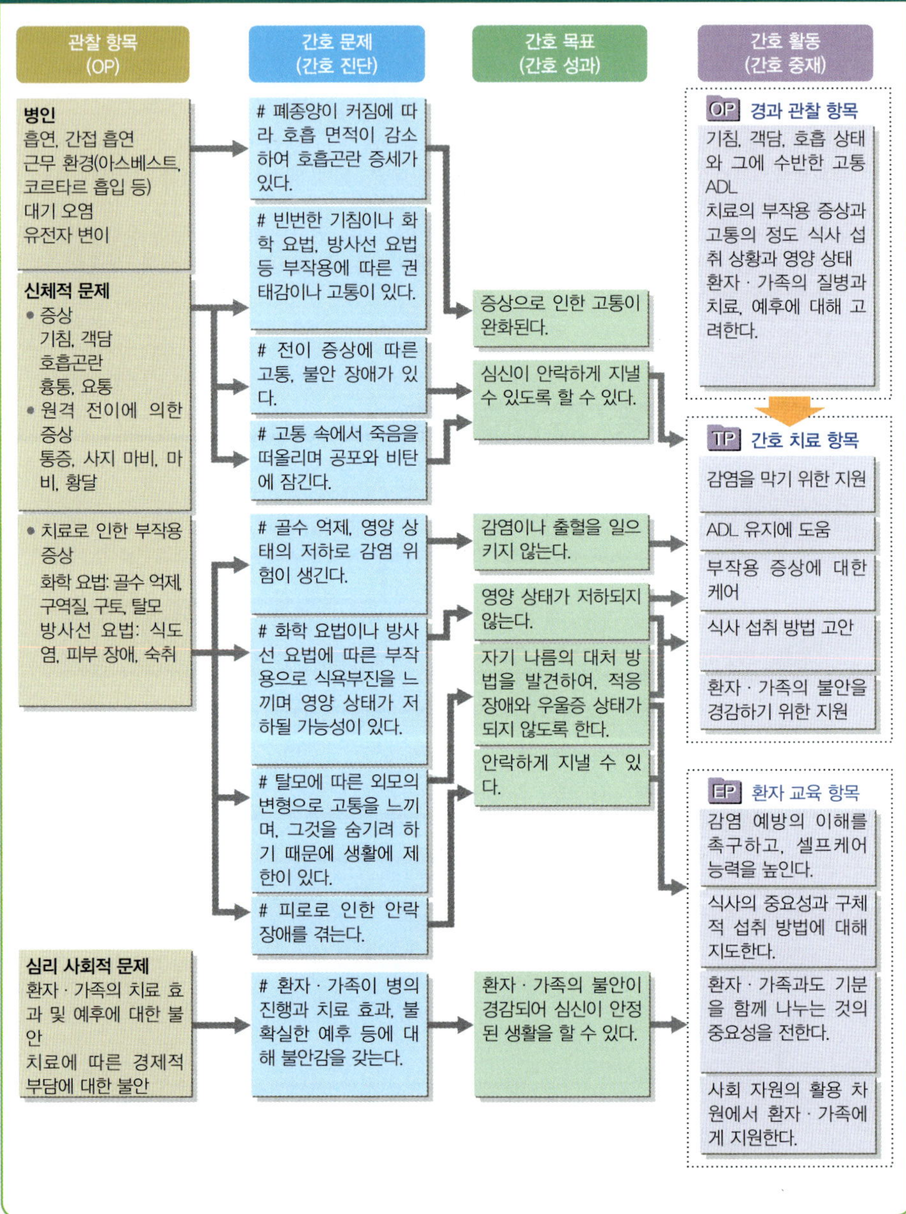

기본 개념

- 폐암은 일본의 악성 신생물에 의한 사망 원인 중 남성 1위, 여성 2위를 차지하며, 근치 치료인 수술을 할 수 있는 환자는 30% 정도로 연명·완화 치료가 이루어진다. 폐암 발병 사실은 환자·가족에게도 큰 충격이 된다.
- 고령자에게 많은 질환이며, 수술 치료의 위험, 화학 요법, 방사선 요법 등의 부작용도 크다.

Step1 영향 평가	Step2 간호 초점	Step3 계획	Step4 실시	Step5 평가

정보 수집	평가 관점과 근거·잠재적 간호 문제
전신 상태, 증상 부위, 현재의 상황, 정도 관찰	심신 상태를 충분히 파악하고 간호 계획을 수립한다. 질환의 진행 정도, 전신 상태 파악은 치료에 따른 부작용의 대처 능력과 위험을 파악하기 위해 올바른 정보가 된다. 또한 신체 상태와 정신 상태는 서로 밀접하게 연관되어 있기 때문에, 이에 대해 의식하면서 정보를 분석한다. **폐 주변 조직의 침윤에 의한 증상과 고통** • 흉벽, 기관지벽의 침윤에 의한 기침, 근골, 흉막, 신경의 침윤에 의한 흉통, 등 통증 등 고통과 피로의 정도를 파악한다. • 흉수의 고임, 무기폐와 폐렴에 의한 호흡곤란 상황을 증상과 산소 분압 등에서 파악하고, 산소 투여 등 적절한 대처를 할 수 있도록 한다. 🔍 잠재적 간호 문제 : 증상으로 인한 고통과 권태감에 따른 안락 장애/호흡곤란으로 오는 생명의 위기감 **전이에 의한 증상과 고통** • 뼈 전이에 의한 통증 정도, 컨트롤 상태를 파악한다. • 뇌 전이에 의한 사지 마비 등이 일상생활에 미치는 영향을 파악한다. • 전이 부위에 따라 장기 특유의 다양한 증상이 나타나므로 주의해서 관찰한다. 🔍 잠재적 간호 문제 : 통증에 따른 고통/신체 기능의 상실에서 오는 슬픔 **정신적 반응 · 증상** • 건강 상태, 예후에 대한 호소에 귀를 기울인다. • 식욕부진, 수면 장애 등의 증상에 주의하고 표정·말·행동 동을 잘 관찰한다. 우울증 등의 정신 증상이 있으면 즉시 정신과 의사와 상담할 필요가 있다. 🔍 잠재적 간호 문제 : 불안/적응 장애/수면 장애
치료에 의한 부작용과 고통의 정도 관찰	화학 요법과 방사선에 의한 부작용은 고통을 수반해, ADL에 크게 영향을 미친다. 또한 화학 요법에 의한 골수 억제나 방사선 치료로 발생하는 폐렴 등 생명과 연결된 것도 있으므로 관찰과 예방 행동에 대한 지원도 중요하다. **오심, 구토** • 고통의 정도, 일상생활에 미치는 영향, 식사 섭취에 미치는 영향을 파악한다. 🔍 잠재적 간호 문제 : 권태감과 고통의 안락 장애/영양 저하 가능성 **골수 억제** • 검사 데이터(과립구, 호중구, CRP)에서 감염 위험을 파악하고 문제를 조기에 발견한다. • 환자의 감염 예방 행동에 대한 이해 상황, 수행 정도를 파악한다. 🔍 잠재적 간호 문제 : 면역 기능 저하로 감염 위험, 출혈의 위험 **식욕부진** • 구내염, 식도염 등의 상황, 그에 따른 고통의 내용과 정도 • 섭취할 수 있는 음식을 찾는다(형태, 양념, 온도, 제공 시간 등). 🔍 잠재적 간호 문제 : 식욕부진에 따른 영양 부족 가능성

	탈모 ● 신체 이미지의 변화에 대한 반응, 표정, 대인관계의 양태를 파악한다. 🔍 잠재적 간호 문제 : 탈모에 따른 신체 변화/적응 장애
환자 · 가족의 심리 사회적 측면 파악	폐암의 근치적 치료인 수술에 대한 판단은 환자 · 가족에게 큰 문제다. 수술을 하지 못하고 연명을 위한 내과 치료를 선택하는 데 대한 낙담이 크기 때문에 마음을 충분히 파악하고 도움을 주어야 한다. 입원 · 치료로 인해 사회적 역할과 가족의 역할을 다하지 못함으로써 고통을 겪기도 한다. 향후 전망에 대해 고려하고 지원한다. ● 환자·가족이 어떻게 질병을 받아들이고 있는지, 치료에 대해 어떻게 생각하고 있는지 파악한다. 기분에 따라 지원할 필요가 있다. ● 환자·가족이 감정과 생각을 나눌 수 있는가? ● 직장이나 가정 문제를 파악한다. 🔍 잠재적 간호 문제 : 질병의 경과, 치료의 불확실성, 예후에 대한 불안/경제적 불안
가족의 슬픔과 지원 상황의 파악	가족은 환자를 지원하지 않으면 안 된다. 한편 환자를 잃게 되면 예상치 못한 슬픔을 체험하므로 가족에게 정신적 지원은 필수다. 또한 치료는 오랫동안 계속해야 하므로 가족의 경제적 · 신체적 부담에 대해서도 지원이 필요하다. ● 가족의 정신적 상태와 더불어 누구에게 감정과 생각을 표출할 수 있는지 파악한다. 병으로 인해 비탄에 빠지지 않게 하기 위해 조기에 지원해나갈 필요가 있다. ● 신체적·경제적 부담이 있는상황: 활용할 수 있는 자원에 대한 정보를 제공한다. 🔍 잠재적 간호 문제 : 가족의 예기치 않은 슬픔/경제적 불안

Step1 영향 평가	Step2 간호 초점	Step3 계획	Step4 실시	Step5 평가

간호 문제 리스트

※내과 치료를 받는 환자, 화학 요법 2분기째에는 1주일 경과 후 환자의 간호에 초점을 맞춘다.

#1 빈번한 기침이나 화학 요법, 방사선 요법 등의 부작용으로 인한 피로와 고통이 있다(인지-지각 패턴).

#2 골수 억제 및 영양 상태의 저하로 감염의 위험이 있다(영양-대사 패턴).

#3 환자·가족은 건강 상태의 진행과 치료 효과, 불확실한 예후에 대한 불안감을 갖고 있다(자기 인식 패턴).

#4 탈모에 의한 신체 이미지 변화의 고통, 그것을 숨기기 위한 활동 제한이 있다(자기 인식 패턴).

#5 화학 요법이나 방사선 치료로 인한 부작용으로 식욕부진이 생기고 영양 상태가 저하될 가능성이 높다(영양-대사 패턴).

간호의 우선순위 지침

● 폐암으로 내과 치료를 받는 환자의 간호는 ① 생명에 직결되는 문제이며 ② 안전을 해치는 심리 사회적 문제라는 관점에서 우선순위를 결정한다.

● 기침은 약물로 완화하는 경우도 있지만, 대부분은 계속되는 증상으로 향후에도 호흡곤란이 생기거나 이에 따른 고통과 공포가 커질 가능성이 높다.

● 화학 요법의 부작용인 골수 억제는 1분기째보다 2분기째에 현저하게 나타날 가능성이 높고, 감염 위험도 높아진다.

● 치료는 근치가 되지 않고 반드시 효과가 있는 것은 아니므로, 항상 건강 상태에 대한 불안과 예후에 대한 불안감을 갖게 된다.

● 탈모는 남녀 불문하고 예상보다 충격이 크며, 자존감을 흔드는 문제다.

● 향후 경과를 보면서 대처해야 할 문제의 하나로, 부작용으로 인한 식욕부진과 그에 따른 영양 상태의 악화 우려가 있다.

9 폐암·폐종양

1 간호 문제 / 간호 진단 / 간호 목표(간호 성과)

간호 문제

#1 빈번한 기침이나 화학 요법, 방사선 치료 등 부작용에 따른 피로와 고통, 통증이 있다.

간호 진단

안락 장애
관련 요인: 폐암, 화학 요법, 방사선 치료

진단 지표
☐ 질병 관련 증상
☐ 치료와 관련된 부작용

간호 목표(간호 성과)

〈장기 목표〉 증상이 완화되어 심신 모두 안락한 생활을 할 수 있다.
〈단기 목표〉 1) 기침, 호흡곤란을 완화시킨다. 2) 자신 나름의 기분 전환을 하거나 안락한 시간을 보낸다.

간호 계획 / 중재 포인트와 근거

OP 경과 관찰 항목
- 기침의 빈도와 정도, 진해 약의 효과

- 호흡곤란의 정도, 피로의 정도와 그 증상에 의해 ADL에 미치는 영향(활동, 수면, 휴식, 음식 섭취)
- 빈혈 상태, 동맥혈 산소 분압(PaO_2)

TP 간호 치료 항목
- 실내 온도와 습도를 일정하게 유지한다.

- 진해 약의 효과를 파악하고 약물의 변경 등을 의사와 함께 검토한다.
- 안락한 체위와 생활 방법을 함께 생각한다.

EP 환자 교육 항목
- 효과적인 호흡 방법과 객담 방법을 지도한다.

- 좋아하는 음악, 아로마테라피 등 릴랙스 방법의 도입을 권장한다.

중재 포인트와 근거
- ⮕ 안락한 체위, 하루 동안 증상의 경과를 잘 본다. 근거 효과적인 케어를 충분히 검토한다.
- ⮕ 무엇이 어떻게 일상생활에 영향을 주는지 파악한다. 근거 안락한 생활을 하도록 도움을 준다.
- ⮕ 신체의 부담을 파악 근거 예측 치료를 실시한다.

- ⮕ 환경에 유의한다. 근거 기침이 유발되는 조건을 감소시킨다.
- ⮕ 정확하게 모니터링한다. 근거 효과적인 약물 치료를 돕는다.
- ⮕ 정신적인 안락함을 중요시한다. 근거 몸과 정신은 밀접하게 관련되어 있다.

- ⮕ 기도 청정화에 대한 지식을 제공한다. 근거 안락한 호흡을 위한 노력을 스스로 할 수 있도록 한다.
- ⮕ 정신적인 안락함이 신체에 미치는 효과를 설명한다. 근거 자율 신경의 밸런스를 정돈할 필요성에 대한 이해 시킨다.

2 간호 문제 / 간호 진단 / 간호 목표(간호 성과)

간호 문제

#2 골수 억제 및 영양 상태의 저하에 따른 감염 위험 상태

간호 진단

감염 위험 상태
위험 요인: 잘못된 1차 방어 기구, 잘못된 2차 방어 기구, 면역 억제, 영양 불량

간호 목표(간호 성과)

〈장기 목표〉 감염이 일어나지 않는다.
〈단기 목표〉 1) 감염의 위험 요인과 필요한 행동에 대해 말한다. 2) 감염 예방을 위해 적당한 행동을 취한다. 3) 영양 상태가 저하되지 않는다.

간호 계획 / 중재 포인트와 근거

OP 경과 관찰 항목
- 감염 징후와 증상의 출현 상황(바이털 사인, 호흡기 감염 징후, 피부 점막의 염증 소견, 소변 양과 양상, 소화기 증상(설사))
- 흉부 X선 소견, 혈액 데이터(호중구, 과립구, CRP)
- 영양 상태(식이 섭취량, 총 단백, 알부민)
- 감염 예방에 대한 이해 정도

중재 포인트와 근거
- ⮕ 전신 각 부위의 감염 가능성을 고려하고 증상의 조기 발견을 위해 노력한다. 근거 조기 발견하여 조기에 해결하고 감염 확산을 방지한다.
- ⮕ 검사 결과를 파악하고 감염 위험을 검토한다. 근거 증상이 나타나기 전에 징후와 위험의 정도를 파악한다.
- ⮕ 자기관리 능력을 판별한다. 근거 자기 자신이 감염원이 되는 위험성을 방지한다.

* 의료 관계자는 치료 전후에 손을 씻고 마스크를 착용한다.
* 환경 조정(G–CSF 투여 중 공기청정 기구 설치, 실온)
* 전신의 청결을 유지할 수 있도록 지원한다.
* 효과적인 기침, 가래 배출을 돕는다.

EP 환자 교육 항목

* 감염 대책의 필요성에 대해 설명하고 감염 예방 행동을 하도록 지도한다(양치질, 샤워, 손 씻기, 음부 세정, 오한, 인후통 배뇨 시 통증 보고).
* 면회자 가족에게 감염 예방에 대하여 지도한다.

* 검사 데이터를 알면 환자 자신이 의식할 수 있게 한다.

* 좋은 영양 상태를 유지하는 것이 감염 예방에 중요하다는 점을 설명한다.

➡ 백혈구 수에 유의해 빨리 예방 조치를 취한다. 근거 감염원이 되는 것을 가능한 한 멀리한다.

➡ 불충분해지기 쉬운 부분은 지원한다. 근거 역감염 상태이기 때문이다.

➡ 구체적인 방법을 지도한다. 근거 개념을 이해할 뿐만 아니라 확실하게 실행할 수 있다.

➡ 면회하는 사람에게도 예방법을 구체적으로 보여준다. 근거 설명만으로는 구체적으로 이해할 수 없는 경우도 많다.
➡ 그래프, 표 등을 이용하여 시각적으로 알기 쉽게 보여준다. 근거 자기관리 의식을 강화한다.
➡ 효율적인 식사 방법을 지도한다. 근거 감염과 영양에 대한 지식이 부족하거나 인지가 되지 않은 경우도 있다.

---

3 간호 문제	간호 진단	간호 목표(간호 성과)
#3 가족은 건강 상태의 진행과 치료 효과, 불확실한 예후에 대한 불안감이 있다.	**불안** **관련 요인**: 상황적 위기, 죽음 위협, 역할 기능에 대한 위협, 건강 상태에 대한 위협과 함께 니즈가 채워지지 않는다. **진단 지표** ☐ 불확실성 ☐ 인생의 중요한 변화에 따른 심정을 표명한다. ☐ 불면증 ☐ 권태감	〈**장기 목표**〉 불안이 완화되고 심리적 신체적으로도 안락하게 지낼 수 있다. 〈**단기 목표**〉 1) 불안, 공포 같은 생각과 감정을 표출할 수 있다. 2) 중요한 타인과 마음을 함께 나눈다. 3) 가정과 사회에서 자신의 역할을 찾아낸다.

간호 계획	중재 포인트와 근거

OP 경과 관찰 항목

* 치료 및 예후에 대한 불안, 상실감에 대해 호소한다.

* 정신 상태가 일상생활에 미치는 영향(수면 패턴 변화, 식욕, 활동)

* 환자 · 가족과 의사소통하는 모습

* 지금까지의 스트레스와 어려움에 대한 대처법

TP 간호 치료 항목

* 걱정, 두려움 등의 감정과 생각을 표출하고, 질환과 삶의 의미에 대해 토론할 기회를 갖는다.

* 서로 기분을 알고 같은 병을 앓는 환자들과 이야기할 수 있는 기회를 만든다.
* 불안을 완화하는 방법을 찾는다(아로마테라피, 음악 요법, 이미지 요법, 마사지 등)

➡ 환자가 호소하는 것을 잘 경청한다. 근거 마음을 받아주면 안정감을 느낄 수 있다.
➡ 일상생활에 대한 영향을 놓치지 않는다. 근거 신체 증상에 심각한 의미가 포함되어 있는 경우도 있다.
➡ 기분을 공유할 수 있는지 유의한다. 근거 대처 행동에 크게 위협이 된다.
➡ 지금까지의 삶에 대한 대화의 기회를 갖는다. 근거 과거 코핑 행동은 현재의 대처법에 참고가 된다.

➡ 타인을 신경 쓰지 말고 좋은 장소를 의도적으로 마련한다. 근거 비밀이 지켜지며 여유가 있는 환경이나 상황이 있음을 보여준다.
➡ 그룹 치료 등에 참여한다. 근거 코핑 능력을 높인다.

EP 환자 교육 항목
- 치료 일정 및 부작용에 대한 정보를 제공한다.

➡앞으로의 상황을 예측한다. 근거셀프케어 능력을 향상시킨다.

- 불안과 공포에 대해 중요한 타인과 함께 이야기를 나눈다.
- 마음을 표현할 수 있도록 환자 · 가족 모두와 이야기를 나눈다.

➡함께 이야기할 기회를 만든다 근거자신에 대해 말하지 않는 환자나 가족이 많다.
➡객관적으로 서로의 입장을 알아간다. 근거환자 · 가족이 서로의 마음을 알게 되면 가까이 다가서게 된다.

---

4 간호 문제	**간호 진단**	**간호 목표(간호 성과)**
#4 탈모로 외모가 변화하는 데 따른 고통과 그것을 숨기기 위해 활동을 제한한다.	신체 이미지 혼란 **관련 요인**: 질병 처리 **진단 지표** ☐ 자신의 신체 변화를 반영한 감정을 말로 나타낸다. ☐ 신체에 대한 부정적인 정서 ☐ 사회적 관계의 변화	〈장기 목표〉 새로운 코핑 패턴을 실행하고, 외모 변화를 말로 표현하고 행위로 드러낸다. 〈단기 목표〉 1) 감정을 표출할 수 있다. 2) 대처에 의해 회복한다.

간호 계획	**중재 포인트와 근거**

OP 경과 관찰 항목
- 탈모의 정도, 탈모에 대한 생각, 충격적인 용모에 대한 반응

➡어떻게든 심리적 과정을 심도 깊게 파악한다. 근거 주의해야 할 상황을 조기에 발견하고 해결할 수 있도록 한다.

TP 간호 치료 항목
- 탈모는 일시적이며 새로 나는 머리카락의 색이나 감촉 등이 변할 가능성에 대해 설명한다.
- 현실적인 대안을 찾고 용기를 북돋는다(가발 착용, 모자, 스카프 등의 활용).
- 감정과 슬픔을 표출하도록 돕는다.

- 중요한 사람의 기분을 알 수 있는 기회를 제공한다.

➡탈모 후 머리카락의 질이 변할 가능성이 있음을 설명한다. 근거미리 마음의 준비를 할 수 있도록 한다.
➡대처할 수 있는 옵션을 많이 제공한다. 근거코핑 능력을 높인다.
➡별실 등 타인이 신경 쓰이지 않는 공간을 마련한다. 근거감정을 충분히 표출하지 못하는 경우가 있다.
➡면회 시에 의도적으로 장소와 기회를 마련한다. 근거 가족이 의연하게 행동하고 감정을 억누르고 있는 경우가 많다.

EP 환자 교육 항목
- 치료 전에 탈모 부위, 해결 방법 등을 설명한다.

- 탈모를 최소화하는 방법에 대해 지도한다(과도한 세발 방지, 컬러, 드라이어 피하기, 성긴 빗 사용)
- 가발의 종류, 구입 방법 등을 가르쳐준다.

- 적극적으로 외출하고 자신감을 갖고 사회생활을 하도록 설명한다.

➡이전 부위도 함께 확인한다. 근거미리 마음의 준비를 할 수 있게 한다.
➡구체적으로 설명한다. 근거스스로 예방할 수 있음을 보여준다.
➡가발을 치료하기 전부터 권장한다. 근거탈모가 시작되어도 외출 시 즉시 사용할 수 있다.
➡일상생활 속 행동에 대해 토론할 기회를 갖는다. 근거환자가 행동 범위를 좁히지 않도록 한다.

---

5 간호 문제	**간호 진단**	**간호 목표(간호 성과)**
#5 화학 요법과 방사선 요법 부작용으로 식욕부진, 영양 상태가 저하될 가능성이 있다.	영양 섭취 소비 균형 이상: 필요량 이하 **관련 요인**: 음식 섭취가 불가능한 암, 약물의 부작용 **진단 지표** ☐ 일일 권장 식품 섭취량보다 적은	〈장기 목표〉 필요한 만큼 영양을 섭취해 체중 감소가 별로 없다. 〈단기 목표〉 1) 불쾌감이나 고통 없이 식사를 섭취할 수 있다. 2) 자신의 입맛에 맞는 음식, 맛 등을 찾아낼 수 있다.

불충분한 음식 섭취에 대한 호소
□ 섭취량을 초과 대사 요구
□ 혈청 알부민 수치의 저하

간호 계획	중재 포인트와 근거

OP 경과 관찰 항목

- 식사 섭취 상황(양, 내용, 횟수)

➡ 섭취할 수 있는 식품의 내용과 질을 파악한다. **근거** 어느 정도의 영양을 섭취할 수 있는지, 무엇을 먹을 수 있는지 파악한다.

- 식욕부진의 원인 파악
- 고통 증상(구내염, 목의 통증, 구토, 미각 장애)의 부위, 외관 상태, 정도의 관찰
- 심리·사회적 상태(불안, 우울증, 불면증, 인간관계)

➡ 원인과 고통이 어느 정도인지 파악한다. **근거** 원인에 대처하는 방법이 다르면 고통도 달라진다.

➡ 식사와 정신 상태의 관계를 살펴본다. **근거** 심리적인 요인과 식욕의 관계를 고려한다.

- 체중, 체지방 등의 변화 추이, 검사 데이터의 변화 추이(총 단백, 알부민)

➡ 데이터에서 영양 장애의 정도를 파악한다. **근거** 객관적인 지표에서 상태를 파악하고 위험을 추측한다.

TP 간호 치료 항목

- 환자가 먹기 쉬운 형태와 맛에 대해 논의하고, 식욕을 느끼는 영양가 있는 음식으로 조정한다.

➡ 형태, 제공 시간 등 영양가 있는 음식으로 조절한다. **근거** 면류가 먹기 쉽다. 오후에는 면류를 먹는 등 상황에 따라 대응한다.

- 좋아하는 음식(날것 제외), 양념 등을 넣은 음식, 영양가가 높은 여러 형태의 보조식품을 제공한다.
- 구내염 치료를 한다.

➡ 다양한 연구를 시도하고 개인에 맞는 방법을 모색한다. **근거** 취향에는 개인차가 있다.

➡ 조기에 대처할 수 있는 방법을 실시한다. **근거** 예방 행동에 효과가 있다.

- 활동량과 생활리듬을 논의한다.

➡ 구체적으로 생각한다. **근거** 활동량에 맞는 섭취량을 이해하고 생활리듬을 정돈하며 의식적으로 식사를 한다.

EP 환자 교육 항목

- 감염 예방을 위해 좋은 영양 상태를 유지하는 것이 중요하다는 것을 이해시킨다.
- 소량의 영양가 있는 식사에 대해 설명해준다.

➡ 식사의 중요성을 강조한다. **근거** 스스로 먹고자 하는 의욕이 높아질 수 있다.

➡ 일반식 보조 식품을 소개한다. **근거** 환자의 지식은 비상식적인 것이 적지 않다.

- 구내염의 관찰과 관리에 대해 설명한다.

➡ 구강을 관찰하고 구내염의 경과에 맞춘 약물 사용에 대해 구체적으로 설명한다. **근거** 셀프케어 의식을 높인다.

- 활동과 생활리듬을 조정할 수 있도록 설명한다.

➡ 생활리듬의 조정을 분석하면서 실시한다. 구체적인 조정 방법을 제공한다.

Step1 영향 평가	Step2 간호 초점	Step3 계획	**Step4 실시**	Step5 평가

병기·병태·중증도별 관리 포인트

【초기 치료기】 완치에 대한 기대를 가지고 치료에 임하도록 돕고 치료의 합병증, 부작용에 대해 지원한다.

【재발·전이기】 적극적인 치료에서 완화 치료로 변경된다는 사실에 낙담하는 동시에 많은 증상이 출현하기 시작해 환자·가족의 고민이 깊어진다. 신체적인 지원과 함께 정신적인 면에서의 지원이 중요하다.

【말기】 원발소의 증대에 의한 호흡곤란, 전이에 의한 통증 등 신체적 고통을 완화하는 동시에 심리사회적인 고통을 덜어주고, QOL을 유지할 수 있도록 최대한 지원한다.

간호 활동(간호 중재) 포인트

진단 · 치료 지원
- 증상 경감을 위한 복약 상황과 그 효과에 대해 모니터링을 실시하여 필요 시 약물의 변경을 토론한다.
- 혈액 데이터, X선, 혈중 산소 분압 등 검사 결과를 파악하고 이상의 조기 발견을 위해 노력한다.
- 치료 중의 모습을 잘 관찰하고 이상 발견을 위해 노력한다.

증상에 따른 안락 장애의 지원
- 기침을 자극하는 온도와 습도를 조정한다.
- 복약 상황과 효과, 안락 장애의 정도를 잘 파악한다.
- 증상으로 인한 고통과 생활 행동에 미치는 영향, 정신적인 면에 미치는 영향을 잘 파악하여 지원한다.

치료에 따른 부작용에 대한 지원
- 검사 데이터에 유의하고 감염 위험을 충분히 파악하며 감염 예방 대책을 빨리 세운다. 또한 스스로 예방 조치를 취할 수 있도록 환자를 지원한다.
- 구내염, 식도염 등의 예방과 자기관리에 대한 지도를 한다.
- 구토, 미각 장애 등에 따른 식욕부진에 대해 환자와 생각을 나눈다.
- 탈모에 대해 설명하고 해결 방법을 제공한다. 새로운 자기 이미지를 형성할 수 있도록 지원한다.
- 수면, 활동, 인간관계 등 ADL에 미치는 영향을 파악하고 필요한 지원을 한다.

환자 · 가족의 심리 사회적 문제에 대한 지원
- 질병 치료에 대한 불안감 정도를 파악하고, 생각과 감정을 표출할 수 있도록 지원한다.
- 수술과 비교하여 장기적인 치료와 경제적 부담에 대한 우려가 크므로, 이를 경감할 수 있는 사회적 · 인적 자원의 활용 등 필요한 지원을 한다.
- 환자 · 가족 모임 등을 소개하고 고민을 나누거나 간호나 대처법을 배울 수 있는 기회를 제공할 수 있도록 지원한다.

퇴원 · 요양 지도

- 향후 경과에 대해 환자 · 가족에게 충분히 설명하고 불안감 없이 퇴원할 준비를 한다.
- 호흡곤란의 증상과 대처 방법을 지도하고 이상한 경우에는 즉시 진찰받도록 설명한다.
- 화학 요법 후 조기 퇴원했을 경우에는 감염 위험을 다시 설명하고 예방 조치를 취할 수 있도록 하며 이상 시 즉시 진찰할 것을 지도한다.
- 가정에서 식사하거나 외식을 할 때의 영양 섭취에 관해 지도하고 영양 상태를 저하시키지 않도록 한다.
- 탈모를 최소화하는 세발이나 이발 방법, 모자나 스카프를 사용할 때 불쾌감을 방지하는 방법 등을 지도한다.
- 경제적인 걱정이 있다면, 사회 복지 및 활용할 수 있는 자원에 대한 정보를 제공한다.
- 가능한 한 사회 활동에 참여할 수 있도록 대화를 나누어 두문불출하지 않도록 지원한다.

Step1 영향 평가	Step2 간호 초점	Step3 계획	Step4 실시	Step5 평가

평가 포인트

간호 목표 달성도
- 증상이 완화되고 있거나 편안히 보낼 수 있는가?
- 의료진도 환자도 예방 행동이 백혈구 수가 정상이 되는 등 회복할 때까지 감염을 일으키지 않았는가?
- 다양한 불안감이 완화되고 심리적 · 신체적으로 안락하게 지낼 수 있는가?
- 외모의 변화에 대한 새로운 코핑 패턴을 발견할 수 있는가?
- 필요한 양의 영양을 섭취해 체중 감소가 별로 없는가?

폐암 환자의 병태 관계도와 간호 문제

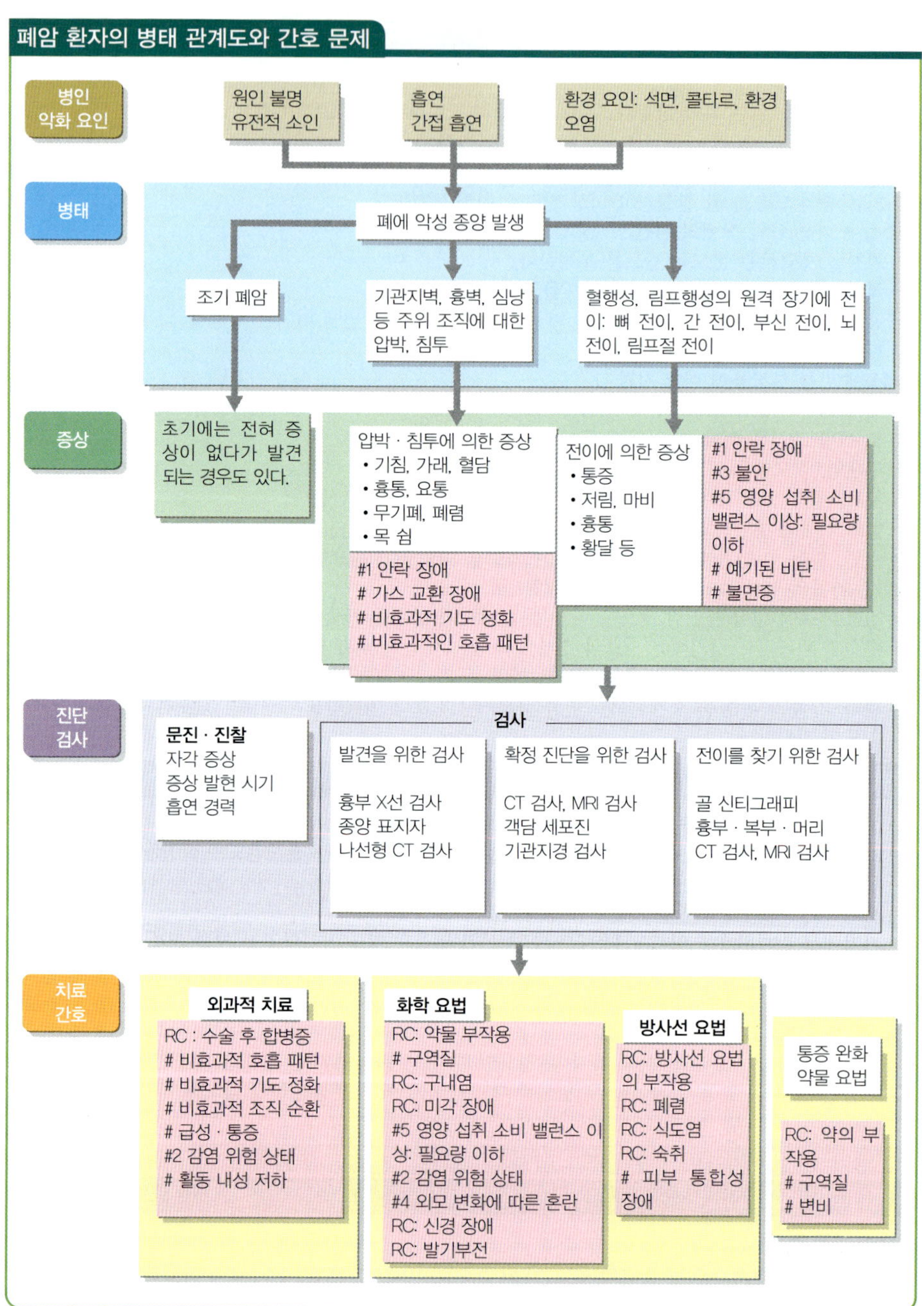

제 2 장

순환기 질환

10 협심증·심근경색

고야 마사히코

눈으로 보는 질환

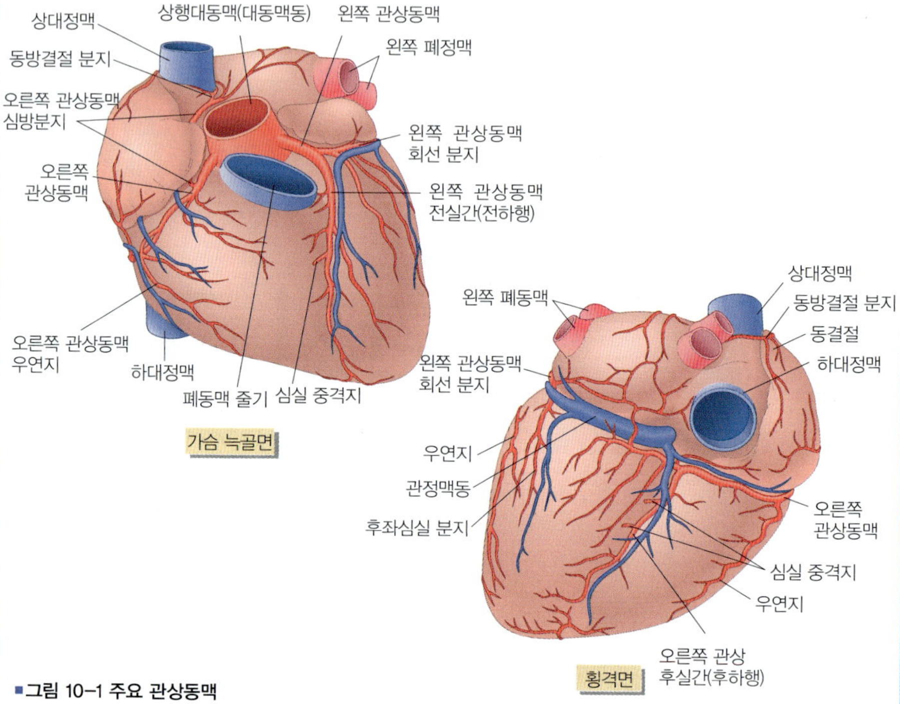

■ 그림 10-1 주요 관상동맥

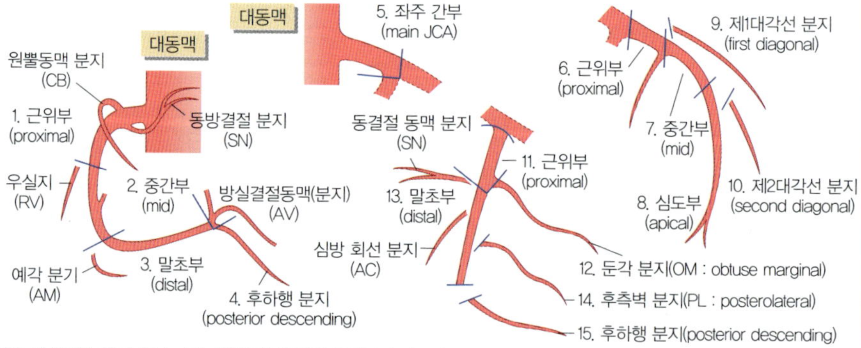

오른쪽 관상동맥 세그먼트 1-4에, 왼쪽 관상동맥은 주간부가 세그먼트 5,
전 하행 분지가 세그먼트 6~10, 회선 분지가 세그먼트 11~15로 분류되어 있다.

■ 그림 10-2 미국심장협회(AHA)의 관상동맥 지역 분류

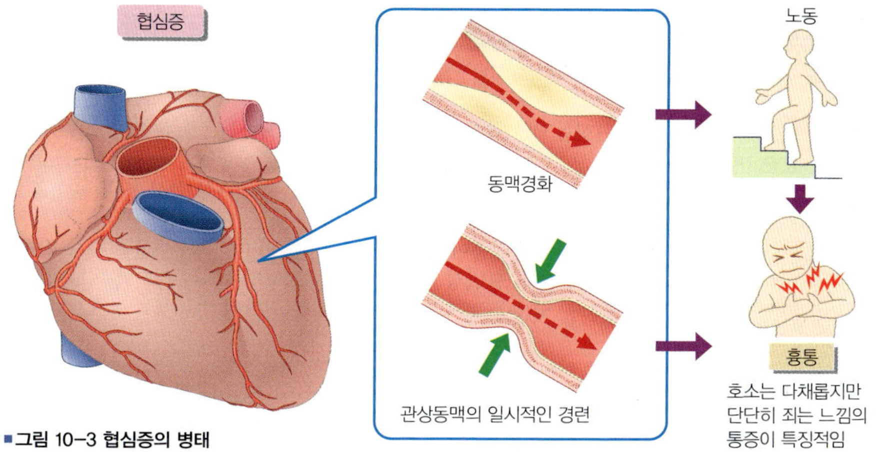

■ 그림 10-3 협심증의 병태

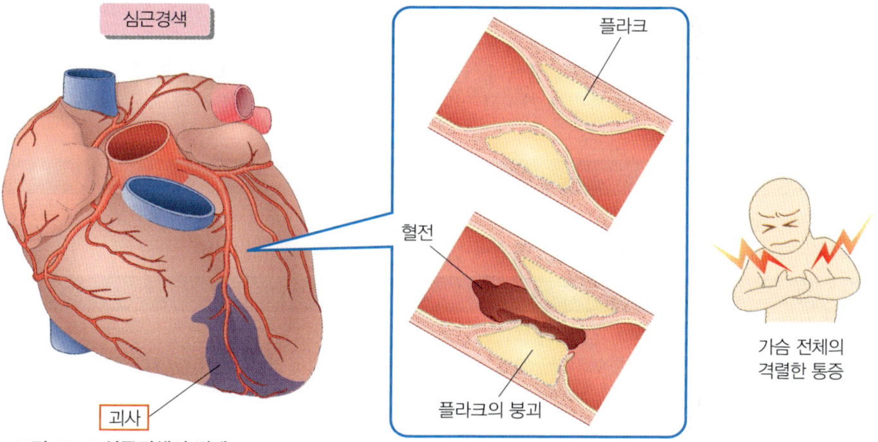

■ 그림 10-4 심근경색의 병태

A. 총론

- 협심증(angina pectoris)은 라틴어 angina(체결)와 pectoris(가슴)이 합쳐진 말이다. 가슴 증상은 1800년경에는 모두 심장 관상동맥의 동맥경화 병변에 의해 운동을 하면 심근에 혈액 공급이 부족하여 나타나는 것으로 여겨졌다.
- 관상동맥은 오른쪽 관상동맥, 왼쪽 관상동맥 2개가 대동맥 변직상에서 분기하고, 왼쪽 관상동맥은 전하행 분지, 회선 분지 2개로 나뉘어 심장 전체에 영양을 준다(그림 10-1).
- 허혈성 심장 질환은 관상동맥 순환의 변화 때문에 심근의 산소 수요와 관상동맥 혈류량의 불균형이 발생하여 심근에 장애를 일으키는 상태이다. 혈류가 일시적으로 부족한 경우가 협심증이며 혈류의 저하 또는 혈류의 두절이 장시간 지속되어 심근이 괴사에 빠진 경우가 심근경색이다. 따라서 협심증과 심근경색은 전혀 다른 질병이 아니라, 모두 허혈성 심장 질환이다.

병태 생리

협심증은 동맥경화에 의한 관상동맥의 협착이 원인인 운동협심증과 관상동맥의 경련이 원인인 이형협심증으로 나뉜다.

- 협심증은 동맥경화에 따른 관상동맥의 협착화에 의해 혈류량이 지속적으로 하락하기 때문이다. 운동, 흥분, 배변, 목욕 등으로 증상이 유발되는 운동협심증과 관상동맥의 스파즘(spasm, 경련)에 의해 일시적으로 혈류가 감소하여 발생하는 이형협심증(혈관 경련성 협심증) 두 종류로 분류한다.
- 장기간 무증상이었다가 후에 새로운 협심증이 출현한 경우나, 안정되어 있던 협심증 증상이 악화된 경우를 '불안정 협심증'이라고 한다. 불안정 협심증의 원인은 관상동맥에 생긴 플라크의 붕괴와 관련된 것으로 지적되며, 그중 약 20~30%는 심근경색으로 전환될 가능성이 높으므로 입원 요양이 필요하다.
- 급성 심근경색, 불안정 협심증, 심장 돌연사는 모두 플라크의 파탄과 관련된 관상동맥 루멘의 폐쇄를 공통 기반으로 하며, 이러한 병태를 '급성 관상동맥 증후군(ACS)'이라고 한다.

병인·악화 요인

- 운동협심증은 동맥경화에 의한 관상동맥의 협착이 원인이며, 이는 식생활(높은 콜레스테롤 과식), 비만, 스트레스, 운동 부족, 흡연 등으로 발생한다.
- 이형협심증은 협착이 없는 혈관에 생기며, 안정 시 특히 야간부터 새벽까지 발작이 일어나고 일본 사람에게 많이 발병하는 특징을 가지고 있다. 냉감과 환기 등 다양한 자극으로 관상동맥의 경련이 유발된다.

예후

- 협심증의 예후를 규정하는 요인은 발병의 가짓수(1기 병변이든 다기 병변이든)와 좌심실 기능이다. 적절한 약물 요법과 함께 필요한 경우 수술이나 카테터 치료를 실시한다.

증상

주요 증상은 흉통으로, 2~3분에서 5분 이내에 사라진다.

- 협심증의 주된 증상은 흉통이지만, 그에 대한 호소는 다채로워 압박감, 단단히 조이는 듯한 느낌, 불쾌감, 호흡곤란 등으로 표현된다. 흉통은 주로 왼쪽 앞가슴에서 왼쪽 어깨에 걸쳐 발생하지만, 예외적으로 치아나 목, 왼쪽 팔에 생길 수 있다.
- 발작 증상은 짧으며 대부분이 2~3분, 길어도 5분 이내에 사라진다.

진단·검사값

통증 부위, 지속 시간, 발병 시간 등 문진을 상세하게 하면서 심전도 검사에서 ST 저하 소견부터 진단한다.

- 협심증의 전형적인 증상은 왼쪽 앞가슴 통증이다. 증상 감별 진단 대상이 되는 것은 담석증, 위염, 위궤양, 역류성 식도염, 늑간 신경통 등이다. 협심증의 초발 증상으로 오른쪽 늑골부 통증이 발생할 수 있기 때문에 담석증으로 오인하기도 한다. 또한 상복부 통증으로 증상이 시작될 때에는 위염, 위궤양으로 오진하는 경우도 있다.
- 협심증의 통증은 2~3분에서 몇 분 동안 지속되는 것이 특징이며, 몇 초 동안만 통증이 있는 것은 협심증에 의한 증상이 아니라 늑간 신경통이나 기외 수축 등 부정맥이 원인일 가능성이 높다. 또한 가슴이 하루 종일 무거웠거나 아픈 경우에는 흉막과 늑골 근육 통증이거나 정신 질환 등 정신 신경 관련 증상일 가능성이 높다. 따라서 협심증의 진단은 증상 부위, 지속 시간, 발병 시간, 동기 등을 상세하게 청취하는 것이 단서가 된다.
- 검사에 따른 진단은 심전도 검사가 가장 일반적이다. 발작 시 심전도 부분이 1mm 이상 하락한 경우 협심증으로 진단 가능하다. 그러나 이형협심증은 ST 부분의 상승이 인정되는 것이 특징이다.

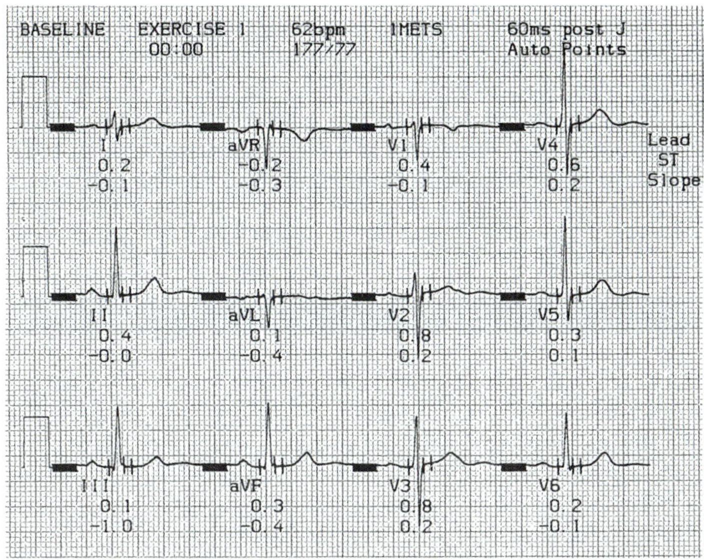

a. 운동 부하 전 정상적인 심전도

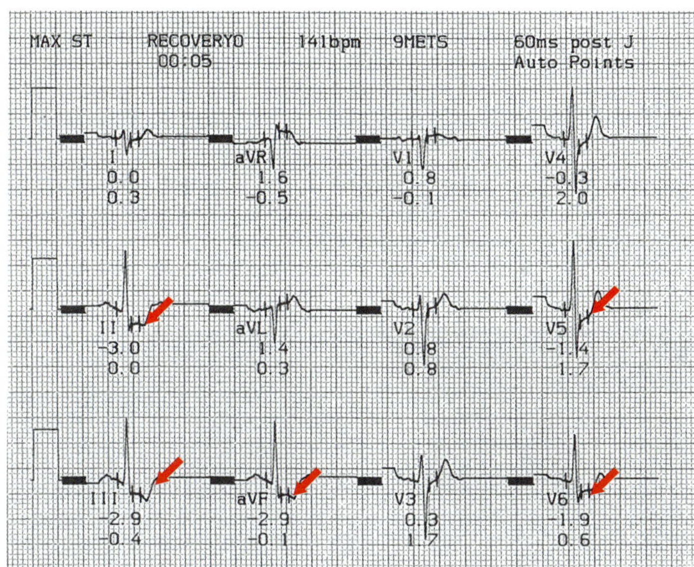

b. 운동 부하에 의해 인정되는 ST 저하

■ **그림 10-5 트레드밀 운동 부하 시험**

69세 남성이 고혈압으로 요양 중이었지만 운동 시 흉통이 나타나서 내원을 했다. 운동 부하
전의 심전도(a)는 정상이지만, 운동에 의해 가슴 위화감과 함께 II, III, aVF, V5, V6 유도로(➡)
보인 ST 저하를 인정(b) 관상동맥 협착에 의한 심근 허혈로 보였다.

- 협심증 발작 시 심전도를 기록하는 것은 입원했을 때 이외에는 어렵기 때문에 여러 가지 검사를 통해(운동 시 이외에) 진단을 확정해야 한다. 홀터 심전도는 24시간 심전도를 기록하는 것이 가능하고, 흉통 발작 시의 심전도를 파악할 수 있다. 또한 마스터, 에르고미터, 트레드밀 등의 운동 부하 시험에도 도움이 된다(그림 10-5). 이러한 부하 시험은 협심증, 특히 운동성 협심증 질환에서 운동에 의해 상대적으로 심근 허혈 상태가 되기 때문에, 심전도의 ST 부분이 저하되므로 진단이 가능해진다. 또한 심근 신티그래피에 의한 진단도 유용하다. 최근에는 MRI나 CT로 관상동맥을 직접 화상화하여 협착 병변의 유무를 비침습적으로 진단할 수 있게 되었다(그림 10-6).
- 각종 검사로도 진단이 어려운 경우나, 경피적 관상동맥 중재술(PCI)을 할 경우 관상동맥 혈관 조영술을 한다(그림 10-6).

●치료 방침

- 협심증의 치료 목적은 자각 증상의 개선(흉통의 경감, 운동 내용 능력의 개선에 의한 QOL의 개선)과 심근경색 및 심장돌연사의 발병을 예방하고 장기 예후, 생명 예후를 개선하는 것이다.
- 협심증 치료로 선택할 수 있는 것은 일반적인 약물 요법, 카테터에 의한 치료(PCI) 및 외과요법(관동맥 바이패스술)이 있다.

●약물 요법

- 약물 치료 시 사용되는 약제는 주로 질산약, Ca 길항제, β차단제 3종이다.
- 질산약: 협심증 치료에서 가장 많이 사용하는 약제이다. 협심증 발작(심근 허혈)은 심근의 산소 소비량이 산소 공급량을 초과하는 경우에 발생한다. 질산 약물은 ① 관상동맥을 확장하고, 심근의 산소 공급량을 증가시키는 작용을 하며 ② 전신의 혈관을 확장시킴으로써 정맥의 양을 감소시킨다(심장의 전 부하 감소). 또한 심근 산소 소비량을 감소시키는 작용을 하고, ③ 전신의 동맥을 확장하여 혈압을 저하시킴으로써 심장의 후부하와 심근 산소 소비량을 감소시킨다. 이처럼 여러 작용을 겸비하고 있으므로 협심증 발작의 치료에 효과적이다.
- Ca 길항제: 칼슘(Ca)은 심근과 혈관 수축에 관여한다. Ca 길항제는 Ca의 기능을 차단하여 혈관을 확장시킨다. 따라서 ① 관상동맥을 확장시켜 심근 산소 공급량을 높이며, ② 전신의 동맥을 확장하여 혈압을 저하시킴으로써 후부하를 감소한다. 이처럼 심근 산소 소비량을 감소시키는 작용은 협심증에 효과적이다. 또한 Ca 길항제는 관상동맥의 경련에 따른 이형협심증에 대해서도 관상동맥 경련을 예방하는 작용을 하므로 효과적이다.

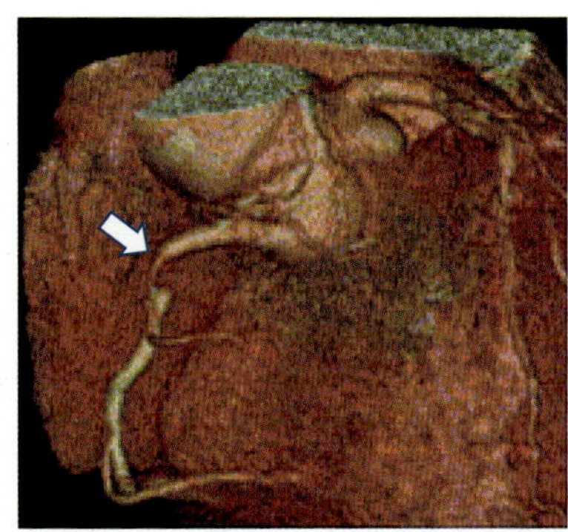

a. 멀티슬라이스 CT 영상   b. 관상동맥 조영술 소견

■그림 10-6 관상동맥

 a. 협심증이 의심되는 증례에 시행한 멀티슬라이스 CT 영상. 다이어그램에 표시된 오른쪽 관상동맥 근위부로의 협착 병변을 평가한다.

 b. 동일 증례에서 관상동맥 조영술 소견. CT에서 얻은 결과와 일치하는 오른쪽 관상동맥 근위부로의 협착 병변을 확인한다.(⇨)

■표 10-1 협심증, 심근경색의 주요 치료제

분류	일반 이름	주요 상품명	약의 효과 메커니즘	주요 부작용
질산약	니트로 글리세린	니트로펜, 니트로글리세린, 마이오콜 스프레이, 밀리스롤	관상동맥, 말초 혈관 확장	혈압 저하, 두통
	질산 이소소르비드	니토롤		현기증, 혈압 저하
	이연질산이소소르비드	아토롤		간 기능 장애, 황달
Ca 길항제	니페디핀	아달라트, 세파민, 엠마베린	관상동맥과 말초 혈관을 확장. 관상동맥 경련 억제	홍피증, 무과립구증, 혈소판 감소
	니카르디핀 염산염	페르디핀		마비성 장폐쇄, 저산소혈증
β차단제	메토프롤롤 주석염	세로켄, 로프레서	심장박동수, 심근 수축력을 억제하고 심장의 산소 소비량을 감소시킨다.	심원성 쇼크, 울혈성 심부전
	비소프로롤 프마레이트	메인테이트		심부전, 완전 방실 블록
	아테놀	테놀민, 아테노올		서맥, 방실 블록
칼륨채널 개구약	니코란딜	시그마트	관상동맥 확장 작용, 관상동맥 경련 억제	간 기능 장애, 황달, 혈소판 감소
혈소판 응집 억제제	아스피린	바이 아스피린	혈소판 응집을 억제	쇼크, 아나필락시스성 반응
	아스피린 복합제	바파린		

- β차단제: 신체의 주요 장기에 존재한다. β수용체를 카테콜아민과 경쟁적으로 저해함으로써 효과를 발현한다. 심장에서는 β수용체를 자극하면 심장박동수, 심근 수축력이 증가하고 심장의 산소 소비량이 증가하며 심근 허혈을 유발할 수 있다. β차단제는 이 β수용체를 억제함으로써 심장의 산소 소비량을 감소시킨다. 또한 운동 시에도 심장박동수의 증가를 억제하기 때문에 협심증 발작이 일어나지 않아 운동협심증 치료에는 효과적이지만, 이형협심증에서는 반대로 발작이 일어나기 쉽다. 또한 기관지 천식 환자에게는 천식 발작을 악화하고, 심장 기능을 저해한 증례에서는 심부전을 악화한 경우도 있으므로 투여에 주의해야 한다.

Px 처방 예) 발작 시
1) 니트로펜(0.3mg)　1회 1정　설하　돈용　← 질산제

Px 처방 예) 운동성 협심증. 아래 1)~4) 중 하나를 사용
1) 로날정(100mg)　1회 1정　1일 1회(기상 시 또는 아침 식사 후)　← 혈소판 응집 억제 약물
2) 아토롤정(20mg)　1회 1정　1일 2회(기상 시, 식후)　← 질산제
3) 아달라트 CR정(20mg)　1회 2정　1일 1회　← Ca 길항제
4) 메인테이트정(5mg)　1회 1정　1일 1회(기상 시 또는 아침 식사 후)　← β 차단제

Px 처방 예) 안정 시 협심증. 아래 1)~3) 중 하나를 사용
1) 아달라트 CR 정(20mg)　1회 2정　1일 1회　← Ca 길항제
2) 아토롤정(20mg)　1회 1정　1일 2회(기상 시 식후)　← 질산약
3) 시그마트정(5mg)　1회 1정　1일 3회(기상 시 점심 식사 후, 식후)　← 칼륨 채널 개방 의제

Px 처방 예) 불안정 협심증. 아래 1)~3) 중 하나를 사용
1) 아토롤정(20mg)　1회 1정　1일 2회(기상 시, 식후)　← 질산제
2) 세로켈정(20mg)　1회 1~2정　1일 2~3회(식후)　← β차단제
3) 아달라트 L정(20mg)　1회 1정　1일 2회(아침, 식후)　← Ca 길항제

- 최근 연구 결과: 협심증의 약물 치료에서는 단시간 작용형 Ca 길항제가 반드시 장기 예후를 개선하지 않고, 질산제에는 허혈성 심장 질환 환자의 예후 개선 효과가 없는 것으로 보고되었다. 한편, 지질이상증 치료제인 HMG-CoA 환원 효소 억제제가 허혈성 심장 질환 환자의 총 사망률과

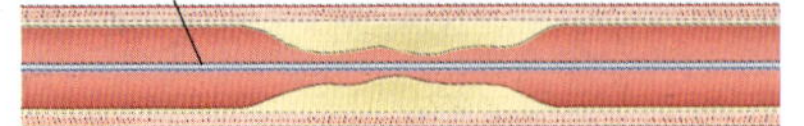

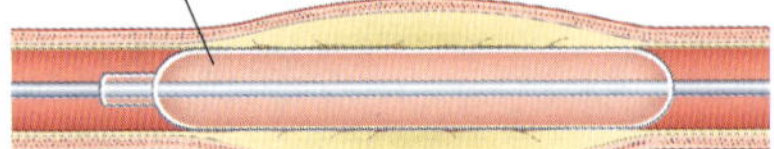

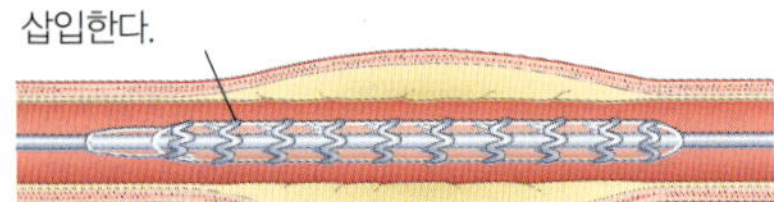

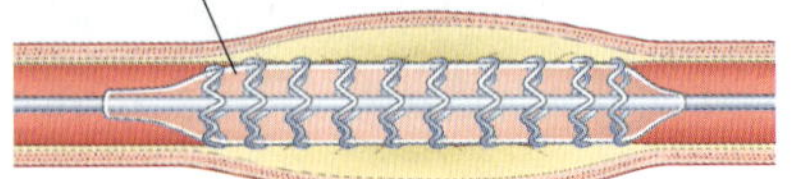

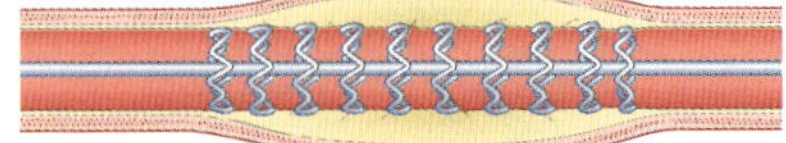

■그림 10-7 PCI 의한 스텐트 삽입술

심혈관 부작용률을 저하시키는 것으로 밝혀졌다. 강압약인 안지오텐신 전환 효소(ACE) 억제제와 안지오텐신Ⅱ 수용체 길항제(ARB)도 심근경색 후 환자의 재발률과 불안정 협심증을 저하시키는 것이 확실하다. 특히 불안정 협심증의 증례에서는 항혈소판 약의 유효성도 보고되고 있다.

●경피적 관상동맥 중재술(PCI)

- 관상동맥의 협착 병변에 대한 카테터를 이용한 중재술(PCI)은 1977년에 그륀치히(Andreas Grüntzig)가 처음 시행했다. 이후 장비의 개량과 기술의 향상으로 크게 확대 적용되었다. 시행 건수도 각국에서 비약적으로 증가하여 현재는 약물 요법, 수술과 대등한 허혈성 심장 질환 치료 방법 중 하나로 인정받고 있다(그림 10-7). 초기에는 풍선을 이용한 협착 부위의 확장이 이루어졌지만, 급성 관상동맥, 해리 급성 관상동맥 폐쇄, 높은 재협착 비율 등 한계가 있어 다양한 새로운 기구〔뉴디바이스(New Device)〕가 개발되었다. 현재 대표적인 것으로는 스텐트, 로타블레이더, DCA(방향성 관상동맥 죽종절제술)을 들 수 있다.

- 재협착의 원인이 되는 세포 증식을 억제하는 면역 억제제나 항암제를 스텐트의 표면에 코팅한 약제 용출성 스텐트(drug-eluting stent, DES)가 2004년부터 일본에서도 사용할 수 있게 되었다. DES는 기존 PCI의 약점이었던 재협착 비율을 현저히 억제하는 효과가 나타나고 있어, 약을 코팅하지 않은 기존의 스텐트(금속 스텐트)에서는 재협착을 반복한 증례가 있다. 재협착 비율이 높은 DES는 물론 약제의 사용으로 관상동맥 내막의 세포 증가가 억제되어 스텐트 표면이 장기간 혈류에 노출된 결과, 항혈소판제의 복용을 중단하면 혈전 색전증(지발성 스텐트 혈전증)을 초래할 가능성이 높다는 것도 보고되었다. 따라서 모든 경우에 기계적으로 DES를 유치하는 것은 바람직하지 않다. 일반 금속 스텐트와 DES 중 어느 것을 선택하거나 각 증례의 나이, 합병증의 유무, 협착 부위 혈관 지름, 재협착의 기왕력 등을 가미하여 신중하게 선택해야 한다.

●관상동맥 우회 수술

- 관상동맥 우회 수술(CABG)은 허혈에 빠진 심근에 혈류의 회복을 목적으로 하는 수술이다. 크게 상행 대동맥 기시부에서 주로 대복재정맥을 이용하는 방법과 내흉동맥을 이용하여 협착 폐쇄한 관상동맥의 말초 쪽으로 혈류의 우회로를 만들어, 심근 허혈의 개선을 도모하는 방법이 있다.

- 적응이 되는 것은 왼쪽 주요 간부 병변, 다분지 병변, 만성 폐쇄 병변, PCI에서 재협착을 반복하는 증례 등이다. 1개의 증례 PCI 관상동맥 우회 수술 중 치료를 선택하거나 병변 형태, 합병증의 유무, 심장 기능, 연령 등에 따라 신중하게 선택해야 하지만 각 시설 경험이 많은 것도 중요하다.

- 관상동맥 우회 수술은 원래 복재정맥 이식이 주류였지만 최근에는 내흉동맥 이식이 이용되는 경우가 많다. 또한 체외 순환과 인공 심폐를 이용하지 않고 소개흉으로 하는 미드캡(minimally invasive direct coronary artery bypass)이라는 수술법도 이루어지게 되었다. 또한 심장박동 아래에 관상동맥 우회 수술을 하는 오프펌프(off-pump) 상품도 도입되고 있다. 이러한 최소 침습 수술로 합병증을 줄이고 조기 이상, 조기 퇴원으로 이어질 것으로 예상된다.

C. 심근경색

병태 생리

▌심근경색은 관상동맥의 혈행이 두절되고, 그 하류 영역의 심근이 괴사에 빠진 병태를 말한다.

- 심근경색의 대다수는 관상동맥 죽상 경화 부위의 플라크가 붕괴하고 혈전이 생겨 관상동맥의 폐쇄로 혈류가 두절되어 생긴다.

역학·예후

- 심근경색은 기존에는 치명적인 질환이었지만, 현재는 재관류 요법의 보급, CCU(심장 중환자실)의 도입으로 합병증을 관리하여 치료율이 향상되었다. 그러나 아직까지도 발병 시 50% 정도가 사망하고 있으며, 병원에 입원하기 전에 사망하는 환자가 많다.
- 심근경색은 발병 직후 사망하는 예가 많으며, CCU에서 치료를 받은 증례의 구명률은 90%를 넘는다. 심장 기능 저하의 예후는 좋지 않다. 고혈압, 고지혈증, 당뇨병, 흡연 등의 위험 요소를 줄이고 적절한 약물 요양을 할 필요가 있다.
- 심장 기능이 고도로 저하했을 때에는 치명적인 부정맥에 의한 돌연사 예방을 목적으로 이식형 제세동기를 유치하는 것이 좋다.

증상

▌가슴에 격렬한 통증을 일으켜 지속 시간이 길다.

- 발병 시에는 전 흉부, 흉골 후방에서 갑자기 시작돼 흉부 전반에 걸친 격렬한 통증이 느껴지는 것이 특징이다. 통증의 정도도 강하고 지속 시간도 길며, 질산제로도 개선되지 않는다.
- 경색 부위인 왼쪽 어깨 견갑골 부위와 왼쪽 어깨, 왼쪽 팔, 상복부 통증을 호소할 수 있다.
- 당뇨병과 합병되면 무통성이므로 주의를 요한다.
- 흉통과 함께 자극 전도계의 국소 빈혈, 심실 부정맥을 합병하는 경우에는 심정지, 실신, 현기증이 발생하고, 포괄적인 경색이나 재경색에서 좌심부전을 합병한 호흡곤란이나 기좌호흡이 나타날 수 있다.

진단·검사값

▌심전도 검사에서는 ST 상승, 이상 Q 파도와 관성, T파의 출현을 확인한다. 관상동맥 조영술에 의해 책임 관상동맥의 부위 특정, 다른 동맥의 협착 유무, 정도, 심각도 등을 평가한다.

- ●심전도
- 심근경색의 진단은 심전도가 가장 유용하다. 발병 후 심전도에 나타나는 주요 변화는 ST 상승, 이상 Q파의 출현, 관성 T파의 출현이다(그림 10-8). 발병 직후에는 아직 ST 상승은 보이지 않고, T파의 증가 높이(hyper acute T)의 출현이 나타난다. 발병 후 30~60분에 ST 상승이 출현하는데, 아직 이 시점에서는 Q파의 출현은 없다. 발병 후 몇 시간이 흘러 ST 부분이 현저히 상승하고 이후 점차 낮아질 때 Q파가 출현한다. ST 상승은 평저화와 동시에 관성 T파로 변화해 간다. 심전도 변화가 나타나는 유도는 관상동맥의 부위에 따라 다르다(표 10-2). 일반적으로 왼쪽 관상동맥 전 하행 분지가 막힌 경우에는 전벽중격, 심전도에서는 사지 유도 I, aV_L과 흉부 유도 V_1~V_4에 ST 상승, Q파 형성을 인정한다. 오른쪽 관상동맥의 폐쇄에서는 하벽 심근경색이 되고, 사지 유도 II, III, aV_F 유도 심전도에 변화가 나타난다. 왼쪽 관상동맥 주요 간부의 방해는 ST 상승과 Q파 형성이 인정되지 않고 광범위한 유도에서 ST 저하를 인정하는 경우가 있어 주의를 요한다.
- ●심장 초음파
- 심장 초음파 심전도와 더불어 심근경색 진단에 유용하다. 심장 초음파는 좌심실 벽 운동의 이상 유무, 이상 부위에 따라 심근경색 부위 진단에 유용할 뿐만 아니라 심장 기능 평가, 심근 허혈에 의한 승모판 역류의 유무 정도, 중벽 구멍의 유무, 심장 파열의 유무 등 진단과 평가가 가능하다.
- 심근경색에는 아급성기에 심장 내에 혈전을 일으킬 수도 있어 경시적으로 실시하는 것이 중요하다.

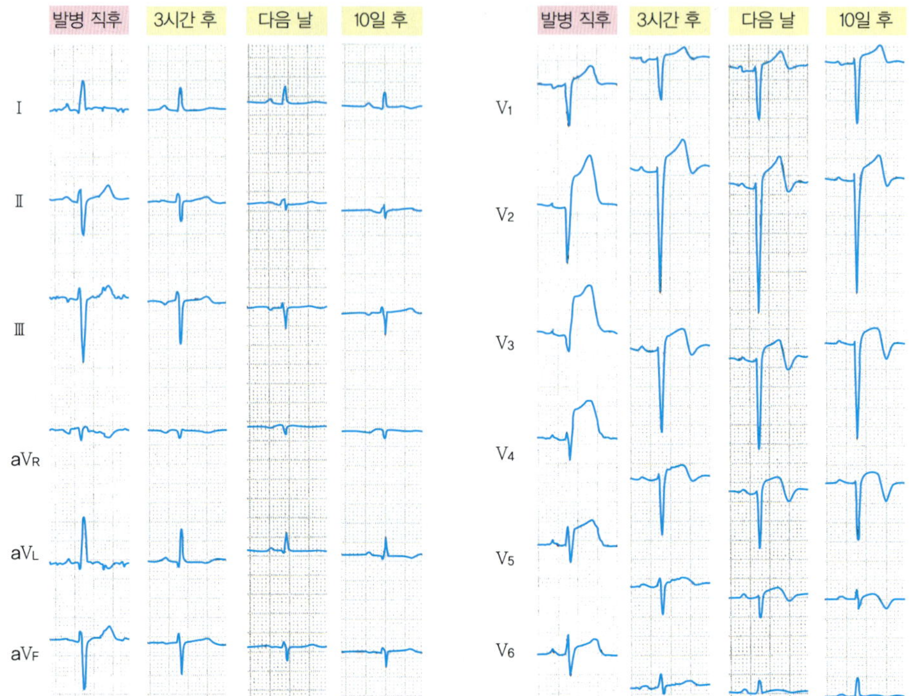

■**그림 10-8 급성기에 재관류 요법을 시행한 급성 전벽 중격 심근경색 증례에서 심전도 변화**

발병 직후에는 Ⅰ, aVL, V1 ~ V6에서는 뚜렷한 ST 상승을 인정하지만, 재관류 요법을 실시한 발병 3시간 후 T파 음전화가 시작되어 시간이 지남에 따라 ST 상승이 완화되고, R파의 높이가 감소하며 관성 T파가 형성된다.

■**표 10-2 이상 Q파의 출현 부위와 경색 부위, 관상동맥 지배 관계**

폐쇄 혈관	경색부	Ⅰ	Ⅱ	Ⅲ	aVR	aVL	aVF	V1	V2	V3	V4	V5	V6
좌전하행 분지	중 간격							○	○				
	전벽									○	○		
	전벽 중격							○	○	○	○		
	광범위 전벽	○				○		○	○	○	○	○	○
좌회선 분지	측벽	○				○						○	○
	고위 측벽	○				○							
	후벽							●	●				
우관동맥	하벽		○	○	○								
	하측벽	○	○	○	○	○						○	○

○ : 이상 Q파가 출현   ● : Q파는 출현하지 않고 R파가 높아짐

- **혈액 생화학 검사**
- 심근경색의 급성기에는 심근 일탈 효소라는 몇 가지 효소에서 이상 값이 나타나기 때문에 진단에 유용하다. 대표적인 것으로 CK(CPK), AST, LDH를 들 수 있다.
- CK: 발병 후 몇 시간 내에 상승하기 시작해 24시간 사이에 피크에 도달하고 3~4일 안에 정상으로 돌아온다.
- AST: 10시간에서 상승하기 시작해 18~36시간에 피크에 도달하고 3~4일에 정상으로 돌아온다.
- LDH: 24~48시간에서 상승하기 시작해 3~6일에 피크에 도달하고 2주 후에 정상으로 돌아온다.
- 어떤 효소도 재관류 요법을 실시했을 경우에는 조기에 피크에 도달하여 성공적으로 복구된다.
- CK는 골격근에 존재하기 때문에 운동, 타박상, 근육 주사 등으로도 상승하므로 주의를 요한다. 이러한 경우에는 CK의 동위 효소인 CK-MB(심근에 많이 존재)의 측정이 유용하다.
- 한편 AST, LDH는 심근경색뿐만 아니라 간 장애, 용혈, 골격근 장애, 악성 종양 등에서도 이상 값을 보여줄 수 있어 주의를 요한다.
- 초급성기(발병 후 1~2시간)에는 CK, AST, LDH는 모두 정상적일 수 있다. 이때 진단은 미오글로빈, 트로포닌 T 등이 도움이 된다. 또한 발병 후 1시간 이내에 비특이적인 백혈구가 상승한다.
- **관상동맥 조영술**
- 급성 심근경색의 가능성이 높고 발병 초기(특히 6시간 이내)인 경우에는 관상동맥 조영술을 시행한다(그림 10-9). 관상동맥 혈관 조영술로 책임 관상동맥(막힌 관상동맥) 부위의 식별뿐만 아니라 비책임 관상동맥의 협착 병변의 유무, 부표, 심각도 상태의 평가도 가능해진다. 또한 혈전 흡입, 가이드 와이어나 풍선 카테터를 이용한 재관류 요법, 스텐트 삽입 등도 가능해진다. 또한 스완-간츠(Swan-Ganz) 카테터에 의한 오른쪽 심장 카테터 검사를 동시에 시행하면 심박출량, 폐동맥설입압을 측정함으로써 심장 기능을 평가[포레스터(Forrester) 분류]하고 치료 방침을 결정할 수 있다.
- **핵의학 검사**
- 급성기의 진단에 이용할 수는 없지만, 탈륨은 괴사부에 캡처되지 않고 테크네튬은 괴사부에 포함되기 때문에 색전 부분 범위의 평가에 유용하다.
- **감별 진단**
- 심한 흉통을 보이는 모든 질환이 감별해야 할 질환이 될 수 있다. 특히 폐경색과 해리성 동맥류의 감별은 중요하다. 그중에서도 해리성 동맥류는 혈전 용해제 사용이 금기이며, 카테터 검사 시 주의를 요한다.
- 해리성 동맥류 감별의 경우에는 통증 부위가 이동하는 경우, 흉부 X선 검사에서의 대동맥 확대 유무, 흉부 CT, 경식도 심초음파 등이 도움이 된다. 그러나 상행 대동맥 해리를 인정하는 경우에는 오른쪽 관상동맥의 폐쇄를 동반한 심근경색의 합병을 인정하는 수도 있으므로 주의를 요한다.
- 폐경색의 감별에는 심근경색에 심전도 특이 소견이 없는 것으로 저산소혈증, 심장 초음파에서 오른쪽 심장계의 확대 소견 등이 진단에 도움이 된다.

치료법

- **치료 방침**
- 심근경색 치료의 경우는 ① 발병 급성: 긴급 관상동맥 혈관 조영술에 의한 폐쇄 부위의 확인과 함께 재관류 요법 실시 ② 급성기~아급성기: 부정맥 등의 합병증 예방 ③ 만성기: 혈행 재건, 재활, 퇴원 후 사회 복귀를 위한 치료의 3단계로 나뉜다.
- **재관류 요법**
- 재관류 요법의 목적은 주로 혈전에 의해 발생한 관상동맥의 폐쇄 부위에 혈류 재개통을 촉구, 경색소(梗塞巣)를 축소하고, 기능을 개선하며 장기 예후를 개선하기 위한 것이다(그림 10-9). 말초 정맥에서 혈전 용해제 투여도 가능하지만 일본에서는 긴급 관상동맥 조영술을 시행하여 폐쇄 부위를 확인하고, 재관류를 시행하고 있다. 이 요법은 발병 6시간 이내의 조기 재관류는 경색 부위를 축소하고 좌심실 재구성(리모델링)의 억제에도 도움이 되어 예후를 개선시킬 것으로 보인다.

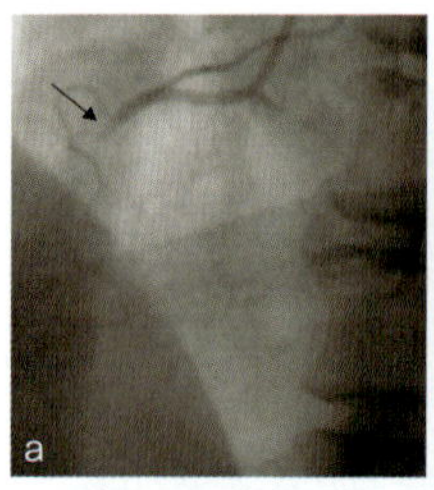
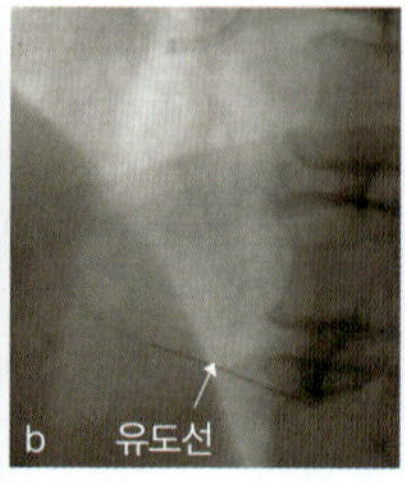
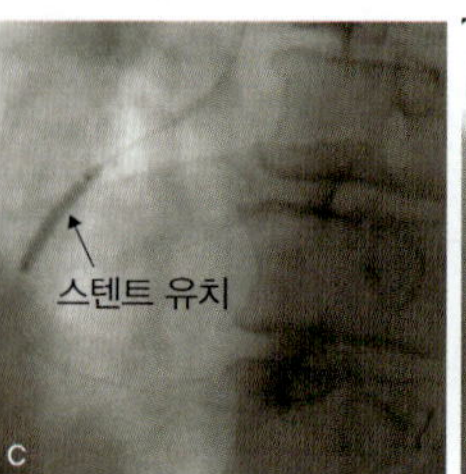
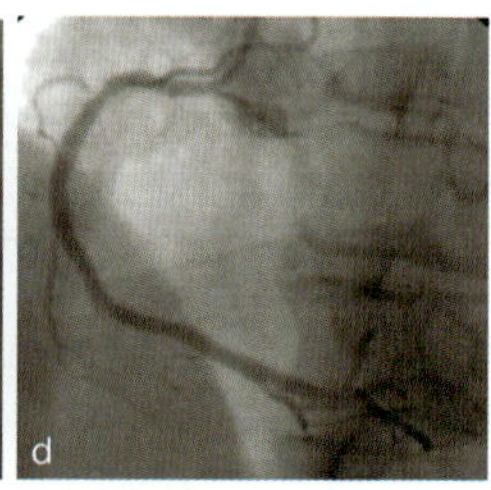

■**그림 10-9 관상동맥 조영술 소견**
급성 하벽 심근경색의 재관류 요법
하벽 경색증이 있은 지 2시간 후에 시행한 관상동맥 조영술로 우측 관상동맥 근위부에 폐쇄가 인정된다(a). 가이드 와이어를 통해(b), 폐쇄 부위에 풍선 확장 스텐트(c)를 시행하여 재관류를 할 수 있다(d).

●**급성에서 아급성 치료**
- 심근경색 합병증, 즉 심근경색으로 인한 사망의 주요 원인은 부정맥, 펌프 소실, 심파열이다. 따라서 심근경색의 급성기부터 아급성기에 걸친 치료는 이러한 합병증 대책이 주가 된다.
- 심근경색의 급성기부터 아급성기에는 여러 가지 부정맥이 빈발하기 때문에 상시 심전도 모니터에 의한 심박 감시(가능한 한 CCU에 수용하는)를 필요로 한다. 치료에는 항부정맥제(리도카인 염산염, 멕시레틴 염산염, 니페카란트 염산염, 아미오다론 염산염 등)가 사용되며 심실빈맥, 심실세동 등의 치명적인 부정맥이 나타나는 경우에는 즉시 전기적 제세동을 한다.
- 심부전 관리는 앞서 말한 스완–간츠 카테터에 의한 포레스터 분류에 따라 치료한다. 주로 이뇨제, 혈관 확장제, 수액, 카테콜아민을 중심으로 한 강심제가 사용되지만 경우에 따라서는 대동맥 내 풍선 펌핑(IABP)이나 경피적 인공 심폐법(PCPS), 지속적 혈액 여과법 등의 순환 보조 장치가 필요할 수 있다.
- 심파열은 심장 초음파로 진단이 가능하다. 하지만 일단 심파열을 초래하면 치명적이기 때문에 심파열을 초래할 위험이 높은 것으로 생각되는 증례를 선별하고, CCU의 혈행 동태 관리와 안정을 유지하는 것이 중요하다.
- 심근경색은 발병 후 1주일, 특히 첫 3일 동안이 가장 위험하다. 이 시기가 지난 뒤 재활 치료를 시작한다. 보행 시작 시기, 보행 거리 등은 각 병원의 프로그램에 따라 무리가 없는 상태에서 재활을 실시한다.

Px 처방 예)초기 치료
1) 니트로펜(0.3mg) 1정 설하 응급용 ← 질산제

Px 처방 예)진통. 1), 2) 중 하나를 사용한다.
1) 염산 모르핀주 5mg 정주 ← 마약
2) 세로켈정(20mg) 1회 1~2정 1일 2~3회 ← β차단제

Px 처방 예)심실 기외 수축. 1), 2) 중 하나를 사용한다.
1) 정주용 크실로카인 50~100mg 느리게 정주 ← 항부정맥 약
2) 아미사린주 200~500mg 느리게 정주 ← 항부정맥 약

Px 처방 예)심실세동, 심실빈맥. 1), 2) 중 하나를 사용한다.
1) 신비트주 0.3mg/kg 5분 이상에 걸쳐 정맥 주사 ← 항부정맥 약
2) 안카론정(100mg) 도입기 1회 2정 1일 1~2회 1주간, 유지기 1회 1정 1일 1~2회 ← 항부정맥 약

●**만성기 치료**
- 심근경색 만성기의 치료는 혈행 재건과 심장 기능 보호, 재경색의 예방으로 나뉜다. 혈행 재건에 관한 하지 협심증과 마찬가지로 관상동맥의 협착 병변의 유무, 부위, 정도에 따라 PCI, 관상동맥 우회 수술을 한다. 심장 기능의 보호, 재경색 예방에 관해서는 협심증과 같은 내과 치료가 중요하다.

- PCI, 관상동맥 우회 수술은 모두 심근 허혈의 일시적인 개선에 매우 유용하지만, 관상동맥 협착의 본질인 동맥경화 자체 치료는 아니다. 따라서 허혈성 심장 질환의 증례는 동맥경화의 진행 예방이 필수이며 식이요법, 운동 요법, 금연 등 생활습관 개선과 혈압, 콜레스테롤, 혈당 조절을 포함한 적절한 약제를 이용한 내과 치료가 중요하다. 개별 증례에서 질환뿐만 아니라 혈압과 콜레스테롤 관리의 중요성, 운동과 금연 등 생활 지도를 반드시 해야 한다.
- 돌연사의 위험이 높은 군에 속하는 저좌 심장 기능 증례에 대해 예방적인 삽입형 제세동기 유치가 생명 예후의 개선에 유용하다고 보고되어 있어, 향후 약물 요법과 결합하여 장기 예후 개선이 기대된다.

급성 관상동맥 증후군의 병기 · 병태 · 중증도별 치료 순서도

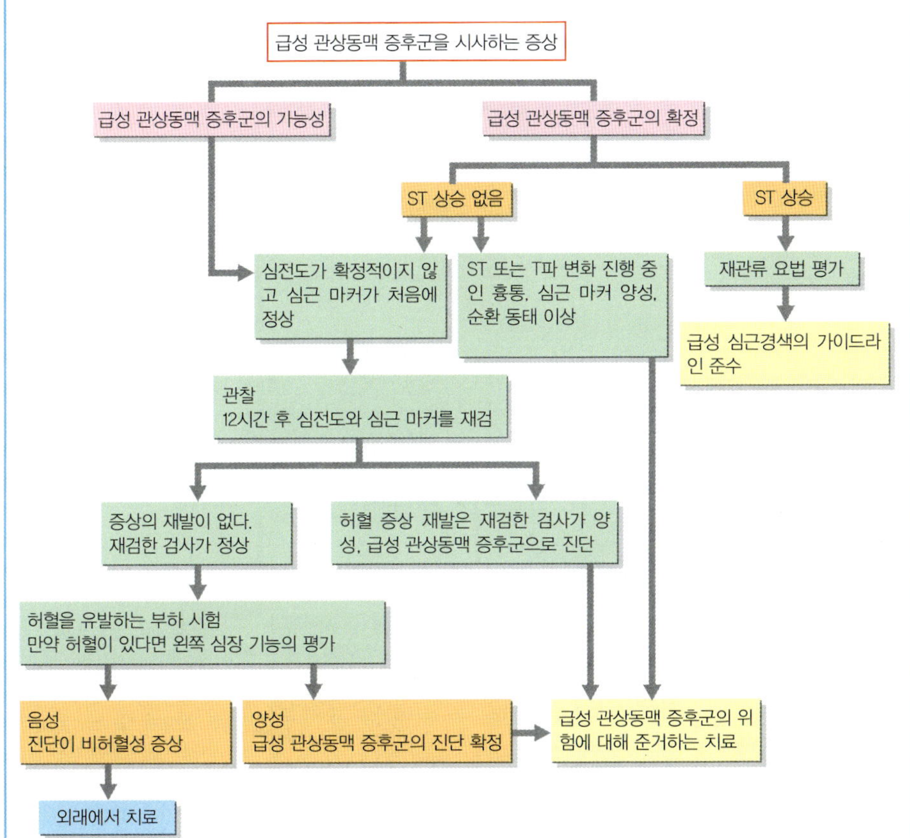

(Manage ment of patients with unstable Angina and Non−ST−Segment Elevation Myocardial Infarction: A Report of American College of Cardiology/American Heart Association Task Force on Practice Guideline ACC/AHA Pocket Guidline, 2007)

도모마사 준코

간호 과정 순서도

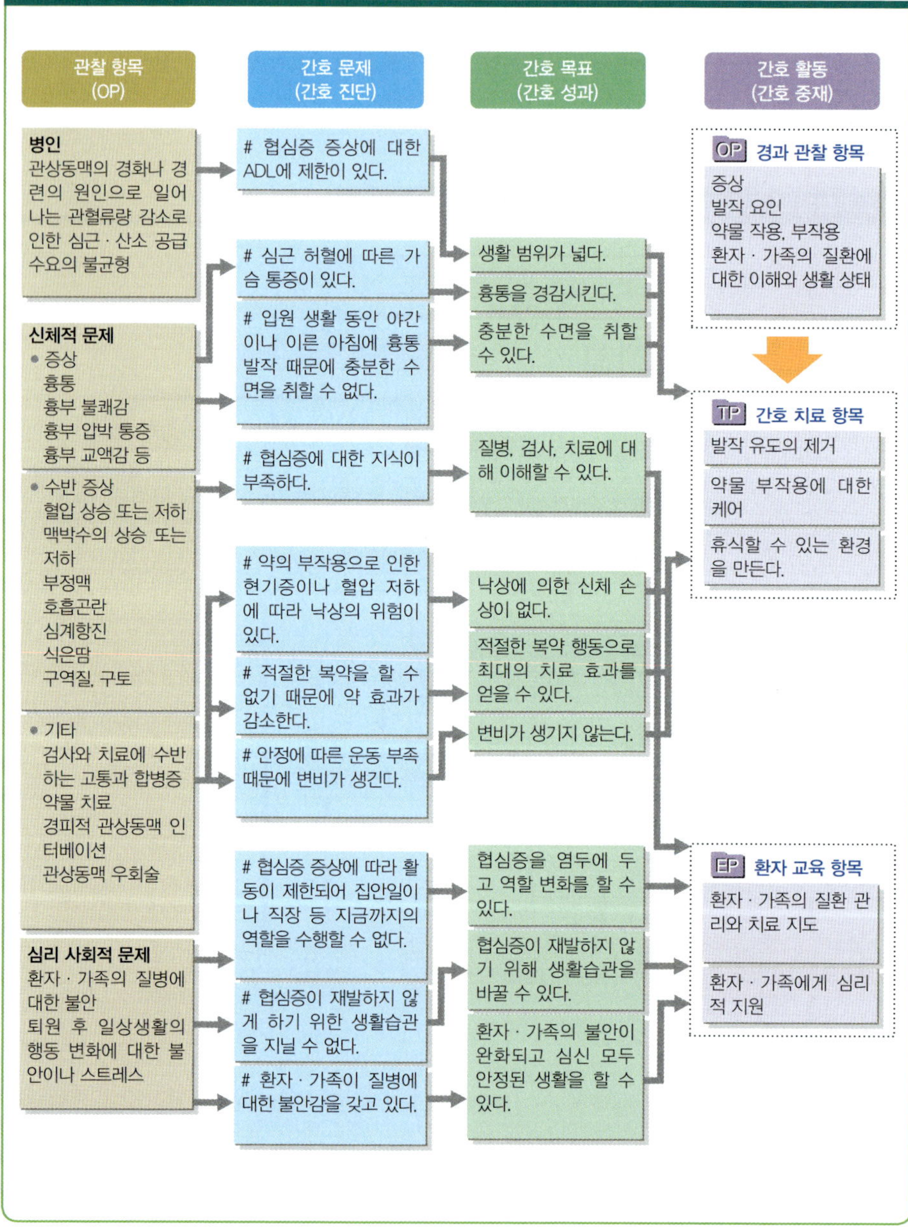

기본 개념

- 발작 시에는 안정을 유지하고 흉통이나 흉부 불쾌감 등 신체적 고통과 불안에 대처하고 환자의 발작을 유발하는 요인을 제거하는 것이 중요하다.
- 환자·가족이 질병이나 치료에 대해 이해할 수 있도록 하고, 위험 요인에 대한 자기관리 교육과 지도를 실시해 재발 예방을 목적으로 삶의 행동 변화를 도모하는 것이 요구된다.

| Step1 영향 평가 | Step2 간호 초점 | Step3 계획 | Step4 실시 | Step5 평가 |

정보 수집	평가 관점과 근거·잠재적 간호 문제
전신 상태 파악	■ 환자의 신체적 증상을 관찰하고, 자각 증상과 심리 상태를 파악하여 토털 케어를 할 수 있다. • 전신 상태 파악 → 다음 항목 참조 • 원인이나 동기가 되는 것을 파악한다. • 일상생활습관이 질환과 발작의 원인이 될 수 있으므로 생활습관을 고려해야 한다. 🔍 잠재적 간호 문제 : 심근 허혈에 계속되는 흉통/협심증 증상에 의한 ADL 제한/입원 생활과 흉통 발작에 따른 수면 부족
협심증 발작 증상, 외관 상황, 빈도 파악	■ 어떤 증상이 어느 부위에 나타나며 증상의 강도는 어느 정도인가, 또 증상 출현 시 활동 상황과 발작 시작 시기, 빈도를 파악하여 질병의 심각도를 아는 것은 치료와 간호 계획을 세우는 데 효과적이다. • 환자에게서 나타나는 발작의 증상이나 발생 상황은 다양하다. • 흉통의 수반 증상으로 호흡곤란, 의식 소실, 구토, 식은땀을 수반하는 경우 중증이라 할 수 있고 심근경색도 고려해야 한다. 🔍 잠재적 간호 문제 : 심근 허혈에 계속되는 **흉통** **통증 부위 성격 범위** • 통증 부위는 흉골 아래 또는 왼쪽 앞가슴, 상복부, 등 부위에 통증이 나타나는 경우가 많다. 하지만 어깨와 팔에 나타나기도 한다. • 압박감이나 교액감, 작열감, 둔통 등 자각 증상이 있는 경우가 많다. • 통증의 범위는 국한되는 것으로부터 왼쪽 팔에 분산하는 것, 드물게 머리에 분산하는 것이 있다. 🔍 잠재적 간호 문제 : 심근 허혈에 계속되는 **흉통/협심 발작에 대한 공포** **발작이 일어났을 때의 활동 상황** • 발작이 일어난 시간(주간이나 야간 또는 이른 아침)과 활동 상황(운동 또는 휴식)을 파악하고 협심증의 중증도와 발작의 유인을 검토한다. • 활동 내용뿐만 아니라 스트레스가 따르는 상황(추위 등)의 유무를 확인한다. 🔍 잠재적 간호 문제 : 침상 안정에 따른 운동 부족으로 인한 변비/라이프스타일의 변화 **질산약의 효과** • 질산약을 혀 밑에 녹여도 증상이 소실 또는 감소하지 않으면 심근경색을 의심한다. • 질산약의 사용 빈도가 높고 효과가 적은 경우는 심각한 협심증이다. 🔍 잠재적 간호 문제 : 적절한 복약을 할 수 없어 약의 효과 감소 **그 외 증상** • 부정맥을 합병할 수도 있으므로 맥박수, 리듬, 심계항진 및 현기증 유무에 주의하여 관찰한다. • 호흡곤란, 호흡수 이상이나 다리의 부종이 인정되는 경우에는 울혈성 심부전이 합병된 것으로 생각할 수 있기 때문에 안락한 자세에서 안정을 취하는 동시에 주의하여 관찰한다.

	• 발작 시에 혈압의 변동이나 식은땀이 흐르지 않는지 주의해서 관찰한다. 🔍 잠재적 간호 문제 : 순환 상태 변화에 따른 고통 · 불쾌감/침상 안정에 따른 운동 부족에서 오는 변비
검사 결과의 파악	심전도, 심장 핵의학 검사, 심장 초음파 검사, 관상동맥 조영술 등 검사는 병형 분류나 확정 진단에 중요한 소견이며, 치료 계획, 간호 계획에 유용하다. • 비발작 시와 발작 시의 12유도 심전도 소견(ST의 변화)을 비교하여 병변 부위를 측정할 수 있다. • 심장 핵의학 검사에서 심근 허혈 부위나 심근 생존 능력, 심장 기능을 파악할 수 있다. • 심장 초음파 검사는 심장 혈관 전체 모양이나 구조, 벽운동을 파악할 수 있다. • 관상동맥 혈관 조영술에서는 심혈관 내 루멘의 형태를 파악할 수 있다. • 어떤 검사든 장시간(몇십 분~몇 시간) 같은 체위로 검사를 받게 된다. 따라서 사전 검사에 대한 불안감은 없는지, 또는 그 정도를 파악하고 경감하도록 한다. 검사 중에도 환자의 상태를 확인한다. 🔍 잠재적 간호 문제 : 치료에 대한 지식 부족/검사와 치료에 따른 고통, 불안
약의 효과 관찰	약물의 효과를 주시하여 효과가 나타나고 있는지 관찰한다. 약 효과가 보이지 않는 경우에는 그 원인을 객관적으로 평가하여 의사와 상담 후 치료 방법을 재검토하거나 환자가 복용을 준수하는 등 대응이 필요하다. • 약이 효과가 있는지 관찰한다. 효과가 없으면 약물 요법 자체의 효과에 원인이 있는지, 환자의 복약에 문제가 있는지 분명히 할 필요가 있다. 🔍 잠재적 간호 문제 : 복용 준수 저하
약물의 부작용 관찰	약에 의한 부작용을 주의 깊게 관찰한다. 약에 의한 부작용에는 차이가 있으므로, 원인이 되는 약을 밝히고 의사와 상담 후 치료 방법을 재검토한다. 또한 부작용에 따라서 저혈압이나 서맥 등이 나타나고, 전도의 위험이 높은 경우도 있으므로 위험을 예방하는 데도 중요하다. • 부작용으로 질산약에 의한 급격한 혈압 저하와 함께, β차단제는 서맥이 보여 넘어지기 쉽기 때문에 주의가 필요하다. • 혈액 응고 기능을 저하시키는 약물도 있으므로, 넘어지거나 타박상 등으로 일상생활에서 출혈을 일으키지 않도록 잘 고려해야 한다. • 약에 따라서는 두통, 구토, 설사, 발진을 일으킬 수 있고 QOL의 저하를 초래하기도 한다. • 부작용 발현 시에는 그 특징을 관찰하고 신속하게 의사에게 보고한 뒤 약의 분량이나 시간 조정을 한다. 🔍 잠재적 간호 문제 : 약물 부작용에 의한 낙상의 위험/약물 부작용에 의한 일상생활의 지장
위험 요인의 파악	협심증의 원인인 죽상 경화증의 위험 요인을 파악하고, 다시 발작 위험을 예방하는 것이 중요하다. • 커피나 주류의 대량 섭취, 고지방 음식, 소금을 많이 넣은 음식은 동맥경화의 위험 요인이다. 식생활 관리를 하는 사람(가족)과 함께 파악하고 개선이 필요한 경우에는 방법을 검토한다. • 정신적 스트레스와 더불어 주로 앉아 있는 생활로 운동량이 적은 것도 동맥경화의 위험을 높이므로 개선 방법을 함께 검토할 필요가 있다. • 과거 흡연 경력과 현재 흡연 습관을 듣고 흡연자에게 금연을 권한다. • 고혈압이나 당뇨병 증상과 치료 내용, 복용 준수를 파악한다. • 가족력이 있는 경우, 노인, 남성, 타입A 행동 패턴의 환자는 협심증이 되기 쉬우므로 재발작의 발병 가능성도 파악할 필요가 있다. 🔍 잠재적 간호 문제 : 협심증이 되기 쉬운 생활 환경

환자 · 가족의 심리 사회적 측면의 파악	환자 · 가족의 마음과 질병을 어떻게 인식하고 있는지 확인한다. 치료에 대한 협력, 치료법의 선택, 치료 지속 가능성에 영향을 주는 일상생활의 관리에 대해서도 파악한다. 환자 · 가족이 불안을 느끼고 있는 경우에는 정신적 지원을 계속해야 한다.

- 환자 가족에게서 질병에 대한 느낌을 듣도록 한다. 질병에 대한 인식이 낮은 경우 정중한 설명이 필요하다.
- 환자·가족의 요양 생활과 퇴원 후의 생활에 대해 느끼고 있는 점을 듣고 불안 요소를 제거할 수 있도록 한다.
- 🔍 잠재적 간호 문제 : 질병에 대한 불안/가사나 일 등 지금까지의 역할 변화/현재 상태와 미래의 불확실성

| Step1 영향 평가 | Step2 간호 초점 | Step3 계획 | Step4 실시 | Step5 평가 |

간호 문제 리스트

#1 심근 허혈에 따른 흉통이 있다(인지−지각 패턴).
#2 협심증 증상에 대한 ADL에 제한이 있다(활동−운동 패턴).
#3 입원 생활, 야간, 새벽 흉통 발작 때문에 충분한 수면을 취할 수 없다(수면−휴식 패턴)
#4 환자·가족이 질병에 대한 불안감을 갖고 있다(자기 인식 패턴).
#5 안정에 따른 운동 부족으로 인해 변비를 일으킨다(배설 패턴).
#6 약물의 부작용으로 인한 현기증이나 혈압 저하에 의해 낙상 위험이 있다(건강 지각−건강관리 패턴).
#7 협심증에 대한 지식이 부족하다(인지−지각 패턴).
#8 적절한 복약을 할 수 없기 때문에 약의 효과가 감소한다(건강 지각−건강관리 패턴).
#9 협심증이 재발하지 않도록 하기 위한 생활습관을 가질 수 없다(건강 지각−건강관리 패턴).
#10 협심증 증상에 따라 활동이 제한되기 때문에 가사나 일 등 지금까지의 역할을 수행할 수 없다(역할−관계 패턴).

간호의 우선순위 지침

- 증상으로 인한 고통이 매우 강하다. 증상의 출현은 운동이나 정신적 스트레스와 깊은 관련이 있기 때문에 증상이 나타나는 동안은 증상을 완화하기 위한 환경을 갖추는 것이 중요하다.
- 안정이나 약물 요법에 의한 2차적인 문제에 대한 배려도 필요하다.
- 질병은 생활습관과 관련이 깊기 때문에 다시 발작을 일으키지 않기 위한 생활습관을 유지하고 재발작 시 대응 방법을 지도하는 것도 중요하다.

| Step1 영향 평가 | Step2 간호 초점 | Step3 계획 | Step4 실시 | Step5 평가 |

1 간호 문제	간호 진단	간호 목표(간호 성과)
#1 심근 허혈에 따른 흉통이 있다.	**급성 통증** **관련 요인:** 순환계 장애 **진단 지표** ☐ 신호와 함께 나타나는 통증 호소 ☐ 통증이 있다는 것을 표현하는 행동 ☐ 안면 통증	〈장기 목표〉 흉통의 원인이 되는 활동을 밝히고 완화할 수 있다. 〈단기 목표〉 1) 흉통을 일으키는 활동에 대해 말하는 것이 가능하다. 2) 흉통의 원인이 되는 활동을 피할 수 있다. 3) 흉통이 일어났을 때의 대처 방법을 실행할 수 있다.
간호 계획		중재 포인트와 근거
OP 경과 관찰 항목 • 증상 부위, 통증의 정도, 외관 상태의 관찰		➔증상을 항상 체크한다. [근거]증상이나 빈도의 변화가 있다면 협심증의 악화를 고려한다.

TP 간호 치료 항목
- 발작 시 안정을 촉진하고 의사와 상담하여 질산 약을 혀 밑에 투여한다.

EP 환자 교육 항목
- 발작 시 즉시 의료진에게 전하도록 지도한다.
- 발작의 원인이 되는 활동에 대해 논의한다.
- 발작이 일어난 경우에는 안정을 취하고 질산 약을 혀 밑에 넣고 녹이도록 지도한다.

➡ 안락한 자세를 취할 수 있도록 고려한다. `근거` 안정된 상태에서 심근의 산소 소비량을 낮추는 것으로, 흉통을 가볍게 감소시킬 수 있다.

➡ `근거` 운동 협심증의 경우 유인이 되는 활동인 경우가 많고, 이를 피하기 위해 발작을 회피할 수 있다.
➡ 질산 약은 앉거나 누워서 사용한다. `근거` 급격한 혈압 저하로 낙상할 위험이 있다.

---

② 간호 문제	간호 진단	간호 목표(간호 성과)
#2 협심증 증상 때문에 ADL에 제한이 있다.	**활동 내성 저하** **관련 요인**: 질병 **진단 지표** □ 활동에 대한 혈압, 심장박동수, 이상 반응 □ 운동 시 호흡곤란	〈**장기 목표**〉 발작을 일으키는 일 없이 일상생활을 할 수 있다. 〈**단기 목표**〉 1) 발작의 원인이 되는 활동을 말할 수 있다. 2) 발작의 원인이 되는 활동을 피하면서 일상생활을 할 수 있다.

간호 계획	중재 포인트와 근거

OP 경과 관찰 항목
- 발작이 일어날 때의 증상, 활동 상황을 관찰한다.

➡ 발작이 일어났을 때의 자세한 상황을 확인한다. `근거` 발작 시의 활동 상황에 따라 질병의 심각도를 측정할 수 있으며, 피해야 하는 활동을 밝히는 것이 가능하다.

TP 간호 치료 항목
- 발작이 생기면 안정을 취하게 한 뒤 의사에게 보고하고, 질산 약의 사용을 상담한다.

➡ 안정과 질산 약이 증상을 없애거나 감소시킬 수 있음을 설명한다. `근거` 휴식으로 전신의 산소 소비량을 줄이고, 질산 약으로 관상동맥을 확장시켜 심장에 산소 공급량을 늘리고 증상 완화를 도모한다.

EP 환자 교육 항목
- 기온차에 주의하고 의류와 난방 등으로 조정하도록 지도한다.
- 필요 시 활동 중간에 휴식하도록 지도한다.
- 흉통이 생기면 안정을 취하고 질산 약을 사용하도록 지도한다.

➡ 발작의 원인과 그것을 피하는 생활에 대해 생각하고, 환자와 논의한다. `근거` 발작을 줄이기 위한 행동을 계속하게 하려면 환자의 일상생활 속에서 실행 방법을 잘 검토해야 한다.

---

③ 간호 문제	간호 진단	간호 목표(간호 성과)
#3 입원 생활, 야간, 이른 아침 가슴 통증이나 발작 때문에 충분한 수면을 취할 수 없다.	**불면증** **관련 요인**: 신체적 불편, 환경의 변화 **진단 지표** □ 환자가 잠들기 어려움을 호소한다. □ 환자가 수면 지속의 곤란을 호소한다.	〈**장기 목표**〉 충분한 수면으로 만족스러운 일상생활을 할 수 있다. 〈**단기 목표**〉 1) 수면 상태를 말할 수 있다. 2) 야간에 잠들지 못하는 원인을 말할 수 있다. 3) 야간에 잠들지 못하는 원인을 제거할 수 있다.

간호 계획	중재 포인트와 근거

OP 경과 관찰 항목
- 수면 시간, 숙면감의 관찰

➡ 평소의 수면 패턴을 확인한다. `근거` 생활 리듬의 변화에 의해 수면을 방해받고 있다.

TP 간호 치료 항목
- 환자가 안정적으로 수면을 취할 수 있는 환경을 정돈한다.
- 수면제의 필요성, 복용 시간과 양을 의사와 상담해야 한다.

EP 환자 교육 항목
- 생활 시간을 규칙적으로 정돈하도록 지도한다.

➡실내의 온도나 소리 등 수면을 방해하는 것들을 밝히고 제거한다. **근거** 수면 부족은 안락감을 방해하고 스트레스와 발작을 유도한다.

➡지금까지의 수면 습관을 되짚어보아 환자에게 적합한 활동 시간에 대해 논의한다. **근거** 환자가 실행 가능하다고 생각하지 않으면 생활습관을 바꿀 수 없다.

4 간호 문제	간호 진단	간호 목표(간호 성과)
#4 환자 · 가족이 질병에 대한 불안감을 갖고 있다.	**불안** **관련 요인**: 건강 상태의 변화, 건강 상태에 대한 위협, 침습적 검사와 처치 **진단 지표** □ 흉통 □ 인생의 사건의 변화에 따른 걱정을 표현한다.	〈**장기 목표**〉 환자 · 가족의 질환에 대한 불안이 완화되고 심신이 안정된 입원 생활을 할 수 있다. 〈**단기 목표**〉 1) 불안의 원인을 말로 할 수 있다. 2) 불안의 완화 방법을 고려할 수 있다.

간호 계획	중재 포인트와 근거
OP 경과 관찰 항목 - 환자 · 가족의 질환에 대한 인식 파악 - 불안의 원인 파악	➡심리 상태의 변화를 놓치지 않는다. **근거** 즉각적인 검사나 치료가 필요한 경우가 많아 혼란을 초래하기도 한다.
TP 간호 치료 항목 - 불안을 표출하기 쉬운 환경을 만든다. - 불안의 원인을 제거할 수 있도록 지원한다.	➡불안감이 빈번하게 들지는 않는지 확인한다. **근거** 검사와 치료가 시급하게 진행되기 때문에 충분히 이해하고 생각할 시간이 적고, 기분을 표출하기 어려운 경우가 있다.
EP 환자 교육 항목 - 건강 상태와 검사, 치료에 대해 알기 쉽게 설명한다.	➡치료와 검사를 하면서 무엇이 불안한지 확인한 뒤 설명한다. **근거** 환자 · 가족에 의한 이해의 정도나 불안을 느끼는 것이 다르다.

5 간호 문제	간호 진단	간호 목표(간호 성과)
#5 안정에 따른 운동 부족으로 변비가 생긴다.	**변비** **관련 요인**: 부족한 신체 활동 **진단 지표** □ 배변 횟수의 감소	〈**장기 목표**〉 규칙적으로 배변하며 복부 불쾌감이 사라진다. 〈**단기 목표**〉 1) 변의 양상을 관찰할 수 있다. 2) 복부 마사지를 실시할 수 있다.

간호 계획	중재 포인트와 근거
OP 경과 관찰 항목 - 배변 횟수, 변의 양상 관찰 - 복부 불편 관찰 - 장 연동 소리의 관찰	➡변의 양상은 항상 체크한다. **근거** 딱딱한 변의 경우, 배출 시 발작을 유발하기 쉽다.
TP 간호 치료 항목 - 적절한 수분 섭취 계획에 따라 수분 섭취를 도모한다. - 필요에 따라 복부 마사지나 따뜻한 찜질을 한다.	➡너무 힘을 주지 않고 배변할 수 있도록 한다. **근거** 힘을 너무 주면 발작을 일으키기 쉽다.

• 2일 이상 배변이 없으면 의사와 상담 후 완화제의 조절과 투여, 좌약 등을 검토한다.

EP 환자 교육 항목
• 환자에게 너무 안정만 취하면 변비가 오기 쉽다는 것을 설명하고, 예방법을 지도한다.

➡변의 양상을 부드럽게 하도록 조정한다. 근거변의 성질을 부드럽게 하고 힘을 너무 주지 않음으로써 배변 시의 발작을 억제할 수 있다.

➡배변 시 힘을 너무 주지 않도록 설명한다. 근거배변 시 힘을 너무 주면 발작을 일으키기 쉽다.

6 간호 문제	간호 진단	간호 목표(간호 성과)
#6 약물의 부작용으로 현기증이나 혈압 저하가 일어나 넘어질 위험이 있다.	낙상 위험 상태 **위험 요인**: 혈관 확장제, 기립성 저혈압, 하지 근력의 저하	〈**장기 목표**〉 낙상되지 않기 위한 예방 행동을 취할 수 있다. 〈**단기 목표**〉 1) 낙상의 위험성을 높이는 요인을 밝힐 수 있다. 2) 낙상하지 않기 위한 방법을 말할 수 있다.

간호 계획	중재 포인트와 근거

OP 경과 관찰 항목
• 내복약의 작용 · 부작용 정도의 관찰

• 질산 약 사용 시 효과 관찰
• 사지의 근력 관찰

TP 간호 치료 항목
• 안정에 따른 사지의 근력 저하가 생긴 경우는 재활 치료를 함께 한다.

• 걷기 시작 전에 다리를 내리고 자리에 앉아 있는 시간을 마련한다.

EP 환자 교육 항목
• 질산 약은 앉아서 사용하는 등 안전한 환경에서 사용하도록 지도한다.

• 약의 부작용으로 넘어지기 쉬운 상태임을 설명하고, 이동할 때는 난간 등을 잡고 보행하도록 한다.

➡복용을 잊지 않았는지, 복용 방법이 적절한지 확인한다. 근거증상에 따라 약물 복용 방법이 변경될 수 있다.
➡질산 약물의 사용 방법, 사용 기간이 만료되지 않았는지 확인한다. 근거사용 방법이 잘못되면 효과를 얻을 수 없다.

➡안정도를 올릴 때는 낙상에 주의하여 재활 치료를 한다. 근거휴식 기간이 길어지면 사지의 근력이 저하되지만 그것을 자각하는 데는 어려움이 많다.
➡기립성 저혈압을 주의하고 서서히 몸을 움직인다. 근거장기 휴식 후 기립성 저혈압이 되기 쉽다.

➡근거질산 약은 혈압을 급격히 저하시키기 쉬우므로 낙상의 위험이 있다.

7 간호 문제	간호 진단	간호 목표(간호 성과)
#7 협심증에 대한 지식이 부족하다.	지식 부족 **관련 요인**: 정보를 잘못 해석 **진단 지표** ☐ 문제를 말로 표현한다. ☐ 어려움이나 지시 사항을 미온적으로 수행한다.	〈**장기 목표**〉 협심증 검사나 치료에 대해 이해하고 협력하는 것이 가능하다. 〈**단기 목표**〉 1) 치료나 검사에 대해 확실하지 않은 것을 말해줄 수 있다. 2) 치료와 검사의 내용을 이해할 수 있다고 말한다.

간호 계획	중재 포인트와 근거

OP 경과 관찰 항목
• 치료나 검사에 대해 환자가 협력하는 모습
• 치료나 검사에 대한 생각

TP 간호 치료 항목
• 치료나 검사의 흐름을 예측하기 쉽도록 지원한다.

➡과거의 치료, 검사 경험을 확인한다. 근거경험에 따라 치료나 검사에 대한 인식이 변화한다.

➡치료와 검사의 흐름을 예측하기 쉽도록 지원한다. 근거검사의 흐름을 예측하여 불안을 경감할 수 있다.

EP 환자 교육 항목
- 치료나 검사에 대해 알기 쉽게 설명한다.

---

8 간호 문제	**간호 진단**	**간호 목표(간호 성과)**
#8 적절한 복약을 할 수 없어 약의 효과가 감소한다.	**불이행** **관련 요인**: 계획된 치료 행동에 관한 지식과 기술 **진단 지표** ☐ 지시에 따르지 않는다는 것을 보여주는 행동 ☐ 개선하지 않는다.	〈장기 목표〉 적절한 복약 행동으로 최대의 치료 효과를 얻을 수 있다. 〈단기 목표〉 1) 복용하는 약의 작용과 부작용을 제대로 이해할 수 있다. 2) 적절한 복약 방법을 말할 수 있다.

간호 계획	**중재 포인트와 근거**
OP 경과 관찰 항목 • 내복약의 복약 방법을 청취한다. • 제대로 복약할 수 없는 요인을 밝힌다.	➡내복의 양이나 횟수가 적절한지 확인한다. 근거 혈압 저하나 혈액 응고 기능을 저하시키는 작용을 하는 약물도 포함되기 때문에 과잉 섭취가 이루어지는 다양한 2차적 문제를 파생시킨다.
TP 간호 치료 항목 • 환자의 희망을 듣고 약물의 양과 시간을 의사와 상담하여 도와준다.	➡환자의 생활습관에 맞춘 복약 방법을 검토한다. 근거 계속해서 제대로 복약하기 위해서는 실행 가능한 방법이어야 한다.
EP 환자 교육 항목 • 약의 작용과 부작용에 대해 설명하고 정확하게 복약하도록 지도한다.	➡작용 · 부작용에 대해 이해하여 적절한 복용의 중요성을 알도록 돕는다. 근거 약물의 작용에 대해 알아야 필요성을 실감할 수 있다.

---

9 간호 문제	**간호 진단**	**간호 목표(간호 성과)**
#9 협심증이 재발하지 않는 생활습관을 갖지 못한다.	**비효과적 자기 건강관리** **관련 요인**: 지식 부족, 치료 계획에 대한 불신 **진단 지표** ☐ 질병을 관리하고 싶다고 말한다. ☐ 위험 요인을 감소시키는 행동을 할 수 없다.	〈장기 목표〉 다시 협심증이 발병하지 않도록 삶을 개선할 수 있다. 〈단기 목표〉 1) 생활 속에서 위험 요인을 말할 수 있다. 2) 위험 요인을 직시하고 생활 방법에 대해 말할 수 있다.

간호 계획	**중재 포인트와 근거**
OP 경과 관찰 항목 • 일상생활에서 위험 요소를 확인한다.	➡식생활, 운동, 스트레스, 흡연, 가족력에 대한 자세한 내용을 확인한다. 근거 협심증의 위험 사실은 일상생활과 관계가 많다.
TP 간호 치료 항목 • 위험 요인이 많은 생활 개선 방법에 대해 환자와 논의한다. • 개선 방법이 실행 가능하다고 여길 수 있도록 지원한다.	➡환자들이 실행 가능하다고 생각되는 방법을 논의한다. 근거 일상생활의 습관을 바꾸기 위해서는 환자가 '할 수 있다'고 생각하는 것이 필요하다.

EP 환자 교육 항목
- 위험 요인을 감소해야 하는 이유를 설명한다.

➲환자 자신의 생활과 관련지어 알기 쉽게 설명한다.
근거 일반론으로 말하지 말고 환자의 삶에 대해 이해를 촉진한다.

10 간호 문제	간호 진단	간호 목표(간호 성과)
#10 협심증 증상에 의해 활동이 제한되기 때문에 가사나 일 등 지금까지의 역할을 수행할 수 없다.	비효과적 역할 수행 **관련 요인**: 협심증 **진단 지표** ☐ 역할 재수행을 위한 능력의 변화	〈장기 목표〉 협심증 발작을 일으키지 않는 생활에 적합한 역할 수행 방법을 발견하는 것이 가능하다. 〈단기 목표〉 1) 지금까지의 역할 속에서 협심증 발작의 원인을 말할 수 있다. 2) 역할 수행을 위한 개선 방법을 말할 수 있다.

간호 계획	중재 포인트와 근거
OP 경과 관찰 항목 • 지금까지의 역할에 대해 확인한다. • 발작의 원인에 대해 밝히도록 한다.	➲환자의 역할이 생활에 주는 영향을 확인한다. 근거 지금까지의 역할이 경제 상황 등 삶의 지속에 영향을 미칠 수 있다.
TP 간호 치료 항목 • 지금까지와 같은 역할 수행이 가능한지 환자와 논의한다. • 역할 수행을 위한 개선 방법을 논의한다.	➲질병의 영향을 받는 경우, 역할 수행 방법의 변경이 가능한지 여부를 논의한다. 근거 역할 수행의 중요성과 구체적인 질환과의 관련성을 분명히 하여 계속 방법을 검토한다.
EP 환자 교육 항목 • 협심증 발작을 다시 일으키지 않기 위한 행동의 필요성과 그 이유를 설명한다.	➲환자의 생각을 경청하면서 설명한다. 근거 행동 변화가 필요한 경우, 동기를 가지는 것이 중요하다.

Step1 영향 평가	Step2 간호 초점	Step3 계획	**Step4 실시**	Step5 평가

병기·병태·중증도별 관리 포인트

【운동성 협심증】 운동이 원인이 되어 발작이 일어나기 때문에, 발작의 원인이 되는 운동을 줄일 수 있도록 일상생활 속 주의사항을 환자에게 지도한다. 또한 발작이 일어났을 때의 대응 방법을 환자에게 지도한다.

【불안정 협심증】 안정 시에 흉통 발작을 보이고, 심근경색으로 이행되기 쉬우므로 증상을 충분히 관찰하고 이상을 조기에 발견하기 위해 노력한다. 환자가 안정을 유지할 수 있도록 환경을 정돈한다. 발작 시 고통 완화와 증상에 따른 불안감을 완화시킨다.

【이형 협심증】 운동과 관계없이 야간부터 새벽, 오전 중의 휴식으로 관상동맥의 경련을 일으키는 발작이 일어나기 쉽다. 따라서 그 시간대의 증상을 관찰하여 이상을 조기에 발견하도록 노력한다. 부정맥을 병합하기 쉽기 때문에 맥박도 주의 깊게 관찰한다.

간호 활동(간호 중재) 포인트

진료·치료의 도움
- 협심증 발작이 일어났을 때의 대응 방법을 지도한다.
- 발작 시 사용하는 질산 약물의 사용 방법이 정확하지 않으면 약의 효과를 얻을 수 없기 때문에 적절한 방법을 지도한다.
- 치료, 검사 내용을 알기 쉽게 설명한다.
- 검사를 장시간 동일한 체위로 실시하는 경우가 많으므로, 관상동맥 조영술은 침습이 크다. 검사 내용을 충분히 설명하고 동의를 얻는 동시에 검사에 협력하도록 한다. 또한 검사할 때 안락한 체

위를 연구하여 환자의 고통과 불안감을 경감시키도록 한다.

- 내복약을 제대로 복약할 수 있도록 지도한다.
- 부작용이 나타날 때는 약의 특징을 관찰하고 즉시 의사에게 보고하여 약물의 양이나 시간을 조정한다.

심신의 안정을 위한 환경 정비
- 충분한 휴식을 얻을 수 있도록 안정할 수 있는 환경을 만든다.
- 발작이 일어나지 않도록 활동 방법을 지도한다.
- 환자·가족의 불안감을 줄일 수 있도록 지원하고, 검사와 치료에 따른 스트레스를 최대한 제거한다.

낙상 방지
- 장기간 안정을 취하여 사지의 근력이 저하하고, 낙상의 위험이 높아진다. 안정도를 확대할 때는 사지의 근력을 충분히 평가하고, 필요 시 지원하며 안전하게 침대에서 내려올 수 있도록 환경을 연구한다.
- 질산 약의 복용에 의해 갑작스러운 혈압 저하가 일어날 수 있으므로 누운 자세 또는 앉은 자세에서 복약을 지도한다.
- 내복약의 작용으로 저혈압, 서맥이 되기 쉽기 때문에 약을 변경할 때는 특히 주의하도록 지도한다.

퇴원·요양 지도

- 발작이 일어나지 않는 생활을 할 수 있도록 ADL을 지도한다.
- 위험 요인에 대한 자기관리 방법을 지도한다.
- 적절한 복약 방법을 지도한다.
- 발작이 일어났을 경우 대처법을 설명한다.

Step1 영향 평가   Step2 간호 초점   Step3 계획   Step4 실시   Step5 평가

평가 포인트

간호 목표 달성도
- 발작 증상이 악화하고 있지는 않은가?
- 발작을 유발하는 활동을 피하면서 일상생활을 할 수 있는가?
- 발작 시 대응 방법은 이해할 수 있는가?
- 배변을 규칙적으로 하는가?
- 낙상 없이 일상생활을 확대할 수 있는가?
- 적절한 복약 행동으로 최대한의 치료 효과를 얻을 수 있는가?
- 환자·가족의 불안이 완화되고 심신이 안정된 생활을 위한 준비가 되어 있는가?

병인 악화 요인

흡연, 음주, 지질이상

신체 운동, 냉증, 식사, 흥분, 목욕, 자세(급하게 누움, 전굴 자세)

위험 요인(식생활, 운동 습관, 정신적 스트레스, 흡연, 고혈압, 당뇨병, 성격, 가족사)

병태

관상동맥의 경련

조직과 심근 산소 소비량 증가

관상동맥의 죽상 경화

관상동맥의 기능적 협착

심근 산소 수요량의 증가

관상동맥의 기질적 협착

심근에 산소 공급량 감소

심근에 산소 공급량 감소

심근 산소 수요 공급의 언밸런스

심박출량 감소
심박출량 감소

심근 허혈

울혈성 심부전

증상

흉통 : 일과성 가역
심전도 변화 : ST 상승, ST 하강
빈맥·혈압 상승

#1 급성, 통증
#2 활동 내성 저하
#3 불면증
#4 불안
#10 비효과적 역할 수행

호흡곤란, 호흡수 증가, 객담 증가
빈맥, 서맥
혈압 하강

비효과적인 호흡 패턴
비효과적 조직 순환

진단 검사

문진·진찰
• 흉통 등의 호소
• 유사 질환의 제외 진단

검사
• 심전도
• 흉부 X선 검사
• 초음파 심장 검진
• 심장 핵의학 검사
• 관상동맥 조영술

불안

치료 간호

약물 요법

RC: 약물의 부작용
구역질
RC: 두통
RC: 혈압 저하, 현기증
RC: 급성 관상동맥 증후군
#6 낙상 위험 상태

휴식
#5 변비
폐용증후군

경피적 관상동맥 인터벤션

불안

외과적 치료
관상동맥 바이패스 수술

불안
급성 통증
폐용증후군

식이요법
운동 요법
금연
정신적 스트레스의 완화

#7 지식 부족
#8 불이행
#9 비효과적 자기 건강관리

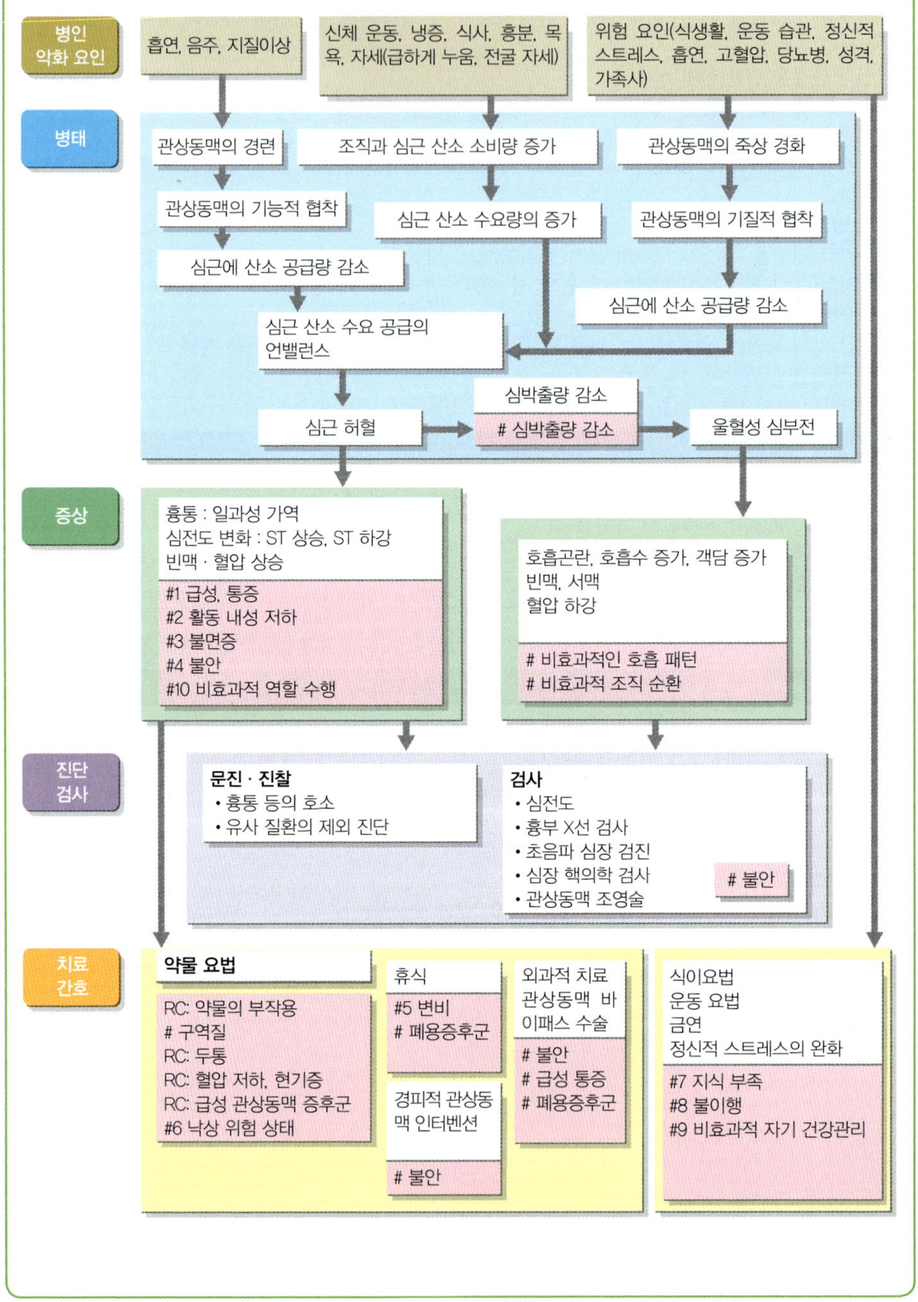

B 심근경색 환자의 간호

사쿠라이 아야노

간호 과정 순서도

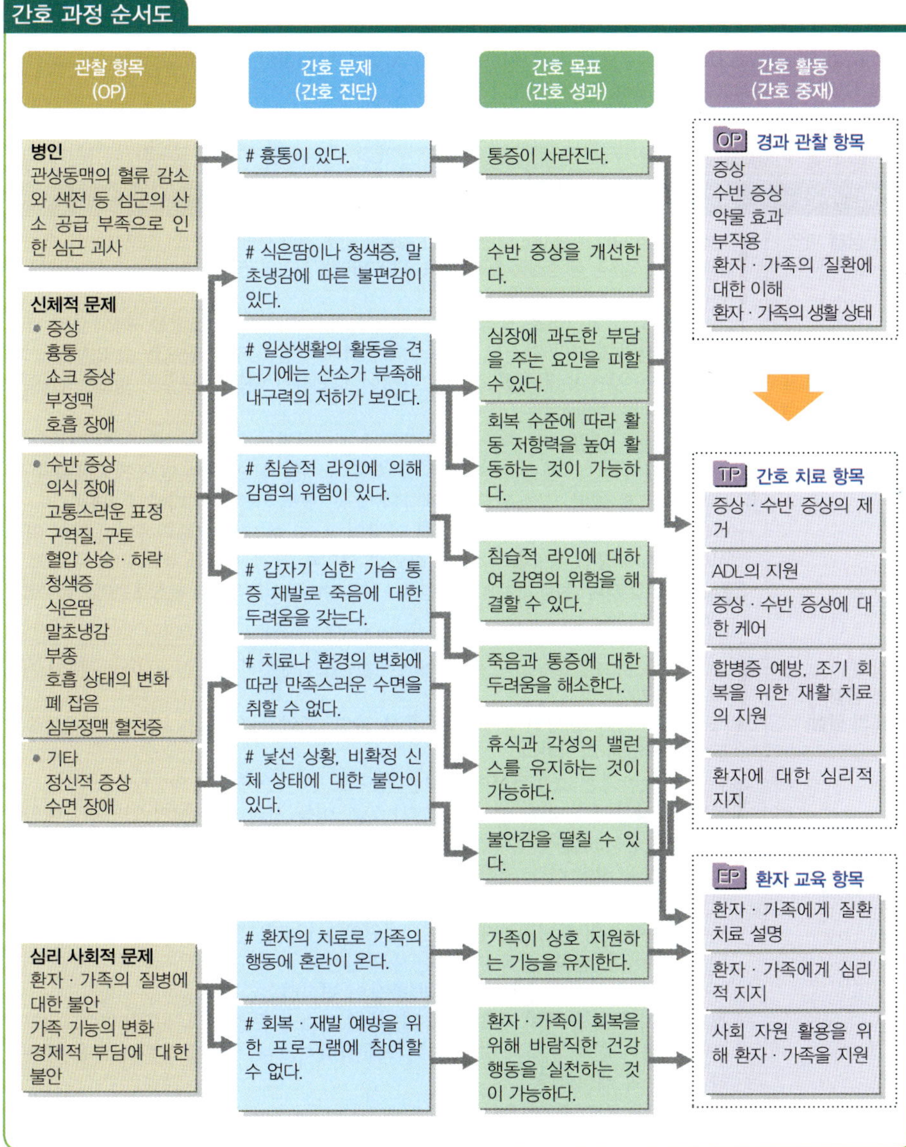

- 한시라도 빠른 확정 진단과 적절한 치료가 예후를 좌우하기 때문에 처치를 돕고, 전신 상태를 관찰하며, 환자의 자각 증상을 평가할 필요가 있다.
- 심한 가슴 통증과 응급 입원에 의한 불안감 때문에 흥분 상태에 빠지기도 하므로 불안감을 완화할 수 있도록 돕는다.
- 팀에서 함께 정보를 공유함으로써 조기 진단과 조기 치료를 도모하고, 환자의 스트레스와 불안 등 위기 상황에 대응하는 것이 중요하다.

Step1 영향 평가	Step2 간호 초점	Step3 계획	Step4 실시	Step5 평가

정보 수집	평가 관점과 근거·잠재적 간호 문제
전신 상태 파악	전신 상태의 파악은 환자에 대한 적합한 치료와 간호 계획 수립에 필요한 정보가 된다. 흉통 외에 구토, 식은땀 등 증상을 호소하기도 한다. 바이털 사인의 변화를 경시적으로 관찰하면서 응급 상황 시 신속하게 대응한다. • 의식 장애, 고통스러운 표정: 말을 걸었을 때의 반응이나 표정을 주의 깊게 관찰한다. 심장 출력량 감소로 쇼크 상태에 빠져 긴급 처리가 필요할 수 있다. • 구토: 약물 부작용에 의한 증상의 감별이 필요하기 때문에 구토의 양상, 양, 오연의 유무를 관찰한다. • 식은땀, 말초 냉감: 바이털 사인의 변화를 배려하면서 환자의 고통을 없앤다. • 호흡 상태의 변화: 폐울혈, 폐부종 등 호흡 장애를 일으킬 수 있으므로 호흡수, 호흡음, 호흡 패턴, 산소포화도, 객담의 양상, 혈액 가스 데이터에 주의한다. • 약의 효과 부작용: 환자에게 투여된 약물의 효과, 부작용에 주의하면서 약의 확실한 관리와 감염 예방을 위해 각 라인의 삽입부 감염 징후에 주의한다. 🔍 **잠재적 간호 문제**: 침습 라인에 의한 감염의 위험 상태/ADL은 부족한 산소와 관련된 내구력 저하
증상의 출현 상황, 정도의 관찰	조기 확정 진단과 치료의 시작, 합병증의 조기 발견을 위해 주의 깊은 전신 상태의 관찰과 자각 증상을 파악한다. • 가장 많은 자각 증상인 흉통 외에 흉부 불편, 중압감, 압박감, 교액감, 심계항진 등도 상세하게 확인한다. • 흉통에 수반하는 호흡곤란이나 식은땀, 구토, 청색증에도 주의한다. • 발병 시 상황이나 병력, 생활 배경, 가족력, 이동 시의 모습은 가족과 구급대원에게서 확인하고 환자의 부담을 최소화한다. • 출현 시간과 지속 시간: 흉통이 출현한 시간에서 발병 시간과 경과 시간을 파악하고, 증상의 지속 시간은 심근 괴사 정도와 재관류 요법의 지표가 된다. • 부위: 전 흉부의 광범위하거나 좁은 범위의 날카로운 통증이나 상복부 또는 등 뒤, 왼쪽 어깨, 왼쪽, 팔에 분산되는지 확인한다. • 양상: 호흡이나 신체 움직임에 따라 증상이 변화하는가? • 정도: 가장 아팠을 때의 값을 10이라고 하면 현재 통증은 어느 정도인가?(( )/10) • 측정 결과나 환자의 자각 증상을 의사와 공유하고 환자에게 같은 질문을 반복하지 않도록 배려한다. 🔍 **잠재적 간호 문제**: **흉통**이 있다.
검사 소견, 바이털 사인의 모니터링 파악	환자에게 부담이 되지 않도록 검사를 도울 때, 검사 결과를 확인·판독할 때 추가 검사나 치료에 대해 예측하면서 행동한다. **검사의 시중** • 심전도: 장애 시기나 부위에 따라 특징적인 패턴이 있다. • 혈액 생화학 검사: 발병 시기, 정도의 지표가 된다. • 심장 초음파: 장애 부위나 심장 기능, 합병증의 지표가 된다.

	• 흉부 X선 검사, CT 검사: 합병증이나 다른 질환과의 감별을 실시한다. • 심장 카테터법(catheterization): 확정 진단 **바이털 사인 모니터링** • 혈압의 상승과 하락: 쇼크 증상으로 인한 혈압 저하. 통증에 의한 혈압 상승 등 질병과 증상을 연결하면서 바이털 사인을 측정한다. • 부정맥: 특히 급성기에는 심한 부정맥이 나타날 가능성이 높기 때문에 심전도의 모니터링을 실시한다. 🔍 잠재적 간호 문제 : 식은땀이나 청색증, 말초 냉감이 있다.
환자를 이해하고 어드히런스의 파악	환자의 두려움과 불안을 이해하고 안정감을 주는 자세를 가지며, 질환의 이해와 어드히런스를 깊이 있게 한다. • 심근 산소 소비량을 최소화하기 위해 휴식이 필요하더라도 안정이 반드시 환자에게 안락한 것은 아님을 염두에 둔다. • 발병의 충격이나 급격한 환경 변화에 따라 환자의 스트레스 증가를 고려한다. • 가족이나 친구 등과 연락을 취해 지원을 얻을 수 있도록 한다. 🔍 잠재적 간호 문제 : 흉통이 있음/죽음과 관련된 공포/치료와 환경 때문에 숙면을 취하지 못함/익숙하지 않은 상황, 불확실한 신체 상태에 대한 불안감
환자 · 가족의 심리 사회적 측면의 파악	환자 · 가족이 질병을 어떻게 인식하고 있는지 확인하고 위기 상황을 최대한 방지하고 ADL의 변화와 코핑을 할 수 있도록 지원한다. • 갑작스러운 발증, 생명의 위기 상태에 놓임으로써 환자·가족이 심하게 동요하고 심리적으로 혼란스러울 수 있으므로, 질병과 치료에 대해 어떻게 이해하고 있는지 파악한다. • 가족의 심리적 신체적 측면이나 생활 면에서 어떤 영향이 일어나고 있는지 파악한다. • 퇴원을 위한 행동, 생활의 변화에 대한 이해 정도와 준비 상황을 파악하고 필요한 지원을 한다. 🔍 잠재적 간호 문제 : 환자의 치료에 따른 가족의 혼란/경제적 부담, 감정의 변화에 따른 가족 기능 파탄/회복, 재발 예방을 위한 프로그램에 참여하지 못한다.

Step1 영향 평가 **Step2 간호 초점** **Step3 계획** **Step4 실시** **Step5 평가**

간호 문제 리스트

\#1 흉통이 있다(인지–지각 패턴).
\#2 식은땀이나 청색증, 말초 냉감에 의한 불쾌감이 있다(활동–운동 패턴).
\#3 갑자기 심한 흉통이 재발하여 죽음에 대한 공포를 느낀다(자기 인식 패턴).
\#4 침습 라인에 따른 감염의 위험이 있다(영양–대사 패턴).
\#5 익숙하지 않은 상황, 불확실한 신체 상태에 대한 불안감이 있다(자기 인식 패턴).
\#6 일상생활의 활동을 견디기에 산소량이 부족해 내구력이 저하된다(활동–운동 패턴).
\#7 치료와 환경의 변화에 따라 만족스러운 수면을 취할 수 없다(수면–휴식 패턴).
\#8 환자의 치료로 인해 가족의 행동에 혼란이 온다(역할–관계 패턴).
\#9 회복, 재발 예방을 위한 프로그램에 참여할 수 없다(건강 지각–건강관리 패턴).

간호의 우선순위 지침

• 심근경색은 중증 부정맥이나 심폐 정지에 빠질 위험이 높기 때문에 증상과 병태의 생리를 잘 이해하여 이상을 조기 발견한 후 조치를 취한다.
• 격렬한 증상과 급격한 환경 변화에 따라 환자는 정신적으로 불안정한 상태가 되기 쉽고, 상태를 악화할 수도 있다. 따라서 검사나 조치를 취할 때, 환자가 안심하고 치료에 대한 의욕을 향상시킬 수 있도록 먼저 돕는 것도 중요하다.

1 간호 문제	간호 진단	간호 목표(간호 성과)
#1 흉통이 있다.	급성 통증 **관련 요인**: 질병 **진단 지표** □ 통증이 있다는 것을 표현하는 행동 □ 안면 통증 □ 통증의 상태 관찰 □ 혈압, 심장박동수, 호흡수의 변화	〈장기 목표〉 통증이 사라진다. 〈단기 목표〉 고통을 표출할 수 있다.

간호 계획

OP 경과 관찰 항목
- 증상이 출현한 시기, 지속 기간, 부위, 양상, 정도를 파악한다.

TP 간호 치료 항목
- 고통을 완화한다.
- 지시된 검사와 치료의 실시, 약물 투여

EP 환자 교육 항목
- 흉통 외에도 구토 등의 증상이 일어나므로 신속하게 연락하도록 전달한다.
- 환자가 안정을 유지하도록 지도한다.

중재 포인트와 근거

- ➡ **근거** 흉통 발작은 협심증보다 심하고 지속 시간도 길어 30분~몇 시간에 이른다. 휴식과 질산 약으로도 효과가 없기 때문에 모르핀 염산염을 사용할 수 있도록 해둔다.
- ➡ 가장 아팠을 때의 값을 10이라 하면 현재 몸의 통증은 어느 정도인지(( )/10) 파악하고 정도의 추이를 지속적으로 관찰한다.

- ➡ **근거** 흉통은 두려움과 불안 등 수반 증상을 유발하고 심신을 소모시키기 때문에 신속하게 통증을 경감시키도록 한다.

- ➡ 구토 시 가능하면 옆으로 누운 자세를 취해 흡인을 미리 방지한다. 구토 후 양치질을 하도록 한다.

2 간호 문제	간호 진단	간호 목표(간호 성과)
#2 식은땀이나 치아노제, 말초 냉감에 의한 불쾌감이 있다.	비효과적 말초 조직 순환 **관련 요인**: 심근경색, 부정맥 **진단 지표** □ 사지의 혈압 변화 □ 맥박 약화, 손실 □ 피부의 양상 변화	〈장기 목표〉 증상이 사라진다. 〈단기 목표〉 증상을 파악하고 합병증을 최소로 제한함으로써 고통을 최소화한다.

간호 계획

OP 경과 관찰 항목
- 자각 증상, 검사 소견, 부정맥의 변화
- 바이털 사인 변화
- 폐울혈, 폐부종의 증상

TP 간호 치료 항목
- 고통의 완화
- 지시된 검사와 치료 실시, 약물 투여

OP 환자 교육 항목
- 안정을 유지하도록 지도한다.

중재 포인트와 근거

- ➡ 각종 부정맥이 출현하고, 특히 심실 심박 비트와 심실 세동 등 중증 부정맥을 유발할 가능성이 높다.
- ➡ **근거** 급성 좌심부전과 합병되면 폐울혈, 폐부종 등으로 호흡 장애를 일으킬 가능성이 크다.

- ➡ **근거** 바이털 사인 측정치와 증상의 변화에 대해 신속하게 대응하고 안락한 자세를 취하게 해 불편감을 없애는 케어를 하여 통증을 경감시킨다.

- ➡ **근거** 활동을 제한하는 것이 환자의 고통을 증강하는 경우도 있다. 환자의 호소를 잘 듣고 협력을 얻을 수 있도록 대응한다.

3 간호 문제	간호 진단	간호 목표(간호 성과)
#3 갑자기 심한 흉통 재발에 따른 죽음의 공포를 느낀다.	**공포** **관련 요인**: 흉통, 긴급 입원 **진단 지표** ☐ 두렵고 걱정스러운 감정	〈장기 목표〉 두려움이 없어졌다고 말한다. 〈단기 목표〉 공포에 대처할 수 있다.

간호 계획	중재 포인트와 근거
OP 경과 관찰 항목 • 공포의 정도를 평가한다. • 현재의 코핑을 밝힌다. **TP 간호 치료 항목** • 질병 치료에 대한 설명을 천천히 부드럽고 간단하게 한다. • 두려움이나 걱정 등 감정을 표출하도록 한다. • 환자의 코핑을 칭찬한다. • 환자의 공포가 심각하거나 패닉 상태라면 의사와 연락한다. **EP 환자 교육 항목** • 이미지법과 호흡법 등의 릴랙션 기술 방법을 조언한다.	➲ 근거 심장 통증의 경험은 죽음의 공포와 직결되므로 매우 민감한 부분이다. ➲ 근거 공포는 부정확한 정보에 근거한 것도 있다. 정확한 정보를 제공함으로써 두려움을 없앨 수 있다. ➲ 근거 환자의 효과적인 코핑을 칭찬하는 것은 이후 환자의 적극적인 코핑을 강화한다. ➲ 근거 릴랙션 기술은 환자의 스트레스 반응에 대한 제어 의식을 높인다.

4 간호 문제	간호 진단	간호 목표(간호 성과)
#4 침습 라인에 의해 감염의 위험이 있다.	**감염 위험 상태** **위험 요인**: 침습적 처리	〈장기 목표〉 상태가 회복되고 침습 라인을 제거할 수 있다. 〈단기 목표〉 삽입부의 발적, 종창 없이 각 라인이 기능을 수행한다.

간호 계획	중재 포인트와 근거
OP 경과 관찰 항목 • 감염의 징후: 삽입부의 통증, 열감, 발적, 종창 **TP 간호 치료 항목** • 적절한 드레싱의 사용과 교환으로 병원체의 침입을 방지한다. • 청결 작업 수행 **EP 환자 교육 항목** • 라인 주위의 감염 위험에 대해 환자가 이해하고 삽입부 이상을 보이는 경우 연락하도록 전달한다.	➲ 근거 상태가 변화하기 쉽기 때문에, 긴급할 때 신속하게 대응하기 위해 라인 트러블에 주의해야 한다. ➲ 근거 침습 라인에 의해 환자가 구속감을 느끼기 쉽기 때문에 위험성의 이유를 쉬운 말로 설명한다.

5 간호 문제	간호 진단	간호 목표(간호 성과)
#5 익숙하지 않은 상황, 불확실한 신체 상태에 대한 불안감이 있다.	**불안** **관련 요인**: 환경의 변화, 환경에 대한 위협, 스트레스 **진단 지표** ☐ 활동적이지 않다. ☐ 정신을 빼앗긴다. ☐ 목소리를 떤다. ☐ 긴장한 표정	〈장기 목표〉 불안에 효과적으로 대처할 수 있다. 〈단기 목표〉 불안을 표출할 수 있다.

<table>
<tr><th>간호 계획</th><th>중재 포인트와 근거</th></tr>
<tr><td>

OP 경과 관찰 항목
- 불안의 수준을 평가한다.

TP 간호 치료 항목
- 무리하게 의사 결정을 요구하지 않고 환자 곁에서 도움을 준다.
- 불안 완화를 위해 적극적으로 개입한다.
- 과도한 자극을 없애 환자가 휴식을 취할 수 있도록 한다.

EP 환자 교육 항목
- 스트레스 상황이 불가피한 경우 불안감을 해결하는 방법을 권한다.

</td><td>

➡ **근거** 불안은 환자의 학습 능력이나 적합성을 막고 더 큰 불안과 긴장을 가져올 수 있다.

➡ 환자가 말로 마음을 표현하는 것을 고무하고, 공감하는 태도로 대한다.
➡ 음악, 아로마테라피, 마사지 등 환자에게 맞고 불안을 완화할 수 있는 방법을 찾는다.

➡ 어깨의 힘을 빼고 호흡을 제어하며, 천천히 생각하고, 긴장을 없애기 위한 마사지 등을 하여 표정을 변화시킨다.

</td></tr>
</table>

<table>
<tr><th>6 간호 문제</th><th>간호 진단</th><th>간호 목표(간호 성과)</th></tr>
<tr><td>

#6 일상생활의 활동을 견디기에는 산소가 부족해 내구력의 저하를 보인다.

</td><td>

활동 내성 저하
관련 요인: 심근경색, 순환 혈액량 감소
진단 지표
☐ 활동에 대한 혈압의 이상 반응
☐ 활동에 대한 심장박동수의 이상 반응
☐ 운동 시 호흡곤란
☐ 쇠약 호소

</td><td>

〈장기 목표〉 심장의 내성에 맞는 운동을 할 수 있다.
〈단기 목표〉 환자가 심장의 부담을 증가시키는 요인을 피할 수 있다.

</td></tr>
</table>

<table>
<tr><th>간호 계획</th><th>중재 포인트와 근거</th></tr>
<tr><td>

OP 경과 관찰 항목
- 활동 중 호흡, 혈압, 맥박의 급격한 상승
- 활동에 대한 바이털 사인의 변화
- 활동에 대한 피로감, 탈력감

TP 간호 치료 항목
- 환자의 심장 재활 프로그램에 따라 운동량을 늘린다.
- 운동 전·중·후 바이털 사인에 주의한다.
- 충분한 휴식 시간을 갖게 한다.
- 환자의 나아진 점을 찾아내고 평가한다.
- 생리적 반응을 기준으로 지도한다.

EP 환자 교육 항목
- 피로와 호흡수 증가 등에 따라 운동을 중지하는 기준을 환자에게 지도한다.
- 자기관리를 통해 낮은 산소 징후와 증상의 조기 발견을 할 수 있도록 지도한다.

</td><td>

➡ **근거** 환자의 내성을 보면서 안전하게 생리 기능을 높일 수 있도록 주의 깊게 관찰한다.

➡ **근거** 환자가 가능한 한 신체적 · 정신적 · 사회적으로 바람직한 상태를 유지하기 위해 적절한 운동을 하여 운동 능력의 저하를 방지하도록 한다.

➡ 환자들이 향후 전망을 예상하기 쉽도록 배려한다.

➡ 신체 상태를 보면서 진행시켜나가는 내용을 설명하고 프로그램이 잘 진행되지 않는 경우에도 설명하며 포기하지 않고 계속하도록 격려한다.

</td></tr>
</table>

7 간호 문제	간호 진단	간호 목표(간호 성과)
#7 치료와 환경 변화에 따라 만족스러운 수면을 취할 수 없다.	불면증 **관련 요인**: 특수 환경, 과도한 주간의 수면 공포, 불안 **진단 지표** □ 환자가 조기 각성을 호소한다. □ 환자가 잠들기 어려움을 호소한다. □ 환자가 수면 지속의 어려움을 호소한다.	〈**장기 목표**〉 환자의 휴식과 활동에 균형이 잘 잡혀 있다고 표현할 수 있다. 〈**단기 목표**〉 1) 입면을 고무시키는 방법을 발견한다. 2) 수면 시간이 지속된다.

간호 계획	중재 포인트와 근거
OP **경과 관찰 항목** • 환자의 수면 패턴을 평가한다. **TP** **간호 치료 항목** • 수면 시간을 방해할 우려가 있는 행동을 최소화한다. • 잠들기 전에 악몽과 불안감을 없앨 수 있도록 편안하게 잘 수 있는 방법이나 화제를 생각한다. **EP** **환자 교육 항목** • 환자와 함께 하루 동안의 활동 프로그램을 세운다. • 수면, 휴식 장애의 원인과 그 예방법에 대해 교육한다.	➡ 입원 전에 환자의 생활습관이나 낮 동안에 약물(진정제, 정신 안정제) 등을 사용하는지 확인한다. ➡ 환자와 함께 환자가 기대하는 수면 시간을 확인하고 최대한 환자의 희망에 따른 수면법을 찾는다. ➡ 근거 낮 시간의 활동량을 늘리고 낮잠 시간을 조정하여 야간 수면이 쉬워진다.

8 간호 문제	간호 진단	간호 목표(간호 성과)
#8 환자의 치료로 인해 가족의 행동이 혼란스러워진다.	가족 기능 파탄 **관련 요인**: 가족의 역할 변이, 가족의 경제 상황 변화, 위기 상황 **진단 지표** □ 커뮤니케이션 패턴의 변화 □ 서로 기대는 변화	〈**장기 목표**〉 가족이 상호 지원하는 기능 시스템을 유지할 수 있다. 〈**단기 목표**〉 가족이 서로의 감정을 말로 표현한다.

간호 계획	중재 포인트와 근거
OP **경과 관찰 항목** • 가족의 상황을 평가한다. **TP** **간호 치료 항목** • 가족의 상황을 평가하는 것을 돕는다. • 가족이 환자를 위해 노력하고 있는 것을 인정해준다. • 다른 전문 인력의 도움을 요청한다(사회복지사, 임상 심리사 등). **EP** **환자 교육 항목** • 가족이 현실적인 전망을 가질 수 있게 지도한다. • 가족 간의 감정을 말로 표현할 수 있도록 지도한다.	➡ 근거 환자에게 가족은 마음의 버팀목이지만, 환자뿐만 아니라 가족도 두려움과 불안을 안고 있다는 것을 염두에 둔다. ➡ 근거 갑작스러운 발병으로 가족이 동요하는 경우가 많으므로 질병과 치료에 대해 올바로 이해할 수 있도록 설명한다. 재발 예방을 위한 약물 요법 준수, 재활 치료, 운동 요법의 필요성을 지도한다. ➡ 근거 가족 간에 질병, 치료, 예후에 대한 지식을 공유하고 프라이버시가 확보될 수 있는 공간을 병원 내에 준비한다. 서로의 생각을 표출함으로써 케어에 협력적이 될 수 있다.

<table>
<tr><td>9 간호 문제</td><td>간호 진단</td><td>간호 목표(간호 성과)</td></tr>
<tr><td>#9 회복 재발 예방을 위한 프로그램에 참가할 수 없다.</td><td>비효과적 자기 건강관리
관련 요인: 지식 부족, 치료 계획에 대한 불신
진단 지표
☐ 치료 계획을 일상생활에 적용할 수 없다.
☐ 지시된 치료 방법을 실시하는 것이 어렵다고 말한다.</td><td>〈장기 목표〉 회복 재발 예방을 위한 프로그램에 참여할 수 있다고 표현한다.
〈단기 목표〉 회복 재발 예방을 위한 프로그램을 이해할 수 있다고 표현한다.</td></tr>
</table>

간호 계획	중재 포인트와 근거
OP 경과 관찰 항목 • 환자의 말을 잘 듣고 문제의 발견을 위해 노력한다. **TP 간호 치료 항목** • 환자가 치료에 적극적으로 임할 수 있도록 환자의 장점을 찾아 지지한다. • 환자의 입장을 수용한다. • 환자의 이해 정도를 확인하면서 질환의 병태 생리를 설명한다. **EP 환자 교육 항목** • 질병 과정, 치료 계획, 필요로 하는 일상생활의 변화에 대해 지도한다. • 환자가 이해할 수 있는 자료를 제공한다.	➲ **근거** 환자의 인식과 회복에 대한 의욕을 높이도록 제의할 필요가 있다. ➲ **근거** 환자가 치료에 참여하도록 하고, 라이프스타일을 변화시킬 필요성을 느낄 수 있도록 지원한다. ➲ 식사, 운동 등 라이프스타일을 변경하도록 필요한 정보를 제공한다. ➲ 질병과 치료, 사회 자원 등 자료를 전달할 뿐만 아니라 자료에 관심을 갖는지, 질문은 없는지, 내용을 이해할 수 있는지 확인하고, 정보가 일방적 제공으로 끝나지 않도록 주의한다.

| Step1 영향 평가 | Step2 간호 초점 | Step3 계획 | Step4 실시 | Step5 평가 |

병기·병태·중증도별 관리 포인트

【급성기】 순환 상태가 불안정하여 급격한 변화를 일으킬 수 있고, 생명이 위험한 상태에 있다. 합병증이 잠재하는 것을 염두에 두고, 이상의 조기 발견과 신속한 처리에 노력한다. 또한 환자·가족은 갑작스러운 발병과 집중적인 치료에 따른 공포와 불안감을 안고 있기 때문에 이를 해소하도록 노력함과 동시에 안정감을 주는 자세가 요구된다.

【회복기】 단계적으로 운동 부하를 진행하고 이상의 조기 발견에 노력한다. 또한 환자·가족이 질환을 어떻게 받아들이는지 확인하면서, 재발 예방을 위해 질환과 치료를 이해하고, 일상생활에서의 주의사항을 이해하여 사회에 복귀할 수 있도록 지도 교육한다.

간호 활동(간호 중재) 포인트

진단·치료 지원
• 환자의 불안과 죽음에 대한 공포를 배려해, 환자가 안심할 수 있도록 침착한 태도로 대한다.
• 가족이 불안하고 혼란스러운 상황임을 고려하여 최대한 시간을 들여 설명해 가족의 이해를 얻는다.
• 신속하고 정확한 대응을 할 수 있도록 병태 생리를 이해해둔다.
• 간호의 우선순위를 생각하면서 행동한다.
• 검사를 보조하면서 후속 검사와 치료를 예측한다.
• 팀으로 연대를 도모하고 정보를 공유한다.
• 환자·가족에게 질병의 특징을 알기 쉽게 설명한다.
환자·가족의 심리 사회적 문제에 대한 지원
• 환자·가족의 호소를 잘 듣는다.

- 상태에 대해 평이한 말로 이해하는지 확인하면서 설명한다.
- 환자가 향후 전망을 예상하기 쉽도록 배려한다.
- 걱정이나 의문점을 호소하기 쉽도록 적극적으로 말을 건다.
- 가족과 만남의 시간을 존중한다.

일상생활의 지원
- 활동 제한이나 환경 등으로 스트레스가 증가하지 않도록 기분 전환을 할 수 있게 지원한다.
- 적절한 수면 시간을 확보할 수 있도록 지원한다.
- 배설 등을 보조하는 데 따른 수치심이나 사양 등 정신적인 고통도 고려한다.

퇴원·요양 지도

- 재발 예방을 위한 환자 교육을 가족과 함께 한다.
- 식사나 운동 등 일상생활 변화의 중요성을 전달하고 끈기 있게 실천할 수 있도록 지원한다.
- 환자의 성공적인 문제 해결을 평가하고 자기 효력감을 높인다.
- 앞으로의 생활에서 주의해야 할 현상에 대해 이해하고 있는지 확인하면서 지도한다.
- 지역 사회 서비스와 후속 기관을 소개한다.
- 규칙적인 복약을 하도록 지도한다.
- 부작용이 발생한 경우에는 즉시 연락하도록 지도한다.

| Step1 영향 평가 | Step2 간호 초점 | Step3 계획 | Step4 실시 | Step5 평가 |

평가 포인트

간호 목표 달성도
- 사양하지 않고 고통을 표현하여 이를 해소할 수 있는가?
- 불안과 공포감을 느낀다는 것을 부인하지 않고 충분히 표출할 수 있는가?
- 활동 제한의 필요성을 이해할 수 있는가?
- 환자가 기대하는 생활습관에 대해 잘 듣고 현재 상황과 비교해 달성 수준을 평가한다.
- 환자·가족의 적극적인 감정 표현을 평가한다.
- 환자의 어드히런스로 이어질 학습 의욕이나 문제의 중요성에 대한 인식의 변화를 평가한다.

심근경색 환자의 병태 관계도와 간호 문제

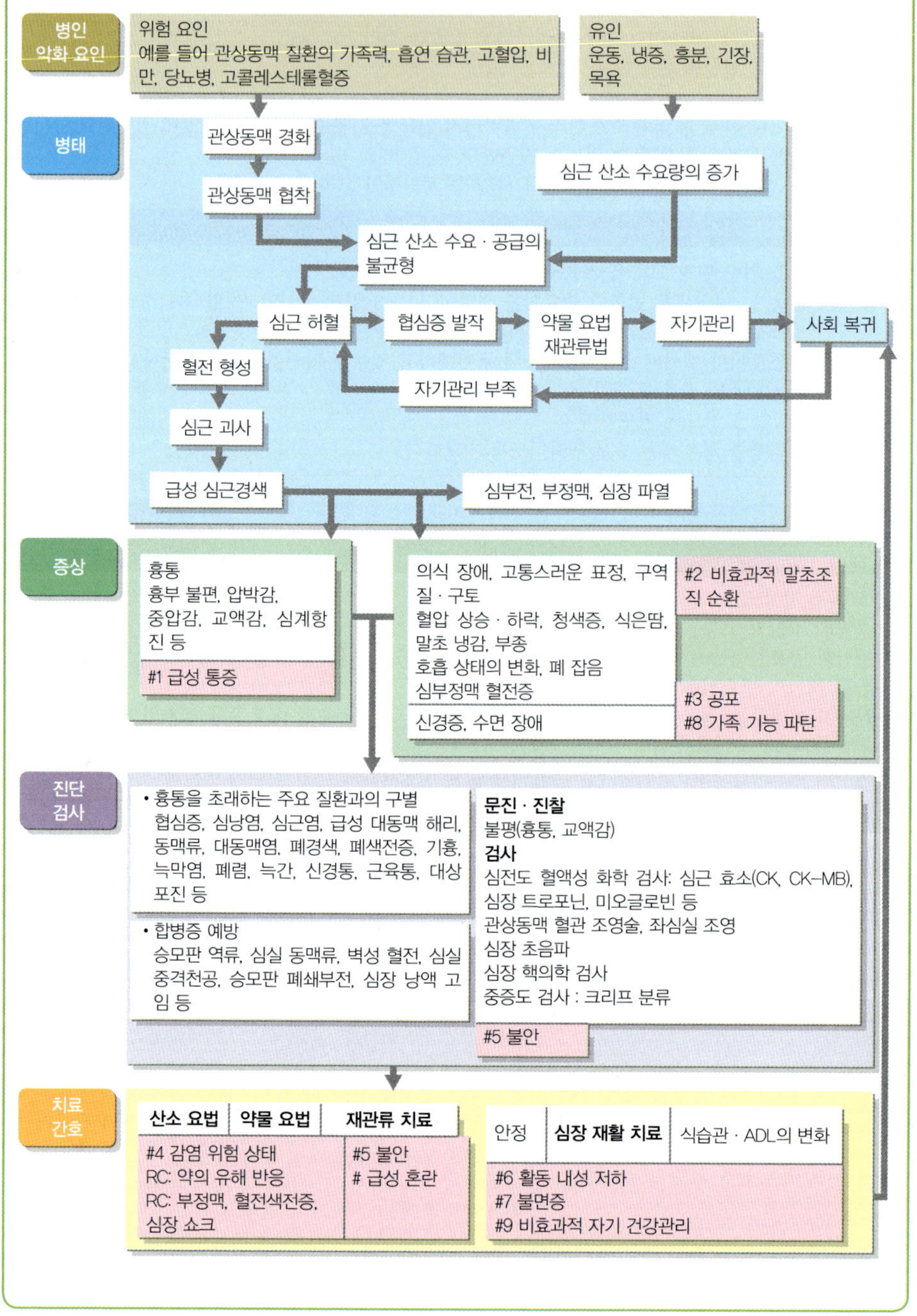

병인 악화 요인
위험 요인
예를 들어 관상동맥 질환의 가족력, 흡연 습관, 고혈압, 비만, 당뇨병, 고콜레스테롤혈증
유인
운동, 냉증, 흥분, 긴장, 목욕
병태
관상동맥 경화
관상동맥 협착
심근 산소 수요량의 증가
심근 산소 수요 · 공급의 불균형
심근 허혈
협심증 발작
약물 요법 재관류법
자기관리
사회 복귀
혈전 형성
자기관리 부족
심근 괴사
급성 심근경색
심부전, 부정맥, 심장 파열
증상
흉통
흉부 불편, 압박감, 중압감, 교액감, 심계항진 등
#1 급성 통증
의식 장애, 고통스러운 표정, 구역질 · 구토
혈압 상승 · 하락, 청색증, 식은땀, 말초 냉감, 부종
호흡 상태의 변화, 폐 잡음
심부정맥 혈전증
신경증, 수면 장애
#2 비효과적 말초조직 순환
#3 공포
#8 가족 기능 파탄
진단 검사
• 흉통을 초래하는 주요 질환과의 구별
협심증, 심낭염, 심근염, 급성 대동맥 해리, 동맥류, 대동맥염, 폐경색, 폐색전증, 기흉, 늑막염, 폐렴, 늑간, 신경통, 근육통, 대상포진 등
• 합병증 예방
승모판 역류, 심실 동맥류, 벽성 혈전, 심실 중격천공, 승모판 폐쇄부전, 심장 낭액 고임 등
문진 · 진찰
불평(흉통, 교액감)
검사
심전도 혈액성 화학 검사: 심근 효소(CK, CK-MB), 심장 트로포닌, 미오글로빈 등
관상동맥 혈관 조영술, 좌심실 조영
심장 초음파
심장 핵의학 검사
중증도 검사 : 크리프 분류
#5 불안
치료 간호
산소 요법
약물 요법
재관류 치료
#4 감염 위험 상태
RC: 약의 유해 반응
RC: 부정맥, 혈전색전증, 심장 쇼크
#5 불안
급성 혼란
안정
심장 재활 치료
식습관 · ADL의 변화
#6 활동 내성 저하
#7 불면증
#9 비효과적 자기 건강관리

11 만성 심부전·울혈성 심부전

히가시(와키원) 료코 · 이소베 미쓰아키

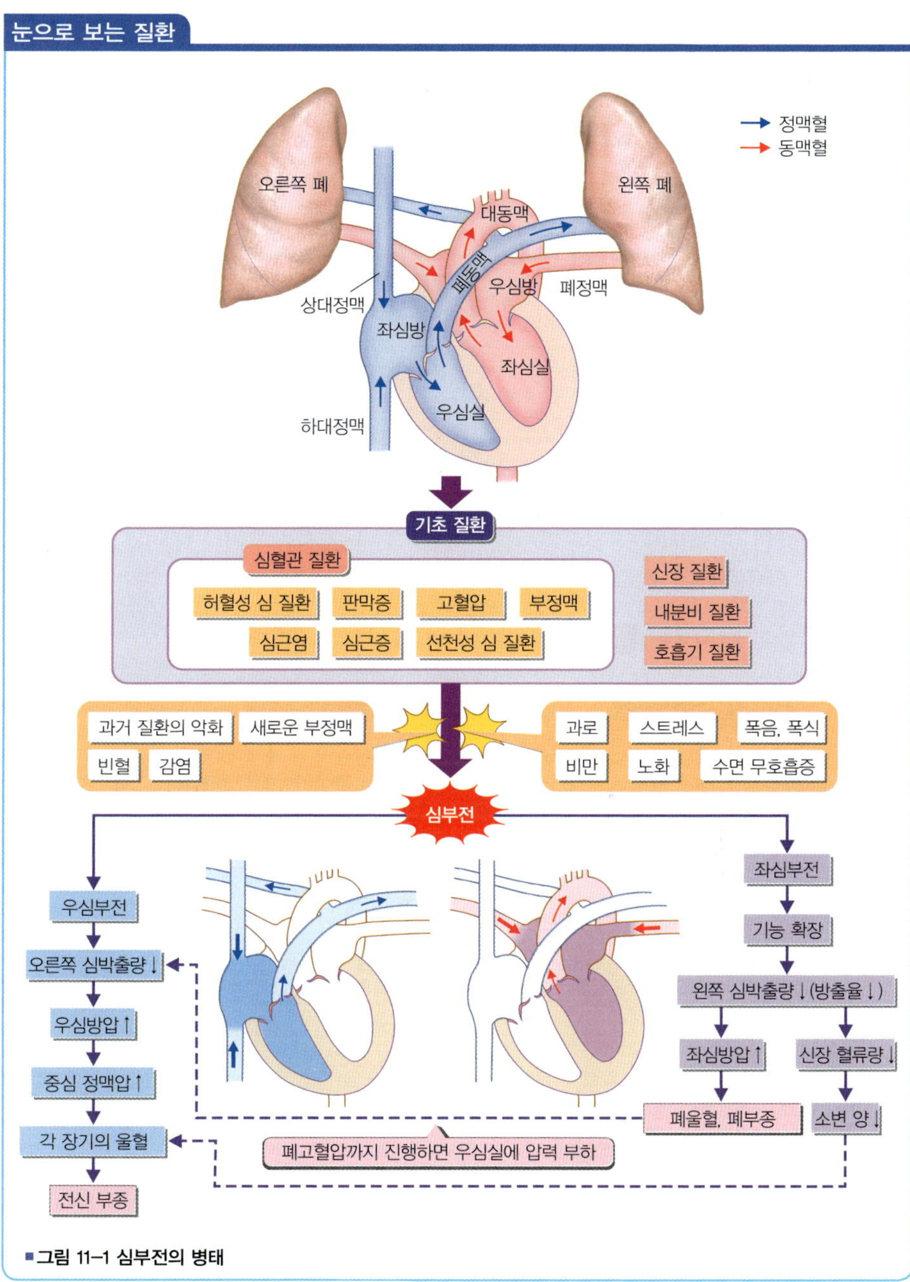

■그림 11-1 심부전의 병태

"

눈으로 보는 질환

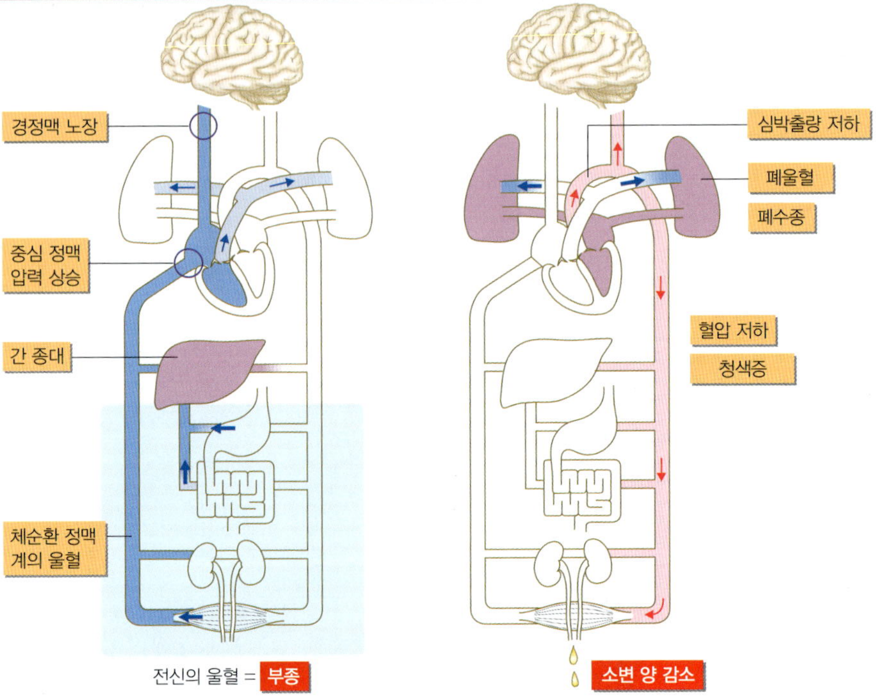

우심부전 → 중심 정맥압↑, 체순환 정맥계의 울혈

- 전신의 울혈: 부종(종아리 부종)
- 체중 증가(2kg/일 이상)
- 경정맥 팽창(와위를 하지 않아도 팽창)
- 쿠스마울(Kussmaul) 현상*1
- 간 경정맥 반사*2
- 간 종대
- 단백 누출성 위장증
- 구역질 등 소화기 증상

좌심부전 → 심박출량↓(방출율↓), 폐울혈, 폐부종

- 호흡곤란
- 운동 시 호흡곤란
- 야간 발작성 호흡곤란*3
- 기좌호흡*3
- 천명
- 혈액성 포말성 가래
- 청진: 폐야 습성 '라' 음

- 피로감
- 빈맥
- 혈압 저하
- 소변 양 감소
- 심계항진(부정맥)
- 청색증
- 청진: 심장Ⅲ음, Ⅳ음, 말발굽 리듬 소리

*1 정상인과는 반대로 흡기 시 경정맥 팽창↑
*2 2분기 늑골 부분을 30~60초 압박하면 경정맥 팽창이 지속됨.
*3 누운 자세에서 심장으로 가는 정맥 양이 증가하지만 그에 맞는 심장 기능이 없기 때문에 누운 자세에서 폐울혈이 악화됨.

■**그림 11-2 심부전 증상**

병태 생리

심부전은 다양한 원인으로 심장의 펌프 기능이 망가져 각 조직에 필요한 혈액량을 보낼 수 없게 되고, 폐 또는 신체 정맥 시스템에 울혈이 생긴 상태로(병명이 아닌) 모든 심장 질환의 마지막 단계라고 할 수 있다.

- 심부전의 종류와 정도는 다양하다.
  - 증상이 갑자기 일어났는가(급성 심부전), 서서히 일어났는가(만성 심부전).
  - 심장 어느 부분의 기능이 저하되어 있는가(좌심부전, 우심부전, 양심부전).
  - 저심박출성 심부전인가, 고심박출력성 심부전인가(갑상선 기능 항진증, 빈혈, 각기 등으로 전신의 대사가 항진하고 있는 상태에서 그에 맞는 혈액을 공급).
  - 수축 기능은 유지되고 있지만, 좌심실 확장 부전이 관여하고 있는가?
- 일반적으로 빈도가 높은 울혈성 심부전은 좌심부전, 양심부전이다.
- 만성 심부전은 만성 압력 부하와 교감신경계와 레닌-안지오텐신-알도스테론계로 대표되는 신경 체액 요인이 항진하고, 심실 리모델링(심장 비대, 심장 확대), 심근 섬유증, 심내막하에 국소 빈혈이 야기되어 병태 악화에 관여한다.

병인·악화 요인

- 원인: 심혈관 질환[허혈성 심장 질환(협심증, 심근경색, 고혈압, 판막 질환, 부정맥, 심근증 등)]의 호흡기 질환·내분비 질환(당뇨병, 이상지질혈증, 갑상선 기능 이상, 갈색 세포종, 비만 등), 신장 질환, 교원병 등 심장에 부하가 걸리는 병태, 심장 기능에 영향을 주는 치료(항종양의학, 방사선 치료, 그림 11-1)
- 악화 요인: 기초 심혈관 질환의 악화, 새로운 부정맥, 맥박 조절 불량(빈맥, 서맥 모두)과 노동, 스트레스, 폭식(염분·수분 과다 복용, 과음), 흡연, 빈혈, 비만, 갑상선 질환, 신장 질환, 수면 장애(수면 무호흡증), 순환 혈액량·심장 기능에 영향을 주는 약제 투여 또는 중단 등(그림 11-1)

역학·예후

- 모든 심장 질환의 마지막 단계이며 고령화에 따라 증가 추세다.
- 진행성 경과에 따라 그 예후가 매우 나쁘다. 5년 생존율은 일반적으로 50% 이하로 알려져 있다.

증상

심부전에는 낮은 심박출량 · 우심방압 상승에 따른 좌심부전 증상과 우심부전 부하에 의한 종아리 부종, 간 종대, 식욕부진 등 우심부전 증상이 있다.

- 심부전 증상은 〈그림 11-2〉에서 볼 수 있다.
- 만성 심부전은 심장 기능은 낮은 상태이면서 오랜 경과 속에서 대상 기전이 움직이고, 무증상으로 경과하는 경우도 많다. 하지만 심장의 예비 능력이 낮기 때문에 피로와 감염(감기 등) 등을 계기로 증상이 쉽게 나타난다.
- 확장 기능의 상실로 인해 수축 기능은 유지되지만, 확장 기능이 저하되어 있기 때문에 좌심방압이 상승하고 폐울혈, 정맥 혈액의 울혈과 관련된 증상이 나타난다(고혈압, 당뇨병 등).

진단·검사값

자각 증상과 임상 소견을 진단하고 NYHA 심장 기능 분류 심각도를 평가한다. 심장 초음파 검사, 뇌성 나트륨 이뇨 펩티드(BNP) 값이 특히 유용하다.

- 증상과 검사 소견으로 진단한다. 특히 BNP(뇌성 나트륨 이뇨 펩티드) 값의 측정이 유용하다.
- 심부전의 진단 기준으로 프레이밍햄 심부전 진단 기준(표 11-1)이 있다. 심부전의 중증도 평가는 NYHA[*] 심장 기능 분류(표 11-2)가 사용된다.
  [*] NYHA : New York Heart Association, 뉴욕심장협회
- ●검사값
- 흉부 X선 사진(심장 확대, 폐울혈 소견, 흉수 등), 심전도, 심장 초음파 검사(심장 기능 평가와 원인 진단), 혈액학적 검사[혈액 보고, 간 기능, 신장 기능, 지질, 전해질, 혈당, CRP(C 반응성 단백), BNP, 갑상선 기능], 부정맥의 평가(홀터 심전도), 스완-간츠(Swan-Ganz) 카테터에 의한 혈행 상태 평가

■표 11-1 프레이밍햄 심부전 진단 기준

대증상
야간 발작성 호흡곤란 또는 기좌호흡, 경정맥 팽창, 습성 '라' 음,
심 확대, 급성 폐수종, Ⅲ음 말발굽 리듬 소리, 정맥압력 증대(>16cmH₂O),
순환 시간 연장(≧25 초), 간경정맥 역류

소증상
종아리 부종, 야간 기침, 운동성 호흡곤란, 간 종대, 흉수,
폐활량 저하(최고 시 1/3 이하), 빈맥(>120bpm)

대증상 또는 소증상
치료에 반응하여 5일 동안 4.5kg 이상 체중 감소

울혈성 심부전의 진단에는 대증상 2개 또는 대증상 중 하나와 작은 기준 2가지가 존재하지 않으면 안 된다.

(McKee PA, et al: The natural history of congestive heart failure: The Framingham study, N Engl J Med 285: 1441–1446, 1971)

■표 11-2 NYHA 심장 기능 분류(단순화한 것)

Class Ⅰ	무증상	심장 질환이지만 일상생활에서는 무증상
Class Ⅱ	경증	일상생활에서 가벼운 제한을 수반하는 심장 질환 환자
Class Ⅲ	중등증	일상생활이 상당히 제한된다. 휴식 이외에 무엇을 해도 증상(+), 안정 시 증상(−)
Class Ⅳ	중증	안정 시에도 증상(+)

- 심부전의 원인이 된 질병의 정밀검사·평가: 관상동맥 혈관 조영술, 심장 핵의학 검사(심 RI 안지오그래피, 근육 혈류 신티그래피), 갑상선 기능 검사 등

〈혈중 BNP〉
- BNP는 심장에서 분비되는 호르몬의 하나로, 심장에 부하가 클수록 많이 분비되므로 심부전의 진단에 사용된다.
- 증상이 출현하기 전에 가벼운 심부전도 혈중 BNP 값의 증가가 인정되고, 심부전이 중증화될수록 높은 값이 된다(그림 11-3).
- 건강한 젊은 사람의 혈중 BNP 값은 약 18.4ng/㎖ 이하지만, 신장 기능 저하 예로, 고령자(특히 70세 이상)에게서 최고치를 나타내는 경향이 있다. 격렬한 운동 후에는 정상인도 약간 증가한다.
- 이른 아침 공복 시, 안정 시 채혈하는 것이 바람직하다.

합병증

- 부정맥(심방세동, 심실빈맥 등), 충격, 다장기부전, 좌심부전에 따른 폐고혈압, 저심박출로 인한 좌심실 혈전에서 오는 전신 색전증, 신장 기능 장애 등

치료법

❚ 증상과 심각도에 따라 약을 선택하고 치료한다. 리스크 컨트롤을 포함하여 지도를 실시하고, 약을 고려해야 한다.
- p195 '치료 순서도' 참조
- 스테이지 A, B(명백한 심부전은 아니지만, 심부전 발병 위험이 높은 환자)는 심부전의 리스크 조절을 한다. 스테이지C, D(심부전 환자)는 중증도에 따라 치료를 한다.

●일반 관리
- 생활습관병 예방과 배경 요인 개선
A. 환자 지도: 매일 이른 아침 배뇨 시 체중 측정(일 단위로 2kg 이상 증가는 심부전 악화의 가능성이 크다.), 하퇴 부종 검사
B. 식사 지도(1일 식염 7g 이하), 금연, 금주·절주, 체중 조절
C. 증상이 안정된 환자는 적당한 운동 훈련으로 일상생활의 증상을 개선한다.

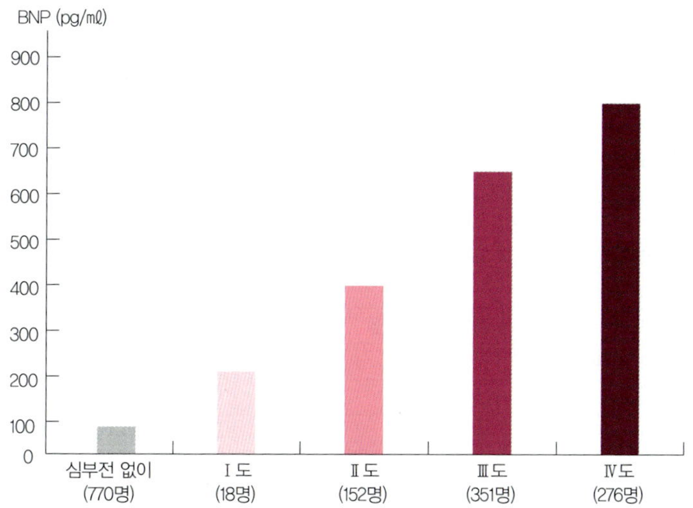

■그림 11-3 NYHA 심장 기능 분류당 BNP 평균

(Maisel AS, et al: N Engl J Med 347: 161-167, 2002)

만성 심부전 악화 시에는 안정이 필요하며, 운동은 금기

● 약물 요법(표 11-3)

● 모두 환자의 상태를 파악하여 약제를 선택한다.

Px 처방 예 NYHA Ⅰ(경증례): 1)~ 4) 중 하나 또는 적절히 결합

1) 레니바스정(2.5·5·10 mg) 1회 1정 1일 1회 아침 식사 후 ← ACE 억제제
　※가능한 한 최대 증량

2) 브로프레스정(2·4·8·12mg) 1회 1정 1일 1회 아침 식사 후 ← ARB
　※ACE 억제제 사용 불가능 예

3) 아티스트정(1.25·2.5·10mg) 1회 1정 1일 1~2회(1일 양으로 20mg까지) 아침 식사 후 또는
　아침·저녁 식사 후 ← β차단제량
　※서맥, 심부전 악화 시 금기. 1.25~2.5mg에서 시작하여 서서히 증량

4) 디고신정 유지량 0.125~0.25mg/일 1회 1정 1일 1회 아침 식사 후 ← 강심약
　※심방세동의 레이트 조절로 사용하는 경우에만 사용(혈중 농도 2ng/mℓ 이하)

Px 처방 예 NYHA Ⅱ(부종이 있는 경우):NYHA Ⅰ의 내복약과 함께 1), 2) 중 하나 또는 함께 사용한다.

1) 라식스정 20mg 1회 1정 1 일 1회 아침 식사 후 ← 루프 이뇨제
　※신장 기능, 저칼륨혈증의 발병에는 칼륨 제제도 복용

2) 라식스정 1회 20~40mg 1회 1정 1일 1~2회 아침·점심 식사 후 또는 한꺼번에 복용 ← 루
　프 이뇨제
　※부종 악화, 체중 증가 시

Px 처방 예 NYHA Ⅲ:NYHA Ⅰ, Ⅱ의 내복약에 다음을 추가한다. 그래도 조절이 어려울 경우 입원

● 알닥톤A정(25·50mg) 1회 1정 1일 1회 아침 식사 후 ← 칼륨 보존성 이뇨제
　※루프 이뇨제, ACE 억제제를 이미 복용 중인 환자 가운데 NYHA Ⅲ 이상의 좌심실 수축 기
　능 부전인 중증 심부전 환자에게 추가

Px 처방 예 NYHA Ⅳ

● 입원 관리한다.

● 안정(침상 안정, 신체 활동 제한), 물·소금 섭취 제한(염분 7g 이하), 심전도 모니터, 산소 포화도
　모니터, 정맥 라인 확보, 혈액 검사(BNP 포함)

■ 표 11-3 만성 심부전, 울혈성 심부전의 주요 치료제

분류	일반 이름	상품명	약의 효과 메커니즘	주요 부작용
루프 이뇨제	프로세미드	라식스Z, 유텐신	이뇨에 의한 부종, 심장 전 부하 경감	저칼륨혈증, 신 기능 장애
	토라세미드	루프락		칼륨값 상승, 신 기능 장애
칼륨 보존성 이뇨제	스피로닥톤	알닥톤A, 알마톨		칼륨값 상승, 신 기능 장애, 여성화 유방
ACE 억제제	에날라프릴 맬리에이트	레니베이스, 에날라트	안지오텐신(AT)에서 AT Ⅱ로의 변환을 억제하고, 강압 작용, 심혈관 보호 작용, 일부 신장 보호 작용	건성기침, 칼륨값 상승, 혈관성 부종, Cr>2.0의 사용은 신장 기능 악화 등
	이미다프릴 염산염	타나토릴		
	페린도프릴 알부민	커버실		
	리시노프릴 수화물	롱게스, 제스트릴		
	키나프릴 염산염	코난		
	트랜도라프릴	프리런, 오드릭		
안지오텐신 수용체 길항제 (ARB)	로살탄칼륨	뉴로탄	AT Ⅱ의 저해에 의해 강압, 심혈관 보호 작용, 일부 신장 보호 작용	ACE 억제제와 같은 부작용 (건성기침 외)
	칸데살탄 실렉세틸	브로프레스		
	발살탄	디오반		
	텔미살탄	미카르디스		
	올메살탄메독소밀	올메텍		
β차단제	카베딜롤	아티스트	교감신경계의 항진을 억제. 내인성 교감신경 자극 작용(ISA) (−)인 것이 좋다.	서맥, 저혈압, 심장 기능 하락 금기: 심부전 악화 시, 기관지 천식, 폐쇄성 동맥경화증, 서맥성 부정맥, 관련축성 협심증, 중증 내당능 이상 등
	메토프롤롤 주석산염	세로켄, 로프레솔		
	아테노올	테놀민, 아테노올		
	비소프로롤 프마레이트	메인테이트		
카테콜아민계 약제	도부타민 염산염	도브렉스	선택적으로 β1 수용체를 자극하고, 심박출량과 심장박동수(가벼운)가 상승하며, 폐 모세관 압력을 저하시킨다.	빈맥, 부정맥, 과도한 혈압 상승·저하, 주사 부위 발적, 호산구 증가
	도파민 염산염	이노판	도파민 수용체 자극에 의해 신장 혈관 확장 작용, α 수용체 자극에 의한 말초 혈관 수축 작용, β1 수용체 자극, 도파민 수용체 자극에 의한 강심 작용, 가벼운 α2 수용체 자극 교감신경 말단으로부터의 노르아드레날린의 유리 작용	빈맥, 부정맥, 과도한 혈압 상승, 마비성 일레우스, 말초 허혈
	노르아드레날린	노르아드레날린	강력한 α1 수용체 자극 작용과 β1 수용체 자극 작용	부정맥, 과도한 혈압 상승, 서맥, 과량 투여로 심박출량 감소, 폐수종

■ 표 11-3(계속)

분류	일반 이름	상품명	약의 효과 메커니즘	주요 부작용
질산 약	질산 이소소르비드	니토롤R, 니토롤주, 플랜돌, 플랜돌테이프, 칼리안트, 안탑R	말초정맥 확장에 의한 전 부하 경감. 말초동맥 확장에 의한 후 부하 경감	두통, 저혈압 지속 투여로 약제 내성
	일질산 이소소르비드	아이트롤		
	니트로글리세린	밀리스롤, 밀리스테이프, 니트로펜 TTS, 마이오콜스프레이[*1], 니트로펜[*1]		
	니콜라질	시구마토	일산화질소를 통한 혈관 확장 작용	혈압 저하, 두통, 심계항진, 흔들림
	니트로푸르시드 나트륨 수화물	니트프로		
심방성 나트륨 이뇨 페프치드 (hANP) 제제	카르페리티드	햄	혈관 확장 작용, 나트륨 이뇨 효과, 레닌 · 안지오텐신 합성 억제 작용 등에 의해 감소 부하 효과	저혈압
강심약	디곡신	디고신, 하프디곡신, 디곡신	방실 전도 억제(강심 작용)	혈중 농도 주의(디지탈리스 중독) 고도 방실 블록, 소화기 증상 저칼륨혈증 시 중독되기 쉽다.
	메틸 디곡신[*2]	라니라피드		
	디기톡신[*3]	디기톡신		
포스포디에스테라아제 조해약(PDE 억제제)	피모벤단	아카르디	포스포디에스테라아제 (PDE)를 억제하는 강심 작용	심실세동, 심실빈맥, 심실성 기외 수축 등의 혈관 장애
	밀리논	밀릴라	cAMP의 분해 효소인 PDE를 저해함에 따라 cAMP가 증가하고, 강심 작용, 혈관 평골근의 PDE를 저해하는 혈관 확장 작용	심실빈맥, 심실세동, 혈압 저하, 신 기능 악화
	올프리논 염산염 수화물	코아텍		
기타 강심약	콜포신 다로페이트 염산염	아델	PDE 저해제와 마찬가지로 혈관 확장 작용을 보인다. 발현이 PDE 억제제에 비해 느리다.	심장박동수 증가가 큰 부정맥성

*1 발작 시 혀 밑에   *2 신장 대사   *3 간 대사

- 산소 투여 2~10ℓ/분
- 라식스주 20mg~ 정주(소변을 보고 증량, 저칼륨혈증에 주의) ← 루프 이뇨제
  ※지속 점적

〈카테콜아민 제제(단기간 급성의 사용에 한함.)〉

- 도부트렉스주(100mg/5㎖) 3~5μg/kg/min(20μg/kg/min 전후까지) 지속 정주 ← 카테콜아민 제제
  ※스트레이트한 강심 효과. 말초혈관 확장. 10μg/kg/min 이상으로 혈관 수축 작용
- 이노판주(50/100/200mg) 3μg/kg/min(20μg/kg/min까지) 지속 정주 ← 카테콜아민 제제
  ※저용량: 0.5~3μg/kg/분에서 이뇨 작용, 중등량: 2~8μg/kg/min에서 심장 수축력 증강, 심장박동수 증가). 8μg/kg/min 이상으로 말초혈관 수축 작용(혈압 상승)

- 노르에피네프린주(1mg/㎖)　0.1㎍/kg/min　지속 정주　← 카테콜아민 제제
  ※도부렉스, 이노판 10㎍/kg/min 이상으로 양호한 혈압을 얻을 수 없는 경우
  ※그래도 혈압을 유지할 수 없는 경우 IABP(대동맥 내 풍선 펌핑), 보조 순환 등 기계적인 지원
  검토

〈혈관 확장제〉
전 부하의 경감 목적(혈압이 유지되는 경우)
- 밀리스롤 0.05% 주　0.5㎍/kg/min　지속 정주　← 질산약
  ※저혈압(수축기 혈압 < 110mmHg)의 경우 니토롤 0.1% 주 3㎖/hr로 대체

〈기타〉
- 한프 주(1000㎍/V)　5병+5% 포도당 50㎖　3㎖/hr로 지속 정주　← 심방 나트륨 이뇨 펩티드
  (hANP) 제제
  ※이뇨, 혈관 확장 작용. 생리식염 주사액에 용해 또는 불용해하므로 주의한다.
  ※이상, 수분 출납에 주의하고 점적 제제 사용. 건강 상태가 개선되면 내복약으로 변경.
- 저좌심 기능을 수반한 우심실 내 혈전, 심방세동 합병의 경우 금기가 없을 때 와파린칼륨(와파
  린) 복용을 검토한다.

● 비약물 요법(내과적 치료 저항성의 경우)
- 급성: 대동맥 내 풍선 펌핑(IABP), 경피적 심폐 보조(PCPS)
- 만성기: 심장 재동기화 치료법(양실 페이싱: CRT) CRT-D(ICD 기능 있음), 삽입형 제세동기
  (ICD), VAS(보조 인공 심장) → 심장 이식을 검토한다.
  ※CRT, CRT-D(ICD 기능 있음) 적응: ① 내과적 요양에서 좌심실 방출분율 < 35%로, NYHA
  Ⅲ~V의 증상이 있는 환자 ② 심전도 QRS 폭 > 0.12초 ③ 페이스 메이커 조율에 의존하는 경
  우 3. 조건에서 ①+②나 ①+③의 경우를 들 수 있다.
● 부정맥의 치료
- 부정맥의 유무뿐만 아니라 ① 증상을 동반 ② 심부전을 악화시키는 ③ 치명적인 것이다. ④ 보다
  심각한 부정맥을 유발하는 등의 경우는 치료를 검토한다.
- 빈발하는 심실 기외수축과 심실빈맥은 심장 돌연사의 위험 요인이 되지만, 항부정맥 약으로, 이
  들을 억제해도 예후는 오히려 악화되고 있다.
  ※대규모 임상 시험에서 예후 개선 효과가 보고되는 것은 β차단제와 아미오다론이다.
- 저좌심 기능의 심부전 환자에게 부정맥 치료(심방세동, 심실빈맥): β차단제, 아미오다론의 시작
  → 치료 저항성인 ICD가 적응이 된다.
  ※아미오다론은 부작용에 각별히 주의(폐섬유증, 갑상선 기능 이상, 각막 색소 침착, 최부정맥
  작용)
- 심부전 맥박 조절이 중요한 빈맥성 부정맥이 있는 경우는 네거티브 이상 시 작용 약물〔β차단제
  (소량에서), Ca 길항제(헬베사, 와소란), 다만 저심 기능 환자에서는 심부전이 악화될 수 있으므
  로 주의하여 사용〕을 투여한다.
- 서맥을 동반하는 심부전: 심장박동기 이식
- 기질적 심장 질환이 없는 경우에는 절제도 검토
● 심부전의 원인 개선
- 심장 기능에 악영향을 미치는 약물 사용 검토
- 항부정맥 약(아미오다론 제외), Ca 길항제(음성 변력 작용이 있는 것), NSAIDs(비스테로이드성
  항염증성 약물: 체액 고임, 말초혈관 수축과 이뇨제, ACE 억제제의 부작용을 낳기 쉬운 일부 항
  종양 약 등
- 원인이 되는 심장 질환의 추가 치료
- 허혈성 심장 질환: 내복 치료, 관혈관 재건술〔경피적 관상동맥 중재술(PCI), 관상동맥 우회 수술
  (CABG)〕.
- 판막증: 판막 성형술, 판막 교체
- 심근증, 좌심실 확장(리모델링): 좌심실 성형술 등

만성 심부전 · 울혈성 심부전의 병기 · 병태 · 중증도별 치료 순서도

심부전의 위험 | 심부전(NYHA I ∼ IV)

스테이지 A
심부전 위험↑
심장 질환(−)
심부전 증상(−)

→ 심장 질환 (+)

스테이지 B
심장 질환(+)
심부전 징후 · 증상 (−)

→ 증상 (+)

스테이지 C
심장 질환과 함께 심부전 기왕력 또는 증상(+)

→ 안정 시에 치료 저항성 심부전

스테이지 D
특수 의료 행위에 필요한 난치성 심부전

예: 이하의 환자
- 고혈압
- 동맥경화 질환
- 당뇨병
- 비만
- 메타볼릭 신드롬
- 심독성 약제 사용력
- 심근증의 가족력

예: 이하의 환자
- 심근경색 기왕력
- 좌심실 비대와 구출률 저하를 포함한 좌심실 리모델링
- 무증상 판막증

예: 이하의 환자
- 심장 질환 진단 확정
- 호흡곤란, 피로, 운동 저하

예: 이하의 환자
- 최대한의 약물 치료에도 불구하고 안정 시에도 현저한 증상 (+)
- 입퇴원을 반복하는 환자, 퇴원 불가능 환자

치료 · 목표
- 고혈압 치료
- 이상 지질혈증 치료
- 생활 지도(금연, 운동 장려, 적절한 음주량의 지도, 내복 지도)
- 메타볼릭 신드롬의 조절

약제
- ACE 억제제 또는 ARB(혈관 질환, 당뇨병이 있는 환자)

치료 · 목표
- 스테이지 A의 방법으로 지도

약제
- ACE 억제제 또는 ARB
- β차단제(방출분율이 낮은 심부전(−) 환자)

특정 환자에 사용하는 장치
- 이식형 제세동기

치료 · 목표
- 스테이지 A와 B 모두 지도
- 염분 제한

일상에서 사용하는 약
- 체액 고임에 대한 이뇨제
- ACE 억제제
- β차단제(심부전 안정 후)

특정 환자에게 사용하는 약
- 항알도스테론 약
- ARB
- 강심제
- 히드랄라진/질산 약

특정 환자에게 사용하는 장치
- 양실의 간격
- 이식형 제세동기

치료 · 목표
- 스테이지 A, B, C의 모든 지도
- 적절한 치료 수준을 결정

선택지
- 돌보고 있는 종말기 케어/호스피스

특별한 수단
- 심장 이식
- 장기 음성 변력 작용을 하는 약
- 영구적인 기계적 서포트

(2009 Focused Update: ACCF/AHA Guidelines for the Diagnosis and Management of Heart Failure in Adults, Circulation 119: 1977–2016, 2009에서 인용, 개정)

만성 심부전 · 울혈성 심부전 환자의 간호

아이다 노부코

간호 과정 순서도

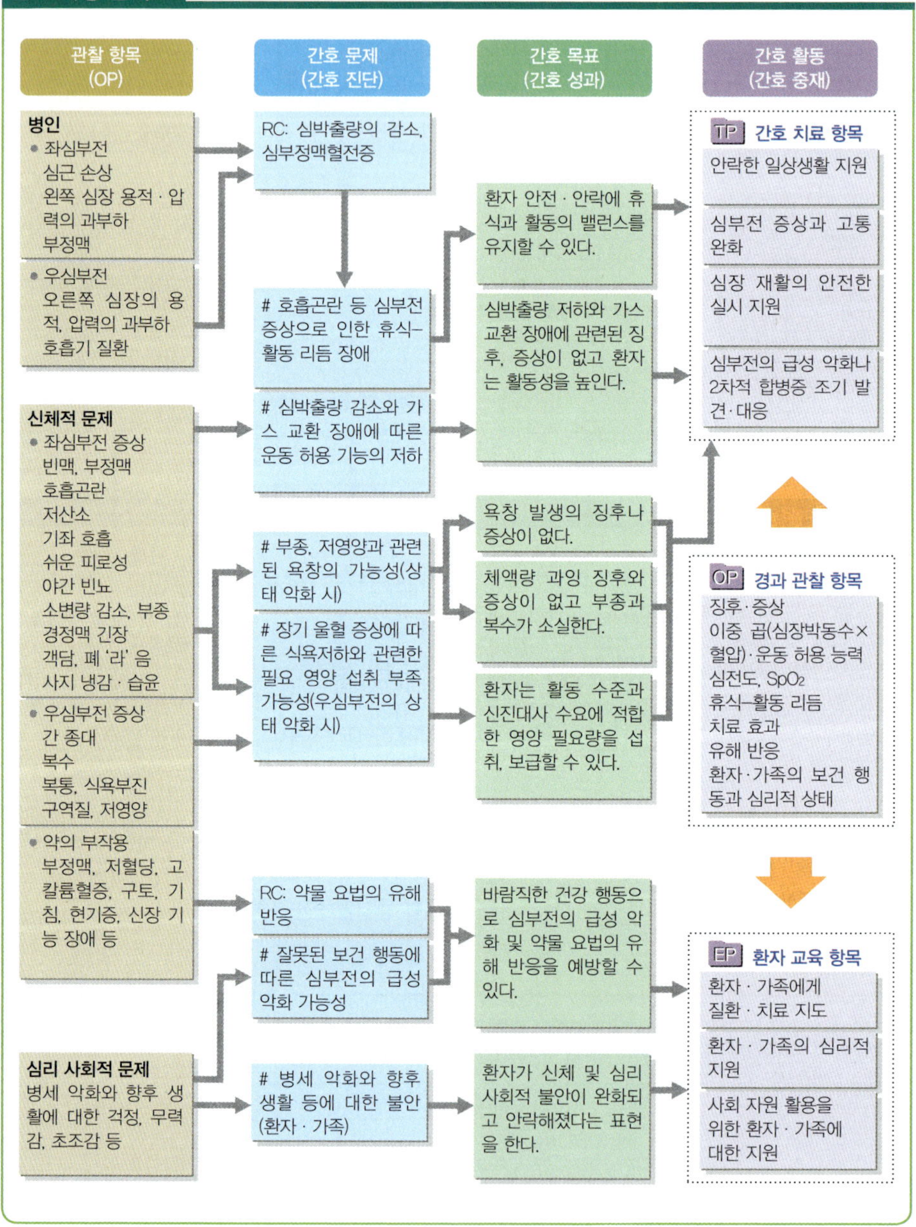

기본 개념

- 심부전의 증상은 죽음에 대한 불안과 두려움을 야기할 수 있기 때문에 적절한 증상 완화와 심장에 부하가 걸리지 않도록 간호 케어를 제공하는 동시에 심리적인 지원도 필요하다.
- 심부전의 병태는 복잡하지만 올바른 이해와 인식을 바탕으로 안전한 심장 재활과 효과적인 보건 행동을 할 수 있도록 환자·가족을 지원한다.

Step1 영향 평가	Step2 간호 초점	Step3 계획	Step4 실시	Step5 평가

정보 수집	평가 관점과 근거·잠재적 간호 문제
병인이 되는 기초 질환과 심장 기능 파악	심부전은 심장 혈관계, 내분비계, 면역계 등 생체 내 조절 메커니즘의 이상을 동반하는 증후군이다. 모든 심장 질환이 궁극적으로 도달하는 복잡한 병태이기 때문에 그 원인이 되는 기초 질환, 심부전 유형, 심장 기능(심각도), 악화 요인을 파악하는 것은 환자의 병태상과 중증도, 치료 및 관리 본연의 자세를 생각하는 데 중요하다. • 기초 질환명, 심부전의 중증도(NYHA 심장 기능 분류), 유형(좌·우심), 악화 요인(합병증, 생활습관 등) • 증상의 특징, 동맥혈 산소분압(PaO_2), 심장 흉곽 계수, 폐부종, 부정맥, 신경·내분비 요인(레닌-안지오텐신-알도스테론계 등), 심장 초음파(심장 방출 비율, 혈관내 용량 부하), 스완-간츠 카테터에 의한 혈행 동태(심계 수, 폐동맥설입부압) • 내복약의 종류, 복약 상황, 수분 제한, 염분 제한, 흡연·음주 습관, 스트레스 상황 등 🔍 공동 문제 : 약물 요법의 부작용 🔍 잠재적 간호 문제 : 심박출량 감소와 가스 교환 장애와 관련된 운동 허용 저하/잘못된 건강 행동으로 인한 심부전의 급성 악화 가능성
증상의 특징, 정도, 운동 허용의 파악과 관찰	어떠한 동작을 할 때 어떤 증상이 어느 수준에서 발현하는지 파악하는 것은 안전하게 심장 재활을 시키고 안전하고 안락한 생활이 되도록 지원하고 실시하는 데 중요하다. • 좌심부전의 특징적인 증상은 호흡곤란, 기좌호흡, 야간 발작성 호흡곤란, 피로감, 기침, 객담, 심계항진, 빈맥, 얕은 호흡, 폐의 간헐적 '라' 음, 천명, 사지 냉증·습윤, 소변량 감소 등이다. • 우심부전에 특징적인 증상은 종아리 부종, 간 종대, 복수, 장기 울혈에 의한 식욕부진, 구역질, 가쁜 호흡, 경정맥 노장, 소변량 감소, 저영양 등이다. • 휴식과 활동 모습(하루의 생활 방법 등) • 심활동량의 지표인 이중 곱(심장박동수×혈압)이 안정되었을 때와 활동 후 변화율이 ±20% 이상인 경우 심장의 과부하를 의미한다. 또한 활동 후 수축기 혈압이 20mmHg 이상 감소했거나, 활동 중인 부정맥의 출현도 급격한 심박출량의 저하를 의미하는 위험한 상태이다 . • 야간의 수면 상태〔안정 와상(臥床) 시의 증상, 입면·수면 지속 상태, 수면의 체위 등〕 • 하루 중의 생활 방식과 증상(ADL에서 무엇을 얼마나, 어떻게 하면 증상이 나타나거나, 휴식 시에도 증상이 있는 경우는 어떨 때 발현하는지 파악) • 재택 와병 생활을 하는 경우, 컨디셔닝(신체 조절 기능 이상)에 의한 골격 근육의 위축과 근력 저하에 의한 낙상, 심부전의 2차 장애(심부정맥 혈전증, 욕창, 소변 요로 감염)를 파악한다. **기좌호흡** • 앙와위에서는 호흡곤란이 증가하고, 좌위에서 호흡곤란이 감소하기 때문에 좌심부전 환자가 자주 취하는 체위다. • 좌위가 되면 폐 혈류량이 감소하고 횡격막이 낮아지는 것은 흡기 시의 작업량이 줄어들기 때문이다.

<table>
<tr><td></td><td>

- 앙와위에서는 1~2시간 후에 갑자기 호흡곤란이 일어난다.

- 심근의 산소 수요는 심장박동수, 심 수축력과 심실 확장력에 의해 규정된다. 심근 산소 소비량의 임상적 지표로 이중 곱이 이용되고 있다.
- 이중 곱＝심장박동수 × 수축기 혈압＝심장박동수 × 심박출량 × 말초혈관 저항
- 변화율을 구하는 방법＝(실시 전 − 실시 후) ÷ 실시 전 × 100
- 🔍 공동 문제 : 심부정맥 혈전증
- 🔍 잠재적 간호 문제 : 심박출량 감소와 가스 교환 장애와 관련된 운동 허용의 저하/호흡곤란 등의 심부전 증상으로 인한 휴식−활동 리듬 장애/영양 섭취 소비 밸런스 부족 우려/욕창 위험 상태/요로 감염 위험 상태/신체 운동 제한에 의해 근력이 저하될 우려/낙상 위험

</td></tr>
<tr><td>

약물의 효과 관찰

</td><td>

심부전의 급성 악화 등의 경우, 약물 요법의 효과 및 염분 · 수분의 과잉 섭취와 과로 등 생활 습관에 의한 영향을 제대로 평가하기 위해 복약 상황을 파악해야 한다. 약의 효과가 보이지 않는 경우에는 의사의 지시에 따라 치료 방침의 변경이 필요하다.

- 지시된 분량을 복용하고 있었는가?
- 급격하게 체중 증가를 보였을 경우 적절하게 이뇨제를 증량하여 복용할 기회가 있었는가?
- 염분 · 수분 제한, 흡연, 알코올 섭취의 유무와 정도, 근무 시간, 스트레스 상황 등은 어떠했는가?
- 증상의 출현과 혈압 상승 등이 있었는가?(있었을 경우, 어떤 상황인가)
- 🔍 공동 문제 : 약물 요법의 부작용
- 🔍 잠재적 간호 문제 : 잘못된 건강 행동에 의한 심부전의 급성 악화 가능성/건강 상태 악화와 향후 생활 등에 대한 불안(환자 · 가족)

</td></tr>
<tr><td>

약물의 부작용 관찰

</td><td>

약에 의한 부작용을 주의 깊게 관찰한다. 약에 의한 부작용에 차이가 있으므로, 원인이 되는 약을 밝히고 의사의 지시에 따라 적절하게 대응한다. 디지탈리스 제제에 의한 식욕 저하 등 환자와 의료진이 약물의 부작용을 간과하는 증상이 있고, 현기증 등이 유도되고 낙상을 일으키는 약물도 있으므로 정보를 파악하는 것은 유해 반응의 위험을 예방하는 차원에서도 중요하다.

- 이뇨제는 이뇨와 강압 효과를 목적으로 사용된다. 여러 종류의 이뇨제가 있다. 대표적인 부작용은 저칼륨혈증, 저나트륨혈증, 대사성 알칼로시스, 고요산혈증, 부정맥 등이다.
- 디지탈리스 제제에는 심근 수축력 증강 작용, 서맥 작용, 이뇨 작용 등이 있다. 디지탈리스 중독을 일으키기 쉽기 때문에 혈중 농도를 정기적으로 측정할 필요가 있다. 부작용은 위장 증상(식욕 저하, 구토), 눈 증상(시각 이상, 황시, 녹시), 정신 증상(현기증, 두통, 방향 감각 상실), 부정맥(서맥, 심실성 빈맥증), 전해질 이상(저칼륨혈증, 고칼슘혈증) 등 다채롭다.
- 안지오텐신 전환 효소(ACE) 억제제에는 말초혈관 저항 감소, 물 · Na 배설 촉진, 강압 효과에 의해 심장 · 신장 보호 작용, 인슐린 저항성 개선 작용이 있다. 부작용으로는 기침, 부종, 발진, 미각 이상, 혈관 부종, 급성 신부전이 보인다.
- 안지오텐신 Ⅱ 수용체 길항제(ARB)는 부신피질 호르몬 생산을 억제하는 강압 효과가 있다. 혈관 부종, 간 기능 장애, 신장 기능 장애 등의 부작용이 있다.
- β차단제는 확장형 심근증이나 허혈성 심장 질환으로 인한 심부전에 사용된다. 부작용은 서맥, 말초 동맥 질환의 악화, 천식 발작의 유발, 경련성 협심증의 악화, 우울증, 불면, 근육통 등이다. 특히 심부전을 악화시킬 수 있으므로 소량을 점진적으로 투여한다.
- 카테콜아민계 제제는 강력한 강심 작용 약물로 중증 심부전에 사용된다. 경구 약물은 만성 심부전 치료의 보조제로 사용한다. 부작용은 부정맥, 말초 허혈, 마비성 이레우스, 흉부 불쾌감 등이 있다.

</td></tr>
</table>

	🔍 공동 문제 : 약물 요법의 부작용 🔍 잠재적 간호 문제 : 잘못된 건강 행동에 의한 심부전의 급성 악화 가능성/건강 상태 악화와 향후 생활 등에 대한 불안(환자 · 가족)
환자 · 가족의 심리 사회적 측면 파악	환자 · 가족이 질병이나 라이프스타일 변화에 대해 어떻게 이해, 인식하는지 확인하는 것은 향후 환자 · 가족의 보건 행동에 대한 지원 자세를 생각하는 데도 중요하다. 또한 치료 방침과 질병의 악화, 사회생활 등에 대한 불안을 환자 · 가족이 느끼는 경우는 의사, 영양사, 의료 사회복지사 등과의 연계를 통한 지원이 필요하다. • 심부전의 병태와 증상의 관계, 급성 악화 시 대처 방법을 환자·가족은 어떻게 관리, 해결하고 있는가? 질병을 제대로 이해함에 따라 치료와 검사, 예후에 대한 불안감을 줄일 수 있다. • 불안의 강화는 상태의 악화를 초래하기 때문에 어떤 사안에 불안을 갖고 있는지 파악하고 적절한 치료를 제공한다. • 생활습관의 수정이 필요하다는 데 대해 어떻게 이해, 인식하고 있는지 파악한다. 치료하지 못한 병태로서, 급성 악화를 예방하기 위해서는 생활의 재검토와 자기관리가 중요하다. • 경제적인 문제가 있지 않은가? 환자가 고령인 경우도 많아, 사회 자원과 의료 사회복지사에 대해 설명하고 경제적 부담을 줄이고 적절한 치료를 받게 하는 것이 필요하다. 🔍 잠재적 간호 문제 : 호흡곤란 등의 심부전 증상으로 인한 휴식–활동 리듬 장애/병세 악화, 향후 생활 등에 대한 불안(환자 · 가족)/환자 · 가족이 스트레스를 적절하게 처리할 수 없다.

Step1 영향 평가	Step2 간호 초점	Step3 계획	Step4 실시	Step5 평가

간호 문제 리스트

#1 심박출량 감소와 가스 교환 장애와 관련된 운동 허용 저하(활동–운동 패턴)
#2 호흡곤란 등 심부전 증상의 휴식–활동 리듬 장애(수면–휴식 패턴)
#3 잘못된 건강 행동으로 인한 심부전의 급성 악화 가능성(건강 지각–건강관리 패턴)
#4 병세 악화와 향후 생활 등에 대한 불안(환자·가족)(자기 인식 패턴)

간호의 우선순위 지침

• 만성 심부전은 배경이 되는 기초 질환이나 중증 정도에 따라 증상이나 운동 허용이 전혀 다르기 때문에 간호 문제를 고려할 때, 환자의 병태나 중증도, 증상이 생활에 미치는 영향 등을 종합적으로 평가하여 우선순위를 결정할 필요가 있다.
• 증상이 심하고 안정이 필요한 경우는 생리적 욕구나 안전·안락의 요구, 컨디셔닝 및 2차적 합병증 예방에 초점을 맞춘 간호 문제가 된다. 증상이 출현할 때는 한정되어 있는 경증 심부전 경우, 활동 내성을 증가(유지)하는 심장 재활이라는 관점이 중요하다.
• 심부전은 평생 동안 관리하야 하는 증후군이기 때문에 급성 악화의 예방을 위해 환자 자신의 라이프스타일을 검토하고 자기관리를 지속적으로 실시할 필요가 있다. 따라서 환자·가족의 보건 행동과 자기관리, 급성 악화(죽음) 등에 대한 스트레스 상태나 불안 등 심리적 측면에 대한 간호가 중요하다.

1 간호 문제 / 간호 진단 / 간호 목표(간호 성과)

간호 문제	간호 진단	간호 목표(간호 성과)
#1 심박출량 감소와 가스 교환 장애와 관련된 운동 허용 기능의 저하	**활동 내성 저하** **관련 요인**: 산소의 공급/수요 밸런스의 이상 **진단 지표** □ 운동 시 호흡곤란 □ 운동 시 불쾌감 □ 권태감 호소 □ 쇠약 호소	〈장기 목표〉 환자는 활동성을 유지할 수 있다. 〈단기 목표〉 1) 낮은 심박출량의 현상·증상이 없다. 2) 가스 교환 장애의 징후, 증상이 없다. 3) 심부전의 2차적 합병증(욕창, 심부정맥혈전증, 요로 감염)의 현상·증상이 없다. 4) 환자의 심장 기능 수준에 적합한 ADL을 획득한다. 5) 활동 중·후의 자각 증상에 따라 활동 수준을 제어할 수 있다.

간호 계획 / 중재 포인트와 근거

간호 계획

OP 경과 관찰 항목

- 활동 저항력 저하의 증상과 정도의 관찰: 안정 시와 활동 중, 활동 후의 이중 곱.

- 흉부 단순 X선에서 본 심각도와 발생 가능한 주요 증상
  - 경도(NYHA 심장 기능 분류 Class Ⅰ∼Ⅱ): 양측 위쪽 폐의 폐혈관 음영 증강 호흡곤란, 기침, 호흡수의 증가
  - 중등도(NYHA 심장 기능 분류 Class Ⅲ): 앞에서의 기술처럼 양측 폐의 간질성 음영 증강이 출현(간질성 폐부종기), 앞에서의 기술에 병합하여 기좌호흡, 천명
  - 중증(NYHA 심장 기능 분류 Class Ⅳ): 위의 기술과 함께 이른바 나비 모양 음영이나 흉수가 출현(폐포성 폐부종기), 위의 기술과 함께 거품 모양 가래, 의식 장애
- 좌심부전 시 급성 악화 때 증상: 바이털 사인, PaO_2, 호흡곤란, 기좌호흡, 발작성 야간 호흡곤란, 빈맥, 부정맥(심전도), 역피로성, 소변량 감소, 야간 빈뇨, 사지 냉감·습윤, 잔호흡, 기침, 가래, 천명, 부종, 폐의 간헐적 '라' 음, 경정맥 노장, 수분 출납(음수량, 소변 등), 몸무게 증가 등
- 우심부전 시 급성 악화의 증상: 바이털 사인, 경정맥 노장, 소변량 감소, 하지 부종, 간 종대, 복수 고임, 복통, 식욕부진, 구역질, 저영양, 역피로성, 청색증, 헐떡거리는 호흡, 빈맥, 피부 냉감·습윤, 수분 출납(음수량, 소변 양 등), 체중 증가 등
- 가스 교환 장애의 급성 악화 시 증상: 운동 시 호흡곤란, 혼란, 흥분, 피로감, 졸음 경향, 청색증 등

- 검사 데이터: 흉부 X선(심흉곽비, 폐울혈, 흉수), 심전도, 동맥혈 가스 분석, 혈액학적인 검사(레닌-안지오텐신-알도스테론계, ANP 값(심방성 나트륨 이뇨 펩티드), BNP 값(뇌성 나트륨 이뇨 펩티드) 등. 심장 소리(갤럽 심장 소리(Ⅱ음, Ⅲ음)), 심장 초음파(심장 방출 분율), 심장 핵의학 검사(운동 부하 후의 심장 수축

중재 포인트와 근거

➡ 무증상에서도 이중 곱에 의한 심장 부하를 안다.
근거 휴식과 활동 후 변화율이 ±20%인 경우((실시 전−실시 후)÷실시 전×100). 심장의 과도한 부하를 의미하고, 활동 후 수축기 혈압이 20mmHg 이상 하락했거나 활동 중인 부정맥의 출현은 급격한 심박출량의 감소를 의미하는 위험한 상태이다.

➡ 환자의 흉부 X선을 반드시 확인한다. **근거** 폐 전체의 이상 음영 확대가 심부전의 심각도를 반영한다. 환자의 증상 경과와 비교·관찰해야 하며, 치료 평가에 활용할 수 있는 등부 흉부 X선 소견은 심부전 환자의 간호에 중요한 검사 데이터이다.

➡ 좌심부전의 특징적인 증상은 빈맥과 호흡곤란 등이다. **근거** 심장의 출구인 좌심실의 펌프 기능이 저하하기 때문에 좌심방압이 상승하고 폐울혈을 초래하기 쉽다.

➡ 우심부전의 특징적인 증상은 다리 부종, 간 종대, 복수 고임, 식욕부진, 경정맥 노장 등이다. **근거** 정맥 환류의 저하에 의해 상대·하대 정맥압이 상승하기 때문에 장기의 울혈을 일으키기 쉽다.

➡ 호흡 상태의 관찰은 중요하다. **근거** 심부전의 경우 폐울혈이나 폐부종, 흉수 고임에 의한 가스 교환 장애를 일으키기 쉽다.

➡ 레닌-안지오텐신-알도스테론계 등의 혈액학적 검사도 확인한다. 심장 카테터 검사 실시의 경우, 검사 목적을 파악한다. **근거** 만성 심부전에서는 알도스테론 값, ANP 값, BNP 값 등의 상승이 보이며, 높은 수치가 지연화된 경우 전·후 부하의 증가로 치료 효과의 판정에 사용된다. 카테터 검사는 좌심실 확장 부전의 진단이나 관

기능), 심장 카테터 검사(심실 조영술, 폐동맥설입부압 등)

TP 간호 치료 항목

- 치료 계획에 따른 심장 재활을 실시한다. 치료를 위해 안정을 필요로 하는 환자에 대해서는 조절에 의한 골격근 위축과 근력 저하에 의한 낙상, 심부전의 2차 장애 예방을 목적으로 안정된 누운 상태로 실시할 수 있는 관절 가동 범위 운동과 등척성 운동을 적절히 실시한다.
- 환자의 활동과 관리 진행 중에 심부전 증상이 관찰되거나 환자가 혼란을 호소하는 경우에는 활동을 중지하거나 지속 시간을 감소시킨다.
- 활동 범위를 넓힐 경우(의사의 지시가 있는 경우) 증상·징후의 발현에 유의해 활동을 서서히 늘린다.
- 이중 부하 피하기(작동과 관리 종료 직후에 다른 동작의 케어를 실시하지 않고, 반드시 휴식하게 한다.)
- 급격한 체중 증가와 흉부 X선상의 폐울혈 등에 주의하고 병세 악화의 조기 발견에 노력하여 급성 악화를 예방한다.
- 환자의 심장 기능과 활동 범위에 입각하여 깨끗하게 하고, 배설과 식사 등 일상생활을 보조한다.
- 간호를 할 때는 이중 부하, 발살바법(숨을 참아 가슴 내압 상승), 과도한 등척성 부하를 회피하는 방법으로 실시한다.
- 수분·염분 제한을 준수할 수 있도록 격려하고, 그 필요성을 설명한다.
- 수분과 염분 제한에 따른 스트레스에 대해 공감하는 태도를 보이고, 대체할 수 있는 방법으로 스트레스를 완화시킨다(기침, 온도·습도 조절 등)
- 호흡곤란이 온다면 안락한 호흡 체위를 유지한다(기좌위는 우심으로 돌아가는 정맥혈을 감소시키고, 횡격막이 하강하여 호흡 보조 근육의 호흡 운동을 촉진한다).
- 산소 요법 실시 중에는 지시한 산소량을 투여하고, 기도의 정화를 도모한다(폐울혈이 있으면 폐렴과 기관지염이 합병되기 쉽기 때문에 구강 내의 청결을 유지하여 기도를 정화하기 위해 노력한다)
- 급성 악화 시를 대비하여 산소 요법과 1차 구명 처치를 준비한다.

EP 환자 교육 항목

- 환자의 심장 기능에 맞는(의사의 지시가 있는 경우가 있음) 활동 범위나 수분·염분 제한을 준수할 수 있도록 환자에게 설명하고 이해를 얻는다.

상동맥 질환이 있는 경우에 실시한다.

➡ 와상(臥床) 중에서 심부전에 대한 심장 재활 프로그램을 시작한다. **근거** 환자의 심장 예비 능력과 안정에 적절한 심장 재활이 중요하고, 특히 안정 요양 중이어도 2차 장애, 심부정맥혈전증, 욕창, 요로 감염 등의 예방에 노력한다.

➡ 빨리 안정하게 하고 바이털 사인을 확인한다. **근거** 휴식 중에 자각되지 않는 증상이 활동 중에 발생한 경우, 심장의 예비 능력 이상의 부하를 주고 있다는 것을 의미한다.

➡ 증상을 보면서 점차 활동 범위를 늘리는 것이 중요하다. **근거** 이중 곱(심장박동수×혈압)의 급격한 증가는 심장에 부담을 준다.

➡ 이중 부하는 절대 하지 않는다. **근거** 하나의 동작으로 증상이 일어나지 않더라도 두 동작이 겹치면 심장에 부담이 된다.

➡ 체중 측정 시의 조건(시간대, 의복 등)을 통일해야 한다. **근거** 체중은 체액이 고인 정도를 간편하게 판단하는 데 중요하다.

➡ 안전, 안락, 자립의 관점에서 계획을 세운다. **근거** 컨디션이 나빠지는 것을 예방하기 위해 자립의 관점도 중요하다.

➡ 이와 같은 것들을 해결하기 위해 치밀하게 계획한다. **근거** 특히 심호흡을 멈춘 동작과 지속적인 활동은 흉내압을 상승시키고 혈압 상승, 교감신경 긴장, 정맥압 상승을 가져와 심장에 부담을 준다.

➡ 환자에게 이해시키는 것이 중요하다. **근거** 수분·염분 제한이 왜 필요한지 이해하지 못하는 경우, 환자는 준수하지 않는다.

➡ 단지 제한만 하는 것이 아니라, 잘 이해할 수 있는 방법을 제시하는 것도 제한 준수를 위해 중요하다. **근거** 수분 제한으로 인해 구강 건조증이 생기거나 담백한 맛 때문에 식욕 저하를 일으키는 환자가 있다.

➡ 호흡을 완화시키기 위한 도움이 최우선이다. **근거** 호흡곤란은 죽음을 의식하게 하는 매우 고통스러운 증상이기 때문에 안락한 자세에서 조금이라도 고통을 없애는 것이 중요하다.

➡ 환자의 호흡 상태와 폐포음 등을 관찰하고, 정해진 대로 상세하게 케어를 실시한다. **근거** 호흡기 감염증은 심부전을 악화시킨다.

➡ 즉시 대응할 수 있는 준비를 한다. **근거** 급성 악화는 생명을 위협한다.

➡ 각종 데이터에서 활동 범위를 고려해, 이해하기 쉽게 설명한다. **근거** 증상이 없어지면 환자는 심장의 예비 능력 이상의 활동을 하기 때문에 알기 쉬운 설명이 필요하다.

• 대표적인 ADL의 신진대사 당량(메츠(METS): 체중당 1분간 소비 산소량)에 대해 설명하고, 심장의 예비 능력에 맞는 활동 수준의 중요성을 설명한다.	➲입욕은 4.5~5METS 등 환자가 평소에 할 수 있는 동작이 얼마나 산소를 소비하는지 구체적으로 설명한다. **근거** 환자에게 활동에 대한 인식을 높일 수 있다.
• 이중 부하, 발살바법, 과잉 등척성 부하를 해결하는 것의 중요성과 활동 소비 에너지를 절약하는 방법을 환자에게 설명한다(식전, 식후 1시간 동안 안정을 취한다. 효과적인 호흡법을 사용한다. 변비가 생기지 않도록 주의한다. 일상생활에 필요한 동작은 되도록 앉아서 한다. 연속적인 동작의 경우에는 사이에 휴식을 하는 습관을 들인다. 저심박출량과 가스 교환 장애의 징후가 나타나는 경우 활동을 정지한다).	➲이중 부하와 발살바법 등에 대해 환자가 이해할 수 있도록 구체적으로 설명한다. **근거** 자연스러운 동작도 심장에 부담을 준다는 것을 이해시키기 위해 구체적인 예를 들어 설명하면 이해하기 쉽다.

2 간호 문제	간호 진단	간호 목표(간호 성과)
#2 호흡곤란 등 심부전 증상에 의한 휴식, 활동 리듬의 장애	불면증 **관련 요인**: 심부전 증상 **진단 지표** □ 환자가 잠들기 어려움을 호소한다. □ 환자가 수면 지속 곤란을 호소한다.	**〈장기 목표〉** 환자는 휴식과 활동의 균형을 취할 수 있다. **〈단기 목표〉** 1) 안정 시 심부전 증상이 사라진다. 2) 환자는 고통 없이 야간에 수면을 취할 수 있다.

간호 계획	중재 포인트와 근거
OP 경과 관찰 항목	
• 증상의 출현 상황, 정도의 관찰: 수면 중 호흡 상태, 수면의 체위(기좌호흡), 수면 시간, 입면 곤란의 유무, 하루 동안 피로와 졸음, 흥분, 기분의 변화 등	➲휴식 중의 호흡 상태나 체위를 관찰한다. **근거** 특히 좌심부전 환자는 앙와위 1~2시간 후 갑자기 호흡곤란이 생기는 야간 발작성 호흡곤란이나 기좌호흡에 의해 휴식을 방해받기 쉽다.
TP 간호 치료 항목	
• 안정 수면 시에 심부전 증상이 있는 경우는 안락한 체위에서 잘 수 있게 돕는다.	➲기좌위, 파울러위 등 환자가 가장 안락한 체위로 있게 한다. **근거** 기좌위는 횡격막이 하강하여 호흡 보조근의 운동을 촉진한다.
• 수면에 방해가 되지 않도록 야간에는 최소한의 처치를 한다.	➲소음에 주의한다. **근거** 심부전 증상이 없는 수면은 매우 중요하다.
• 환자와 함께 하루의 활동 계획을 생각한다(재활 치료, 기분 전환, 청결 관리 등)	➲심장에 부담이 가지 않도록 계획한다. **근거** 밤낮이 바뀌는 것을 예방하는 의미에서 낮 시간을 어떻게 보낼지 연구할 필요가 있다.
• 야간 배변 때문에 수면을 방해받을 경우 필요하다면 수분 섭취를 제한한다.	➲상황에 따라 대응한다. **근거** 심부전 환자는 이뇨 작용을 하는 약물을 사용하기 때문에 야간의 수면을 방해받기 쉽다.
• 입면을 고무시키는 방법을 환자, 의료진과 생각한다(말초 냉감인 경우 수면 전에 족욕, 환경 정비 등).	➲안정을 취할 수 있는 케어는 수면을 촉진한다. **근거** 순환부전 때문에 말초 냉감이나 권태감 등이 있으며, 잠들기가 어렵다.
EP 환자 교육 항목	
• 심부전 증상이 수면에 미치는 영향을 설명한다.	➲알기 쉽게 설명한다. **근거** 환자의 불안감을 제거하기 위한 것이다.
• 매일의 수면 상태(입면, 수면 지속 시간, 수면 증상 등)를 환자 자신이 이해할 수 있도록 설명한다.	➲주관적 · 객관적 측면의 정보를 파악한다. **근거** 매일의 수면 상태를 파악하는 것은 심부전의 건강 상태 수준을 파악하는 데도 중요하다.

3 간호 문제	간호 진단	간호 목표(간호 성과)
#3 부적절한 보건 행동에 의한 심부전의 급성 악화 가능성	비효과적 자기 건강관리 **관련 요인**: 지식 부족, 치료의 부작용 **진단 지표** □ 질병을 관리하고 싶다고 말한다. □ 지시된 치료 방법을 실시하는 것이 힘들다고 말한다.	〈장기 목표〉 바람직한 건강 행동에 따라 심부전의 급성 악화와 약물 요법의 유해 반응을 예방할 수 있다. 〈단기 목표〉 1) 심부전의 급성 악화 징후 · 증상이 없다. 2) 치료 방침에 따른 의문을 의료진에게 표출하고 치료 목표를 이해할 수 있다. 3) 심부전의 급성 악화를 예방하기 위해 일상생활의 유의점을 이해하고 실천해나가겠다는 의사를 보인다. 4) 내복약의 약물 이름, 투여량, 투여 횟수, 작용 · 부작용을 이해할 수 있다. 5) 필요로 하는 라이프스타일에 대해 가족(중요 인물)과 함께 생각할 수 있다.

간호 계획

OP 경과 관찰 항목

- 증상 악화 · 급성 악화 시 징후 · 증상의 유무('간호 문제 #1' 참조)
- 심부전의 병태와 내복 치료제의 작용 · 부작용, 활동 제한의 필요, 생활 관리에 대한 환자의 이해나 인식
- 라이프스타일의 변화와 실시에 대한 태도
- 의사가 지시한 식사, 수분, 활동 범위, 내복약의 복용 상황
- 1일의 수분 출납, 체중의 변화
- 효과적인 보건 행동을 막는 원인과 영향 요인

TP 간호 치료 항목

- 환자가 갖고 있는 치료 방침에 대한 의문이나 향후 생활 관리에 대한 인식 등을 표출하도록 조언한다.
- 라이프스타일의 변화에 따른 환자의 스트레스에 대해 공감 · 수용하여 자존감을 높일 수 있다.
- 필요하다면 환자의 가족(중요한 사람, 필요한 사람)과 함께 환자가 학습할 수 있는 장소를 제공한다.
- 환자 · 가족의 이해 상황에 따른 문서를 만든다.
- 환자 · 가족의 자발적인 학습을 촉진한다(도서, 인터넷 등).

EP 환자 교육 항목

- 활동 소비 에너지를 절약하는 방법을 환자에게 설명하고, 환자의 실제 상황을 파악하면서 환자 심장의 예비 능력에 적합한 동작에 대해 지도한다(식사, 배설, 목욕, 성생활, 취업).

중재 포인트와 근거

➥ 항상 체크한다. **근거** 급성 악화는 생명과 직결되어 있다.

➥ 잘못된 인식은 하지 않는가? **근거** 심부전 환자에게 하는 약물 요법과 활동 제한은 증상을 관리하는 데 있어서 중요하다.

➥ 환자의 생각을 파악한다. **근거** 생각은 행동을 규정한다.

➥ 잘 준수되고 있는지 관찰한다. **근거** 준수 여부를 파악하면 향후 환자 교육에 도움이 된다.

➥ 항상 체크한다. **근거** 체중 증가는 병세 악화의 중요한 지표이다.

➥ 환자의 말과 행동이 중요하다. **근거** 환자 교육 시 고려하기 위해서이다.

➥ 수용적인 태도로 경청한다. **근거** 주체적으로 건강 행동을 취하는 데에는 이해 상황과 인식 본연의 자세가 영향을 준다.

➥ 지금까지의 생활습관을 탓하지 않는다. **근거** 환자를 무조건 수용하는 것이 환자의 마음을 열고 의욕적으로 만든다.

➥ 가족에게 설명하는 것도 중요하다. **근거** 가족의 응대에 따라 환자는 외로움에서 해방될 수 있다.

➥ 미리 이해 여부를 확인해둔다. **근거** 이해의 정도에 따라 설명을 하기 위해 필요하다.

➥ 적절하고 쉽게 구할 수 있는 정보를 소개한다. **근거** 알기 쉬운 정보를 접하면 학습 의욕으로 이어진다.

➥ 환자의 생활양식에 따른 지도가 중요하다(특히 취업자). **근거** 환자가 자신의 생활이나 직장 환경에서 구체적으로 무엇을 어떻게 하는 것이 좋은지 이미지를 가짐으로써 알기 쉽게 설명하는 것이 적절한 보건 행동에 좋다.

- 염분 제한, 식사나 수분 제한, 금연, 금주의 필요성을 설명한다.
- 염분 제한식을 제대로 이해하기 위해 입원 중에 먹는 음식과 비교하면서 식사 지도를 실시한다(필요에 따라 영양사에게 환자·가족의 생활에 따른 영양 섭취의 자세를 지도해달라고 한다).
- 수분 제한을 하는 경우, 약물의 부작용과 함께 탈수 예방에 대해 지도한다.

- 환자·가족에 대한 복약 지도는 약물 이름, 투여량, 투여 횟수, 작용·부작용에 대해 설명한다. 환자의 이해 상황에 맞춘 자기 모니터링 방법에 대해 지도한다.

- 매일 체중 측정의 중요성을 설명하고 목표치의 체중보다(부종이 없을 때의 체중) 단시간에 급격히 증가할 경우 조기에 진료받도록 지도한다.

- 심부전의 급성 악화 시의 주요 증상과 대처 방법을 환자·가족에게 충분하게 설명한다(이뇨제의 증량, 빠른 검진 등).
- 이중 부하, 발살바 수기, 과도한 등척성 부하 회피의 중요성과 활동 소비 에너지를 절약하는 방법을 환자에게 설명한다(식전, 식후 1시간 동안의 안정, 효과적인 호흡법과 함께 변비가 생기지 않도록 주의한다. 일상생활에 필요한 동작은 가능한 한 앉아서 한다. 생활 속에서 휴식을 취하는 습관을 들인다. 저심박출량과 가스 교환 장애의 징후가 보이는 경우 활동을 자제한다).
- 질병 관리에 스트레스를 느끼는 경우에는 함께 생활 습관 본연의 자세를 검토할 필요성이 있다. 혼자서 고민하지 않도록 설명한다.

- 호흡기 감염 예방을 위해 손 씻기와 기침 지도, 감기 발병 시 조기 검진에 대한 지도를 실시한다.

- 정기적으로 진찰에 의해 급성 악화를 예방하는 의미를 설명한다.

➡️이유를 알기 쉽게 설명한다. **근거** 심장에 부하를 주는 요인을 이해한다.
➡️특히 요리할 기회가 없는 환자는 실물을 활용하여 지도한다. **근거** 입원 중 식사의 맛이나 양 등으로 염분 제한식을 체험하면 더 알기 쉬워진다.

➡️구체적인 탈수 증상과 상황을 알기 쉽게 설명한다. **근거** 수분 제한을 하면서 이뇨 작용을 하는 약물을 복용하기 때문이다.
➡️약물의 부작용을 설명할 때 두려움을 주지 않아야 한다. 또 내복약의 설명과 함께 자기 모니터링(체중 측정, 맥박, 탈수 증상 등) 방법을 설명하면 효과적이다. **근거** 부작용이 두려워 내복하지 않는 환자도 있다.
➡️의사가 보여준 드라이 웨이트의 의미, 체중 측정의 중요성, 체중 증가와 심부전의 병태를 알기 쉽게 설명한다. **근거** 체중의 급격한 증가는 심장의 부하를 의미하기 때문이다.
➡️조기 대응이 중요하다. **근거** 특히 고령자는 부종에 주의하지 않는 경우가 많으며, 급격한 체중 증가가 급성 악화의 판단 자료가 된다.
➡️이중 부하, 발살바법 등에 대해 환자가 이해할 수 있도록 구체적으로 설명한다. **근거** 자연스러운 동작도 심장에 부담을 준다는 것을 이해할 수 있도록 하기 위해 구체적인 예를 들어 설명하면 이해하기 쉽다.

➡️지도할 때는 경청의 태도를 잘 갖춘다. **근거** 식사나 일 등 라이프스타일의 변화를 강요당하는 것은 환자에게 큰 스트레스가 되고, 힘들어할 가능성이 높다.

➡️호흡기 감염과 심부전 악화의 관계를 설명한다. **근거** 저산소혈증 등 호흡 부하의 경우 심장박동수를 높이면 심장에 부담을 준다.
➡️정기 검진의 의미를 설명한다. **근거** 정기적 진찰에 의해 조기 발견이 가능하다.

4 간호 문제	간호 진단	간호 목표(간호 성과)
#4 병세 악화나 향후의 생활 등에 불안(환자·가족)을 느낀다.	**불안** **관련 요인**: 건강 상태의 변화, 건강 상태에 대한 위협, 경제 상황의 변화, 경제 상태에 대한 위협 **진단 지표** ☐ 맥박수 증가 ☐ 불면증 ☐ 목소리 떨림 ☐ 호흡수 증가 ☐ 초조감 ☐ 생각 차단 ☐ 혼란 등	〈장기 목표〉 환자가 신체·심리 사회적 불안감이 경감되고 안락감이 증대되었다는 말을 한다. 〈단기 목표〉 1) 환자·가족이 불안해하고 있는 것이나 마음을 전달할 수 있다. 2) 불안과 두려움을 악화시키는 원인을 인식할 수 있다. 3) 적절한 코핑 조치를 취할 수 있다.

간호 계획	중재 포인트와 근거

OP 경과 관찰 항목

- 질병과 치료, 급성 악화의 예방을 위한 생활 관리에 대한 인식과 수용 방법
- 생리적: 심계항진과 호흡, 목소리와 신체 전체, 불면증, 혈압 변화, 비활동적, 피로, 현기증, 안면홍조, 창백함, 구역질, 구토, 발한, 지각 이상, 식욕부진 등
- 정동적: 자신의 감정을 서술한다(불안, 릴랙스할 수 없음, 무력감, 자신과 타인에 대한 비판 등). 다음의 행동이 보인다(좌절, 수동적, 운둔형 외톨이, 분노, 울음 등)
- 인지적: 정신 집중을 할 수 없음, 걱정, 혼란, 방심 상태 등
- 불안 수준(경도, 중등도, 강도, 공황)

➦ 공감하는 태도로 경청한다. **근거** 잘못된 인식으로 불안감이 생기는 경우가 있다.
➦ 환자의 목소리 톤이나 표정, 식사량 등을 섬세하게 관찰한다. **근거** 요양 생활의 식사 모습이나 표정 등에서 불안감이 보인다.
➦ 환자가 표출하는 감정적인 측면을 따뜻하게 수용하고 공감하는 태도로 대한다. **근거** 환자의 행동 반응은 도움을 필요로 하는 신호이다.
➦ 항상 체크한다. **근거** 방심 상태는 불안감이 심하다는 것을 뜻할 가능성이 크다.
➦ 필요하다면 정신과에 상담한다. **근거** 정도에 따른 대응이 중요하다.

OP 간호 치료 항목

- 심부전 증상의 완화에 노력한다.

- 환자의 곁에서 동행, 간호사의 공감하는 자세와 태도를 전달(자유롭게 감정과 느낌을 표출하도록 하고, 환자의 이야기를 가리지 않고 경청하며, 조용히 옆에서 돕는 등)
- 불안이 증대되지 않도록 환경을 정돈한다(조용한 방 등).
- 불안감이 감소하고 환자에게 생각할 여유가 생기면 불안과 두려움을 악화시키는 원인이나 상황, 실마리 등을 생각해보도록 한다(일기 등).
- 가능하면 환자의 노력을 긍정적으로 평가한다.

- 환자의 코핑 행동에 함께하거나 어떤 코핑 행동을 취해야 스트레스 감소로 이어질 것인지 생각하고, 제안한다.

- 필요하다면, 불안과 긴장을 완화시킬 것들을 제공(음악, 릴랙스, 마사지, 아로마테라피, 레크리에이션 등)
- 만성적인 불안과 부적응 상태에 있는 환자는 정신과에 상담, 평가해달라고 부탁한다.

- 필요하다면 사회 자원에 대해 설명하고 의료 사회복지사를 소개한다.

➦ 고통의 완화가 최우선이다. **근거** 특히 호흡곤란은 불안을 증대시킨다.
➦ 환자가 입을 다물고 있을 때도 강한 인내심을 갖는다. **근거** 환자가 고독하지 않다는 것을 인식할 수 있고, 상담 행동의 실마리가 된다.
➦ 상황에 따라 정돈한다. **근거** 조용한 환경은 교감신경을 자극하지 않는다(정신적 안정을 얻을 수 있다).
➦ 환자의 불안한 모습에 적절한 대응을 한다. **근거** 여유 없을 때는 정동적 코핑이 중심이기 때문에 문제 해결형 코핑은 그 후에 적절하다.
➦ 환자의 노력을 인정한다. **근거** 자기 부정적인 태도를 방지한다.
➦ 환자가 스스로를 객관적으로 되돌아보도록 하고, 환자의 행동을 책망하지 않는 것이 중요하다. **근거** 최종적으로는 환자가 현실을 인식하고, 주체적으로 문제 해결형 코핑을 하도록 지원하는 것이 필요하다.
➦ 환자가 좋아하는 것을 고려한다. **근거** 과도한 긴장은 생각과 의욕적인 행동을 방해한다.
➦ 의료 팀을 짜서 환자의 말과 행동을 적절하게 파악한다. **근거** 우울해 하는 증상 등 전문적 치료를 필요로 하는 경우도 있다.
➦ 무엇 때문에 불안해하는지 제대로 파악한다. **근거** 향후 사회생활이 불안한 경우는 사회 자원을 이용할 수 있다.

OP 환자 교육 항목

- 질환에 대한 잘못된 인식을 가지고 있으며, 그것이 불안의 원인인 경우 올바른 지식을 알기 쉽게 설명한다.
- 미래에 대한 막연한 불안 등을 피하지 말고, 스트레스 상황을 해소하기 위한 수단을 설명한다(릴랙스법 등).

➦ 환자의 이해 상태를 확인하려면 자존감을 배려한다. **근거** 인식이 미치는 건강 행동의 영향은 크다.
➦ 환자의 취향을 배려한다. **근거** 긴장감을 객관적으로 인식하고 완화시킬 수 있다.

병기·병태·중증도별 관리 포인트

【NYHA 심장 기능 분류 Class I】흉부 X선 검사에서 심혈관 질환의 타각적인 소견이 없다. 신체 활동의 제한이 없고, 일상생활에서 현저한 피로, 심계항진, 호흡곤란, 협심통이 생기지 않지만, 환자 심장의 예비 기능 이상으로 운동을 하거나 염분·수분 제한을 지키지 못하면 병태가 악화될 가능성도 높으므로 주의해야 한다. 심장 재활 요법으로 심장 예비 능력을 유지(저하시키지 않게)하는 것이 중요하다.

【NYHA 심장 기능 분류 Class II】흉부 X선 검사에서 경미한 심혈관 질환의 타각적인 소견이 있다. 안정 시 증상은 없지만 일반적으로 신체 활동으로 증상을 나타나는 수준이면, 운동 요법과 식이요법을 포함한 심장 재활 치료와 내복 치료로 회복될 가능성이 높으므로, 적절한 건강 행동을 취할 수 있도록 지원한다. 위와 같이 심부전의 급성 악화에도 충분히 주의한다.

【NYHA 심장 기능 분류 Class III】흉부 X선 검사에서 중등도 심혈관 질환의 타각적인 소견. 안정 시에는 증상이 없지만, 정상적인 신체 활동 후 증상이 발생하기 때문에 식사, 배설, 청결 등 일상생활의 지원이나 점적 등의 약물 요법 지침에 따라 정확하게 실시할 필요가 있다. 호흡곤란으로 인한 죽음에 대한 두려움이나 앞으로의 생활에 대한 불안 등 심리적 지원도 중요하다.

【NYHA 심장 기능 분류 Class IV】흉부 X선 검사에서 중증 심혈관 질환의 타각적인 소견이 나온다. 무증상으로 신체 활동을 할 수 없고, 안정 시에도 증상이 일어나기 때문에 수면 장애와 식욕 저하, 죽음에 대한 두려움 등이 있다. 심장에 부담을 주지 않고, 증상을 일으키지 않도록 일상생활 지원과 심리적인 케어가 중요하다. 예상되는 사태를 알리는 등 가족에게 신체·심리 사회적 지원도 필요하다.

간호 활동(간호 중재) 포인트

진단·치료 지원

- 심부전 악화 시 사용하는 약물로는 카테콜아민류(도파민 염산염, 도부타민 염산염) 등 약리 작용이 매우 강한 것도 사용되므로, 지시된 양을 정확하게 투여하고 투여 중 또는 이후에 환자의 상태를 관찰한다.
- 호흡곤란과 피로에 의해 스스로 복약할 수 없는 경우가 있으므로, 필요에 따라 약물 지원을 실시한다.
- 심전도, 심초음파 등 검사를 실시할 때 호흡곤란 때문에 앙와위를 할 수 없는 경우가 있으므로, 환자에게 불안감을 주지 않고 편안히 검사를 실시할 수 있도록 지원한다.
- 심전도 모니터에서 모니터링 중에 소음이 없도록 부착 위치와 부착부 피부를 청결히 한다.
- 수분 출납(음수량 소변량, 주입량)과 체중 측정은 체액 고임 판단에 유용하기 때문에 정확하게 파악한다.
- 체중 측정은 시간대나 옷 등의 조건을 일정하게 하여 측정한다.
- 급격히 상태가 악화되어 응급 치료를 필요로 하는 경우에는 심전도, 기관 삽관, 중심 정맥 및 스완–간츠 카테터 삽입이 즉시 이루어지도록 준비해둔다.

심부전 증상과 고통의 완화

- 스트레스를 경감시키는 코핑 행동을 환자와 함께 생각하고 제안한다.
- 야간 발작성 호흡곤란이나 기좌호흡은 휴식–활동의 리듬을 방해하고 피로감이 생기게 할 가능성이 높기 때문에, 안락한 호흡을 할 수 있도록 체위를 정돈한다.
- 호흡곤란이나 부정맥 등 심부전 증상은 죽음에 대한 불안과 공포를 가져오고, 저혈압이나 저산소혈증은 불안 상태와 정신착란의 요인이 되므로, 조기에 심부전 증상과 그에 따른 고통을 완화시키는 것이 중요하다.
- 이중 부하 발살바 수기, 과도한 등척성 부하가 심장·호흡의 부하가 되어 증상이나 고통을 일으킬 가능성이 높으므로 치료할 때 주의가 필요하다.
- 이뇨제 투여 후 많은 양의 소변이 예상되므로 신체적·정신적 부담이 가지 않도록 배설에 도움을 준다.
- 부종, 복수, 저영양 상태 등에 따른 전신 권태감 같은 증상에 따라 간호를 제공한다.

- 정신적 긴장이나 말초 냉감, 부종으로 인한 권태감 등의 완화를 위해 마사지와 취침 전 족욕 등 환자의 안락을 고려한 간호를 제공한다.

심장 재활의 안전한 실시에 대한 지원
- 심장병 환자의 사회 복귀, 재발 예방을 목적으로 한 심장 재활 운동 요법과 환자 교육(식사, 복약 등), 심리 상담 등을 포괄하고 개별 환자에 맞는 대응이 필요하다.
- 환자의 활동 범위는 심장 초음파와 운동 부하 시험(트레드밀 시험, 자전거 에르고미터), 운동 부하에 의한 심장 핵의학 검사 등으로 심장 예비 기능, 운동 허용치를 평가하여 결정한다. 제한된 것 이상은 허용하지 않는다.
- 운동 요법 전·중·후 환자의 자각 증상, 이중 곱(심장박동수×혈압), 부정맥 등에 주의하여 이변이 있을 때는 의료 팀에서 적절히 대응한다.
- 입원 중 염분 제한 식사 등을 활용하여 환자의 심장 재활에 대한 동기부여를 강화한다.

안락한 일상생활의 지원
- 호흡곤란이나 부정맥, 부종, 복수, 사지 냉감, 피로감 등 심부전 증상이 있는 경우에는 식사, 배설, 청결 등 ADL을 안전하고 안락하게 할 수 있도록 지원한다.
- 증상이 완화되고 활동 범위가 넓어지면, 스스로 할 수 있는 부분은 하도록 한다(자립).
- 침상안정에서 부종이 있는 경우에는 욕창이나 심부정맥 혈전증을 예방하기 위한 치료를 도입한다.

심부전의 급성 악화와 2차적 합병증의 조기 발견·대응
- 증상이 경감되면 자신의 심장 예비 능력 이상의 활동을 하여 심장에 과부하가 일어나 급성 악화를 초래하게 되어 두려움을 느끼므로, 환자에게 활동 제한의 의미와 구체적인 ADL의 신진대사량 등을 보여주고 이해를 얻는다.
- 호흡기 감염이 급성 악화의 요인이 되기 쉽기 때문에, 기침이나 가래가 많을 때는 기도 정화를 위해 노력한다.
- 급격히 상태가 악화되어 응급 치료를 필요로 하는 경우에는 심전도, 기관 삽관, 중심 정맥 및 스완–간츠 카테터 삽입을 즉시 할 수 있도록 준비해둔다.

환자·가족의 심리 사회적 문제에 대한 지원
- 환자·가족에게 호흡곤란이나 부정맥은 죽음에 대한 불안과 공포를 일으키기 때문에 증상 완화가 최우선 과제다. 편안한 치료를 제공하고 간호사로서 공감하고 이해하는 태도를 보인다.
- 심부전 발병에 따른 환자의 불안감과 우울증 등은 예후에 영향을 주기 때문에, 환자의 심리 상태에 주의하고 필요 시 임상 심리사나 진료과에서 상담받도록 소개한다.
- 급성 악화의 예방을 위해 식사와 취업 등의 라이프스타일을 변화시키지 않으면 안 되는 경우, 환자·가족에게 큰 불안이 되므로 수용하는 태도로 경청한다.
- 사회적 불안에 대해서는 사회 자원에 대해 설명하고 필요에 따라 의료 사회복지사 등을 소개한다.

퇴원·요양 지도

- 환자·가족에게 심부전의 병태·증상, 치료의 필요성 등을 알기 쉽게 설명한다.
- 급성 악화에 따른 주요 증상과 대처 방법을 환자·가족에게 설명하고 조기 발견·대응을 할 수 있도록 한다.
- 심부전 급성 악화에 의한 재입원의 원인 중 가장 많은 것은 염분·수분 제한 소홀, 감염증, 과로, 잘못된 약물 복용, 부정맥, 정신적·신체적 스트레스, 심근 허혈, 제대로 조절을 못해 나타난 고혈압 합병증 악화 등이며, 환자의 라이프스타일에 따라 무리를 주지 않는 방법을 함께 생각하여 지도한다.
- 염분 제한은 영양사와 함께 환자의 식습관에 알맞은 지도가 필요하다.
- 복약 지도는 약물 이름, 투여량, 투여 횟수, 작용·부작용에 대해 설명하고 환자의 이해 정도에 따라 자기 모니터링 방법을 지도한다.
- 취업 상태의 환자에게는 작업 환경을 고려한 생활 지도가 필요하다.
- 활동 제한을 하는 환자에게는 환자의 라이프스타일에 맞는 ADL의 신진대사 당량을 보여주는 어떤 동작이 심장에 부담을 주는지 보여줄 수 있다.
- 이중 부하 발살바 수기, 과잉 등척성 부하를 회피하고 ADL의 중요성과 활동 소비 에너지를 절약

하는 방법을 환자에게 설명한다.
- 심부전의 위험 요인 중에서도 고혈압은 심부전의 원인·악화 요인으로서 중요하기 때문에 혈압 조절에 대해 충분한 지도가 필요하다.
- 호흡기 감염은 심부전의 악화 요인이므로 양치질, 철저한 손 씻기, 감기 시 진료의 필요성을 설명한다.

평가 포인트

간호 목표 달성도

- 심박출량 저하, 가스 교환 장애와 관련된 징후와 증상이 나타나지 않은 상태에서 생활할 수 있는가?
- 체액량 과잉의 징후와 증상이 없고, 부종과 복수가 경감, 소실되어 있는가?
- 치료 계획에 따라 검사나 치료에 대해 이해하고 안전하고 안락하게 치료를 받을 수 있는가?
- 치료 계획에 따라 약물 요법(경구 약물)을 이해하고 적절하게 준수할 수 있는가?
- 건조중량(Dry Weight)을 이해하고 매일 올바른 방법으로 체중을 측정할 수 있는가?
- 심부전을 악화시키는 수분과 염분의 섭취에 대해 이해하고 적절한 섭취 방법을 준수할 수 있는가?
- 심장의 예비 능력에 맞는 활동 수준과 활동 소비 에너지를 절약하는 방법을 이해하고, 심부전의 징후와 증상 없이 일상생활을 할 수 있는가?
- 심장 기능이나 전신 상태, 라이프스타일에 맞는 활동을 고통 없이 할 수 있는가?
- 야간에 심부전의 증상이 나타나지 않아 편안히 수면을 취할 수 있는가?
- 활동 수준과 신진대사 수요에 적합한 영양 필요량을 섭취, 보급할 수 있는가?
- 치료 계획에 따라 심장 재활을 안전하고 적절하게 실시할 수 있는가?
- 심장 예비 기능에 따른 심장 재활을 실시해 컨디션이 안 좋아지는 것을 예방할 수 있는가?
- 안 좋은 컨디션이 일으키는 2차적 합병증(전도, 욕창, 심부정맥 혈전증, 요로 감염)을 예방할 수 있는가?
- 적절한 구강 케어와 기도를 정화하여 폐렴이나 기관지염 등 합병증을 예방할 수 있는가?
- 불안과 두려움 등을 가족(중요 인물)과 보건 의료 복지 전문가에게 표출할 수 있는가?
- 심부전의 병태와 치료 계획 등에 대한 의문이나 불안을 보건 의료 복지 전문가에게 표출할 수 있는가?
- 심부전의 악화 예방에 필요한 지식과 방법을 이해하고 있는가? 또한 주체적으로 배우는 자세가 보이는가?
- 정기적인 진찰 행동으로 심부전의 급성 악화를 예방할 수 있는가?
- 생활과 증상 관리에 불안감이 없고, 자기 효능을 유지·향상시킬 수 있는가?
- 심부전이 악화된 자신의 라이프스타일에 대해 가족(중요 인물)과 함께 생각할 수 있는가?
- 심부전의 악화 예방을 위해 필요한 라이프스타일로 바꿀 수 있는가?
- 심부전의 질병 관리와 관련된 스트레스에 대한 적절한 코핑 조치를 취할 수 있는가?
- 심부전 악화 시 징후와 증상, 영향 요인을 이해하고 적절한 간호 조치를 취할 수 있는가?

만성 심부전 · 울혈성 심부전 환자의 병태 관계도와 간호 문제

병인 악화 요인

〈좌심부전의 병인〉
심근 손상(심근경색, 심근증 등), 왼쪽 심장의 용적, 압력의 과부하(고혈압, 심장 판막증 등), 부정맥(심방세동 등)

〈악화 요인〉
빈혈, 갑상선 기능 저하 · 항진증, 소금 · 물 · 알코올의 과다 섭취, 비만 등

〈우심부전 병인〉
좌심부전, 오른쪽 심장의 용적 · 압력의 과부하(심장 판막증 등), 호흡기 질환(만성 폐쇄성 폐질환 등)

병태

좌심실의 심근 수축 힘↓(펌프 기능↓)

우심실 심근 수축력↓

만성 심장의 보상 기능 저하(심장 비대 · 심장 확장 변화), 심장 예비 기능을 초과한 과부하

우심실에서 폐순환의 박출 저하에 의한 오른쪽 심장 압력 상승, 전신 정맥 시스템의 혈액 고임

정맥환류↓

하대정맥 압력↑(체순환 압력↑)

작은 동맥 말초 혈관 저항↑

전체 혈관 저항↑

폐울혈, 폐부종

상대정맥 압력↑

다리의 정맥 압력↑

다리 순환 울혈

장기 울혈

간 순환 울혈 문맥 압력 상승

증상

사지 냉감 · 습윤

빈맥, 부정맥, 피로감, 소변량 감소, 야간 빈뇨, 부종, 경정맥 노장

RC: 심박출량의 감소

호흡곤란, 기좌호흡, 야간 발작성 호흡곤란, 기침, 가래, 저산소, 습성 '라' 음(간헐적)

\# 가스 교환 장애

경정맥 팽창

소변량 감소, 다리 부종

\# 체액량 과잉
\# 피부 통합성 장애 위험 상태 (욕창)

간 종대, 복수, 복통, 식욕부진, 구역질, 저영양, 피로감, 청색증, 호흡 장애, 빈맥, 피부 냉감 · 습윤

\# 영양 섭취 소비 균형 이상: 필요량 이하(급성 악화 시)

동작에 의한 호흡곤란 · 피로, 빈맥, 현기증

\#1 활동 내성 저하
\# 신체 이동성 장애
\# 낙상 위험 상태

입면 · 수면 지속 곤란, 기분 변조

\#2 불면증

진단 검사

문진 · 진찰
심부전 증상 , Ⅲ음 말발굽 리듬, 폐포 호흡음 등
검사
흉부 X선 검사, 심전도, 동맥혈 가스 분석, 혈액 검사(레닌 – 안지오텐신 – 알도스테론계 등), 심장 소리, 심장 초음파, 심장 핵의학, 다단계 운동 부하 시험(트레드밀 시험 등), 심장 카테터 검사(심실 조영술, 폐동맥 설입압 등)

병세 악화와 생활에 대한 불안, 무능력, 조바심

\#4 불안
\# 비효과적 코핑
\# 가족 코핑 무력화

치료 간호

약물 요법(이뇨제, 강심약, ACE 억제제, β차단제, ARB 등), 산소 요법

급성 악화 예방을 위한 심장 재활 조치 (수분 제한, 식사 · 운동 요법 등)

RC: 약물 요법의 부작용(부정맥, 구토, 고칼륨혈증, 저혈압, 신장 기능 장애, 기침 등)
RC: 깊은 정맥 혈전증

\#3 비효과적 자기 건강 관리

온열 요법(말초혈관 확장, 심장 부하 경감)

〈중증 심부전 환자에 대한 치료〉 경피적 보조 순환 장치, 외과적 치료(바티스타 수술, 심장 이식)

12 부정맥

데리다 유타카 · 이토 히로시

A. 총론

눈으로 보는 질환

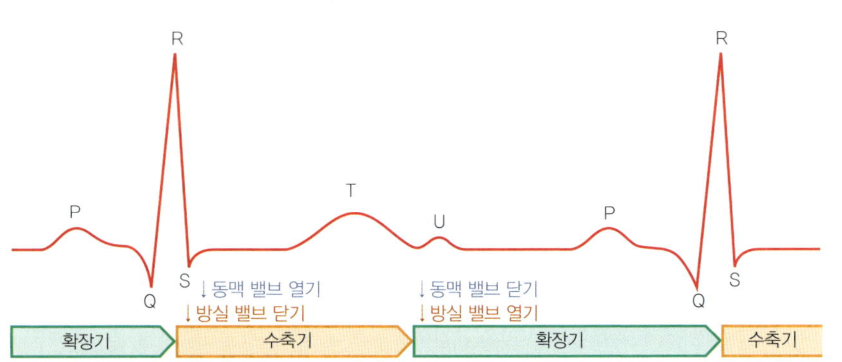

■ **그림 12−1 심전도 파형**

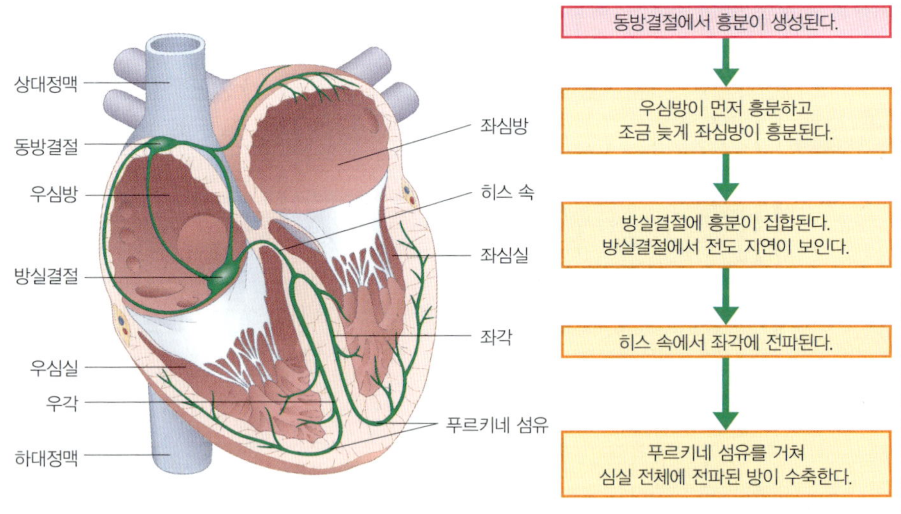

■ **그림 12−2 전도계**

병태 생리

부정맥은 전기 자극 조율의 이상이며, 발생 기전의 차이에서 자극 형성의 이상, 흥분 전도 이상 또는 그 두 가지의 비정상으로 분류된다.

- 자극 형성의 이상으로, 자동 기능의 이상과 격발 활동(triggered activity)이 있다. 자동 기능은 동방결절이나 자극 전도계 심방·심실의 심근 세포에 원래 있는데, 그 기능이 이상을 초래한 것이다. 격발 활동은 '후탈분극'이라고 불리는 비정상적인 탈분극이 역치 전위에 도달했을 때 발생하는 비정상적인 활동 전위이며, 조기 후탈분극과 지연 후탈분극이 있다.
- 흥분 전도의 이상으로 전도 차단과 리엔트리가 있다.
- 전도 차단은 국소 빈혈이나 섬유증 등 조직 변성, 외상, 약물 등에 의해 흥분 전도가 차단되는 것이다.
- 리엔트리는 정상인 흥분 전도에서는 전도 직후에 불응기가 있기 때문에 비정상적인 흥분 전도는 생기지 않는다. 하지만 인접한 조직에서 전도 속도와 불응기가 다른 경우, 한편으로 흥분이 전도한 시간에 주변 조직이 불응기가 아니라면 역행하여 자극을 전도한다. 그리고 앞의 조직의 불응기가 종료하면 다시 흥분이 전도되기 때문에 흥분은 두 쌍의 조직 사이를 선회하게 된다. 허혈, 변성, 외상이나 수술 상처, 부전도로 등이 리엔트리 회로의 원인이 된다.
- 발생 부위에 따라 상실성과 심실성, 심장박동의 차이에 따라 서맥성 또는 빈맥성으로 분류된다.

진단

- 부정맥을 진단하는 검사로는 심전도가 가장 중요하다. 기본은 12유도 심전도지만, 24시간 연속 기록하는 홀터 심전도, 심장 카테터 검사의 하나인 전기 생리 검사 등이 있다.

치료법

- 항부정맥제 등 약물 치료 외에도 서맥성 부정맥의 경우 인공 심장박동기가 사용된다.
- 빈맥성 부정맥은 긴급 부정맥 중단을 요하는 경우에는 직류 전류(DC 쇼크)/전기적 제세동을 한다.
- 치명적인 부정맥에 대한 예방 치료로서 삽입형 제세동기(implantable cardioverterdefibrillator, ICD)가 사용된다.
- 또한 카테터를 심장에 도달시켜 부정맥의 병소를 소작하는 전극 도자 절제술이 이루어진다(그림 12-3).

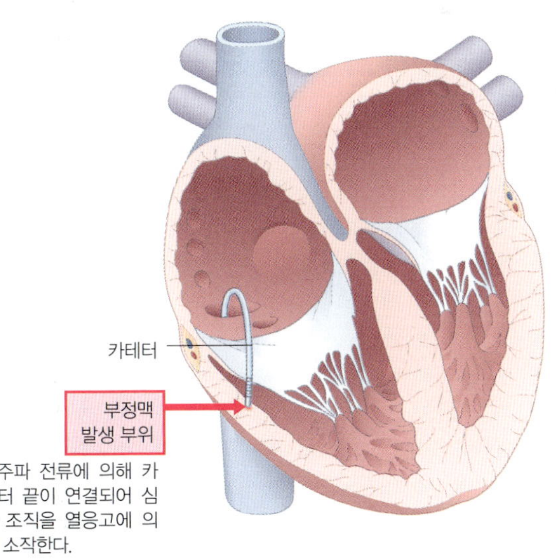

고주파 전류에 의해 카테터 끝이 연결되어 심근 조직을 열응고에 의해 소작한다.

■그림 12-3 카테터 어블레이션

■ 표 12-1 부정맥의 주요 치료제(Vaughan–Williams 분류)

분류		일반 이름	주요 상품명	약의 효과 메커니즘	주요 부작용
class I (Na 채널 저해약)	Ia	디소피라미드	리스모단	활동 전위 기간 연장	부정맥 증상, 구갈, 변비, 눈의 찌꺼기, 요폐 등(항콜린 작용) 전도의 억제, QT 연장 등
		프로카인아미드 염산염	아미사린		
		퀴니딘 황산염 수화물	류산 퀴니딘		
		피르메놀 염산염	피메놀		
		시벤졸린석시네이트 산염	시베놀		
	Ib	리도카인 염산염	키시로카인, 올리베스	활동 전위 기간 단축	
		멕시레틴 염산염	멕시틸		
		아프린딘 염산염	아스페논		
	Ic	플레카이니드 초산염	탄보콜	활동 전위 지속 시간 불변	
		필시카이니드 염산염	썬리듬		
		프로피르페논 염산염	프로논		
class II (β차단제)		프로프라놀롤 염산염	인데랄	교감신경 억제	서맥, 심장 수축 억제, 천식, 레이노 현상 등
		메토프롤롤 주석산	세로켈, 로프레소		
		아테노롤	테놀민		
		나드롤	나딕		
		핀돌롤	카비스켄		
class III (Na, K 채널 저해약)		아미오다론 염산염	안카론	활동 전위 기간 연장	간질성 폐렴, 최부정맥 작용, 갑상선 기능 이상, 각막 색소 침착 등
		소탈롤 염산염	소타콜		부정맥 증상, 심수축 억제, 혈압 저하 등
		니페카란트 염산염	신비트		부정맥 증상, QT 연장 전도 억제 등
class IV (Ca 길항제)		베라파밀 염산염	바솔란		부정맥 증상, 낙상의 억제, QT 연장, 혈압 저하, 서맥 등
		딜티아젬 염산염	헬베사		
		베프리딜 염산염	베프리콜		

B. 동성 부정맥

병태 생리

동조율을 인정하는 서맥 또는 빈맥성 부정맥이다. 동방결절의 기능 저하에 의한 것이나, 생리적 반응에 의한 것 등이 있다.

- 동부전증후군: 동방결절의 기능 저하, 동방 전도의 이상에 의한 서맥을 주요 징후로 하는 증후군. 노화에 따라 많이 보이며, 대부분은 원인 불명이지만 허혈성 심장 질환, 고혈압성 심장 질환, 심근염, 심근증, 교원병 등에 따른 예도 보인다.
  - I형(동성 서맥): 동조율이 심장박동수 50비트/분 이하의 지속성 서맥
  - II형(동정지, 동방 블록): 동정지는 동방결절의 자동 기능이 중지되고, PP 간격이 연장된다. 동방결절은 자극을 생성하지만, 심방 자극 전도를 차단한다. 차단 시의 간격은 정상 PP 간격의 정수 배가 된다.
  - III형(서맥빈맥증후군): 위 상실성 빈맥 정지 시 현저한 동성 서맥이 계속 일어난다.
- 동성 빈맥: 교감신경 활성의 항진과 미주신경의 활동을 낮추어 심장박동이 100비트/분 이상 된다. 운동에 따른 경우는 생리적이지만 빈혈이나 발열, 갑상선 기능 항진증 등 질환에 속발하는 경우도 있다.

증상

- 동부전증후군: 증상이 없는 경우부터 뇌 허혈 증상, 현기증, 실신 등 아담스-스톡스(Adams-Stokes) 증후군을 일으키거나 운동 시 호흡곤란, 피로감 등이 나타난다. 빈맥을 수반하는 경우는 심계항진을 자각할 수 있다.
- 동성 빈맥: 주로 심계항진을 자각한다.

진단·검사값

- 동부전증후군: 12유도 심전도와 홀터 심전도에서 동서맥, 동정지, 서맥빈맥증후군의 확인으로 진단되고, 증상이 의심되지만 심전도에서 소견이 확인되지 않을 경우 전기 생리 검사를 시행하고 동기능을 측정한다.
- 동성 빈맥: 심전도에서 심장박동 100비트/분 이상의 동조율을 평가한다.

치료법

- 동부전증후군: 약이 사용되는 경우도 있지만, 확실한 치료법은 인공 심장박동기이다.
- 동성 빈맥: 원인 질환의 치료를 실시하고 교감신경 차단제 등으로 심장박동수 저하를 도모한다.

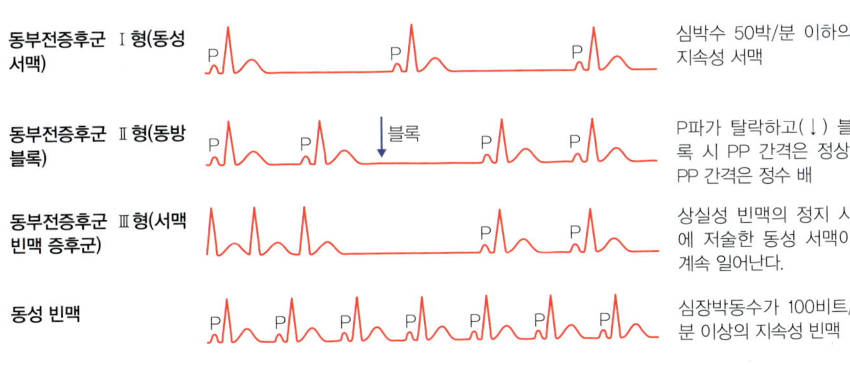

■ 그림 12-4 동성 부정맥

C. 방실 차단

병태 생리

심방 사이의 흥분 전도가 지연 또는 두절된 상태. 미주신경의 긴장에 의한 생리적 블록과 방실 전도계의 기질적 장애에 따른 것이 있고, 허혈성 심장 질환, 심근염, 심근증, 수술로 인한 손상, 선천적 심장 기형에 의한 것이나 교감신경 차단제, 항부정맥제 등 약이 원인인 것도 있다.

- 제1도 방실 차단: PQ 시간이 0.21초 이상으로 연장된다.
- 제2도 방실 차단
  - 벤케바흐(Wenckebach)형 방실 차단: PQ 시간이 점차 연장되고 QRS파가 탈락한다.
  - 모비츠(Mobitz)Ⅱ형 방실 차단: PQ 시간의 연장을 수반하지 않고 갑자기 QRS파가 탈락한다.
  - 2:1 방실 차단: 방실 전도가 2:1의 비율로 전도하고 P파 2회에 QRS파 1회를 인정한다.
  - 고도 방실 차단: 방실 전도가 3:1 이하의 비율로 전도하고 P파 3회 이상에 QRS파 1회를 인정한다.
- 제3도 방실 차단(완전 방실 차단): 심방의 흥분이 전혀 심실에 전도되지 않고 P파와 QRS파는 각각 독립적인 리듬을 나타낸다.

증상

- 무증상의 경우부터 현기증, 실신 등의 아담스–스톡스 증후군과 운동 시 숨참, 피로감, 심부전 증상이 보이는 경우도 있다.

진단·검사값

- 심전도에서 PQ 시간의 연장 또는 P파 후에 QRS파의 탈락을 인정한다.

치료법

- 미주신경 반사에 의한 생리적 방실 블록은 아트로핀 황산염 수화물이 사용되는 경우도 있지만, 아담스–스톡스 증후군이나 심부전을 나타내는 경우에는 박동기 치료를 한다.

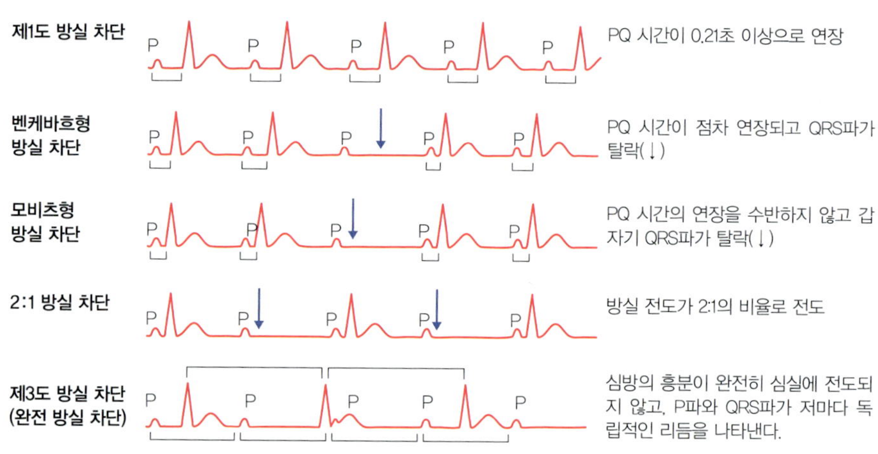

■그림 12–5 방실 차단

D. 상실성 부정맥

병태 생리

■ 상실성 부정맥은 심실보다 상류 조직인 동방결절, 심방결절에서 발생한 부정맥을 말한다.
- 심방 기외수축: 기본 조율인 동조율보다 조기에 출현한다. 1비트에서 몇 박자의 부정맥으로 그 기원이 심방에 있는 것. 정상인에게도 보이며 임상적 의의는 적다.
- 심방세동: 심방 근육이 불규칙하게 잘게 떨리는 모습을 나타내고 통일된 수축을 상실한다. 심장박동은 심방결절의 전도성에 의해 변화하기 때문에 불규칙해진다. 유발하는 심방 기외수축의 90%가 폐정맥 심근에서 발생한다. 또한 심방세동의 지속이나 판막증, 심근증 등에 의해 심방에 부하가 걸려 심근 선유화나 비대 등 구조의 변화가 발생하면(리모델링) 더욱 심방세동이 지속되기 쉬워진다.
- 심방조동: 심방박동수가 240~440비트/분의 규칙적인 상실빈맥이다. 삼첨판륜을 선회하는 리엔트리에 의한 것이 많지만, 심장 수술 후 수술 창을 선회하는 리엔트리와 기질적인 심장 질환에 의한 선유화, 변성 등의 흉터를 선회하는 리엔트리에 의한 것도 있다.
- 상실빈맥: 방실결절과 부전도로를 통해 심방과 심실을 리엔트리 회로로 하는 빈맥이다. 상실빈맥의 50% 이상이 방실결절에 리엔트리 회로를 갖는 방실결절 리엔트리성 빈맥(atrioventricular nodal reentrant tachycardia, AVNRT)이며, 약 30%가 부전도로를 통한 방실 회귀성 빈맥(atrioventricular reciprocating tachycardia, AVRT)이다. 그 밖에 자궁 외 자동 기능 항진에 의한 부전도로는 켄타 속 심방의 리엔트리에 의한 것 등이 있다. 부전도로는 '켄트(Kent) 다발'라고 불리는 전도로인 경우가 많다.

증상

- 심방 기외수축: 심계항진을 인정하지만 무증상의 경우도 많다.
- 심방세동: 심계항진이나 현기증, 심부전을 일으키는 호흡곤란, 피로감, 호흡곤란 등을 평가할 수 있다. 왼쪽 내방 특히 좌심에 혈전을 형성하고 뇌경색 등 색전증을 초래하기 쉽다.
- 심방조동: 심방세동뿐만 아니라 심계항진, 현기증, 심부전에 따른 호흡곤란, 피로감, 호흡곤란 등을 인정할 수 있고, 혈전을 형성하기 쉬운 점도 마찬가지다.
- 상부 빈맥: 심계항진, 현기증, 심부전으로 인한 호흡곤란 등

진단·검사값

- 심방세동: 심전도에서 P파는 사라지고 f파라고 불리는 불규칙한 기선의 동요를 인정하고 QRS파의 간격은 불규칙해진다.
- 심방조동: 심전도는 Ⅱ, Ⅲ aVF의 아래 벽 유도로 F파라고 불리는 잘게 자른 이빨 같은 심방흥분

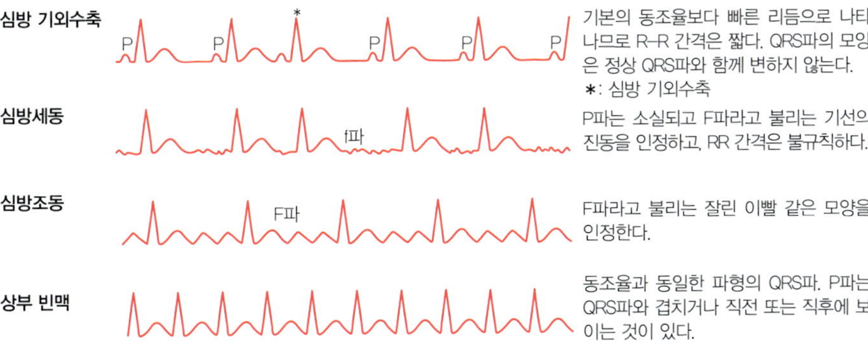

■ 그림 12-6 상실성 부정맥

파를 인정한다. F파 4박자에 QRS파 박자를 4:1 심방조동이라 한다. 2:1의 홀수 또는 1도 있다. 1:1 심방조동은 순환 동태가 파탄한 충격을 나타낸다.
- 상실빈맥: 기본은 QRS 폭이 좁은 100비트/분 이상의 빈맥. 켄트 속을 가진 경우 심전도에서는 델타파 PR 간격의 단축, QRS 폭의 증대 등 특징적인 파형을 인정하고 WPW(울프-파킨슨-화이트(Wolff-Parkinson-White) 증후군이라고 한다.

- 심방세동, 심방조동은 모두 심장 기능 저하에 의한 심부전과 혈전에 의한 색전증의 원인이 된다.

- 심방세동: 정지를 목적으로 하는 치료는 항부정맥 약, 전기적 제세동, 전극 도자 절제술 등이 있지만 제세동할 수 없는 경우, 빈맥성에 대해서는 신경 차단제나 Ca 길항제 등에 의한 심장박동수의 저하를 도모하고, 현저한 서맥을 초래하는 것은 심장박동기를 이용하는 경우도 있다. 또한, 혈전 형성에는 항응고제 치료가 중요하다.
- 심방조동: 항부정맥 약물에 의한 정지는 곤란한 점이 많으므로, 카테터 어블레이션에 의한 엔트리 부위의 소작이 근치 수술이다. 급하게 심방조동의 정지를 요하는 경우 전기적 제세동을 사용하거나 교감신경 차단제, Ca 길항제 등으로 심장박동수 저하를 도모할 수 있다. 심방세동과 같은 항응고제 치료가 중요하다.
- 상실빈맥: 약물 치료로는 항부정맥 약물, 교감신경 차단제, Ca 길항제를 사용한다. 방실결절을 통하는 것은 ATP(아데노신 삼인산 나트륨)로 멈춘다. 전극 도자 절제술이 근치술이다.

E. 심실 부정맥

▌ 발생 기원이 심실에서 유래하는 부정맥이며, 심전도에서는 폭넓은 QRS파로 정상 QRS파와 방향이 다르다.
- 심실 기외수축: 기본 조율인 동조율보다 조기에 출현하는 1비트에서부터 몇 박자의 부정맥에 그 기원이 심실에 있는 것. QRS파의 폭은 넓고, 선행하는 P파를 인정하지 않는다.
- 심실빈맥: 심실〔히스(His) 속 또는 히스 속 다음 자극 전도계 포함〕을 기원으로 하는 100비트/분 이상의 빈심 전도는 폭이 넓은 QRS파를 나타낸다. 발생 기전으로는 리엔트리 자동 기능 항진, 격발 활동(triggered activity)이 있다. 허혈성 심장 질환, 심근증, 심근염 등에 따라 보이는 경우가 많다.
- 심실세동: 매우 빠른 불규칙한 심실 근육의 비특정 수축으로, 심실 근육이 잘게 떨리는 상태이며, 심장에서 혈액이 동원되지 않는 상태가 된다. 특발성(기질적 심장 질환이나 원인이 확실하지 않은 것)과 기질적 심장 질환 등에 속발하는 것도 있다. 기질적 심장 질환으로 심근경색 등 허혈성 심장 질환이나 심근증, 심근염, QT 연장 증후군, 브루가다(Brugada) 증후군 등이 있다.
- QT 연장 증후군: 심전도에서 QT 시간 연장을 보이는 증후군이며, 이온 채널 유전자 변이에 의한 선천성 QT 연장 증후군과 항부정맥 약 등의 약제에 의한 것이나, 저칼륨혈증 등 전해질 이상, 서맥 등으로 인한 후천성(2차성) QT 연장 증후군으로 대별된다. 토르사드 드 포인트(torsades de pointes, TdP)라는 QRS파의 형태가 뒤틀려 변화하는 다형성 심실빈맥을 합병하고, 실신이나 돌연사의 원인 질환 중 하나이다.
- 브루가다 증후군: 명백한 기질적 심장 질환이 없고 심전도상 우각 블록 상피형과 우측 흉부 유도(V_1~V_3)의 ST 상승과 J파를 인정하고 심실세동을 일으키는 등의 특징이 있다. 이온 채널 유전자 변이가 여럿 발견되고 심장 이온 채널 병의 하나로 간주된다.

- 심실 기외수축: 스스로 맥을 측정하면 맥이 빠졌음을 자각하는 경우가 많다. 심계항진을 호소하는 경우가 있다.

- 심실빈맥: 심계항진 또는 현기증을 자각하는 것으로부터, 심각한 경우 의식 장애나 실신을 초래한다. 더 심각한 심실세동으로 발전할 수 있다.
- 심실세동: 실신, 경련 등 뇌순환 부전 증상을 나타낸다. 심폐소생술을 조기(3~5분 이내)에 실행하지 않으면 호흡이 정지되었다가 결국 죽는다.
- QT 연장 증후군: TdP나 심실세동이 발생한 경우 실신이나 돌연사를 초래하지만, QT를 연장한 상태만으로는 자각 증상을 인정하지 않는다.
- 브루가다 증후군: QT 연장 증후군뿐만 아니라 TdP나 심실세동이 발생한 경우는 실신이나 돌연사를 초래하지만, 브루가다 파형만 보아서는 자각 증상을 인정하지 않는다.

진단 · 검사값

- QT 연장 증후군: 심전도에서 수정 QT 시간(QTc)이 440(msec) 이상
- 브루가다 증후군: 심전도 오른쪽 흉부 유도(V_1~V_3)의 J점에서 2mm 이상의 ST 상승으로 음성 T파로 이동한 코브드(coved)형으로 불리는 것을 type 1이라 한다. 또한 J점에서 2mm 이상의 ST 상승을 확인하면 잇따르는 ST 부분은 1mm 이상에서 그대로 양성~이상성 T파에 잇따른다. 새들백(saddle back) 형이라고 불리는 형식을 나타내는 것을 type 2, 코부도 형, 새들백 형에 관계없이 J점에서 ST 상승이 1mm 미만의 것을 type 3으로 분류한다. 본 증후군의 ST 상승 정도는 하루 이내의 변동을 보여주고 약제, 자율신경의 작용 발열, 호르몬의 작용 등에 의해 변화가 보인다. 전극 위치를 1 늑간 상에 하면 나트륨 채널 억제제의 부하에서 2mm 이상의 ST 상승을 인정한 예가 있다. 상승을 인정한 경우나 부하 이전 type 2~3 부하 후 type 1로 변경하는 경우를 양성으로 판단한다.

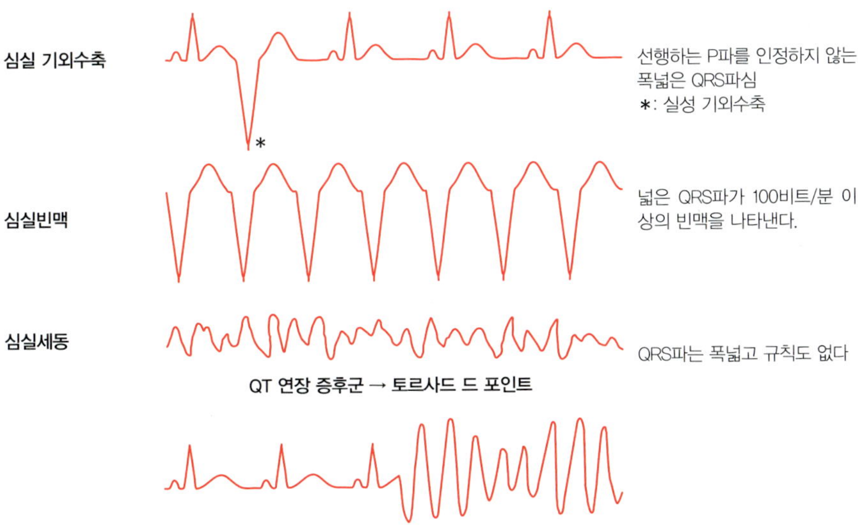

■그림 12-7 심실 부정맥

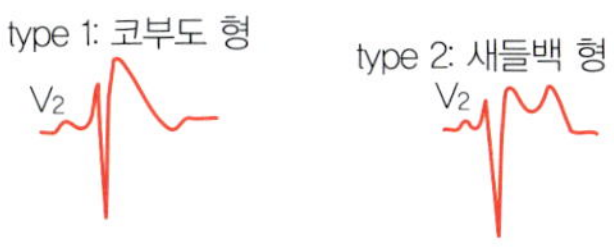

■그림 12-8 브루가다 증후군

- 심실 기외수축: 출현 빈도가 낮고, 별다른 자각 증상을 인정하지 않을 경우 특별한 치료를 요하지 않는다. 증상을 동반하는 등 치료를 요하는 경우는 항부정맥 약물과 신경 차단제 등 약물로 치료한다.
- 심실빈맥: 혈행 동태가 불안정하고 의식 장애를 나타내고 있다면 즉시 직류 전류를 실시한다. 혈행 동태가 안정되어 있는 경우, 항부정맥 약으로 중지를 시도한다. 약물 치료가 유효하지 않거나 어떤 이유로 사용할 수 없는 경우, 전극 도자 절제술을 한다. 약물 치료나 전극 도자 절제술을 실시하고도 재발하는 경우 삽입형 제세동기(ICD)를 사용한다.
- 심실세동: 가능한 한 빨리 전기적 제세동이 필요하지만, 세동 제거기가 준비될 때까지 발병 후 즉시 적절한 심폐소생술을 지속적으로 하는 것이 가장 중요하다. 심실세동에서 소생한 후에는 이식형 제세동기로 재발에 대비하고, 항부정맥 약물 등에 의한 치료를 병용한다. 심실세동을 초래하는 원인 질환이 있는 경우에는 그에 관한 치료도 실시한다.
- QT 연장 증후군: 후천성 QT 연장 증후군의 경우 원인 질환을 치료한다. 선천성 QT 연장 증후군은 항정맥 약물 등의 치료도 하지만, 본인의 실신 경력이나 돌연사 가족력이 있는 경우 삽입형 제세동기를 적응한다.
- 브루가다 증후군: 심실세동, TdP가 확인된 경우 또는 type 1에서 본인의 실신 경력이나 돌연사 가족력이 있는 경우 삽입형 제세동기를 적응한다.

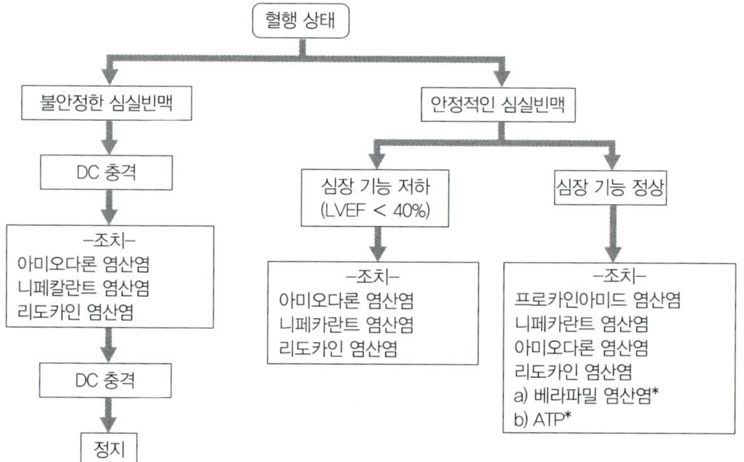

a) RBBB + LAD형 특발성 심실빈맥
b) LBBB + RAD형 특발성 심실빈맥

＊보험 적용 외

■**그림 12-9 지속성 심실빈맥의 정지법**

(고다마 이쓰오: 부정맥 약물치료에 관한 가이드라인(2009년 개정판), p16, 일본순환기학회, 일본소아간호학회, 일본심장병학회, 일본심전학회, 일본부정맥학회, 2009)

부정맥 환자의 간호

아이다 노부코

간호 과정 순서도

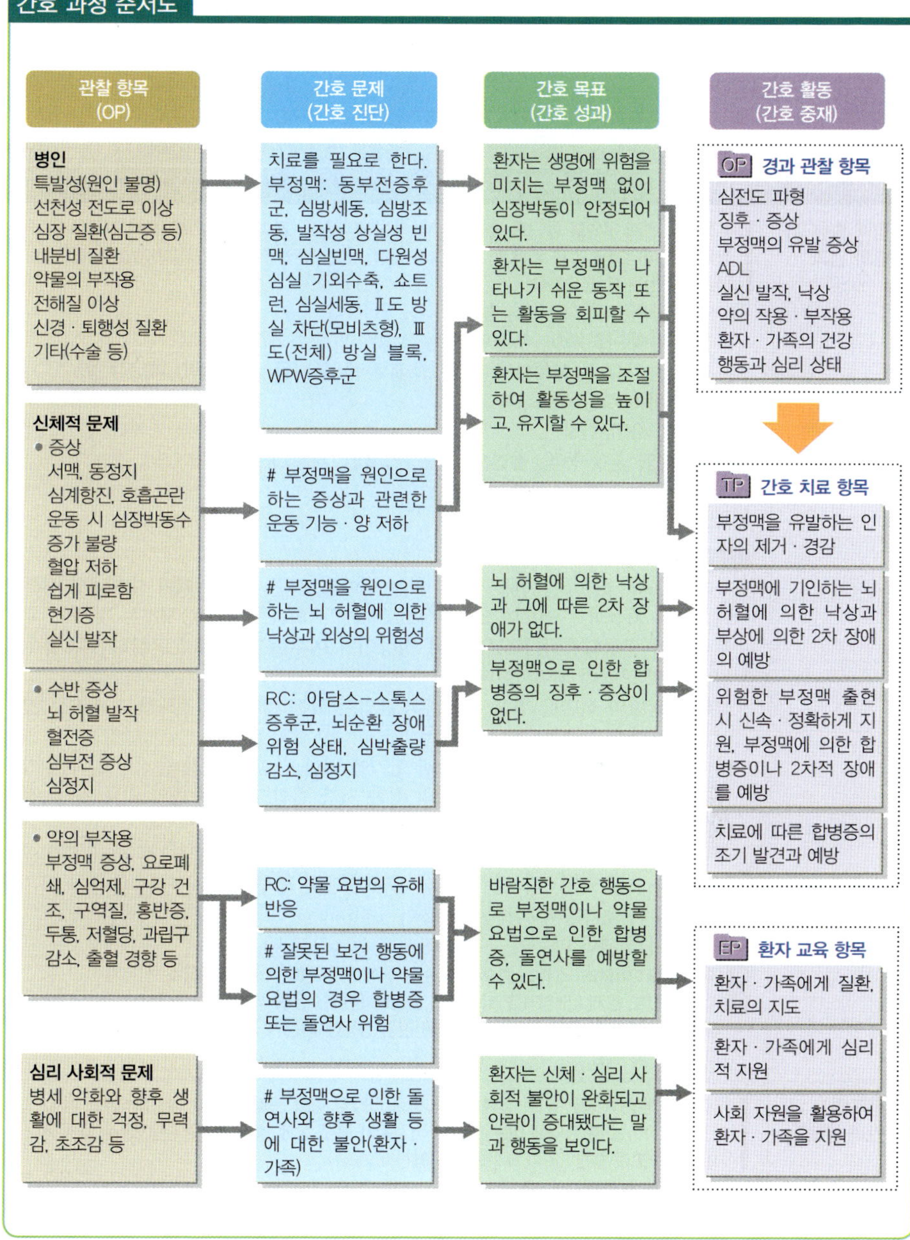

- 부정맥은 자율신경의 부조화에 의해 정상인에게 출현하는 경우가 있지만, 질환과 병태를 배경으로 생명에 위험을 미치는 부정맥, 치료와 생활 관리를 필요로 하는 부정맥 등 다종다양하다.
- 부정맥을 가진 환자에게는 생명의 위기를 피하고, 심각한 합병증을 일으키지 않게 부정맥에 의한 운동 내용 기능 저하를 최소화한다. 부정맥의 유발 요인을 이해하고 생활을 관리한다. 부정맥의 전구 증상에 대해 적절하게 대응할 수 있다. 부정맥으로 인한 신체·심리 사회적 고통의 완화를 위한 지원이 필요하다.

Step1 영향 평가	Step2 간호 초점	Step3 계획	Step4 실시	Step5 평가

정보 수집	평가 관점과 근거·잠재적 간호 문제
부정맥 출현 시 상황과 경과	부정맥이 언제 무엇을 동기로 출현했는지, 부정맥의 종류, 지속 시간, 빈도, 증상의 유무 등을 정확하게 파악하는 것은 치료 평가와 조기 발견, 유인 제거, 부정맥을 유발하지 않는 간호 방법을 검토하는 데 중요하다. ● 바이털 사인(맥박수·리듬, 혈압, 호흡, 의식) ● 심전도 파형(아티팩트, 부정맥 또는 부정맥의 종류와 심각도) ● 자각 증상의 유무(심계항진, 흉통, 호흡곤란, 현기증, 휘청거림, 피로감 등) ● 부정맥 지속 시간, 빈도, 정도 ● 부정맥의 유발 인자 생활: 부정맥 출현 동작, 흡연, 알코올, 카페인, 과로 등 정신: 불안, 스트레스, 흥분 등 의료: 내복약의 종류, 검사, 수술 등 **아티팩트** ● 아티팩트(Artifacts)는 '인공 산물'이라는 의미로, 심근 흥분 이외의 신호 혼입 때문에 보이는 기선의 동요(노이즈) 등, 심전도 파형 이외의 현상을 총칭하는 것이다. ● 부산물이 혼입되면 심전도 파형이 정상인지 여부를 판단하기 곤란하거나 잘못된 판단의 근원이 되어버린다. ● 정확한 평가와 진단을 위해 부산물의 혼입이 없는 깨끗한 심전도를 기록하는 것이 중요하다. ● 아티팩트의 원인으로 환자의 긴장과 한기에 의한 근전도, 신체 움직임에 따른 기준선의 흔들림, 피부와 전극 표면의 접촉 저항 변화, 환자 주변의 의료 기기, 전동 침대 전기 플러그, 전기 담요 이불 등이 있다. ● 대응으로는 환자가 편안하고 안정될 수 있도록 지원한다. 필요 시 환자 주위의 전기 플러그를 빼고, 접지를 확인한다. 호흡근의 영향을 받지 않는 근층이 적은 뼈에 모니터 패치를 부착하는 것 등이 있다. ● 유형에 따라 필터 기능이 붙은 심전계도 있으므로 이용한다. 🔍 공동 문제 : 아담스-스톡스 증후군, 뇌순환 장애 위험 상태, 심박출량 감소, 심정지 🔍 잠재적 간호 문제 : 부정맥을 발생하는 증상에 관련된 운동 기능 저하/부정맥에 기인하는 뇌허혈에 의한 전도나 외상의 위험/잘못된 건강 행동에 의한 부정맥과 약물 요법에 의한 합병증과 돌연사의 위험
부정맥의 원인과 유도	부정맥의 원인이 되는 기초 질환이나 합병증(전해질 이상 등)에서 예측되는 부정맥은 무엇인가? 부정맥이 순환 동태에 어떤 영향을 미치는가 등을 함께 평가하여 예측함으로써 대응해나가는 것이 조기 발견 · 조기 대응으로 이어진다. ● 특발성(원인 불명) ● 선천성: 울프-파킨슨-화이트 증후군(선천적으로 전달 속도가 빠른 비정상적인 심방심실 간 부전도로가 존재, 켄트 다발) ● 심장 질환: 허혈성 심장 질환, 심근증, 심근염, 선천성 심장 질환, 유전성 부정맥 등

- 내분비 질환: 갑상선, 부갑상선 질환 등
- 약물: 항부정맥 약, 디지탈리스 제제 교감신경 작용제 등
- 전해질 이상: K, Ca, Mg 등
- 신경 질환: 중추·자율 신경 장애 등
- 변형 질환: 사르코이도시스 등
- 기타: 쇼크, 저혈압, 빈혈, 급성 염증, 임신, 폐색전증 등
- 부정맥의 유발 인자
생활: 부정맥 출현 동작, 흡연, 알코올, 카페인, 과로 등
정신: 불안, 스트레스, 흥분 등
의료: 내복약의 종류, 검사, 수술 등
🔍 공동 문제 : 아담스-스톡스 증후군, 뇌순환 장애 위험 상태, 심박출량 감소, 심정지/약물 요법의 부작용
🔍 잠재적 간호 문제 : 부정맥을 발생하는 증상에 관련된 운동 기능 저하/부정맥에 기인하는 뇌허혈에 의한 전도나 외상의 위험/잘못된 건강 행동에 의한 부정맥이나 약물 요법에 의한 합병증 또는 돌연사의 위험

수반 증상과 악화될 우려가 있는 질환·장애	수반 증상은 부정맥의 종류나 중증도를 반영하므로 정확히 파악한다. 그중에는 생명에 위험을 미치는 부정맥도 있으므로 주의한다.

아담스-스톡스 증후군

- 종류를 불문하고 부정맥으로 인한 의식 소실 발작을 말한다. 이전에는 완전 방실 블록에 의해 출현하는 경우를 가리켰지만, 현재는 동부전증후군, 심실세동, 심실빈맥 등도 포함된다.
- 증상·수반 증상은 현기증, 실신, 전조를 동반하지 않는 갑작스러운 전도 등이 있다.
- 부정맥의 종류에 따라 치료법이 다르다(약물 요법, 인공 심장박동기 이식 등).
🔍 공동 문제 : 약물 요법의 부작용
🔍 잠재적 간호 문제 : 부정맥을 발생하는 증상과 관련된 운동 능력 저하/부정맥에 기인하는 뇌허혈에 의한 낙상이나 외상의 위험/잘못된 건강 행동에 의한 부정맥이나 약물 요법에 의한 합병증과 돌연사의 위험

뇌순환 장애

- 서맥성 심방세동은 심방 혈액의 흐름이 흐트러져 늦어지기 때문에 혈액의 흐름이 정체하고 혈전이 형성되기 쉬워진다.
- 좌심방 내에 있는 혈전이 유리되어 뇌동맥이 막히면 뇌경색이 된다(혈전성 뇌경색).
- 예방으로 항응고 요법을 실시한다.
🔍 공동 문제 : 약물 요법의 부작용
🔍 잠재적 간호 문제 : 부정맥을 발생하는 증상과 관련된 운동 능력 저하/신체 운동 제한으로 근력이 저하될 우려/부정맥을 발생하는 뇌 허혈에 의한 낙상이나 외상의 위험/잘못된 건강 행동에 의한 부정맥이나 약물 요법에 의한 합병증 또는 돌연사의 위험

심박출량 감소

- 위험성이 높은 서맥성 부정맥과 심방성 부정맥은 혈행 동태의 저하를 초래하여 혈압 저하, 심근 허혈, 심부전을 일으킬 위험이 있다.
- 위험성이 높은 서맥성 부정맥의 대표적인 예로, 동부전증후군과 방실 차단이 있다.
- 위험이 높은 심방성 부정맥의 대표적인 예로 1:1 전도 심방조동(분당 약 300회 전후의 규칙적인 심방 흥분이 2:1~4:1에서 전도하면 실제 심장박동수는 70~150회/분이지만, 1:1에서는 심장박동수가 300회/분 전후가 되어 혈압이 저하한다), 빈맥성 심방세동, 지속적인 상실빈맥이 있다.
- 심박출량 감소에 따른 증상은 부정맥 발병 후 곧 출현하지 않고 부정맥의 지속

에 의해 서서히 나타날 수도 있다.

🔍 공동 문제 : 약물 요법의 부작용

🔍 잠재적 간호 문제 : 부정맥을 발생하는 증상과 관련된 운동 능력 저하/잘못된 건강 행동에 의한 부정맥이나 약물 요법 합병증과 돌연사의 위험

- 위험한 빈맥성 부정맥으로는 심실세동이나 심실빈맥이 있다. 심실세동은 심각도가 높은 부정맥으로 심실 전체가 높은 빈도로 불규칙하고 무질서하게 수축하기 때문에 효과적인 심장 출력을 확보하지 못하고, 심정지 같은 상태가 된다(전기적 제세동으로 구명이 필요).
- 심실빈맥 중에서도 기질적 심장 질환에 따른 지속성 심실빈맥(30비트/분 이상 지속)은 실신이나 돌연사의 원인이 되고, 특히 위험성이 높다. 또한 다형성 심실빈맥(QRS파형이 일정하지 않은 심실빈맥의 총칭)은 빈맥 중에는 맥박을 만질 수 없고, 심실세동으로 이어져 심정지를 초래할 위험이 있다(전기적 제세동에 의한 구명이 필요).

🔍 공동 문제 : 약물 요법의 부작용

🔍 잠재적 간호 문제 : 부정맥이 발생하는 증상과 관련된 운동 능력 저하/잘못된 건강 행동에 의한 부정맥이나 약물 요법에 의한 합병증 또는 돌연사의 위험

부정맥의 치료와 효과	

부정맥의 치료는 부정맥의 종류나 중증도 등에 따라 결정되기 때문에 치료 방법을 파악하고, 합병증의 조기 발견과 대응을 위해 노력한다.

※AF: 심방세동, AFL: 심방조동, PSVT: 발작성 상실빈맥, VT: 심실빈맥, VF: 심실세동

- 약물 요법

① Na 채널 차단제: 심근 Na 채널을 억제한다. 심근 활동 전위가 최대로 일어나 속도를 감소시켜 전도 억제를 일으킨다(AF, AFL, PSVT).

② Ca 채널 차단제: Ca 전류에 의존하는 동방결절·방실결절에 작용하고, 자동 능력이나 전도 속도를 억제해, 빈맥성 심방세동 또는 심방조동의 심장박동 컨트롤에도 사용된다(AF, AFL).

③ K 채널 차단제: K 채널을 억제하여 활동 전위 기간을 연장하고, 동방결절에서 심실 근육에 이르기까지 불응기를 연장하여, 리엔트리성 빈맥을 억제한다.

④ β차단제: 교감신경 긴장에 따른 이상 자동 기능과 리엔트리에 카테콜아민의 β 수용체를 차단하여 부정맥을 억제한다(방실결절 빈맥, VT).

⑤ 무스카린 수용체 차단제: 심근의 무스카린 수용체(M_2 수용체)를 차단하는 항콜린 작용에 의해 미주신경 긴장에 따른 심방세동을 예방한다. 한편 심방세동의 방실 전도를 촉진하여 빈맥을 유발하는 작용도 한다(AF, AFL).

⑥ 아데노신 A_1 수용체 자극제: 심근 아데노신 A_1 수용체를 활성화해 일시적으로 방실 전도를 강력하게 억제하기 때문에 발작성 상실 빈맥의 정지에 사용된다.

⑦ 디지탈리스 제제: 심근의 수축력을 강화한다. Mg 수용체 자극 작용이 있어 자동 기능 억제나 방실 전도를 억제하는 일을 하고, 심방세동, 심방조동의 맥박수를 서맥화한다. 디지탈리스 중독을 일으키기 쉽기 때문에 혈중 농도를 정기적으로 측정할 필요가 있다.

⑧ 항응고제: 발작 또는 만성 심방세동의 합병과 혈전 색전증의 기왕력이 있는 환자에게 뇌경색 등 혈전증의 예방을 위해 사용한다(AF, AFL).

⑨ 전해질 보정: 혈청 K, Ca, Mg의 이상으로 생기는 부정맥에 대해 전해질을 보정해 중독을 예방한다.

- 업스트림 요법: 부정맥을 유발하는 식사, 수면, 흡연, 알코올, 스트레스 등 생활 습관이나 기초 질환의 치료

- 카테터 어블레이션(PSVT 심방빈맥, AFL, VT, VF)
- 페이싱 치료(동부전 증후군, 방실 차단, 서맥성 부정맥)
- 삽입형 제세동기(implanta ble cardioverter defibrillator, ICD)(VT, VF)
- 외과 치료: 메이즈(Maze) 수술, 폐정맥 격리술(AFL)
- 1차 구명: 심폐소생, 전 흉부 타격, 전기적 제세동(VT, VF 쇼크 상태)
- 미주신경 자극법 발살바(Valsalva) 수기, 경동맥동 압박법, 안구 압박법

🔍 공동 문제 : 약물 요법의 부작용

🔍 잠재적 간호 문제 : 잘못된 건강 행동에 따른 부정맥이나 약물 치료에 의한 합병증과 돌연사의 위험/부정맥에 의한 돌연사와 향후 생활 등에 대한 불안(환자 · 가족)/수술 후 회복 지연

카테터 어블레이션

- 어블레이션(ablation)은 절제한다는 의미로, 카테터 끝에 고주파 전류를 흘려 접하는 생체 조직을 전기 소작하는 치료이다.
- 카테터 어블레이션에 의해 빈맥성 부정맥의 원인인 과잉 리엔트리 회로나 이상 자동 능력을 가지는 부위를 전기 소작한다. 비정상적인 전기 활동을 억제하는 항부정맥 약물 치료와 달리, 이상 부위를 제거한다는 의미에서 근본적인 치료라고 할 수 있다.

간격 요법

- 심근에 인공적인 자극을 주는 것으로, 필요한 심수축을 발생시키는 전기 자극 발생 장치. 배터리와 IC를 포함한 본체 부분과 도선된다.
- 영구 사용을 전제로 한 체내 매입식과 임시 사용을 전제로 한 체외식이 있다.

삽입형 제세동기

- 항상 심장박동을 모니터링하고 심장박동수가 미리 설정된 값을 초과하면 환자의 심장 상태에 따라 '심장 페이싱'과 '전기적 제세동' 중 하나를 선택하여 작용하는 장치
- 빠른 심실빈맥이나 심실세동의 경우 전기적 제세동이 작동한다.

메이즈 수술

- 심방세동의 원인인 심방부나 이상 전도로를 차단하는 방법. 심방벽 절제, 냉동 요법(심방 내면을 냉각 장치에서 소작) 또는 고주파 소작 장치를 이용하는 방법이 있다.

폐정맥 격리술

- 바스켓 카테터를 왼쪽 폐정맥에 유치하고 말초 전극에서 페이징하면서 왼쪽 방–폐정맥 접합부를 절제하는 방법
- 장점은 폐정맥과 좌심방의 양방향성 블록을 쉽게 확인할 수 있다는 것이다.

미주신경 자극법

- 발작성 상실 빈맥의 발작 시에 미주신경을 자극하는 방법. 미주신경은 동방결절과 방실결절에 대한 지배가 강하다. 아래와 같은 방법으로 연수의 심장 억제 중추가 미주신경을 반사적으로 긴장시키고 동방결절과 방실결절의 흥분 전도를 억제한다.
- 발살바법: 환자 자신이 자신의 코 양쪽을 잡아 양쪽 콧구멍을 닫고 가볍게 숨을 들이쉬고, 입은 다물고 강하게 호기하면 코 인두의 기압이 급격하게 높아져 흡입한 공기가 이관을 통과하여 중이로 들어간다(이관 환기법).
- 경동맥 동압박법: 환자에게 심전도 모니터를 장착하여 원칙적으로 의사가 실시한다. 환자의 조건은 ① 뇌혈관 질환과 장애 경험이 없고, ② 양측 경동맥이 촉지 양호, ③ 청진을 했을 때 잡음이 없다. 오른손잡이 환자에서 오른쪽 경동맥동을 5~10초 동안 압박한다.
- 안구 압박법: 오른쪽 안구부터 한쪽씩 압박하고 효과가 없으면 왼쪽 안구를 압박한다. 안과 질환이 없는지 확인하여 실시한다. 원칙적으로 의사가 실시한다.

약의 부작용과 관찰	약에 의한 부작용을 주의 깊게 관찰한다. 약에 의한 부작용에 차이가 있으므로, 원인이 되는 약을 밝히고 의사의 지시에 따라 적절하게 대응한다. ● 부정맥 작용: Na 채널 차단제에 의한 엔트리성 부정맥, K 채널 차단 약에 의한 다형성 심실빈맥 등이 있다. ● 마음 억제 작용: β차단제 및 Ca 채널 차단제의 음성 변력 작용에 따른다. ● 심외성 부작용(심장 이외의 부작용): 과립구 감소(아프린딘 염산염), 저혈당(디소피라미드 인산염, 시벤졸린 숙신산 등은 인슐린 분비 촉진), 아미오다론 염산염에 의한 각막 색소 침착·갑상선 장애·간질성 폐렴, 디지탈리스 제제에 의한 식욕 저하, 구토, 시력 이상, 황시, 녹시, 현기증, 두통, 혼란, 서맥, 심실빈맥, 저칼륨혈증, 고칼슘혈증 등이 있다. 🔍 공동 문제 : 약물 요법의 부작용 🔍 잠재적 간호 문제 : 잘못된 건강 행동에 의한 부정맥이나 약물 치료에 의한 합병증과 돌연사의 위험/부정맥에 의한 돌연사와 향후 생활 등에 대한 불안(환자·가족)/수술 후 회복 지연
환자·가족의 심리 사회적 측면 파악	환자·가족이 질병이나 라이프스타일의 변화를 어떻게 이해, 인식하고 있는지 심리 사회적 측면을 확인하는 것은 건강 행동에 대한 지원 측면에서도 중요하다. 또한 환자·가족의 불안에 대해 의사, 영양사, 의료 사회복지사 등과 연계한 지원이 필요하다. ● 간호사는 부정맥 발생에 대한 불안감을 이해하고 공감하는 자세로 경청한다. ● 불안의 정도에 따라 정신과 상담 평가를 요청한다. ● 환자·가족에게 사회 자원에 대해 설명하고 필요하다면 의료 사회복지사(MSW)를 소개한다. ● 환자의 코핑 행동에 대해 함께 되돌아보고, 어떤 코핑 조치를 취해야 스트레스 감소로 이어질 것인지 생각하고 제안한다. 🔍 잠재적 간호 문제 : 잘못된 건강 행동에 의한 부정맥이나 약물 치료에 따른 합병증과 돌연사의 위험/부정맥에 의한 돌연사와 향후 생활 등에 대한 불안(환자·가족)/수술 후 회복 지연/환자·가족이 스트레스에 적절히 대처할 수 없음

| Step1 영향 평가 | Step2 간호 초점 | Step3 계획 | Step4 실시 | Step5 평가 |

간호 문제 리스트

RC:아담스-스톡스 증후군, 뇌순환 장애 위험 상태, 심박출량 감소, 심정지
#1 부정맥에 기인하는 증상과 관련된 운동 능력 저하(활동-운동 패턴)
#2 부정맥을 발생하는 뇌 허혈에 의한 전도나 외상의 위험(건강 지각-건강관리 패턴)
#3 잘못된 건강 행동에 따른 부정맥이나 약물 요법에 의한 합병증과 돌연사의 위험(건강 지각-건강관리 패턴)
#4 부정맥에 의한 돌연사와 향후 생활 등에 대한 불안(환자·가족)(자기 인식 패턴)

간호의 우선순위 지침

● 부정맥은 종류와 심각도에 따라 대응법과 긴급 정도가 전혀 다르지만, 간호 문제를 고려할 때는 환자의 기본 질환이나 부정맥이 순환 동태에 미치는 영향 등을 종합적으로 평가하고 생명의 위험성과 관련된 것부터 우선순위로 검토할 필요가 있다. 특히 치명적인 부정맥이 나타날 가능성이 큰 환자에게는 치명적인 부정맥의 예측·예방적 간호와 조기 발견, 긴급하고 적절한 대응이 중요하다.
● 생명이 위험하지는 않지만 치료를 필요로 하는 부정맥은 합병증을 예방하면서 운동 기능 저하를 최소화하고, 환자·가족이 적절한 건강 행동을 취해 안심하고 일상생활을 할 수 있도록 하는 문제를 우선적으로 검토한다.

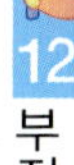

12 부정맥

공동 문제	간호 목표(간호 성과)

RC: 아담스-스톡스 증후군, 뇌순환 장애 위험 상태, 심박출량 감소, 심정지

〈**장기 목표**〉부정맥으로 인한 합병증의 징후·증상을 조기 발견하고 신속하게 대응한다.

간호 계획	중재 포인트와 근거

OP 경과 관찰 항목

- 아담스-스톡스 증후군: 현기증, 눈앞이 어두움, 호흡곤란, 실신, 전조를 동반하지 않는 급격한 낙상, 낙상에 의한 외상

- 뇌순환 장애 위험 상태: 의식 장애, 마비, 감각 지각 저하, 언어 장애, 마비, 사지 운동 장애 등

- 심박출량 감소: 혈압 저하, 빈맥, 부정맥, 호흡곤란, 핍뇨, 피로감, 현기증, 청색증, 부종, 협심통, 안절부절못함

- 심정지: 급격한 의식 소실, 호흡 정지, 경동맥의 큰 혈관 맥박 촉지 불가능, 동공산대, 심전도상의 심박정지

TP 간호 치료 항목

- 아담스-스톡스 증후군: 현기증이나 호흡곤란 등 증상이 출현한 경우에도 침상(臥床)에서 안정되어 좋아지면 상태를 관찰한다. 증상이 호전되지 않는 경우나 의식이 소실된 경우, 심전도 이상이 지속되는 경우, 심실빈맥이나 심실세동 등 위험한 부정맥이 나타나는 경우에는 즉시 조치가 필요하므로 도움을 요구하고 대응해야 한다. 심전도 모니터를 장착해 지켜보면서 점적 루트의 확보나 기관 삽관을 해야 할 수도 있다. 산소 포화도 저하와 호흡곤란 등이 있는 경우에는 산소를 투여한다. 이때 심각한 심장 질환일 가능성도 높으므로 환자의 안전을 확보하면서 의사의 지시에 따라 검사·진단을 보조한다. 또한 이미 일시적 페이징 카테터가 삽입되어 있거나 영구 맥박 조정기가 체내에 고정된 후, 맥박 조정기 부전(페이징 부전과 센싱 부전), 삽입부 출혈, 종창, 발열, 혈전증 징후 등 이상이 확인되면 즉시 의사에게 보고하고 대처해야 한다.

- 뇌순환 장애 위험 상태: 기본 소생술 후 확정 진단을 위해 머리 CT 등 검사가 필요하다. 상태의 악화를 방지하면서 안전하게 검사를 진행할 수 있도록 돕는다. 항혈전 요법, 뇌 보호 방법, 항뇌부종 요법 등이 실시되므로 정확한 약물 투여와 상태 모니터링이 중요하다.

- 심박출량 감소: 심박출량이 급격하게 저하된 경우에는 심박 조정을 도모하기 위해 약물 투여, 페이징, 전기적 제세동 등을 행하고 적절한 응급처치를 실시한다. 심장 기능 평가를 위한 스완-간츠, 카테터는 약물 투여와 중심 정맥압 측정을 위한 중심 정맥 라인에 삽입되는 것으로, 감염이나 취급에 주의하여 모니터링을 실시한다. 강심제나 혈관 확장제, 항부정맥약 등

➡ 방실 차단, 동기능부전 증후군, 서맥, 심실세동, 심실빈맥이 있는 환자를 주의하여 관찰한다. **근거** 효과적인 심실 수축이 없기 때문에 심실의 박출이 멈추는 것에 기인한다.

➡ 심방세동, 심방조동이 있는 환자를 주의하여 관찰한다. **근거** 심방의 혈류 정체에 의해 혈전이 생기기 쉽다.

➡ 동부전증후군, 방실 블록, 1:1 전도의 심방조동, 빈맥성 심방세동, 지속하는 상실빈맥이 있는 환자를 주의 깊게 관찰한다. **근거** 혈행 흐름의 저하에 따른 심부전 증상

➡ 심실세동과 심실빈맥(지속성, 다형성)이 있는 환자를 주의하여 관찰한다. **근거** 효과적인 심장 출력이 되지 않는다.

➡ 아담스-스톡스 증후군이 출현한 배경이 되는 기초 질환이나 상황(부정맥의 종류, 페이스메이커는 삽입되어 있는지 등)에 따라 우선 치료가 달라지므로 환자의 개별성에 맞는 임기응변적 대응을 한다. **근거** 아담스-스톡스 증후군의 원인이 되는 부정맥은 방실 블록, 동부전증후군, 서맥, 심실세동, 심실빈맥이 있으며 맥박 조정기 부전에 의해서도 발병한다.

➡ 심방세동, 심방조동의 레이트는 안정되어 있는지, 항응고제의 복용은 확실한지, 탈수되어 있지 않은지 등 혈전증을 유발하는 요인을 확인하면서 뇌순환 장애의 위험 상태를 예방하는 것이 중요하다. **근거** 좌심방 내에 있는 혈전이 유리되어 경색을 일으킬 요인을 제거할 필요가 있기 때문이다.

➡ 심박출량 감소(심정지)의 심각도에 따라 치료·관리가 다르기 때문에 심장 기능 평가에 따라 케어 플랜을 작성한다. **근거** 서맥에 의해 시간이 지남에 따라 서서히 나타나는 심부전도 있고, 부정맥 출현 후 곧 발병하는 것도 있다. 환자의 과거 질환과 합병증에 따라 대응 방법이 다르다.

약물을 정확히 투여한다. 또 산소 요법을 실시하고 가래가 많은 경우 흡인한다. 기관 삽관이 된 경우에는 호흡 관리를 실시한다. 저체온증·발열, 튜브 류와 체위 제한으로 인한 고통, 불안에 의한 스트레스 등에 대해서는 고통 완화를 위해 노력한다. 응급 시를 대비하여 필요 물품 등을 준비한다.
- 심정지: 즉시 심폐소생과 전기적 제세동이 필요하므로 구급팀과 협력하면서 실시, 모니터 고장이나 리드 외에 모니터의 감도 설정에 따라 판독에 차이가 있으므로 오인하지 않도록 확인한다.

EP 환자 교육 항목

- 자각 증상과 징후가 인정되면, 빨리 의사·간호사에게 전하도록 설명한다.
- 부정맥의 원인이 되는 기초 질환(심근경색, 심근증, 갑상선 등)에 대한 생활 지도를 한다.
- 환자·가족의 복약 지도는 약물 이름, 투여량, 투여 횟수, 작용·부작용에 대해 설명하는 동시에 환자의 이해 정도에 따라 자기 모니터링 방법도 지도한다.

- 환자의 상태에 따라 긴급 조치의 필요성을 환자·가족에게 설명한다(기본 소생술, AED* 등).
*AED(자동 체외식 제세동기, automated external defibrillator)
- 부정맥을 유발하는 동작(수면 부족, 과로, 정신적인 스트레스, 대량 음주, 흡연, 식사의 과잉 섭취, 카페인, 숨 참음, 배변 시 힘주기와 스포츠 등)을 자제할 필요성을 설명하고, 일상생활에서 실천할 수 있도록 한다.

⊃1분 1초라도 빨리 심폐소생을 하고 전기적 자극을 주어 생명을 구한다. 　근거　특히 심실세동의 경우 1초라도 빨리 전기적 자극을 주고, 1분이라도 늦으면 동조율로의 회복률이 10% 저하되는 이유가 된다.

⊃어딘지 평소와 다른 징후도 중요하다. 　근거　대처가 빠를수록 동조율의 회복율이 높아진다.
⊃부정맥에만 주목하지 않는다. 　근거　기초 질환의 조절이 잘못되면 부정맥이 발생하기 쉬워진다.
⊃가족에 대한 지도도 중요하다. 　근거　부정맥에 따른 의식 소실 등 긴급 상황을 생각해야 한다. 재택의 경우 약물 요법의 관리에 대해서는 환자와 동거하는 가족의 협력을 얻도록 한다.
⊃가족에게도 1차 구명 방법을 알린다. 　근거　재택 요양의 구명 확률이 높아진다. 일본의 경우 일반적으로 AED가 인기를 끌고 있다. 특히 심실세동이나 우맥성 심실빈맥은 전기적 제세동 이외에 구명 방법이 없다.
⊃생활 속에서 부정맥이 출현하기 어려운 상황을 만드는 것이 중요하다. 　근거　운동이나 정신적 스트레스, 흥분, 카페인 등으로 교감신경이 흥분하면 신경 종말부·부신수질에서 아드레날린과 노르아드레날린이 분비되어 혈관이 수축하고 심장박동수가 증가한다. 따라서 심근이 더 강하게 수축하여 혈액 압력이 상승하기 때문에 부정맥이 나타나기 쉽다. 심장 신경을 자극하면 방실 전도 시간이 변화하기 때문에 미주신경을 자극해 숨이 차거나 서맥을 유발한다(미주신경은 동방결절과 방실결절에 대한 지배가 강하다).

1　간호 문제	간호 진단	간호 목표(간호 성과)
#1 부정맥을 발생시키는 증상과 관련된 운동 능력 저하	**활동 내성 저하** **관련 요인**: 부정맥 **진단 지표** □ 활동에 대한 심장박동수의 이상 반응 □ 부정맥을 나타내는 심전도 소견 □ 허혈성 변화를 나타내는 심전도 소견 □ 운동 시 호흡곤란 □ 권태감의 호소	〈장기 목표〉 환자의 활동성이 지속된다. 〈단기 목표〉 1) 생활에 위험을 주는 부정맥이 없고 심장박동이 안정되어 있다. 2) 부정맥이 나타나기 쉬운 동작이나 활동을 피할 수 있다. 3) 활동 중·후의 자각 증상에 따라 활동 수준을 제어할 수 있다.

간호 계획	중재 포인트와 근거
OP 경과 관찰 항목 - 부정맥 발생 시 상황(무엇을 어떻게 하고 있었는지, 어느 정도의 시간 등), 바이털 사인, 심전도 파형, 전조의 유무, 증상의 유무, 부정맥 지속 시간, 빈도	⊃부정맥 발생 시 상황을 상세하게 파악한다. 　근거　운동 유발성 부정맥인지, 심장 신경 자극에 의한 것인지, 안정 시 발생했는지 등의 상황은 진단과 치료 평가에 도움이 된다.

- 긴급한 부정맥의 유무

  증상: 흉통, 호흡곤란, 의식 소실 저하를 수반

  빈맥: 맥박이 아주 느리거나 또는 5초 이상 심정지가 생기는 것. 증상이 가벼워도 맥박이 매우 빠르다(기준은 220에서 나이를 뺀 수치에 근접한 분당 맥박수).

  심전도: 심실세동으로 전환할 위험성이 높은 심실빈맥(짧은 실행), R on T를 나타내는 심실기외수축, WPW 증후군에 따른 심방세동 등. 5초 이상 심정지를 수반하는 고도 방실 블록, 동부전증후군

- 부정맥을 유발하는 증상 유무: 통증, 발열, 빈혈, 탈수 등

- 약물 요법의 부작용 관찰(정보 수집과 평가 시점과 근거 · 잠재적 간호 문제 '약의 부작용 관찰' 참조)
- 부정맥에 의한 합병증('RC' 참조)

TP 간호 치료 항목

- 조기 발견을 위한 모니터링(심전도 파형, 바이털 사인, 현상 · 증상)

- 운동 유발성 부정맥 환자에게는 활동 시 도움을 준다.

- 이상을 조기 발견하면 도움을 요청해 신속, 적당하게 대응한다.
- 지시된 약물 요법의 성공적인 구현(약물 이름, 사용 용량, 복용 방법, 치료 효과, 효과 발현 시간, 부작용 등)

EP 환자 교육 항목

- 'RC'의 **EP** 참조
- 부정맥의 원인이나 병태에 대해 알기 쉽게 설명한다.

- 특히 운동 유발성 부정맥을 가진 환자 · 가족에게 운동 제한의 필요성과 하지 말아야 할 이유를 구체적으로 설명한다.
- 활동 전 · 중 · 후의 자각 증상으로 전조를 느낄 경우, 무리하지 않도록 휴식의 필요성을 설명한다(필요에 따라 맥박 측정 방법을 지도한다).

↪ 긴급을 요하는 부정맥은 절대로 간과하지 않는다. **근거** 부정맥에는 많은 종류가 있으며, 특히 처치가 필요치 않은 것과 심전도를 기록하여 경과 관찰을 필요로 하는 레벨, 긴급 처치가 필요한 레벨, 심폐소생이 필요한 레벨이 있다. 치사적 부정맥이 될 수 있는 레벨을 예측하여 예방력 대응을 할 수 있는 일이 환자 생명의 안전 · 안락을 위해 필요하다.

↪ 항상 체크한다. **근거** 부정맥을 유발하는 증상이 호전되면 부정맥의 출현도 감소한다.

↪ 항상 체크한다. **근거** 항부정맥 약에는 부정맥과 심장 기능 억제 작용 등 부작용이 있으므로 주의가 필요하다.

↪ 환자의 부정맥 종류에 따라 미리 발현하기 쉬운 합병증을 표시한다. **근거** 부정맥에 의해 발생하기 쉬운 합병증은 다르다.

↪ 판독하기 어려운 심전도 파형은 반드시 의사와 상담한다. **근거** 아티팩트가 혼입된 심전도 파형은 판정이 어렵다.

↪ 환자의 모습을 관찰한다. **근거** 갑자기 실신할 가능성이 크다.

↪ 긴급 시 혼자서 대응하지 않는다. **근거** 사람이 많으면 신속하게 대응할 수 있다.

↪ 투여 방법과 효과 발현 시간에 주의한다. **근거** 경구 약물과 정맥 주사는 같은 약으로도 효과 발현 시간이 다르다.

↪ 의사와 연계하여 설명을 진행한다. **근거** 부정맥 질환 상태를 이해하는 것은 생활 관리에서도 중요하다.

↪ 현재 즐기는 스포츠나 직업 등을 파악하고 있어야 한다. **근거** 부정맥이나 그 원인이 되는 기초 질환에 따라 스포츠를 금지하거나 직업을 바꿀 필요가 있다.

↪ 환자에게 발병한 부정맥의 종류 · 중증도에 맞는 설명을 해야 한다. **근거** 맥박과 자각 증상이 일치하지 않는 부정맥도 있을 수 있으므로, 부정맥의 종류나 중증도에 따라 특징적인 악화의 징후와 증상을 설명한다. 맥박 측정을 할 때마다 불안감이 높아지는 환자도 있으므로 주의한다.

2 간호 문제	간호 진단	간호 목표(간호 성과)
#2 부정맥을 발생시키는 뇌 허혈에 의한 낙상이 외상의 위험성	**신체 손상 위험 상태** **위험 요인**: 실신, 현기증, 조직의 저산소증, 피로, 혈압 저하	〈장기 목표〉 낙상이나 그로 인한 2차적 장애가 없다. 〈단기 목표〉 1) 생명을 위협하는 부정맥이 없이 심장박동이 안정되어 있다. 2) 환자 · 가족이 낙상이 발생하기 쉬운 상황과 대책을 이해할 수 있다.

<table>
<tr><th>간호 계획</th><th>중재 포인트와 근거</th></tr>
<tr><td>

OP 경과 관찰 항목
- 바이털 사인: 심장박동 리듬, 맥박의 강약, 혈압
- 심전도 파형: 부정맥의 종류와 심각도(특히 방실의 블록, 동부전증후군, 서맥, 심실세동, 심실빈맥).
- 자각 증상: 현기증, 눈앞이 어두워짐, 현기증, 호흡곤란, 심계항진, 흉부 증상, 불쾌감, 식은땀 등

</td><td>

- ➲ 항상 체크한다. `근거` 특히 서맥과 저혈압이 중요하다. 위험한 서맥과 빈맥에 주의한다. `근거` 아담스−스톡스 증후군을 일으키기 쉬운 부정맥이므로 대처한다.
- ➲ 항상 체크한다. `근거` 허혈에 의해 실신 발작을 일으켜 낙상하기 때문에 실신의 전조를 잡는 것이 중요하다.

</td></tr>
<tr><td>

TP 간호 치료 항목
- 이상의 조기 발견을 위한 모니터링(심전도 파형, 바이털 사인, 현상·증상)

- 운동 유발성 부정맥 환자의 경우 활동 시 돕는다.

- 낙상에 대비하여 환자의 침대 주위를 안전한 환경으로 만든다(유리 제품 등 깨지기 쉬운 물건이나 칼 등은 바닥에 두지 않는 등).
- 이상을 조기 발견하면 도움을 얻어 신속하고 적절하게 대응한다.
- 지시된 약물 요법의 성공적인 구현(약물 이름, 사용량, 복용 방법, 치료 효과, 효과 발현 시간, 부작용 등)

</td><td>

- ➲ 환자의 부정맥 상태에 맞는 알람 설정을 한다. `근거` 환자의 활동 범위와 부정맥의 원인, 유형에 의해 심장박동수 하한·상한이 다르다.
- ➲ 환자의 모습을 관찰한다. `근거` 갑자기 실신할 가능성이 크다.
- ➲ 어디에서 발생할지 모른다. `근거` 실신 발작으로 낙상했을 때, 주위의 가구류나 생활용품에 머리를 다칠 수 있다.
- ➲ 긴급 시 혼자서 대응하지 않는다. `근거` 사람이 많으면 신속하게 대처할 수 있다.
- ➲ 복용 방법과 효과 발현 시간에 주의한다. `근거` 경구 약물과 정맥 주사는 같은 약이라도 효과 발현 시간이 다르다.

</td></tr>
<tr><td>

EP 환자 교육 항목
- 'RC'의 **EP** 참조
- 실신 발작의 가능성이 있는 환자는 실신 발작이 어떻게 발현하는지 병태, 안전한 생활 환경의 필요성과 구체적 방법을 환자·가족에게 알린다.

</td><td>

- ➲ 환자의 생활 모습에 알맞게 구체적인 지도를 실시한다. `근거` 낙상 시 외상을 최소화하기 위해 환자의 주변 환경을 정돈하는 것이 중요하다.

</td></tr>
</table>

<table>
<tr><th>3 간호 문제</th><th>간호 진단</th><th>간호 목표(간호 성과)</th></tr>
<tr><td>

#3 잘못된 보건 행동에 의한 부정맥이나 약물 요법에 의한 합병증과 갑작스러운 죽음의 위험성

</td><td>

비효과적 자기 건강관리
관련 요인: 지식 부족, 치료의 부작용
진단 지표
- ☐ 질병을 관리하고 싶다고 말한다.
- ☐ 지시된 치료 방법을 실시하기 어렵다고 말한다.

</td><td>

〈**장기 목표**〉 바람직한 건강 행동을 하여 부정맥이나 약물 치료에 의한 합병증과 돌연사를 예방할 수 있다.
〈**단기 목표**〉 1) 부정맥으로 인한 합병증의 징후·증상이 없다. 2) 약물 요법에 의한 합병증의 징후·증상이 없다. 3) 돌연사를 예방할 수 있다. 4) 치료 방침에 따른 의문을 의료 관계자에게 표출하고 치료 목표를 이해할 수 있다. 5) 부정맥이나 약물 치료에 의한 합병증과 돌연사를 예방하는 데 필요한 일상생활의 유의점을 관리, 해석하며 실천해나가는 의지를 보여준다. 6) 내복약의 약물 이름, 투여량, 투여 횟수, 작용·부작용을 이해할 수 있다. 7) 필요로 하는 라이프스타일에 대해 가족(중요 인물)과 함께 생각할 수 있다.

</td></tr>
</table>

<table>
<tr><th>간호 계획</th><th>중재 포인트와 근거</th></tr>
<tr><td>

OP 경과 관찰 항목
- 부정맥과 그 합병증과 관련된 증상('RC' 문의와 '간호 문제 #1, 2'의 **OP** 참조)

</td><td>

- ➲ 항상 체크한다. `근거` 조기 발견을 위해 필요하다.

</td></tr>
</table>

- 약물 치료로 인한 부작용('정보 수집과 평가 포인트'에서 '약물 부작용의 관찰' 참조)

- 부정맥의 병태와 약물의 작용·부작용, 활동 제한의 필요와 생활 관리에 대한 환자의 이해 정도와 인식

- 부정맥의 유발을 피하기 위한 라이프스타일의 변화와 실천에 대한 태도
- 효과적인 보건 행동을 막는 원인과 영향 요인

TP 간호 치료 항목

- 환자가 갖고 있는 치료 방침에 대한 의문이나 이후의 생활 관리에 대한 인식 등을 표출하도록 조언한다.

- 라이프스타일의 변화에 따른 환자의 스트레스에 공감하고 수용하여 자기 효능을 높일 수 있도록 도와준다.

- 필요하다면 가족(중요한 주변인, 보호자)을 움직여 환자와 함께 배울 수 있는 장소를 제공한다.
- 환자·가족의 이해 상황에 따른 자료를 만든다.

- 환자·가족의 자발적인 학습을 촉진한다(도서, 인터넷 등).

EP 환자 교육 항목

- 'RC' 및 '간호 문제 #1, 2'의 EP 참조
- 질병 관리에 스트레스를 느끼는 경우에는 함께 생활습관을 검토하고, 혼자 고민하지 않게 설명한다.

- 정기 진찰에 의해 급성 악화를 예방하는 의미를 설명한다.

➡ 항상 체크한다. 근거 항부정맥 약 속에는 부정맥 작용, 심장 기능 억제 작용 등의 부작용이 있으므로 주의가 필요하다.
➡ 잘못된 이해나 인식을 하고 있지는 않은가? 근거 부정맥의 발생 기전이나 기초 질환은 환자마다 다르기 때문에 정확한 이해가 필요하다.
➡ 환자의 생각을 파악한다. 근거 환자의 인식과 함께 방법이 행동을 규정하기 때문에 이해하는 것이 중요하다.
➡ 직업의 구체적 내용을 확인한다. 근거 보건 행동을 방해하는 요인을 제거하는 것이 효과적인 보건 행동과 연결된다.

➡ 공감하는 태도로 경청한다. 근거 주체적으로 건강 행동을 취하기 위해서는 이해의 정도나 인식 방법이 영향을 준다.
➡ 지금까지의 생활습관을 비난하지 않는다. 근거 환자를 무조건 수용해야 환자가 마음을 열고 의욕을 높일 수 있는 방향으로 이어진다.
➡ 가족에게 설명하는 것도 중요하다. 근거 가족의 제의에 따라 환자가 외로움에서 해방될 가능성이 높다.
➡ 미리 이해 여부를 확인한다. 근거 이해를 촉진하기 위해 필요하다.
➡ 쉽게 구할 수 있는 자료를 소개한다. 근거 알기 쉬운 적당한 정보가 있다는 것을 인식하면 학습 의욕으로 이어질 수 있다.

➡ 지도 시 귀를 기울이는 태도로 접한다. 근거 활동이나 직장 등 라이프스타일의 변화를 강요당하는 것은 환자에게 큰 스트레스가 되고, 혼자 고민할 가능성이 높다.
➡ 정기 검진의 의미를 설명한다. 근거 정기적인 진찰로 조기 발견이 가능하다.

4 간호 문제	간호 진단	간호 목표(간호 성과)
#4 부정맥에 의한 돌연사와 향후 생활 등에 대한 불안(환자·가족)	**불안** **관련 요인**: 건강 상태의 변화, 건강 상태에 대한 위협, 경제 상황의 변화, 경제 상황에 대한 위협 **진단 지표** ☐ 맥박수 증가 ☐ 불면증 ☐ 목소리 떨림 등 ☐ 호흡수 증가 ☐ '정동적' 초조감 ☐ 생각 차단 ☐ 혼란 등	〈장기 목표〉 환자가 신체·심리 사회적 불안감이 경감되고, 안락감이 증대했다는 말을 표현한다. 〈단기 목표〉 1) 환자·가족이 불안해하는 사안이나 마음을 사람들에게 전할 수 있다. 2) 불안과 두려움을 악화시키는 원인을 인식할 수 있다. 3) 적절한 코핑 행동을 채택할 수 있다.

<table>
<tr><th>간호 계획</th><th>중재 포인트와 근거</th></tr>
</table>

OP 경과 관찰 항목

- 질병과 치료, 실신 발작, 돌연사 예방을 위한 생활 관리에 대한 인식이나 이해
- 생리: 심계항진과 호흡, 목소리와 신체 떨림, 불면증, 혈압 변화, 불안함, 권태감, 현기증, 안면 홍조·창백, 구토, 발한, 지각 이상, 식욕 부진 등
- 감정적: 자신의 감정을 서술한다(불안, 릴랙스되지 않음, 자신감 없음, 무력감, 자신과 타인에 대한 비판, 불행을 예상하는 것 등). 좌절, 수동적, 근심, 분노, 눈물 등의 언동을 보인다.
- 인지적: 정신을 집중할 수 없다. 불안, 혼란, 방심 상태 등
- 불안 수준(경도, 중등도, 강도, 공황)

TP 간호 치료 항목

- 환자의 곁에 동행하고, 간호사의 공감하는 자세와 태도를 전달한다(자유롭게 감정과 느낌을 표현하는 환자의 이야기를 방해하지 않고 귀를 기울여 들어야 한다. 스킨십, 조용한 도움).
- 불안이 증강하지 않는 환경을 정돈(조용한 방 등)

- 불안이 감소하고 환자에게 생각할 여유가 생기며, 불안과 두려움을 악화시키는 원인이나 상황, 계기 등을 생각해보도록 한다(일기 등).
- 가능한 한 환자의 노력을 긍정적으로 평가한다.

- 환자의 코핑 행동을 함께하거나, 어떤 코핑 행동을 취하는 것이 스트레스 경감으로 이어질 것인지 생각하고 제안한다.

- 필요하다면, 불안과 긴장 완화에 중재한다(음악, 릴랙스, 마사지, 아로마테라피, 레크리에이션 등)
- 만성적인 불안이나 부적응 상태에 있는 환자는 정신과에 상담, 평가해달라고 한다.

- 필요하다면 사회 자원에 대해 설명하고 의료 관련 사회복지사를 소개한다.

EP 환자 교육 항목

- 질환에 대한 잘못된 인식이 불안의 원인인 경우, 올바른 지식을 알기 쉽게 설명한다.
- 미래에 대한 막연한 불안 등을 피하지 말고 스트레스 상황의 해소를 위한 수단을 설명한다(릴랙스법 등).

➡ 공감하는 태도로 경청한다. 근거 잘못된 인식에 의해 불안감이 생기는 경우가 있다.

➡ 환자의 목소리 톤이나 표정, 식사량 등을 치밀하게 관찰한다. 근거 요양 생활의 식사 모습이나 표정 등에 불안의 징후가 나타난다.

➡ 환자가 표출하는 감정의 측면을 따뜻하게 수용하고 공감하는 태도로 대한다. 근거 환자의 행동 변화는 도움을 필요로 하는 신호이다.

➡ 항상 체크한다. 근거 방심 상태는 불안감이 강한 경우이다.

➡ 필요하다면 정신과에 상담을 요청한다. 근거 정도에 따른 대응이 중요하다.

➡ 환자가 입을 다물고 있을 때도 인내심을 갖는다. 근거 환자 자신이 혼자가 아니라는 것을 인식할 수 있고, 상담행동의 실마리가 된다.

➡ 상황에 따라 정돈한다. 근거 교감신경을 자극하지 않는다(정신적으로 안정적인 장소가 좋다).

➡ 환자의 불안 상태와 수준에 맞는 대응을 한다. 근거 여유가 없을 때는 정동적 코핑을 중심으로 하기 때문에 문제 해결형 코핑은 그 후에 하는 것이 적절하다.

➡ 환자의 노력을 인정한다. 근거 자기 부정적인 태도를 방지한다.

➡ 자신을 객관적으로 뒤돌아보도록 환자의 행동을 비난하지 않는다. 근거 궁극적으로, 환자가 현실을 인식하고 주체적으로 문제 해결형 코핑을 취할 수 있도록 지원하는 것이 필요하다.

➡ 환자의 취향을 고려한다. 근거 긴장은 생각을 방해하여 의욕적인 행동을 할 수 없다.

➡ 의료 팀에서 환자의 말과 행동을 제대로 파악한다. 근거 우울증 증상 등 전문적인 치료를 필요로 하는 경우가 있다.

➡ 무엇에 대해 불안을 안고 있는지 제대로 파악한다. 근거 앞으로의 사회생활에 대해 불안감이 있는 경우, 사회 자원을 이용할 수 있다.

➡ 환자의 이해 여부를 확인하려면 자존감을 배려한다. 근거 인식을 하면 보건 행동에 큰 영향을 준다.

➡ 환자의 취향을 배려한다. 근거 스스로 긴장감을 객관적으로 인식하고 완화할 수 있다.

병기·병태·중증도별 관리 포인트

【중등증 부정맥】 발작성 상실빈맥, 고도의 빈맥과 서맥을 동반하지 않는 심방세동, 심방조동, Ⅱ도 방실 블록(모비츠형), 심실 기외수축이 해당된다. 심전도와 증상의 확인이 치료 방침의 결정에 중요하다. 환자의 불안 해소와 생활 지도에 도움이 필요하다.

【중증 부정맥】 맥이 닿는 심실빈맥, Ⅲ도(전체) 방실 차단, 동부전증후군에 의한 서맥, 동정지가 해당한다. 즉시 심전도 기록을 실시해 의사의 지시에 따라 적절한 조기 치료가 필요하다. 급변할 가능성도 높기 때문에 언제든지 심폐소생을 할 수 있도록 한다. 엄격한 관찰과 환자의 심리적 지원도 중요하다.

【치명적인 부정맥】 심정지로 이어질 수 있는 긴급한 부정맥으로 심실빈맥, 심실세동, 심정지, 무맥성 심실, 빈맥이 해당한다. 발생 위험이 있는 환자에 대해서는 심전도 모니터 등 모니터링을 적절히 실시한다. 발견하면 즉시 심폐소생술을 시작해야 하므로 도움을 요구하면서 동시에 실시하여 생명을 구한다. 조기의 적절한 조치가 환자의 예후와 QOL을 결정한다. 순환 회복 후 원인 규명과 재발 예방, 환자·가족에게 신체·심리 사회적 지원이 필요하다.

【경고 부정맥】 치명적인 부정맥의 전조 부정맥으로, 심실 기외수축의 R on T, 3연발 이상, 2연발 이상, 다원성(2종류 이상), 빈발성(1시간에 30개 이상), 산발성(1시간에 30개 이하)이 있다〔론(Lown) 분류〕. 전조 시기에 대응하는 것이 환자의 생명과 안전·안락을 보장하므로 모니터링은 매우 중요하다. 환자의 심리적 지원도 필요하다. 또한 이러한 징조 없이 치명적인 부정맥이 갑자기 나타나는 경우가 있으므로 주의한다.

간호 활동(간호 중재) 포인트

치료에 따른 합병증의 조기 발견·대응
- 부정맥의 심각도와 중증도, 빈도 등에 따라 약물 요법, 업스트림 요법, 카테터 오브 브레램, 간격 요법, 이식형 제박동기 치료, 외과적 치료(메이즈 수술, 폐정맥 격리술), 일차 구명(심폐소생, 전흉부 타격 전기적 제세동), 미주신경 자극법 등의 치료를 실시하므로 그에 따른 합병증의 조기 발견과 대응에 노력한다.

진단·치료 지원
- 갑작스러운 증상의 발현 시에는 환자의 안전과 안락을 도모하면서 심전도 파형을 기록지에 기록한다. 아티팩트에 대한 대응 방법을 몸에 익히고 안전·안락하며, 빠르고 안정적으로 심전도를 기록할 수 있도록 한다.
- 지속 심전도 모니터의 모니터링 중에 소음이 없도록 부착 부위의 피부를 청결하게 한다.
- 치명적인 부정맥으로 전이되기 전, 경고 부정맥 단계에서 닥터 콜을 할 수 있도록 예측 간호를 실시한다.
- 부정맥의 심각도에 따라 의료 팀에서 적확하고 신속하게 응급 치료를 실시할 수 있도록 습득한다.
- 치명적인 부정맥 발생 가능성이 높은 환자 근처에 즉시 사용할 수 있는 제세동기를 준비해둔다.
- 항부정맥 약은 부정맥 작용, 심장 기능 억제 작용, 뜻밖의 부작용 등이 생길 수 있으므로 투여 시에는 지시된 양과 방법에 따라 정확하게 투여하고 투여 중 환자 상태를 관찰한다.
- 심전도 등의 검사 시에는 추위와 긴장, 불안 등에 의해 부정맥을 유발하지 않도록 지원한다.
- 부정맥에 의한 쇼크 상태에서 응급 치료를 필요로 하는 경우에 대비하여 심전도, 기관 삽관, 중심 정맥 및 스완—간츠 카테터의 삽입이 즉시 시행될 수 있도록 준비해둔다.

위험한 부정맥 출현 시 신속·정확한 대응과 부정맥으로 인한 합병증, 2차적 장애 예방
- 치명적인 부정맥 이행 전에 경고 부정맥 단계에서 의사의 지시에 따라 치료·처치를 할 수 있도록 한다.
- 부정맥에 의한 뇌순환 장애 위험 상태, 심박출량 감소, 심정지 등을 예방한다.
- 심실빈맥이나 심실세동 같은 위험한 부정맥이 나타나는 경우에는 즉시 구조를 요청, 대응한다.
- 치명적인 부정맥이나 심한 부정맥 출현 시에는 기본 소생술 후 확정 진단을 위해 여러 가지 검사가 필요한 경우 상태 악화를 방지하면서 안전하게 검사가 이루어지도록 돕는다.

12 부정맥

- 발작성 상실빈맥 시 실시하는 미주신경 자극법(발살바법 등)을 이해하고 수행할 수 있도록 익혀 둔다(원칙적으로는 의사가 시행).

부정맥을 유발하는 인자의 제거·경감

- 교감신경의 자극을 최소화하여 이상 흥분 발생을 예방한다(조용하고 편안한 환경, 정신적 스트레스에 대한 심리적 지원, 추위나 통증 등 완화, 카페인이 적은 식사, 금연 지원 등).
- 심장 신경을 자극하여 방실 전도 시간에 영향을 주지 않기 위해 돕는다(배변 컨트롤, 배변 시 힘주기 예방, 숨 참기를 강요하는 스포츠와 직업을 피하도록 설명하는 등).
- 약제성 부정맥도 있으므로 환자에게 사용되는 약물의 작용·부작용 등을 이해한다.
- 환자·가족이 부정맥의 유발 인자를 제거·경감할 라이프스타일을 얻을 수 있도록 지원한다.
- 운동 유발성 부정맥 환자에 대해서는 어떤 활동이 적절한지 이해하고 간호 지원을 한다.
- 부정맥의 유발 인자의 제거·경감으로 환자의 활동성을 높일 수 있도록(유지) 지원한다.

부정맥에 기인하는 뇌 허혈에 의한 전도와 전도에 의한 2차 장애의 예방

- 조기 발견을 위한 모니터링을 확실하게 한다.
- 운동 유발성 부정맥 환자의 경우 활동 시 도움을 준다.
- 낙상에 대비하여 환자의 침대 주위를 안전한 환경으로 정돈한다.
- 이상을 조기 발견하면 신속하고 적절하게 대응한다.
- 환자·가족이 전도가 일어나기 쉬운 상황과 대책을 이해하도록 돕는다.

환자·가족의 심리 사회적 문제에 대한 지원

- 부정맥에 수반하는 죽음의 공포와 불안 등을 환자·가족이 표출할 수 있도록 지원한다.
- 불안감을 증대하지 않는 환경을 정돈한다(조용한 방 등).
- 불안과 두려움을 악화시키는 원인을 인식할 수 있고, 그들을 피할 수 있도록 지원한다.
- 적절한 코핑 조치를 취할 수 있도록 지원한다.
- 필요하다면 불안과 긴장을 완화하도록 중재한다.
- 라이프스타일의 변화에 따른 환자의 스트레스에 대한 자존감을 높일 수 있도록 지원한다.
- 만성적인 불안이나 부적응 상태에 있는 환자는 정신과에 상담, 평가를 의뢰한다.
- 필요하다면 사회 자원에 대해 설명하고 의료 사회복지사를 소개한다.

퇴원·요양 지도

- 바람직한 간호 행동으로 합병증과 돌연사를 예방할 수 있도록 지도한다.
- 환자·가족에게 부정맥의 원인이나 병태를 알기 쉽게 설명한다.
- 부정맥의 원인이 되는 기초 질환과 관련된 생활 지도를 실시한다.
- 부정맥을 유발하는 문제를 해결해야 한다는 것을 설명하고 일상생활에 활용할 수 있도록 지도한다.
- 내복약 약물 이름, 투여량, 투여 횟수, 작용·부작용과 환자의 상황에 맞는 자기 모니터링 방법을 지도한다.
- 필요한 라이프스타일에 대해 가족(주요 인물)과 생각할 수 있도록 지원한다.
- 정기 진찰에 의해 급성 악화를 예방할 수 있음을 이해하고 실천할 수 있도록 지도한다.
- 실신 발작 가능성이 높은 환자에 대해서는 실신 발작의 발현 위험성, 병태, 안전한 생활의 필요성과 구체적인 방법 등을 환자·가족에게 알기 쉽게 설명한다.
- 환자의 상태에 따라 긴급 조치의 필요성을 환자·가족에게 설명한다(기본 소생술, AED 등).

Step1 영향 평가 Step2 간호 초점 Step3 계획 Step4 실시 Step5 평가

평가 포인트

간호 목표 달성도

- 부정맥으로 인한 합병증(아담스-스톡스 증후군, 뇌순환 장애 위험, 심박출량 감소, 심정지) 증상이 일어나지 않았는가?
- 치료에 따른 합병증의 징후·증상이 일어나지 않았는가?
- 환자가 부정맥을 제어하여 활동성을 증가(유지)할 수 있었는가?

• 환자가 생명에 위험을 미치는 부정맥을 일으키는 일 없이 심장이 안정되어 있는가?
• 환자가 부정맥이 발생하기 쉬운 동작과 활동을 방지할 수 있는가?
• 환자가 활동 중·활동 후의 자각 증상에 따라 활동 수준을 제어할 수 있었는가?
• 부정맥을 발생하는 뇌 허혈에 의한 전도와 그것에 의한 2차적인 장애가 발생했는가?
• 환자·가족이 전도가 발생하기 쉬운 상황과 그 대책을 이해할 수 있는가?
• 환자가 치료 방침 등 의문을 의료 관계자에게 표출하고 치료 목표를 이해할 수 있는가?
• 부정맥이나 약물 요법 합병증, 돌연사를 예방하기 위해 필요한 일상생활의 유의점을 이해하고 바람직한 건강 행동을 취할 수 있는가?
• 내복약 약물 이름, 투여량, 투여 횟수, 작용·부작용을 이해하고 유의점을 말할 수 있는가?
• 필요한 라이프스타일에 대해 가족(중요 인물)과 함께 생각할 수 있는가?
• 환자가 신체·심리 사회적 불안이 완화되고 안락감이 증가했다는 것을 말과 행동으로 보여주었는가?
• 환자 자신이 불안해하고 있는 것이나 기분을 전달할 수 있는가?
• 환자가 불안과 두려움을 악화시키는 원인을 인식하고 적절한 코핑 조치를 취할 수 있는가?

부정맥 환자의 병태 관계도와 간호 문제

병인 악화 요인

특발성(원인 불명), 심장 질환(허혈성 심장 질환, 심근증, 유전), 내분비 질환(갑상선 등), 약물(디지탈리스 제제 등), 전해질 이상 (K, Ca, Mg), 신경 질환(중추·자율 신경 장애), 퇴행성 질환(사르코이도증 등), 기타(쇼크, 저혈압, 폐색전증)	악화 요인: 연령, 저산소혈증, 스트레스, 과음	심방 심실 사이 부전도로 존재 (켄트 다발)

병태

- 심방절의 변성·섬유화
- 흥분 발생 부위의 이상
- 리엔트리 (선회성 흥분)
- WPW 증후군

동결절 세포의 변성·섬유화 세포 수 감소(동결절과 동방 전도의 기질적 장애)

동방결절보다 빠르고 심방의 흥분이 복수, 무질서하게 전도로를 통과

기외수축 (이소성 자동화 항진)

켄트 무리와 방실결절을 포함 엔트리

동방전도 장애(동방결절과 우심방 사이 전도 장애)

방실 전도의 지연·두절

심방세동

심실세동

심방 내의 흥분파 선회

방실결절 경유의 순행성 방실 전도와 켄트 무리 경유의 역행성 실방 전도의 이중 전도로 형성(방실 회귀성 빈맥)

동부전증후군

심방 수축의 결여 심확장 시간 단축

효과적인 심장 박출의 결여

심실 빈맥

심실 조동

불안정한 빈맥

ⅠⅠ도방실 블록(모비츠형) ⅠⅠⅠ도(전체) 방실 블록

발작성 상실빈맥

증상

- 서맥, 동정지
- 고도 서맥
- 심계항진, 호흡곤란, 혈압 저하

좌심방 내 혈전 → 혈전증

운동 시 심장박동수의 증가 불량

뇌 허혈

심박출량 저하

피로감

현기증, 눈앞 암흑감, 실신

RC: 아담스-스톡스 증후군, 뇌 순환 장애 위험 상태, 심박출량 감소, 심장 정지

#1 활동 내성 저하　　#2 신체 손상 위험 상태
#4 불안

#3 비효과적 자기 건강관리

RC: 약물 유해 반응(부정맥, 심억제, 비뇨기, 갈증, 구역질, 두통, 홍조 피부 질환, 과립구 감소, 저혈당, 출혈 경향 등)

진단 검사

문진·진찰: 문진, 맥박 촉지, 심장 소리 청진
검사: 심전도, 홀터 심전도, 운동 부하 심전도, 가산 평균 심전도, TWA(T파 교대 맥), 심장 소리 그래프, X선 검사, 심장 초음파, 혈액·소변 검사, 심장 카테터 검사

치료 간호

약물 요법: Na 채널 차단제(AF, AFL, PSVT), Ca 채널 차단제(AF, AFL) 등
업스트림 치료: 원인이 되는 식사, 수면 등의 생활습관이나 기초 질환의 치료
카테터 어블레이션(PSVT 심방빈맥, AFL, VT, VF)
간격 요법(동부전증후군, 방실 차단, 서맥성 부정맥)
삽입형 제세동기의 적응(VT, VF)
외과 치료: 메이즈 수술, 폐정맥 격리술(AFL)
일차 구명(VT, VF 쇼크 상태)
미주신경 자극법: 바살바 기법 경동맥 동압박법, 안구 압박법(빈맥 발작 시)

13 선천성 심장 질환

아사노 유우

A. 선천성 심장 질환 총론

눈으로 보는 질환

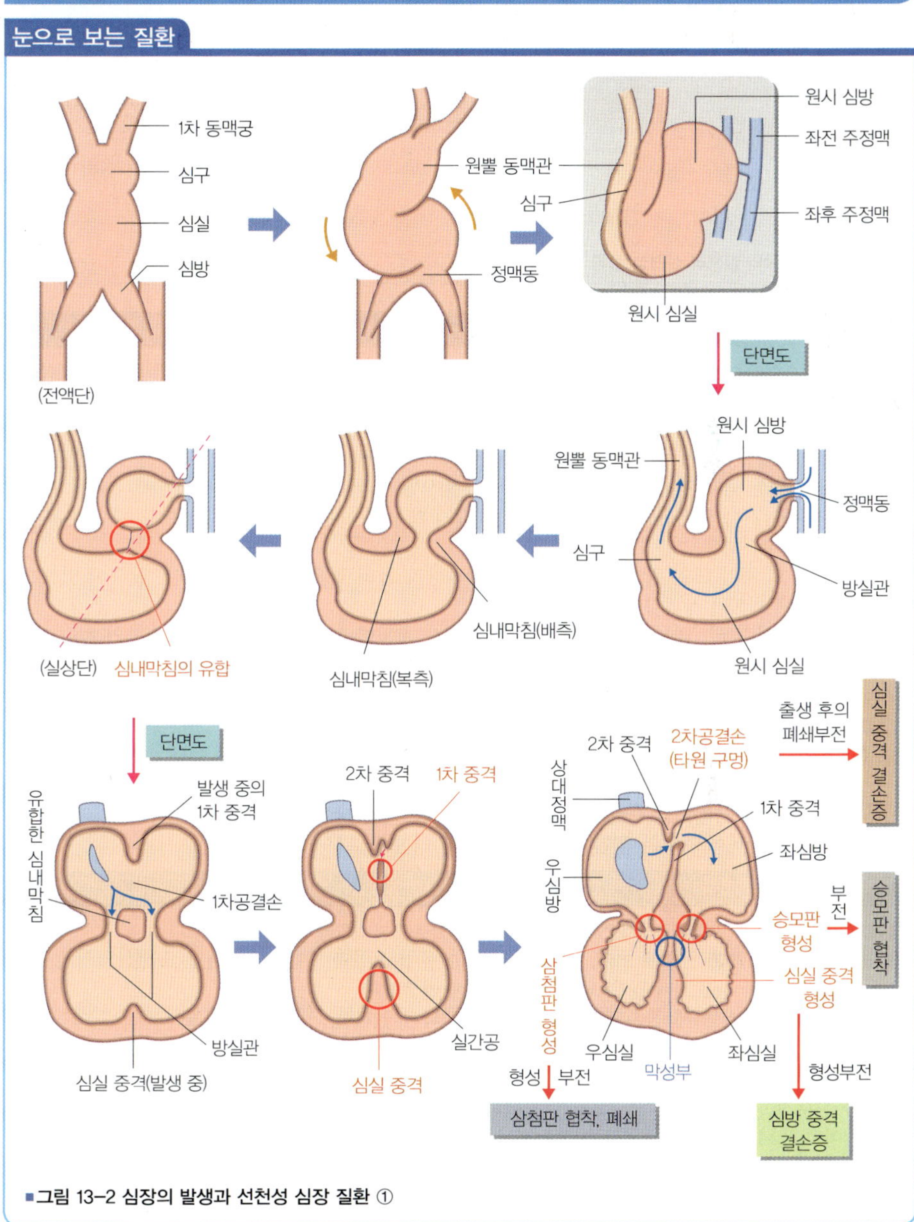

■그림 13-2 심장의 발생과 선천성 심장 질환 ①

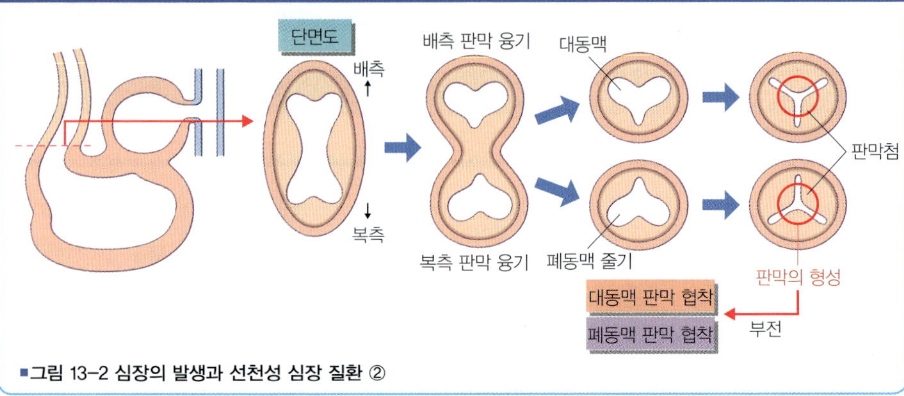

■그림 13-2 심장의 발생과 선천성 심장 질환 ②

병태 생리

선천성 심장 질환은 심장 혈관의 발생 이상에서 비롯된 형태 이상으로, 생리적 요인에 의해 혈행 동태가 변화하고 그 변화가 더욱 큰 형태의 이상을 일으킨다(flow theory).

- 형태와 혈류 역학을 이해하는 원칙은 다음과 같다.
  ① 압력이 높은 부위에서 낮은 부위로 혈류가 흐른다: 유아기 이후의 좌심실 수축기 혈압은 우심실보다 훨씬 높기 때문에 심실중격에 구멍이 있으면, 혈액은 수축기에 좌심실에서 우심실로 흐른다. 태아기는 좌심실과 우심실의 압력이 같기 때문에 아무리 큰 구멍이 있어도 혈류는 무시할 수 있다.
  ② 폐 혈류의 증가 또는 감소 여부: 본래 폐 혈류량과 몸의 혈류량은 동일하지만, 단락이 있으면 혈류량에 변화가 생긴다.
  ③ 폐고혈압의 발생, 폐울혈의 발생: 정상 우심실과 폐동맥의 수축 압력은 신체 혈압의 1/3~1/4이다. 압력=혈관 저항×혈류량이기 때문에 폐고혈압은 혈관이 저항하고 있거나 증가하고 있는 것 두 종류이다. 폐울혈은 혈류량이 증가하거나 환류선에 장애가 있어 생긴다.
  ④ 심실 용량성 부하와 압력 부하: 밸브 역류에 의해 보내진 혈액이 돌아오거나 단락에 의해 통과하는 혈액류가 증가하면 심실 용량성 부하가 생긴다. 통과하기에 앞서 협착, 저항 등의 오류가 발생하면 압력 부하가 생긴다.
  ⑤ 좌우 단락과 우좌 단락: 본래 전신에 보내지는 혈액이 폐에 얼마나 섞여 전송되었는가(좌우 단락), 본래 폐에 흐르는 혈액이 전신에 얼마나 섞여 흐르는가(우좌 단락).

병인·악화 요인

심장의 형태 이상은 발생 시기에서 인정되지만, 증상의 발현 시기는 질환의 병태에 따라 다르다.

- 선천성 심장 질환은 염색체 이상, 유전자 질환 등 유전 요인과 기형 요인, 환경 요인(산모의 풍진, 전신 질병, 약물 등), 기타 많은 요인 유전에 의해 발생한다.
- 일부 염색체 이상, 미세 결손 유전자 이상이 해명되어 있지만, 심장 질환 전체에서 보면 아직 적은 비율이며, 유전 요인을 변화시키는 것이 어렵기 때문에 임신 중의 환경 요인(흡연, 음주, 빈혈, 지병, 감염증, 약제 등)을 고려하여 심장 질환 발생 확률을 낮출 수 있다.
- 태아 심부전 증상이 나타나는 질환은 병렬의 태아 순환에서도 심부하가 생긴다는 점에서 특수한 병태이고, 방실판막의 역류를 동반하는 형성 부전, 대동맥계의 폐쇄, 심실 수축 부전, 중증 부정맥으로 제한된다.
- 신생아는 태아 순환에서 신생아의 직렬 순환으로의 전환 시기로 난원공의 폐쇄, 동맥관 폐쇄, 폐혈관 저항의 저하, 폐 혈류량의 증가에 따른 증상이 출현한다.
- 유아기는 생리적으로 높은 폐혈관 저항이 감소하여 폐울혈을 초래하는 질환이 나타나기 쉽다. 또한 호흡기 감염에 노출되기 쉬운 시기이며, 특히 폐 혈류량 증가형의 심실 중격결손증일 때 감

염 시 호흡 장애, 심부전이 악화되기 쉽다. 운동 발달이 현저한 시기이기도 해 팔로(follot) 4징후 등의 우좌 단락 질환에서는 운동 시, 탈수 시 뇌경색 등의 합병증을 계기로 갑자기 상태가 악화되기 쉬우므로 주의가 필요하다.
- 다른 전신 질환의 유무, 염색체 이상, 기도 협착, 발달 지연에 따른 포유 장애도 심장 질환의 악화 요인이 된다. 다운증후군은 유아기 조기의 폐고혈압이 되기 쉽고, 기도 협착, 포유 장애, 호흡기 감염에 주의해야 한다.
- 심장 질환을 높은 비율로 합병하는 증후군의 유전자 이상이 보고되고 있다.
  - 윌리엄스(Williams) 증후군: 7q11.23(7번 염색체 11.23 부위) 이상, 대동맥판막 상부 협착, 요정 모양 얼굴, 말초성 폐동맥 협착, 정신 발육 지연, 치아 이상, 유아 고칼슘혈증
  - 홀트오람(Holt-Oram) 증후군: 12q24.1 이상, 요골계 뼈 이상, 심방 중격 결함
  - 누난(Noonan) 증후군: 양안 해리, 내 안각 사마귀 피부, 안검하수, 특유한 얼굴 모양, 저신장, 날개 모양 경부, 외반사, 성선 기능 저하, 심방 중격 결함, 비대형 심근증, 폐동맥 협착
  - 22q11.2 결실증후군(CATCH22 증후군):심장기형(cardiac anomaly), 이상 안모(abnormal faces) 흉선 저형성(thymic hypoplasia), 구개열(cleft palate), 저칼슘혈증(hypocalcemia), 심장 기형은 팔로 4징후

❚ 일본 아동의 선천성 심장 질환의 발생 빈도는 1%로 알려져 있다.
- 선천성 심장 질환인 경우, 다음 세대가 분만을 했을 때 발생 빈도는 2~5%로 가계의 환자 수가 많을수록 발생 가능성이 높아진다.
- 예후는 질환에 따라 크게 다르지만 최근 진단 기술, 수술 기술, 약제, 카테터 치료의 발달로 개선되고 있다. 수술 후 장기 합병증, 성인 선천성 심장 질환 환자의 관리도 진전이 보인다.

❚ 증상의 발현 시기는 질환 병태에 따라 다르다. 각 질환이 어떤 과정을 거치는지 파악해둘 필요가 있다.
- 잔류 증상이 없는 증례와 경증으로 생활에 거의 영향을 주지 않는 질환도 많지만, 각 질환이 발생했을 때 또는 태아기부터 성인 이후까지, 수술 전부터 수술 후 원격 분기까지 어떤 과정을 거쳤는지 파악할 필요가 있다. 즉 질환, 병태에 의해 진단되는 시기와 적절한 치료 시기가 각기 다르다.
  ① 태아기: 질환에 따라 태아 심초음파에 의한 진단에서 중증의 경우, 적절한 상태에서 치료하는 것이 중요하다. 태아기부터 심부전이 생기는 질환은 임신 말기에 형태뿐만 아니라 혈행 동태를 파악하고, 임신부가 계속 태아를 성숙시켜 태어나는 즉시 치료해야 할지 판단하는 것이 필요하다. 태아 수종, 심확대, 자궁 내 성장 지연, 양수 양의 변화, 태아 심박도의 이상이 생긴다. 다음의 질환에서는 극형 대동맥 협착증이 태아기부터 심부전을 나타낼 때, 태아 치료 또는 심장 수술, 산부인과, 혈관 소아과 등이 협력하여 진단, 치료해야 한다.
  ② 신생아기: 극형 팔로 4징후에서 대부분 폐동맥 밸브가 폐쇄되고, 동맥혈의 흐름이 동맥 혈관에 의존하고 있는 증례에서는 태어난 직후부터 동맥관 폐쇄에 따라 현저한 청색증을 일으켜 신생아기부터 프로스타글란딘을 투여해 동맥관을 여는 치료를 해야 한다.
  ③ 유아기: 유아기 초기는 폐혈관 저항이 감소하는 시기이며, 폐 혈류 증가형 질환으로는 좌우 단락의 양 증가에 따른 심부전, 호흡부전의 악화가 보인다. 중증의 심실 중격 결손이 여기에 해당한다. 폐동맥 확대에 의한 기도 압박, 폐확장 장애 다호흡, 함몰호흡, 천명, 심부하에 의한 체중 증가 불량, 교감신경 대상에 의한 발한, 불기혐, 말초 냉감, 모발 역위를 나타낸다. 유아기 후반 이후에 진행 가능성이 높은 질환으로는 중결손의 심실 중격 결손, 팔로 4징후의 폐동맥 협착에 의한 청색증(후술) 대동맥판막협착이 있다.
  ④ 유아기: 심실 중격 결손증은 지름이 3~4mm 미만의 소규모 결손으로 방막 양부형, 근육성 부형의 경우 50% 정도로 자연 폐쇄를 기대할 수 있다. 가장 폐쇄가 많은 시기는 유아기 후반이고, 2세까지가 많다.
  ⑤ 아동기에 증상이 없는 선천성 심장 질환은 거의 정상 운동 기능을 하며, 정상 생활에 문제가 없는 경우가 많다. 합병증으로 가장 주의해야 할 것은 세균성 심내막염이다(합병증 항목에서

다시 설명). 심방 중격 결손증은 유아기에는 무증상이고, 아동기에 운동량의 저하, 심계항진, 심방 조세동 등 부정맥이 생기는 경우가 많다. 대동맥판막 협착증도 자각 증상이 적어 운동 능력은 정상인데 협착이 진행될 수 있으므로 주의를 요한다.

⑥ 성인 선천성 심장 질환인 경우 임신과 출산에도 특히 주의가 필요하다. 심내막염은 앞서 언급 했지만 임신 순환 동태의 변화로 순환 혈액량, 심박출량 증가, 말초혈관 저항의 감소, 상대적 으로 빈혈이 생겨 아이젠멘거(Eisenmenger) 증후군, 압력 차이 50mmHg 이상의 대동맥판 막 협착, 왼쪽 심장 기능 저하 때 나타나며, 산모·태아 모두 사망률이 높다. 또한 대동맥 인공 밸브 교체의 예에서 와파린 칼륨 복용은 기형의 가능성이 높으므로 임신 초기에는 헤파린으 로 변경하는 것이 바람직하다. 유전에 관한 상담, 태아 진단을 요구하는 경우도 많아 가족을 포함한 심리 지원도 필요하다.

진단·검사값

표준 12유도 심전도, 흉부 X선 검사, 심장 초음파 등 심장 부하, 폐 혈류량, 형태 이상, 병태를 파악한다.

- 표준 12유도 심전도에서 좌심실 우심실, 좌심방 우심방의 부하가 판정될 수 있지만, 유아(乳兒)와 유아(幼兒)의 경우 생리적으로 우심실 우위이기 때문에 바로 우심부하를 판정하는 데는 주의가 필 요하다.
- 흉부 X선 검사는 심장 확대 외에 폐 혈류량, 폐동맥의 굵기에 주의한다.
- 경피적 산소포화도 측정은 호흡 장애 없이 산소포화도가 저하하면 심장 질환에 의한 좌우 단락 가능성이 높아진다.
- 이러한 일반적인 검사 외에 심장 초음파는 형태 진단과 병태 파악을 위해 필요하다. 심장 초음파 는 단층법 외에도 도플러법(컬러 도플러 포함)으로 심장 내 각 부분의 유속 방향을 이해하고, 압 력 차이를 추정할 수 있으므로 협착의 정도, 우심실과 폐동맥 수축기압의 판단에 유용하다. 수 술이나 카테터 치료 등 침습적인 치료를 위해서는 경식도 심장 초음파, 입체 초음파 등을 사용하 기도 한다.
- 심장 카테터 검사, 심혈관 조영술은 보다 직접적으로 선천성 심장 질환 진단을 내릴 수 있는 검 사이다. 심장 내 각부의 압력, 산소포화도를 측정하고 단락 양과 혈관 저항을 구한다.
- (대동맥 산소포화도, 상하 대정맥 산소포화도)/(폐정맥 산소포화도, 폐동맥 산소포화도)에 의해 몸속 폐 혈액의 흐름 비율을 계산할 수 있다.
- 조영 검사는 폐울혈과 신장 조영제의 영향으로 인한 상태의 악화, 심근 카테터 자극에 의한 비부 정맥 이상 수축에 주의를 요한다.
- 현재는 초음파 기기의 발달이나 CT, MRA에 의한 입체 영상의 발달로 필요한 항목에 대해 분명 한 목적으로 카테터 검사를 고려할 필요가 있다.

● **검사값**
- 진단을 위한 검사 외에도 일반 혈액 생화학 검사도 상태, 합병증 파악에 중요하다.
- 빈혈은 폐 혈류 증가에 따른 유아의 예에서 심부전, 호흡 장애의 악화를 초래한다. 반대로 청색 증 심장 질환은 높은 연령의 어린이에게서 다혈이 보인다. 이뇨제 투여와 부종으로 인한 전해질 이상, 약제에 의한 부작용을 체크하는 것도 필요하다.

합병증

※외과적 치료가 필요한 개별 합병증에 관해서는 각 질환별로 뒤에 설명하겠다.
- 유아기 초기의 호흡기 감염, 특히 기관지염은 중증화되기 쉽고 호흡 관리를 필요로 하는 경우가 많다. 2세 이하 심부전 예, 염색체 이상 합병증 예에서는 겨울철 RS 바이러스에 의한 중증 호흡 기 감염 예방을 위해 모노크로날 항체인 팔리비주맙(시나지스)을 투여한다.

● **세균성 심내막염**
- 선천성 심장 질환의 경우, 입원 환자는 0.7%에 달하며 사망률은 8.8%로 높다.
- 심장, 대혈관 내막의 세균·곰팡이 감염, 발열, 식욕부진, 기운이 없는 등 비특이적 증상으로 발 병하고, 폐색전에 의한 흉통, 뇌경색, 농양에 의한 중추신경 증상, 밸브 역류에 의한 심부전 등이 나타난다.

- 단일 심방 중격 결손과 심실 중격 결손증 수술 후 6개월 이상이 경과하여 속발증이 없는 것을 제외하고, 대부분 선천성 심장 질환은 무엇보다 예방이 중요하다.
- 균혈증을 일으킬 수 있는 처치, 특히 치과 치료에 즈음해 항생제 아목시실린 수화물 또는 클린다마이신 염산염, 세팔렉신, 아지트로마이신 수화물을 처치 1시간 전에 복용(또는 처치 6시간 후 반량 추가)하는 것을 권장하고 있다.

● 수술할 수 없는 경우
- 경증에서 수술 적응이 없는 선천성 심장 질환인 성인의 예에서 예후는 양호하지만, 근치 수술 불능인 성인의 예에서는 여러 가지의 특별한 문제가 생긴다.
- 주요 질환은 아이젠멘거 증후군이나 극형 팔로 4징후에서 폐동맥 저형성, 측부 혈관의 예가 있다. 아이젠멘거 증후군은 다량의 좌우 단락 결과, 폐동맥의 폐색성 병변이 불가역적으로 되어, 폐혈관 저항이 현저하게 상승하고 몸 혈관 저항을 초과하므로 좌우 단락이 발생한 예를 나타낸다. 모두 청색증을 유발하고, 만성 조직 저산소에 의해 다혈증과 점성조도 증후군, 혈소판 감소, 혈소판 기능 이상, 응고 이상을 수반하는 출혈의 경향이 있고, 객혈의 위험이 있다.
- 빌리루빈 과잉에 의한 담석, 고요산혈증, 사구체 경화에 의한 신장 기능 저하의 합병에도 주의를 요한다.

치료법

선천성 심장 질환은 형태상의 이상을 보이기 때문에 치료를 해도 원칙적으로 흔적이 평생 남는다. 기본적으로 내과 치료를 요하는 증례에는 수술 치료의 적응을 고려한다.

※ 외과 치료의 적응과 치료가 적절한 연령을 각 질환별로 설명하였다.
- 신생아기에 동맥관 폐 혈류나 몸 혈류를 의존 질환(극형 팔로 4징후 중증 대동맥판막협착증, 대동맥 축착 등)은 프로스타글란딘에 의해 개선시키고, 상태를 안정시켜 동맥관을 교체하는 고식적 수술 시기를 기다린다.
- 폐 혈류 증가의 좌우 단락 질환에서 심장은 몸 혈류를 정상적으로 유지하고, 단락의 부분만큼 좌심실, 좌심방의 용량 부하가 강해진다. 심장 수축력은 정상 이상이기 때문에 치료제로는 울혈을 경감하는 이뇨제, 몸 혈관 저항을 폐혈관 저항보다 낮추는 약물이 사용된다. 폐 혈류 증가에 따른 호흡 장애는 신체 혈관 확장제로서 니트로글리세린, 이소프레날린 염산염(염산 이소프로테레놀)이 고려되지만, 치료 중의 단락 양과 호흡 상태의 평가가 중요하다. 보조호흡과 인공호흡 관리는 과한 환기에 의해 CO_2 저하, 과도한 산소 투여에 의한 폐혈관 저항 저하에 따른 단락 증가에 주의해야 한다.
- 반대로 단락보다 폐혈관 저항이 상승하여 문제가 되는 병태는 폐혈관 저항을 가능한 한 선택적으로 낮추는 치료가 필요하다. 아이젠멘거 증후군이나 심실 중격 결손증 수술 직후 폐고혈압 발작이 이에 해당한다. 마취제에 의한 진정, 100% 산소에 의한 과도환 환기, 알칼로시스 일산화질소(NO) 흡입, PDE(포스포디에스테라제) Ⅲ 억제제 등이 사용된다. 최근 폐동맥 선택성 혈관 확장제로서 에포프로스테놀 나트륨, 실데나필 구연산(PDE Ⅴ 억제제), 보센탄 수화물(엔도셀린 수용체 길항제)이 치료 전략으로 시도되어 활성화 가능성이 높다.

※ 내과적 치료가 시도된 예는 각 질환의 항목을 참조
● 외과적 치료
- 1기적으로 근치 수술을 바라는 예에서는 원칙적으로 수술을 선택한다.
- 심내 수술은 체외 순환이 필요하고 작업이 복잡하고 침습이 큰 수술로, 폐혈관의 발달이 나쁜 예, 인공물이 필요한 신생아의 예, 성장한 다음이 근치 수술에 유리한 예는 2기적 수술을 목표로 한다.
- 고식적 수술의 대표적인 예로 폐 혈류량이 많은 질환에 대한 폐동맥 교액술, 폐 혈류량이 적은 질환에 대한 체동맥(쇄골하동맥)-폐동맥 단락 수술(블랙록 타우식(Blalock-Tausig) 수술)이 있다.
- 증례에 의해 카테터에 의한 밸브 성형술이나 결손 구멍 폐쇄 방법을 선택할 수 있다.

선천성 심장 질환의 병기·병태·중증도별 치료 순서도

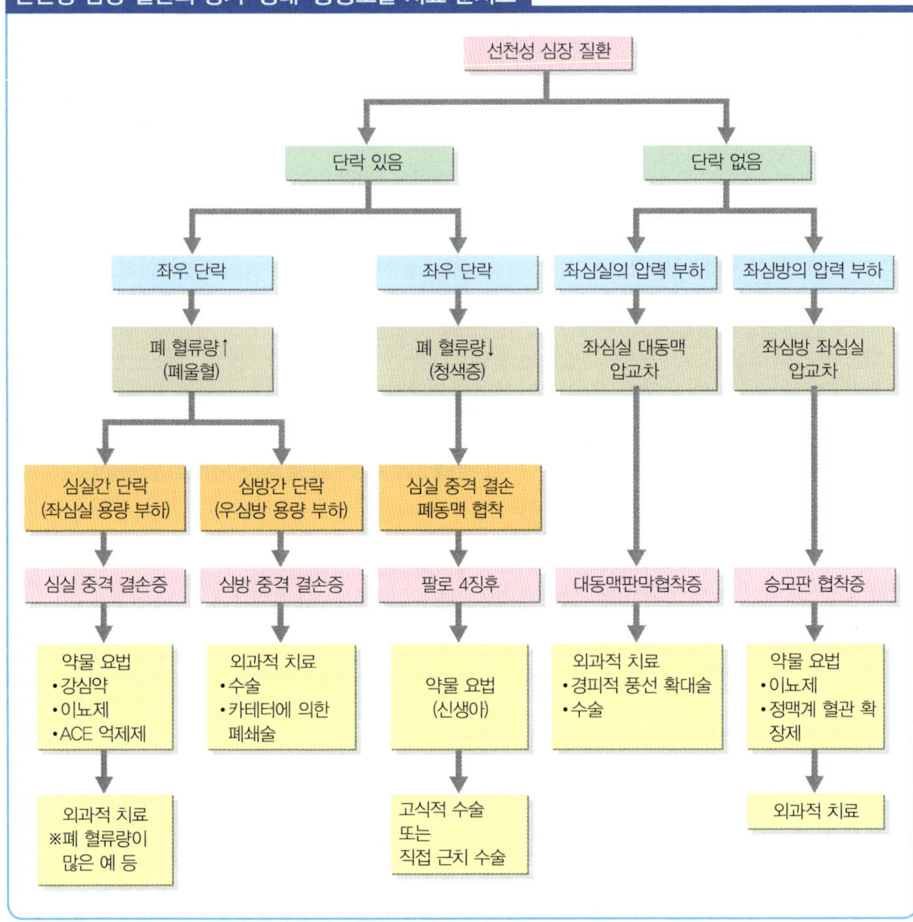

선천성 심장 질환
단락 있음
단락 없음
좌우 단락
좌우 단락
좌심실의 압력 부하
좌심방의 압력 부하
폐 혈류량↑ (폐울혈)
폐 혈류량↓ (청색증)
좌심실 대동맥 압교차
좌심방 좌심실 압교차
심실간 단락 (좌심실 용량 부하)
심방간 단락 (우심방 용량 부하)
심실 중격 결손 폐동맥 협착
심실 중격 결손증
심방 중격 결손증
팔로 4징후
대동맥판막협착증
승모판 협착증
약물 요법 ·강심약 ·이뇨제 ·ACE 억제제
외과적 치료 ·수술 ·카테터에 의한 폐쇄술
약물 요법 (신생아)
외과적 치료 ·경피적 풍선 확대술 ·수술
약물 요법 ·이뇨제 ·정맥계 혈관 확장제
외과적 치료 ※폐 혈류량이 많은 예 등
고식적 수술 또는 직접 근치 수술
외과적 치료

B. 심실 중격 결손증

눈으로 보는 질환

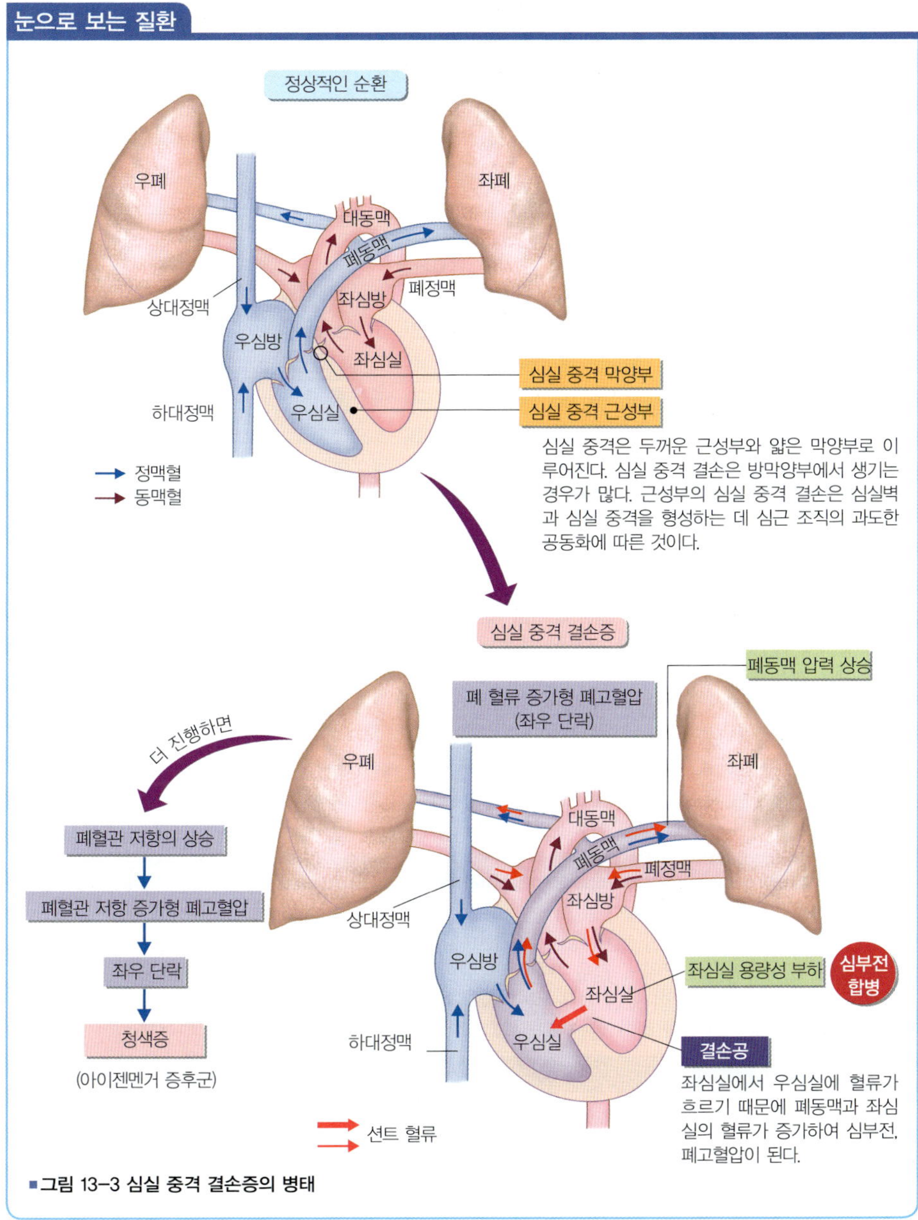

심실 중격은 두꺼운 근성부와 얇은 막양부로 이루어진다. 심실 중격 결손은 방막양부에서 생기는 경우가 많다. 근성부의 심실 중격 결손은 심실벽과 심실 중격을 형성하는 데 심근 조직의 과도한 공동화에 따른 것이다.

좌심실에서 우심실에 혈류가 흐르기 때문에 폐동맥과 좌심실의 혈류가 증가하여 심부전, 폐고혈압이 된다.

■그림 13-3 심실 중격 결손증의 병태

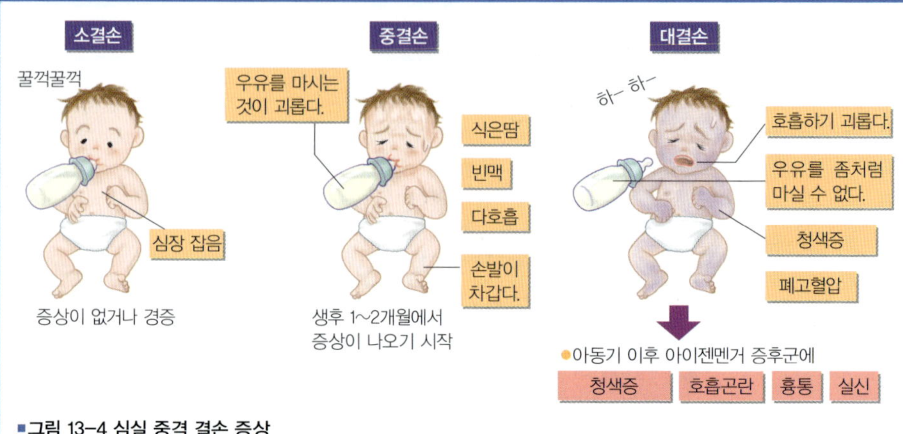

■그림 13-4 심실 중격 결손 증상

병태 생리

많은 심실 중 방막양부의 결손에 의해 좌심실부터 우심실로의 좌우 단락이 생기고, 폐 혈류량이 증가하고, 폐동맥 압력 상승, 폐울혈 등을 초래한다.

- 해부학적 분류는 다음과 같다.
  ① 폐동맥 밸브 하형: 심실 중 격벽의 머리 쪽 누두부에 구멍. 우심실 측에서 보면 유출로의 결손
  ② 방막양부형: 막양부 중격을 포함한 부분의 결손 구멍. 결손 구멍의 협소화와 자연 폐쇄가 보이는 경우가 있다.
  ③ 근성부형: 심첨부의 결손 구멍. 작은 결손은 자연 폐쇄도 보인다.
- ●혈행 동태
- 좌심실에서 우심실로, 심실 수준의 좌우 단락에 의한 폐 혈류량 증가, 폐동맥 확장, 좌심실의 용량성 부하 폐정맥 좌심방 확대(그림 13-3)
- 폐 혈류 증가에서 유의할 예는 폐동맥 압력 상승, 폐울혈을 보이는 것이다.

역학·예후

선천성 심장 질환의 50%를 차지한다.

- 결손이 작고 폐고혈압 없이 단락 양이 적으면 예후가 양호해 정상 생활을 기대할 수 있다. 현재는 유아기, 신생아기에 근치 수술을 요하는 심각한 경우도 거의 완치가 가능하다.
- 심장 내·외의 합병 이상이 있는 경우, 중증 호흡기 감염의 경우, 수술 후 창부 감염의 경우, 치료와 예방으로 예후 개선을 해야 한다.

증상

태아기에는 증상이 보이지 않는다. 결손이 중 이상인 경우에는 생리적으로 폐혈관 저항이 낮아져, 신생아기 후반에서부터 유아기에 폐 혈류 증가에 의해 나타난다.

- 폐 혈류 증가에 따른 증상은 좌심실의 업무량 증가(체중 증가 불량)와 보상에 의한 교감신경 자극 증상(사지 말초의 냉감, 안면 창백), 폐동맥에 의한 기도 압박(기도 감염, 함몰호흡, 노력호흡), 폐울혈에 의한 천명, 폐고혈압(간 종대, 전 흉부 돌출) 등이다. 호흡 장애가 현저하게 나타나면 수술을 고려한다.
- 근성부나 방막양부에 작은 결손이 있을 때 유아기(乳兒期)부터 유아기(幼兒期)에 자연 폐쇄한다. 자연 폐쇄하지 않아도 단락 양이 적고, 합병증이 없으면 운동을 포함해 정상 생활을 할 수 있다.
- 결손 구멍이 큰 예에서는 유아기(염색체 이상 등을 수반하는 경우에는 조기에)에 폐혈관 저항의

상승으로 아이젠멩거화(아이젠멩거 증후군으로 변화)가 보인다. 간 종대, 부종, 운동 시 호흡곤란, 청색증 등 우심부전 증상 외에도 객혈이나 돌연사의 위험이 생긴다.
- 심장 잡음: 수축기만 혈류가 빠른 속도로 좌심실에서 우심실로 흘러 들어가기 때문에 수축기 심장 잡음이 청취된다. 폐 혈류량이 현저하게 증가하는 경우에는 Ⅱ음의 폐동맥 성분이 항진하고, 좌심방으로의 혈액 환류 증가에 의해 상대적 승모판 협착증에 의한 확장기 우르르 소리를 청취한다.

진단·검사값

▌가슴 X선 검사, 심전도, 심장 초음파로 심장 확장의 유무와 정도, 결손 부위 등을 확인한다.
- 심장 초음파에 의해 심실 중격의 결손 구멍과 그곳을 통하는 단락 혈류를 검출한다.
- 폐고혈압의 유무는 도플러 심장 초음파에 의해 좌우 심실 사이의 압교차를 주정하거나, 삼첨판 역류에서 우심실 수축 기압을 추정하여 판단한다.
- 단락 양의 결정은 심장 카테터 검사를 통해 심장 각부의 산소포화도를 측정하여 산출한다.

합병증

- **대동맥판막 일탈**
- 폐동맥판막 하부형, 방막양부형에서는 결손 구멍이 작게 보이더라도 대동맥판막이 우심실 쪽으로 이탈하여 대동맥판막이 닫히는 부전이 생긴다(주로 유아기 이후).
- 판막 역류와 변형이 진행되기 전에 결손 구멍 폐쇄 수술이 필요한 경우가 많다.
- **세균성 심내막염**
- 결손 구멍의 크기에 관계없이 근치 수술에도 잔존 단락이 보이면 심내막염의 위험이 있다.
- 균혈증을 일으킬 가능성이 높은 처치를 하기 1시간 전에 항생제를 예방 복용(또는 처치 6시간 후에 반량 추가)할 것을 권장한다.
- 심내막염에 의한 색전증, 항생제 무효, 밸브 파괴에 의한 심부전의 경우에는 수술 치료를 한다.

치료법

▌결손이 중 이상이고 유아기에 심부전을 일으키는 경우에는 약물 치료를 요한다. 폐 혈류량이 많거나 대동맥판막 일탈, 세균성 심내막염을 합병한 경우에는 외과적 치료인 결손 구멍 폐쇄 수술을 실시한다. 소결손은 치료 대상에서 제외된다.
- **치료 방침**
- 내과 치료로는 폐울혈에 이뇨제(전 부하 경감), 체혈관을 확장하여 폐로 가는 단락 혈류량을 줄일 목적으로 ACE(안지오텐신 전환 산소) 억제제, 중등증에서는 디고신이 경험상 효과적이다.
- 쇼크 시 또는 이뇨 목적으로 소량의 카테콜아민이 이용되지만, 어느 약제라도 체혈관 저항 상승 또는 감소가 폐 혈류 증가로 이어지는 점에 주의할 필요가 있다.
- 호흡기 감염 시 대처법으로 인공호흡 관리에서 PEEP(positive end-expiratory pressure, 호기 종말 양압 환기)를 강화하고(기도 폐쇄에 의한 무기폐, 환기 혈류 불균형, 폐울혈에 의한 산소 확산 장애를 개선할 목적), 산소 투여, 과다 환기에 의한 폐 혈류 증가가 심부전을 악화시키지 않도록 주의해야 한다.
- 폐혈관 저항이 크게 증가하는 발작을 수술 전 호흡 장애 발병 사례와 다운 증후군 등의 수술(특히 수술 직후)에서 볼 수 있다. 단락 없는 폐고혈압 관리는 펜타닐 등 마취제에 의한 진정, 100% 산소에 의한 과환기, 알칼로시스, NO 흡입이 효과적이다. PDEⅢ 억제제는 양력 변력 작용에 가해져 폐·체혈관 저항 감소, 확장 작용을 지녔음에 따라 사용된다.
- 아이젠멩거 증후군의 경우, 우심부전에 대해 강심약, 이뇨제가 기본적으로 사용되지만, 에포프로스테놀 나트륨(프로스타글란딘 제제), 실데나필 구연산염(PDE·억제제), 보센탄 수화물(엔도셀린 수용체 길항제)이 좌우 단락 경감과 예후 개선에 유효한 가능성이 높으며 앞으로의 연구가 기대된다.
- **약물 요법**
- 작은 결손은 치료 대상이 되지 않는다. 영아기에 심부전 증상을 보이는 경우 강심약, 이뇨제, ACE 억제제 등으로 치료한다.

분류	일반 이름	주요 상품명	약의 효과 메커니즘	주요 부작용
강심약 (디지탈리스)	디고신	디곡신, 디고신	심수축 증가, 체혈관 확장	디지탈리스 중독, 구토, 방실 차단, 심실 부정맥
ACE 억제제	에날라프릴 말레인염산	레니베이스, 에나라토	체혈관 확장	저혈압, 부종
카테콜아민	도파민 염산염	이노반, 카코딘, 도미닌, 프레도파	이뇨 효과, 혈압 상승 심 수축력 증가 체혈관 확장, 기관지 확장	빈맥, 심실 부정맥, 말초혈관 수축
	도부타민 염산염	도부트렉스, 도부품		
	이소프레날린 염산염 (염산 이소프로테레놀)	프로타놀L		
이뇨제	푸로세미드	라식스, 오이텐신	이뇨에 의한 울혈 경감	저나트륨혈증, 저칼륨혈증
	스피로노락톤	알닥톤A, 알마톨	이뇨에 의한 울혈 경감	고칼륨혈증, 여성형 유방
히토 심방성 이뇨 펩티드	카르페리티드*	험프	혈관 확장, 이뇨, 울혈 경감	탈수, 혈압 저하
프로스타글란딘 제재	에포프로스테놀 나트륨*	플로란	폐혈관 확장 작용	혈압 저하, 두통
PDEV억제제	시루테나필에콘 산염*	레바티오	폐혈관 확장 작용	심실 부정맥
엔도셀린 수용체 길항제	보센탄 수화물*	트라클리어	폐혈관 확장 작용	간 기능 장애, 빈혈

*보험 적용 안 됨

Px 처방 예 중등도 심실 중격 결손증, 체중 8kg
- 디곡신정(0.125/ 0.25mg)　1회 0.04mg/kg　1일 2회　아침·저녁　← 강심약
- 라식스정(20mg)+알닥톤 A정(25mg)　라식스정　1회 4mg/kg　1일 2회　아침·저녁,　알닥톤 A정　1회 4mg/kg　1일 2회 아침·저녁　← 이뇨제

Px 처방 예 중증 심실 중격 결손증, 체중 5kg
- 레니베이스정(2.5mg)　1회 1mg/kg　1일 2회　아침·저녁　← ACE 억제제
- 라식스정(20mg)+알닥톤 A정　라식스정　1회 4mg/kg　1일 2회　아침·저녁, 알닥톤 A정　1회 4mg/kg　1일 2회　아침·저녁　← 이뇨제

Px 처방 예 아이젠멩거 증후군, 18세
- 디곡신정(0.25mg)　1회 0.125mg　1일 2회　아침·저녁 식후　← 강심약
- 라식스정(20mg)+알닥톤 A정(25mg)　라식스정　1회 1정　1일 2회　아침·저녁 식후, 알닥톤 A정 1회 1정　1일 2회　아침·저녁 식후　← 이뇨제
- 트클리어정(62.5mg)　1회 1정　1일 2회　아침·저녁 식후(보험 적용 외: 기존에는 단락이 없는 폐동맥성 폐고혈압에 적용)　← 엔도텔린 수용체 길항제

● 외과적 치료
- 수술 적응: 폐 혈류가 많은 예(폐 체혈류 비율이 1.5~2 이상), 대동맥판막 이탈 등의 합병증을 일으킨 예, 감염성 심내막염을 일으킨 예는 개심술에 의한 심실 결손 구멍 폐쇄 수술을 적용한다.
- 카테터에 의한 폐쇄 방법은 현재 일반적이지 않다.
- 염색체 이상이 있는 다발 형태 이상 예 또는 승모판, 대동맥판막, 대동맥궁의 이상을 동반한 신생아의 중증 이외에는 수술 성공률도 높고 예후도 양호하다.
- 유아 심부전의 예에서 근육성부 중격 결손의 폐쇄가 어려운 경우, 다른 전신 합병 질환, 사회적 조건상 유아기 초기에 근치 수술을 할 수 없는 경우에는 폐동맥 교액술에 이어 결손 폐쇄 수술을 실시한다.

심실 중격 결손증의 병기·병태·중증도별 치료 순서도

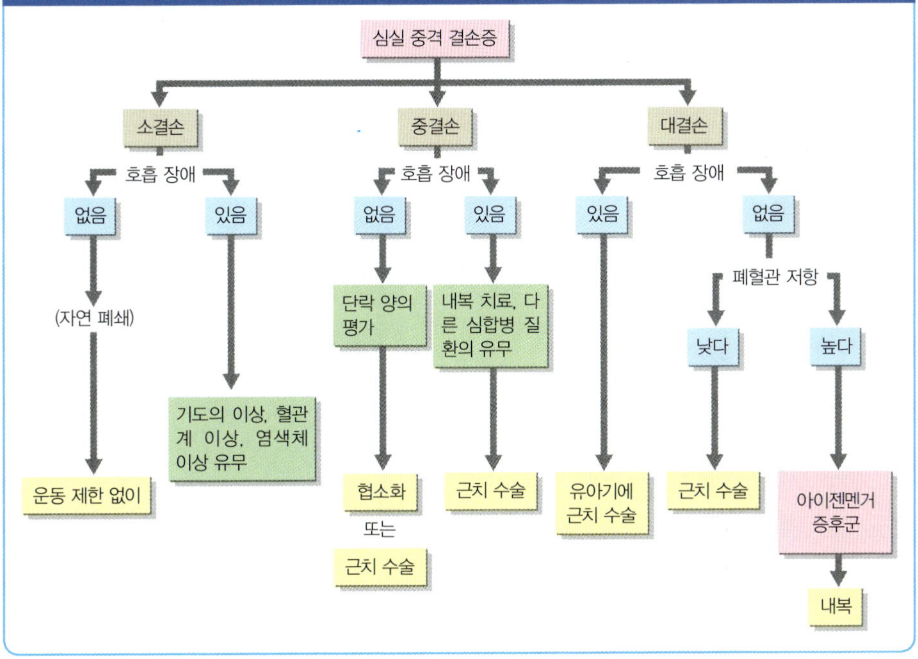

심실 중격 결손증

소결손
중결손
대결손

호흡 장애
호흡 장애
호흡 장애

없음
있음
없음
있음
있음
없음

(자연 폐쇄)

폐혈관 저항

낮다
높다

단락 양의 평가
내복 치료, 다른 심합병 질환의 유무

기도의 이상, 혈관계 이상, 염색체 이상 유무

운동 제한 없이

협소화

또는

근치 수술

근치 수술

유아기에 근치 수술

근치 수술

아이젠멩거 증후군

내복

눈으로 보는 질환

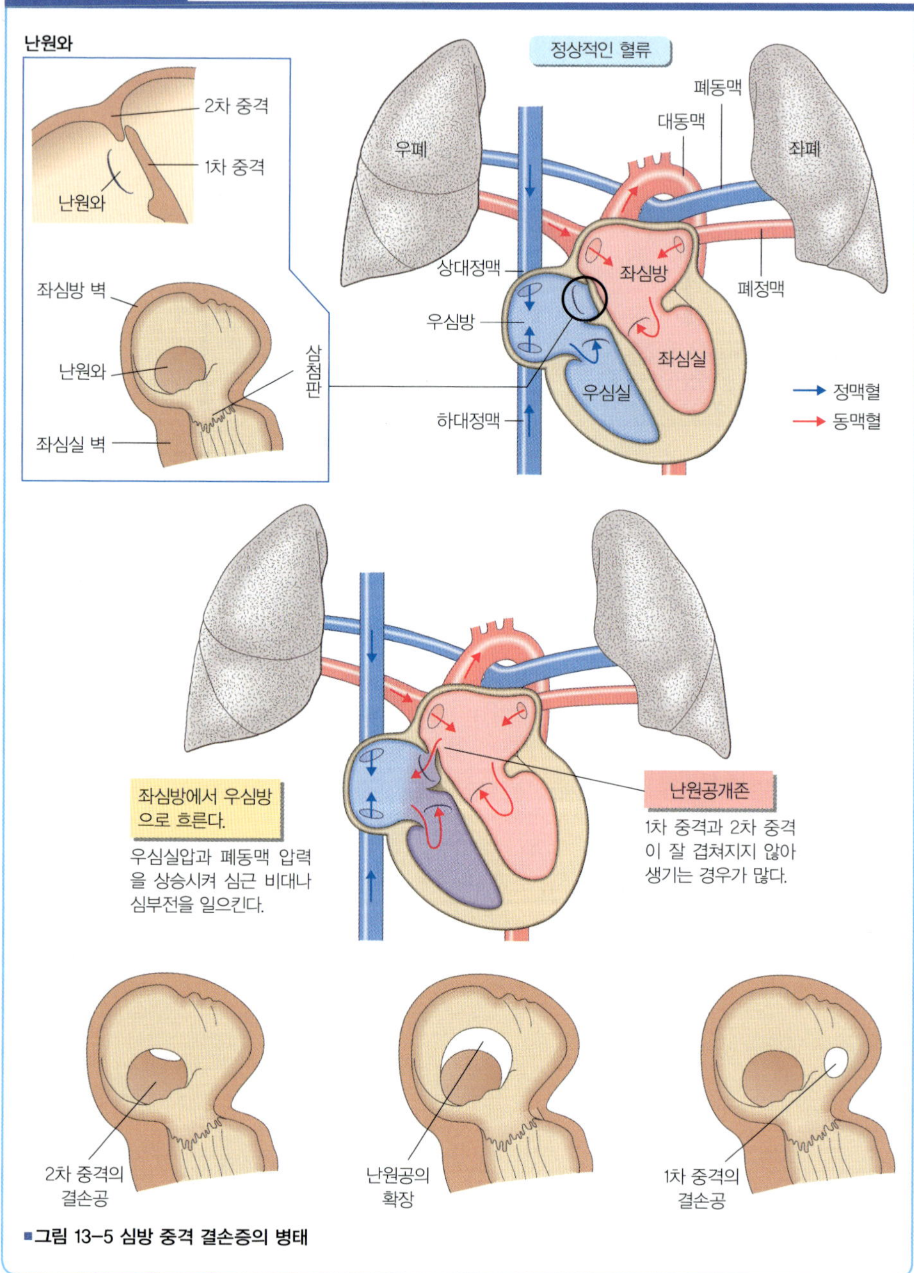

■그림 13-5 심방 중격 결손증의 병태

병태 생리

▌심방 중격 결손 구멍으로 좌심방에서 우심방으로의 좌우 단축이 생겨 혈류는 우심방에서 우심실, 폐동맥으로 흘러 각 부분이 확대된다.
- 분류 : 해부학적 분류: ① 중심형 2차공결손 ② 1차공형 부분 심장내막상 결손: 승모판 폐쇄 부전의 합병 ③ 정맥동형: 부분 폐정맥 환류 이상 합병
- 혈행 동태(그림 13-5): 좌심방에서 우심방으로의 단락을 나타낸다. 단락한 혈류는 우심방, 좌심실, 폐동맥으로 흘러(우심방, 좌심실의 용량 부하) 각 부분이 확대된다.
- 폐 혈류는 증가하는데 일반적으로 신체 혈류의 2배 정도 되고, 영유아기의 폐동맥 고혈압은 드물다.
- 성인에게 아이젠멘거화의 위험이 있다.

역학

- 선천성 심장 질환의 5~10%를 차지한다.

증상

▌폐 혈류 증가로 인한 증상은 유아기 때에 일부 출현할 수 있지만, 일반적으로 아동기 후반에 출현한다.
- 학교에서의 심장 검진 때 심장 잡음이나 심전도 이상(우각 블록)이 발견되는 경우가 많다. 고학년에서는 운동 시 호흡곤란, 전 흉부 돌출, 심방 부정맥 등이 보인다.
- 심장 잡음
  - 심방은 저압계 때문에 단락 혈류의 유속이 느리고 원칙적으로 결손 구멍부에서 심장 잡음은 생기지 않는다.
  - 폐동맥혈 유량 증가에 따른 폐동맥 협착에 의한 수축기 방출성 잡음이 폐동맥 영역에서 들린다.
  - 우심계의 박출량 증가로 소리의 고정성 분열을 청취하게 된다.
  - 삼첨판 혈류의 증가에 따라 상대적 삼첨판 협착으로 확장기 우르르 소리가 들린다.

진단·검사값

▌심장 초음파로 심장 확대의 정도, 결손 부위, 단락 혈류 등을 평가한다.
- 심장 초음파에 의해 압력 상승을 수반하지 않는 우심실 확대, 우심방 확장, 심방 중격 결손 구멍, 그 부위를 통과하는 단락 혈류를 평가한다.
- 진단을 위한 심장 카테터 검사는 하지 않는 경우가 많다.
- 폐정맥 환류 이상이나 관상정맥 부비동의 이상을 심장 혈관 조영술 검사로 확인할 수 있다.
- 경식도 심장 초음파로 자세한 결손 구멍의 위치와 주변 조직의 관계를 진단할 수 있고, 카테터 폐쇄 수술에는 필수다.

합병증

- 폐동맥 고혈압, 부정맥, 승모판 폐쇄부전 등
- 세균성 심내막염은 매우 드물다.

치료법·예후

▌우심부하, 심방성 부정맥이 인정되는 경우에는 수술이나 심장 카테터에 의한 결손 구멍 폐쇄법을 실시한다.
- ●치료 방침
- 약물 요법은 부정맥의 처리를 제외하고는 원칙적으로 불필요하다.
- 폐쇄 수술 적응: 우심부하, 심방 부정맥을 인정한 사례
- ●외과적 치료
- 지금까지는 폐 혈류량이 몸 혈류량의 1.5~2배 이상인 경우 개심술에 의한 결손 구멍 폐쇄 수술을 적용했다. 최근 들어 심장 도관의 폐쇄 방법이 개발되어 적절한 증례는 수술을 시행하지 않아도 폐쇄할 수 있게 되어 적용이 확산되고 있다.
- 우심부하가 인정되는 예로, 심방성 부정맥이 생기는 경우는 폐쇄 적응으로 생각된다.
- 고령이 되어 다른 요소에 의한 심장 부하가 생긴 경우, 왼쪽 심장계의 경색 위험이 있는 경우 등에는 적극적인 카테터 치료가 고려된다.
- 심부전이 발생하기 전에 치료되는 경우도 많아, 폐고혈압이 생기지 않으면 예후는 좋다.

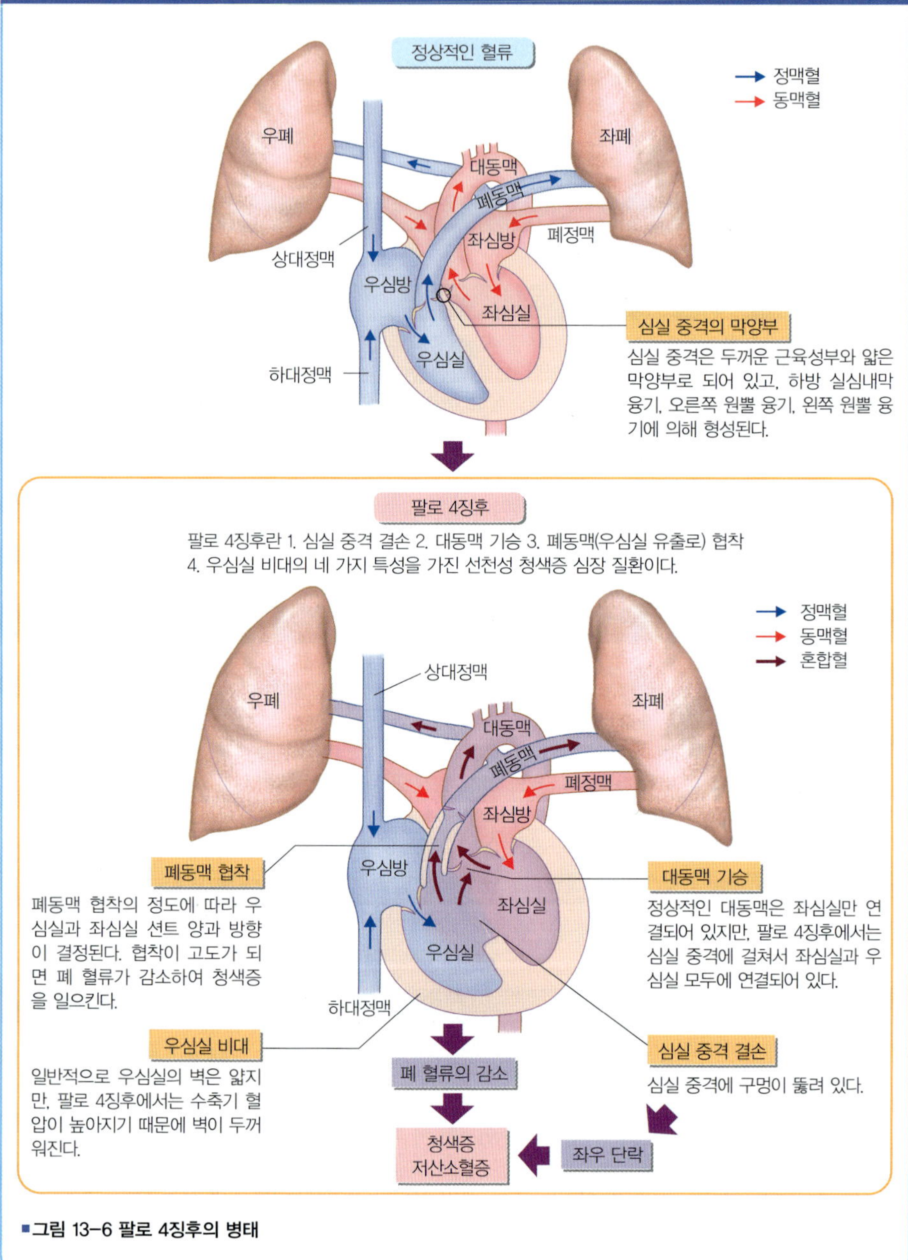

■ 그림 13-6 팔로 4징후의 병태

눈으로 보는 질환

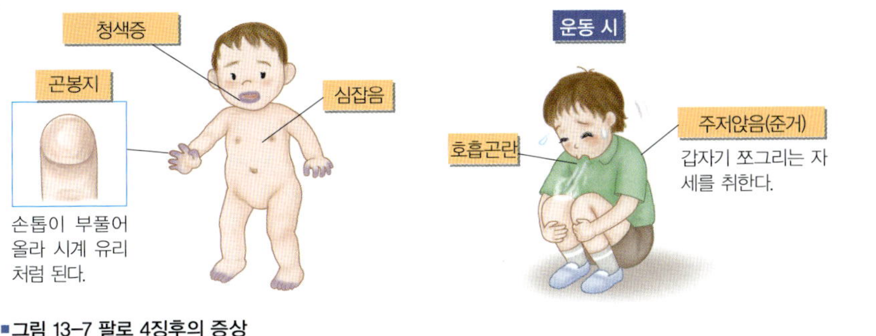

■ 그림 13-7 팔로 4징후의 증상

병태 생리

❚ 심실 중격 결손, 폐동맥 협착, 대동맥 기승, 우심실 비대의 4징후를 나타낸다. 대동맥 기부 심실 중 격벽이 우심실 측에 어긋나 발생한다.

● 혈행 동태(그림 13-6)

- 우심실로부터 폐동맥까지의 경로에 협착이 있고, 대동맥은 심실 중 격벽을 뚫고 우심실로도, 좌 심실로도 혈류를 받는다.
- 폐동맥으로 가야 할 정맥혈 중 일부가 전신으로 돌기 때문에(좌우단락) 대동맥혈의 산소포화도 가 떨어지고, 치아노제가 생긴다. 우심실과 좌심실의 수축기 혈압은 동일하다.
- 우심실 유출로, 폐동맥판, 폐동맥판 상부의 협착 정도가 강할수록 폐 혈류량이 저하되고 폐동맥 분지도 가늘고 발달이 나빠지며 청색증이 고도화된다.
- 우심실–폐동맥 사이의 교통이 거의 중단된 증례(극형 팔로 4징후)는 동맥관 폐 혈류에 의존한다.
- 중등증의 증례에서도 폐동맥 협착증은 생후 서서히 진행하기 때문에, 신생아기에는 눈에 띄지 않았던 청색증이 좌우 단락의 증가에 따라 유아기 이후에 밝혀지는 경우가 많다.
- 일반적으로 청색증이 강하고 조기에 눈에 띄는 사례일수록 폐동맥의 발달이 나쁘고 근치 수술이 불리하다. 감소하고 있던 폐 혈류량이 근치 수술 후에 몸 혈류량과 같아지기 때문에 늘어난 양을 받아들일 수 있는 폐동맥의 형태가 필요하게 되는 것이 원인이다.

병인·악화 요인

- 22q11.2 결실 증후군에서 높은 비율로 보이며, 대동맥궁의 이상 합병이 많다. 다운증후군 팔로 4징후는 높은 비율로 심내막상 결손증을 합병한다.

역학·예후

- 선천성 심장 질환의 5~10%를 차지한다.
- 생존율은 85~90%로 대체로 양호하지만, 수술 후 장기 돌연사의 사례 보고도 있어 신생아기부 터 아동·성인기에 이르기까지 상태에 맞는 세심한 관찰이 필요하다.

증상

❚ 태아는 무증상, 신생아기에서는 고도의 증례에서 현저한 청색증을 보인다.

- 태아는 원래 정상이라도 좌우 단락이 있고 우심실, 좌심실은 등압 때문에 무증상으로 극형에서 도 동맥관에서 폐동맥으로 혈류가 전송되므로 정상적으로 발육한다.
- 신생아기에 동맥관이 폐쇄되면 고도의 폐동맥 협착 증례에서는 현저한 청색증을 나타낸다.
- 유아기에 청색증이 진행되면 곤봉지와 다혈증이 보인다.
- 생리적으로 발달해도 운동량이 증가하면 저산소가 강화하고 운동 기능의 저하가 나타나게 된다. 예를 들어 잠시 산책하면 호흡곤란이 발생하여 앉아 있어야 하는 등 준거가 보인다.

▌심장 초음파에 의한 4징후 형태의 확정과 심장 카테터 검사에 의한 혈행 동태를 파악하여 진단한다.
- 우심실 유출로가 맹단에서 우심실에서 폐동맥으로의 순행성 혈류가 없는 경우, 폐 혈류가 동맥 혈관에 의존하고 있기 때문에 판별이 필요하다.
- 진단은 비교적 쉽다. 그러나 근치 수술 시 관상동맥의 주행, 폐동맥의 발달, 폐동맥 분기점 협착 유무 등의 판단이 수술 후 경과에 영향을 준다.
- 특수한 형식으로 주요 대동맥–폐동맥 측부 동맥을 갖는 예에서는 흉부 대동맥의 혈관이 말초 폐동맥에 연결되어 폐 혈류가 유지된다. 이러한 형식의 폐동맥 모양은 복잡하고 심장 카테터에 의한 확인이 필요하다.
- 폐 혈류 과다 예의 경우, 적절한 폐동맥을 키우기 위해 이기적인 복구 방법과 카테터 색전술이 필요한 경우가 많다.

- 좌우 단락에 의한 뇌농양, 공기 색전증, 다혈증에 의한 과점도 증후군 외에도 무산소 발작이 비교적 높은 비율로 보고된다.
- 무산소 발작: 우심실 유출로 심근이 현저하게 수축, 폐동맥으로 통로 협착이 강화되어 저산소에 의해 실신, 경련, 서맥을 일으키는 발작. 추운 새벽, 울거나 배변을 위해 배에 힘을 주면 생기기 쉽다.

▌형태적·사회적으로 매우 어려운 경우를 제외하고 기본적인 치료는 수술 치료이다.
- ●치료 방침
- 극형 팔로 4징후의 동맥관 폐쇄에 대해서는 신생아기에 프로스타글란딘 정맥 지속 투여〔리포 PGE1(5ng/kg/분) 또는 PGE 1α CD(50ng/kg/분)〕는 동맥관을 유지하고 혈관이 발달한 신생아기 후반에 체동맥(쇄골하동맥)–폐동맥 단락 수술(블랙록–타우식 수술)을 시행한다(고식적 수술).
- 폐 혈류가 적은 예에서는 β차단제의 카르테올롤 염산염(미케란 0.2~0.3mg/kg/일, 1일 2회), 기관지 천식 합병의 예에서는 아테놀롤(테노민 0.5~2mg/kg/일)을 투여하지만, 성장에 따른 폐 혈류 유지를 위한 고식적 수술을 필요로 하는 경우가 많다.
- 폐 혈류의 최적 사례에서도 폐동맥 변륜, 폐혈관상의 성장을 기대하고 β차단제를 투여하는 경우가 많다.
- 측부 혈관이 풍부한 폐 혈류량의 증가 예에서는 이뇨제를 투여한다.
- 무산소 발작의 치료: 무릎 가슴 위로 안음(대퇴동맥 압박에 의한 신체 혈관 저항의 상승), 산소 투여, 모르핀 염산염(0.1~0.2mg/kg 근육 주사), 페티딘 염산염(오피스탄 0.5~2mg/kg 근육 주사), 대사성 산증의 보정을 실시한다. β차단제(인데랄 0.1mg/kg 정맥 주사), 몸 혈관 수축 약물(네오시네진 0.05~0.1 mg/kg 정맥 주사 또는 근육 주사) 등 회피할 수 없는 경우에는 즉시 외과 치료를 실시한다.
- ●약물 요법
- 동맥관 폐쇄에 대해 프로스타글란딘 제제 투여, 폐 혈류량의 부족 예에 대해 β차단제 투여가 중심이 된다.

Px 〔처방 예〕 생후 10개월 체중 8kg의 중등증
- 미케란 소아용 세립(0.2%)　1회 1mg　1일 2회　아침·저녁　← β차단제
- ●외과적 치료
- 일기(一期)적인 심내수복술(심실 중격 결손 폐쇄 겸 우심실 유출로 협착 해제)을 유아기까지 실시한다.
- 폐동맥의 저형성, 좌심실 용적, 관상맥의 시작과 주행 이상, 이상 측부 혈관의 유무에 따라 쇄골하동맥–폐동맥 단락 수술 등의 고식적 수술 후 심내 수복을 복구할 전략을 세운다.
- 극형 팔로 4징후에서 우심실 폐동맥 사이에 심외 도관을 가진 라스텔리(Rastelli) 수술(우심실 유출로 도관 축소 수술)이 필요한 예에서는 유아기 이후에 근치 수술을 하는 경우가 많다.

- 근치 수술 후의 문제로 잔유 폐동맥 협착, 폐동맥판 역류, 삼첨판 역류에 의한 우심부하, 대동맥 판 역류, 심실 부정맥이 있어 증례에 따라서는 충분한 경과 관찰을 필요로 한다.
- 잔존 이상이나 이상 혈관에 카테터 치료도 행한다.

■ 표 13-2 팔로 4징후의 주요 치료제

분류	일반 이름	주요 상품명	약의 효과 메커니즘	주요 부작용
프로스타글란딘 제제	알프로스타딜	주사용 프로스탄딘, 리플, 팔룩스	동맥관 개존	무호흡 발작, 저나트 륨혈증, 설사
β차단제	카르테올롤 염산염	미케란	우심실 유출로 협착 예방	천식 발작 악화, 저혈 당, 심부전, 서맥
	아테노롤	테노민		
	프로프라놀롤 염산염	인데랄	우심실 유출로 협착 해제	

팔로 4징후의 병기·병태·중증도별 치료 순서도

눈으로 보는 질환

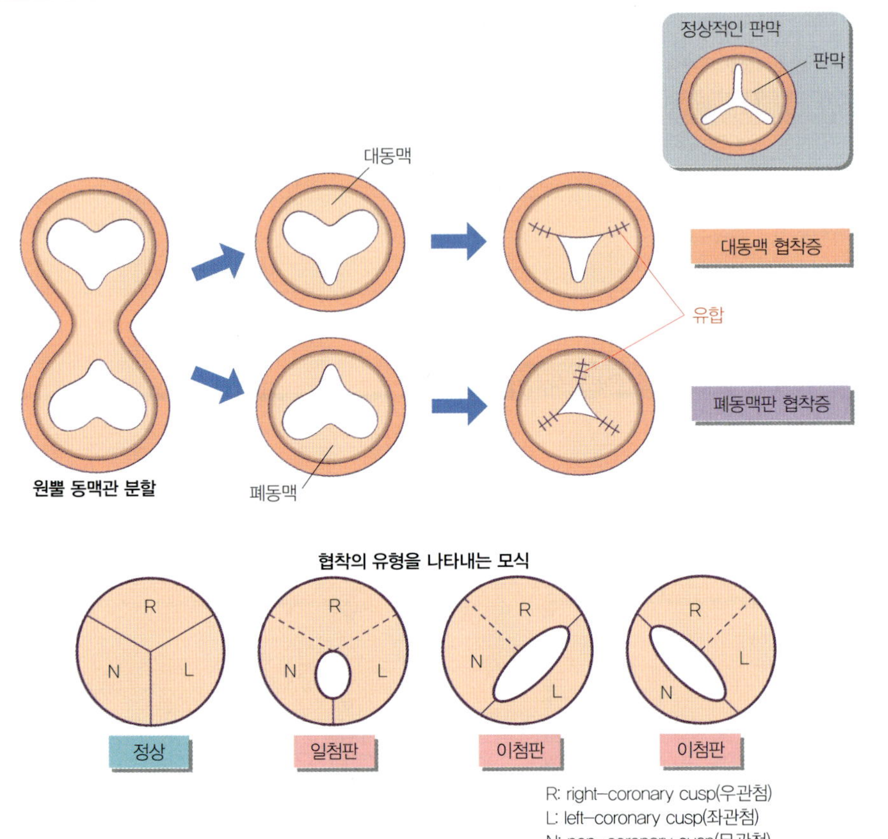

■그림 13-8 대동맥 협착증의 병태

병태 생리

■ 대동맥판 삼첨판의 3개 접합면의 하나가 유합하여, 이첨판을 형성한 것이 많다(그림 13-8).
- 좌심실-대동맥 사이에 수축기 압교차가 발생한다.
- 좌심실은 압력 부하에 의해 두꺼워진다. 나이에 따라 진행하고, 압력차가 증가하는 예도 있다.
- 대동맥판 상부 협착은 윌리엄스(Williams) 증후군에 합병하는 경우가 많다.

역학·예후

- 선천성 심장 질환의 1.5~5%를 차지한다.
- 태아기에 사망 예부터 평생 동안 심장 잡음만 있는 예까지 예후가 다양하다.

증상

■ 중등증 이하의 증례는 거의 무증상으로, 흉골 상부의 수축기 심장 잡음과 구출기 클릭 음으로 발견되는 경우가 많다.
- 보기 드물게 운동 능력의 저하와 운동 시 흉통, 실신이 나타날 수 있다.
- 신생아의 중증 예에서는 맥박 미약, 피부 창백, 충격 증상이 나타난다.

진단·검사값

심장 초음파로 대동맥판에 돔 형성, 판첨비후 등을 확인하고 도플러 심장 초음파에서 좌심실 대동맥 압력 차이를 추정한다.

- 심장 초음파로 대동맥판의 돔 형성, 판첨비후, 가동 제한, 상행 대동맥 협착 후 확장이 인정된다. 좌심실 근육과 심실 사이의 간격이 두꺼워 보인다.
- 신생아의 중증 사례는 판막 고리가 작고, 판막은 젤라틴 모양이다.
- 도플러 심장 초음파로 대동맥판을 통과하는 혈류 속도의 증가와 난류가 보인다. 혈류 속도의 측정에 의해 좌심실-대동맥 압력 차이를 추정할 수 있다.
- 수술 적응의 경계 영역 이상 압력 차이가 예상되는 경우, 심장 카테터 검사를 한다.

합병증

- 세균성 심내막염의 위험이 있어 예방 투약이 필요하다.

치료법

좌심실-대동맥 압력 차이가 50mmHg 이상인 경우에는 경피적 풍선 확장 수술 또는 외과 치료를 적응한다.

●치료 방침

- 좌심실-대동맥 압력 차이가 20mmHg 이하의 가벼운 증례에는 운동 제한이 없다.
- 좌심실-대동맥 압력 차이가 50mmHg 이상은 경피적 풍선 확장 수술, 외과적 치료〔판막 접합면 절제술, 판막치환 수술인 로스(Ross) 수술〕를 실시한다.
- 신생아기에 심한 대동맥판 협착: 약물 요법, 호흡 관리, 경피적 풍선 확장 수술(고식적)을 실시하여 근치 수술을 대기한다.

●외과적 치료

- 심한 경우 서포트 이외에 내과적 약물 요법은 효과가 없다.
- 아동기에 좌심실-대동맥 압력 차이가 20mmHg 이상이면 운동을 금지시키는 것이 바람직하다. 50mmHg 이상은 경피적 풍선 확장 수술 또는 수술 치료를 적응한다.
- 수술법은 판막 접합면 절개, 판막치환〔또는 콘노(Konno) 수술로 인한 판륜 확대 병용〕, 로스 수술(자기 폐동맥판을 대동맥판으로 치환)이 있다.
- 연령에 따른 협착 진행과 풍선 확장 방법이나 접합면 절개 수술 후에도 재협착의 가능성이 높으므로 정기적인 경과 관찰이 필요하다.
- 유아 발병 이외에는 관리가 적절하면 예후가 비교적 양호하다.

●신생아기에 심한 대동맥판 협착증 치료

- 태아의 경우 동맥관에 의해 하행 대동맥으로 혈액 순환은 유지되지만, 좌심실의 박출량은 감소하고 압력 부하 때문에 좌심실 벽은 두꺼워진다. 또한 대상작용이 이루어지지 않으면 수축이 저하되어 심 내막의 비후로 심 내막 섬유 탄성증이 생긴다. 좌심 저형성과 대동맥 축착을 합병하는 경우도 있다.
- 태아기에 대상 작용 불능으로 인해 심한 경우에는 제왕절개로 출생한 후 호흡 관리, 충격, 산증에 대한 보존적 치료, 프로스타글란딘 투여 이외에 조기에 카테터에 의한 경피적 풍선 확장 수술을 고식적으로 하고, 외과적인 근치 수술을 대기한다.
- 신생아기나 영아기 초기에 낮은 심장 출력 증상을 나타내는 경우에도 카테콜아민을 투여, 호흡 관리를 하면서 확대술 또는 긴급 수술을 실시한다.

눈으로 보는 질환

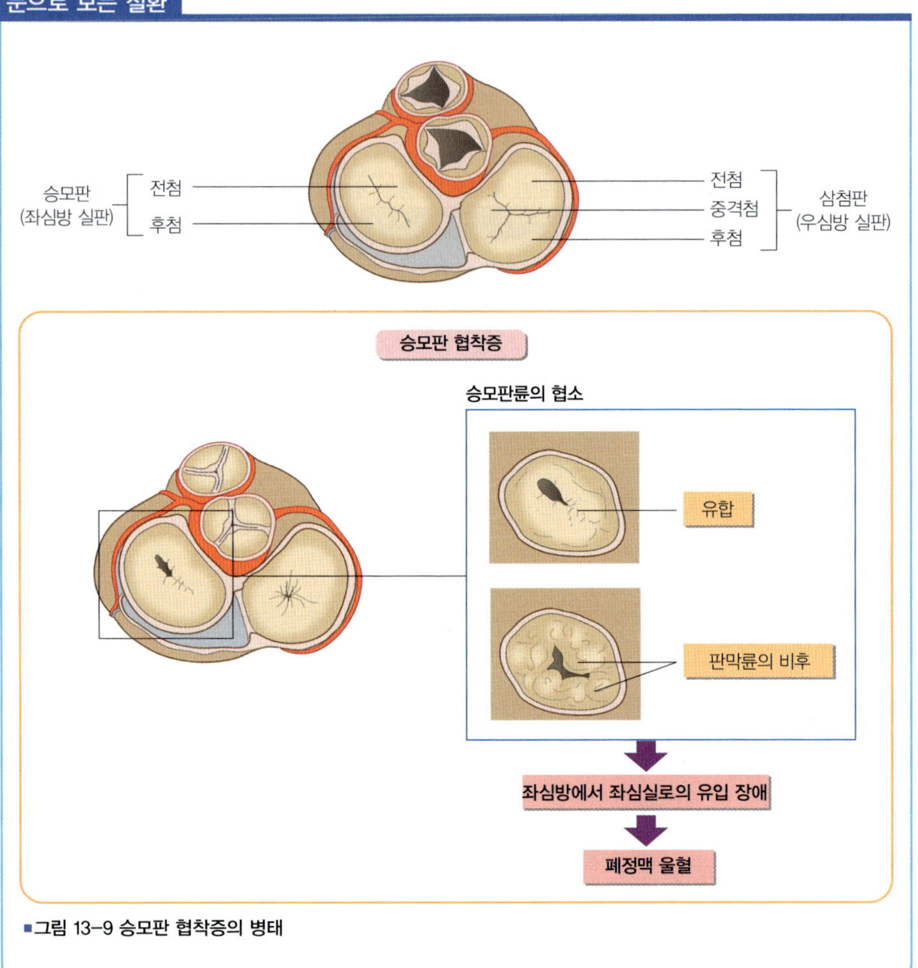

■그림 13-9 승모판 협착증의 병태

병태 생리

▌좌심실 유입로에 압교차가 발생한다.
- 승모판륜의 협소, 판첨비후, 판첨유합, 판막하부 조직의 이상, 낙하산 승모판〔단일 유두근에 짧은 건삭(힘줄끈)이 수렴〕, 해먹형 승모판(hammock mitral valve), 승모판 상부 협착 등 여러 가지 형태 이상의 유형이 있다.
- 태아에게서 좌심계의 혈류량이 감소하고 높은 비율로 대동맥판 협착증이나 대동맥 축착 등을 합병하는 경우를 숀 복합체(Shone complex)라고 하고, 진단에 주의를 요한다.

역학

- 선천성 심장 질환의 0.1~0.2%를 차지한다.

증상

- 폐정맥 울혈에 의한 호흡기 증상(다호흡, 함몰호흡, 포유 곤란), 심한 경우에는 울혈에 의한 폐고혈압, 낮은 심박출량에 의한 말초 순환 부전을 나타낸다.

진단·검사값

▌심장 초음파로 형태 진단을 실시하고, 도플러 심장 초음파로 좌심실 유입 혈류 속도의 증가를 확인한다.
- 진단은 심장 초음파에 의한 형태 진단이 중요하다. 도플러 심장 초음파에 의해, 좌심실 유입 혈류 속도의 증가가 인정된다.
- 침습이 있는 심장 카테터는 특히 조영 시에 폐울혈의 악화를 초래하여 급격히 전신 상태가 악화될 위험이 있기 때문에 합병 이상을 검색하는 데 필요한 경우를 제외하고는 가능한 한 신중하게 한다.

합병증

- 심방세동, 세균성 심내막염

치료법·예후

▌폐울혈에 대해 이뇨제, 정맥계 혈관 확장제를 투여한다.
- ●치료 방침
- 일상생활에서 심박수가 증가하는 등 과도한 행동을 피한다.
- 약물 요법: 이뇨제에 의한 울혈의 개선
- 심방세동을 수반하는 경우: ① 디지탈리스 제제의 심장 박동 제어 ② 항응고 요법으로 뇌 색전증 예방
- 외과적 치료: 상태에 따라 판막 성형술, 판막치환술을 실시한다.
- ●내과 치료
- 폐울혈에 대한 이뇨제 외에도 정맥계 혈관 확장제를 적용하려고 생각할 수 있지만, 폐동맥 확장 작용이 있는 약물은 폐울혈을 조장하여 금기하므로 주의를 요한다.
- ●외과적 치료
- 판막하부 조직은 복잡한 이상을 수반하기 쉬워, 판막 성형술은 효과를 기대하기 어렵다. 또한 영유아에서 수술을 요하는 예에서는 인공 판막치환도 한계가 있다. 증례에 따라 예후가 좋지 않다.

간호 과정 순서도

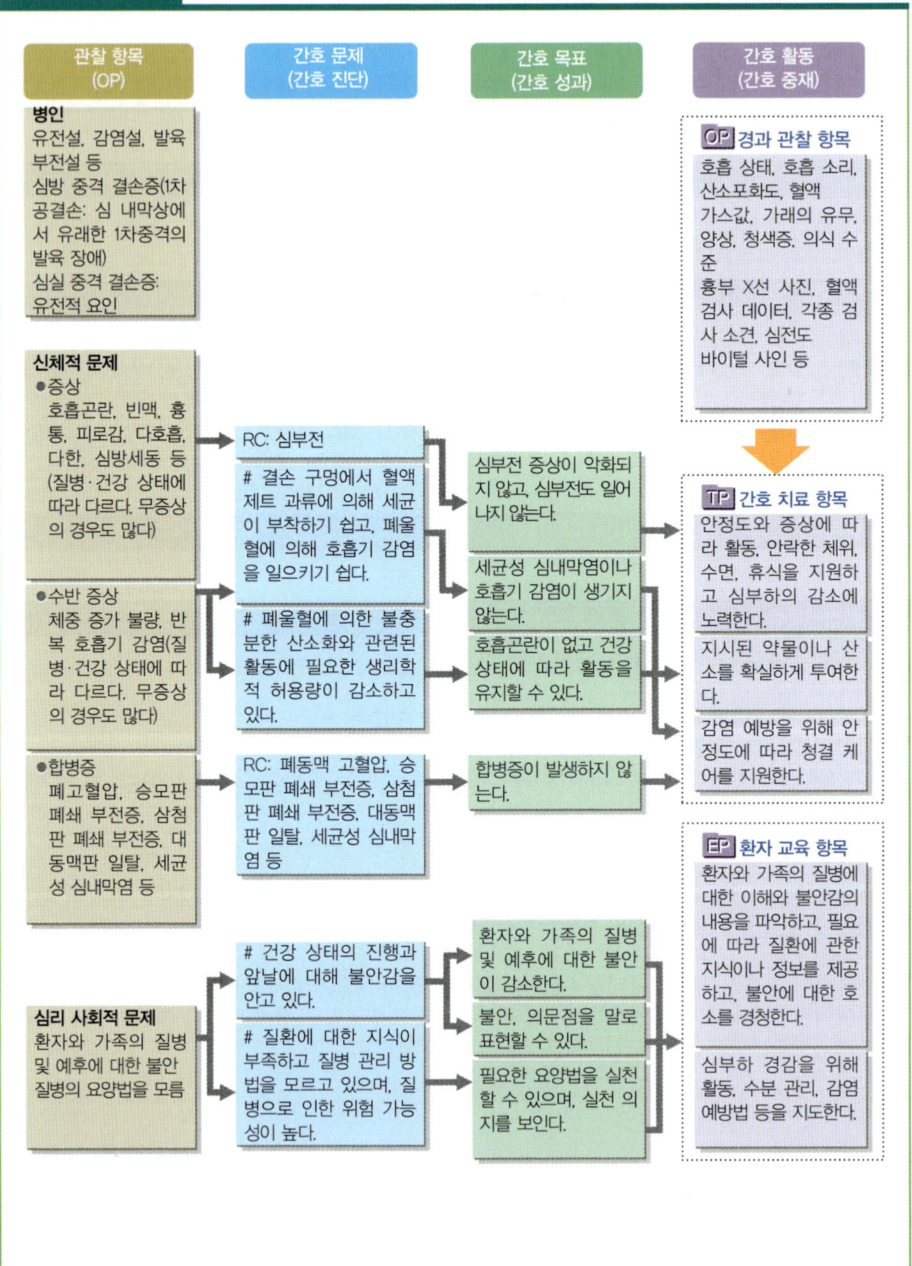

관찰 항목 (OP)
간호 문제 (간호 진단)
간호 목표 (간호 성과)
간호 활동 (간호 중재)

병인
유전설, 감염설, 발육 부전설 등
심방 중격 결손증(1차 공결손: 심 내막상에서 유래한 1차중격의 발육 장애)
심실 중격 결손증: 유전적 요인

신체적 문제
●증상
호흡곤란, 빈맥, 흉통, 피로감, 다호흡, 다한, 심방세동 등 (질병·건강 상태에 따라 다르다. 무증상의 경우도 많다)

●수반 증상
체중 증가 불량, 반복 호흡기 감염(질병·건강 상태에 따라 다르다. 무증상의 경우도 많다)

●합병증
폐고혈압, 승모판 폐쇄 부전증, 삼첨판 폐쇄 부전증, 대동맥판 일탈, 세균성 심내막염 등

심리 사회적 문제
환자와 가족의 질병 및 예후에 대한 불안 질병의 요양법을 모름

RC: 심부전

결손 구멍에서 혈액 제트 과류에 의해 세균이 부착하기 쉽고, 폐울혈에 의해 호흡기 감염을 일으키기 쉽다.

폐울혈에 의한 불충분한 산소화와 관련된 활동에 필요한 생리학적 허용량이 감소하고 있다.

RC: 폐동맥 고혈압, 승모판 폐쇄 부전증, 삼첨판 폐쇄 부전증, 대동맥판 일탈, 세균성 심내막염 등

건강 상태의 진행과 앞날에 대해 불안감을 안고 있다.

질환에 대한 지식이 부족하고 질병 관리 방법을 모르고 있으며, 질병으로 인한 위험 가능성이 높다.

심부전 증상이 악화되지 않고, 심부전도 일어나지 않는다.

세균성 심내막염이나 호흡기 감염이 생기지 않는다.

호흡곤란이 없고 건강 상태에 따라 활동을 유지할 수 있다.

합병증이 발생하지 않는다.

환자와 가족의 질병 및 예후에 대한 불안이 감소한다.

불안, 의문점을 말로 표현할 수 있다.

필요한 요양법을 실천할 수 있으며, 실천 의지를 보인다.

OP 경과 관찰 항목
호흡 상태, 호흡 소리, 산소포화도, 혈액 가스값, 가래의 유무, 양상, 청색증, 의식 수준
흉부 X선 사진, 혈액 검사 데이터, 각종 검사 소견, 심전도
바이털 사인 등

TP 간호 치료 항목
안정도와 증상에 따라 활동, 안락한 체위, 수면, 휴식을 지원하고 심부하의 감소에 노력한다.
지시된 약물이나 산소를 확실하게 투여한다.
감염 예방을 위해 안정도에 따라 청결 케어를 지원한다.

EP 환자 교육 항목
환자와 가족의 질병에 대한 이해와 불안감의 내용을 파악하고, 필요에 따라 질환에 관한 지식이나 정보를 제공하고, 불안에 대한 호소를 경청한다.
심부하 경감을 위해 활동, 수분 관리, 감염 예방법 등을 지도한다.

기본 개념

- 무증상 사례도 많지만 결손공의 크기, 형태, 부위, 폐고혈압의 정도에 따라 내과 치료, 수술 치료의 필요성이 크게 다르다. 병태, 증상에 따라 간호가 필요하게 된다.
- 심부전이 있는 경우는 증상을 조절해야 할 필요가 있고, 호흡기 감염과 함께 증상이 악화되는 경우도 있다. 감염 예방을 중심으로 한 일상생활상의 지도를 실시하는 것과 동시에 환자와 가족에 대한 정신적 후원이 중요하다.

| Step1 영향 평가 | Step2 간호 초점 | Step3 계획 | Step4 실시 | Step5 평가 |

정보 수집	평가 관점과 근거·잠재적 간호 문제
병기·병태의 파악	**결손공의 크기, 단락량, 형태, 부위, 폐고혈압의 유무에 따라 치료는 다르다. 이들을 파악해야 개별성에 따른 간호 지원의 방향성이 명확해진다.** • 결손공의 위치와 크기, 단락량, 폐고혈압의 유무, 부정맥의 유무, 다른 심장 질환 합병의 유무를 파악한다. • 자각 증상의 유무, 심부전 정도, 일상생활의 상황, 상기도 감염의 유무·빈도, 박테리아성 심내막염의 유무, 아이젠멘거화의 유무를 파악한다. 🔍 공동 문제 : 심부전 🔍 잠재적 간호 문제 : 폐울혈에 의해 활동에 필요한 생리적 용량 감소/호흡기 감염을 일으키기 쉬움
증상의 출현 상황, 정도의 관찰	**병기·병태는 개인에 따라 크게 다르다. 이에 따라 나타나는 증상의 정도도 다르다. 따라서 간호 계획 수립, 우선순위를 검토할 필요가 있다.** • 증상이 없는 경우도 많다. • 심부전 증상의 유무 → 호흡곤란, 피로감, 심계항진, 다호흡, 청색증 유무 등을 파악한다. • 심방 중격 결손증의 경우: 좌심방에서 우심방으로의 단락에 의해 오른쪽 심장계의 용량 부하, 폐동맥 확장이 보인다. 폐고혈압의 진행으로 좌우 단락이 증가한다. • 심실 중격 결손증의 경우, 좌심실에서 우심실로의 단락에 의해 혈액은 폐에 환류하고 좌심방, 좌심실로 재유입되기 때문에 왼쪽 심장에 용량 부하가 생긴다. 폐혈관 저항이 강한 경우에는 우심실의 용량 부하가 생긴다. • 부정맥의 유무(심방세동, 심방조동 등) → 특히 심방 중격 결손증의 경우 심방 부하에 의해 심방 부정맥이 생기기 쉽다. 혈전 색전증 예방을 위한 관리, 조기 발견이 중요하다. • 상기도 감염의 유무, 빈도 → 무증상이라도 상부 호흡기 감염을 계기로 심부전이 발생하는 경우도 있다. 폐 혈류량이 증가하여 호흡기 감염을 일으키기 쉬운 상태이다. 감염 예방에 대한 지도가 중요하다. 🔍 공동 문제 : 심부전 🔍 잠재적 간호 문제 : 폐울혈에 의해 활동에 필요한 생리학적 허용량 감소/호흡기 감염을 일으키기 쉬움/지식 부족으로 질병을 관리할 수 없음
환자의 일상생활, 활동 상황, 심리 사회적인 측면 파악	**출현하는 증상의 종류, 정도에 따라 환자의 일상생활 상황, 활동 범위가 달라진다. 상황에 따른 일상생활의 지원을 검토할 필요가 있다.** • 처방된 약물을 제대로 복용하고 증상에 맞는 활동을 유지할 수 있도록 지원한다. • 활동 범위의 축소는 QOL을 크게 저하시킨다. • 건강 상태와 예후를 어떻게 받아들이고 있는가? 불안해하고 있는 것은 아닌가? • 심부전 증상이 출현하는 경우는 악화 현상을 이해하고 필요에 따라 병원에서 진단받을 필요가 있다. 또한 증상이 없는 경우에도 정기적인 검사, 진료의 필요

성을 이해할 수 있는가?
- 감염 예방의 중요성을 이해하고 수행할 수 있는가?
- 필요한 요양법을 제대로 이해할 수 있는가?

🔍 공동 문제 : 심부전
🔍 잠재적 간호 문제 : 폐울혈에 의해 활동에 필요한 생리학적 허용량 감소/호흡기 감염을 일으키기 쉬움/지식 부족으로 질병을 관리할 수 없음/건강 상태의 진행과 장래에 대한 불안

간호 문제 리스트(내과적 치료기에 초점)

RC: 심부전

#1 폐울혈로 인하여 불충분한 산소화에 관련된 활동에 필요한 생리학적 허용량이 감소하고 있다 (활동-운동 패턴).

#2 결손공으로 혈액의 빠르고 지나친 흐름에 의해 세균이 부착하기 쉽고, 폐울혈 상태에 따라 호흡기 감염증을 일으키기 쉽다(영양-대사 패턴).

#3 질환에 대한 지식이 부족하고 질병 관리 방법을 모른다. 또는 그 위험성이 높다(건강 지각-건강관리 패턴).

#4 병세의 진행과 미래에 대해 불안감을 안고 있다(자기 인식 패턴).

간호의 우선순위 지침

- 병태와 출현하는 증상이 환자의 생활에 어떤 영향을 미치고 있는지 아는 것이 중요하다. 심방 중격 결손증과 심실 중격 결손증이 성인기까지 자연 경과한 환자는 증상이 없는 경우도 있는 반면, 부정맥이나 심부전이 생겨 아이젠멘거화하는 경우도 있다. 병태와 건강 상태를 이해하고 환자의 QOL을 향상시켜 병세가 악화되지 않도록 적절한 시기에 적절한 치료를 받을 수 있게 지원하는 것이 중요하다. 이를 통해 간호 문제의 우선순위를 검토한다.

공동 문제	간호 목표(간호 성과)
RC: 심부전	〈장기 목표〉 심부전이 발생하지 않거나 심부전 증상이 악화되지 않는다.

간호 계획	중재 포인트와 근거

OP 경과 관찰 항목
- 호흡 상태: 호흡 소리, 산소포화도, 청색증 유무
- 심부전의 증상: 부종, 발한, 소변량 감소, 호흡곤란 등
- 수분 출납, 체중
- 검사 데이터: 동맥혈 가스 값, 흉부 X선 소견, 심전도, 심장 초음파, 심장 카데터 검사 소견 등

➡ 심부전 증상의 관찰 　근거　폐고혈압의 진행은 건강 상태를 악화시킨다. 이러한 증상은 조기에 발견 대처해야 하는 것으로, 적절한 치료를 받는 것이 환자의 QOL에 연결된다.

TP 간호 치료 항목
- 의사가 지시한 약물의 확실한 투여 또는 복용을 지원한다.

➡ 　근거　증상에 따라 필요한 약물이 처방된다. 환자가 필요성을 이해하고 안정적으로 확실하게 복용하면 심부전을 막을 수 있다.

EP 환자 교육 항목
- 의사가 수분 제한을 지시한 경우 그것을 지키도록 지도한다.
- 체중 변화가 있으면서 부종, 호흡곤란 등 증상이 생기거나 악화된 경우, 의사에게 보고하도록 한다.

1 간호 문제	간호 진단	간호 목표(간호 성과)

#1 폐울혈에 의해 불충분한 산소화와 관련한 활동에 필요한 생리학적 허용량이 감소한다.

활동 내성 저하
관련 요인: 산소 공급/수요 밸런스 이상
진단 지표
☐ 운동 시 호흡곤란
☐ 권태감 호소
☐ 활동 후 혈압, 심박수 이상 반응

〈**장기 목표**〉 활동이 확대된 것을 실제로 보여줄 수 있다.
〈**단기 목표**〉 균형 잡힌 휴식과 활동의 중요성을 이해하고, 그것을 말로 표현하고 실행할 수 있다.

간호 계획	중재 포인트와 근거

OP 경과 관찰 항목
- 활동 전후의 바이털 사인, 심전도에서 부정맥의 유무, 청색증, 호흡곤란 유무, 경피적 산소포화도(SpO_2) 값
- 활동 저항력 저하 증상과 징후(권태감, 현기증 등)

➡️ 활동 시 호흡 상태, 자각 증상의 관찰 **근거** 폐울혈에 의해 호흡 작업량이 늘어나 빈맥이나 발한, 호흡곤란이 생길 가능성이 높다.

TP 간호 치료 항목
- 심장 기능에 맞는 일상생활 지원과 환경 정비를 한다.
- 활동 수준을 확대 또는 유지하는 방법을 환자와 함께 계획, 실행한다.

➡️ 의사가 지시한 활동 제한 준수 **근거** 건강 상태에 따라 과도한 활동이 심부하를 가져온다. 따라서 지시받은 활동을 지키는 것이 중요하다.

EP 환자 교육 항목
- 이상 증상을 느끼면 활동을 즉시 중지하고 보고하도록 지도한다.

---

2 간호 문제	간호 진단	간호 목표(간호 성과)

#2 결손공에서 혈액의 빠르고 지나친 흐름에 의해 세균이 부착하기 쉽고, 폐울혈 상태에 따라 호흡기 감염이 생기기 쉽다.

감염 위험 상태
위험 요인: 병원성 인자에 대한 환경적 노출의 증가

〈**장기 목표**〉 감염이 일어나지 않는다.
〈**단기 목표**〉 감염 예방 조치를 수행할 수 있다.

간호 계획	중재 포인트와 근거

OP 경과 관찰 항목
- 인후통, 발열의 유무, 감기 증상의 유무
- 충치의 유무, 치주 조직의 염증 유무
- 혈액 데이터: 백혈구, CRP 흉부 X선 사진

➡️ 호흡기 감염 증상과 세균성 심내막염 증상 관찰 **근거** 폐울혈에 의해 호흡기 감염을 일으켜 이를 계기로 심부전 증상이 출현하고, 심부전이 악화될 수 있다. 또한 심실 중격 결손증은 결손공에서 혈액의 빠르고 지나친 흐름에 의해 세균이 부착하기 쉽고, 세균성 심내막염이 되기 쉽다.

TP 간호 치료 항목
- 입원 시 활동과 건강 상태에 따라 정화(닦아서 깨끗하게 함. 입의 루멘 케어) 등의 지원을 실시한다.
- 입원 시 실내 온도를 포함해 저항력을 저하시키지 않도록 환경 정비를 실시한다.

EP 환자 교육 항목
- 손 씻기, 양치질의 필요성을 설명한다.
- 감염 예방을 위해 충분한 영양을 취하도록 설명한다.

➡️ 환자뿐만 아니라 가족에게도 손 씻기 등 청결 유지의 중요성을 설명한다.

- 구강 내 청결을 유지하도록 양치질의 중요성을 설명한다. 충치가 있으면 의사와 상담하여 치료를 하도록 지도한다.

➡ 충치, 잇몸 질환 등을 앓고 있으면 세균성 심장 내막염을 일으킬 위험이 있기 때문에 예방책이 중요하다.

3 간호 문제	간호 진단	간호 목표(간호 성과)
#3 질환에 대한 지식이 부족해 질환 관리 방법을 모르면 위험성이 높다.	비효과적 자기 건강관리 **관련 요인**: 지식 부족 **진단 지표** ☐ 질병을 관리하고 싶다고 말한다. ☐ 치료 계획을 일상생활에 적용하는 것이 어렵다. ☐ 지시한 치료 방법을 실시하기 어렵다고 말한다.	〈장기 목표〉 질환 악화 예방, 합병증 예방을 위해 필요한 바람직한 건강 행동을 실천하려는 의사를 표현한다. 〈단기 목표〉 1) 질환의 증상을 이해할 수 있다. 2) 건강 상태에 따라 활동을 할 수 있다. 3) 지시한 약물 요법, 수분 관리를 이해하고 실천할 수 있다.

간호 계획	중재 포인트와 근거
OP 경과 관찰 항목 - 질환이나 합병증에 대한 이해 - 환자의 건강 상태에 대한 인식과 이해 - 필요한 요양법 실행에 대한 의지와 자세 - 퇴원 후의 생활 환경, 가족 구성, 사회적 배경 - 질병에 대한 불안과 스트레스의 유무 - 입원 전 건강관리 상황 - 의사와 간호사의 요양 지도에 대한 인식	➡ 환자의 질환에 대한 이해와 요양법, 실천 자세 파악 **근거** 이러한 상황을 알면 지도 계획의 기준선을 세울 수 있고, 효과적인 지원 방법을 알 수 있다.
TP 간호 치료 항목 - 필요한 약물 치료와 생활 관리를 할 수 있도록 환자들과 함께 구체적인 행동과 목표에 대해 생각한다. - 환자·가족의 불안과 요양법에 대한 호소를 경청하고 신뢰 관계를 구축한다.	➡ 필요에 따라 가족과 함께 실행 가능한 요양법을 검토한다. **근거** 가족 등 보호자와 함께 지도하면 요양법이 실천하기 쉽다.
EP 환자 교육 항목 - 활동·운동: 건강 상태, 심장 기능에 맞게 구체적으로 활동 범위를 설명한다. - 수분 제한을 지시하는 경우, 지키도록 설명하고 부종, 체중 증가의 관찰을 권한다. - 약물 요법: 약물의 종류, 효과, 부작용에 대해 설명하고 반드시 복용의 중요성을 병태와 결합하여 설명한다. - 감염 징후의 출현, 합병증의 출현, 증상의 악화 시, 심부전의 악화 시에는 긴급 의료 기관에서 진찰하도록 설명한다. - 정기적인 외래검진의 필요성에 대하여 설명한다.	➡ 환자와 가족이 요양 행동을 실천할 수 있도록 하고, 가능한 한 환자의 건강 상태나 일상생활의 배경에 맞추어 지도한다. **근거** 일반적으로 요양법이나 퇴원 지도는 구체성이 떨어지는 경우가 많다. 환자의 배경, 일상생활 패턴을 이해함으로써 개별성에 따라 더 구체적인 지도가 가능하며, 그 결과 컴플라이언스를 높인다.

4 간호 문제	간호 진단	간호 목표(간호 성과)
#4 병세의 진행과 미래에 대한 불안감을 안고 있다.	불안 **관련 요인**: 건강에 대한 위협, 경제 상황의 변화, 역할 상태의 변화 **진단 지표** ☐ 특정할 수 없는 결과에 대한 공포 ☐ 맥박수의 증가, 혈압 상승 ☐ 긴장의 증대 ☐ 불면증 ☐ 식욕부진	〈장기 목표〉 환자의 불안을 완화하고 심신이 안정된 생활을 할 수 있다. 〈단기 목표〉 1) 환자는 자신의 감정을 인식하고 원인을 해결하는 방법을 명확히 할 수 있다. 2) 불안을 품고 있는 경우가 적지 않으므로 바이털 사인를 안정시킨다.

<table>
<tr><th>간호 계획</th><th>중재 포인트와 근거</th></tr>
<tr><td>

OP 경과 관찰 항목
- 환자와 가족의 심리 상태, 사회적 측면

</td><td>

⬤심리 상태의 변화를 놓치지 않는다　근거 환자와 가족은 심리적·경제적으로 부담을 느끼기 쉽다.

</td></tr>
<tr><td>

TP 간호 치료 항목
- 환자의 불안과 걱정을 표출할 수 있는 기회와 환경을 제공하고 지지하는 태도로 환자를 대한다.

</td><td>

⬤감정 표출을 할 수 있도록 제의한다.　근거 감정을 표출하여 불안을 감소하고 긴장을 완화시킬 수 있다.

</td></tr>
<tr><td>

EP 환자 교육 항목
- 질환에 대해 환자에게 간결하게, 안정감을 주는 태도로 설명한다. 환자의 이해 상황에 따라 필요한 경우 반복 설명한다.

</td><td>

⬤질병에 대한 정확한 정보 제공　근거 정확한 정보를 얻으면 환자는 불안과 걱정을 줄일 수 있고, 실현 가능한 방법으로 문제 해결을 위해 노력할 수 있다.

</td></tr>
</table>

Step1 영향 평가	Step2 간호 초점	Step3 계획	**Step4 실시**	Step5 평가

병기·병태·중증도별 관리 포인트

【내과적 치료 기간】 결손공의 크기, 형태, 부위에 따라 증상이 매우 다양하며 그에 따라 치료한다. 자연 경과한 성인의 심방 중격 결손증, 심실 중격 결손증의 경우 폐고혈압, 세균성 심내막염, 부정맥, 심부전을 합병하는 경우가 많고, 건강 상태가 악화되기 전에 적절한 치료를 받을 수 있도록 일상생활 활동, 복약에 대한 지도를 실시하는 것이 중요하다.

【수술 치료 기간】 아이젠멘거화하지 않은 환자는 수술이 적응된다. 수술은 결손공이 폐쇄되는 것에 의해 순환 동태는 정상이 되지만, 급격한 용량성 부하로 좌심부전을 일으키기 쉽고, 자극 전도계의 장애에 의해 부정맥이 나타날 가능성이 높다. 따라서 수분 출납 관리와 심전도 모니터의 관찰이 중요한 케어가 된다.

간호 활동(간호 중재) 포인트

병세의 진행(심부전의 악화)와 합병증의 예방
- 결손공의 크기, 형태, 부위, 폐고혈압의 상태에 따라 건강 상태, 치료법이 크게 다르다.
- 성인기의 심방 중격 결손증은 심방세동 등의 부정맥이나 심계항진, 호흡곤란 등 심부전 증상을 일으키기 쉬우므로 건강 상태, 증상을 잘 관찰하는 것이 중요하다.
- 심실 중격 결손증은 결손공 혈액의 와류에 의해 세균성 심내막염을 일으키기 쉽고, 좌우 단락량이 많은 경우에는 폐고혈압이 진행하기 쉬우며 아이젠멘거화 여부에 따라 치료 예후가 크게 다르다. 적절한 시기에 치료를 받을 수 있도록 증상의 관찰과 환자의 일상생활 지도가 중요하다.

증상에 맞춘 일상생활의 지원
- 현저한 혈압·심장박동수 변동 없이 호흡곤란이 발생하지 않도록 활동이나 행동을 할 수 있게 지원한다.
- 적당한 휴식과 수면을 취할 수 있도록 안락한 체위를 연구하는 등 지원한다.

환자와 가족의 심리적 문제에 대한 지원
- 질환에 대해 환자와 가족에게 알기 쉽게 설명하고 불안감을 해소하도록 지원한다.
- 환자와 가족이 걱정과 불안을 표출할 수 있는 기회와 환경을 제공하고, 지지하는 태도를 보인다.

퇴원·요양 지도

- 증상의 유무, 심부전의 정도에 따라 필요한 퇴원 지도와 요양 방법은 크게 다르다. 의사가 설명한 활동, 복약 필요, 수분 제한의 필요성 등을 이해하고 실행할 수 있도록 환자가 궁금해하는 내용을 이해시키고 지도를 실시한다.
- 폐울혈은 상부 호흡기 감염을 일으키기 쉽고, 그로 인하여 심부전도 악화하는 경향이 있다. 따라서 손 씻기나 양치질 등 감염을 예방하는 행동을 취할 수 있도록 지도한다.
- 특히 심실 중격 결손증은 결손공에서 혈액 제트 와류와 충치, 발치 치료에 의해 세균성 심내막

염이 생기기 쉬우므로 발열 등 감염 증상을 관찰해야 하는 중요성을 설명한다.
- 일상생활 활동, 운동에 대한 범위는 심부전의 정도와 병태에 따라 다르지만, 환자가 활동을 제한하지 않도록 필요한 활동에 관한 지도를 하는 것이 중요하다.

| Step1 영향 평가 | Step2 간호 초점 | Step3 계획 | Step4 실시 | Step5 평가 |

평가 포인트

간호 목표 달성도

- 심부전의 악화, 건강 상태의 진행을 보이지 않았는가?
- 건강 상태가 허용하는 범위에서 활동할 수 있는가?
- 상부 호흡기 감염이나 세균성 심내막염 등이 생기지 않았는가?
- 질병에 필요한 요양 행동(약의 복용, 식사, 활동 시 주의점)을 이해하고 수행할 수 있는가?
- 병태를 이해할 수 있는가?
- 비상 진료 방법과 정기적 외래 진료의 필요성을 이해할 수 있는가?
- 환자와 가족이 모두 안심하고 안정된 일상생활을 할 수 있는가?

심방 중격 결손증·심실 중격 결손증 환자의 병태 관계도와 간호 문제

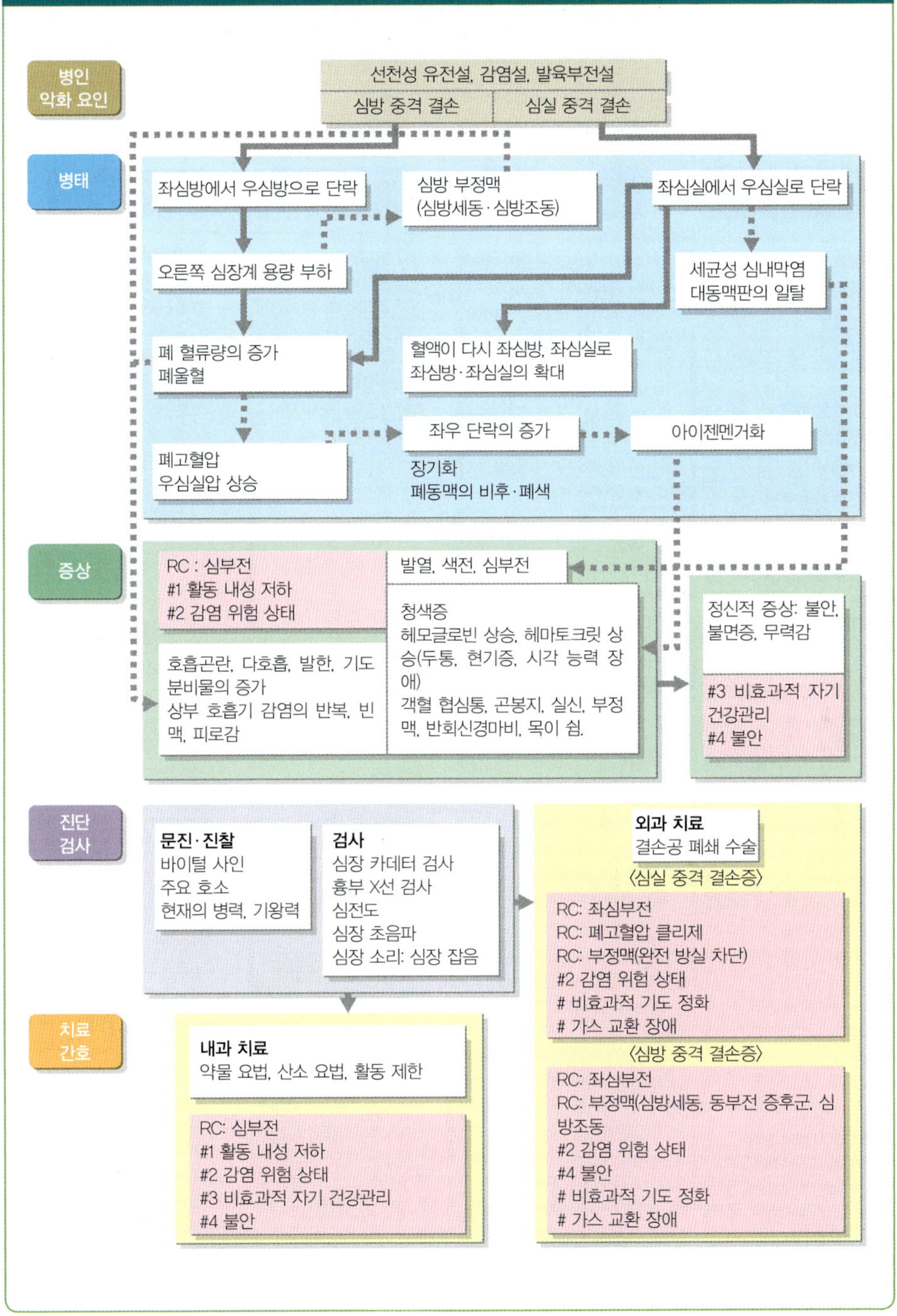
병인 악화 요인
선천성 유전설, 감염설, 발육부전설
심방 중격 결손
심실 중격 결손
병태
좌심방에서 우심방으로 단락
심방 부정맥 (심방세동·심방조동)
좌심실에서 우심실로 단락
오른쪽 심장계 용량 부하
세균성 심내막염 대동맥판의 일탈
폐 혈류량의 증가 폐울혈
혈액이 다시 좌심방, 좌심실로 좌심방·좌심실의 확대
좌우 단락의 증가
아이젠멘거화
폐고혈압 우심실압 상승
장기화 폐동맥의 비후·폐색
증상
RC : 심부전
#1 활동 내성 저하
#2 감염 위험 상태
발열, 색전, 심부전
호흡곤란, 다호흡, 발한, 기도 분비물의 증가
상부 호흡기 감염의 반복, 빈맥, 피로감
청색증
헤모글로빈 상승, 헤마토크릿 상승(두통, 현기증, 시각 능력 장애)
객혈 협심통, 곤봉지, 실신, 부정맥, 반회신경마비, 목이 쉼.
정신적 증상: 불안, 불면증, 무력감
#3 비효과적 자기 건강관리
#4 불안
진단 검사
문진·진찰
바이털 사인
주요 호소
현재의 병력, 기왕력
검사
심장 카데터 검사
흉부 X선 검사
심전도
심장 초음파
심장 소리: 심장 잡음
외과 치료
결손공 폐쇄 수술
〈심실 중격 결손증〉
RC: 좌심부전
RC: 폐고혈압 클리제
RC: 부정맥(완전 방실 차단)
#2 감염 위험 상태
비효과적 기도 정화
가스 교환 장애
〈심방 중격 결손증〉
RC: 좌심부전
RC: 부정맥(심방세동, 동부전 증후군, 심방조동
#2 감염 위험 상태
#4 불안
비효과적 기도 정화
가스 교환 장애
치료 간호
내과 치료
약물 요법, 산소 요법, 활동 제한
RC: 심부전
#1 활동 내성 저하
#2 감염 위험 상태
#3 비효과적 자기 건강관리
#4 불안

간호 과정 순서도

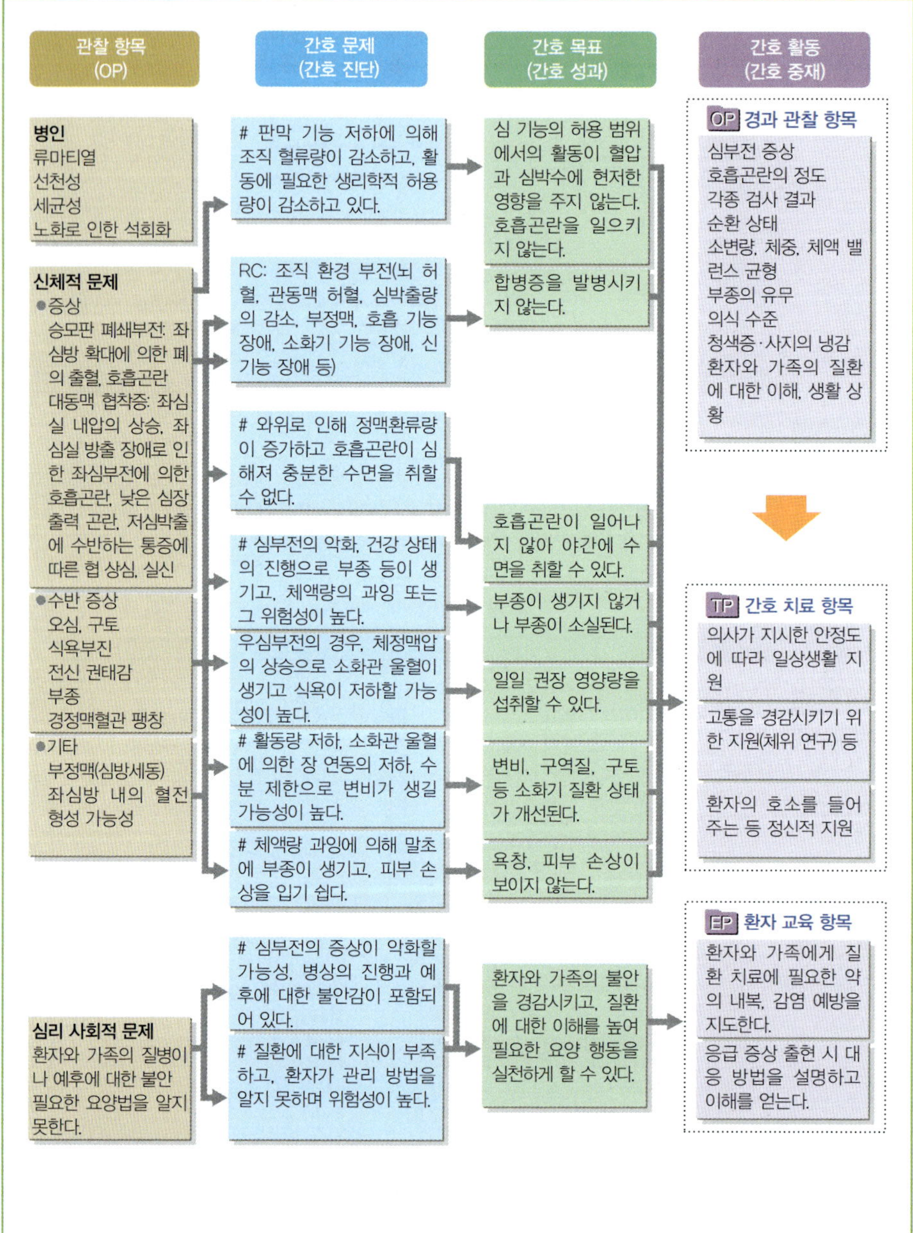

관찰 항목 (OP)
간호 문제 (간호 진단)
간호 목표 (간호 성과)
간호 활동 (간호 중재)

병인
류마티열
선천성
세균성
노화로 인한 석회화

신체적 문제
● 증상
승모판 폐쇄부전: 좌심방 확대에 의한 폐의 출혈, 호흡곤란
대동맥 협착증: 좌심실 내압의 상승, 좌심실 방출 장애로 인한 좌심부전에 의한 호흡곤란, 낮은 심장 출력 곤란, 저심박출에 수반하는 통증에 따른 협 상심, 실신

● 수반 증상
오심, 구토
식욕부진
전신 권태감
부종
경정맥혈관 팽창

● 기타
부정맥(심방세동)
좌심방 내의 혈전 형성 가능성

심리 사회적 문제
환자와 가족의 질병이나 예후에 대한 불안 필요한 요양법을 알지 못한다.

판막 기능 저하에 의해 조직 혈류량이 감소하고, 활동에 필요한 생리학적 허용량이 감소하고 있다.

RC: 조직 환경 부전(뇌 허혈, 관동맥 허혈, 심박출량의 감소, 부정맥, 호흡 기능 장애, 소화기 기능 장애, 신 기능 장애 등)

와위로 인해 정맥환류량이 증가하고 호흡곤란이 심해져 충분한 수면을 취할 수 없다.

심부전의 악화, 건강 상태의 진행으로 부종 등이 생기고, 체액량의 과잉 또는 그 위험성이 높다.

우심부전의 경우, 체정맥압의 상승으로 소화관 울혈이 생기고 식욕이 저하할 가능성이 높다.

활동량 저하, 소화관 울혈에 의한 장 연동의 저하, 수분 제한으로 변비가 생길 가능성이 높다.

체액량 과잉에 의해 말초에 부종이 생기고, 피부 손상을 입기 쉽다.

심부전의 증상이 악화할 가능성, 병상의 진행과 예후에 대한 불안감이 포함되어 있다.

질환에 대한 지식이 부족하고, 환자가 관리 방법을 알지 못하며 위험성이 높다.

심 기능의 허용 범위에서의 활동이 혈압과 심박수에 현저한 영향을 주지 않는다. 호흡곤란을 일으키지 않는다.

합병증을 발병시키지 않는다.

호흡곤란이 일어나지 않아 야간에 수면을 취할 수 있다.

부종이 생기지 않거나 부종이 소실된다.

일일 권장 영양량을 섭취할 수 있다.

변비, 구역질, 구토 등 소화기 질환 상태가 개선된다.

욕창, 피부 손상이 보이지 않는다.

환자와 가족의 불안을 경감시키고, 질환에 대한 이해를 높여 필요한 요양 행동을 실천하게 할 수 있다.

OP 경과 관찰 항목
심부전 증상
호흡곤란의 정도
각종 검사 결과
순환 상태
소변량, 체중, 체액 밸런스 균형
부종의 유무
의식 수준
청색증·사지의 냉감
환자와 가족의 질환에 대한 이해, 생활 상황

TP 간호 치료 항목
의사가 지시한 안정도에 따라 일상생활 지원

고통을 경감시키기 위한 지원(체위 연구) 등

환자의 호소를 들어주는 등 정신적 지원

EP 환자 교육 항목
환자와 가족에게 질환 치료에 필요한 약의 내복, 감염 예방을 지도한다.

응급 증상 출현 시 대응 방법을 설명하고 이해를 얻는다.

기본 개념

- 판막의 기능 장애로 인한 심장 기능 저하에서 오는 심부전, 호흡곤란 등 현재 환자가 안고 있는 문제에 대해 일상생활을 중심으로 지원하며, 발생할 수 있는 위험을 예측하는 것이 중요하다.
- 건강 상태의 진행에 따라 생명을 위협할 수 있기 때문에 심부전 증상을 악화시키지 않도록 환자에게 약물 요법을 설명하고, 활동과 음식에 관한 지도를 하는 것이 중요하다.

| Step1 영향 평가 | Step2 간호 초점 | Step3 계획 | Step4 실시 | Step5 평가 |

정보 수집	평가 관점과 근거·잠재적 간호 문제
병기·병태의 파악	질환의 진행에 따라 심부전 증상의 악화, 합병증 발생 가능성이 높아진다. 이를 파악해야 간호 지원의 방향이 명확해진다. • 심장 초음파 검사: 판막의 형태와 움직임, 협착의 정도(판구 면적), 심장 확장·심장 비대의 정도, 좌심실 방출 분율, 압력 차이 등을 파악한다. • 심부전의 평가: NYHA 심장 기능 분류 → 자각 증상 정도를 단계별로 분류한다. • 심전도: 병태·건강 상태의 진행에 따라 좌심방 부하, 우심방 부하, 좌심실 비대 등 소견이 나온다. 승모판 협착증의 경우 심방세동을 인정하는 경우가 많으며, 이는 병세의 진행을 나타내는 하나의 지표가 된다. • 흉부 X선 소견: 병태의 진행에 따라 심장 음영의 확대가 보인다. • 사용하는 약의 종류와 양을 파악한다. 🔍 공동 문제 : 조직 순환 부전(뇌허혈, 관상동맥 허혈, 부정맥 등)
증상의 출현 상황, 정도의 관찰	판막 장애로 발생하는 심부전 증상이나 부정맥, 합병증 등 증상과 정도를 관찰하여 질환의 진행 정도를 알아야 치료 계획, 간호 계획에 효과적이다. **심부전 증상** • 호흡곤란, 기좌호흡, 천명, 기침, 가래의 유무 → 안락한 체위 연구, 산소 요법의 지원 • 구역질, 구토, 식욕부진, 변비 → 섭취하기 쉬운 식사 내용의 연구에 대한 지원, 완하제 사용 • 혈압 저하, 소변량 감소, 부종, 체중 변화, 경정맥 노장 → 심장 출력 저하, 우심실 부하 진행, 폐울혈의 진행 현상으로 나타난다. 🔍 공동 문제 : 조직 순환 부전(뇌허혈, 관상동맥 허혈, 부정맥 등) 🔍 잠재적 간호 문제 : 심부전 악화 증상의 진행에 따른 체액량 과잉/식욕의 저하 가능성/수분 제한에 의한 변비 가능성/충분한 수면을 취하지 못할 가능성/활동에 필요한 생리학적 허용량 감소/체액량 과잉에 의해 말초 부종이 생겨 피부에 상처가 생기기 쉬움
병상의 진행·악화에 의해 나타나는 증상이나 합병증 관찰	병상의 진행과 악화는 다양한 기능 장애와 생명의 위기 상황으로 이어진다. 따라서 환자의 전신 상태를 잘 관찰하고 현재 발생하는 증상뿐만 아니라 일어날 수 있는 문제를 예측하며 간호를 전개하는 것이 중요하다. **협심통** • 대동맥판 협착증은 좌심실에서 대동맥으로 혈액의 유입에 장애가 일어난다. 심박출량 감소가 관상동맥 혈류의 감소로 이어져, 협심증 증상이 생기면 돌연사할 수 있다. **실신 발작** • 대동맥판 협착증이 더욱 진행되면 운동 등의 부하에 의해 저심박출이 일어나고 뇌 혈류 저하로 실신 발작을 일으킬 수 있다. **혈전 색전증 증상** • 승모판 협착증은 좌심방에서 좌심실로의 혈류에 장애가 일어나므로, 좌심방 부하에 따른 심방세동과 좌심방으로 혈액 울혈에 따른 혈전이 형성되어 뇌경색 등

	이 일어나며, 혈전 색전증이 발생하기 쉬워진다. 의식 수준, 마비, 동공, 사지 냉감, 청색증, 복통, 요통을 관찰한다. 🔍 공동 문제 : 조직 순환 부전(뇌허혈, 관상동맥 허혈, 심박출량 감소, 부정맥, 호흡 기능 장애, 위장관 기능 장애, 신장 기능 장애 등)
환자와 가족의 질환에 대한 이해, 요양의 인식	환자와 가족의 질환에 대한 이해와 필요한 요양을 할 수 있는지 여부는 병의 진행과 악화에 큰 영향을 미친다. 따라서 환자와 가족이 무엇에 대해 불안이나 의문을 느끼고 있는지 파악하고, 필요한 요양 행동을 할 수 있도록 지원할 필요가 있다. ● 환자와 가족이 질병에 대해 어떻게 받아들이고 결과를 어떻게 이해하는지, 더불어 건강 상태에 대한 의사의 설명을 받아들이는 정도를 확인한다. ● 필요한 요양 행동을 실천하겠다는 의사를 말로 표현할 수 있는지 확인한다. ● 지금까지의 일상생활 패턴을 파악하고 구체적인 요양 행동을 할 수 있도록 지도·교육한다. ● 필요한 경우 사회 자원을 활용할 수 있도록 정보를 제공하는 등 지원한다. ● 질환이나 요양 행동에 대해 오해와 의문이 생기는 경우, 필요하다면 의사에게 다시 설명을 듣는 자리를 마련해 가족을 포함하여 천천히 대화하는 기회를 제공한다. 🔍 잠재적 간호 문제 : 건강 상태의 진행과 예후에 대한 불안/환자의 역할 변화/질환에 대한 정보가 부족하고, 질병 관리 방법을 모른다.

Step1 영향 평가	Step2 간호 초점	Step3 계획	Step4 실시	Step5 평가

간호 문제 리스트

※ 아래에 내과 치료 단계에 초점을 맞춘 간호 문제를 설명한다.

RC: 조직 순환 부전(뇌허혈, 관상동맥 허혈, 심박출량 감소, 부정맥, 호흡 기능 장애, 위장관 기능 장애, 신장 기능 장애 등)

#1 심부전의 악화, 건강 상태의 진행에 의해 부종이 생겨 체액량의 과잉 또는 그 위험성이 높다(영양–대사 패턴).

#2 판막의 기능 저하에 의해 조직 혈류량이 감소하고 활동에 필요한 생리학적 허용량이 감소한다(활동–운동 패턴).

#3 우심부전의 경우, 몸 정맥압의 상승에 의해 소화관 울혈이 생기고 식욕이 저하될 가능성이 높다(영양–대사 패턴).

#4 체액량 과잉에 의해 말초 부종이 생겨 피부 손상을 입기 쉽다(영양–대사 패턴).

#5 와위에 의해 정맥 환류량이 증가하고 호흡곤란이 늘어나, 충분한 수면을 취하지 못할 가능성이 있다(수면–호흡 패턴).

#6 활동량 저하, 소화관 울혈에 의한 창자 연동 저하, 수분 제한에 의한 변비의 가능성이 있다(배설 패턴).

#7 심부전의 증상이 악화될 가능성, 병세의 진행과 예후에 불안감을 갖고 있다(자기 인식 패턴).

#8 질병에 대한 정보가 부족하고 질병 관리 방법을 몰라 위험성이 높다(건강 지각–건강관리 패턴).

간호의 우선순위 지침

● 질환의 병태, 출현하는 증상이 환자의 생활에 어떤 영향을 주는지 아는 것이 중요하다. 판막증 질환은 심부전의 악화로 생명의 위험에 빠질 가능성이 높고, 증상 악화와 부정맥이나 혈전 색전증, 협심통, 실신 발작 등 합병증을 모니터링해야 하며, 심장 기능과 심부전의 정도에 맞도록 일상생활의 지원을 실시한다. 약의 확실한 복용이나 염분을 제한하는 식사 관리 등 환자 자신이 건강 상태를 관리해야 할 필요성이 높은 질환이다.

● 생명에 영향을 미치는 요인의 유무와 그 정도를 판단하고, 환자가 원칙을 준수하도록 지원하면서, 간호 문제의 우선순위를 검토할 필요가 있다.

공동 문제	간호 목표(간호 성과)
RC: 조직 순환 부전(뇌 허혈, 관동맥 허혈, 심박출량 감소, 부정맥, 호흡 기능 장애, 소화기 기능 장애, 신 기능 장애 등)	〈장기 목표〉 합병증이 발생하지 않는다. 〈단기 목표〉 주요 장기의 혈류 순환이 유지되고, 순환 기능이 최대한 유지된다.

간호 계획	중재 포인트와 근거

OP 경과 관찰 항목

- 바이털 사인, 심전도의 변화, 동맥혈 가스 분석 값, 산소포화도, 의식 상태, 말초의 맥박 촉지, 피부의 상태

- 장기 허혈, 혈류 저하로 심신발작, 협심통, 뇌경색 등의 증상
- 내복 중인 강압제의 종류와 양, 혈전 용해제 복용의 유무
- 소화관 증상(오심, 구토, 장연동음, 변비, 식욕부진)
- 신장, 간장 등의 혈류 테이터 값

- 소변량, 양상, 소변 비중

TP 간호 치료 항목

- 산소 투여가 지시된 경우는 확실하게 실천한다.
- 심 기능에 대응하여 일상생활을 지원한다.

EP 환자 교육 항목

- 내복약 효능의 설명, 금연의 필요성, 염분과 콜레스테롤을 억제한 식사의 필요성을 지도한다.

➡ 조직의 순환 혈액량 저하, 허혈 증상의 관찰 `근거` 데이터를 관찰하고 환자의 혈행 동태를 파악하여 문제의 조기 처리가 가능하게 한다.

➡ `근거` 소화관으로의 혈류 감소로 보이는 증상이다.
➡ `근거` 이상 수치가 기능 장애와 순환 저하를 보이는 경우가 있다.
➡ `근거` 신장 혈류의 저하를 보이는 경우이다.

➡ 환자의 심 기능, 혈행 동태를 유지하는 생활 지원의 실시 `근거` 활동과 휴식의 밸런스를 유지하고, 심근의 부하와 산소 수요를 감소시킨다.

➡ `근거` 이들을 실시함으로써 지질 이상증(고지혈증), 수분 고임 등 혈류에 주는 영향을 줄이고 조절할 수 있다.

---

1 간호 문제	간호 진단	간호 목표(간호 성과)
#1 심부전의 악화, 병상의 진행에 의해 부종 등이 생겨 체액량의 과잉이 일어날 위험성이 높다.	**체액량 과잉** **관련 요인**: 조절 기구의 장애 **진단 지표** ☐ 부종 ☐ 전해질 수치의 변화 ☐ 핍뇨 ☐ 혈압의 변화 ☐ 호흡곤란 ☐ 기좌호흡 ☐ 흉수 고임	〈장기 목표〉 환자는 정상 혈압을 유지하고 부종이 생기지 않는다. 특히 부종이 소실 또는 감퇴한다. 〈단기 목표〉 1) 혈압 수치가 정상 범위에서 폐음이 청명하고 체중이 안정되어 있다. 2) 환자는 식사 제한과 수분 제한의 필요성을 이해하고 있다는 것을 말로 표현한다.

간호 계획	중재 포인트와 근거

OP 경과 관찰 항목

- 폐음의 청취, 경정맥 팽창의 유무, 부종의 유무, 상태

- 소변량과 수분 섭취량, 식사 내용, 섭취량, 체중 변화
- 전해질 데이터, 이뇨제 복용 유무

TP 간호 치료 항목

- 의사의 지시가 있는 경우에는 이뇨제의 투여를 확실하게 한다(환자가 내복약을 스스로 관리하고 있는 경우는 확인한다).

➡ 체액 과잉의 징후를 보이는 증상을 관찰한다. `근거` 심부전의 악화, 병상의 악화를 보인다.

➡ 이뇨제의 확실한 투여. 환자가 확실하게 이뇨제를 복용할 수 있도록 한다. `근거` 약물의 확실한 투여, 복용에 의해 체액의 과부하를 시정할 수 있다.

13 선천성 심장 질환

EP 환자 교육 항목

- 염분 제한의 필요성을 지도한다.
- 의사의 지시로 수분 제한을 하는 경우 그것을 지키도록 지도한다.
- 체중 변화가 있을 때는 의료진에게 보고하도록 한다.

➡ 환자가 일상생활에서 체중 측정과 소변량의 변화, 수분량의 제한을 엄수하고, 실천할 수 있도록 교육한다. 근거 이들을 엄수하고 주시하여 심부전의 악화를 예방할 수 있다.

2 간호 문제	간호 진단	간호 목표(간호 성과)
#2 판막의 기능 저하로 조직 혈류량이 감소하고, 활동에 필요한 생리학적 허용량이 감소한다.	**활동 내성 저하** **관련 요인**: 판막의 기능 저하에 의한 심박출량 감소 **진단지표** ☐ 몸을 움직일 때 호흡곤란 ☐ 권태감 호소 ☐ 활동 시 혈압, 심장박동수 이상 반응 ☐ 현기증, 탈력감	〈장기 목표〉 활동이 확대되었음을 확실하게 보여줄 수 있다. 〈단기 목표〉 1) 안정과 활동의 균형을 잡고 중요성에 대해 이해한 것을 말로 표현할 수 있다. 2) 활동 후의 심박수, 혈압, 호흡수가 정상 범위를 유지할 수 있다. 3) 활동 중에 이상을 느끼면 즉시 보고할 수 있다.

간호 계획	중재 포인트와 근거

OP 경과 관찰 항목
- 활동 전후의 바이털 사인, 심전도상의 부정맥 유무, 청색증, 호흡곤란 유무, 경피적 산소포화도(SpO_2) 값

- 활동 내성 저하의 증상과 징후(권태감, 현기증 등)

➡ 증상과 바이털 사인 관찰 근거 이 항목들을 관찰하여 심부하의 정도를 평가하고, 활동량과 범위를 다시 검토할 수 있다.

TP 간호 치료 항목
- 심 기능에 맞추어 일상생활을 지원, 환경 정비를 한다.
- 활동 레벨을 확대하는 훈련을 환자와 함께 계획하고 실행한다.

➡ 근거 환자와 함께 훈련을 계획하면 실행이 가능하고, 목표 달성을 쉽게 할 수 있다.

EP 환자 교육 항목
- 이상한 증상이 느껴지면 활동을 즉시 중지하고 보고하도록 지도한다.
- 활동의 확대에 필요한 기구(보행기, 산소 봄베) 등의 사용 방법을 설명한다.
- 활동 유지를 위하여 에너지 절약 방법에 대해 설명한다.

➡ 환자가 증상을 이해하도록 지원한다. 근거 유해한 증상을 미연에 방지할 수 있다.
➡ 환자가 불안하지 않게 활동을 확대할 수 있도록 적절한 보조 기구의 필요성을 검토한다. 근거 보조 기구의 사용으로 활동이 늘고, 환자의 만족도가 높아진다.

3 간호 문제	간호 진단	간호 목표(간호 성과)
#3 우심부전의 경우 체정맥 압력이 상승하여 소화관 울혈이 생기고 식욕이 저하할 수 있다.	**영양 섭취 소비 균형 이상: 필요량 이하** **관련 요인**: 체액의 고임, 소화관 울혈 **진단 지표** ☐ 일일 권장 식품 섭취량보다 적은 음식 섭취 호소 ☐ 장음의 항진 또는 감약 ☐ 구역질, 구토 ☐ 총 단백, 알부민 수치의 저하	〈장기 목표〉 일일 권장 영양량을 섭취할 수 있다. 〈단기 목표〉 변비, 구토 등 식욕 저하로 이어지는 소화기 증상이 개선된다.

간호 계획	중재 포인트와 근거

OP 경과 관찰 항목
- 식이 섭취량, 체중
- 총 단백, 알부민, 전해질 등의 혈액 데이터
- 구토, 변비 등의 소화기 증상

- 내복약의 종류와 양(강심약의 복용 유무)

➡ 식사 섭취량 저하를 나타내는 징후와 데이터, 식사 섭취량 감소에 영향을 주는 증상을 관찰한다. 근거 이들을 파악하여 섭취량이 늘어나도록 지원하는 방법을 발견할 수 있다.

➡ 강심약 복용 유무의 확인 근거 강심약(디지탈리스 제제)의 부작용으로 식욕부진이나 구역질 구토 등의 증상이 있다. 이러한 현상은 전해질 밸런스가 무너지고 있을 때 생기기 쉬우므로 혈액 데이터와 함께 관찰하는 것이 중요하다.

TP 간호 치료 항목
- 1회 식사량을 적게 하고, 식사 횟수를 늘려 섭취할 수 있도록 하는 등 식사 내용을 연구하거나 환자에게 영양가 높은 식품, 영양 보조 식품 섭취 등을 제안한다.

EP 환자 교육 항목
- 구역질, 구토, 변비 등 소화기 증상이 있는 경우 의료진에게 보고하도록 지도한다.

---

4 간호 문제	간호 진단	간호 목표(간호 성과)
#4 체액량 과잉에 따른 말초 부종이 생겨 피부가 손상되기 쉽다.	피부 통합성 장애 위험 상태 **위험 요인**: 부종, 신체 움직임 제한, 영양 저하	〈장기 목표〉 욕창이 보이지 않고, 피부 통합성이 유지된다.

간호 계획	중재 포인트와 근거

OP 경과 관찰 항목
- 피부 상태, 발적의 유무, 부종의 유무와 상태

- 영양 섭취, 알부민, 총 단백 등의 혈액 데이터

- 활동량, 안정도(침상 안정의 유무)

➡ 부종의 유무를 확인하고 피부를 관찰한다. 근거 부종에 의해 피부 점막의 저항력이 저하하고 피부가 손상되기 쉬운 상태가 된다.

➡ 영양 상태의 평가 근거 영양 상태의 저하는 피부의 취약점으로 이어진다.

TP 간호 치료 항목
- 침상 안정으로 적절하게 체위 변화를 실시한다.
- 적절한 체압 분산 도구를 선택하고 사용한다.
- 피부 탄력이 저하하고, 건조할 때 피부 보호 크림 등의 사용을 고려한다.

➡ 활동량, 휴식 정도 파악, 필요한 치료의 실시 근거 심장 기능 상태에 따라 산소 소비량을 감소시키기 위해 안정을 강요하는 경우도 있다. 동일 체위에 의한 지속적인 압박이 부하가 된다.

EP 환자 교육 항목
- 피부 손상 위험이 있다는 것을 설명하고 동일 체위를 피하는 등 예방법을 지도한다.

<table>
<tr><td>5 간호 문제</td><td>간호 진단</td><td>간호 목표(간호 성과)</td></tr>
<tr><td>#5 와위(臥位)에 의해 정맥 환류량이 증가하고 호흡곤란이 증가하며 충분한 수면을 취할 수 없을 가능성이 높다.</td><td>불면증
관련 요인: 신체적 불편, 호흡곤란, 약물 사용(이뇨제)
진단 지표
☐ 환자가 수면 지속 곤란을 호소한다.
☐ 환자가 수면에 대한 불만족을 호소한다.
☐ 환자가 에너지 부족을 호소한다.</td><td>⟨장기 목표⟩ 환자는 휴식과 활동의 균형을 취할 수 있다.</td></tr>
</table>

간호 계획	중재 포인트와 근거

OP 경과 관찰 항목
- 수면 시간과 수면 패턴 파악
- 호흡곤란의 정도, 산소 투여량, SaO₂
- 수분 섭취, 배뇨량, 배뇨 패턴 파악

TP 간호 치료 항목
- 수면제의 사용에 대해 의사와 상담한다.
- 환자가 수면할 수 있는 환경을 정비하고, 체위를 연구한다.
- 과도한 정맥 환류, 혈액의 분비 띠를 없애기 위해 이뇨제, 강심약 등의 확실한 투여, 내복 확인을 한다.

EP 환자 교육 항목
- 처방된 약을 확실히 복용하고 지시된 수분 섭취량을 지키도록 지도한다.

➥수면 시간과 패턴을 파악 <근거> 수면 장애는 에너지를 소모시키고 피로를 회복시킬 수 없고, 운동량의 저하와 행동 제한으로 이어지기 때문에 충분한 휴식을 취하는 것이 중요하다.

➥수면 장애를 초래하는 증상의 완화 <근거> 많은 경우 판막 기능 장애에 의한 심부전, 정맥 환류의 증가에 따른 호흡곤란이나 이뇨 약물 사용에 따른 야간의 잦은 소변이 원인이다. 이러한 현상은 확실한 내복과 지시된 수분 제한을 준수하는 것으로 개선된다.

<table>
<tr><td>6 간호 문제</td><td>간호 진단</td><td>간호 목표(간호 성과)</td></tr>
<tr><td>#6 활동량 저하와 소화관 울혈에 의해 장 연동 저하, 수분 제한에 따른 변비의 가능성이 크다.</td><td>변비 위험 상태
위험 요인: 부족한 신체 활동, 수분의 불충분한 섭취, 소화관 울혈, 이뇨제</td><td>⟨장기 목표⟩ 환자는 부드러운 변을 1~3일에 1회 본다고 보고한다.</td></tr>
</table>

간호 계획	중재 포인트와 근거

OP 경과 관찰 항목
- 배변 횟수와 양상, 장 연동음, 위장관 증상의 유무
- 수분 섭취, 수분 출납
- 수분 제한의 유무와 이뇨제 사용 유무
- 활동량, ADL 패턴

TP 간호 치료 항목
- 배변을 못 하는 경우는 의사에게 보고하고 약물 사용을 검토한다.
- 장 연동을 촉진하는 복부 마사지나 따뜻한 찜질을 한다.

EP 환자 교육 항목
- 수분은 제한 범위 내에서 최대한 섭취하도록 설명한다.

➥<근거> 입원 이전 배변 상태를 파악하는 것과 동시에 환자가 불쾌감 등을 호소하지 않았는지 묻는다.

➥적절한 약물의 사용 <근거> 환자의 대부분은 수분 제한과 활동 제한을 강요받는 경우가 많다. 상황에 따라 완하제 사용을 의사와 함께 검토하여 사용하고, 변비에 걸리지 않도록 하는 것이 중요하다.

➥<근거> 적당한 수분 섭취가 배변을 개선한다.

- 지시된 안정 범위에서 가능한 활동이나 체조(허리 구부리기, 몸 비틀기 등)를 하도록 지도한다.
- 배변 시 힘을 주지 않도록 지도한다.

➡ 근거 활동량의 저하는 장 연동을 저하시킬 수 있다.

➡ 근거 힘주기에 의해 산소 소비가 높아져 심적으로 부담이 된다.

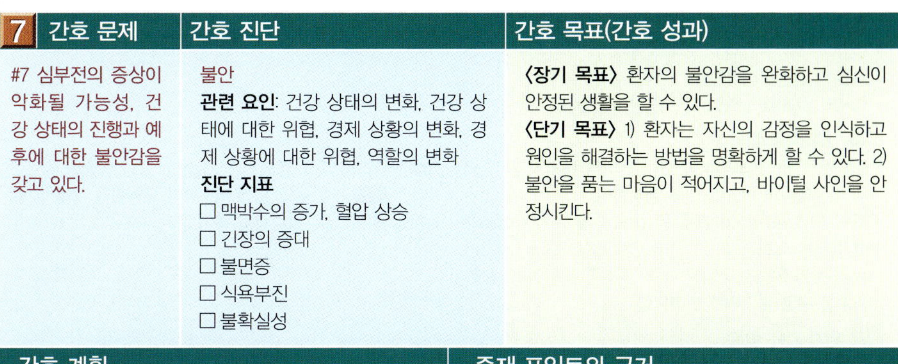

7	간호 문제	간호 진단	간호 목표(간호 성과)
	#7 심부전의 증상이 악화될 가능성, 건강 상태의 진행과 예후에 대한 불안감을 갖고 있다.	불안 **관련 요인**: 건강 상태의 변화, 건강 상태에 대한 위협, 경제 상황의 변화, 경제 상황에 대한 위협, 역할의 변화 **진단 지표** □ 맥박수의 증가, 혈압 상승 □ 긴장의 증대 □ 불면증 □ 식욕부진 □ 불확실성	〈장기 목표〉 환자의 불안감을 완화하고 심신이 안정된 생활을 할 수 있다. 〈단기 목표〉 1) 환자는 자신의 감정을 인식하고 원인을 해결하는 방법을 명확하게 할 수 있다. 2) 불안을 품는 마음이 적어지고, 바이털 사인을 안정시킨다.

간호 계획	중재 포인트와 근거
OP 경과 관찰 항목 - 환자와 가족의 심리 상태, 사회적 측면	➡ 심리 상태의 변화를 놓치지 않는다. 근거 환자와 가족은 심리적·경제적으로 부담을 느끼기 쉽다.
TP 간호 치료 항목 - 환자의 불안과 걱정을 표출할 수 있는 기회와 환경을 제공하고 지지하는 태도로 환자를 대한다. - 환자의 휴식 기회를 최대한 방해하지 않도록 한다 - 환자가 필요한 사회 자원의 정보를 제공한다(예를 들어, 앞으로 인공 판막 교체 수술을 받을 경우 신체장애인 1급을 취득할 수 있다).	➡ 감정을 표출시킬 수 있도록 제의한다. 근거 감정을 표출하여 불안을 감소시키고 긴장을 완화시킬 수 있다. ➡ 적당한 휴식 기회의 제공 근거 적당한 휴식을 함으로써 원기를 길러 효과적인 코핑이 촉진된다. ➡ 효과적인 사회 자원을 활용한다. 근거 가족이 사회 자원에 대한 정보를 가지고 있지 않거나 정보를 요구하는 경우가 있다.
EP 환자 교육 항목 - 질병에 대해 간략하게, 안정감을 주는 태도로 설명한다. 환자의 이해 상황에 따라 필요한 경우 설명을 반복한다.	➡ 질병에 대한 정확한 정보 제공 근거 정확한 정보를 얻음에 따라 환자는 불안과 걱정을 줄일 수 있고, 실현 가능한 방법으로 문제 해결을 할 수 있다.

8	간호 문제	간호 진단	간호 목표(간호 성과)
	#8 질환에 대한 정보가 부족해 질환 관리 방법을 모르면 그 위험성이 높다.	비효과적 자기 건강관리 **관련 요인**: 지식 부족, 자신감 결여, 과거의 실패했던 경험 **진단 지표** □ 질병을 관리하고 싶다고 말한다. □ 치료 계획을 일상생활에 적용할 수 없다. □ 지시한 치료 방법을 실시하는 것이 어렵다고 말한다.	〈장기 목표〉 질환의 악화 예방, 합병증의 예방을 위해 필요한 바람직한 건강 행동을 실천할 의사를 표현한다. 〈단기 목표〉 1) 질환의 증상과 유발 원인을 이해하고 표현할 수 있다. 2) 심장 기능에 따라 활동할 수 있다. 3) 지시된 약물 요법, 식이요법을 이해하고 실천할 수 있다.

<table>
<tr><th>간호 계획</th><th>중재 포인트와 근거</th></tr>
</table>

OP 경과 관찰 항목

- 질환이나 합병증에 대한 이해
- 건강 상태에 대한 인식과 이해
- 필요한 요양법의 실천에 대한 의욕이나 자세
- 퇴원 후의 생활 환경, 가족 구성, 사회적 배경
- 질병에 대한 불안과 스트레스 유무
- 입원 전 건강관리 상황
- 의사와 간호사의 요양 지도를 받아들인다.

➡ 환자의 질환에 대한 이해와 요양법 실천 자세 파악
근거 상황을 알기 위한 지도 계획의 베이스라인을 구축할 수 있고, 효과적인 지원 방법이 명확해진다.

TP 간호 치료 항목

- 필요한 약물 요법과 생활 관리를 하며 환자와 함께 구체적인 행동과 목표에 대해 생각한다.
- 지도 시 필요하다면 가족 등 중요 인물도 참가해달라고 협력을 의뢰한다.
- 환자와 가족의 요양법에 대한 호소를 경청하고, 신뢰 관계를 구축하기 위해 노력한다.

➡ 환자와 가족과 함께 실천 가능한 요양 방법을 검토한다. **근거** 가족 등과 함께 지도해야 요양법을 더욱 잘 실천할 수 있으며, 환자의 의욕이 증가한다.

EP 환자 교육 항목

- 병태, 증상, 합병증 가능성, 예후에 대한 설명을 한다.
- 식이요법: 수분 제한, 염분 제한, 콜레스테롤을 억제하는 식사 등 필요하다면 영양사로부터 지도받을 수 있는 기회를 마련해, 실천할 수 있게 한다.
- 활동·운동: 건강 상태, 심장 기능에 맞게 구체적 활동 범위를 설명한다.
- 약물 요법: 약물의 종류, 효과, 부작용에 대해 설명하고 약 복용의 중요성을 반드시 병태와 연결시켜 설명한다.
- 변비 예방: 힘주기는 심장에 부담이 되므로 변비에 걸리지 않도록, 필요하다면 의사와 상담하고 약물 사용을 지도한다.
- 합병증의 출현(혈전 색전증의 증상 등), 증상 악화 시 (심부전 증상 악화: 체중 증가, 호흡곤란, 부종 증가 등)에는 긴급하게 의료기관에서 진찰을 하도록 설명한다.
- 정기적인 외래 진료의 필요성에 대해 설명한다.

➡ 환자와 가족이 요양법을 실천할 수 있도록 할 수 있는 한 환자의 건강 상태나 일상생활에 맞추어 지도한다. **근거** 일반적으로 요양법이나 퇴원 지도는 구체성이 결여된 경우가 많다. 환자의 배경, 일상생활 패턴, 식사 패턴 등을 이해함으로써 보다 구체적인 지도가 가능하고 결과적으로 컴플라이언스를 높인다.

Step1 영향 평가 ▶ Step2 간호 초점 ▶ Step3 계획 ▶ **Step4 실시** ▶ Step5 평가

병기·병태·중증도별 관리 포인트

【내과적 치료기】 장애가 생긴 판막의 부위에 따라 발생할 수 있는 병태는 다르지만 심부전에 의한 호흡기 증상, 혈관 증상, 심방세동 등 부정맥이나 혈전 색전증, 심박출량 감소에 따른 협심통 등의 이상을 조기 발견하여 관찰함과 동시에 증상이 악화되지 않도록 지원하는 것이 중요하다. 심부전의 악화를 막기 위한 식이요법(염분 제한·수분 제한)과 의사가 지시한 범위 내에서의 활동, 휴식 유지, 약물 치료가 기본이 되기 때문에 치료 방침에 따라 환자의 일상생활을 지도하는 것이 중요하다.

【외과적 치료기】 수술 후 발생할 수 있는 합병증 예방이 중요하다. 특히 인공 판막 교체 수술을 받은 환자는 판막에 세균이 부착되는 위험을 방지하는 감염 예방이 중요하다. 또한 퇴원 후에도 인공 판막의 기능을 유지해야 하는데 와파린 칼륨 등의 항응고제 복용이 필요하다. 확실한 투약과 그 부작용에 대해 지도하고 식사 관리, 운동, 혈압 관리에 대한 생활 지도를 실시한다.

간호 활동(간호 중재) 포인트

병세의 진행(심부전 악화)과 합병증의 예방

- 대동맥판 협착증의 경우 좌심실 비대에 의한 협심통과 낮은 심장 출력에 의한 뇌 혈류 저하로 인해 실신, 발작 등의 증상이 나타날 가능성이 높다. 또한 폐동맥 압력 상승에 의해 폐울혈이 생길 가능성도 있다. 심부하가 걸리고, 치명적인 부정맥에 의한 돌연사가 발생할 수 있으므로 심부전의 악화를 방지하고 감염 예방이 중요하다.
- 승모판 협착증은 병세가 진행되면 심방 압력 상승, 심방 확대로 심방세동이 발생하여 심박출량이 감소하는 경우가 있다. 또한 심방세동에 의해 좌심방 내에 혈전을 일으켜, 유리되면 뇌경색 등의 색전증을 일으킬 수 있다. 따라서 합병증 예방을 위해 혈전 용해제를 확실히 투여하여, 혈전 색전증에 주의해야 한다.

심장 기능에 맞는 일상생활 지원

- 현저한 혈압·심박수 변동이 없어 호흡곤란이 발생하지 않도록 활동이나 행동을 취할 수 있도록 지원한다.
- 적당한 휴식과 수면을 취할 수 있도록 안락한 체위를 궁리하는 등 지원한다.
- 식욕부진, 변비가 발생하는 경우는 섭취하기 쉬운 음식이나 시간을 궁리하고, 의사와 상담 후 완하제를 사용하여 배변 조절을 한다.
- 부종이 생기는 경우에는 욕창도 발생하기 쉽다. 환자의 안정 정도에 따라 체압 분산 도구의 사용이나 동일 체위를 피하는 등의 지도를 실시하여 피부 손상을 예방한다.

환자와 가족의 심리·사회적 문제에 대한 지원

- 질환에 대해 환자와 가족에게 알기 쉽게 설명하고 불안을 해소하도록 지원한다.
- 환자와 가족이 걱정과 불안을 표출할 수 있는 기회 환경을 제공하고 지지하는 태도로 대한다.

퇴원·요양 지도

- 심부전의 악화 요인인 체액 과잉을 방지하기 위해 식이요법을 지시하는데, 그 기본은 염분 제한이며, 필요에 따라 수분 제한을 지시하는 경우도 있다. 식이요법의 필요성을 이해하고 실행할 수 있도록 환자의 라이프스타일에 맞추는 동시에 상황에 따라 영양사와 상담하면서 지도를 실시한다.
- 심부전의 예방과 건강 상태의 악화, 합병증 예방을 위해 중요한 약물(강심약, 이뇨제, 강압제, 항응고제)을 내복하는 경우가 많다. 이러한 약물의 효과와 부작용, 복용 시 주의 사항을 설명하고 약물에 의한 부작용을 예방할 수 있도록 지도한다. 환자가 확실하게 복약할 수 있도록 지도, 지원을 실시한다.
- 폐울혈은 상부 호흡기 감염을 일으키기 쉽고, 그로 인하여 심부전도 악화하는 경향이 있다. 손 씻기나 양치질 등 감염 예방 행동을 취할 수 있도록 지도한다.
- 극단적으로 활동을 제한할 필요는 없지만, 심장 기능에 맞추어 심부하를 주지 않도록 일상생활과 행동을 하도록 설명한다.
- 변비, 힘주기는 심장에 부담이 되기 때문에 변비에 걸리지 않도록 하고, 필요하다면 의사와 상담하여 완하제를 처방받고 배변 조절을 하도록 지도한다.

평가 포인트

간호 목표 달성도

- 협심통, 뇌허혈에 의한 실신 발작, 부정맥 등의 합병증이 없고, 심박출량의 현저한 감소에 따른 조직의 순환 혈액량 감소, 혈전에 의한 조직의 허혈이 생기고 있지 않는가?
- 심부전의 악화, 병상 상태의 진행으로 부종이 생기는 등 체액량의 과잉 상태가 발생하지 않는가?
- 심장 기능의 허용 범위에서의 활동이 혈압과 심박수에 현저한 변화를 주지 않고, 호흡곤란을 일으키지 않는가?
- 우심부전의 악화에 의해 소화관 울혈이 생겨 식욕 저하, 변비 등이 생기고 있지 않는가?
- 야간에 호흡곤란에 빠지지 않고 충분한 수면을 취할 수 있는가?
- 부종이 생겨 욕창 등의 피부 손상이나 감염이 발생하지 않는가?
- 질병에 필요한 요양 행동(내복, 식사, 활동에서 주의점)을 이해하고 수행할 수 있는가?
- 병태와 합병증에 대해 이해할 수 있는가?
- 비상 진료 방법과 정기적 외래 진료의 필요성을 이해할 수 있는가?
- 환자와 가족 모두 안심하고 심신이 안정된 일상생활을 할 준비가 갖추어져 있는가?

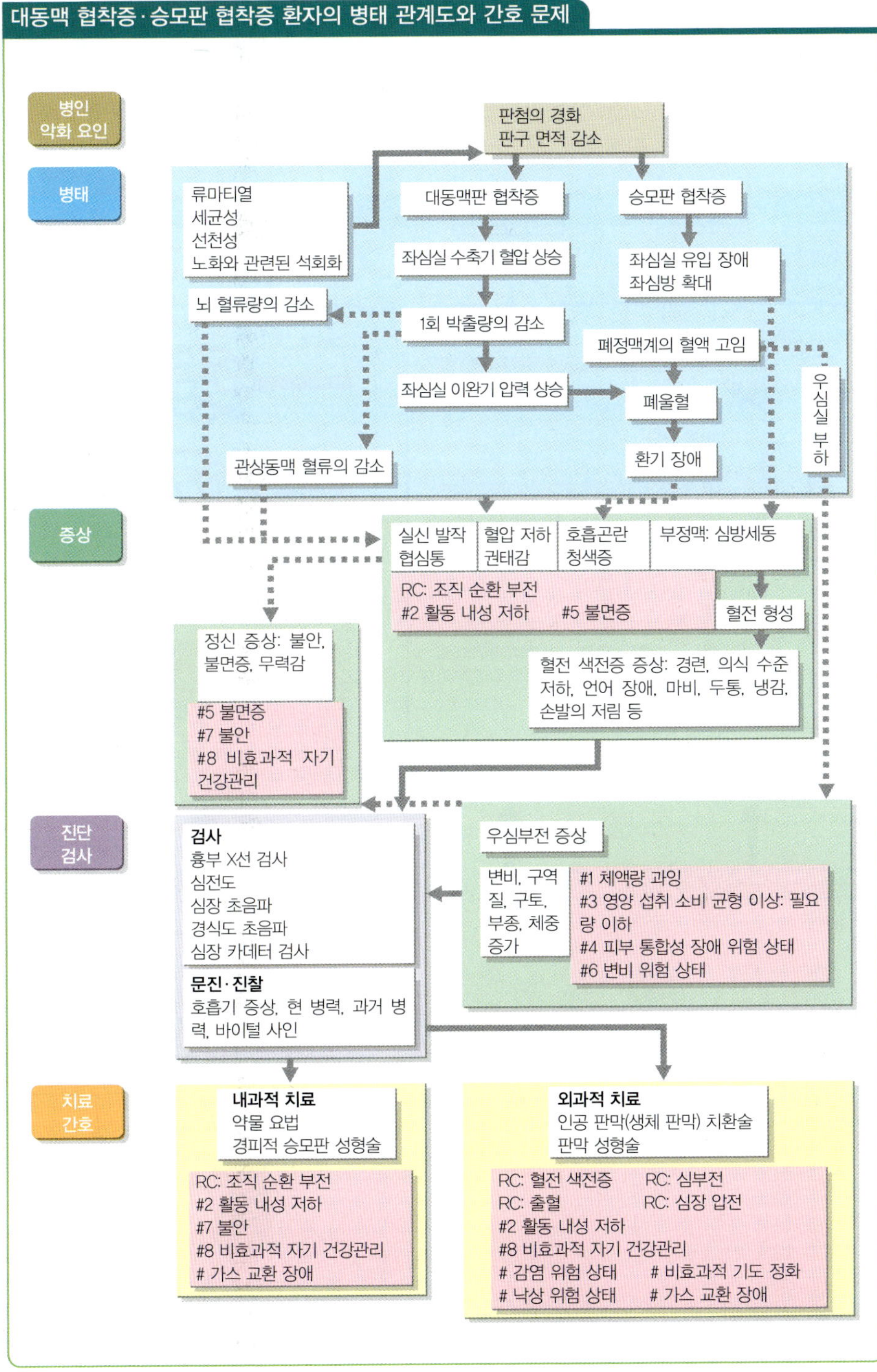

병인
악화 요인
병태
증상
진단
검사
치료
간호
판첨의 경화
판구 면적 감소
류마티열
세균성
선천성
노화와 관련된 석회화
대동맥판 협착증
승모판 협착증
좌심실 수축기 혈압 상승
좌심실 유입 장애
좌심방 확대
뇌 혈류량의 감소
1회 박출량의 감소
폐정맥계의 혈액 고임
좌심실 이완기 압력 상승
폐울혈
우심실 부하
관상동맥 혈류의 감소
환기 장애
실신 발작
협심통
혈압 저하
권태감
호흡곤란
청색증
부정맥: 심방세동
RC: 조직 순환 부전
#2 활동 내성 저하   #5 불면증
혈전 형성
정신 증상: 불안,
불면증, 무력감
#5 불면증
#7 불안
#8 비효과적 자기
건강관리
혈전 색전증 증상: 경련, 의식 수준
저하, 언어 장애, 마비, 두통, 냉감,
손발의 저림 등
검사
흉부 X선 검사
심전도
심장 초음파
경식도 초음파
심장 카데터 검사
문진·진찰
호흡기 증상, 현 병력, 과거 병
력, 바이털 사인
우심부전 증상
변비, 구역
질, 구토,
부종, 체중
증가
#1 체액량 과잉
#3 영양 섭취 소비 균형 이상: 필요
량 이하
#4 피부 통합성 장애 위험 상태
#6 변비 위험 상태
내과적 치료
약물 요법
경피적 승모판 성형술
외과적 치료
인공 판막(생체 판막) 치환술
판막 성형술
RC: 조직 순환 부전
#2 활동 내성 저하
#7 불안
#8 비효과적 자기 건강관리
가스 교환 장애
RC: 혈전 색전증   RC: 심부전
RC: 출혈   RC: 심장 압전
#2 활동 내성 저하
#8 비효과적 자기 건강관리
감염 위험 상태   # 비효과적 기도 정화
낙상 위험 상태   # 가스 교환 장애
13
선천성 심장 질환

시모카도 겐타로

눈으로 보는 질환

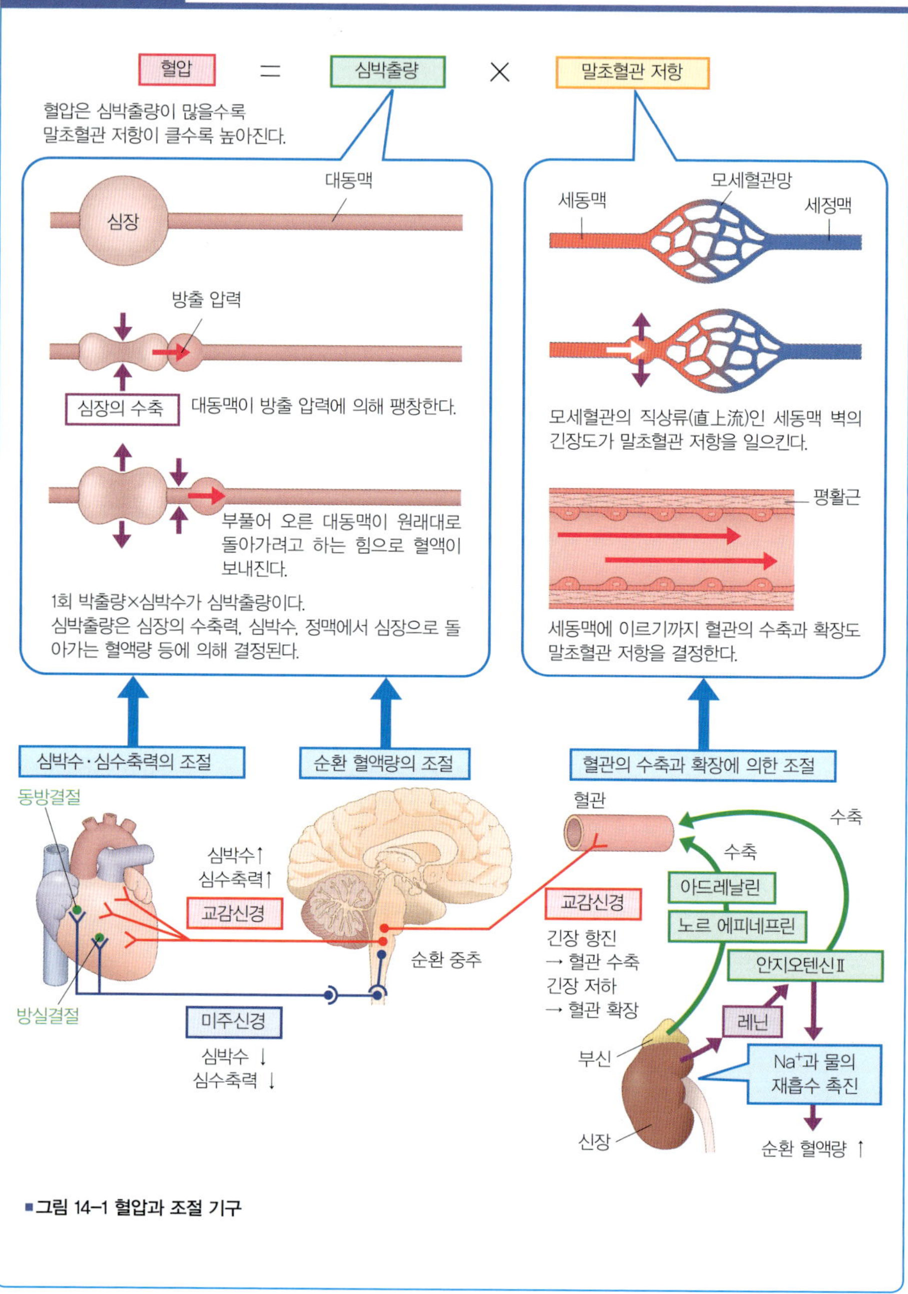

■ 그림 14-1 혈압과 조절 기구

눈으로 보는 질환

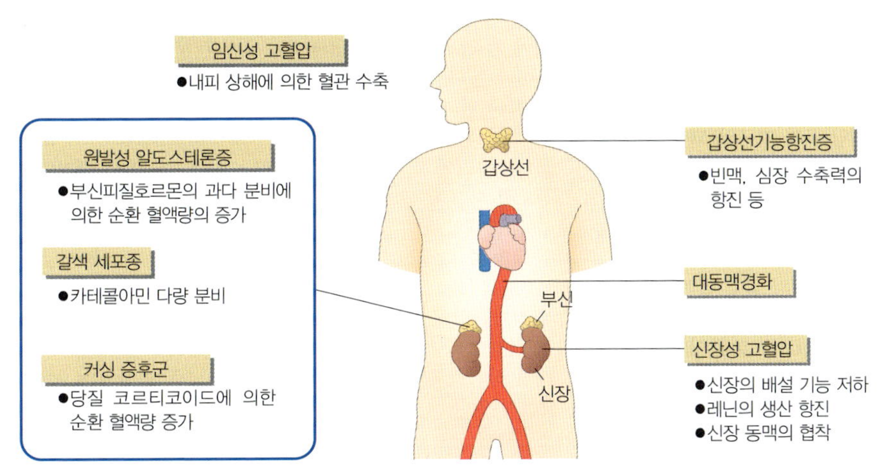

■그림 14-2 2차성 고혈압의 원인

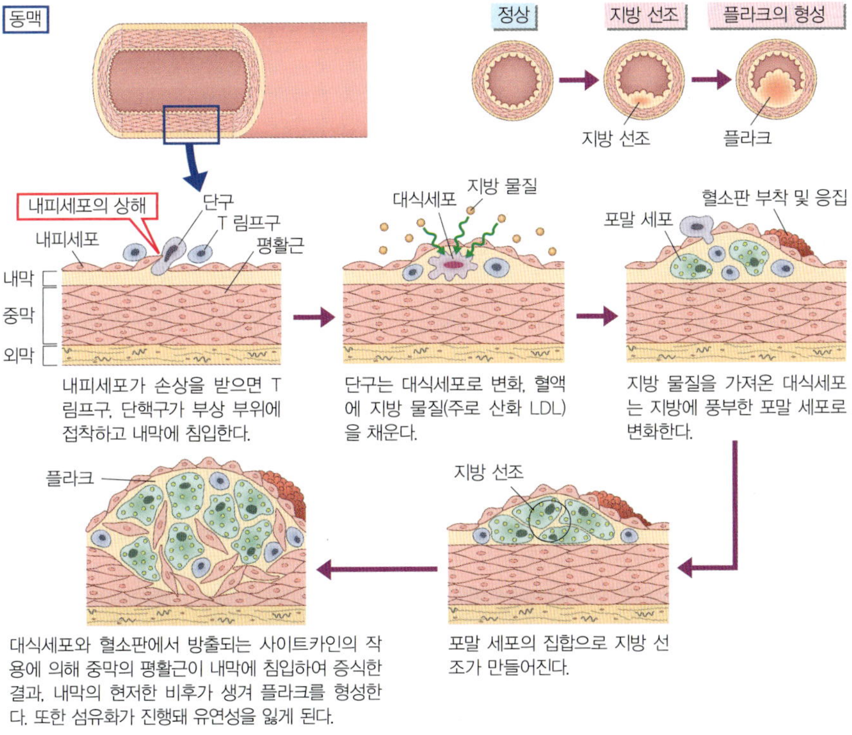

■그림 14-3 동맥경화가 일어나는 구조

●고혈압

- 고혈압은 혈압이 지나치게 높은 상태가 지속되는 병태로 혈관·뇌·심장·신장 등의 장기에 장애가 있는 경우이다. 사람의 체질은 나이가 들면서 혈압이 상승하는데, 본태성 고혈압과 승압 호르몬 생산 종양 등에 따른 2차성 고혈압이 있다.

〈혈압 유지 기구와 고혈압〉

- 혈압은 심장에서 송출된 혈액이 전신을 둘러싼 압력으로 '심박출량×말초 저항'으로 규정된다. 심장에서 나온 혈액은 대동맥이 풍선처럼 부풀어 올라, 압력은 약화되고 말초로 전송된다. 이것이 수축기 혈압으로 좌심실의 수축기(심실 내압)보다 낮다. 심장의 이완기에는 심장의 방출 압력이 제로가 되지만, 부풀어 오른 대동맥의 수축에 의한 압력으로 말초에 혈액을 계속해서 보낸다. 이때의 압력이 이완기 혈압이다(그림 14–1).
- 염분의 과잉 섭취는 체액을 증가시켜 심박출량을 높이기 때문에, 따뜻한 방에서 갑자기 추운 곳으로 나가면 혈관이 수축해 말초혈관 저항이 증가하므로 혈압이 상승한다.
- 혈압이 떨어지면 생명 유지에 필수적인 장기에 혈액을 공급할 수 없게 되므로 인체에는 혈압을 일정 정도 이상 유지하는 구조가 갖춰져 있다. 신경계에 의한 혈관 수축과 심장 박동 제어, 레닌–아지오텐신–알도스테론계에 의한 혈관 수축, 체액량 조절 제어가 대표적이다. 예를 들어 출혈보다 체액량이 감소하여 심박출량이 낮아지면 심박수가 증가하기 때문에, 1회 박출량의 저하를 보충하면 모든 말초혈관이 수축하고 혈압이 유지된다. 또한 신장에서 나트륨 배설이 감소하여 체액량 유지에 작용한다.
- 고혈압 여부는 혈압 상승에 의해 증가하는 심혈관 질환에 관한 역학 연구에서 얻어진 혈압 값에 따라 결정되며 다분히 편의적이다. 본태성 고혈압이 생리적 혈압 유지 기구가 높게 세팅되었기 때문에 2차성 고혈압은 주로 혈압 조절기구의 일부가 폭주하여 생기는 것이라 여겨진다. 또한 노인이 대동맥경화인 경우 심장의 방출 압력을 완충하는 작용이 저하하므로 수축기 혈압은 상승하고, 반대로 이완기 혈압은 낮아진다.

〈고혈압에 의한 장기 손상〉

- 높은 혈압에 노출되는 혈관계는 장애를 일으키고, 높은 압력에 저항하는 혈액을 보내 심장은 비대해진다.
  - 혈관: 뇌혈관의 괴사 → 뇌출혈 동맥경화 → 관상동맥 질환, 뇌경색, 사지의 말초동맥 질환(PAD)신장 사구체의 파괴 → 신장 경화증(단백뇨, 말기 신부전)
  - 심장: 고혈압성 심장 질환(심장 비대, 말기에는 심부전)

●동맥경화

- 동맥경화증은 혈관 벽의 지질 고임을 수반하는 만성 염증에 의해 생기는 혈관 루멘의 협착을 초래하는 질환이다.
- 고콜레스테롤혈증, 흡연, 고혈당, 고혈압 등에 의해 혈관 내피가 손상되는 것으로부터, 염증의 시작은 혈관 벽, 주로 내막에 지질의 침착을 동반한 섬유화 병변이 발생하는 것에서 비롯된다(그림 14–3).
- 항응고 작용을 하는 내피가 손상되기 때문에 혈전이 생기기 쉬워지지만 병변을 덮고 있는 피막이 깨지면 급격히 큰 혈전이 형성되어 작은 입구의 혈관을 폐쇄한다.
- 급성 심근경색의 대부분은 이러한 동맥경화 병변의 파탄(불안정한 플라크의 파탄)에 의해 발생한다(그림 14–4).

- 고혈압
  ① 본태성 고혈압: 체질
  ② 2차성 고혈압: 신장 질환(신장 혈관의 협착, 신장 실질 질환), 내분비 질환(원발성 알도스테론증, 갈색세포종, 쿠싱 증후군, 갑상선 기능 항진증 등), 대동맥경화(그림 14–2)
- 동맥경화: 당뇨병, 고혈압, 이상지질혈증, 흡연, 젊을 때 발병하는 심근경색 가족력, 남성, 폐경 후 여성[관상동맥 질환의 위험 요인에 대해서는 '32 이상지질혈증(고지혈증)' 참조]

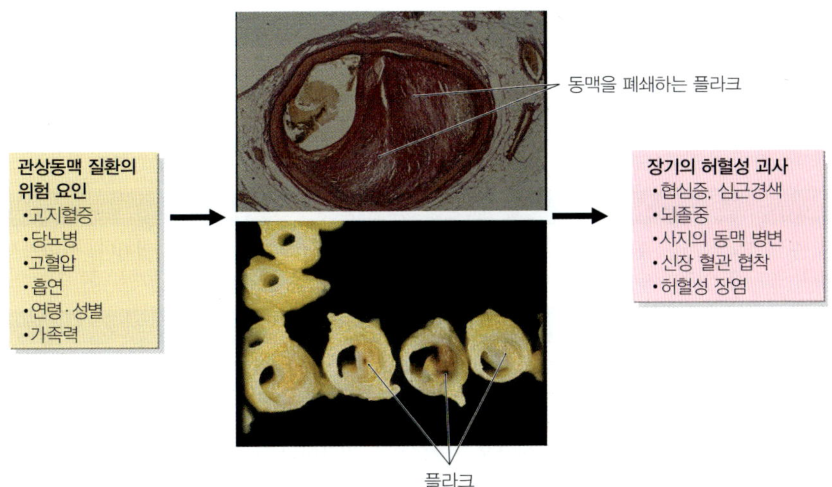

■그림 14-4 동맥경화성 질환의 과정

■표 14-1 성인의 혈압 분류

분류	수축기 혈압(mmHg)	확장기 혈압(mmHg)
적정 혈압	< 120	< 80
정상 혈압	< 130	< 85
정상 고치 혈압	130~139	85~89
Ⅰ도 고혈압	140~159	90~99
Ⅱ도 고혈압	160~179	100~109
Ⅲ도 고혈압	≧ 180	≧ 110
(고립성)수축기 고혈압	≧ 140	< 90

(일본 고혈압학회 고혈압 치료 가이드라인 작성위원회편: 고혈압 치료 지침 2009, p14 〈표 2-6〉 일본 고혈압학회, 2009)

■표 14-2 고혈압 환자의 위험층 구분

혈압 이외의 위험 요인 \ 혈압 분류	Ⅰ도(경증) 고혈압 140~159/ 90~99mmHg	Ⅱ도(중등증) 고혈압 160~179/ 100~109mmHg	Ⅲ도(중증) 고혈압 ≧ 180 / ≧ 110mmHg
위험 요인 없음	저위험	중위험	고위험
당뇨병 이외에 1~2개의 위험 요인, 메타볼릭신드롬(대사증후군)이 있다.	중위험	고위험	고위험
당뇨병, 만성 신장 질환(CKD), 장기 장애, 심혈관 질환, 3개 이상의 위험 요인 중 어느 하나가 있다.	고위험	고위험	고위험

(일본 고혈압학회 고혈압 치료 가이드라인 작성위원회편: 고혈압 치료 지침 2009, p16 〈표 2-8〉 일본 고혈압학회, 2009 에서 일부 수정)

- 일본인 남성 5명 중 1명, 여성 7명 중 1명, 또한 70세 이상에서는 30% 이상이 고혈압이다. 수축기 혈압이 10mmHg 상승하면 뇌졸중 위험은 남성 20%, 여성 15% 증가하고 심장 질환의 위험은 15%(남녀) 증가한다.
- 동맥경화를 촉진하는 지질 대사 이상에 관해서는 '32 이상지질혈증(고지혈증)' 참조

증상

- 중증 고혈압에서는 두통, 구토, 시력 장애, 심부전 또는 신부전의 증상이 있지만, 일반적으로 자각 증상을 인정하지 않는다. 동맥경화는 장기의 허혈 증상이 나타난다.

진단·검사값

고혈압은 외래 진찰실에서의 혈압 측정 결과가 140/90mmHg 이상으로, 동맥경화는 각 장기의 허혈 상태를 MRI, 심장 초음파 등으로 진단한다.

- **고혈압**
- 외래에서의 혈압 140/90mmHg 이상을 고혈압으로 진단한다(표 14-1). 외래에서 5분 이상 안정 좌위로 몇 분 간격을 두고 여러 번 측정한다. 진단 확정을 위해서는 다른 날 다시 측정하고 가정 혈압이나, 24시간 혈압 측정기에 의한 측정값을 기준으로 한다. 가정 혈압은 백의 고혈압과 가면 고혈압(병원에서는 낮은 값, 가정에서는 높은 값)을 제외하는 데 효과적이며, 135/85mmHg 이상을 고혈압으로 판정한다. 24시간 혈압 측정기에 의한 측정은 하루 동안의 변동을 평가하는 데 이용한다.
- 심장, 뇌, 신장, 전신의 혈관 장애 등 정도 고혈압과 함께 동맥경화를 촉진하는 다른 위험 요인의 유무를 검색하고 고혈압 환자의 위험을 계층화한다(표 14-2).
- 젊은이에게 발병하는 고혈압, 약제 저항성 고혈압, 2차성 고혈압을 의심하게 하는 증상을 동반하는 고혈압은 2차성 고혈압 검색을 한다[예: 만월양안모(보름달 같이 얼굴이 둥글어지고 눈이 부음) → 쿠싱 증후군, 저칼륨혈증 → 원발성 알도스테론 질환, 발작 혈압 상승 → 갈색 세포종).
- **동맥경화**
- 각 장기의 국소 빈혈을 진단하는 방법이 주체가 되며 허혈에 의한 장기의 장애를 감지하는 방법(뇌 MRI, 부하 심전도, 심장 초음파 검사 등)과 혈관 벽의 비후, 루멘 협착이나 폐쇄를 진단하는 방법(뇌 MRA, 혈관 조영술, 경동맥 초음파) 등이 있다. 또한 대동맥의 경화도를 대동맥 맥파 전파 속도(pulse wave velocity, PWV)에 의해 측정하고 동맥경화의 지표로 삼는 방법도 있다.
- **검사값**
- 2차성 고혈압 검사: 레닌, 알도스테론, 코티솔, 카테콜아민, 신장·부신 에코, 레노그램, 소변 검사 등

합병증

- 뇌출혈, 동맥경화, 관상동맥 질환, 고혈압성 심장 질환, 신장경화증

치료법

- **치료 방침**
- 환자의 위험도를 단계로 나누어 저위험군에서는 3개월, 중위험군에서 1개월, 생활습관 교정을 하는데도 고혈압이 지속되는 경우에는 강압제 치료를 시작한다. 고위험군에서는 생활습관 교정과 함께 약물 치료를 시작한다(p282 '치료 순서도' 참조).
- 청년·중년층은 130/85mmHg 미만, 노인층은 140/90mmHg 미만, 당뇨병이나 만성 신장 질환(CKD)을 가진 환자는 130/80mmHg 미만을 목표로 강압한다.
- **약물 요법**
- 심각도 장기 장애의 유무, 약제의 특성을 고려하여 약제를 선택한다. 부작용을 방지하기 위해 사용하지 않는 경우에는 증량보다 다른 약물의 병용을 고려한다. 일본 고혈압학회 지침에서는 첫 번째 선택 약물로 Ca 길항제, 안지오텐신 수용체 길항제(ARB), 안지오텐신 전환 효소(ACE)

■ **표 14-3 고혈압의 주요 치료제**

분류	일반 이름	주요 상품명	약의 효과 메커니즘	주요 부작용
Ca 길항제	암로미틴베실	산염 노바스크, 아무로진	혈관 확장	안면 홍조, 두통, 사지 부종
	니페디핀	아달라트		
	딜티아젬 염산염	헤르벤서		서맥
안지오텐신Ⅱ 수용체 길항제 (ARB)	올메사르탄메독소밀	올메텍	안지오텐신Ⅱ	임신성 고혈압 증후군에서는 금기, 신장 혈관성 고혈압 증상에서는 주의
	칸데사르탄 실렉세틸	블로프레스		
	텔미사르탄	미카르디스		
	발살탄	디오반		
안지오텐신 전환 효소 (ACE) 억제제	이미다프릴 염산염	타나트릴	안지오텐신 생성 저해	임신성 고혈압 증후군에는 금기, 신장 혈관성 고혈압, 고칼륨혈증에서 주의. 기침
	카프토프릴	카프토프릴		
	에날라프릴 맬리에이트산	레니베이스		
이뇨제	히드로클로로치아지드	디클로토라이드	Na 배설, 체액량 감소	저칼륨혈증, 내당기능 악화, 고요산혈증
	트리클로르메치아지드	플루이트란		
	프로세미드	라식스, 유텐신		저칼륨혈증, 포도당 기능 악화, 고요산혈증, 탈수
	스피로놀락톤	알닥톤A	알도스테론 길항제	고칼륨혈증, 여성화 유방, 월경 이상
β차단제	아테노롤	테놀민	교감 신경 차단	기관지 천식·COPD 악화, 서맥, 활력 저하
	메트로프롤롤 주석산염	세로켄		
α차단제	독사조신메실산염	칼데나린	교감신경 차단, 혈관 확장	기립성 저혈압

억제제, 이뇨제, β차단제를 권한다.

Px **처방 예** 다음 중 하나를 사용한다.

1) 아무로진정(2.5mg) 1회 1정 1일 1회 아침 식사 후 ← Ca 길항제
2) 디오반정(80mg) 1회 1정 1일 1회 아침 식사 후 ← ARB
   ※ 단일 약제로 효과가 없는 경우에는 이 두 가지 약 또는 디오반과 다이크로트라이드 25mg을 병용한다. 아무로진은 5mg까지 디오반은 160mg까지 증량할 수 있다. 당뇨병 합병 고혈압은 단백뇨를 감소시키는 ARB와 ACE 억제제가 첫 번째 선택이 된다.

Px **처방 예** 운동협심증을 가지고 있는 경우 β차단제가 좋은 적응이다.

• 테노민정(50mg) 1회 1정 1일 1회 아침 식사 후 ← β차단제
   ※ 강압 효과가 충분하지 않은 경우 ARB를 병용한다.

● 생활습관 교정
• 소금 섭취 제한: 6g/일 미만, 야채·과일 섭취, 적정 체중 유지, 운동, 알코올 섭취 제한, 금연
● 외과적 치료
• 호르몬 생산 종양에 의한 2차성 고혈압은 종양 절제, 신장 혈관성 고혈압의 일부는 혈관 성형술을 실시한다.

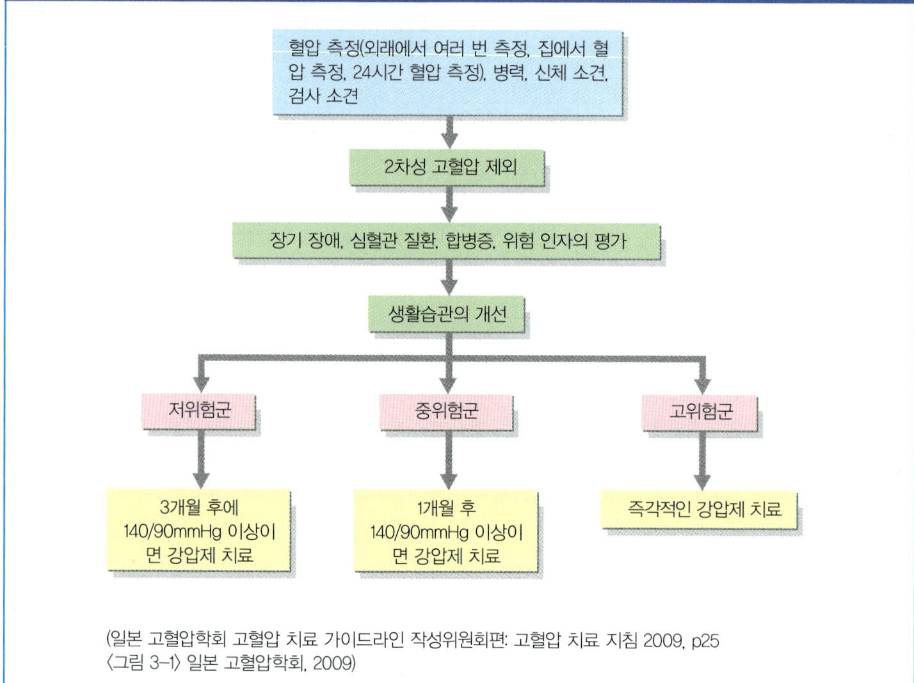

(일본 고혈압학회 고혈압 치료 가이드라인 작성위원회편: 고혈압 치료 지침 2009, p25
〈그림 3-1〉 일본 고혈압학회, 2009)

고혈압·동맥경화증 환자의 간호

아리타 기요코

간호 과정 순서도

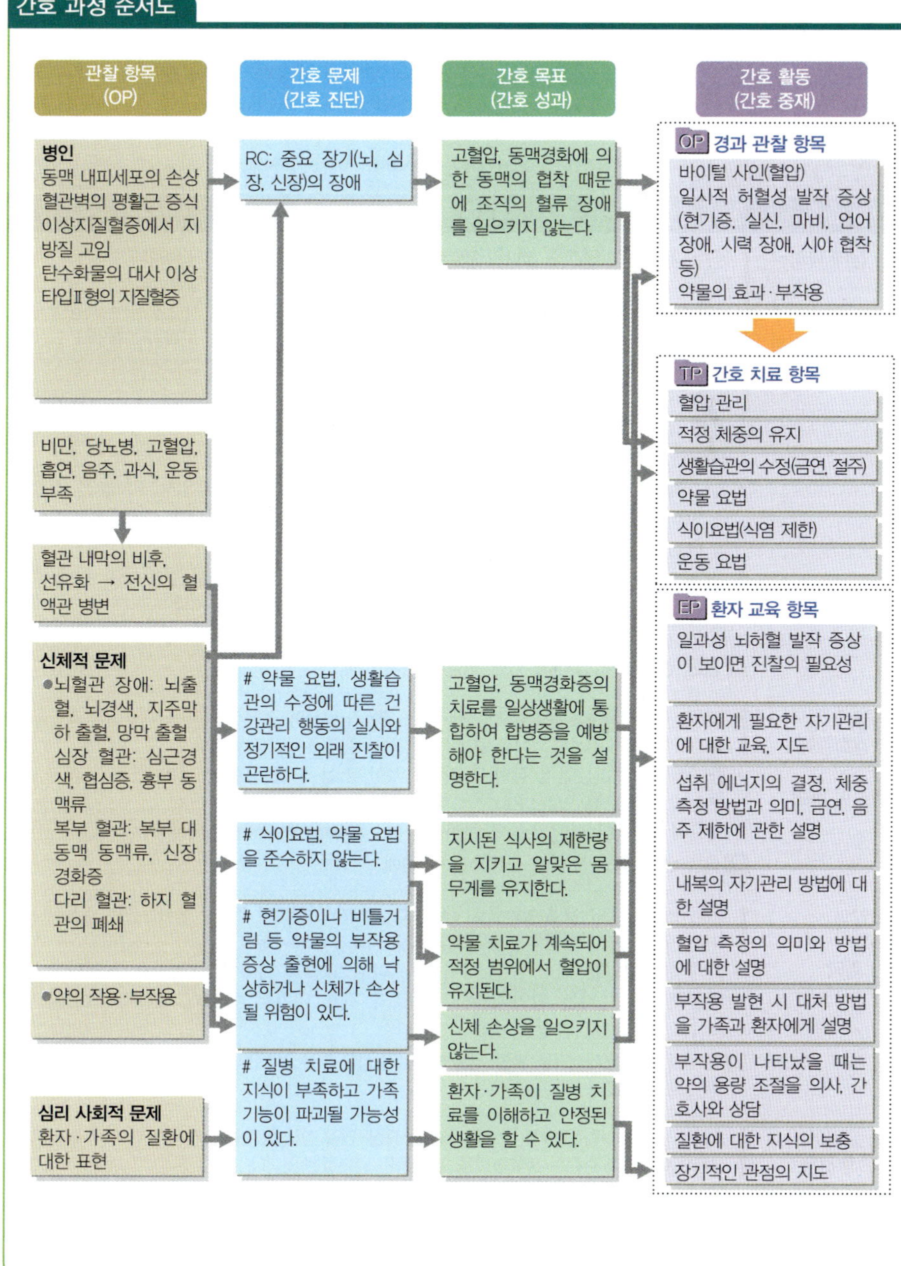

- 고혈압, 동맥경화증은 자각 증상이 없어 방치되기 쉽지만 조기에 적절한 치료와 간호를 받지 않으면 뇌, 심장, 신장 등 중요 장기에 장애를 일으켜 생명이 위험해진다.
- 동맥경화를 촉진하는 인자로는 고혈압, 흡연, 비만, 운동 부족 등이 있다. 이 중에서도 특히 고혈압은 동맥경화를 촉진하는 요인으로 알려져 있다. 따라서 고혈압에 의한 동맥경화의 진전에 따라 중요한 장기 손상이 일어나지 않는 것이 중요하다.
- 위의 촉진 요인에 따라 뇌졸중, 심근경색, 신부전 등의 발생을 예방하기 위해 생활습관의 수정이나 약물 요법에 관한 지원을 한다.

| Step1 영향 평가 | Step2 간호 초점 | Step3 계획 | Step4 실시 | Step5 평가 |

정보 수집	평가 관점과 근거·잠재적 간호 문제
전신 상태 파악	동맥경화의 촉진 요인 중 하나인 고혈압은 일반적으로 자각 증상이 없기 때문에 주의해야 하며, 원인 불명(본태성 고혈압)이 90% 정도를 차지하고 나머지는 신장 질환, 내분비성 고혈압 등이 원질환(2차성 고혈압)으로 밝혀져 있다. 두 경우 모두 고혈압을 방치하면 동맥, 세동맥이 경화하기 때문에 심장, 뇌, 신장, 망막 등 중요 장기에 큰 영향을 준다. 따라서 고혈압에 의한 동맥경화를 촉진하지 않도록 생활습관(식사, 배설, 운동 등)의 수정과 강압제 복용을 계속하도록 지원하는 동시에 전신 상태를 관찰한다. • 첫째, 고혈압의 원인을 탐구하고 본태성 고혈압 또는 2차성 고혈압 여부를 파악하여 환자에게 지도·교육을 실시하는 것이 중요하다. • 혈압 측정: 집에서 측정하는 혈압보다 외래에서 측정하는 혈압이 더 높은 경향을 나타낸다. 또한 혈압은 심각도, 긴급성, 수반 증상의 정도를 판단하는 기준의 하나이다. • 검사 소견: 고혈압의 원인이 본태성인지, 2차성인지의 여부를 판단하기 위해 검사를 실시한다. 원발성 알도스테론증에서는 저칼륨혈증에 따른 구강 건조, 다음, 다뇨 등이 보인다. 🔍 공동 문제 : 중요 장기(뇌, 심장, 신장)의 장애
고혈압, 동맥경화증에 대한 기왕력의 파악	고혈압, 동맥경화증은 무증상으로 지나가는 경우가 많으며, 동맥 협착이 조직에 혈액 흐름을 감소시켜 갑자기 일시적 의식 소실이나 마비, 언어 장애가 나타날 수 있다. • 과거에 일시적인 언어 장애나 마비, 의식 소실 등을 경험한 적이 있는지 환자·가족에서 정보를 얻는다. • 조직의 순환 혈액량 감소에 의한 증상의 유무를 환자·가족에게 확인한다. 🔍 공동 문제 : 중요 장기(뇌, 심장, 신장)의 장애
고혈압의 원인과 동기 파악	140/90mmHg 이상을 고혈압으로 진단한다. 본태성 고혈압의 치료는 생활습관의 수정이나 약물 치료, 2차성 고혈압은 수술 치료와 약물 치료가 주체가 된다. • 본태성 고혈압은 평생 동안 식이요법, 약물 요법을 계속해나갈 필요가 있다. • 고혈압을 일으키는 원인에 따라 치료와 간호 내용이 다르기 때문에 고혈압의 원인을 파악하기 위해 정보를 수집한다. 🔍 잠재적 간호 문제 : 약물 요법, 생활습관의 수정에 따른 건강관리 행동의 실시, 정기적인 외래 진료가 어렵다.
약물 요법의 작용·부작용 관찰	고혈압, 동맥경화증은 약물 치료를 하지만 증상·건강 상태 악화를 방지하기 위해 치료의 중심은 식이요법과 수정된 생활습관을 평생 동안 지속하는 것이다. • 약물 요법은 혈압을 적정한 값으로 유지하고 합병증과 2차 장애를 일으키지 않도록 하기 위해 실시한다. 따라서 약물의 복용 여부를 확인하는 동시에 혈압을 적정 값으로 관리할 수 있도록 지원한다. • 장기적인 강압제의 복용은 현기증, 뇌허혈 등을 일으킬 수 있으므로, 강압제의

■표 14-4 생활습관의 수정 항목

1) 감염	6g/일 미만
2) 식염 이외의 영양소	야채, 과일의 적극적인 섭취*
	콜레스테롤과 포화지방산의 섭취 자제
	생선의 적극적 섭취
3) 체중 감소	BMI(체중(kg)÷신장(m^2))가 25 미만
4) 운동	심혈관 질환이 없는 고혈압 환자를 대상으로, 중간 강도의 유산소 운동을 정기적으로(매일 30분 이상을 목표로) 실시한다.
5) 절주	에탄올을 남성 20~30㎖/일 이하
	여성 10~20㎖/일 이하
6) 금연	

※생활습관의 복합적인 수정이 더 효과적이다.

*심각한 신장 장애를 동반한 환자는 고칼륨혈증을 초래할 위험이 있기 때문에, 야채·과일의 적극적인 섭취는 권장하지 않는다. 당분이 많은 과일의 과도한 섭취는 특히 비만이나 당뇨병 등 칼로리 제한이 필요한 환자에게는 적당하지 않다(일본 고혈압학회 고혈압 치료 가이드라인 작성위원회편: 고혈압 치료 지침 2009, p32 〈표 4-1〉 일본 고혈압학회, 2009).

	작용·부작용에 대해 환자·가족에게 지도할 필요가 있다. ● 강압제 부작용 발생 시 처리 방법에 대해 지도한다. 🔍 잠재적 간호 문제 : 약물 요법을 준수하지 않음/약물 부작용 증상이 나타나 낙상하거나 신체를 손상하게 될 위험
식이요법의 효과 파악	고혈압은 식이요법만으로 혈압을 낮추기는 어렵지만, 운동 요법, 약물 요법과 병용함으로써 강압 작용이 커진다. ● 구체적으로는 식염 제한, 야채와 과일의 적극적인 섭취와 콜레스테롤·포화 지방 섭취 제한, 알코올 제한 등을 실시한다. 또한 운동 요법을 실시, 적정 체중의 유지를 목표로 한다. ● 일상생활 속에서 습관의 수정은 환자·가족에게 어려운 일이지만 식이요법, 운동 요법, 약물 요법을 계속하도록 지원해야 한다(표 14-4). ● 환자·가족에게 식이요법을 중심으로 한 생활습관의 수정에 관한 지도를 실시한다. ● 식이요법, 생활습관의 수정에 대한 환자·가족의 반응을 파악한다. 🔍 잠재적 간호 문제 : 식이요법을 준수하지 않음
환자·가족의 심리 사회적 측면의 파악	고혈압, 동맥경화증은 중요한 장기에 장애를 주어 생명의 위기에 직면할 수 있다. 생명의 위기를 벗어나도 합병증이나 후유증을 초래할 수 있다. 원인 불명의 본태성 고혈압은 생활습관을 수정하지 않아 상태가 악화되면 입·퇴원을 반복하여 경제적인 기반이 불안정해질 가능성도 있다. ● 환자·가족의 경제 상태에 대해 파악하고 필요 시에는 사회적 서비스를 받을 수 있도록 정보를 제공한다. ● 질병, 치료에 대한 이해 정도를 알고 부족하면 보충한다. ● 약물 요법, 식이요법, 운동 요법에 대해 가족이 협력할 수 있는지 확인한다. 🔍 잠재적 간호 문제 : 질병, 치료에 대한 지식 부족과 관련하여 가족 기능이 파탄할 가능성이 있음

간호 문제 리스트

RC: 중요 장기(뇌, 심장, 신장)의 장애
#1 약물 요법, 생활습관의 수정에 따른 건강관리 행동의 실시와 정기적인 외래 진료가 어렵다(건강지각–건강관리 패턴).
#2 지시된 식이요법, 약물 요법을 준수하지 않는다(건강 지각–건강관리 패턴).
#3 질병 치료에 대한 지식 부족과 관련해 가족 기능이 파탄할 가능성이 있다(역할–관계 패턴)
#4 현기증이나 어지러움 등 약물의 부작용 증상 출현으로 낙상하거나 신체를 손상시킬 위험이 있다(건강 지각–건강관리 패턴).

간호의 우선순위 지침

- 고혈압, 동맥경화증은 일반적으로 자각 증상이 없이 악화되는 경우가 많아 현기증과 실신, 마비 등 일과성 뇌허혈 발작이 의심되는 증상이 발현한 경우에는 동맥 협착에 의한 뇌 조직의 혈류 장애 증상으로 나타난다. 이러한 증상은 일과성, 가역성을 갖기 때문에 환자 자신이 경증이라고 판단하고 의료기관에 가서 진찰하지 않는다. 그러나 일과성 뇌허혈 발작을 경험한 환자는 뇌졸중이 될 위험성이 높다고 한다. 따라서 일시적 허혈성 발작 증상을 놓치지 않도록 환자·가족을 지도하는 것이 중요하다.
- 고혈압, 동맥경화증의 치료는 생활습관의 수정을 기본으로 한다. 환자가 지금까지의 생활습관을 수정하기에는 어려움이 따른다. 따라서 약물 치료와 생활습관을 수정하도록 환자·가족에게 제의하는 것이 중요하다.

공동 문제	간호 목표(간호 성과)
RC: 중요 장기(뇌, 심장, 신장)의 장애	〈간호 목표〉 고혈압, 동맥경화에 의한 동맥 협착 때문에 조직의 혈류 장애를 일으키지 않는다.

간호 계획	중재 포인트와 근거

OP 경과 관찰 항목

- 바이털 사인(혈압, 맥박, 호흡, 체온, 의식)

➡동맥경화는 동맥 내막 비후 때문에 혈관 저항이 증가하고 혈액을 말초까지 보내기 위해 1회 심박출량이 커져 혈압이 높아진다. 또한 맥박을 관찰하여 심근 수축력과 순환 혈액량을 알 수 있다.

- 현기증, 실신, 마비의 유무(힘을 주기 어려움), 언어 장애(말하기 어려운 느낌) 등 일과성 뇌허혈 발작 증상의 유무
- 기억력의 저하
- 흉통, 요통의 유무
- 불쾌감 유무

➡일시적 뇌허혈 발작 증상 근거 뇌 조직에서 뇌 혈류량이 감소하고 조직 내 산소가 감소하여 뇌경색이나 일시적 뇌허혈 발작이 일어난다. 혈관벽 약화에 따라 뇌출혈을 일으켜 마비, 기억 누락, 구음 장애, 의식 장애 등 증상이 나타난다. 또한 심장은 동맥경화로 심장의 활동이 증가하고 협심증과 울혈성 심부전, 관상동맥 협착에 의해 혈류량이 저하하여 국소 빈혈을 일으키므로 심근경색이나 돌연사의 원인이 된다. 이러한 증상은 흉통, 요통, 배부통, 불쾌감 등을 발생시킨다.

- 절뚝거림의 유무, 보행 시의 통증
- 사지의 괴사성 궤양 유무, 말초의 피부색, 지각의 상태

➡절뚝거림의 유무 근거 다리 동맥이 협착되면 말초 순환 혈액량이 감소하여 조직의 산소 부족이 생김에 따라 통증 때문에 파행(절뚝거리는 걸음)을 보인다. 또한 피부에 괴사성 궤양을 동반하기도 한다. 따라서 피부가 거무스름해지면서 생긴 얼룩 유무에 주의하여 관찰해야 한다.

• 시력 저하와 시야 협착(눈의 침침함, 보기 어려운 느낌)

➡ 근거 망막 세동맥경화가 발생하면 동맥 루멘이 협착하고 혈류 장애 또는 출혈에 의해 시력 장애와 시야 결손을 초래한다.

TP 간호 치료 항목
• 강압제의 확실한 투여

➡ 의사의 지시에 따라 적절하게 투여한다. 목표 혈액 수치에 달하지 못하는 경우나 부작용의 정도에 의해 약물 변경을 검토한다.

EP 환자 교육 항목
• 경과 관찰 항목과 같은 자각 증상이 보였을 경우에는 즉시 간호사에게 알리고, 가정에서 증상이 나타낸 경우에는 외래 진찰을 하도록 지도한다.

➡ 근거 고혈압은 동맥경화를 촉진하는 강압제를 확실하게 투여하여 혈압을 적정 범위 내에서 유지한다.

1 간호 문제	간호 진단	간호 목표(간호 성과)
#1 약물 요법, 생활 습관의 수정에 따른 건강관리 행동의 실시와 정기적인 외래 진찰이 어렵다.	비효과적 자기 건강관리 **관련 요인**: 치료 계획의 복잡성, 지식 부족 **진단 지표** ☐ 지시된 치료 방법을 실시하기 어렵다고 말한다.	〈간호 목표〉 고혈압, 동맥경화증 치료를 일상생활에 통합하여 합병증 예방으로 이어지게 한다.

간호 계획	중재 포인트와 근거
OP 경과 관찰 항목 • 신체 상태 • 학습 능력(시력·청력 장애의 유무, 이해력 등) • 질병과 치료에 대한 이해의 정도 • 질병과 치료에 대한 불안	➡ 근거 현기증, 두통 등이 나타나는 경우 질환, 치료 계획에 대한 학습이 어려울 수 있다. 노인은 시력 상실, 청력 저하의 정도를 파악한다. 신체 상태나 학습 능력을 관찰해, 질환이나 치료에 대해 이해하고 관리하는 데 있어 환자의 불안감을 듣고 그에 따라 치료·자기관리 프로그램을 개발하기 위한 정보를 얻는다. 일반적으로 고혈압, 동맥경화증은 자각 증상이 적기 때문에 질병의 자기관리에 대한 학습 동기 부여가 어려운 경우가 많다.
TP 간호 치료 항목 • 치료 및 식이요법, 약물 요법에 대한 지식 교육 • 약물 복용 지도	➡ 근거 지식이 부족한 경우 약사, 영양사, 의사와 지식을 보충하기 위한 공간을 마련한다.
EP 환자 교육 항목 • 환자·가족에게 치료 계획, 질환의 경과, 생활습관 수정의 필요성을 설명한다. • 합병증 증상과 그 대처 방법을 설명한다.	➡ 근거 가족은 환자가 질환의 자기관리를 계속하게 하는 중요한 지원군이다. 치료 계획과 생활습관의 수정 등에 대해서는 설명에 동참해 이해를 얻는다.

2 간호 문제	간호 진단	간호 목표(간호 성과)
#2 지시된 식이요법, 약물 요법을 준수하지 않는다.	불이행 **관련 요인**: 계획된 치료 행동에 관련된 지식, 관리에 접근하여 케어 제공자의 정기적인 후속 조치 **진단 지표** ☐ 지시에 따르지 않음을 나타내는 행동 ☐ 증상 악화 현상	〈간호 목표〉 1) 약물 요법을 계속하여 적정 범위에서 혈압을 유지시킨다. 2) 지시된 규정의 제한을 지키고 적정 체중을 유지할 수 있다.

<table>
<tr><td>간호 계획</td><td>중재 포인트와 근거</td></tr>
</table>

OP 경과 관찰 항목

- 혈압 수치

➡️ 고혈압, 동맥경화증은 자각 증상 부족, 강압제 내복을 지속하는 데 어려움이 있다. 약물 요법은 단일 저용량에서 시작하여 복용 후 2~3개월 이내에 강압 목표에 도달하도록 한다. 그러나 제대로 복약되지 않아 증상이 악화된 경우는 더욱더 약물이 필요하다.

- 현기증, 기립성 저혈압, 두통, 졸음 등 강압제의 부작용 발현 상황

➡️ **근거** 사용하는 강압제에 따라서 부작용 증상이 나타날 수도 있다.

- 식사 섭취량, 식사 시간 등

➡️ **근거** 규정식 실시, 적정 체중의 유지는 혈액 압력 저하, 동맥경화를 촉진하는 위험 요인을 줄일 수 있다. 환자가 식이요법을 유지·관리할 수 있도록 계획 수립을 위한 정보 수집을 한다. 이것은 적정 체중의 유지, 식이요법이 계속되고 있는지 파악하는 지표가 된다.

- 체중 증가, BMI의 변화
- 생활 활동 강도

➡️ **근거** 체중이 증가하면 전신에 혈액 공급량이 증가하고 심장에 부하가 걸려 동맥경화를 촉진한다. BMI가 25 이상인 경우는 22 정도가 되도록 감소시켜야 한다. 일반적으로 체중 4kg의 증가는 최대 혈압을 약 15mmHg 상승시킨다고 한다.

- 염분 섭취량

➡️ **근거** 염분의 과다 섭취는 세포 외 액체량의 증가에 수반하여 순환 혈액량·심박출량이 증가, 심부하가 생기고 혈관의 비후를 촉진시킨다.

- 기호품(특히, 흡연, 음주)의 섭취 상황

➡️ **근거** 흡연과 과음은 혈압을 올린다.

TP 간호 치료 항목

- 가정에서의 혈압 측정을 지도한다.
- 식이요법의 지도
- 복용하는 약물에 대한 작용·부작용 설명
- 내복의 자기관리 방법을 설명한다.
- 내복약의 부작용 증상이 발현한 경우, 대처 방법을 지도한다.

➡️ **근거** 혈압 측정 장비를 구입하고 집에서 매일 정해진 시간에 같은 부위를 같은 체위로 측정하도록 지도한다.

➡️ **근거** 식이요법을 준수하고 적정 체중을 유지하여 적정한 혈압을 유지하더라도 장기 복용을 계속해야 한다. 사용하는 강압제는 부작용 증상이 나타날 수 있다. 약물의 작용·부작용을 환자·가족에게 설명하는 것이 중요하다. 약물의 부작용으로 현기증이나 비틀거림이 출현하는 경우는 신체를 손상할 가능성도 있기 때문에, 그 자리에서 웅크리고 앉는 등 구체적인 지도를 실시한다.

EP 환자 교육 항목

- 섭취 에너지를 결정하고 관리 방법을 설명한다.
- 체중 측정의 의미와 방법에 대해 설명한다.

➡️ 적정 체중을 유지하기 위해 섭취 에너지를 제한한다. 환자의 생활을 파악하고 실천이 가능한지 구체적으로 설명한다. 매일 정해진 시간에 체중 측정을 하는 것은 섭취 에너지 제한 효과가 눈에 보이는 형태로 나타나기 때문이라는 동기 부여를 한다.

- 금연, 음주 제한에 대해 설명한다.

➡️ 흡연, 음주 제한 **근거** 소량의 음주는 문제없다고 하지만 음주 시 섭취하는 안주 등 염분 섭취가 문제가 된다. 음주 시에는 양을 줄여 1~2주 만에 혈압이 저하될 것임을 설명한다.

- 환자의 상태에 따라 의사, 영양사와 협력하여 식이요법을 계속할 수 있도록 지원한다.

➡️ 생활습관의 수정에 대해 환자, 의사, 간호사, 영양사가 목표를 공유하고 환자가 자기관리를 계속할 수 있도록 지원한다.

3 간호 문제	간호 진단	간호 목표(간호 성과)
#3 질병, 치료에 대한 지식 부족과 관련하여 가족의 기능이 파탄할 가능성이 있다.	**가족 기능 파탄** **관련 요인**: 가족 역할의 변화, 경제적인 부담 **진단 지표** ☐ 수명주기의 이행 곤란 ☐ 가족의 정서적인 요구를 충족할 수 없다. ☐ 역할 기능의 변화 ☐ 가족 역할의 파탄	〈간호 목표〉 환자·가족이 질병 치료를 이해하고 안정된 생활을 할 수 있다.

간호 계획	중재 포인트와 근거
OP 경과 관찰 항목 • 환자·가족의 질환에 대한 말과 행동	➡환자·가족의 상태를 관찰 　근거 장기적인 치료가 가족에게 어떤 부담을 강요하고 있는지 파악해야 한다.
TP 간호 치료 항목 • 가족의 협력 체제를 확인한다. 생활습관과 식습관의 수정이 가족에게 영향을 미칠 수 있으며, 가족이 환자와 함께 생각하도록 한다. • 가족의 신체적·정신적 상태를 확인한다.	➡근거 생활습관, 식이요법 수정은 가정에서의 식사 준비를 복잡하게 할 수 있다. 환자뿐만 아니라 가족도 식사 습관을 수정하는 기회로 삼도록 지도하는 것이 좋다. 가족의 부담을 파악하고 완화 방법을 함께 생각한다.
EP 환자 교육 항목 • 질병에 대한 지식 부족이 있으면 보충한다. • 환자의 상태가 중증화·장기화되는 경우에는 사회 자원의 활용 등에 대해 설명한다.	➡근거 중요 장기(뇌, 심장, 신장 등)의 합병증이 발생하면 입·퇴원을 반복하게 되어 환자에게 장애를 남길 수 있다. 따라서 가족의 경제적 부담이 증가할 뿐만 아니라 가족의 간병에 대한 신체적·정신적 부담이 커져, 가족 기능이 파탄할 가능성이 있다. 중독화·장기화될 경우에는 먼저 예측을 한 뒤에 필요한 지도를 실시한다.

4 간호 문제	간호 진단	간호 목표(간호 성과)
#4 현기증이나 휘청거림 등 약물의 부작용 증상이 출현하여 낙상에 의해 신체가 손상될 위험이 있다.	**신체 손상 위험 상태** **위험 요인**: 약물의 부작용 증상(현기증 또는 휘청거림) 출현	〈단기 목표〉 1) 약물의 부작용 증상에 주의할 수 있다. 2) 신체 손상을 방지하는 안전한 수단을 취할 수 있다.

간호 계획	중재 포인트와 근거
OP 경과 관찰 항목 • 신체 상태, 의식	➡근거 자기관리 능력이 저하하고, 약의 부작용이 출현하는 경우에 환자 자신이 신체 손상을 회피할 수 없다.
TP 간호 치료 항목 • 침대의 주변 환경을 정비한다. • 환자의 자기관리 능력을 배려하고, 보행이나 이동 시에 돕는다. • 복약 후 어지럼증이 나타나는 경우, 활동을 하지 말라고 설명한다. • 약의 작용·부작용에 대해 설명하고 부작용이 출현했을 때는 가족과 함께 해결 방법을 생각한다. • 장기 복약을 계속하기 위해서는 환자와 신뢰 관계를	➡근거 화장실에 갈 때 낙상 등 사고가 일어나지 않도록 환경을 정돈한다. 부작용에 의해 신체가 손상되면 컴플라이언스의 저하로 연결되기 쉽다. ➡약의 작용·부작용 설명 　근거 약물에 의한 부작용은 다양하다. 환자는 부작용에 불안을 느끼고 복약을 거부하는 경우도 있으므로 복약의 필요성, 부작용 증상에 대

구축하고, 치료에 대한 솔직한 기분을 서로 이야기한다. | 해 충분히 설명하고 가벼운 부작용도 궁금하면 언제든지 묻도록 지도한다.

EP 환자 교육 항목
● 환자·가족에게 복약 관리 방법을 설명한다.
● 환자·가족에게 내복약의 부작용 증상이 발현한 경우, 대처 방법을 지도한다.

➡ **근거** 약물 요법은 장기간 실시하게 된다. 따라서 약의 부작용에 대처할 수 있도록 지도한다. 약의 효능은 환자마다 다르기 때문에 주의하면서 정중하게 설명한다.

| Step1 영향 평가 | Step2 간호 초점 | Step3 계획 | **Step4 실시** | Step5 평가 |

병기·병태·중증도별 관리 포인트

【급성기】 뇌경색이나 심근경색은 급격하게 증상이 나타나고, 심각한 결과를 초래하는 경우가 많다. 따라서 급성기에는 구명을 첫째로 삼아 전신 관리를 실시하는 동시에, 환자·가족이 건강 상태에 대해 불안감을 갖기 쉬우므로 심리적 지원을 한다.

【만성기】 생명의 위기에서 벗어나고 상태가 안정되는 시기지만, 질환으로 인한 합병증, 2차 장애 때문에 일상생활의 수정이 강요될 수 있다. 질병의 자기관리를 위한 지식과 정보를 환자뿐만 아니라 가족에게도 제공하는 것이 중요하다.

【회복기】 건강 상태가 안정되고 심근경색이나 뇌경색의 재발을 일으키지 않도록 식이요법, 약물 요법, 기타 수정된 생활습관을 지속할 수 있게 지원한다. 또한 자각 증상이 없어도 중요 장기에 장애가 오기 전에 식사나 생활습관에 대한 지도를 실시하는 것도 중요하다.

간호 활동(간호 중재) 포인트

합병증의 예방
● 고혈압, 동맥경화증의 합병증을 예방하기 위해서는 식이요법, 약물 요법, 생활습관의 수정이 필요하다. 이들을 균형 있게 실시할 수 있도록 환자·가족의 이야기를 잘 듣고, 실행 가능한 계획을 수립한다.

규정식 지원
● 환자 자신이 계속할 수 있는 목표를 세우고 칼로리 제한, 염분 제한을 한다.
● 약물 요법과 식이요법 사이의 연관성을 이해할 수 있도록 지원한다.
● 가정에서 식사 준비를 하는 사람에게도 환자와 같은 지도를 실시한다.
● 술을 금지할 필요는 없고, 적당량은 섭취가 가능하다는 것을 환자·가족에게 지도한다.

약물 요법의 지원
● 강압제의 확실한 내복을 계속할 수 있도록 지원한다.
● 혈압 측정을 매일 실시해 강압 목표값 안에 있는지 여부를 평가한다.
● 약물 치료의 부작용이 발현하는 경우에는 의사와 상담하여 약물의 양을 조절한다.
● 약물 요법을 실시할 때는 혈압이 강압 목표값 안이라도, 자기 판단으로 내복약의 양을 조절하거나 중지하지 않도록 지도한다.

생활습관 수정에 대한 지원
● 적당한 운동은 강압이나 체중 감소 효과가 있는 것으로 알려져 있다. 도보, 상쾌한 산책, 가벼운 에어로빅 등 운동을 권한다. 운동 중에는 혈압이 상승하기 때문에 운동 요법의 대상자는 심혈관계 합병증이 없는 경증 이하의 고혈압 환자로 제한한다.
● 운동 요법을 시작할 때는 사전에 메디컬 체크를 실시, 운동 내용을 상담하도록 지도한다.

퇴원·요양 지도

● 엄격한 식이요법을 계속하고 생활습관을 수정하기 어려운 경우가 많다. 따라서 환자가 할 수 있는 범위의 식이요법, 생활습관의 수정을 하고 점차 그 범위를 넓혀간다.
● 약물 요법만으로 고혈압, 동맥경화증을 관리하기는 어렵다. 약물의 효과를 향상시키기 위해 식이요법, 운동 요법 등을 계속할 필요성과 생활습관 개선을 환자에게 충분히 이해시키고 지도한다.
● 약물 요법·식이요법·운동 요법의 지속, 생활습관을 수정하는 것은 까다롭기 때문에 환자의 이야

> 기를 잘 듣고 부족한 지식이 있으면 영양사, 약사, 의사들에게 정보를 얻을 수 있는 기회를 마련한다.
> - 체중과 혈압을 매일 정해진 시간에 측정하는 것으로, 자신의 신체 상태를 객관적으로 평가할 수 있음을 설명한다.

| Step1 영향 평가 | Step2 간호 초점 | Step3 계획 | Step4 실시 | Step5 평가 |

평가 포인트

간호 목표의 달성도

- 혈압이 적정한 범위에 있는가?
- BMI가 22 정도가 되도록 체중 감소를 했거나 유지할 수 있는가?
- 뇌, 심장, 신장 등 중요 장기에 합병증을 일으키고 있지 않은가?
- 식이요법, 운동 요법의 필요성을 이해하고 실시하고 있는가?
- 약물 치료의 필요성을 이해하고 실시하고 있는가?
- 강압제 복용에 따른 부작용으로 신체 손상을 일으키고 있지 않은가?
- 혈압의 변동 요인을 이해하고 그 요인을 피하는 생활을 하려고 생각하는가?
- 혈압, 체중 측정을 매일 하고 신체 상태를 객관적으로 파악할 수 있는가?

● 인용 문헌

1) 나카노 쇼이치편: 도설·질병의 과정과 몸(I) 증상별 병태 생리편, p53, 의치약출판, 2001
2) 일본 고혈압학회 고혈압 치료 가이드라인 작성위원회편: 고혈압 치료 지침 2009, p32 일본 고혈압학회, 2009

● 참고 문헌

1) 이노우에 도모코편: 증상에서 본 간호 과정의 전개–병태 생리 및 치료의 포인트, p235~247, 의학서원, 2007
2) 약의 지도장, 고단샤, 2007
3) 일본 고혈압학회 치료 가이드라인 작성위원회편: 고혈압 치료 가이드라인 2009 일본 고혈압학회, 2009
4) 카르페니토 = 모예 LJ(후지사키 가오루, 아아세 히로야키 역): 카르페니토 간호 과정·간호 진단 입문–개념 맵과 간호 측정기 화면 만들기, 의학서원, 2007
5) 하드먼, T 헤더 편(일본 간호진단학회 감역) : NANDA–I 간호 진단 조치의 정의와 분류 2012~2014, 의학서원, 2012
6) 우치노조 코지, 고사카 키노리 감수: 간호학대사전 제5판, p663, 1554, 메지카루후렌도사, 2002
7) 와사 오사무, 미나미 히로코, 오미노 미쓰히로 총편집: 간호대사전 제2판 p993~994, 2132, 의학서원, 2010
8) 도모아케 히토노부 감수: 순환기 질환, Nursing Selection 3, p2~6, 62~65, 학습연구사, 2003
9) 다카구 후미마로, 오가타 에쓰로, 구로카와 키요시 외 감수: 새로운 임상의 과학(3분책판 제1권) 제8판, p385~402, 586~612, 의학서원, 2002
10) 니시자키 통합: 도해 알고 싶은 병태 생리, p38~47, 의학서원, 2002
11) 즈카 요시오: 계통 간호학 강좌 전문 분야·성인 간호학 3 혈관 제13판, p145~147, 의학서원, 2012
12) 시마다 가즈유키, 무네무라 미에코 편집: 새로운 체계 간호학 전서 전문 분야·성인 간호학, 순환기, p194~200, 메디컬프렌드사, 2009

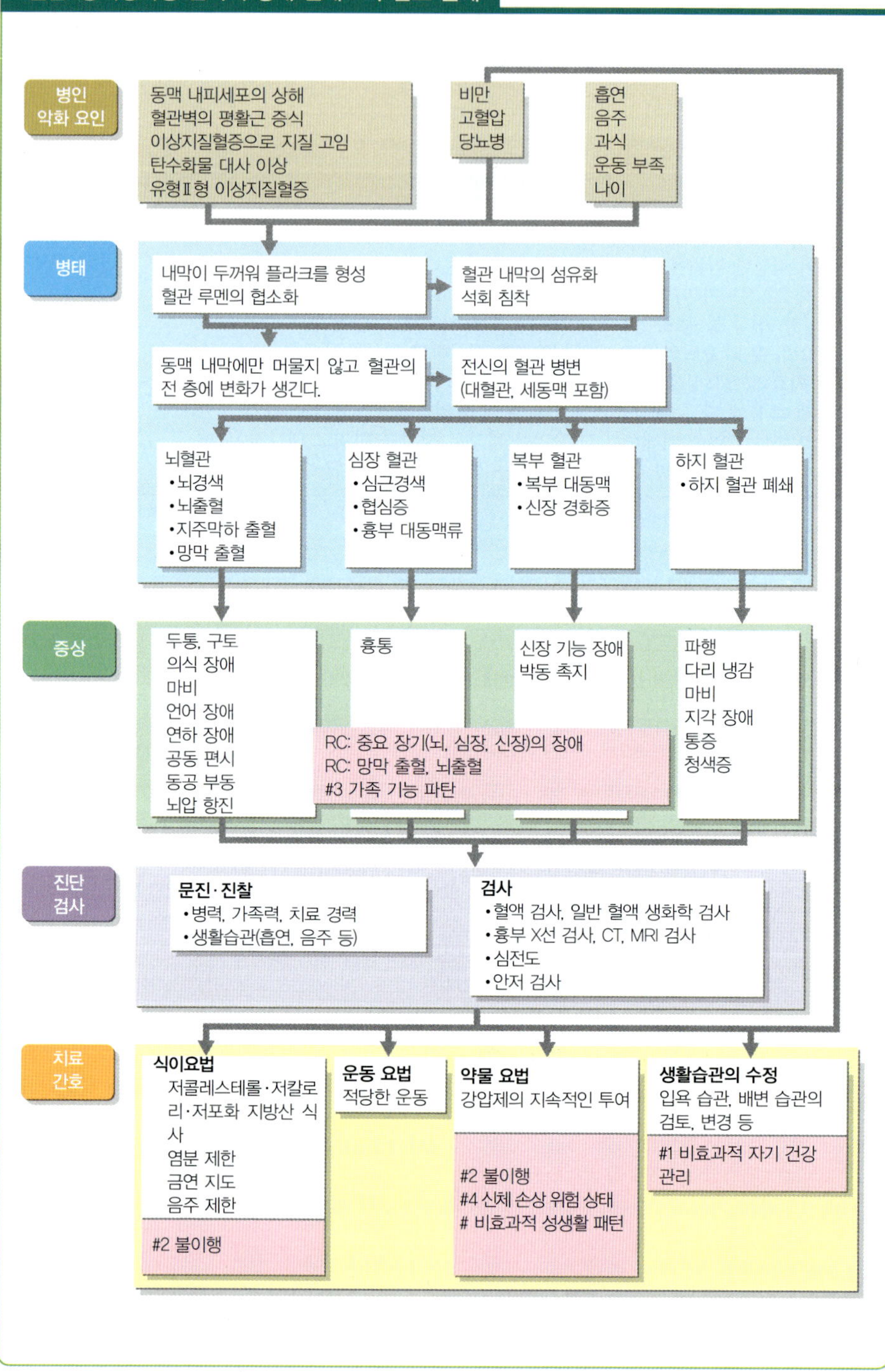
병인 악화 요인

동맥 내피세포의 상해
혈관벽의 평활근 증식
이상지질혈증으로 지질 고임
탄수화물 대사 이상
유형Ⅱ형 이상지질혈증

비만
고혈압
당뇨병

흡연
음주
과식
운동 부족
나이

병태

내막이 두꺼워 플라크를 형성
혈관 루멘의 협소화

혈관 내막의 섬유화
석회 침착

동맥 내막에만 머물지 않고 혈관의
전 층에 변화가 생긴다.

전신의 혈관 병변
(대혈관, 세동맥 포함)

뇌혈관
• 뇌경색
• 뇌출혈
• 지주막하 출혈
• 망막 출혈

심장 혈관
• 심근경색
• 협심증
• 흉부 대동맥류

복부 혈관
• 복부 대동맥
• 신장 경화증

하지 혈관
• 하지 혈관 폐쇄

증상

두통, 구토
의식 장애
마비
언어 장애
연하 장애
공동 편시
동공 부동
뇌압 항진

흉통

신장 기능 장애
박동 촉지

파행
다리 냉감
마비
지각 장애
통증
청색증

RC: 중요 장기(뇌, 심장, 신장)의 장애
RC: 망막 출혈, 뇌출혈
#3 가족 기능 파탄

진단 검사

문진·진찰
• 병력, 가족력, 치료 경력
• 생활습관(흡연, 음주 등)

검사
• 혈액 검사, 일반 혈액 생화학 검사
• 흉부 X선 검사, CT, MRI 검사
• 심전도
• 안저 검사

치료 간호

식이요법
저콜레스테롤·저칼로
리·저포화 지방산 식
사
염분 제한
금연 지도
음주 제한

#2 불이행

운동 요법
적당한 운동

약물 요법
강압제의 지속적인 투여

#2 불이행
#4 신체 손상 위험 상태
비효과적 성생활 패턴

생활습관의 수정
입욕 습관, 배변 습관의
검토, 변경 등

#1 비효과적 자기 건강
관리

15 해리성 대동맥류·심장압전

미야기 나오토 · 아라이 히로쿠니

눈으로 보는 질환

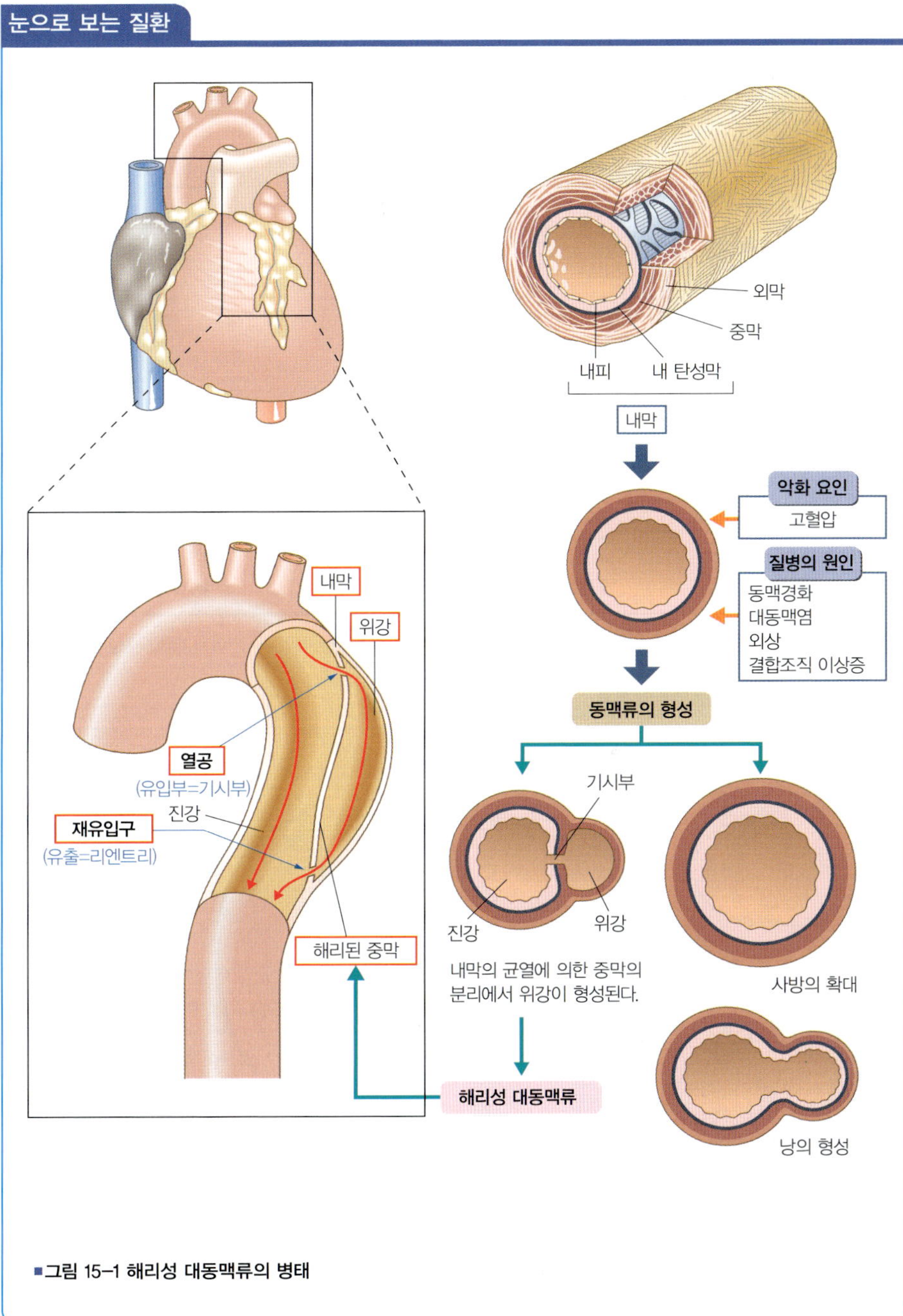

■그림 15-1 해리성 대동맥류의 병태

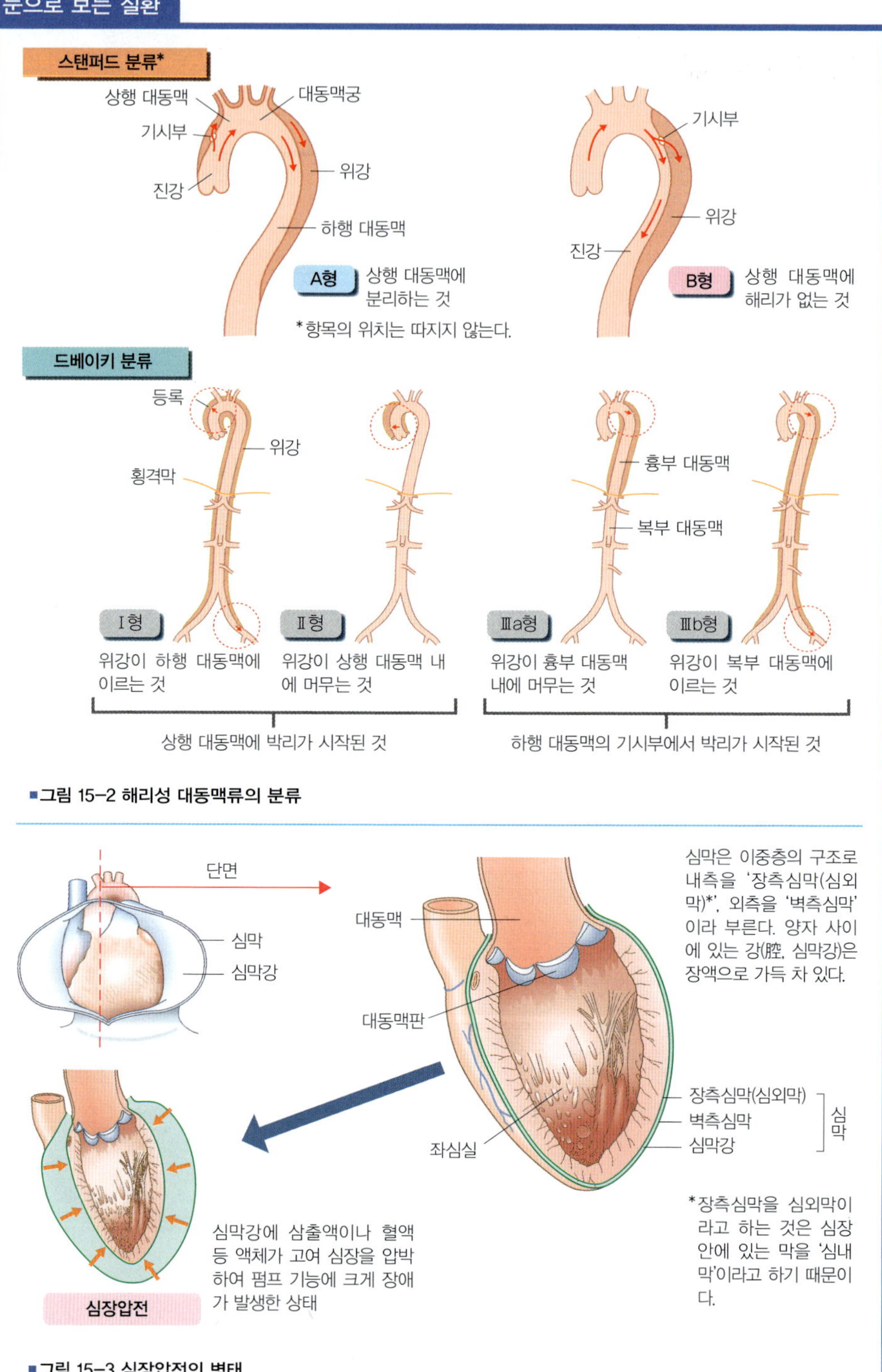

■ 그림 15-2 해리성 대동맥류의 분류

■ 그림 15-3 심장압전의 병태

눈으로 보는 질환

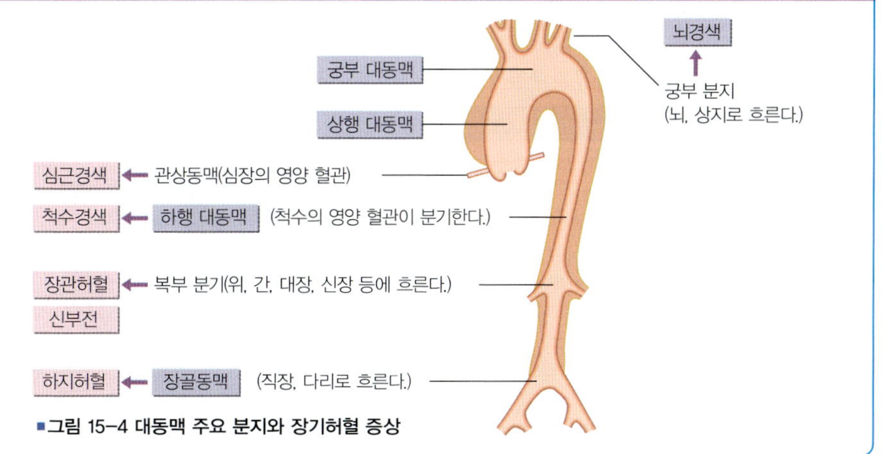

■그림 15-4 대동맥 주요 분지와 장기허혈 증상

병태 생리

해리성 대동맥류는 대동맥 내막 균열부에서 혈액이 혈관 내막과 외막 사이로 유입되고, 대동맥 파열, 대동맥 분지 폐색 등을 초래하는 질환이다. 심장압전의 경우는 심막강에 유입하여 발생한 액체에 의해 심낭 내압이 상승하여 심장이 압박을 받아 심실의 확장 장애와 심박출량의 저하를 초래한 상태이다.

- 해리성 대동맥류는 항목의 위치와 해리의 배열 범위에 의해 드베이키(DeBakey) 분류와 스탠퍼드(Stanford) 분류(그림 15-2)로 나뉜다.
- 주된 병태는 해리에 의해 취약점인 대동맥 벽이 파열된 경우(심낭 내에 출혈 → 심장압전, 종격, 흉강, 후복막, 복부 등)와 박리 내막에 의해 대동맥 분지가 협착·폐색된 경우(심근경색, 뇌경색, 사지 허혈, 복부 장기허혈성 척수경색 등) 두 가지이다.
- 해리성 대동맥류에 의한 심장압전은 상행 대동맥 파열에서 심낭 내에 출혈이 일어나 발생한다. 급속하게 심낭 내에 고여있는 경우가 많기 때문에 빠른 진단과 적절한 대처가 필요하다.

병인·악화 요인

- 해리성 대동맥류는 고혈압을 기초로 한 동맥경화성 병변에서 발생하는 경우가 가장 많지만 외상, 대동맥염, 그 외 마르팡(Marfan) 증후군이나 엘러스-단로스(Ehlers-Danlos) 증후군과 같은 결합 조직 이상증에도 생긴다.

역학·예후

- 남녀 비율은 약 3:1이고, 발병 연령은 40~70세. 스탠퍼드 분류에 의한 급성 A형 해리의 발생률은 미국, 유럽의 경우 연간 100만 명당 5.2명이다.
- 무치료 A형 해리는 발병 48시간 안에 사망률이 80%로 추정된다. 외과 치료의 경우 근래에 발전이 이루어져 사망률이 10% 이하로 떨어지고 있다. 한편, B형 해리는 일부 사례를 제외하고 급성기 예후는 좋은(사망률 10%) 편이며, 보존 치료를 선택한다.

증상

- 갑작스러운 심한 흉통, 장기허혈 증상, 충격이 주요 증상이다. 등의 통증, 요통을 호소하는 경우가 많다.
- 사지에서 다른 혈압이 나타나는 경우가 있다.
- 대동맥 해리의 박리한 내막이 대동맥 분지를 협착·폐색하면 다른 장기의 허혈 증상이 일어난다(그림 15-4).

- 상행 대동맥에 해리가 진전되고 있는 경우(A형 해리), 심장압전과 대동맥 부전증을 병발할 가능성이 높다. 급속하게 진행하는 심부전, 혈압 저하, 맥박 압력 저하, 심박수 증가, 중심 정맥압 상승(경정맥 노장) 등의 증상을 나타낸다.
- 취약화된 대동맥 외막의 파열은 출혈성 쇼크가 될 수도 있다.

진단·검사값

▌결정적 수단은 초음파 검사에 의한 박리 내막을 확인하는 것이다.

- 초음파 검사: 흉부와 복부에서 박리 내막이 확인되면 대동맥 해리의 진단은 확정된다. 낭수의 고임과 대동맥 부전증 합병 유무의 진단에도 유용하다.
- CT: 확정 진단, 치료 방침 결정에 가장 유용한 검사이다. 해리 범위의 특정 위강 혈전화 유무, 파열 유무, 심장압전 유무 등 얻을 수 있는 정보가 많다(그림 15-5).
- 혈관 조영술: 급성 심근경색 진단에서 관상동맥 조영술을 시행할 때 대동맥 해리가 발견될 수 있지만, 검사에는 시간이 필요하기 때문에 대동맥 해부 진단을 위해서는 사용하지 않는 경우가 많다.

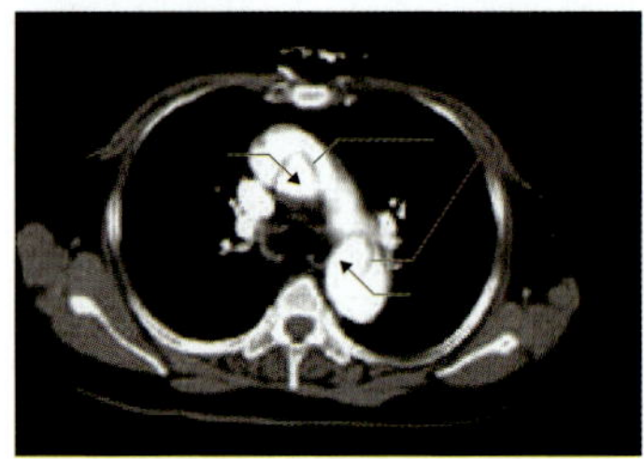
■그림 15-5 해리성 대동맥류의 CT 영상

- ●검사값
- 특이적 이상을 나타내는 혈액 검사값은 없다.
- 출혈이 있으면 빈혈의 진행을 인정하지만 급성의 경우 혈액 검사에 반영되지 않는 경우가 많다.
- 비특이적이긴 하지만 위강의 혈전화가 있는 경우, 응고 기능 이상(FDP 상승, 혈소판 수·피브리노겐 값 하락, PT 연장 등)을 보일 수 있다.

합병증

- 심근경색, 뇌경색, 척수경색(하반신 마비, 방광 직장 장애), 장관허혈, 신부전, 사지허혈 등

치료법

▌급성기에는 통증과 혈압 조절하에 대동맥 인공 혈관 치환술을 비롯한 응급 수술을 실시한다.

- ●치료 방침
- 우선 통증과 혈압 조절을 실시한다.
- 심장압전에 의한 충격이 나타났을 경우, 수술에 앞서 심낭 배수를 실시하여 혈행 동태의 안정을 도모한다.
- 일반적으로 위강 개존형의 A형 해리는 응급 수술을 적응한다.
- B형 해리는 파열이나 긴박한 파열, 장기허혈이나 다리허혈 등 합병증이 있는 경우는 응급 수술이 적응된다. 하지만 그 외의 경우에는 강압 요법을 중심으로 한 내과 치료를 먼저 선택한다.
- 위강 혈전형의 A형 해리에 대한 치료는 논쟁거리지만, 동맥류·대동맥 해리 진료 지침(2006년 개정)에 따르면 대동맥 직경이 50mm 이상 또는 혈전화한 위강 지름이 11mm 이상의 경우는 고위험군으로 간주해 응급 수술을 고려한다. 그러나 그 이하의 증례에서도 고도의 대동맥부전, 심장압전이 합병된 환자는 응급 수술을 적용한다.
- 약물 치료가 선택된 경우 또는 수술 후에도 위강이 잔존하고 있는 증례에서는 수축기 혈압 강압의 표준값은 120mmHg 이하이다.
- ●외과적 치료
- 내막 균열(항목)을 포함한 대동맥 인공 혈관 치환술을 실시한다. 상행 대동맥에 항목이 존재하지 않으면 상행 대동맥 치환, 궁부에 항목이 존재하면 근위 궁부 치환 또는 궁부전 치환술을 실시한다.
- 대동맥 역류를 일으킨 증례의 경우 대동맥판 리프트를 고려한다. 내막 균열이 발살바 깊이 침입한 증례나 대동맥 판륜 확장을 초래하는 증례에서는 대동맥 기지 대체(벤톨(Bentall) 수술) 또는 자기 대동맥판 보존 술식(aortic valve sparing operation)을 실시한다.

해리성 대동맥류 · 심장압전의 병기 · 병태 · 중증도별 치료 순서도

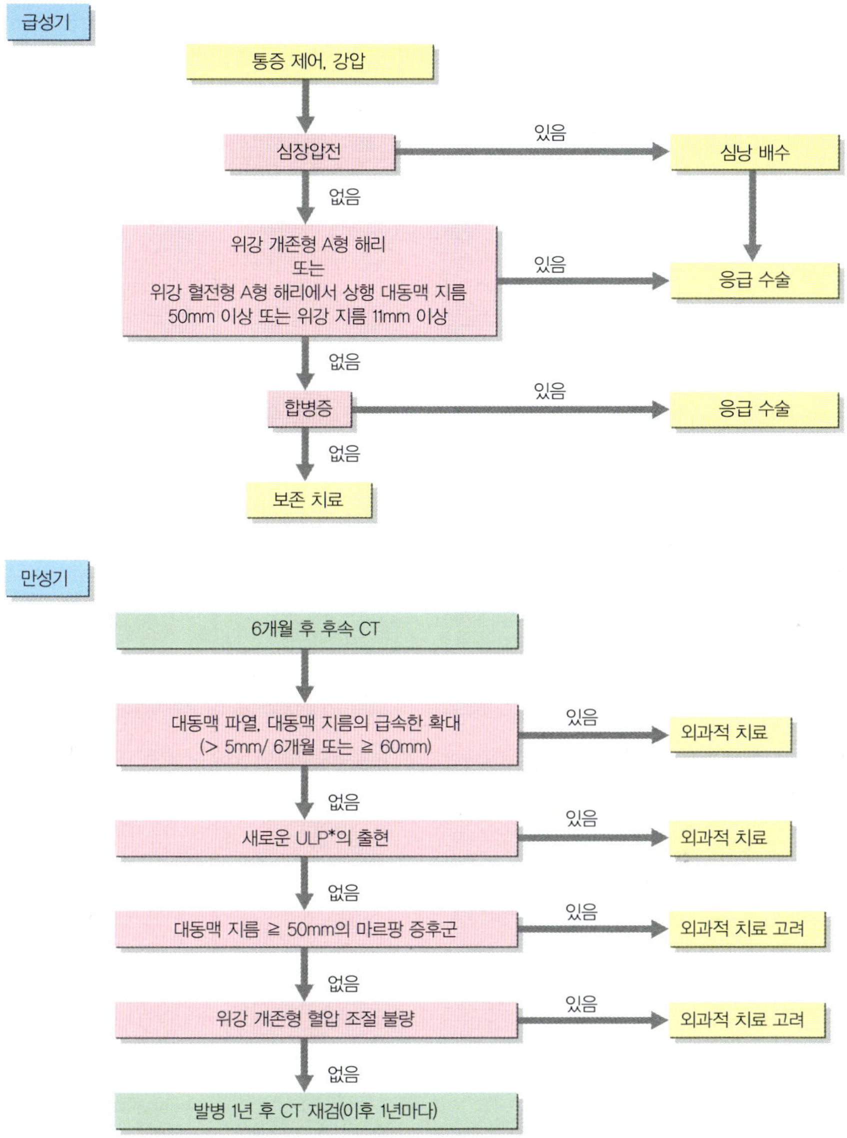

급성기

통증 제어, 강압

→ 심장압전 — 있음 → 심낭 배수 → 응급 수술

없음 ↓

위강 개존형 A형 해리
또는
위강 혈전형 A형 해리에서 상행 대동맥 지름
50mm 이상 또는 위강 지름 11mm 이상 — 있음 → 응급 수술

없음 ↓

합병증 — 있음 → 응급 수술

없음 ↓

보존 치료

만성기

6개월 후 후속 CT

↓

대동맥 파열, 대동맥 지름의 급속한 확대
(> 5mm/ 6개월 또는 ≥ 60mm) — 있음 → 외과적 치료

없음 ↓

새로운 ULP*의 출현 — 있음 → 외과적 치료

없음 ↓

대동맥 지름 ≥ 50mm의 마르팡 증후군 — 있음 → 외과적 치료 고려

없음 ↓

위강 개존형 혈압 조절 불량 — 있음 → 외과적 치료 고려

없음 ↓

발병 1년 후 CT 재검(이후 1년마다)

* ULP(ulcer like projection)란 위강 폐쇄형 해리에서 조영된 진강으로부터 조영되지 않는 위강에 작은 돌출 모습으로 보이며 궤양, 상투영으로 번역된다.

미우라 하나에

간호 과정 순서도

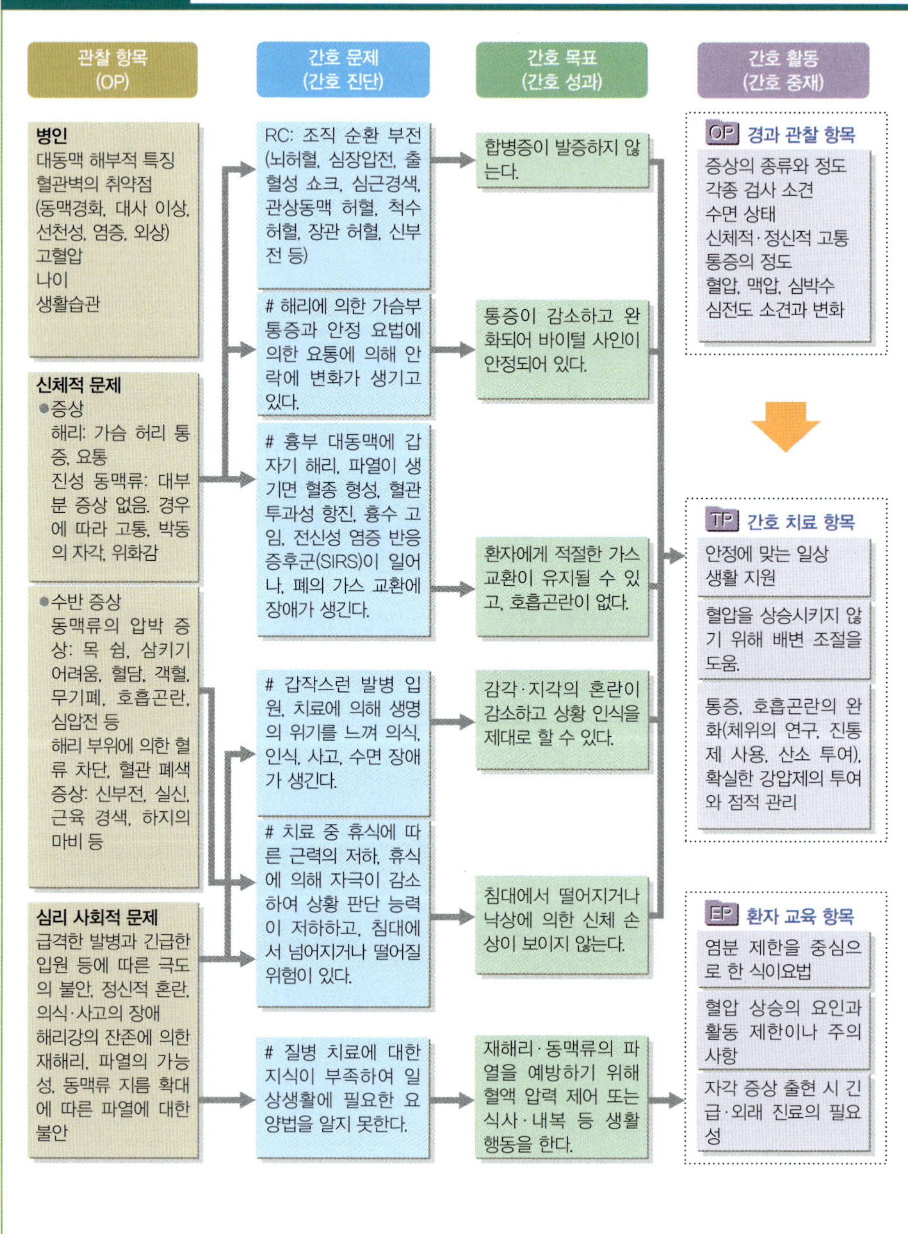

<table>
<tr><td colspan="2">

기본 개념

- 대동맥 해리 부위, 동맥류 형성의 부위에 따라 다양한 신체 증상이 나타난다. 허혈·협착 증상, 특히 심장압전, 심근경색, 대동맥 부전 등 증상이 나타날 때는 충분히 주의한다.
- 해리와 동맥류의 파열이 발생하면 갑자기 심한 통증과 함께 생명을 위협하는 상태가 되고, 환자는 강한 불안을 느낀다. 통증 조절을 하고 환자의 불안 완화를 위해 노력하는 동시에 혈압 조절이 중요하다. 목표 혈압을 유지할 수 있도록 동맥 압력 라인 등에 의한 관찰, 혈압을 상승시키지 않도록 안정을 유지한다. 퇴원 후에도 필요한 요양 행동을 할 수 있도록 일상생활 지도를 실시한다.

</td></tr>
</table>

| Step1 **영향 평가** | Step2 **간호 초점** | Step3 **계획** | Step4 **실시** | Step5 **평가** |

정보 수집	평가 관점과 근거 · 잠재적 간호 문제
증상 부위, 정도, 향후 출현할 증상의 관찰	해리, 혹이 생기는 부위나 크기에 따라 증상이 다를 뿐만 아니라, 치료 방침(내과 치료 또는 수술 치료)도 다르다. 또한 새로운 증상의 출현은 해리의 진행, 동맥류 파열의 위험이 있으므로 증상의 관찰이 중요하다. • 각종 검사 소견을 파악(흉부 X선 검사, 심전도, 초음파 검사, CT 검사) • 병형의 종류 파악(스탠퍼드 분류, 드베이키 분류) • 목표 혈압치를 유지할 수 있는지 파악한다. • 발생했거나 발생할 수 있는 증상을 관찰한다(통증, 장기허혈증 등). 🔍 공동 문제 : 조직 순환 부전 🔍 잠재적 간호 문제 : 해리에 의한 가슴 · 등부 통증에 의한 안락의 변화/흉부 대동맥에 급성 해리 · 파열 발생으로 혈종 형성, 혈관 투과성 항진, 흉수 고임, 전신 염증반응증후군(SIRS)이 일어나 폐 가스 교환이 장애가 일어난다.
치료가 미치는 신체적 정신적 문제 파악	질병의 진행과 치료에 따라 다양한 신체적·정신적 문제가 발생할 가능성이 높다. 이러한 문제를 파악하고 해결하는 것은 증상을 안정시키며 환자의 안락과 연결된다. • 안정도 제한에 따른 환자의 정신적 스트레스 유무, 수면 상태, 말과 행동을 파악한다. • 안정도 제한에 의해 자유롭게 몸을 움직일 수 없기 때문에 요통이 발생하고 있지는 않은지 관찰한다. • 안정도 제한에 따라 활동량이 적어져 장 연동운동이 저하하므로 변비 발생하지 않았는지 관찰한다(변비로 인한 배변 시 힘주기는 혈관 내압을 상승시키고, 파열 리스크를 높인다). • 긴급 입원과 집중 치료를 통해 불안·공포를 느끼지 않는지, 환자의 언행, 기분, 수면 상태를 관찰하고 정신 상태를 파악한다. • 치료상 필요한 휴식으로 근력이 저하하고, 상황 판단 능력이 떨어진다. 강압이나 통증에 대한 진통제의 사용 등으로 낙상이나 추락 등 신체 손상 위험이 발생함을 이해하고 필요한 치료와 지원을 한다. 🔍 잠재적 간호 문제 : 안정(침상 안정)에 따른 변비 위험이 있는 상태/질환, 치료에 대한 지식 부족으로 일상생활에 필요한 요양법을 모름/갑작스러운 발증, 입원, 치료로 인해 생활에 위기를 느끼고 의식 · 지각 · 사고 · 수면 장애 발생/치료 중 휴식에 따른 근력 저하, 휴식에 의한 자극의 감소로 상황 판단 능력 저하. 침대에서 넘어지거나 떨어질 위험이 있음
환자·가족의 심리 사회적 측면 파악 (질환 관리, 요양에 대한 인식)	건강 상태의 안정과 진행을 예방하기 위해서는 환자·가족의 질환에 대한 이해가 필수적이다. 급성기를 지나면 통증이 사라지고 증상이 완전히 없어지는 경우가 많지만, 동맥경화에 의한 것이 많아 새로운 해리·동맥류의 발생을 예방하고, 동맥경화의 예방을 위한 요양 조치가 요구된다. • 질병을 환자·가족이 어떻게 인식하고 있는지 정보를 얻는다. 질환에 대해 잘못된 인식을 하고 있다면, 필요에 따라 설명하는 등 의사의 협력을 얻는다.

- 병상이 안정되어 퇴원할 무렵에는 허리 통증 등 통증이 사라지는 경우가 많다. 증상이 사라지면 환자·가족은 완치되었다는 인식을 갖기 쉽지만, 해리 루멘의 확대 가능성이 있음을 설명한다.
- 혈압을 측정하고 의사의 지시대로 내복약을 제대로 복용한다. 혈압 상승을 방지하기 위하여 염분 제한을 중심으로 하는 식이요법을 실천할 수 있도록 일상생활에서의 주의점을 이해하고 있는지 확인한다.
- 동맥류 지름 확대, 재해리를 우려한 활동 제한, 업무 내용의 변경을 요하는 경우가 있다. 환자의 일상생활 패턴과 라이프스타일에 대한 정보를 얻는다.

🔍 잠재적 간호 문제 : 질병, 치료에 대한 지식 부족으로 일상생활에 필요한 요양법을 모름

Step1 영향 평가	Step2 간호 초점	Step3 계획	Step4 실시	Step5 평가

간호 문제 리스트

RC: 조직 순환 부전(뇌허혈, 심장압전, 출혈성 쇼크, 심근경색, 관상동맥허혈, 척수허혈, 장관 빈혈, 신부전 등)

#1 해리에 의한 가슴·허리 통증, 안정 요법에 의한 요통으로 안락의 변조가 발생한다(인지-지각 패턴).

#2 흉부 대동맥에 급성 해리·파열이 발생하면 혈종 형성, 혈관 투과성 항진, 흉수 고임, 전신성 염증반응 증후군(SIRS)이 일어나 폐의 가스 교환 장애를 일으킨다(활동-운동 패턴).

#3 갑작스런 발병, 입원, 치료를 통해 생명에 위기를 느끼고 의식·인식·사고·수면 장애가 발생한다(인지-지각 패턴).

#4 치료에 따른 휴식으로 근력 저하, 휴식에 의한 자극 감소로 상황 판단 능력이 저하하고 침대에서 넘어지거나 떨어질 위험이 있다(건강 지각-건강관리 패턴).

#5 질병, 치료에 대한 지식 부족으로 일상생활에 필요한 요양법을 모른다(건강 지각- 건강관리 패턴).

간호의 우선순위 지침

- 급성기에 재해리·동맥류의 파열은 예후 불량이 될 확률이 높다. 따라서 일시적인 혈압 상승과 높은 혈압의 지속에 의해 혈관의 파탄을 초래하지 않는 케어가 중요하다. 의사와 협력하여 적절한 강압제을 투여하여 안정된 혈압을 유지한다. 또한 통증 완화와 함께 휴식을 권유받고 환자가 안전하고 편안히 지내며 생명의 위기 상황을 벗어나 불안감을 완화하는 것이 중요한 간호 지원이 된다.
- 개별 환자의 상태에 따라 간호 문제도 다르다. 환자에게 발생한 문제에 따라 우선순위를 결정해야 한다.

Step1 영향 평가	Step2 간호 초점	Step3 계획	Step4 실시	Step5 평가

공동 문제	간호 목표(간호 성과)
RC: 조직 순환 부전(뇌허혈, 심장압전, 출혈성 쇼크, 심근경색, 관상동맥허혈, 척수허혈, 장관허혈, 신부전 등)	〈장기 목표〉 합병증이 발병하지 않는다. 〈단기 목표〉 환자의 혈행 동태가 안정적이고, 전신의 조직 순환이 적절하다.

간호 계획	중재 포인트와 근거
OP 경과 관찰 항목 • 동맥류의 부위, 크기, 병형 • 강압제 복용과 혈압 조절 상태 • 동맥류 파열의 징후·증상의 유무(흉배 통증, 호흡곤란 호소, 혈압 변화, 의식 수준의 저하, 쇼크 상태 등)	➲동맥류의 크기와 병형의 이해 **근거**자각 증상이 없는 경우도 있기 때문에 이들을 아는 것으로, 일어날 위험 증상을 예측할 수 있다.

- 조직 순환 부전에 따른 다양한 증상

TP 간호 치료 항목
- 안정된 혈압 조절을 도모하기 위해 확실한 강압제 투여, 점적관리를 한다.
- 의사와 상담, 통증 완화 도모(진통제의 투여)
- 휴식, 수면을 취할 수 있도록 환경을 조정한다.
- 지시된 안정의 범위 내에서 안락한 체위를 연구한다.

- 불안과 공포의 느낌을 표출할 수 있도록 자극한다.

EP 환자 교육 항목
- 해리성 대동맥류의 병태와 위험 요인에 대해 환자와 가족에게 설명한다.
- 혈관 부하를 피하기 위해 의사가 지시한 안정의 필요성에 대해 설명한다.
- 증상이 나타나거나 이상이 있을 때 간호사 호출의 필요성을 설명한다.

➡ 목표 혈압을 유지 [근거] 고혈압으로 혈관 벽에 부하가 증가하고 동맥류 파열의 위험이 높아진다.

➡ 안락의 유지 [근거] 통증, 불쾌감 등을 없애지 않으면 혈압 상승의 원인이 되어 혈관부하가 된다.

➡ 안정의 유지 [근거] 신체 움직임에 따라 혈압이 상승한다.

➡ 질병 치료에 대한 지식 제공 [근거] 환자, 가족의 불안을 줄이고 규정 준수를 강화한다.

1 간호 문제	간호 진단	간호 목표(간호 성과)
#1 해리에 의한 흉배 통증, 안정 요법에 의한 요통으로 안락감에 변화가 생긴다.	**안락 장애** **관련 요인**: 신체 움직임 제한, 해리성 대동맥류, 대동맥 해리 **진단 지표** ☐ 고통을 느끼는 증상 호소 ☐ 안락하지 않다는 호소 ☐ 자극에 대한 과도한 호소 ☐ 신음	〈장기 목표〉 통증, 고통, 불편감이 소실되고 주요 징후가 안정된다.

간호 계획	중재 포인트와 근거
OP 경과 관찰 항목 - 통증의 유무, 부위, 정도 - 진통제의 사용과 효과 - 안정에 따른 요통의 유무 **TP 간호 치료 항목** - 의사가 지시한 진통제를 투여한다. - 지시된 안정의 범위 내에서 가능한 체위 변환이나 마사지를 실시하고 요통 완화를 위해 노력한다. - 통증이 완화되지 않으면 의사와 상담한다. **EP 환자 교육 항목** - 통증이 혈압 상승을 초래한다는 것을 설명하고, 통증이 있을 때는 언제든지 의료진에게 전하도록 설명한다.	➡ 통증 완화를 위한 적극적인 도움과 안락감의 제공 [근거] 고통, 불편함은 혈압을 상승시키는 요인이 되고 다시 해리·동맥류의 파열을 초래할 수 있다. ➡ [근거] 혈압과 심박출량을 증가시키는 활동, 힘주기, 흥분을 피하도록 환자와 가족에게 설명한다.

2 간호 문제	간호 진단	간호 목표(간호 성과)
#2 흉부 대동맥에 급성 해리·파열이 발생하면 혈종 형성, 혈관 투과성 항진,	**가스 교환 장애** **관련 요인**: 해리에 의한 혈관 파열, 흉수 고임, 혈종 형성, 진통제의 투여, 휴식에 의한 폐포 내의 혈류 불균형	〈장기 목표〉 환자에게 적절한 가스 교환이 유지될 수 있도록 한다. 〈단기 목표〉 1) 정상적인 동맥 가스 분석 값을 나타낸다. 2) 호흡 상태(전체, 깊이, 패턴)가 정상이다.

<table>
<tr><td>흉수 고임, 전신성 염증반응 증후군(SIRS)이 일어나 가스 교환 장애를 일으킨다.</td><td>**진단 지표**
☐ 호흡곤란
☐ 동맥혈 가스 분석값의 불량
☐ 호흡 이상
☐ 피부 톤 이상</td><td>3) 호흡 소리가 청명하다.</td></tr>
</table>

간호 계획	중재 포인트와 근거

OP 경과 관찰 항목
- 흉부 X선 소견
- 호흡 소리, SpO_2, 동맥혈 가스 분석값, 호흡곤란의 유무
- 가래의 유무(혈담의 유무), 양상과 양

➡혈담의 유무, 혈액 혼입 유무의 관찰 **근거** 혈담의 증가, 양상의 변화는 해리의 진행이나 파열을 시사한다.

TP 간호 치료 항목
- 의사의 지시가 있는 경우에는 확실하게 산소 투여를 한다.
- 호흡곤란이 있는 경우, 즉시 의사에게 보고하고 동시에 가능한 범위에서 호흡이 편한 체위를 생각한다.
- 신체적·정신적 안정을 도모하기 위한 관리를 실시해, 산소 수요를 감소시킨다.

➡휴식에 따른 체위 변화에 의한 폐 관류 불균형 해소 **근거** 와상(臥床)으로 인한 횡격막 운동의 저하로 호흡이 억제되거나 통증에 의해 효과적인 호흡·환기가 저하하고, 폐혈류의 불균형이 발생하므로 가능한 범위에서 체위 변화나 좌위를 유지하도록 한다.

EP 환자 교육 항목
- 환자의 의식 수준과 이해 정도에 따라 효과적인 호흡과 가래 객담의 중요성을 설명하고 그 방법을 힘써 실시하도록 지도한다.

3 간호 문제	간호 진단	간호 목표(간호 성과)
#3 갑작스런 발병, 입원 치료에 의해 생명의 위기를 느끼고 의식·지각·사고·수면 장애가 발생한다.	**급성 혼란** **관련 요인**: 통증, 활동 제한(몸의 움직임 제한), 긴급 입원, 파열, 재해리의 공포 **진단 지표** ☐ 인지 기능의 변화 ☐ 의식 수준의 변화 ☐ 잘못된 지각 ☐ 안절부절못함의 증대	〈장기 목표〉 환자의 감각, 생각·수면의 혼란과 변화 증상이 감소한다. 〈단기 목표〉 1) 불안·공포를 느끼고 있는 것을 표출할 수 있다. 2) 규칙적인 생활을 하거나 충분한 수면을 취할 수 있다.

간호 계획	중재 포인트와 근거

OP 경과 관찰 항목
- 불안, 공포의 원인
- 불안을 나타내는 신체적 증상이나 말과 행동, 표정
- 질환에 대한 의사의 설명 인식
- 가족의 면회 빈도, 협력의 방향성

TP 간호 치료 항목
- 일상생활의 리듬을 찾고 잠을 충분히 잘 수 있도록 환경을 조정한다(소음, 불빛 조정, 라디오, 텔레비전).
- 의료 기기의 소리에 대해 설명하고 걱정이나 불안을 완화시킨다.

➡불안의 경감과 상황 인식을 할 수 있는 간호 중재 **근거** 갑작스런 통증, 생활의 위기 상황 등에 의해 환자가 불안을 느끼고, 입원으로 인한 환경 변화와 활동 제한(안정 유지)에 따른 자극 감소로 인지에 변화가 생기기 쉽다. 상황 인식을 할 수 있는 환경 조정을 통해 감정을 조절하고, 혈압 안정에도 이어질 수 있도록 케어를 한다.

EP 환자 교육 항목
- 가족이 곁에 있어줄 수 있도록 협력을 구한다.
- 시간과 위치를 인식할 수 있도록 항상 상황을 설명한다.

➡ **근거** 가족은 환자의 의식·지각·사고·수면 장애 등에 대해 충격을 받기 쉽다. 그러므로 일시적인 혼란이 복구 가능하다는 것을 설명하고, 환자를 안정시킬 수 있도록 환경을 정비한다.

4 간호 문제	간호 진단	간호 목표(간호 성과)
#4 치료에 따른 안정에서 오는 근력 저하, 자극의 감소로 상황 판단 능력이 저하하고, 침대에서 넘어지거나 떨어질 위험이 있다.	신체 손상 위험 상태 **위험 요인**: 휴식(신체 움직임 제한), 근력의 저하, 혈압 강하 약·진통제의 사용, 환경의 변화	〈장기 목표〉 환자의 신체가 손상되지 않는다. 〈단기 목표〉 환자의 신체가 손상될 위험이 높은 요인을 찾아내고 예방을 실시한다.

간호 계획	중재 포인트와 근거

OP 경과 관찰 항목
- 치료상의 안정도에 대한 이해
- 혈압, 발열의 유무, 사용 약물의 종류
- 신발의 종류, 침대 주위 환경이나 상황(안전한지 여부)

➡ 낙상 위험 요인의 평가 **근거** 진통제나 강압제의 작용·부작용으로 신체 손상의 위험이 있다. 또한 통증이나 발열이 있는 경우도 상황 판단력이 저하하기 때문에 낙상의 위험이 있다.

TP 간호 치료 항목
- 침상 안정의 경우 낙상의 위험을 피해야 하기 때문에 침대의 높이를 낮게 하는 등 환경을 정비한다.
- 지시된 안정의 범위 내에서 가능한 근력 저하를 미리 방지하는 자동 운동, 타동 운동을 한다.
- 위험한 행동, 안정을 유지할 수 없는 행동이 보이는 경우 필요한 억제 공구, 안전 센서를 가족의 양해를 얻어 사용한다.

➡ 환경 조정 **근거** 예를 들어, 침상 안정을 위해 침대를 낮게 하고 침대의 가로장을 세운다. 환자의 신경이 쓰이는 불필요한 물건을 침대 주위에 두지 않는 등 환경을 조정하여 낙상의 위험을 감소시킨다.

EP 환자 교육 항목
- 치료상 필요한 안정을 지키도록 설명한다.
- 용무가 있을 때는 언제든지 간호사를 호출하라고 전달한다.

➡ 환자가 건강 상태와 안정의 필요성을 이해하도록 한다. **근거** 통증은 혈압을 상승시키는 요인이고, 재해리·동맥류의 파열을 초래할 수 있다.

5 간호 문제	간호 진단	간호 목표(간호 성과)
#5 질병 치료에 대한 지식 부족으로 일상생활에 필요한 요양법을 모른다.	비효과적 자기 건강관리 **관련 요인**: 지식 부족 **진단 지표** ☐ 치료 계획을 일상생활에 짜 넣을 수 없다. ☐ 지시된 치료 방법을 실시하기 어렵다고 말한다.	〈장기 목표〉 질환이 미치는 영향, 위험 요인, 예방에 대한 건강 행동을 실천할 의사를 표명할 수 있다. 〈단기 목표〉 1) 병상과 수진, 증상에 대해 이해하고 있다는 것을 표현할 수 있다. 2) 위험 요인, 식사 제한 등 적절한 라이프스타일을 이해하고 있다는 것을 말로 표현할 수 있다.

간호 계획	중재 포인트와 근거

OP 경과 관찰 항목
- 질병에 대한 이해의 정도
- 의사·간호사의 간호에 대한 설명과 지도에 대한 수용 상황, 이해의 정도, 반응

➡ 환자의 이해 정도, 가족 배경과 생활 패턴의 정보를 수집한다. **근거** 이러한 것들을 이해하여 일상생활에서 요양 통합 가능한지 명확히 하고, 구체적인 지도와 설명

- 환자의 사회적 배경, 가족 구성, 라이프 사이클

TP 간호 치료 항목

- 증상이 없어도 퇴원한 후 건강을 유지하기 위해 요양할 필요가 있다는 것을 강조한다.
- 필요한 요양과 관련해 질문하여 불분명한 점, 이해할 수 없는 점이 있으면 질문하도록 한다.
- 필요한 경우 지도할 때 가족에게 동석해달라고 의뢰하고, 요양 시 협력을 구한다.

EP 환자 교육 항목

- 환자의 지식과 이해 상황에 따라 필요한 요양 방법, 일상생활의 주의점을 설명한다(혈압 측정의 필요성, 확실한 약의 복용, 혈압을 상승시키는 동작·ADL 설명, 저염·콜레스테롤을 억제한 식사, 배변 조절의 필요성 등 인공 혈관 치환술을 받은 경우 감염 예방 등).

을 명료하게 한다.

➡ 증상이 없더라도 요양 행동의 필요성 강조 `근거` 급성기를 지나면 큰 증상은 발생하지 않지만, 많은 경우 동맥경화를 일으키는 질환으로 인해 향후 뇌경색이나 관상동맥 병변이 발생할 위험을 피하기 위해 요양을 할 필요가 있다.

➡ 일상생활 패턴과 가족 배경, 개별성을 고려한 요양·일상생활 지도 `근거` 일반적인 요양에서 일상생활을 지도할 때 환자들의 생활은 어수선하게 마련이다. 환자의 생활에 맞게 구체적으로 설명해야 이해가 깊어져 실천할 수 있다.

| Step1 영향 평가 | Step2 간호 초점 | Step3 계획 | **Step4 실시** | Step5 평가 |

병기·병태·중증도별 관리 포인트

【급성기】 엄격한 점적 관리에 의한 집중 강압 요법을 하고 적절하게 혈압을 조절함과 동시에 혈압 상승을 막기 위해 안정을 엄수한다. 또한 동맥 해리에 의한 통증의 부위·정도를 잘 평가하고 적절한 약물 투여를 실시하고, 안락함을 유지하도록 노력한다.

【외과 치료를 받는 시기】 갑작스런 발병으로 응급 수술이 이루어진 경우가 많기 때문에 환자는 상황 파악이 곤란하다. 상황을 이해할 수 있고 불안을 표출할 수 있는 환경을 만든다. 수술 부위 이외에 해리가 잔존하는 경우도 많기 때문에 수술 후에도 혈압 조절을 엄격하게 실시하면서 수술 후 합병에 유의하는 것이 중요하다.

【만성기】 급성기를 지나면 무증상이 되지만, 잔존하는 해리 루멘의 확대와 새로운 동맥류 발생을 방지하기 위해 적절한 혈압을 유지한다. 식사 지도, 확실한 강압제 복용을 지도하며, 활동 등 일상생활의 주의 사항을 설명하는 것이 중요하다.

간호 활동(간호 중재) 포인트

치료의 지원

- 해리 루멘의 혈전화가 안정될 때까지 파열, 재해리의 가능성 있기 때문에 혈압 조절에 주의하고 반드시 강압제를 투여한다.
- 해리의 진행, 동맥류 지름의 확대로 파생 혈관의 장기허혈 증상이나 압박 증상 등 다양한 증상을 나타낸다. 특히 심장압전, 심근경색, 출혈성 쇼크 등은 예후가 불량하기 때문에 신속하게 의사에게 보고하고 지시한 대로 처리하는 것이 중요하다.

안락함과 불안 완화 지원

- 환자는 갑자기 심한 통증의 발병으로 생명의 위기를 느껴 불안감이 커진다. 환자의 표정이나 말과 행동에 주의하고, 호소하는 내용을 경청하면서 불안을 완화시키기 위해 노력한다.
- 혈압 상승을 방지하기 위해 침상 안정을 지시하게 되는데, 환자의 신체적 고통(요통 등), 정신적 고통이 매우 크다. 의사와 상담하면서 적절한 진통제, 수면제 등을 투여하여 안락을 유지하도록 노력하고, 수면·휴식을 취할 수 있는 환경을 조성하는 것도 중요하다.

퇴원·요양 지도

- 고혈압이나 동맥경화의 진행을 막기 위해 식사 지도를 실시(염분 제한·지방을 뺀 식사 등)한다.
- 강압 약을 복용하는 경우는 그 작용과 목적을 설명하고 확실하게 복용할 수 있도록 지도한다.
- 변비에 의한 힘주기는 혈압 상승을 초래한다는 것을 설명하고 배변 조절을 하도록 지도한다.
- 수술 치료로 인공 혈관 치환술을 받은 환자에게는 감염 예방(감기 예방, 충치 치료의 필요성 등)

행동을 지도한다.
- 점차 활동 범위를 확대하고 일상생활이 몸에 익숙하게 하면서 스포츠나 여행은 의사와 상담 후 하도록 지도한다.
- 동맥류 지름 확대, 재발의 가능성도 있기 때문에 정기적인 외래 진료의 필요성을 설명하고 심한 통증이나 지속되는 고열 등 이상 증상이 나타나면 즉시 의료기관에서 진료를 받도록 설명한다.

Step1 영향 평가 　　Step2 간호 초점 　　Step3 계획 　　Step4 실시 　　Step5 평가

평가 포인트

간호 목표의 달성도

- 목표 혈압을 유지할 수 있는가?
- 질환의 급격한 발병, 수술, 치료에 대한 환자의 불안을 경감시키고 있는가?
- 혈압 상승을 막기 위한 휴식 제한을 유지할 수 있는가?
- 해리 발병 시 통증과 안정 유지에 의한 요통은 적절한 진통제의 사용과 지시된 안정 범위 내에서 체위 변환 등으로 완화되고 있는가?
- 해리 루멘 확대, 동맥류 확대에 의한 혈관 압박, 폐쇄, 허혈 증상은 보이지 않는가?
- 퇴원 후에도 혈압 조절에 대한 이해를 하여 확실한 강압제 복용과 고혈압을 예방하는 식생활의 필요성, 혈압을 상승시키지 않는 일상생활 행동을 이해하고 수행할 수 있는가?(변비 예방, 목욕 방법 등)
- 해리 루멘 확대의 가능성도 있으므로 정기 검진의 필요성과 가슴, 허리 통증 등 긴급을 요하는 증상이 나타나는 경우 연락처 등 대응 방법을 이해할 수 있는가?

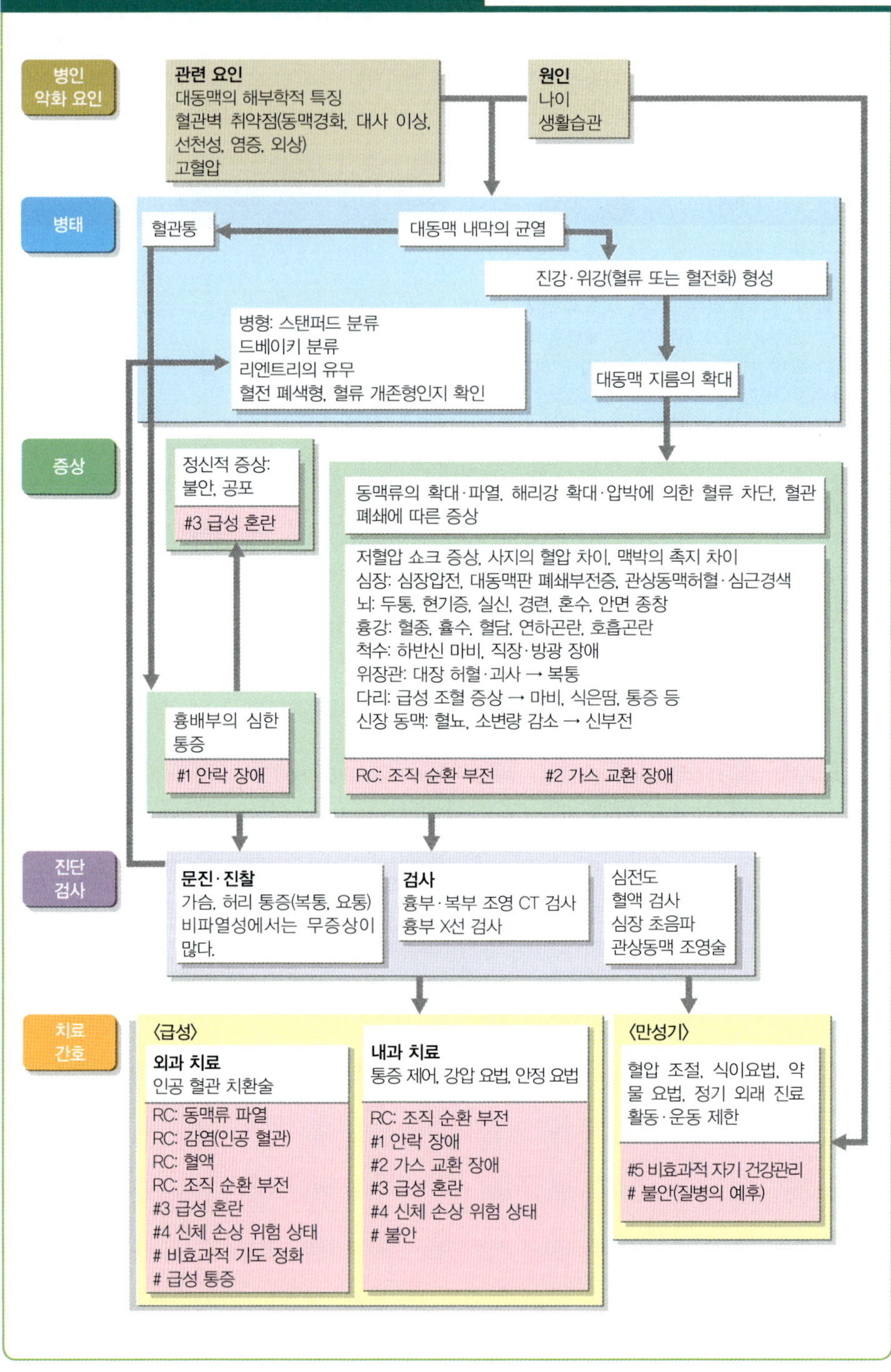
해리성 대동맥류 환자의 병태 관계도와 간호 문제

병인 악화 요인

관련 요인
대동맥의 해부학적 특징
혈관벽 취약점(동맥경화, 대사 이상, 선천성, 염증, 외상)
고혈압

원인
나이
생활습관

병태

혈관통

대동맥 내막의 균열

진강·위강(혈류 또는 혈전화) 형성

병형: 스탠퍼드 분류
드베이키 분류
리엔트리의 유무
혈전 폐색형, 혈류 개존형인지 확인

대동맥 지름의 확대

증상

정신적 증상: 불안, 공포
#3 급성 혼란

동맥류의 확대·파열, 해리강 확대·압박에 의한 혈류 차단, 혈관 폐쇄에 따른 증상

저혈압 쇼크 증상, 사지의 혈압 차이, 맥박의 촉지 차이
심장: 심장압전, 대동맥판 폐쇄부전증, 관상동맥허혈·심근경색
뇌: 두통, 현기증, 실신, 경련, 혼수, 안면 종창
흉강: 혈종, 흉수, 혈담, 연하곤란, 호흡곤란
척수: 하반신 마비, 직장·방광 장애
위장관: 대장 허혈·괴사 → 복통
다리: 급성 조혈 증상 → 마비, 식은땀, 통증 등
신장 동맥: 혈뇨, 소변량 감소 → 신부전

RC: 조직 순환 부전   #2 가스 교환 장애

흉배부의 심한 통증
#1 안락 장애

진단 검사

문진·진찰
가슴, 허리 통증(복통, 요통)
비파열성에서는 무증상이 많다.

검사
흉부·복부 조영 CT 검사
흉부 X선 검사

심전도
혈액 검사
심장 초음파
관상동맥 조영술

치료 간호

〈급성〉

외과 치료
인공 혈관 치환술

RC: 동맥류 파열
RC: 감염(인공 혈관)
RC: 혈액
RC: 조직 순환 부전
#3 급성 혼란
#4 신체 손상 위험 상태
비효과적 기도 정화
급성 통증

내과 치료
통증 제어, 강압 요법, 안정 요법

RC: 조직 순환 부전
#1 안락 장애
#2 가스 교환 장애
#3 급성 혼란
#4 신체 손상 위험 상태
불안

〈만성기〉

혈압 조절, 식이요법, 약물 요법, 정기 외래 진료
활동·운동 제한

#5 비효과적 자기 건강관리
불안(질병의 예후)

소화기 질환

16 역류성 식도염
(Gastroesophageal 위식도 역류증: GERD)

야마모토 다카시 · 히사야마 다이

눈으로 보는 질환

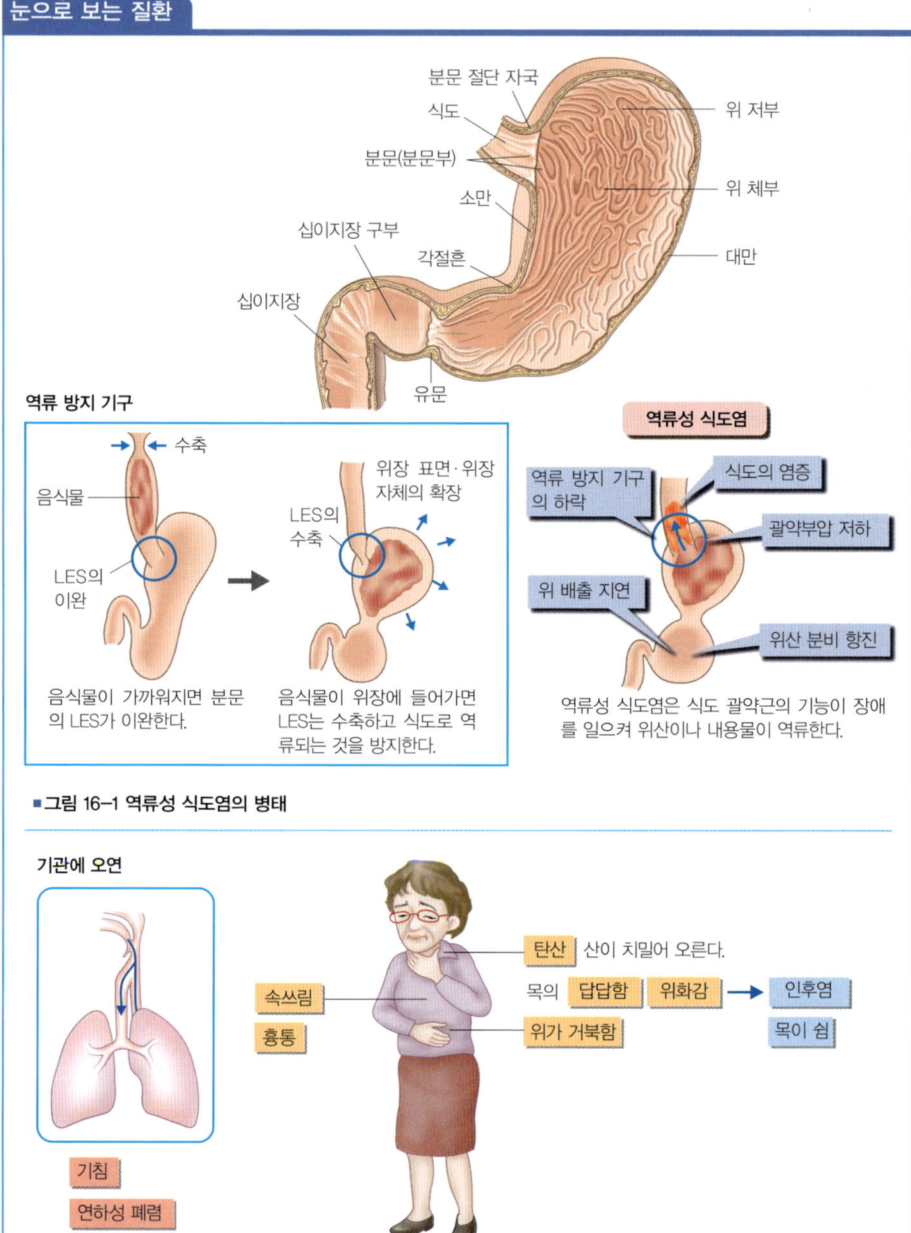

■ 그림 16-1 역류성 식도염의 병태

■ 그림 16-2 역류성 식도염의 증상

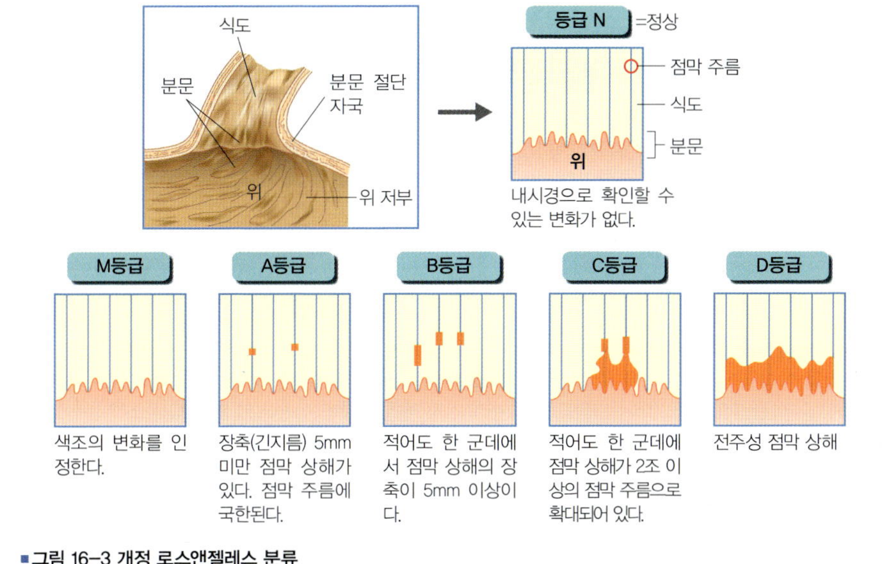

■ 그림 16-3 개정 로스앤젤레스 분류

병태 생리

❚ 역류성 식도염은 위산이나 위 내용물이 식도로 역류하여 발생하는 병태이다.

● 정상인은 위산이나 위 내용물이 식도로 역류하지 못하도록 식도와 위의 이동부에 역류 방지 기구(하부 식도 괄약부, lower esophageal sphincter: LES)가 막고 있다. 이 기능이 손상되어 역류가 일어나면 식도에 염증이 생긴다(그림 16-1).

● 지금까지의 연구 결과를 보면, '일과성 LES 압력 이완'이라고 불리는 생리 현상(위가 늘어날 때 발생하는 LES 임시 이완 반응)이 식도염의 발병과 관련이 있는 것으로 밝혀져 있다. 역류성 식도염의 증례에는 이 현상이 높은 빈도로 발생하고 있기 때문에 역류가 일어나기 쉬운 것으로 생각된다.

● 최근에는 역류성 식도염에 따른 불편한 증상이나 신체 소견을 나타내는 병태를 총칭하여 '위식도 역류 질환(gastroesophageal reflux disease: GERD)'이라고 부른다. 내시경 검사에서 식도염이 없는 경우에도 증상이 있으면 비미란성 위식도 역류증(non-erosive GERD: NERD)으로 진단한다.

병인 · 악화 요인

● 식도 틈새 탈장 등에 의한 LES 압력의 저하, 위산 분비의 항진, 식도 · 위 운동 기능 이상 등이 원인이 된다.

● 악화 요인으로는 생활습관(흡연, 고지방 음식, 음식 직후 취침, 스트레스), 복강 내압 상승(비만, 과식, 변비, 육체노동), 자극물(알코올, 커피, 향신료)의 섭취, 약물(항고혈압 약, 천식 치료제 등) 등이 있다.

역학 · 예후

● 이전부터 미국 유럽 등지에는 많다고 알려져 있으며, 유병률은 10~20% 정도이다.

● 일본에서도 증가 추세에 있으며, 최근 보고에서는 미국 · 유럽과 거의 동일한 수준(16% 정도)이었다. 원인은 식생활의 서구화, 고령화, 발견율의 증가 등으로 여겨진다. 또한 50세 이상의 여성에게 많은 경향이 있다.

● 많은 증례에서 생활 지도와 약물 치료가 효과적이며 예후는 양호하다. 그러나 약물 투여를 중

지했을 때 재발하는 경우가 적지 않다.
- 염증 후의 변화로 바렛(Barrett) 식도(식도 본래의 편평 상피가 원주 상피로 대체된 상태)가 발생하면 식도암 발병률이 높아지므로 정기적인 경과 관찰이 중요하다.

증상

> 주요 증상은 속쓰림, 탄산, 흉통이다(그림 16-2).

- 속쓰림(가슴 뼈 뒤쪽의 작열감), 탄산(역류된 위 내용물이 구강 또는 하인두(下咽頭)에 도달한 감각), 가슴 통증이 주요 증상이다.
- 식도 외 증상으로 기침, 인후염(인두염), 천식, 치아의 산식(酸蝕) 등이 있다.

진단·검사값

> 증상이 일정한 빈도(가벼운 경우 주 2일 이상, 중등도의 경우 주 1일 이상)로 일어나면 증상만으로 GERD라 진단한다.

- 2006년에 발표된 몬트리올 정의에 따르면, 역류성 식도염에 의한 증상이 일정한 빈도(가벼운 경우 주 2일 이상, 중등도의 경우 주 1일 이상)으로 나타나는 경우에는 증상만으로 GERD로 진단한다.
- 증상을 객관적으로 평가하는 방법으로 여러 가지 질문지법이 이용되고 있다(QUEST 문진, F 스케일 등).
- 내시경 검사에서 식도 위 접합부에서 종주하는 점막 상해(발적, 미란, 궤양)를 평가한다. 평가는 개정 로스앤젤레스 분류에 의해 이루어진다(그림 16-3). 또한 내시경 생검(조직 검사)은 염증의 정확한 평가에 유용하다.
- 식도 pH 모니터링은 위산 역류의 정도와 빈도를 조사하는 유용한 검사이다. 그러나 피검자에게는 고통스럽고 검사 시간이 길어 모든 사례에 실시하기는 어려우므로 대상자를 골라 검사를 실시하고 있다.
- 식도와 위장의 운동 기능 저하가 원인일 수 있는 증례에서는 운동 기능을 평가하는 검사(내압 측정법이나 호기 시험법 등)가 필요한 경우가 있다.
- 혈액 검사에서 특이 사항은 아니지만, 출혈로 인한 빈혈과 식사 섭취량 부족에 의한 영양실조 상태를 나타내는 경우가 있다.

합병증

- 역류성 식도염이 식도에 그치지 않고 입까지 영향을 미치는 경우에는 구강·인두·호흡기 증상이 출현할 수 있다.
- 출혈이나 협착으로 인해 빈혈이나 영양 불량을 일으키는 경우가 있다.
- 관련성이 추측되는 식도 이상 질환으로 부비강염, 폐섬유증, 반복성 중이염, 수면무호흡증후군 등을 들 수 있다.

치료법

- ● 치료 방침
- 생활 지도와 약물 치료가 중요하다.
- GERD를 악화시키는 요인(상기(上記))을 최대한 개선하도록 지도한다.
- ● 약물 요법
- 산 분비 억제제(프로톤 펌프 억제제, H₂ 수용체 길항제)가 효과적이다. 먼저 충분한 양을 투여하고 그후 점차 감소하는 방법(스텝다운법)이 일반적으로 사용된다. 그러나 복약을 중단하면 즉시 증상이 재연되는 경우도 적지 않아 이런 사례에서는 지속적인 복용이 필요하다. 또한 H₂ 수용체 길항제는 장기간 사용하면 효과가 감약하는 것으로 알려져 있으므로 주의할 필요가 있다.
- 급성으로 염증이 심한 경우에는 점막 저항 향상 알약(알긴산나트륨 등)의 투여를 고려한다. 하지만 작용 시간이 짧고 치료 효과가 약하기 때문에 산 분비 억제제와 함께 투여하는 경우가 많다.
- 식도 위장 운동 기능이 저하하는 경우에는 위장 기능 조정약이 효과적이다. 단독 또는 병용으로 사용한다.
- 감별 진단으로 다른 장기의 질환(심장 질환, 호흡기 질환) 가능성을 항상 염두에 둔다.

분류		일반 이름	주요 상품명	약의 효과 메커니즘	주요 부작용
산분비억제제	프로톤 펌프 조해약	오메프라졸	오메프랄, 오메프라존	위산의 분비를 억제한다.	쇼크, 아나필락시스 양 증상
		란소프라졸	다케프론		
		라베프라졸 나트륨	파리에트		
	H₂ 수용체 길항제	시메티딘	타가메트, 카이록		
		라니티딘 염산염	잔탁		
		파모티딘	가스타		
		니자티딘	아시논, 니자토리크		
		라푸티딘	스토가, 프로테카진		
위장 기능 조절약		모사프리도쿠엔산염수화물	가스모틴	식도·위의 운동 기능을 개선한다.	극증 간염, 간 기능 장애, 황달
점막 저항증강 약		알긴산 나트륨	알로이드G	점막 직접 보호	소화기 증상

16
역류성 식도염

Px 처방 예

- 파리에트정(10mg)　1회 1~2정　1일 1회　아침 등　← 양성자 펌프 억제제
- 가스타(20mg)　1회 1정　1일 1회　수면 전 등　← H₂ 수용체 길항제
- 아루로이드G(50mg/mℓ)　1회 20mℓ　1일 3회(파리에트 병용)　← 점막저항 증강제
- 스모틴(5mg)　1회 1정　1일 3회(단독 또는 파리에트 또는 가스타 병용)　← 위장 기능 조정 약물

● **내시경 치료**

- 난치성 식도염이 많은 미국과 유럽에서 성행하고 있으며, 최근에는 일본에도 도입되고 있다. 주입 요법, 봉합법, 전층성 히다 형성법, 흉터 형성법 등이 있으며, 모두 LES 압력 상승을 목적으로 한다.

● **수술 치료**

- 심각한 합병증(반복 호흡기 감염과 식도 협착 등)을 동반하는 증례와 약물 요법에 저항성 증례가 적응되며, 분문 성형술〔투페(Toupet)법, 니센(Nissen)법 등〕을 한다. 최근에는 복강경을 이용한 수술이 활발하다.

역류성 식도염의 병기·병태·중증도별 치료 순서도

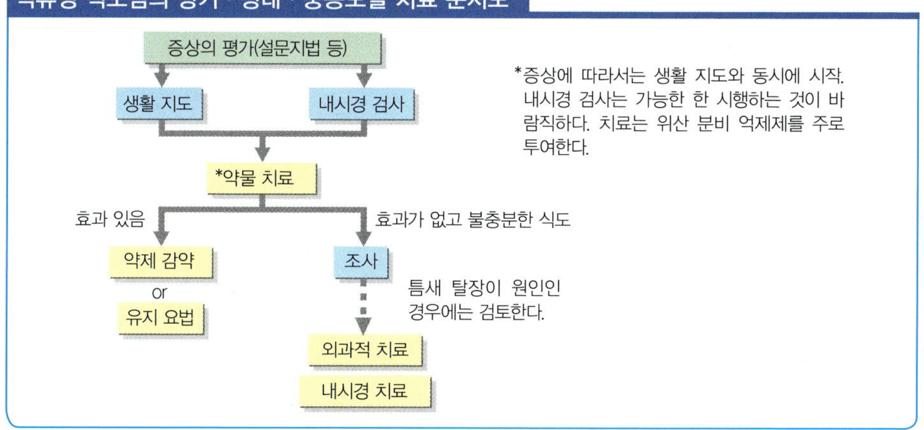

역류성 식도염 환자의 간호

미우라 미나코

간호 과정의 순서도

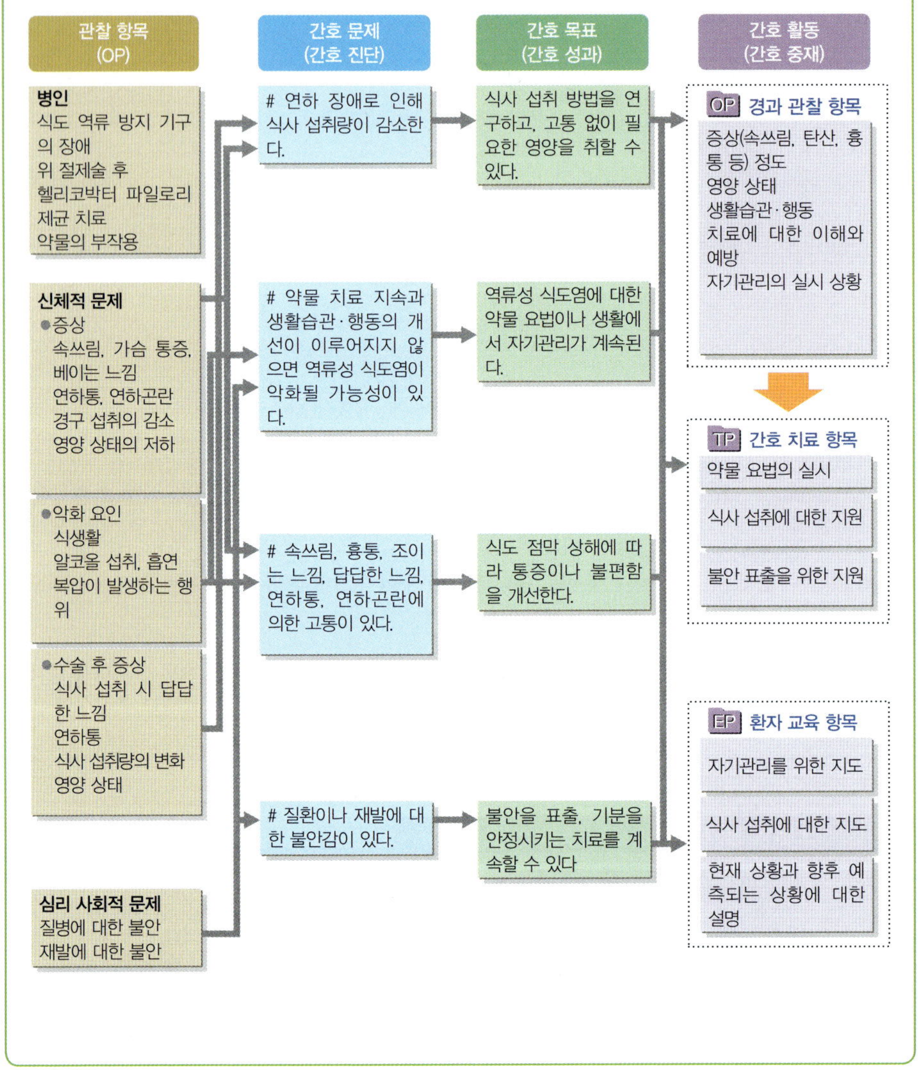

관찰 항목 (OP)
간호 문제 (간호 진단)
간호 목표 (간호 성과)
간호 활동 (간호 중재)
병인
식도 역류 방지 기구의 장애
위 절제술 후
헬리코박터 파일로리 제균 치료
약물의 부작용
신체적 문제
●증상
속쓰림, 가슴 통증, 베이는 느낌
연하통, 연하곤란
경구 섭취의 감소
영양 상태의 저하
●악화 요인
식생활
알코올 섭취, 흡연
복압이 발생하는 행위
●수술 후 증상
식사 섭취 시 답답한 느낌
연하통
식사 섭취량의 변화
영양 상태
심리 사회적 문제
질병에 대한 불안
재발에 대한 불안
연하 장애로 인해 식사 섭취량이 감소한다.
약물 치료 지속과 생활습관·행동의 개선이 이루어지지 않으면 역류성 식도염이 악화될 가능성이 있다.
속쓰림, 흉통, 조이는 느낌, 답답한 느낌, 연하통, 연하곤란에 의한 고통이 있다.
질환이나 재발에 대한 불안감이 있다.
식사 섭취 방법을 연구하고, 고통 없이 필요한 영양을 취할 수 있다.
역류성 식도염에 대한 약물 요법이나 생활에서 자기관리가 계속된다.
식도 점막 상해에 따라 통증이나 불편함을 개선한다.
불안을 표출, 기분을 안정시키는 치료를 계속할 수 있다
OP 경과 관찰 항목
증상(속쓰림, 탄산, 흉통 등) 정도
영양 상태
생활습관·행동
치료에 대한 이해와 예방
자기관리의 실시 상황
TP 간호 치료 항목
약물 요법의 실시
식사 섭취에 대한 지원
불안 표출을 위한 지원
EP 환자 교육 항목
자기관리를 위한 지도
식사 섭취에 대한 지도
현재 상황과 향후 예측되는 상황에 대한 설명

기본 개념

- 역류성 식도염은 위식도 역류 방지 기구의 저하에 의해 위·십이지장의 내용물이나 소화액이 식도 안으로 역류한 결과, 식도 점막에 미란이나 궤양을 형성하는 질환을 말한다. 식도 틈새 탈장, 하부 식도 괄약부(LES: lower esophageal sphincter)의 기능 상실이나 위 절제술 후 합병하는 경우가 많다. 기타 약제에 의한 부작용, 헬리코박터 파일로리(Helicobacter pylori) 제균 후 본 질환의 발병이 알려졌다.
- 위·식도 역류 질환(GERD: gastroesophageal reflux disease)은 위의 내용물이 식도로 역류하여 일어나는 질환군의 총칭이며, 내시경 소견의 유무와 관계없다.
- 역류성 식도염의 치료는 위 내용물의 산성도가 약화된 것을 대상으로 하는 약물 요법과 병행하여 위내 내용물이 식도로 역류를 일으키는 요인이 되는 생활습관, 행동을 개선할 것을 요구한다. 기타 환자 스스로 생활습관과 질환의 관련성을 이해하고, 질병 제어를 위해 필요한 행동을 하도록 지원한다.

Step1 영향 평가	Step2 간호 초점	Step3 계획	Step4 실시	Step5 평가

정보 수집	평가 관점과 근거·잠재적 간호 문제
증상의 출현 상황, 정도의 관찰	식도는 구강 내에서 저작된 음식을 연동운동을 통해 위로 보낸다. 횡격막에 있는 식도 틈새를 통해 위를 통과하지만, 식도 틈새와 하부 식도 괄약근이 분문을 막아 위 내용물이 식도로 역류하는 것을 방지한다. 그런데 역류 방지 장치 오류로 위산을 포함한 위 내용물이 식도로 역류하면 식도 점막이 상하고 염증이 생겨 증상이 나타난다. • 속쓰림, 가슴 통증, 베이는 느낌, 막히는 느낌, 연하통, 연하곤란 등의 자각 증상 부위, 정도, 출현 빈도를 파악한다. • 연하통과 연하곤란이 있는 경우, 그 증상에 따라 경구 섭취를 방해받고 있지 않은지 영양 상태가 저하되지는 않았는지 파악한다. 🔍 잠재적 간호 문제 : 속쓰림, 가슴 통증, 베이는 느낌, 막히는 느낌, 연하통, 연하곤란에 의한 고통이 있다.
생활 행동의 파악	생활습관, 행동 개선으로 역류성 식도염 증상의 회복을 기대할 수 있다. 지금까지의 생활습관과 행동을 파악하고 개선할 사항을 평가한다. • 식사 내용, 양, 시간, 과식이나 과음은 하지 않는지 등 식생활을 파악한다. • 알코올의 섭취나 흡연 습관이 있지는 않은가? • 무거운 짐을 들거나 벨트 등으로 복부를 강하게 졸라매는 등 복부에 압력을 주는 행동을 일상적으로 하고 있지 않은가? 🔍 잠재적 간호 문제 : 약물 요법의 지속이나 생활습관, 행동의 개선이 이루어지지 않으면 역류성 식도염이 악화될 가능성이 있다.
수술 후 연하 상황의 파악	외과 치료는 역류 방지 기구의 개선을 목적으로 분문 성형술을 하지만, 합병 질환으로 연하곤란이 일어나기 쉽다. • 음식 섭취 시의 졸라매는 느낌이나 연하통을 파악한다. • 연하 장애에 따른 식이 섭취의 변화나 섭취 가능한 음식의 모양, 영양 상태를 파악한다. 🔍 잠재적 간호 문제 : 연하 장애로 인해 식사 섭취량 감소/삼킴 장애로 인한 불안감

Step1 영향 평가	Step2 간호 초점	Step3 계획	Step4 실시	Step5 평가

간호 문제 리스트

#1 속쓰림, 가슴 통증, 베이는 느낌, 조이는 느낌, 연하통, 연하곤란의 고통이 있다(인지–지각 패턴).
#2 연하 장애로 인한 식사 섭취량 감소(영양–대사 패턴)
#3 약물 요법의 지속이나 생활습관·행동의 개선이 이루어지지 않고 역류성 식도염이 악화될 가능성이 있다(건강 지각–건강관리 패턴).

간호의 우선순위 지침

- 내과 치료를 계속하는 동시에 생활습관, 행동을 검토하여 개선이 기대되는 질환이기 때문에, 이것이 효과적으로 이루어질 수 있도록 지원하는 것이 중요하다.
- 수술 치료를 필요로 하는 경우에는 치료의 성격상 수술 후에 연하 장애가 발생할 수 있다. 식사 섭취량의 저하, 연하 장애로 인한 불안에 대해 간호 지원을 실시한다.

| Step1 영향 평가 | Step2 간호 초점 | **Step3 계획** | Step4 실시 | Step5 평가 |

1 간호 문제 / 간호 진단 / 간호 목표(간호 성과)

간호 문제

#1 속쓰림, 흉통, 베이는 느낌, 조이는 느낌, 연하통, 연하곤란에 의한 고통이 있다.

간호 진단

안락 장애
관련 요인: 소화 장애
진단 지표
- ☐ 고통을 느끼는 증상의 호소
- ☐ 질병 관련 증상
- ☐ 불안
- ☐ 안락하지 못하다는 호소

간호 목표(간호 성과)

〈장기 목표〉 식도 점막 상해로 인한 통증이나 불편함을 개선한다.
〈단기 목표〉 통증을 완화하는 방법을 이해할 수 있다.

간호 계획 / 중재 포인트와 근거

OP 경과 관찰 항목
- 속쓰림, 상복부 통증, 흉통, 연하통 정도
- 식사 섭취 상황, 연하곤란 증상의 변화

➲ 근거 식사 섭취 상황이나 연하곤란이 어느 정도 발생하고 있는지 관찰한다.

TP 간호 치료 항목
- 식도염에 의한 통증이 심한 경우에는 의사의 지시에 따라 제산제나 진통제를 사용한다.
- 입욕이나 족욕, 마사지 등 릴랙세이션을 하고 심신의 안정을 유지한다.
- 증상에 따른 불안과 공포 등에 대한 호소를 충분히 듣는다.
- 과식이나 고지방 음식을 자제하도록 식사 지도를 실시한다.

➲ 근거 통증은 수면과 휴식 유지를 어렵게 하고 정신적으로도 불안의 소지가 많다.
➲ 근거 스트레스는 자율신경을 자극하고 위산 분비 과다, 점액 분비 감소, 점막 혈류 장애를 초래한다.

➲ 근거 과식이나 고지방 음식, 카페인, 알코올은 증상을 악화시킬 우려가 있다.

EP 환자 교육 항목
- 음악을 듣거나 그림 그리기, 책 읽기, 심호흡을 하는 등 효과적인 릴랙스 법을 논의한다.
- 수술 후 연하곤란은 시간이 지남에 따라 완화되고 약 1~2개월에 소실하는 것을 말한다.
- 지시된 약을 마음대로 중단하지 않는다.

- 취침 시 상반신을 일으킨다.

➲ 근거 자신이 통증을 제어할 수 있다는 감각은 스트레스와 불안, 긴장을 완화시키는 역할을 한다.
➲ 근거 원인과 전망을 이해하는 것은 불안을 해소하는 데 효과적이다.
➲ 근거 증상이 개선되더라도 복약을 자기 판단으로 중단하면 역류성 식도염 증상이 재발한다. 의사의 지시에 따르도록 한다.
➲ 자세를 바꾸어서 수면을 방해받지 않도록 하고 사용 침구에 대해 연구한다. 근거 중력에 의해 내용물이 역류한다.

2 간호 문제 / 간호 진단 / 간호 목표(간호 성과)

간호 문제

#2 연하 장애에 의해 식사 섭취량이 저하한다.

간호 진단

영양 섭취 소비 균형 이상: 필요량 이하
관련 요인: 음식을 섭취할 수 없다.
진단 지표
- ☐ 1일 권장 섭취량보다 적은 불충분한 식사 섭취 호소

간호 목표(간호 성과)

〈장기 목표〉 섭취 방법을 연구하고 고통 없이 필요한 영양을 섭취할 수 있다.
〈단기 목표〉 1) 연하 장애의 원인과 전망을 이해할 수 있다. 2) 증상에 따라 식사 섭취 내용과 방법을 선택할 수 있다.

간호 계획	중재 포인트와 근거
OP 경과 관찰 항목 • 식사 섭취 상황, 연하곤란 증상의 변화	➡ **근거** 연하 장애로 인해 식사 섭취나 삼키기가 곤란한 정도를 관찰한다.
TP 간호 치료 항목 • 고통 없이 삼킬 수 있는 식사 형태와 식사 행동을 모두 찾아본다. • 연하곤란과 음식 섭취량 저하로 인한 불안감을 표출할 수 있도록 배려한다.	➡ **근거** 삼키기 쉬운 식사 형태를 연구하고 필요한 영양을 취한다. ➡ **근거** 환자는 증상의 개선을 기대하고 수술받기 때문에 수술 후 연하 장애가 출현하면 불안을 느끼기 쉽다.
EP 환자 교육 항목 • 수술 후 연하곤란은 시간이 지남에 따라 완화되고, 약 1~2개월 안에 사라진다는 것을 설명한다. • 건조식품은 피하고 수분이 많은 식품을 먹는다. 또한 식사 중에 차나 국물을 조금씩 마실 것을 권한다. • 큰 덩어리째 삼키지 않고 충분히 씹고 삼키는 방법을 설명한다.	➡ **근거** 원인과 향후 전망을 이해하는 것은 불안을 해소하는 데 효과적이다. ➡ **근거** 수분이 많은 식품이나 국물은 식도를 통과할 때 저항이 적지 않다.

3 간호 문제	간호 진단	간호 목표(간호 성과)
#3 약물 요법의 지속이나 생활습관·행동의 개선이 이루어지지 않으면 역류성 식도염이 악화될 가능성이 있다.	**비효과적 자기 건강관리** **관련 요인**: 지식 부족, 치료 계획에 대한 불신 **진단 지표** □ 지시받은 치료 방법을 실시하는 것이 어렵다고 말한다. □ 치료 계획을 일상생활에서 실천할 수 없다.	〈**장기 목표**〉 약물 요법이나 생활상의 자기관리가 계속된다. 〈**단기 목표**〉 1) 생활습관·행동 변경의 필요성을 이해하고 수행할 수 있다. 2) 약물 요법을 지속할 필요성에 대해 이해할 수 있다.

간호 계획	중재 포인트와 근거
OP 경과 관찰 항목 • 식습관, 생활 행동 변화, 약물 요법의 실시에 관해 이해하고 받아들인다. • 역류 예방을 위한 바람직한 생활 행동 실시 상황	➡ **근거** 왜 그렇게 해야 하는지 환자가 이해할 필요가 있다. ➡ 실천하기 어려울 경우에는 그 원인을 알고 해결을 위한 지원을 실시한다.
EP 환자 교육 항목 • 고지방 음식, 카페인(커피, 녹차 등), 알코올 섭취, 흡연을 피하도록 설명한다. • 식사는 천천히 시간을 들여 하고 한 번에 많은 양의 음식을 섭취하지 않도록 설명한다. • 수면은 상반신을 약간 높게 해 취침하도록 지도한다. • 코르셋, 거들 등은 사용하지 않고 벨트는 느슨하게 맨다. 장기간 작업하지 않는다. 무게의 부하를 지속적으로 받지 않도록 설명한다. 비만과 변비를 개선하는 방법을 지도한다. • 의사가 지시한 약을 바르게 복용하는 방법에 대해 설명한다.	➡ **근거** 이러한 식습관은 위산 분비를 항진하고, 식도 괄약근을 이완시키기 쉽다. ➡ **근거** 많은 양의 음식을 단시간에 섭취하면 위장 내의 압력이 높아져 역류하기 쉽다. ➡ 자세를 바꾸어도 수면을 방해받지 않는 침구를 사용한다. **근거** 중력이 작용해 위 내용물이 역류하기 어렵다. ➡ 생활습관에 대한 정보를 바탕으로 생활환경을 변경할 수 있는지 함께 생각한다. **근거** 이들 요인은 복압을 높여 위 내용물이 역류하기 어렵다. ➡ 산분비 억제제, 점막 저항 강화제, 위장기능조정제를 복용한다.

- 역류성 식도염은 재발하기 쉽기 때문에 장기간에 걸쳐 약물 치료를 계속해야 함을 설명한다.
  - ➡️증상이 사라져도 자기 판단으로 복용을 중단하지 말고, 의사의 지시에 따르도록 설명한다.

| Step1 영향 평가 | Step2 간호 초점 | Step3 계획 | **Step4 실시** | Step5 평가 |

병기·병태·중증도별 관리 포인트

역류성 식도염의 치료는 일반적으로 약물 요법을 중심으로 한 내과 치료를 선택한다. 역류성 식도염을 악화시킬 우려가 있는 생활습관·행동을 개선하고 약물 치료를 계속할 수 있도록 지원한다. 내과 치료에서는 개선이 보이지 않고 협착이나 출혈, 천공의 위험이 있는 경우 수술 치료를 하기도 한다. 수술 후 주요 합병증인 연하곤란에 대한 지원을 한다.

간호 활동(간호 중재) 포인트

생활습관·행동의 검토와 개선
- 위산 분비를 항진하는 음식이나 위장 내압을 증가시키는 음식 섭취를 개선하도록 지도한다.
- 복압을 올리는 동작을 피하도록 지도한다.

약물 요법의 지속
- 자각 증상의 유무에 관계없이 약물 치료를 계속해야 함을 설명한다.

연하곤란, 식사 섭취량 감소에 대응
- 수분이 많고 삼키기 쉬운 음식을 선택하고 충분히 씹어 섭취하도록 지도한다.

퇴원·요양 지도

- 역류성 식도염의 치료를 위한 생활습관·행동 개선에 노력하고, 이를 유지할 수 있으면 퇴원 후의 생활에 맞춘 지도를 실시한다.
- 수술 후 연하 장애는 시간이 지남에 따라 개선된다는 것을 설명하고, 그때그때의 증상에 따라 식사 섭취 방법이나 음식 선택을 할 수 있도록 지도한다.

| Step1 영향 평가 | Step2 간호 초점 | Step3 계획 | Step4 실시 | **Step5 평가** |

평가 포인트

간호 목표 달성도
- 식도 점막 상해로 인한 통증이나 불편감이 개선되었는가?
- 역류성 식도염에 대한 약물 요법과 생활에서의 자기관리가 계속되고 있는가?
- 식사 섭취 방법을 궁리하고 고통 없이 필요한 영양을 섭취할 수 있는가?

●참고 자료
1) 가시와기 히데유키: 역류성 식도염·식도 틈새 탈장, 코니시 토시로편: 질환별&증상별 소화기 외과 수술 치료 가이드, 소화기 외과 간호 2005년 가을 증간 15~23, 2005
2) 고야나기 진 감수: 비표준과학 제10판, 의학서원, 2004
3) 가루페니토=모이에 LJ편(신도 유키에 감역): 카루페니토 간호 진단 매뉴얼 제9판, 의학서원, 2011

역류성 식도염 환자의 병태 관계도와 간호 문제

병인 · 악화 요인

- 식도 틈새 탈장
- 식도 위 역류 방지 기능 장애
  - 일과성 LES 이완
  - LES 압력 저하
  - 복압 상승
- 위 절제술 → 분문의 상실
- 약물의 부작용
  - 칼슘 길항제
  - 아질산 약
- 헬리코박터 파일로리 제균 치료

병태

- LES 압력 저하
- 위 점막 위축의 개선
- 위 내용물, 소화액 식도 내로 역류
- 식도 점막 상해
- 역류성 식도염의 증상
- 병변에서 출혈
- 궤양화, 협착
- 구멍
- 기관, 기관지로의 침입

증상

- 역류 증상
  - 속쓰림
  - 전 흉부 불쾌감
  - 위 내용물 역류감
- 빈혈
- 음식물의 막힌 느낌 흉통
- 기침
- 인후두 불쾌감
- 기관지 천식

흡인 위험 상태

#1 안락 장애
#2 영양 섭취 소비 밸런스 이상: 필요량 이하

진단 · 검사

문진
자각 증상

검사
- 내시경 검사
- 식도·위 투시 검사
- 24시간 식도 pH 측정
- 식도 내압 검사

치료 · 간호

생활 행동 개선
- 식사 지도
  과식 피하기
  고지방 음식, 카페인, 알코올, 담배를 피한다.
  충분히 씹어 천천히 먹는다.
  식사 형태의 연구
  식후 수면 시 상체 거상
- 비만 예방

약물 요법
산 분비 억제제
점막 저항 증강제
위장 기능 조절제

외과적 치료
역류 방지 기능의 개선을 목표로 한 분문 형성술

#1 안락 장애
#2 영양 섭취 소비 균형 이상: 필요량 이하
#3 비효과적 자기 건강관리
불안

17 식도암

눈으로 보는 질환

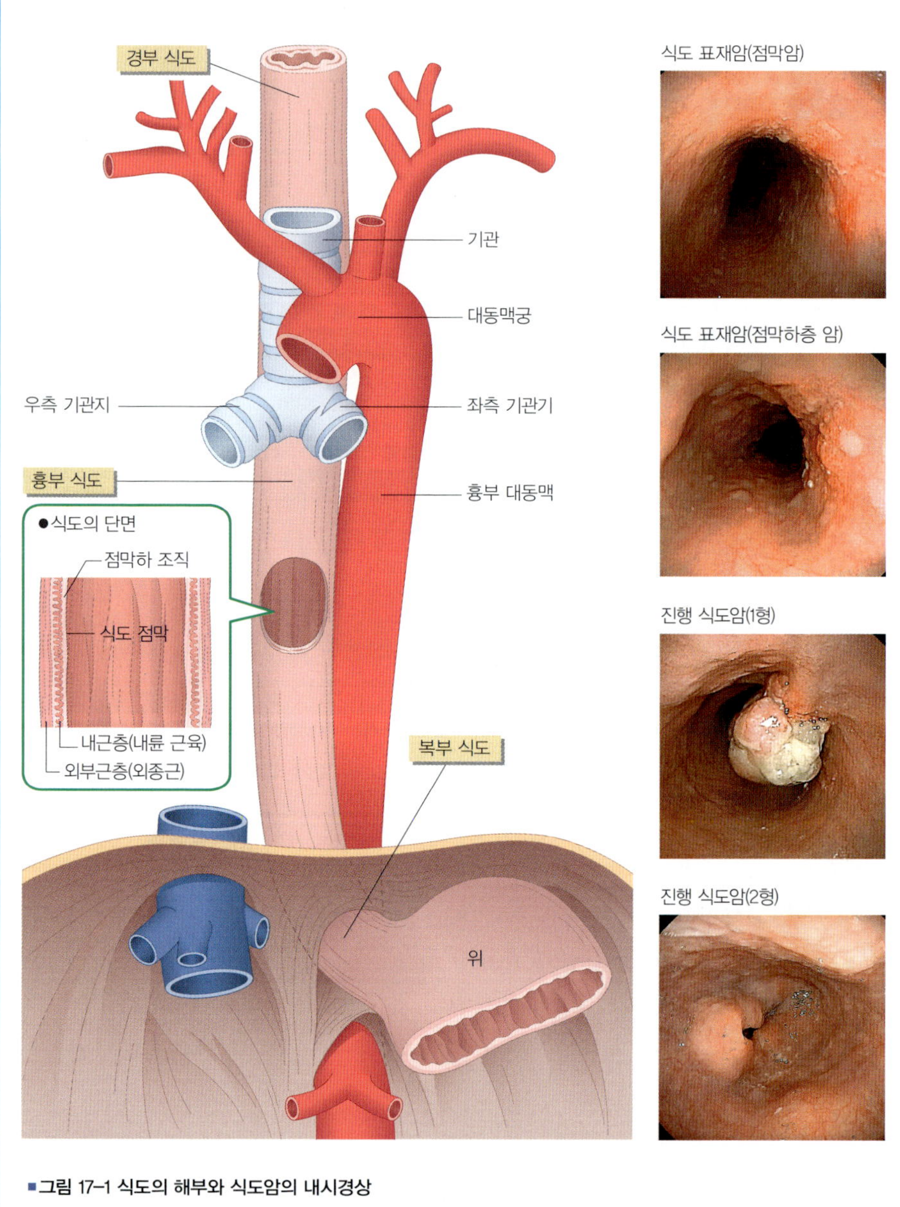

■ 그림 17-1 식도의 해부와 식도암의 내시경상

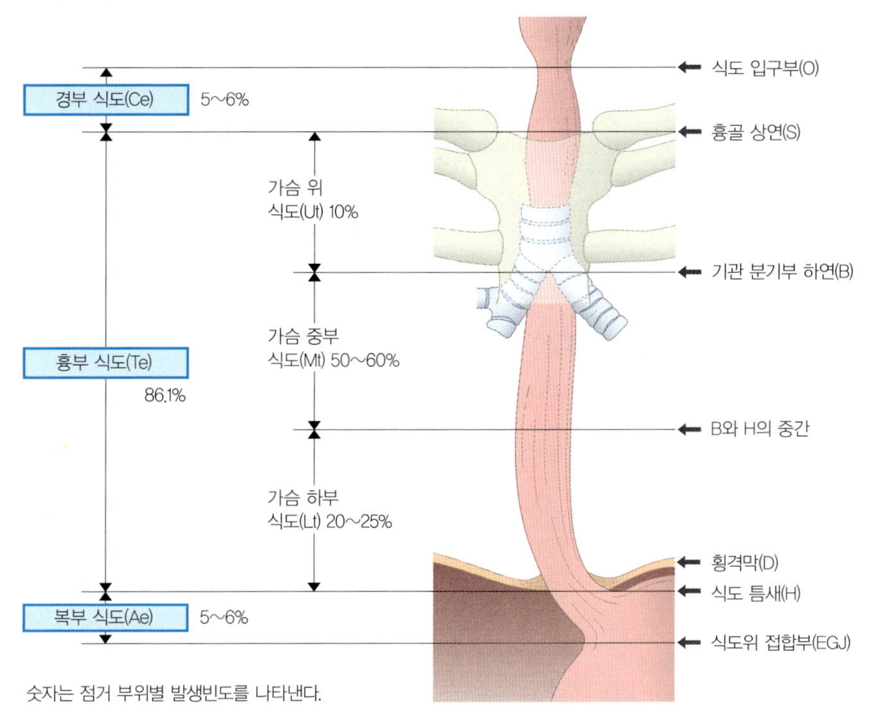

숫자는 점거 부위별 발생빈도를 나타낸다.

■ **그림 17–2 식도의 구분과 식도 표재암의 점거 부위**

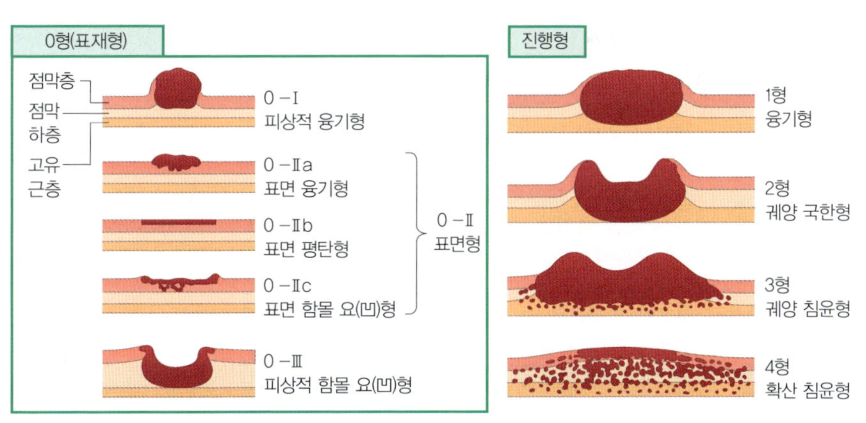

일본식도학회편: 임상·병리 식도암 취급에 약관 2008년 4월(제10판 보정판), p13, 금원출판, 2008에서 발췌

■ **그림 17–3 식도암의 병형 분류**

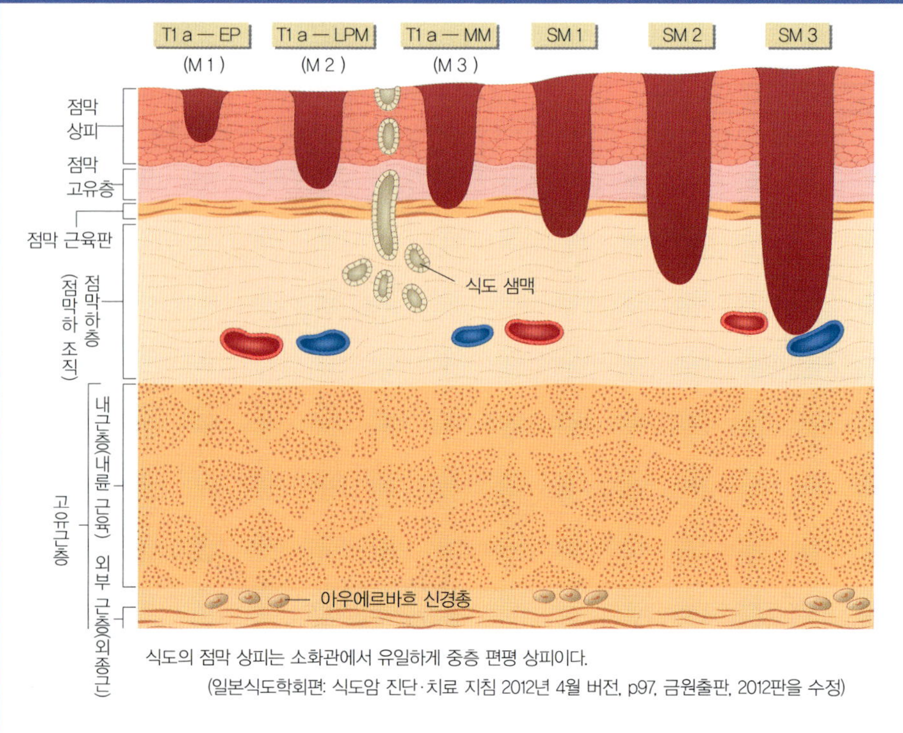

식도의 점막 상피는 소화관에서 유일하게 중층 편평 상피이다.

(일본식도학회편: 식도암 진단·치료 지침 2012년 4월 버전, p97, 금원출판, 2012판을 수정)

■ **그림 17-4 식도 표재암의 침윤도 아분류**

병태 생리

식도 악성 종양의 대부분은 상피성(식도암)이며, 비상피성 악성 종양(육종, 암육종, 흑색종 등)은 드물다. 조직형은 편평상피암이 95% 이상을 차지하고 미국, 유럽 등에 많은 선암은 적다.

- 흉부 식도에 많고 경부와 복부(식도위 접합부)는 거의 비슷한 5~6%이다(그림 17-2). 흉부 식도는 중부(Mt)가 50~60%, 하부(Lt)가 20~25%, 상단(Ut)이 10%이다.
- 식도암은 종양이 점막 아래층에 도달하면 갑자기 림프절 전이 비율이 높아지기 때문에, 벽 침윤도가 점막에 체재하는 것을 조기암이라고 정의한다. 점막 아래층까지 침윤하는데도 전이가 적고, 점막 아래층 암을 포함하여 조기암이라고 정의하는 위암이나 대장암과는 크게 다른 점이다(그림 17-4, 5).
- 식도에 다발하는 경우가 많아(다발성 암) 두경부암, 위암 등과 중복(중복암)되는 경우도 많다. 동시성, 이시성을 합하면 50% 안팎에 이른다는 보고가 있다.

병인·악화 요인

- 위험 요인으로 알코올, 담배, 저영양(미량 원소 부족), 만성 자극 등을 들 수 있다.
- 알코올 대사와 관련된 ALDH-2 유전자의 부분적인 결손이 식도암 발생에 관여하는 것으로 보고 있다.
- 식도 이완 불능증, 부식성 식도염·협착에서는 편평세포암이, 바렛(Barrett) 식도*에서는 선암의 발생률이 평균보다 높다. 미국, 유럽에서는 최근 20년간 바렛 식도에 발생하는 선암이 급증하면서 식도암의 50%를 초과하게 되었다.

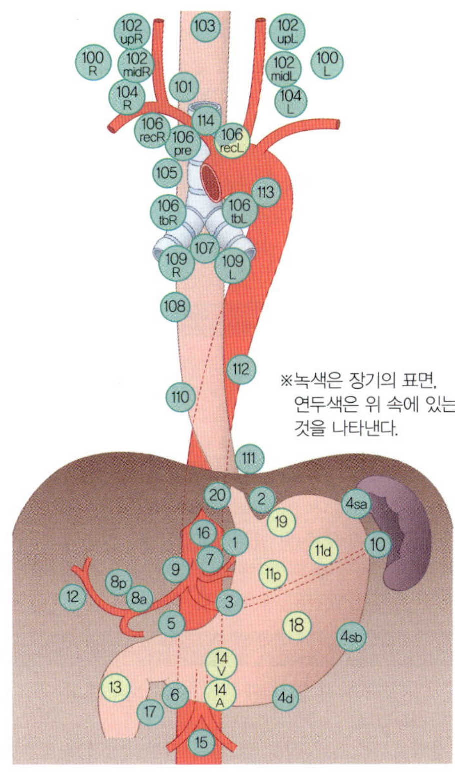

[일본식도학회편: 임상·병리 식도암 취급에 대한 규칙,
2008년 4월(제10판 보정판), p17, 금원출판, 2008]

■ 그림 17-5 림프절 번호

■ 표 17-1 식도암 벽 침윤도 분류

TX: 암종의 벽 침윤도 판정 불가능	
T0: 원발소로 암을 인정하지 않는다.	
T1a: 암이 점막에 남아 병변	
T1a–EP	암이 점막 상피에 남아 병변(Tis)
T1a–LPM	암이 점막 고유층에 체재하여 병변
T1a–MM	암이 점막 근육판에 도달하여 병변
T1b: 암이 점막하층에 체재하여 병변(SM)	
SM1	점막하층을 3등분하여 위 1/3에 체재하여 병변
SM2	점막하층을 3등분하여 1/3에 체재하여 병변
SM3	점막하층을 3등분하고 아래 1/3에 도달하여 병변
T2: 암이 고유근층에 체재하여 병변(MP)	
T3: 암이 식도 외막에 침윤하고 있는 병변(AD)	
T4: 암이 식도 주변 장기에 침윤하고 있는 병변(AI)	

[일본식도학회편: 임상·병리 식도암 취급의 규약 2008년 4월
(제10판 보정판), p13, 금원출판, 2008]

■ 표 17-2 T, N, M의 각 요소와 스테이지 분류

벽 침윤도 \ 전환	N0	N1	N2	N3	N4	M1
T0, T1a	0	I				
T1b						
T2		II		III	IVa	IVb
T3						
T4						

[일본식도학회편: 임상·병리 식도암 취급에 대한 규칙 2008년
4월(제10판 보정판), p27, 금원출판, 2008]

- 식도암도 대장암처럼 다단계의 유전자 변화를 거쳐 발생한 것으로 생각된다. 바렛의 식도암은 바렛 식도에서 다양한 유전자 변화가 생기는 것으로 지적되고 있다.
- * 식도 하부의 점막이 편평 상피에서 원주 상피로 대체해 병변한다.

역학·예후

- 연령상으로는 60대가 피크이고 위장과 대장의 경우보다 연령대가 높다.
- 4~5:1로 남성이 많지만 경부 식도암에 한정하면 그 차이는 작고, 또한 지역에 따라 비율이 다르다.
- '인구 동태 통계(후생노동성)'에 따르면, 일본의 2010년 악성 신생물 사망자 35만3499명 중 식도의 악성 신생물 사망자는 1만1867명(남자 9992명, 여자 1875명)이 발생하여 부위별 사망자 수 가운데 7위이며, 인구 10만 명에 대한 연령 조정 사망률은 남자 9.7명, 여자 1.2명이었다.
- 남녀 모두 최근 10년간의 연령 조정 사망률은 보합세로 캐나다, 미국보다 높고 영국, 프랑스와 거의 동률이다.
- 홋카이도, 도호쿠, 간토, 미나미 규슈 지역에서 발생률이 높다.

- 세계적으로는 중국의 린현에서 시작해 이란의 카스피해 지역에 걸쳐 식도암 다발 지역이 보고되며, 아시아 캔서 벨트(Asian Cancer Belt)로 불린다. 전자는 식품 중 니트로소아민, 미코톡신과 곰팡이 대사산물과 관련이 있으며, 후자의 경우는 아연, 몰리브덴, 마그네슘, 철 등의 부족과 관계가 있어 주목받고 있다.
- 1980년대 내시경 요오드(르골) 염색법의 도입으로, 종양이 점막하층까지 체재하여 표재안의 발견이 비교적 용이해졌다. 이에 따라 식도암 전체의 치료와 원격 성적이 급속하게 향상되었다.
- 방사선 요법·화학 요법의 적극적인 병용이나 화학 방사선 요법의 도입, 외과 치료상 종격동 림프절 곽청의 표준화, 주술기 관리 방법의 개선 등으로 현재 진행하는 암의 치료 성적이 향상하고 있다.

증상

점막암, 점막하층암은 무증상이 많고, 고유근층보다 깊게 침투하면 음식 통과 장애 등을 호소한다.

- 점막암(조기암)은 대부분 무증상이며 점막하층 암에서도 무증상인 경우가 많은데, 이상한 감각(아린느낌)을 호소하는 경우도 있다.
- 고유근층 이심에 침투하는 진행암이 되면 연하곤란이나 답답한 느낌, 음식 통과 장애를 호소하고, 가슴·허리 통증과 체중 감소도 나타난다.
- 한층 더 진행되면 기도 침투에 의한 혈담이나 호흡곤란, 식도·기도 개통 및 종격루에 의한 폐렴, 세로 대동맥 등 큰 혈관의 천공에 의한 토혈 등 심각한 합병증을 일으킬 수 있다.
- 회귀 신경 주위는 림프절 전이의 가장 큰 호발 부위이며, 침투에 의한 쉰 목소리가 초발 증상이 될 수 있다. 또는 경부 림프절 전이에 의한 경부 피하 종괴가 발견의 계기가 될 수도 있다.

진단·검사값

- 내시경 절제술로 근치를 기대할 수 있는 점막암은 자각 증상이 없기 때문에 거의 모두가 건강 검진이나 다른 질병 검색 시 내시경 검사에서 발견되고 있다.
- 점막암의 진단에서 고위험 예제(음주 유무, 흡연 경력이 긴 50세 이상 남성, 두경부암의 기왕력이 있는 환자)에서는 요오드(루골) 액을 이용한 색소 내시경 검사가 매우 효과적이다.
- 바륨을 사용한 X선 식도 조영 검사에서 점막암이 명료하게 드러나기 어렵고, 점막하층 이심에 침투하는 암이 잘 드러난다.
- 식도는 길이 약 25cm의 관 모양 기관이고 내시경 관찰에 적합하지만, 구토 반사를 위한 경부 식도 관찰은 부족하기 쉽다. 식도암은 점막 상피 내에서 확대(상피 내 신장)되는 경향이 있고, 종창의 신전 영역 확인과 다발성 병소 검색을 위해 요오드 염색을 병용하는 것이 필수이다. 암의 확정 진단은 생검을 실시한다.
- 최근에는 인후두에서 십이지장까지 선별 검사로 환자의 고통을 줄이는 방법인 경비 내시경 검사가 도입되어 분광 이미지 내시경(NBI: narrow band imaging, FICE: flexible spectral imaging color enhancement 등)의 병용도 기대되고 있다.
- 내시경 초음파(EUS)는 암의 침윤도, 림프절 전이의 검색, 다른 종양과의 감별 진단 등에 사용된다. 특히 피상적 암의 침윤도 판정에 유용한 래디얼 주사식과 전자 선형 주사식이 있다. 화학 방사선 요법의 효과 판정을 위한 식도 벽 종양의 검색에도 유용하다.
- CT는 암의 다른 장기 침윤, 림프절 전이, 다른 장기 전이의 진단에 필수적이다. 근 헬리컬 CT, 검출기형 CT(MDCT) 등 기기의 진보는 현저하게 해상도가 향상되어, 스캐닝 속도와 함께 이미지의 3차원 구축에서도 정밀도가 높아지고 있다.
- 추가 검사기로 기도 침윤의 진단에는 기관지경, 뼈 전이의 진단에는 신티그래피를 사용한다.
- FDG−PET는 전신 전이 검색과 병존하는 악성 종양의 검색에 유용하지만, 점막 표면에 퍼지는 암이나 미세한 전이의 검정력은 부족한 실정이다. 화학 방사선 요법 후 효과 판정에도 사용된다. 최근에는 CT와 결합한 PET·CT가 주로 이루어진다.
- 식도암의 치료 시작 전에 종양의 진전 상황 파악(staging)과 함께 환자의 전신 상태 파악이 필수이며 혈액, 흉부 X선, 심전도, 호흡 기능 검사 등을 실시해 환자의 배경에 따라 적절히 항목을 추가한다. 치료 후 경과 관찰에도 병태에 맞는 검사를 정기적으로 한다.

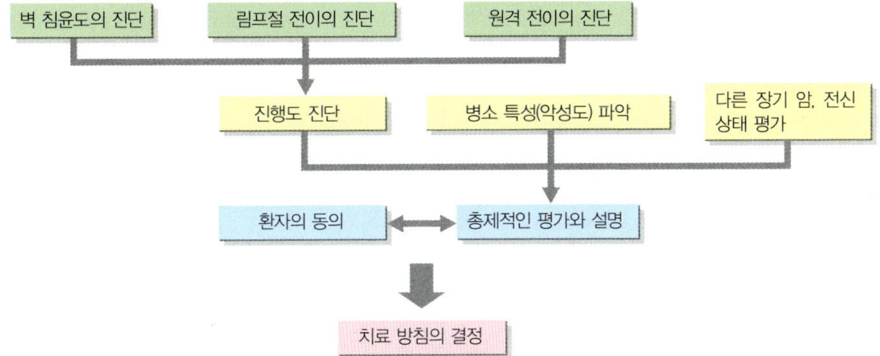

■ **그림 17-6 식도암의 치료 방침 결정까지의 흐름**

- 혈액 검사에서는 빈혈이나 간·신장 기능, 대사 장애 등의 검색이 이루어진다. 종양 마커로는 SCC, CYFRA, TPA, P53 등이 사용되고 있다. 진행암 환자에게서 때때로 혈청 Ca 값 상승이 보이는데, 종양이 생산하는 부갑상선 호르몬 같은 물질 때문인 경우가 많다.

분류

- 육안으로 보는 표재형과 진행형으로 나눈다. 표재형을 0으로 표기하고, 진행형은 1~4형, 분류 불능의 것을 5형이라고 한다. 또 표재형은 0-1, 0-II, 0-III형으로 분류한다(그림 17-3).
- 종양 벽 침윤도(T인자: T 0-4, 〈그림 17-4〉, 〈표 17-1〉), 림프절 전이(N 인자: N 0-4, 〈그림 17-5〉), 콩팥 전이(M인자: M0, 1)에 따라 진행 정도를 분류한다(스테이지 0, I, II, III, IVa, IVb, 〈표 17-2〉). 국제적으로는 더 간략한 TNM 분류(UICC)를 이용하는 경우가 많은데, 호칭이 유사하기 때문에 주의가 필요하다.
- 일본식도학회에 의한 식도암의 취급에 관한 지침이 '임상·병리 식도암 취급 규약 2008년 4월(제 10판 보정판'호에 나와 있다.[1]

합병증

- 식도암이 진행되면 암궤양에서 출혈, 주위 장기(기관·기관지, 대동맥, 심낭 등)의 침투에 따른 기도 출혈과 심낭수의 고임, 식도 기도 누관에 의한 폐렴, 식도 종격루에 의한 종격염으로부터의 패혈증 또는 식도 대동맥 누관에 의한 큰 출혈 등 심각한 합병증이 발생한다.

치료법

> 식도암의 치료는 절제술(내시경 수술), 방사선 요법, 화학 요법을 중심으로 단독 또는 함께 실시한다.

- **치료 방침**
- 일본식도학회의 식도암 진료 지침이 '식도암 진단' 치료 지침 2012년 4월판에 제시되어 있다(그림 17-6).[2]
- **내시경 치료**
- 식도 표재암의 내시경 치료로는 절제 방법으로 내시경 점막 절제술(EMR)과 내시경 점막하층 박리 수술(ESD)이 주로 이루어진다. 기타 레이저 증산법, 아르곤 플라즈마 응고법(APC), 광선 역학 치료(PDT) 등도 적용되는데, 국소 잔유·재발이 거의 없지만 치료 후 병소의 정확한 병리 조직 검사를 할 수 없는 것도 단점이다.
- 점막 근육판에 도달하지 못한 점막암(M1, M2)에서 림프절 전이는 거의 0이고, EMR이 없어 ESD의 좋은 적응을 보인다.

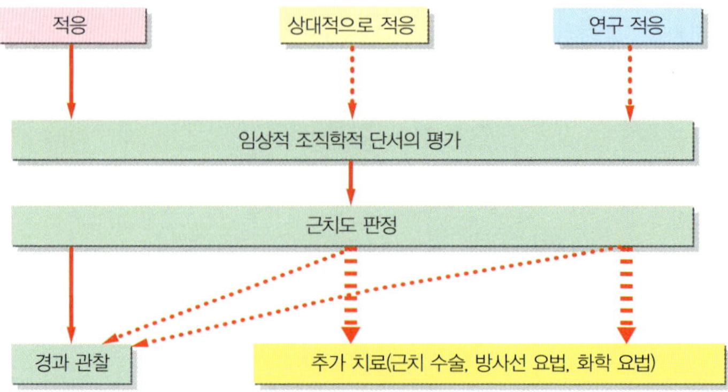

■ 그림 17-7 식도암 내시경 절제술의 적응

- 점막 근육판에 도달한 점막암(M3)과 점막하층 천층 200μm까지의 체재암(SM1)은 비교적 전이 비율이 낮고, 그 밖의 근치적 치료법(수술 치료 또는 화학 방사선 요법)은 신체적 부담이 매우 크기 때문에 M3, SM1에서 임상적으로 전이가 보이지 않는 예도 상대적으로 적응되고 있다.
- 내시경 절제술은 점막하층에 생리 식염수 등을 주입하여 암의 점막을 떠오르게 해 고주파 전류로 암소를 잘라낸다. 합병증은 식도 천공, 출혈, 협착이며 3/4주 이상 절제술은 협착이 발생하기 쉽다.
- 일괄 절제가 바람직한 광범위한 병변은 ESD가 권장되지만 식도에서는 특히 수술이 어렵고, 합병증이 심각해질 수 있기 때문에 충분한 주의가 필요하다.

● 수술적 치료
- 수술 치료는 표준인 림프절을 동반하여 식도 절제술 재건술 외에 체계적인 림프절 곽청을 수행하지 않고 횡격막 식도 틈새의 비개흉 식도 발거술, 식도 우회 수술, 식도 문합술, 영양 누관(위루, 장 누관) 조설술 등이 진행된다.
- 가장 빈도가 높은 흉부 식도암은 오른쪽 개흉에 의한 식도 절제술을 실시하는데, 최근에는 오른쪽 흉강경에 의한 어프로치도 일부에서 하고 있다. 경부 식도암과 복부 식도암은 종양의 상황에 따라 경부 절개 단독 또는 좌개흉 개복에 의한 도달 경로를 선택할 수도 있다.
- 식도 재건은 주로 위장에서 하고, 다음으로 결장, 공장에서 한다. 재건 경로는 흉벽 전 흉골 후, 종격이 있고 경부에서 잔식도와 문합할 때 흉강 내에서 문합을 하는데, 이를 포함해 최근에는 후종격 경로의 재건이 가장 많다. 경부 식도 절제 후 미세 혈관 문합을 동반하는 유리 공장(遊離 空腸) 이식에 의해 행해지는 경우가 많다(그림 17-8).
- 흉부 식도암의 림프절 전이는 목, 가슴, 복부 세 영역에 걸쳐 이루어지기 때문에 경부를 포함한 세 영역의 절개가 기본이 되지만, 목은 생략할 수 있다. 어느 경우라도 양쪽 후두신경 주위의 림프절을 포함하여 최고 종격의 절개가 중요하다.
- 수술, 수술 후의 합병증으로 중요한 것은 출혈, 무기폐·폐렴 등 호흡기 합병증 부정맥, 심부전 등 혈관 합병증 그리고 식도와 재건 장기의 문합 봉합부전이다. 모두 적절한 예방 조치나 치료에 따라 수술 중 사망이나 입원 중 사망의 원인이 되는 경우는 줄어들고 있다. 또한 위 종격 림프절 곽청과 관련이 있다. (일과성) 반회신경 마비에 의한 쉰 목소리가 자주 나타난다.

● 방사선 요법, 화학 요법
- 방사선 요법은 단독 또는 화학 요법과 병용하며 수술 전후에 이루어진다. 전이 재발 시의 치료로도 중요한 역할을 한다.

〈방사선 요법〉
- 60Co와 선형 가속기(liniac)가 일반적이지만, 입자선(양성자, 중입자선), 속중성자선 등이 사용된다.
- 근치를 목적으로 한 복용량은 60Gy 전후로, 수술을 전제로 한 조사에서는 30~40Gy에 그친다.

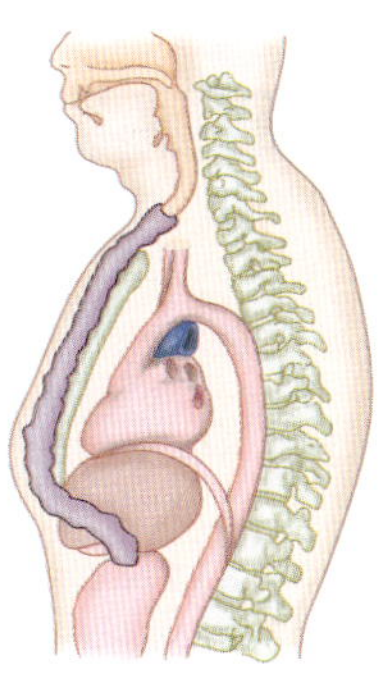
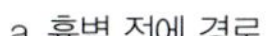
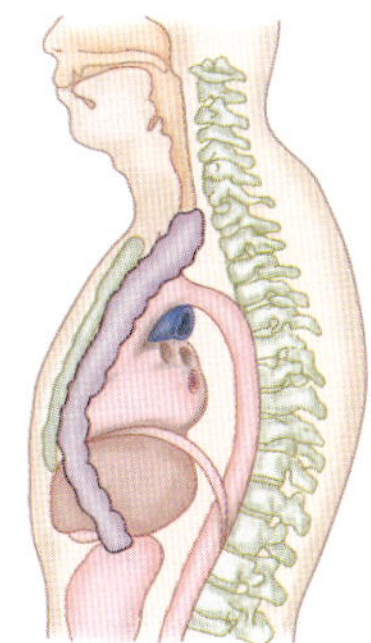
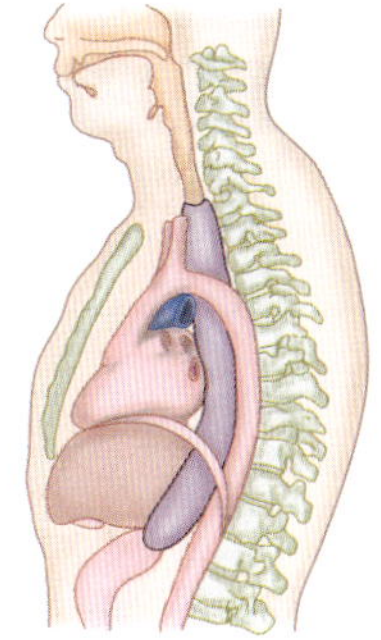

■그림 17-8 식도암의 재건 경로

- 근치를 목적으로 하는 경우에는 화학 요법과 병용해, 시스플라틴(CDDP)과 플루오로우라실(5-FU)을 사용하는 것이 기본이다.
- 방사선 요법의 유해 현상(부작용)과 후유증으로는 조사야 내의 식도염·피부염, 골수 억제 등과 함께 방사선 폐렴, 흉수·심낭수의 고임 등이 있다. 화학 요법과 병용했을 때는 부작용이 고도로 나타나는 경우가 많다.

〈화학 요법〉

- 항암제로는 CDDP와 그 유도체 5-FU에 가세하여, 빈데신 황산염, 독소루비신 염산염(아드리아마이신)이 사용되어왔지만, 최근에는 파클리탁셀, 도세탁셀 수화물, 이리노테칸 염산염 수화물, 젬시타빈 염산염 등이 유용성을 보여 점차 사용되고 있다.
- 암의 인접 장기 침윤이나 림프절 전이가 고도인 환자(스테이지)에게는 수술 전 화학 요법 또는 화학 방사선 요법으로 암을 축소시킨 후 절제하는 치료도 한다.
- 화학 요법은 혈행성 전이 증례에도 있지만 근치는 어렵고, 주효율도 약 25%에 그친다.

●치료 성적

- 식도암의 외과 치료는 가장 어려운 소화기 외과 수술의 하나지만, 세계적으로 볼 때 일본은 치료 성적이 좋아 전문 시설의 수술 사망률(수술 후 30일 이내에 사망)·입원 사망률은 1~3% 이하이다.
- 외과 절제술의 예를 보면 5년 생존율이 최근 20년간 급속하게 증가하고 50%를 초과하는 병원도 많아졌다. 그러나 조기암의 5년 생존율(내시경 또는 외과 절제술)은 80~90%에 그친다. 고령자나 원래 신체 조건이 나쁜 환자가 많은 등 다른 원인에 의해 사망(심장·폐 질환, 뇌혈관 장애, 다른 장기 암, 노쇠 등)하기 때문이다.
- 미국 유럽의 평균 수술 치료 성적은 일본보다 나쁘고 조기 발견의 예도 적으며, 화학 방사선 요법을 중심으로 치료하는 시설이 많다. 일본에서도 식도 보존의 관점에서 화학 방사선 요법이 적극적으로 실시되고 있지만, 외과 치료에 가까운 성적을 얻으려면 치료가 주효하지 않는 예와 재발하는 예에 주목하여 적당한 절제술(인양 치료)을 추가할 필요가 있다.
- 외과 치료의 경우 비치유 절제와 고식적 수술에서 원격 성적은 매우 좋지 않다. 화학 방사선 요법의 적응과 수술 치료의 병용에 의해 5년 생존 사례가 점차 증가하고 있다.

●참고 자료

1) 일본식도학회편: 임상, 병리 식도암 취급에 약관 2008년 4월(제10판 보정판), 금원출판, 2008
2) 일본식도학회편: 식도암 진단·치료 지침 2012년 4월 버전, 금원출판, 2012

■표 17-3 식도암의 주요 치료

분류	일반 이름	주요 상품명	약의 효과 메커니즘	주요 부작용
백금 제제	시스플라틴	브리플라틴, 란다	DNA 암세포의 DNA와 결합하여 합성을 저해한다.	신장 기능 장애, 구역질·구토, 골수 억제 등
	네다플라틴	아크플라		
대사 결항제	플루오로우라실	5-FU	암세포의 DNA 합성과 리보솜 RNA의 형성을 억제한다.	골수 억제, 장염, 간질, 폐렴 등
	겜시타빈 염산염*	젬잘	암세포의 DNA 합성을 직접, 간접적으로 저해한다.	골수 억제, 오심, 구토, 간질성 폐렴 등
알칼로이드계	빈데신 황산염	주사용 필데신	미세 소관 또는 그 구성 단백질에 작용하는 것으로 생각된다.	탈모, 골수 억제, 신경 장애 등
	도세탁셀 수화물	탁소텔	암세포의 세포 분열 억제	부종, 설사, 구역질·구토 등
	파클리탁셀*	택솔		골수 억제, 과민 증상 (호흡곤란 등), 탈모, 신경 장애 등
항생제 항암제	독소루비신 염산염 (아드리아마이신)	아드리아신	암세포의 DNA, RNA 쌍방의 생합성을 억제한다.	골수 억제, 탈모, 심장 장애 등
토포이소메라제 억제제	이리노테칸 염산염 수화물	캠푸토, 토포테신	DNA 합성 저해	장염, 골수 억제, 오심·구토 등

* 식도암에는 적응 외 처방으로 사용한다.

식도암의 병기 · 병태 · 중증도별 치료 순서도

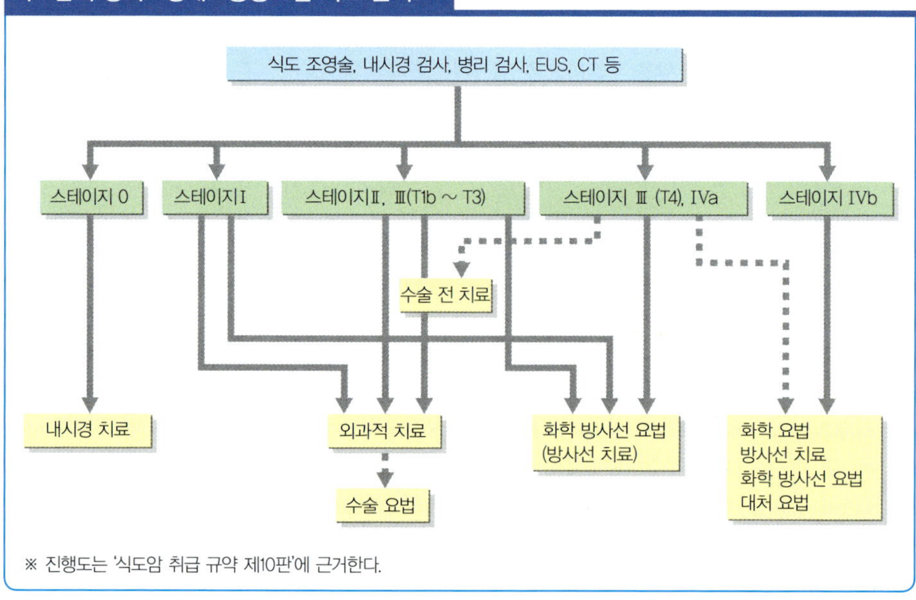

※ 진행도는 '식도암 취급 규약 제10판'에 근거한다.

식도암 환자의 간호

미우라 미나코

간호 과정 순서도

관찰 항목 (OP)	간호 문제 (간호 진단)	간호 목표 (간호 성과)	간호 활동 (간호 중재)

병인
다단계의 유전자 변화
위험 요인: 알코올 섭취, 흡연

신체적 문제
- 식도암의 증상
  조기에는 무증상
  진행하면 연하곤란, 음식의
  역류, 목 쉼, 오연, 호흡곤
  란, 흉부·허리 통증

- 음식 섭취 상황, 영양 상태
  식이 섭취량, 섭취 속도
  식사 중의 자세나 표정
  수분 출납
  혈액 검사 결과

- 전신 상태
  호흡 기능, 심장 기능,
  간 기능, 신장 기능

- 치료 방법(수술)
  술식
  합병증이나 부작용의 위험
  수술 중의 이상 유무

- 수술 후 합병증의 징후
  호흡기 합병증, 순환부전,
  봉합부전

- 수술 후 고통
  절개 부위 통증, 루트 장치
  의 위화감, 정신착란의 유무

- 수술 후 연하 상태, 음식
  물 섭취 상황
  문합 협착의 유무
  반회신경 마비의 유무
  구토, 복통, 설사
  음식이나 소화액의 역류

심리 사회적 문제
질환과 치료에 대한 불안
수술에 대한 불안
부작용에 대한 불안

간호 문제(간호 진단)

\# 식도 협착에 의한 연하 장애와 식욕부진으로 식사 섭취량이 저하한다.

\# 수술 후, 호흡 억제나 분비물의 증가에 따라 호흡 기능이 저하하기 쉽다.

RC: 수술 후의 순환부전

RC: 수술 후 봉합부전

\# 수술의 침습이 크고 신체적·정신적 고통이 크다.

\# 수술로 인한 문합 협착, 반회신경 마비나 위장 기능 저하로 식사 섭취가 어렵다.

\# 환자·가족은 질병의 예후에 대한 불안감이 있다.

간호 목표(간호 성과)

영양 상태를 유지, 개선할 수 있다.

호흡기 합병증이 출현하지 않고 호흡 상태가 안정적이다.

순환 동태를 안정시킨다.

봉합부전을 중증화시키지 않는다.

수술로 인한 고통이 완화되고, 신체적·정신적으로 안정된 상태로 지낼 수 있다.

필요한 영양을 섭취할 수 있고, 영양 상태가 양호하다.

불안감이 완화되고, 적극적으로 치료에 임할 수 있다.

간호 활동(간호 중재)

📁 **경과 관찰 항목**

증상과 그 영향 치료에 의한 합병증과 부작용
상황의 인식
질병과 치료, 생활 변화 등에 따른 고통과 스트레스

📁 **간호 치료 항목**

증상 개선을 위한 지원

고통 완화를 위한 지원

식사 섭취에 대한 지원

합병증 예방을 위한 지원

📁 **환자 교육 항목**

식사 섭취에 대한 지도

합병증 예방을 위한 지도

고통에 대처하는 방법 설명

현재 상황과 향후의 예측에 관한 설명

- 식도암은 초기부터 림프절에 전이하기 쉽고, 다른 암에 비해 예후가 불량하다. 진행 정도에 따라 내시경 치료, 외과적 치료, 화학 요법, 방사선 요법, 식도 스텐트 삽입술 등의 치료를 선택한다. 그러나 노인 환자의 경우 많은 장기의 기능이 저하하여 식도 통과 장애로 저영양 상태에 이르러 치료 합병증을 일으키기 쉽다. 특히 외과적 치료는 신체의 침습이 매우 크기 때문에 위험이 높다.
- 종양의 증대에 따른 연하 장애와 수술 후 위장관 경로 변경에 의한 소화 기능 저하, 식사 섭취에 관련해 문제가 나타난다.

| Step1 영향 평가 | Step2 간호 초점 | Step3 계획 | Step4 실시 | Step5 평가 |

정보 수집	평가 관점과 근거·잠재적 간호 문제
식도암의 증상 유무·정도의 관찰	식도암 증상의 출현은 식사 섭취를 방해하고 영양 상태뿐만 아니라 심리 상태에도 영향을 미친다. 또한 신체 활동을 위한 충분한 영양을 섭취하지 못하며, 치료에 따른 합병증의 위험이 증대하고 제대로 먹을 수 없는 데 따른 심리적 고통도 크다. **암에 의한 식도 점막 장애와 식도 협착** • 초기에는 증상을 자각하지 못하는 경우가 많다. • 초기에는 음식을 먹었을 때 식도에 스며드는 듯한 느낌을 자각하기도 한다. 뜨거운 음식이나 술, 식초 등을 먹을 때 자각하기 쉽다. • 암이 진행되면 식도 루멘이 좁아져 음식 섭취 시 목이 메는 느낌이나 정체감, 연하곤란이 나타난다. 처음에는 딱딱한 음식을 먹을 때나 음식을 잘 씹지 않고 삼켰을 때 자각하게 된다. 암이 더 진행되면, 물을 함께 먹지 않고는 고형물이 통과하지 못하고 부드러운 것도 삼킬 수 없게 되어, 점차 물이나 침조차 삼키지 못하게 된다. 일반적으로 암의 진행과 함께 증상이 강화된다. • 음식이나 물이 식도의 협착 부위로 역류하여 구역질, 구토가 발생한다. • 식사 섭취 상태, 영양 상태의 파악 내용은 다음 항목 참조 **암의 침윤** • 암이 후두신경에 침투하면 성대의 기능에 장애가 생겨 쉰 목소리가 나오고 흡인 호흡에 어려움이 있다. • 암이 식도 외막을 뚫고 침투하여 주위의 폐와 척추, 대동맥을 압박하면 흉골 후방이나 등 쪽에 통증이 생기고 폐렴, 농흉, 출혈 등을 일으킬 수 있다. 🔍 **잠재적 간호 문제** : 식도 협착에 의한 연하 장애나 식욕부진으로 식사 섭취량이 저하된다.
음식 섭취 상황·영양 상태 파악	식도암의 증상의 출현에 따라, 식사 섭취 상황의 악화가 예상되기 때문에 섭취할 수 있는 식사의 내용과 함께 필요한 만큼 영양을 섭취할 수 있는지, 영양 상태는 어떤지 파악한다. 또한 저영양 상태에서 치료하면 감염이나 봉합부전 등의 합병증이 생길 위험이 높아지기 때문에 영양 상태를 유지·개선할 필요가 있다. • 암이 커짐에 따라 식도 루멘이 협착하고 점차 고형물을 섭취하는 것이 어려워진다. 따라서 섭취량, 식사 횟수, 식사 내용, 섭취 칼로리, 섭취 가능한 음식의 딱딱한 정도를 파악한다. • 섭취 속도, 식사에 걸리는 시간, 식사 중의 자세나 표정을 관찰하고 증상이나 고통의 정도를 파악한다. • 부드럽고 삼키기 쉬운 메뉴를 선택하고, 씹었을 때 식도에 걸리는 경우 가슴을 두드리는 등 연하 장애에 대한 환자 스스로의 대처 방법을 파악한다. • 수분 출납(수분 섭취, 소변량), 소변 비중, 구갈, 피부 건조 등의 정보에서 탈수의 유무를 파악한다. • 혈액 검사 결과(총 단백, 알부민, 헤모글로빈, 전해질), 신장, 체중, BMI, 체중의 추이를 통해 영양 상태를 파악한다.

	• 식사를 섭취할 때마다 통증 등 고통을 느끼게 되는 경우에는 식욕 감퇴의 경향이 있다. 또한 생각처럼 먹을 수 없기 때문에 음식에 대한 만족감을 얻기 어렵다. • 영양 상태의 악화로 전신 권태감이나 피로감이 증가하고 활동량이 저하된다. 또한 체중 감소와 외모의 변화는 불안과 초조, 위기감을 느끼게 만든다. 🔍 공동 문제 : 수술 후의 봉합부전 🔍 잠재적 간호 문제 : 식도 협착에 의한 연하 장애와 식욕부진에 따라 식사 섭취량 저하/수술에 의한 침습이 커지고 신체적 · 정신적 고통이 큼
치료의 이해와 파악	식도암의 치료 방법에는 외과 치료, 방사선 요법, 화학 요법, 화학 방사선 요법, 내시경 치료 등이 있으며, 암의 병기와 환자의 전신 상태 등을 평가한 후, 적절한 치료 요법을 선택한다. 기존에는 수술 치료가 표준 치료였으나 최근에는 화학 방사선 치료의 성적도 향상되고 있으며, 치료법의 선택이 확대된 결과 환자들이 갈피를 잡지 못하기도 한다. 식도암 수술은 침략이 크고 위험성도 높기 때문에 수술 치료가 필요한 상황을 생명의 위기로 파악하는 환자도 있다. 따라서 질병 및 치료에 관한 정보를 충분히 이해하고 납득해 치료를 선택할 수 있는 관계가 필요하다. • 식도암의 위치, 수, 크기 • 식도암의 침윤도, 림프절 전이 유무, 원격 전이의 유무에 의해 식도암의 병기가 확정된다. **치료 방법의 선택과 결정** • 병기에 따라 치료 방법이 다르다. 같은 동병기에 있더라도 전신 상태 등에 따라 치료법이 다른 경우도 있다. • 치료 내용과 치료 효과의 예측, 합병증이나 부작용의 위험, 치료의 특징(장점과 단점), 여타 치료 방법 등에 대해 의사로부터 설명을 들을 때 내용을 어느 정도 이해하고 있는지 파악한다. • 의사에게 어떤 설명을 들었는지 환자, 동석한 사람(중요 인물)의 반응과 받아들이는 정도를 보고 치료를 선택·결정하는 데 주저하는가 등을 파악한다.
전신 상태 파악	수술은 신체의 침습이 매우 크고, 식도암 환자는 고령자가 많아 신체 각 장기의 기능이 떨어져 예비력이 부족하며, 영양 상태의 저하 등으로 수술 후 합병증이 발생할 위험이 높다. 수술 전 전신 상태를 파악, 평가하여 수술에 의해 발생할 합병증의 위험을 예측·예방하고 조기 발견·지원을 실시한다. • 호흡 상태, 기침·객담의 유무나 정도, 폐 기능 검사(% 폐활량, 1초 비율), 동맥혈 가스 분석, 흉부 X선 검사 결과 등으로 호흡 기능을 파악한다. • 고령, 비만, 흡연, 호흡기 질환의 기왕력, 심장 질환의 기왕력은 호흡 기능을 저하시키는 위험 요인이 된다. • 고혈압, 관상동맥경화증, 심근경색 등 순환기 질환의 기왕력 유무 • 간 기능, 신장 기능 검사 결과에서 중요 장기의 기능을 파악한다. 🔍 공동 문제 : 수술 후 순환부전/수술 후 봉합부전 🔍 잠재적 간호 문제 : 수술 후 호흡 억제나 분비물의 증가로 호흡 기능이 저하하기 쉽다.
술식·경과의 파악	술식이나 수술의 경과를 파악하고 침습의 정도나 신체에 미치는 영향을 판단한다. • 수술로 절제한 장기, 림프절의 범위, 식도 재건에 사용된 장기, 재건 경로, 문합 부위를 파악한다. • 수술 시간, 출혈량, 수혈량, 수술 중의 이상 유무, 수분 출납, 마취의 종류 등을 파악한다. • 수술 부위와 크기, 루트 장치와 드레인 삽입 부위를 확인한다. 🔍 공동 문제 : 수술 후 순환부전/수술 후 봉합부전 🔍 잠재적 간호 문제 : 수술 후 호흡 억제나 분비물의 증가로 호흡 기능이 저하하기 쉬움/수술에 의한 침습이 크고 신체적 · 정신적 고통이 큼

| 수술 후 합병증
징후의 관찰 | 수술 시 마취와 근이완제의 사용, 수술 상처의 통증으로 수술 후 호흡이 억제된다. 또한 마취나 기관 삽관, 체액의 변동에 의해 기도 내 분비 물질이 증가하는 반면, 개흉·개복에 의한 절개 부위 통증으로 가래가 충분히 나오지 않고, 분비물이 고이기 쉽다. 또한 기관이나 기관지 주변 림프절에 의한 기도의 혈류 장애, 수술 조작에 의한 반회신경 마비가 발생하면, 성문 폐쇄 부전에 의한 오연이나 객출이 저하되므로 무기폐나 폐렴 등 호흡기 합병증이 생길 위험이 높다.

[호흡기 합병증]
● 흉곽의 움직임, 호흡 소리, 호흡곤란 유무, 객담 상황, 동맥혈 가스 분석 등에서 호흡 장애 상태를 파악한다.
● 심장 절개 수술은 흉강 내의 배기와 배액을 도모하고, 수술 중 허탈된 폐의 재확장을 촉진하기 위해 흉강 드레인을 삽입한다. 배액의 양상과 양, 배출 유무를 관찰한다.
● 절개 부위 통증과 드레인 삽입에 의한 위화감은 심호흡이나 기침에 방해가 된다.
🔍 잠재적 간호 문제 : 수술 후 호흡 억제나 분비물의 증가로 인해 호흡 기능이 저하하기 쉽다.

장시간 개흉·개복술을 실시하기 때문에 불감증설량이나 출혈량이 많아, 수술 직후에는 체액이 혈관 내에서 서드 스페이스로 전환하기 위해 순환 혈액량이 감소하여 쇼크나 탈수를 일으키기 쉽다. 또한 서드 스페이스에 고였던 체액이 급속하게 혈액 관내로 가기 때문에 심부전과 폐부종이 발생할 수 있다.

[순환부전]
● 순환 혈액량의 감소·증가는 부정맥의 원인이 될 수 있으므로 심전도 모니터 빈맥이나 부정맥의 유무를 관찰한다.
● 혈압, 맥박, 수분 출납, CVP(중심 정맥압), 흉부 X선 소견상의 CTR 등에서 순환 혈액량과 순환 동태를 파악한다.
🔍 공동 문제 : 수술 후 순환부전

수술 전부터 저영양 상태에 있고 치유가 지연되기 쉬우며, 식도에는 장막이 없고, 봉합이 곤란하여 위장을 거상하여 재건하는 등 문합부 긴장이 더해지기 쉬우며, 호흡과 연하, 심장의 박동에 의한 식도와 주변 장기의 움직임에 의해 문합의 안정이 지켜지기 어려우므로 식도·위관 문합 봉합부전이 일어나기 쉽다.

[봉합부전]
● 봉합부전에 빠지면, 절개 부위가 붓고 발적을 일으켜 삼출물과 혈액이 배출된다. 또한 문합 드레인의 배액이 고름성으로 변하고 점도가 높아진다. 흉강 문합의 경우는 흉강 드레인의 배액이 고름성으로 변한다.
● 체온 상승, 혈액 검사값의 변화(백혈구 수 증가, CRP 값 상승)가 보인다.
🔍 공동 문제 : 수술 후 봉합부전 |
| 수술 후 고통과
불안의 정도
파악 | 절제 범위가 넓어 침습이 큰 수술로, 통증이나 불편감 등 고통이 강하다. 게다가 위쪽 점적과 드레인 등 루트 류가 많이 삽입되므로 신체 움직임이 제한되는 경향이 있다. 또한 수술 결과, 수술 후 경과가 순조로운지 여부는 환자에게 달려 있다. 루트 장치나 모니터 류의 구속감, 절개 부위 통증, 루트의 위화감, ICU 입실에 의한 요양 환경의 변화, 전해질 균형의 혼란 등의 영향으로 정신착란을 일으킬 수도 있다.

● 환자의 표정이나 호소, 몸을 움직이는 방법, 혈압, 호흡 상태 등으로 절개 부위 통증의 유무나 정도를 파악한다.
● 드레인이나 루트 류 등의 위화감, 허리 요통, 권태감, 나른함의 정도를 파악한다.
● 수술 결과와 수술 후의 경과에 대한 인식은 어떠하며 걱정하고 있지는 않은가?
● 자신이 처한 환경이나 치료의 의미 등 현재 상황을 정확하게 인식하고 있는가?
● 주의력 저하, 의식 수준의 저하, 밤낮의 반전, 환각·망상 등 정신착란의 증상을 파악한다.
🔍 잠재적 간호 문제 : 수술에 의한 침윤이 크고 신체적·정신적 고통이 강하다. |

수술 후의 연하 장애 상태, 음식 섭취 상황의 파악	수술 후에는 식도·위관 문합 부종이나 흉터에 의한 협착, 반회신경 마비에 의해 통과 장애와 오연을 일으키기 쉽다. 또한 식도·위의 기능이 상실 또는 하락하고 재건술로 인해 음식의 통과 경로가 변화하기 때문에 음식을 소화 흡수하는 과정에서 변화를 초래할지 우려된다.

- 술식(절제 범위, 림프절의 범위, 재건 경로, 재건 장기)을 파악하고, 식사 섭취에 대한 영향을 예측한다.
- 문합 협착, 반회신경 마비에 의한 성문의 장애는 상부 소화관 내시경 검사로 확인할 수 있다.
- 문합 협착이 발생하면 목이 메는 느낌이나 구토 등의 통과 장애 증상이 출현하여, 식사 섭취가 어렵고 영양 상태가 악화된다.
- 식이 섭취량, 내용, 섭취 속도 등을 관찰해 식사 섭취 상황을 파악한다.
- 반회신경 마비에 의한 질식과 오연의 정도를 관찰하고 흉부 X선 소견에서 흡인성 폐렴의 유무를 확인한다.
- 구토, 위장 팽만감, 목이 메는 느낌, 복통, 설사, 음식이나 소화액의 역류 등 식도·위의 기능 상실, 저하로 인한 증상을 관찰한다.
- 경장 영양을 실시하는 경우 구토, 설사 및 복부 불편 증상을 관찰한다.
- 수술 전에 연하 장애가 있던 환자는 수술하면 생각대로 먹을 수 있기를 기대하지만 마음대로 안 되는 경우도 많다. 그러한 상황을 어떻게 생각하고 있는지 파악한다.

🔍 **잠재적 간호 문제** : 수술로 인한 문합 협착, 반회신경 마비, 위장 기능 저하로 식사 섭취가 곤란하다.

Step1 영향 평가	Step2 간호 초점	Step3 계획	Step4 실시	Step5 평가

간호 문제 리스트

RC: 수술 후 순환부전/ 수술 후 봉합부전
#1 식도 협착에 의한 연하 장애나 식욕부진으로 식사 섭취량이 감소한다(영양-대사 패턴)
#2 수술 후 호흡 억제나 분비물의 증가로 호흡 기능이 저하하기 쉽다(활동-운동 패턴).
#3 수술에 의한 침습이 크고 신체적·정신적 고통이 심하다(인지-지각 패턴).
#4 수술로 인한 문합 협착, 반회신경 마비, 위장 기능 저하로 식사 섭취가 곤란하다(영양 -대사 패턴).

간호의 우선순위 지침

- 식도암 환자는 질환이나 치료에 의해 섭취가 어렵고 영양 상태가 저하하기 쉬운 상황이다. 또한 외과 치료는 신체의 침습이 매우 크고 합병증의 위험이 높다. 그러므로 환자의 고통도 크게 마련이다.
- 개별 환자의 질환에 의한 증상과 그에 따른 고통, 치료 방법, 치료에 따르는 위험 등을 고려하여 간호 문제의 우선순위를 결정한다.

공동 문제	간호 목표(간호 성과)
RC: 수술 후 순환부전	〈장기 목표〉 순환 동태를 안정시킨다. 〈단기 목표〉 순환부전의 징후를 조기에 발견한다.

간호 계획	중재 포인트와 근거

OP 경과 관찰 항목
- 혈액 순환량 순환 동태 관찰

➡ 근거 침습의 영향이 큰 수술을 받은 경우, 체액의 양이 급격하게 변화해 불균형을 이루므로 순환 혈액량, 순환 동태의 변화에 주의한다.

TP 간호 치료 항목
- 지시에 따라 수액, 이뇨제 등을 사용하여 순환 혈액량의 안정을 도모한다.

➡ 수액의 흐름에 주의한다. 근거 순환 혈액량이 감소하는 경우에는 주입에 의해 혈관 내 탈수를 개선하고, 혈액의 양이 과도한 경우에는 이뇨제 등을 사용하여 잉여분을 체외로 배출한다.

EP 환자 교육 항목
- 환자·가족에게 수술의 영향을 설명한다.

➡ 환자·가족에게 수술 후 탈수, 부종 등에 대해 설명하고 불안감을 완화시킨다.

공동 문제	간호 목표(간호 성과)
RC: 수술 후 봉합부전	〈장기 목표〉 봉합부전을 중증화시키지 않는다. 〈단기 목표〉 봉합부전을 조기에 발견한다. 봉합부전의 유인을 제거한다.

간호 계획	중재 포인트와 근거

OP 경과 관찰 항목
- 절개 부위와 삼출액의 상태

➡ 수술 상처를 관찰하고 이상을 조기에 발견하려고 노력한다.

- 드레인에서의 배액량·양상
- 경비 위관에서의 배액량·양상
- 감염 증상의 유무

➡ 근거 식도 재건 경로가 흉강인 경우, 봉합부전에 의해 농흉을 일으킬 수 있다. 드레인의 배출액을 관찰하여 봉합부전의 징후를 발견할 수 있다.

TP 간호 치료 항목
- 경비 위관에서 효과적으로 배액되도록 관리한다.

➡ 근거 수술 후 비강 위관을 삽입하고 재건 장기에 고인 소화액을 배출하여 감압하고, 문합에 압력이 가해지지 않도록 한다.

- 완전 정맥 영양(TPN)과 경장 영양을 실시하고 영양 상태를 유지, 개선한다.
- 지시된 산소 유량을 유지한다.
- 절개 부위 주변 피부의 청결을 유지한다.
- 양치질을 도와 구강의 청결을 유지한다.

➡ 근거 저영양 상태는 봉합부전의 유인이 된다.

➡ 근거 저산소 상태는 봉합부전의 유인이 된다.

➡ 근거 삼출액이 지속적으로 피부에 접촉하여 피부염을 일으킬 수 있다.

EP 환자 교육 항목
- 세미파울러 체위를 취하고, 절개 부위를 늘리지 않는다.

➡ 근거 앙와위(仰臥位)는 위액이 식도로 역류하기 쉽다. 또 경부를 신장시키면 문합부가 긴장하여 부담을 느낀다고 설명한다.

- 음식의 섭취가 불가능한 이유와 회복의 전망에 대해 설명한다.

➡ 근거 보존 치료가 이루어지기 때문에 복구까지 시간을 요하는 경우가 많아, 음식을 먹을 수 없거나 앞으로 전망에 대한 환자의 스트레스가 커진다.

1 간호 문제	간호 진단	간호 목표(간호 성과)
#1 식도 협착에 의해 연하 장애와 식욕부진으로 식사 섭취량이 감소한다.	**영양 섭취 소비 균형 이상: 필요량 이하** **관련 요인**: 식도 협착에 의한 연하 장애로 음식을 섭취할 수 없다. **진단 지표** □ 일일 권장 식품 섭취량보다 적은 양의 불충분한 음식 섭취에 대한 호소 □ 불충분한 음식 섭취로 체중이 감소한다. □ 이상적인 체중보다 20% 이상 적은 체중 □ 근력 저하 □ 혈청 알부민 값의 감소	〈장기 목표〉 영양 상태를 유지, 개선할 수 있다. 〈단기 목표〉 1) 섭취 가능한 음식을 선택하여 섭취할 수 있다. 2) 경구 섭취가 불가능한 경우, 적절한 방법으로 영양 상태를 유지할 수 있다.

간호 계획	중재 포인트와 근거
OP 경과 관찰 항목 • 질환에 따른 증상의 유무·정도 • 식사 섭취 상황 • 영양 상태 • 음식의 기호	➡ **근거** 암의 진행에 의해 식도가 협착하고 연하 장애와 식욕부진을 일으킨다. 식이 섭취량, 횟수, 섭취 칼로리 저하, 저영양 상태에 빠지기 쉽다.
TP 간호 치료 항목 • 고칼로리, 고단백 식사를 한다. • 너무 뜨거운 것, 찬 것, 자극적인 것은 피한다. • 식사의 형태 변경(유동식~죽식), 환자의 기호에 맞춘 식사를 제공한다. • 경구 섭취가 불가능한 경우나 흡인의 위험이 높은 경우, 식사 섭취를 중단시킨다. • 섭취만으로는 필요한 영양량이 부족한 경우나 경구 섭취가 불가능한 경우에는 TPN이나 경장 영양을 실시한다. • 음식에 대한 생각과 고통을 느끼고 있는 문제에 대해 듣는다.	➡ 소량이라도 영양가가 높은 것을 선택한다. ➡ **근거** 병소부에 자극이 가해지면 증상이 악화된다. ➡ 섭취가 가능하면 연하 장애의 정도에 따라 식사 형태를 변경하고 섭취량이 유지될 수 있도록 고안한다. ➡ **근거** 협착이 고도화되는 경우, 음식의 역류에 의해 오연이 발생하고, 오연성 폐렴이 될 위험성이 높다. 또한 식도의 기관 누관과 반회신경 마비도 오연을 불러일으킨다. 그 때문에 섭취를 중단하고 다른 방법으로 영양 상태를 유지할 필요가 있다.
EP 환자 교육 항목 • 음식은 소량씩 입에 넣고 시간을 들여 충분히 씹고 삼키도록 지도한다. • TPN 및 경장 영양 필요성과 유의점에 대해 설명한다.	➡ 소량이라도 섭취함으로써 만족감을 얻을 수 있다.

2 간호 문제	간호 진단	간호 목표(간호 성과)
#2 수술 후 호흡 억제나 분비물의 증가에 의해 호흡 기능이 저하하기 쉽다.	**비효과적 호흡 기능 위험** **위험 요인**: 전신 마취와 수술, 통증에 의한 신체의 부동 상태, 분비물의 고임, 비효과적인 기침, 과도한 분비물, 점도 높은 분비물	〈장기 목표〉 호흡기 합병증이 출현하지 않고 호흡 상태가 안정된다. 〈단기 목표〉 1) 수술 전: 호흡기 합병증이 일어날 위험이 높다는 것을 이해하고, 금연과 호흡 연습을 실시해 호흡 기능을 강화할 수 있다. 2) 수술 후: 효과적인 기침을 하여 기도 내 분비 물질을 배출할 수 있다. 호흡기 합병증의 징후를 조기에 발견하고 대응할 수 있다.

<table>
<tr><th>간호 계획</th><th>중재 포인트와 근거</th></tr>
<tr><td>

OP 경과 관찰 항목

수술 전
- 호흡 기능 파악
- 호흡 연습의 실시 상황

수술 후
- 호흡 상태와 객담의 유무
- 검사 결과(동맥혈 가스 분석, 흉부 X선)
- 흉강 드레인의 관찰

TP 간호 치료 항목

수술 전
- 호흡 운동(입술을 오므린 호흡, 복식 호흡)의 실시
- 호흡 훈련 기구(인센티브 스피로메트리)의 활용

- 가래 출력법을 실시한다.

수술 후
- 지시량의 산소 유량을 유지한다.
- 흡입, 기침 도우미, 가래 배출법을 실시하고 가래의 배출을 촉진한다.

- 체위 변환을 하고 심호흡을 재촉한다.

- 진통제를 사용하고 절개 부위 통증을 완화한다.
- 자력으로 객담이 불가능한 경우, 의사가 기관지 내시경에 의한 흡입을 한다.

- 흉강 드레인을 관리한다(지시된 흡입 압력을 유지해, 배출하는 데 방해받지 않고 효과적으로 배액된다).

EP 환자 교육 항목

수술 전
- 금연과 호흡기 합병증 예방을 위한 호흡 연습이 필요하다는 것을 설명한다.

수술 후
- 출력 가래의 필요성과 실시 방법에 대해 설명한다.

</td><td>

⊃ **근거** 식도암 수술은 침습이 크고, 수술 후 합병증을 일으키기 쉽다. 수술 전 상태를 파악하고 예방 차원에서 호흡 훈련을 실시한다.

⊃ **근거** 수술 부위 통증과 드레인 삽입은 심호흡이나 기침에 방해가 된다. 호흡기 합병증을 일으키고 있지 않은지 호흡 상태를 관찰한다.

⊃ 코에서 숨을 들이쉬었다가 입을 오므리고 천천히 토해낸다. **근거** 폐를 확장시켜 수술 후 폐렴과 무기폐를 예방한다.
⊃ 수술 후 상태를 이미지화하고 창 위치에 가볍게 손을 대고 기침을 한다.

⊃ **근거** 저산소증을 예방한다.
⊃ 흡입 튜브를 깊게 삽입하면 문합이 손상될 위험이 있기 때문에 자력으로 객출할 수 있도록 지원한다. **근거** 흡입에 의해 기도 안이 가습되고, 분비물을 객출하기 쉬워진다.
⊃ **근거** 체위 변환이나 심호흡을 하면 폐의 확장과 분비물의 이동이 촉진되어 무기폐를 예방할 수 있다.
⊃ **근거** 절개 부위 통증은 기침이나 심호흡을 방해한다.
⊃ 맹목적으로 흡입을 하면 문합을 손상시킬 위험이 있기 때문에 흡입해야 하는 경우에는 기관지경 아래에서 관찰하면서 실시한다.

⊃ 가능한 한 빨리 금연하는 것이 바람직하다. **근거** 담배와 연기에 포함된 니코틴, 타르, 일산화탄소는 기관지 선모 운동을 억제하고, 산소 운반 능력을 저하시켜 호흡기 합병증의 위험을 높인다.

⊃ 호흡기 합병증을 예방하기 위해서는 효과적으로 가래 배출을 하는 것이 중요하다.

</td></tr>
</table>

<table>
<tr><th>3 간호 문제</th><th>간호 진단</th><th>간호 목표(간호 성과)</th></tr>
<tr><td>

#3 수술로 인한 침습이 크고 신체적·정신적 고통도 크다.

</td><td>

안락 장애
관련 요인: 수술에 의한 조직의 외상, 라인 류나 배출 장치 삽입, 신체 움직임 제한
진단 지표
- ☐ 안락하지 않다는 호소
- ☐ 질병 관련 증상
- ☐ 고통을 느끼는 증상의 호소

</td><td>

〈장기 목표〉 수술로 인한 고통이 완화되고 신체적·정신적으로 안정된 상태에서 지낼 수 있다.
〈단기 목표〉 1) 절개 부위 통증이 적절하게 조절된다. 2) 필요 이상으로 신체 움직임을 제한하지 않고, 2차 장애가 예방된다. 3) 건강 상태와 현재 상황, 향후 전망에 대한 걱정이나 불안을 표현할 수 있다.

</td></tr>
</table>

<table>
<tr><th>간호 계획</th><th>중재 포인트와 근거</th></tr>
<tr><td>

OP 경과 관찰 항목
- 수술 후 고통
- 현상의 인식이나 걱정거리

- 정신착란 증상

TP 간호 치료 항목
- 낮과 밤의 각성–수면 리듬을 정돈한다.
- 편안하고 조용한 환경을 정돈한다.
- 진통제를 적절히 사용하고 절개 부위 통증을 경감한다.
- 기침 시에는 절개 부위에 진동을 주지 않도록 위에서 눌러준다.
- 체위 변화를 수행한다.
- 루트 장치를 구성한다.
- 기관 삽관을 하여 대화를 통한 의사소통을 할 수 없는 경우에는 필담이나 문자판을 사용하여 대화하도록 한다.
- 가족의 면회를 촉구한다.
- 구강 관리, 청식, 생식기 세척 등을 실시한다.
- 다리의 자동·타동 운동, 마사지, 탄성 스타킹, 탄력 붕대, 간헐적 공기 압박법 등으로 하지정맥 혈전을 예방한다.
- 가능한 한 조기에 움직인다.

EP 환자 교육 항목
- 통증을 느끼면 의료진에게 전하도록 설명한다.
- 현재 상황과 향후 전망에 대해 설명한다.

- 상·하지 운동의 필요성과 방법을 설명한다.

</td><td>

➡ 수술로 인한 통증으로 안락에 어느 정도로 장애가 생겼는지 평가한다. **근거** 통증 조절을 할 때 기준으로 삼는다.

➡ **근거** ICU 입실에 의한 환경 변화와 전해질 밸런스의 혼란은 정신착란을 유발할 수 있다.

➡ **근거** 각성–수면 리듬의 혼란은 정신착란을 악화시킨다.

➡ 양손을 사용하여 절개 부위를 넓게 가린다.

➡ 가능한 한 환자 자신의 힘으로 하도록 한다.

➡ 흥분 상태가 되어 점적과 드레인 등 루트 장치를 빼버리기도 하기 때문에, 될 수 있는 한 구속감을 갖지 않도록 고려한다.

➡ **근거** 신체의 청결을 유지해 상쾌감을 가질 수 있다.

➡ **근거** 침상 안정이 계속됨에 따라 하지정맥 혈전이 생겨 색전증의 위험이 높아진다.

➡ **근거** 필요 이상의 휴식은 치유를 지연시켜 더욱 많은 합병증을 일으킬 수 있다.

➡ 건강 상태, 수술 후 경과에 따라 삽입되는 루트 장치(드레인이나 점적, 산소)의 필요성과 향후 전망에 대하여 의사, 간호사가 설명한다.

➡ **근거** 운동에 의해 근력 약화와 관절 구축을 예방한다.

</td></tr>
</table>

<table>
<tr><th>**4** 간호 문제</th><th>간호 진단</th><th>간호 목표(간호 성과)</th></tr>
<tr><td>

#4 수술로 인한 문합부 협착, 반회신경 마비나 소화관 기능의 저하로 인해 식사 섭취가 곤란하다.

</td><td>

영양 섭취 소비 균형 이상: 필요량 이하
관련 요인: 수술로 인한 영양 필요량 증가, 문합 협착·반회신경 마비에 의한 연하 장애, 위장관 수술에 의한 소화 기능의 저하
진단 지표
- □ 일일 권장 식품 섭취량보다 적은 불충분한 음식 섭취의 호소
- □ 충분한 음식 섭취로도 체중이 감소한다.
- □ 이상적인 체중보다 20% 이상 적은 체중
- □ 근력 저하
- □ 혈청 알부민 값 감소

</td><td>

〈장기 목표〉 필요한 영양을 섭취할 수 있으며, 영양 상태가 양호하게 유지된다.
〈단기 목표〉 수술로 인한 소화 기능의 변화에 따른 식사 방법의 유의점을 이해하고 실행할 수 있다.

</td></tr>
</table>

<table>
<tr><td>

간호 계획

</td><td>

중재 포인트와 근거

</td></tr>
<tr><td>

OP 경과 관찰 항목
- 음식 통과 장애의 유무
- 음식 섭취 상황
- 영양 상태
- 상부 내시경 검사 결과
- 식사 습관이나 기호

TP 간호 치료 항목
- 1회 식사량을 줄이고 식사 횟수를 늘린다.
- 시간을 신경 쓰지 않고 침착하게 먹을 수 있도록 환경을 정돈한다.
- 통과 장애가 있을 때는 삼키기 쉽고 통과하기 쉬운 식품을 환자와 함께 선택하여 제공한다.
- 문합부 협착의 통과 장애에 의해 경구로부터 충분한 영양 섭취를 할 수 없는 경우에는 경장영양과 TPN을 실시한다.
- 젤리(반유동)의 경도부터 식사를 개시하고, 오연의 가능성이 없으면 수분 섭취를 시작한다.
- 수술로 신체 기능이 변화한 것, 거기에 따라 식사를 변경해야 한다는 것을 어떻게 파악하고 있는지, 환자가 생각을 표출할 수 있도록 한다.

EP 환자 교육 항목
- 수술로 인한 위장관의 형태나 기능 변화에 대해 설명한다.
- 천천히 씹으면서 시간을 들여 조금씩 먹도록 설명한다.
- 식후 즉시 눕지 않고 좌위나 파울러 위를 취하도록 설명한다.

</td><td>

➡ **근거** 수술로 인한 문합부 협착, 반회신경 마비, 소화관 기능 저하로 인해 식사 섭취가 어려울 수 있다. 식사 섭취 상황이나 통과 장애의 유무를 확인한다.

➡ **근거** 환자의 취향에 맞고 더 먹기 쉬운 음식을 선택하여 섭취 시의 고통을 줄일 수 있다.

➡ **근거** 반회신경 마비가 있는 경우에는 수분이나 유동성 물질을 흡인하기 쉬워진다.

➡ **근거** 수술 전에 수술 후의 변화와 그에 따른 식생활 변경의 필요성을 설명하지만, 실감하지 못하다가 수술 후 식사가 시작되면 처음으로 현실에 직면한다.

➡ **근거** 앙와위(仰臥位)를 하면 소화액이 역류하기 쉽다.

</td></tr>
</table>

Step1 영향 평가	Step2 간호 초점	Step3 계획	Step4 실시	Step5 평가

병기·병태·중증도별 관리 포인트

【검사·진단기】 조기에 자각 증상이 없는 경우도 많으므로 환자는 암을 인식하기 어렵다. 따라서 검사 결과 암일 가능성이 있어 전문적인 치료가 필요하다는 말에 충격을 받아 당황하고, 암의 진행에 의한 통과 장애로 저영양 상태에 있는 환자도 많다. 환자가 질환이나 치료에 대해 이해하고 납득한 뒤 치료를 선택할 수 있도록 심신을 준비시킨다.

【치료기】 치료에 따라 나타나는 합병증이나 부작용을 예방하고, 문제를 조기에 발견하여 영향의 확대를 방지하고, 치료로 인한 고통을 적극적으로 완화시킨다. 환자는 치료로 인한 외모의 변화와 신체 기능의 상실에 직면하며, 라이프스타일의 변화가 오는 시기이기도 하므로, 이를 받아들여 삶을 다시 구축해나갈 수 있도록 지원한다.

【원격 전이·재발기】 암의 진행·전이에 의한 다양한 전신 증상이 출현하는 시기이므로, 고통을 될 수 있는 한 완화하고 QOL을 유지할 수 있도록 도와준다. 질병의 치료를 기대하고, 식사를 위한 치료를 하여 식사의 즐거움을 느낄 수 있도록 하는 등 환자의 욕구가 충족되는 것을 중시하는 의료를 제공한다.

간호 활동(간호 중재) 포인트

영양 상태의 유지·개선
- 연하곤란이나 식욕부진의 증상, 식사 섭취 상태를 관찰한다.
- 수술 후 소화 기능의 변화에 따른 새로운 식사 섭취 방법을 익힐 수 있도록 지원한다.

- 고통스러운 증상 없이 음식을 섭취할 수 있도록 섭취 가능한 식품을 선택하고 섭취 방법을 고려한다.
- 흡인에 의한 폐렴의 위험이 높아 경구 섭취가 불가능한 경우 경장영양과 TPN 등의 대안을 사용하여 필요한 영양을 보급한다.

치료로 인한 합병증의 예방과 대응

- 신체 각 장기의 기능과 병력에서 치료에 의한 합병증 발병 위험을 평가하고 예방 조치를 실시한다.
- 관찰을 조밀하게 함으로써 문제를 조기에 발견하고 해결한다.

퇴원·요양 지도

- 수술 후 필요로 하는 새로운 식사 섭취 방법을 퇴원 후의 생활에서도 무리 없이 계속할 수 있도록 개별 상황을 고려하여 지도한다.
- 목이 메는 느낌이나 연하곤란 등의 증상이 나타난 경우에는 문합 협착의 우려가 있기 때문에 빨리 진찰할 수 있도록 지도한다.
- 섭취만으로는 필요한 영양을 섭취할 수 없는 경우, 퇴원 후에도 경장영양을 계속해야 하기 때문에 자기관리 방법을 지도한다.
- 치료로 인해 저하된 체력 회복에는 수개월에서 수년 단위의 시간이 걸린다는 것을 설명하고 서두르지 않고 서서히 활동 범위를 넓혀 활동량을 늘려가도록 조언한다.

Step1 영향 평가　　Step2 간호 초점　　Step3 계획　　Step4 실시　　Step5 평가

평가 포인트

간호 목표 달성도

- 영양 상태를 유지·개선할 수 있는가?(수술 전)
- 호흡기 합병증이 발생하지 않고, 호흡 상태가 안정되어 있는가?
- 순환 동태가 안정되어 있는가?
- 봉합부전이 중증화하고 있지 않은가?
- 수술로 인한 고통이 완화되고 신체적·정신적으로 안정된 상태에서 지낼 수 있는가?
- 필요한 영양을 섭취하고 영양 상태가 양호하게 유지되고 있는가?(수술 후)

● 참고 자료
1) 가나자와대학 의학부 부속병원 간호부 편저: 소화기 외과의 표준 간호 계획, 소화기 외과 너싱 2005년 춘계 증간, 2005
2) 아마노 다카유키, 도미타 나쓰미, 카지야마 요시아키, 쓰루마루 마사히코: 식도암, 코니시 토시로편: 질환별&증상별 소화기 외과 수술 치료 가이드, 소화기 수술 너싱 2005년 가을 증간, p8~14, 2005
3) 고야나기 히토시 감수 : 비표준 과학 제12판, 의학서원, 2010
4) 칼페니토=모이에 LJ편(신도 유키에 감역): 칼페니토 간호 진단 매뉴얼 제9판, 의학서원, 2011

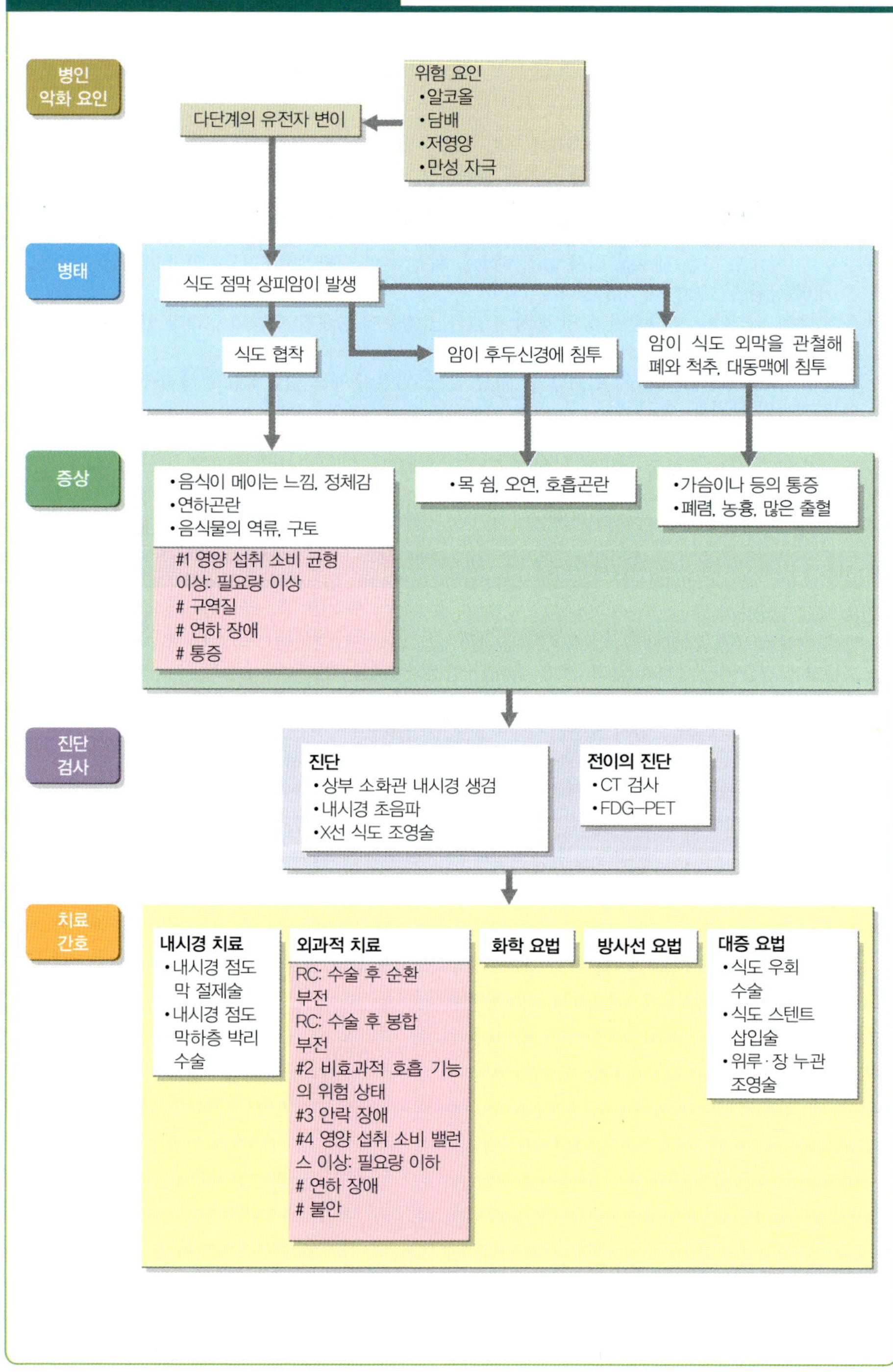
병인
악화 요인

위험 요인
•알코올
•담배
•저영양
•만성 자극

다단계의 유전자 변이

병태

식도 점막 상피암이 발생

식도 협착

암이 후두신경에 침투

암이 식도 외막을 관철해 폐와 척추, 대동맥에 침투

증상

•음식이 메이는 느낌, 정체감
•연하곤란
•음식물의 역류, 구토

#1 영양 섭취 소비 균형 이상: 필요량 이상
구역질
연하 장애
통증

•목 쉼, 오연, 호흡곤란

•가슴이나 등의 통증
•폐렴, 농흉, 많은 출혈

진단
검사

진단
•상부 소화관 내시경 생검
•내시경 초음파
•X선 식도 조영술

전이의 진단
•CT 검사
•FDG–PET

치료
간호

내시경 치료
•내시경 점도막 절제술
•내시경 점도막하층 박리수술

외과적 치료
RC: 수술 후 순환 부전
RC: 수술 후 봉합 부전
#2 비효과적 호흡 기능의 위험 상태
#3 안락 장애
#4 영양 섭취 소비 밸런스 이상: 필요량 이하
연하 장애
불안

화학 요법

방사선 요법

대증 요법
•식도 우회 수술
•식도 스텐트 삽입술
•위루·장 누관 조영술

18 위암

세키타 요시히사 · 다케시타 기미야

눈으로 보는 질환

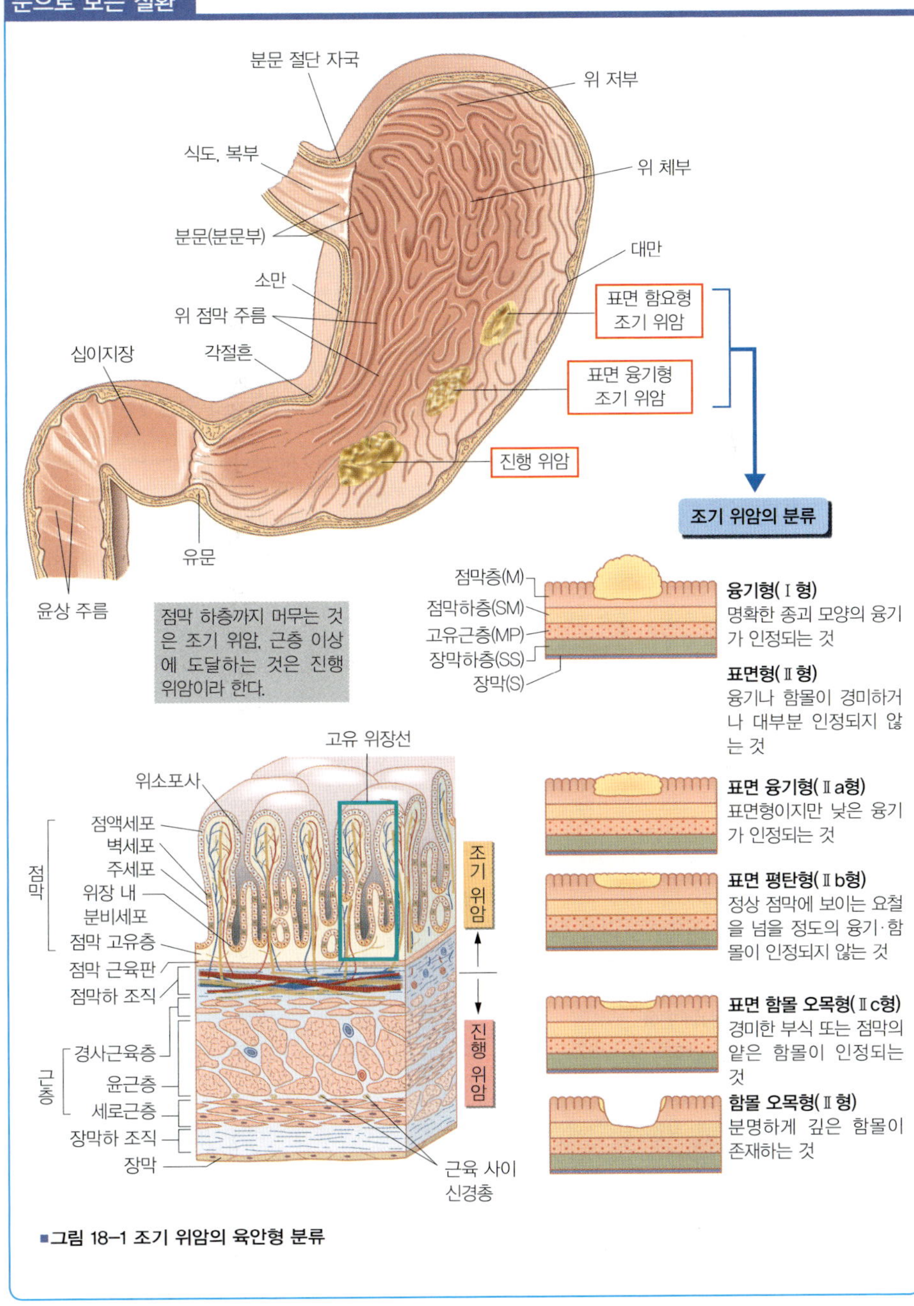

■그림 18-1 조기 위암의 육안형 분류

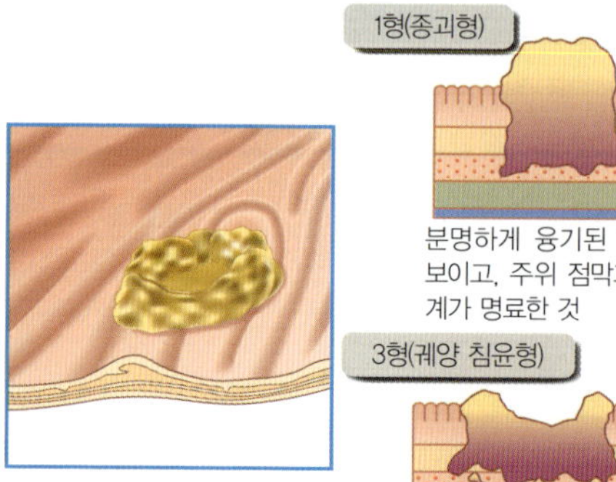

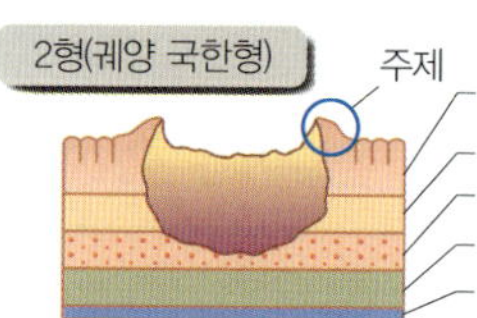

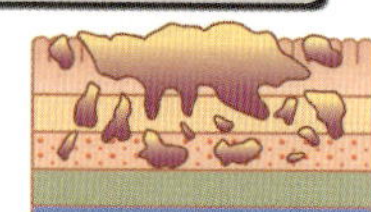

■그림 18-2 진행 위암의 육안형 분류

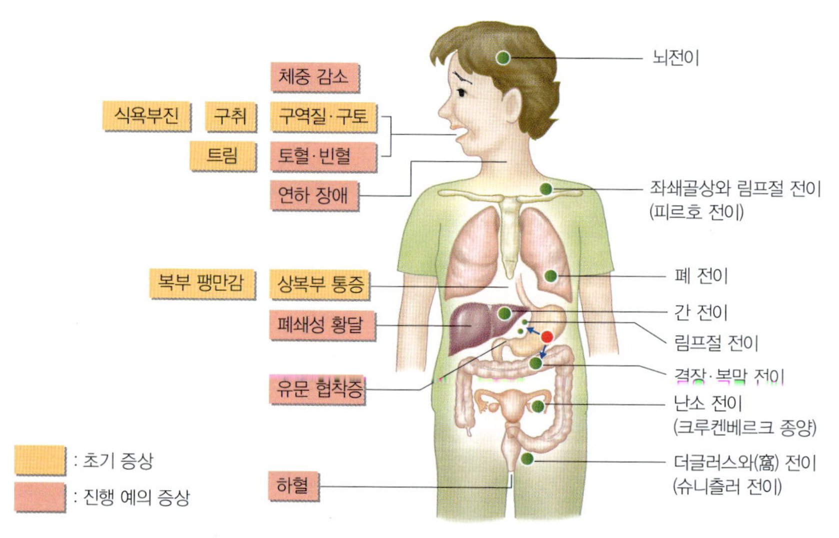

■그림 18-3 위암의 증상과 전이

병태 생리

| 위암은 위에 생기는 암이다.

- 협의의 위암: 위 점막 상피에서 발생하는 암(그림 18-1).
- 광의의 위 악성 종양: 협의의 위암에 상피 이외의 조직에서 발생한 암[위장 평활근 육종, 위장관 간질 종양(GIST) 중 악성인 것, 위 악성 림프종 등]을 더한 것

병인·악화 요인

- 병인은 아직 밝혀지지 않음
- 악화 요인: 헬리코박터 파일로리(Helicobacter pylori) 감염, 식염 과다 섭취, 흡연 등

역학·예후

- 일본인의 암 사망 원인 중 2위이다(1993년까지 1위).
- 치료 기술의 향상으로 사망률은 해마다 감소하는 경향에 있지만, 건강 검진 보급 등의 결과, 조기 발견 비율이 높고 이환율은 오히려 상승 추세에 있다.
- 일본의 위암 발병의 남녀비는 약 2:1
- 입원 시 평균 연령: 60세
- 연령: 65~69세가 가장 많다.
- 예후: 5년 생존율(치료 후 5년이 지나 생존해 있는 비율)로 나타낸다. 일본위암학회의 전국적인 조사에 의하면 암의 진행 정도(진행도, 스테이지)별로 5년 생존율은 Stage A에서 93.4%, Stage B에서 87.0%, Stage Ⅱ에서 68.3%, Stage Ⅲ A에서 50.1%, Stage Ⅲ B에서 30.8%, Stage Ⅳ에서 16.6%

증상

조기에는 무증상이지만 진행하면 상복부 불쾌감, 복부 팽만감 등의 통증, 구토, 트림, 속쓰림, 식욕부진 등을 호소한다.

- 조기 위암 환자는 증상이 없는 경우도 많다.
- 초발 증상: 가장 많은 것은 상복부 통증이고 상복부 불쾌감, 복부 팽만감, 요통, 구역질·구토, 트림, 속쓰림, 식욕부진, 구취 등
- 진행 위암의 경우: 체중 감소, 빈혈, 연하 장애, 종괴 촉지, 복수 고임, 좌쇄골상와 림프절 전이〔피르호(Virchow) 전이〕의 촉지, 직장 검사에서 더글러스와 복막 전이〔슈니츨러(Schnitzler) 전이〕를 촉지할 수 있다.

진단·검사값

위암의 진단은 X선 검사와 내시경 검사로 한다.

- 위 X선 검사(바륨 검사): 식사를 제한한 후 바륨을 마시고 공기를 조금 넣으면 위장이 팽창하여 위장 벽(점막) 표면에 바륨이 얇게 덮인다. 이 상태에서 X선 촬영을 하여 종양의 존재 부위, 크기, 침윤도를 결정한다.
- 위 내시경 검사(위 내시경): 위암의 정확한 진단을 위해 필요하며 병변의 육안형과 함께 확산 침윤도 위치나 크기 등을 진단한다. 많은 경우 동시에 조직을 채취하여 양성·악성 진단(생검 병리 조직 진단)이 내려지기도 한다.
- 초음파 내시경(EUS): 병변의 침윤도 진행 위암의 경우 주위 장기로의 침윤 여부와 위 주위 림프절 전이의 유무 진단
- CT, MRI, 초음파 검사, PET 등: 원발소에서 진전되어 간이나 폐, 복막, 골반 장기로의 전이·재발을 진단한다.
- **위암의 육안형 분류**

1) 조기 위암
- 0형(표재형) 조기 위암의 아분류(그림 18-1)에서 조기 위암은 림프절 전이의 유무와 관계없이 암세포가 점막층 또는 점막하층까지 머물러 있는 것

2) 진행 위암
- 〈그림 18-2〉는 진행 암 분류로, 암 침윤도가 고유근층 이상에 도달해 있는 것
- **위벽 침윤도(그림 18-1, 2)**

  TX: 암의 침윤 깊이를 알 수 없는 것

  T0: 암이 없음

  T1: 암의 현지화가 점막(M) 또는 점막하 조직(SM)에 그치는 것

■표 18-1 위암의 진행 상태(병기 스테이지)

	N0 영역 림프절에 전이가 없다.	N1 영역 림프절에 1~2개 전이가 있다.	N2 영역 림프절에 3~6개 전이가 있다.	N3 영역 림프절에 7개 이상 전이가 있다.	T/N에 관계없이 M1 ※M1는 원격 림프절 간, 폐, 복막 등에 전이가 있다.
T1a(M), T1b(SM)	ⅠA	ⅠB	ⅡA	ⅡB	Ⅳ
T2(MP)	ⅠB	ⅡA	ⅡB	ⅢA	
T3(SS)	ⅡA	ⅡB	ⅢA	ⅢB	
T4a(SE)	ⅡB	ⅢA	ⅢB	ⅢC	
T4b(SI)	ⅢB	ⅢB	ⅢC	ⅢC	
T/N에 관계없이 M1					

(일본위암학회편: 위암 취급 규약 제14판, p17, 금원출판, 2010)

T1a: 암이 점막에 그치는 것(M)
T1b: 암의 침윤이 점막하 조직에 그치는 것(SM)
T2: 암의 침윤이 점막하 조직을 넘어섰지만 고유 근층에 그치는 것(MP)
T3: 암의 침윤이 점막하 조직을 넘어섰지만, 장막하 조직에 그치는 것(SS)
T4: 암의 침윤이 장막 표면에 접해 있거나 노출 또는 다른 장기에 이르는 것
T4a: 암의 침윤이 장막 표면에 접해 있거나 이를 뚫고 유리 복강에 노출되어 있는 것(SE)
T4b: 암의 침윤이 직접 다른 장기까지 미친 것(SI)

- 진행도(스테이지, 표 18-1)
- 위암이 위벽의 어느 깊이까지 진행되고 있는지(T: 침윤도) 또한 어느 림프절까지 전이되어 있는지(N: 림프절 전이의 확대) 등을 기준으로 종합적으로 병기(단계)를 결정한다.
- 병기는 ⅠA, ⅠB, ⅡA, ⅡB, ⅢA, ⅢB, ⅢC, Ⅳ 8가지로 나누어지며, ⅠA가 가장 조기 위암이고, Ⅳ가 가장 진행된 위암이다.
- 검사값
- 종양 마커: CEA, CA19-9, CA125가 도움이 된다.
- 혈청 페프시노겐(PG법).

합병증

1) 수술 조작과 직결된 합병증
- 봉합부전: 소화관이 연결된 곳에서 누락된다.
- 췌액 누관: 췌장의 소화액이 췌장의 절리 면이나 췌장 실질에서 새어나와 웅덩이를 만드는 것
- 복강 내 농양: 봉합부전이나 췌액 누관이 대부분의 경우 감염을 수반함에 따라 복부에 고름 덩어리를 만드는 것
- 기타: 장폐색, 상처 감염
2) 수술 조작과 관계없는 전신 합병증
- 폐렴: 상복부 수술은 복식 호흡의 영향을 받아 몇 퍼센트에서 발생한다.
- 폐동맥 색전증: 수술 중 하지정맥 중에서 발생한 혈전이 걷기 시작했을 때 혈관 벽에서 벗겨져 심장과 폐에 흘러 폐동맥을 막히게 한다.
- 간 기능 장애: 마취의 영향, 수술 중, 수술 직후에 투여된 약제에서 유래한다.

치료법

- 치료 방침
- 위암의 깊이(T1~T4), 부표, 확산, 조직 유형(분화형, 미분화형), 림프절 전이, 원격 전이(복막, 간, 폐 등)를 고려하여 치료를 결정한다(p346 '치료 순서도' 참조).

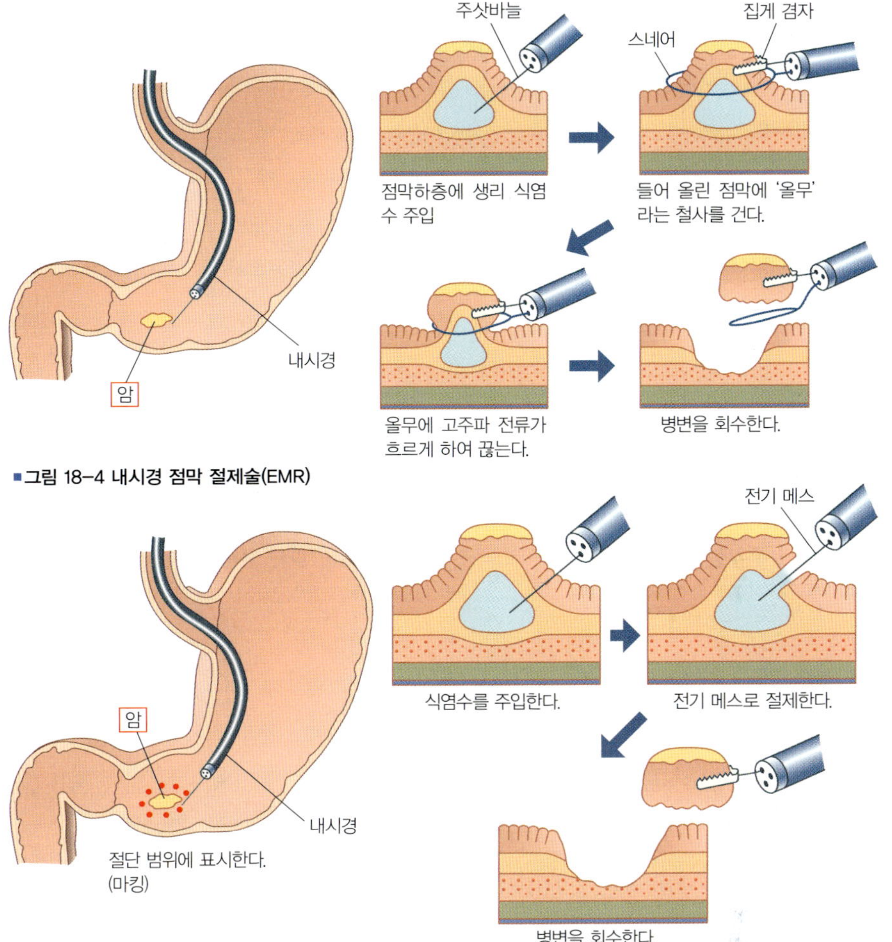

■ 그림 18-4 내시경 점막 절제술(EMR)

■ 그림 18-5 내시경 점막하층 박리술(ESD)

● **내시경 치료**(그림 18-4, 5)
- 내시경 점막 절제술(endoscopic mucosal resection: EMR).
- 내시경 점막하층 박리술(endoscopic submucosal dissection: ESD)
- 레이저 소작
- 아르곤 플라즈마 소작(argon plasma coagulation: APC)

● **수술 치료**
1) 정형 수술(그림 18-6, 7)
- 유문 측위 절제술: 출구에 모인 위장만을 제거한다.
- 분문 측위 절제술: 입구에 모인 위장만을 제거한다.
- 위전적술: 위를 전부 절제한다.
2) 축소 수술(그림 18-7)
- 유문 보존 위 절제술(pylorus-preserving gastrectomy: PPG): 위의 출구에 해당하는 유문 부분을 한 부 남겨 덤핑 증후군이나 장액이 배 속에 역류하는 것을 방지할 목적으로 하는 수술 방식

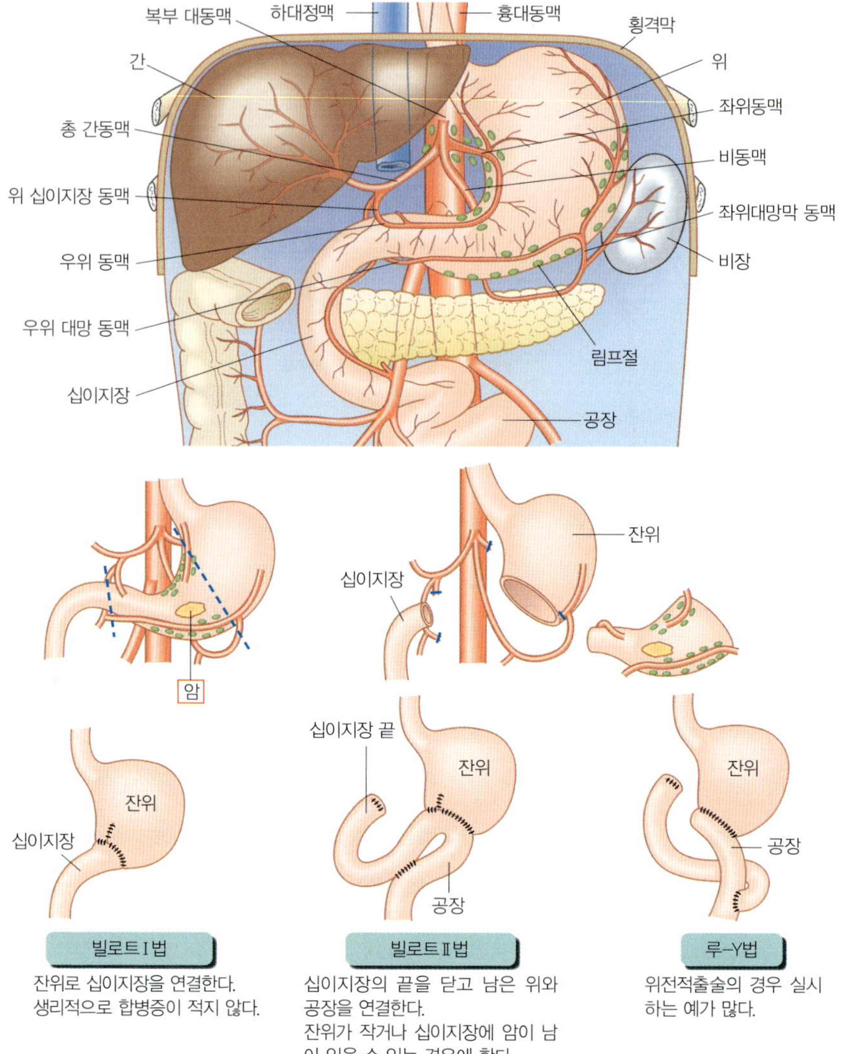

빌로트Ⅰ법
잔위로 십이지장을 연결한다.
생리적으로 합병증이 적지 않다.

빌로트Ⅱ법
십이지장의 끝을 닫고 남은 위와
공장을 연결한다.
잔위가 작거나 십이지장에 암이 남
아 있을 수 있는 경우에 한다.

루-Y법
위전적출술의 경우 실시
하는 예가 많다.

■ 그림 18-6 유문 측위 절제술

- 국소 절제술: 위의 일부 절제와 주변 림프절만을 떼어내는 수술

3) 확대 수술

- 위 이외에 다른 장기(췌장, 비장과 대장, 간 부분 등)를 합병, 절제하거나 제거 림프절의 범위를
  넓혀 정형적으로 실시되는 수술의 범위를 넘어 실시하는 위 절제술

4) 비치유 절제

- 위암을 제거했지만 암이 분명히 남아 있는 경우

- 고식적 수술: 위암의 치료 목적이 아닌 증상을 완화하는 수술(바이 패스 수술 등)

- 체중 감소 수술: 조금이라도 수명을 연장할 목적으로 하는 수술

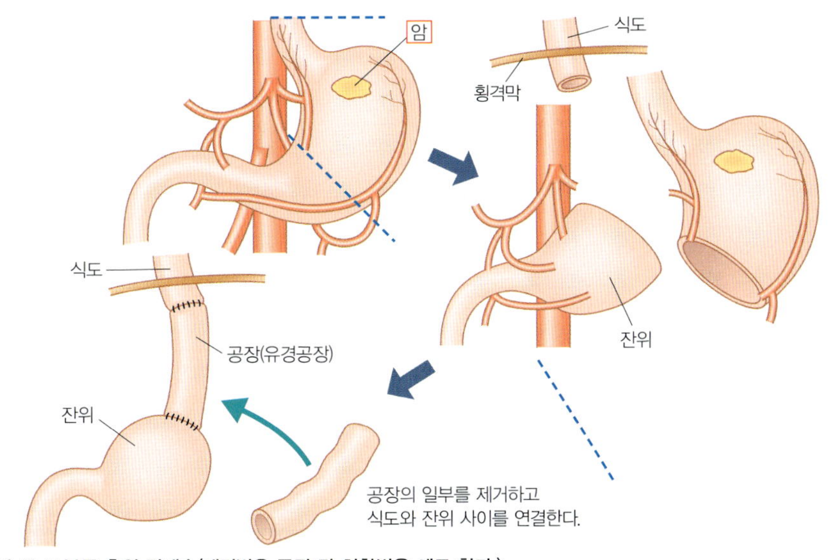

■그림 18-7 분문 측위 절제술(재건법은 공장 간 치환법을 예로 한다.)

■표 18-2 위암의 주요 치료제

분류	일반 이름	주요 상품명	약의 효과 메커니즘	주요 부작용
대사길항제	메토트렉세이트	메토트렉세이트	세포의 기능에 필요한 대사 물질과 유사한 것으로, 세포 내 효소에 대항하여 작용한다.	골수 억제(백혈구 감소, 빈혈, 혈액판 감소) 간 기능·신장 기능 저하 식욕 저하 구내염, 설사, 구역질, 피로, 탈모 등
	플루오로우라실	5-FU		
	합제(테가푸르·우라실)	UFT		
	합제(테가푸르·기메라실·오테라실 칼륨)	TS1		
	독시플루리딘	후트론		
알칼로이드계	도세탁셀 수화물	탁소텔	유사 분열을 중기에 정지시킨다.	
	파클리탁셀	탁솔		
항생물질 항암제	이토마이신C	마이토마이신	DNA 복제를 억제	
트포이소메라제 억제제	이리노테칸 염산염 수화물	캠푸토, 토포테신	DNA 합성을 억제	
백금 제제	시스플라틴	브리플라틴, 란다	암세포의 분열을 억제	

●약물 요법
- 위암에 사용되는 항암제는 플루오로우라실(5-FU), 합제(UFT, TS1) 또는 마이토마이신 C(마이토마이신), 메토트렉사이트(메토트렉세이트), 시스플라틴(브리플라틴 등), 이리노테칸 염산염 수화물(캠푸토 등), 파클리탁셀(탁솔), 도세탁셀 수화물(탁소텔) 등이 있다(표 18-2).
- 항암제를 한 종류만 사용하는 단독 요법과 여러 약을 함께 먹는 병용 요법이 있다. 항암제와 처방 예는 다음과 같다.
Px 처방 예 TS1 경구 단독 요법
- TS1 배합 캡슐(25mg) 1회 2캡슐 1일 2회 아침·저녁 식후 ← 대사 길항제

※28일 연속 복용 후 14일 휴약을 1쿨로 반복한다.

Px 처방 예) 물방울 항암제 단독 요법
● 캠푸토주 100mg/㎡ 1일 1회 ← 트포이소메라제 억제제
　※1일 1회, 1주 간격으로 3회 점적 정맥 주사, 2주 휴약을 1쿨로 반복한다.

Px 처방 예) 병용 요법
● TS1 배합 캡슐(25mg) 1회 2캡슐 1일 2회 아침·저녁 식후 ← 대사 길항제
● 브리플라틴주 60mg/㎡ ← 백금 제제
　※TS1은 14일 연속 복용 후 14일 휴약. 브리플라틴은 8일째 60mg/㎡를 1회 점적 정주하고, 이 28일간을 1쿨로 반복한다.

● **방사선 요법**
● 위암에서는 방사선 조사도 드물게 실시하고 있지만 근치성은 아니다.

● **기타**
● 온열 요법, 면역 요법 등이 있다.

위암의 병기 · 병태 · 중증도별 치료 순서도

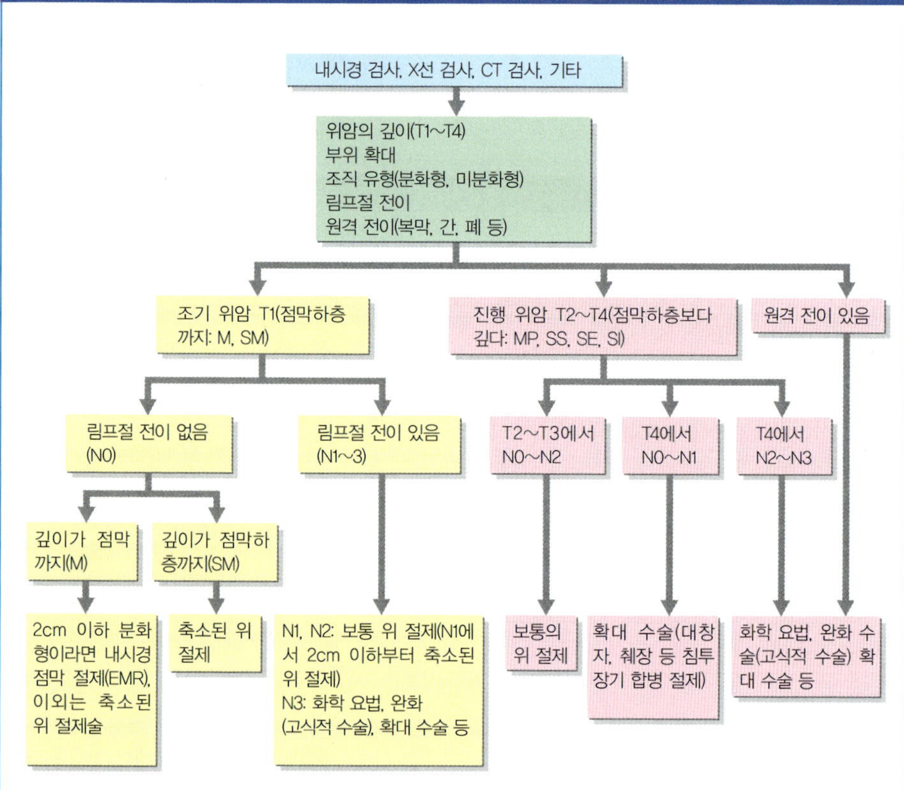

[일본위암학회편: 위암 치료 가이드라인 해설(일반용 2004년 12월 개정)–위암 치료를 이해하고자 한다. 모든 분들을 위한 제2판, p23, 금원출판, 2004]
※'위암 취급 규약 제14판'에 준한 지침은 미발행

위암 환자의 간호

야토미 유미코

간호 과정 순서도

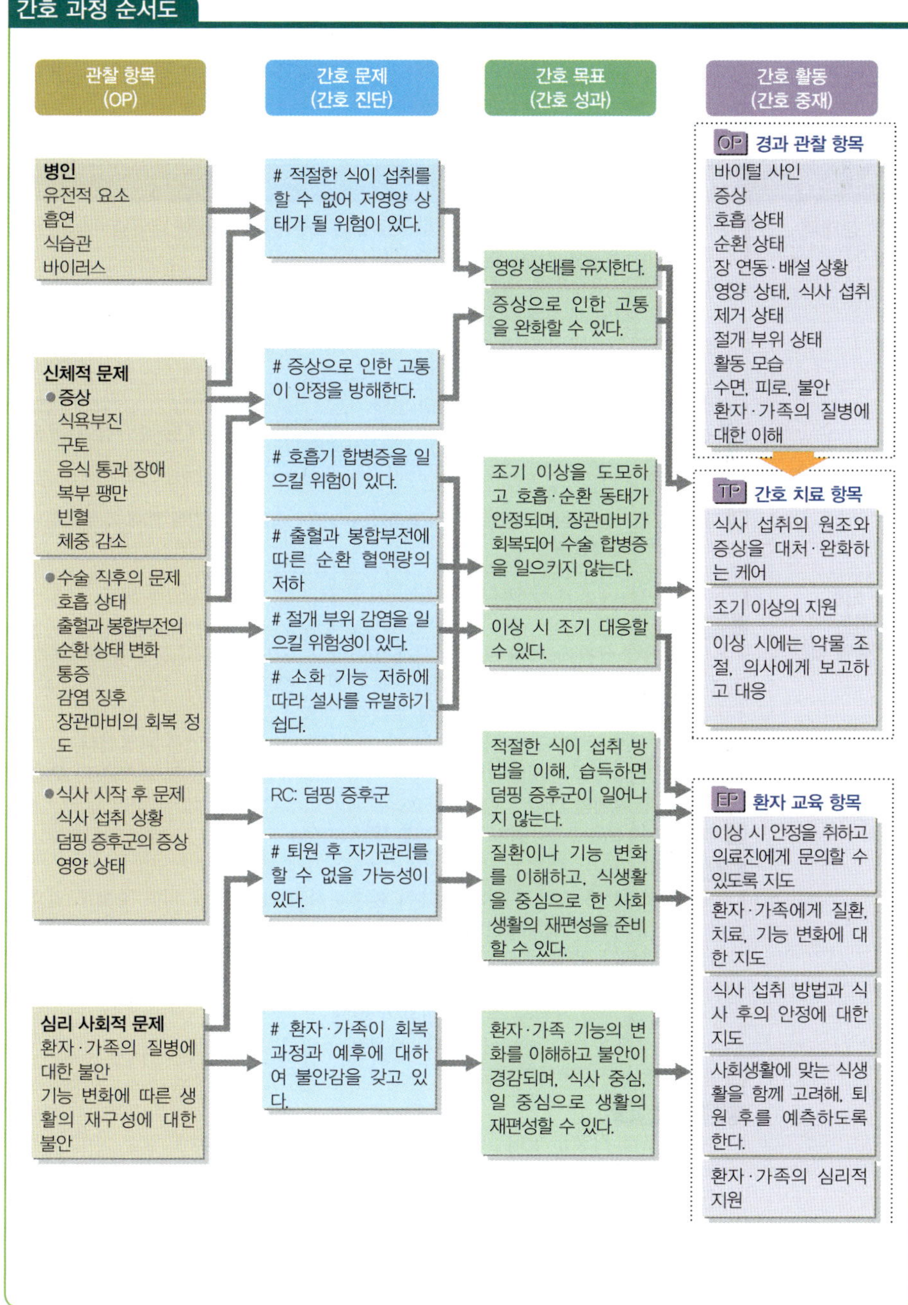

- 수술 전후 영양 상태가 저하되기 쉬워, 증상이나 전신 상태를 파악할 필요가 있다. 또한 위암은 악성 질환으로 수술에 따른 기능 변화가 생기기 때문에 정신적인 영향을 받기 쉽고 정신적 지지도 필요하다.
- 수술 후 소화 흡수 기능의 변화에 따라 환자는 식생활 변경, 영양 장애를 방지할 필요가 있다. 적절한 식생활을 하기 위해 환자의 생활과 질병을 파악하는 방법을 알고 지원할 필요가 있다.
※치료 방침은 병기와 전신 상태에 따라 다르다. 여기에서는 수술 치료를 한 환자에 초점을 맞추었다.

Step1 영향 평가	Step2 간호 초점	Step3 계획	Step4 실시	Step5 평가

정보 수집	평가 관점과 근거·잠재적 간호 문제
전신 상태의 파악	심신의 상태를 파악하며 간호 계획 수립과 연결한다. 통증과 고통, 질병에 대해 파악하는 등 심리적 요소는 신체적 문제와 치료 의지와 관련이 있다. • 수술·마취의 영향으로 수술 직후에는 상태가 불안정하기 때문에 자주 발생하는 바이털 사인 측정과 모니터링이 필요하다. 또한 의식 상태의 확인도 중요하다. 특히 마취 삽관이나 통증 등에 따른 호흡기 합병증, 수술 후 출혈이 일어날 수 있으므로 호흡·순환 상태의 관찰이 필요하다. • 통증과 구역질 등 고통이 증가할 수 있다. • 수술이 무사히 끝났는지 불안해하기 쉽고, 통증 등의 증상으로 불안감이 커질 수 있다. 🔍 공동 문제: 수술 후 출혈 🔍 잠재적 간호 문제: 호흡기 합병증 위험/통증과 구역질에 의한 안락 장애/환자·가족의 회복 과정과 예후에 대한 불안
수술 직후 발생하는 합병증에 대한 관찰	일어날 수 있는 수술 후 합병증을 염두에 두면서 관찰하고 평가해나갈 필요가 있다. **호흡 기능** • 흡입 마취나 삽관에 의해 호흡 억제가 일어나고, 기도 내 분비 물질이 증가하기 쉽다. 호흡 상태나 가래의 양, 양상 등을 관찰할 필요가 있다. • 수술 전 흡연 유무, 폐 기능, 연령에 주목할 필요가 있다. • 체액의 부족으로 기도 분비물의 점도가 증가하므로 수분 출납을 관찰한다. • 통증에 의한 호흡 억제나 기침 반사의 저하가 발생할 수 있으므로 통증의 모습을 보고 관리해야 한다. 🔍 잠재적 간호 문제: 호흡기 합병증 위험/호흡 패턴의 변조 **순환 상태** • 문합의 지혈이나 절단 부위의 결찰이 불충분하면, 문합부에 의해 출혈을 일으켜 순환 혈액량이 부족해진다. 바이털 사인의 변화와 절개 부위·드레인 배액을 관찰할 필요가 있다. • 마취나 통증의 영향으로 혈압이 상승함에 따라 문합에 압력이 증가하기 때문에 통증이나 바이털 사인에 주의할 필요가 있다. • 수술 전 혈압과 출혈 경향이 있는지 주목해야 한다. 🔍 공동 문제: 조직 순환 변화 **수술 부위 상태** • 수술 전부터 저영양 상태인 경우가 많고, 수술 후 음식에 의해 영양 상태가 더욱 악화될 수 있다. 또한 수술 침습에 의한 면역력 저하도 생기기 때문에 감염이나 봉합부전 등의 수술 부위 문제가 일어나기 쉽다. • 봉합부가 긴장에 의한 혈행 장애로 봉합부전을 일으키기 쉽기 때문에 위장관과 드레인의 배액, 소화기 증상을 관찰할 필요가 있다.

<table>
<tr><td></td><td>

- 수술 부위와 드레인에서의 감염을 방지하기 위해 관찰, 관리를 적절하게 실시한다. 또한 청결이 유지되도록 수술 부위를 보호하고 잘 닦아서 깨끗하게 한다.
  🔍 공동 문제 : 봉합부전의 위험
  🔍 잠재적 간호 문제 : 수술 부위 감염의 위험/호흡 패턴의 변화

  통증 · 불편 증상
- 수술로 인한 조직 손상이나 드레인 유치에 의해 통증이 일어나기 쉽다.
- 신체의 움직임이나 기침에 의한 자극으로 통증이 강화되기 때문에, 통증뿐만 아니라 체위나 객담 상황 등에도 주의할 필요가 있다.
- 마취약이나 장관마비, 소화관 내압 상승으로 인한 구역질이 나타날 수 있으므로 관찰, 케어할 필요가 있다.
  🔍 잠재적 간호 문제 : 수술 및 처리에 의한 통증/약물 부작용에 의한 구토

</td></tr>
<tr><td>

수술 개시 후의 관찰

</td><td>

수술에 의해 문합 부종이나 장관마비 같은 위장 문제가 일어나기 쉽다. 또는 소화 흡수 기능이 저하하고 식사에 따라 합병증이 일어날 가능성이 높다. 식사 섭취 방법 변경 시에는 입원 이전 식생활 상황을 파악할 필요가 있다.

소화관 증상
- 마취에 의한 장관 운동 억제, 수술 중 장 노출에 의한 평활근 운동 저하로 장폐색이 발생할 수 있다.
- 통증에 따른 활동량 감소로 장관 운동이 저하되기 때문에 통증과 이상(離床) 여부를 확인하고 케어해나갈 필요가 있다.
- 위 절제술에 의한 위장 기능 상실이나 저하, 염산·펩신 분비 기능 저하에 따라 설사를 일으키기 쉽다.
- 문합의 부종, 협착에 의한 소화액의 정체와 역류가 일어날 가능성이 있다.
  🔍 공동 문제 : 장폐색의 위험/문합 협착의 위험/위식도 역류
  🔍 잠재적 간호 문제 : 활동량 저하로 인한 변비/소화 기능 저하에 의한 설사

영양 상태
- 수술 전보다 영양 상태가 저하되는 경우도 많고 수술 후 구역질, 장운동 장애, 식욕부진 등 저영양 상태에 주의할 필요가 있다.
- 위의 기능 저하로 음식이 급속히 소장으로 과도하게 유입함으로써 장관의 수분 이동이나 세로토닌과 같은 호르몬이 분비되어, 자율 신경의 밸런스가 흐트러진다. 또는 당질을 급속하게 흡수하여 고혈당 상태가 되고, 그에 따라 인슐린이 과다 분비되어 저혈당 상태에 빠진다.
- 식사 섭취 방법과 내용이 변경되는 것은 오랜 세월 동안의 식생활에 변화가 오는 것이므로, 입원 이전 식생활을 중심으로 한 생활 상황을 이해하고 개인에게 맞는 지도를 할 필요가 있다.
- 장기적으로는 위산 감소로 인한 철분 흡수 장애에 따른 빈혈, 칼슘, 비타민D의 흡수 장애로 인한 뼈 장애에도 주의하여 식사 지도를 한다.
  🔍 공동 문제 : 덤핑 증후군
  🔍 잠재적 간호 문제 : 적절한 식사 섭취를 할 수 없어 저영양을 일으킬 위험성/철분 흡수 장애에 의한 빈혈/칼슘, 비타민D 흡수 장애로 인한 뼈 장애

</td></tr>
<tr><td>

환자·가족의 심리 사회적 측면의 파악

</td><td>

환자가 질병을 어떻게 파악하고 있는지 알 필요가 있다. 수술 후에는 기능 변화에 따라 생활을 재편성할 필요가 있고, 이는 환자의 투병 의지와도 관계된다. 또한 가족의 협력이 필요하며, 가족의 인식과 이해력 등을 파악할 필요가 있다.

- 환자·가족이 질병에 대해 어떻게 생각하고 있는지 파악한다. 직접 잘 들을 뿐만 아니라 아니라 표정이나 말과 행동, 수면 상태 등에 주의한다.
- 환자·가족의 이해 정도나 상황에 따라 현상을 설명하고, 의사에게 설명을 요청할 필요가 있는지 판별한다.

</td></tr>
</table>

• 통증과 음식에 관련된 문제 등 증상에 따라 불안이 강화되기 쉬우므로 증상에 대한 대처와 설명이 필요하다.
🔍 잠재적 간호 문제:환자·가족의 회복 과정과 예후에 대한 불안/퇴원 후 자기관리를 할 수 없을 가능성/불안으로 인한 수면 장애

간호 문제 리스트

#1 적절한 식이 섭취를 할 수 없어 저영양을 일으킬 위험이 있다(영양-대사 패턴).
#2 수술 부위 감염을 일으킬 위험성이 있다(영양-대사 패턴).
#3 소화 기능 저하에 따라 설사를 일으키기 쉽다(배설 패턴).
#4 호흡기 합병증의 위험이 있다(활동-운동 패턴).
#5 환자·가족이 회복 과정과 예후에 대한 불안감을 안고 있다(자기 인식 패턴).
#6 퇴원 후 자기관리를 못 할 가능성이 있다(건강 지각-건강관리 패턴).

간호의 우선순위 지침

• 수술 직후에는 호흡기 합병증과 수술 후 출혈과 같은 합병증의 위험과 급성 통증, 구역질 등 불편 증상에 주목해야 한다. 식사가 시작될 무렵에는 이러한 문제가 해결되고, 우선순위를 바꾸어 식사 시작과 함께 발생하기 쉬운 덤핑 증후군이나 복부 증상에 주목할 필요가 생긴다.
• 개별 상황에 따라 우선순위가 결정되지만, 수술 전부터 수술을 통해 환자·가족은 질병이나 기능 변화에 관한 불안을 안고 있는 경우가 많다. 또한 식사가 시작되면 사회생활을 염두에 두는 것이 중요하다.

1 간호 문제	간호 진단	간호 목표(간호 성과)
#1 적절한 식이 섭취를 하지 못함으로써 저영양을 일으킬 위험성이 있다.	영양 섭취 소비 균형 이상: 필요량 이하 **관련 요인**: 소화 기능 변경에 의한 식욕부진, 소화 흡수 장애, 식사 섭취 방법의 변경에 따른 덤핑 증후군 **진단 지표** □ 일일 권장 식품 섭취량보다 적은 불충분한 음식 섭취의 호소 □ 이상적인 체중보다 20% 이상 적은 체중 □ 혈청 알부민치의 저하	〈장기 목표〉 식사 섭취 방법의 습득으로 적절한 영양 상태를 유지할 수 있다. 〈단기 목표〉 1) 소화 기능의 변화와 적절한 음식 섭취 방법을 이해한다. 2) 적절한 식사 섭취 방법은 덤핑 증후군을 방지할 수 있다.

간호 계획	중재 포인트와 근거
OP 경과 관찰 항목 • 식사 섭취량과 섭취 방법 관찰 • 체중의 추이와 혈액 데이터 • 덤핑 증후군의 유무와 발생 시간	➡ 실제 양이나 방법, 데이터를 확인한다. **근거** 환자가 무의식적으로 잘못된 방법으로 섭취하고 있는 경우도 있다. ➡ 특히 식사 섭취 중 30분 후와 2~3시간 후 **근거** 덤핑 증후군은 전기와 후기가 있기 때문이다.
TP 간호 치료 항목 • 환자가 서두르지 않고 식사할 수 있도록 환경을 조정한다.	➡ 천천히 차분하게 식사를 섭취할 수 있도록 주의한다. **근거** 환경에 따라 서둘러 섭취한다.

- 식사 섭취 시 주의를 촉구하고, 적절한 식사 섭취 방법을 의식할 수 있도록 한다.

- 덤핑 증후군의 증상이 출현했을 때는 안정시키고 바이털 사인의 경과를 관찰한다.

EP 환자 교육 항목
- 소화 기능의 변화와 식사 섭취 방법의 설명, 지도
- 덤핑 증후군의 발생 이유와 해결법을 지도한다.

➡실제로 확인하고 주의를 촉구한다. 근거 무의식적으로 잘못 인식하여 잘못된 방법으로 섭취하는 경우도 있다.
➡증상이 일어나도 예방·대처법을 이해하고 대처할 수 있도록 한다. 근거 증상이 나타나도 불안해하지 않도록 처리한다.

➡기능 변화와 대처법을 연관 지어 설명한다. 근거 단순한 식사 섭취 방법에 대한 설명이 아니라 원인을 알아야 행동 수정이 쉬워진다.

---

2 간호 문제	간호 진단	간호 목표(간호 성과)
#2 수술 부위 감염을 일으킬 위험성이 있다.	**감염 위험 상태** **위험 요인:** 관혈적 치료(수술에 의한 절개 부위, 드레인 삽입), 영양 불량	〈장기 목표〉 수술 부위 감염을 일으키지 않는다. 〈단기 목표〉 1) 영양 상태를 유지할 수 있다. 2) 적절한 손씻기를 하고 절개 부위, 드레인을 부주의하게 만지지 않는다.

간호 계획	중재 포인트와 근거
OP 경과 관찰 항목 - 감염 현상의 출현 상황(수술 부위와 드레인 배액의 상황, 통증, 바이털 사인, 혈액 데이터)	➡환부뿐만 아니라 환자의 호소와 혈액 데이터에 주목한다. 근거 수술 부위의 발적이나 통증만으로 감염을 판단할 수 없기 때문에, 다양한 데이터를 평가할 필요가 있다.
TP 간호 치료 항목 - 수술 부위의 보호와 배출 관리 - 낮은 영양을 방지하기 위해 적절한 식사 섭취를 하도록 한다('간호 문제 #1' 참조).	➡특히 이상(離床) 시에 주의한다. 근거 활동에 의해 거즈가 어긋나거나 배출관이 당겨질 가능성이 있다.
EP 환자 교육 항목 - 감염 위험이 있다는 것을 설명하고, 적절한 손씻기를 하며 부주의하게 수술 부위와 드레인을 만지지 않도록 지도한다.	➡왜 감염 위험이 있는지 영양 상태를 포함하여 설명한다. 근거 현상을 이해함으로써 예방 행동을 취할 수 있게 된다.

---

3 간호 문제	간호 진단	간호 목표(간호 성과)
#3 소화 기능의 저하에 따라 설사를 일으키기 쉽다.	**설사** **관련 요인:** 덤핑 증후군, 소화 기능 저하에 의한 지방흡수 장애 **진단 지표** ☐ 적어도 1일 3회 무른 변 배출 ☐ 복통, 장음의 항진	〈장기 목표〉 설사가 호전된다. 〈단기 목표〉 1) 원인이 되는 인자를 설명할 수 있다. 2) 설사를 예방하고자 노력한다.

간호 계획	중재 포인트와 근거
OP 경과 관찰 항목 - 배변의 상태와 복통, 장 요동 소리 관찰 - 식사 섭취 상황	➡환자의 호소뿐만 아니라 실제 상황을 관찰한다. 근거 환자의 인식과 현상에 차이가 있는 경우가 있다.

TP **간호 치료 항목**

- 식사 섭취 방법을 관찰하고, 식사 내용을 검토한다.
- 설사와 복통의 처리(보온, 안정, 약물의 정도)

➡ 식사의 종류와 유제품 중에서 어떤 것이 설사를 일으키는지 확인한다. **근거** 환자의 설사를 일으키기 쉬운 식품도 있다.

EP **환자 교육 항목**

- 설사를 하기 쉬운 행동을 설명하고, 적절한 식이요법을 할 수 있도록 지도한다.

➡ 왜 설사를 자주 하는지 설명한다. **근거** 현상을 이해하면 예방 행동이 가능하다.

4 간호 문제	간호 진단	간호 목표(간호 성과)
#4 호흡기 합병증을 일으킬 위험이 있다.	비효과적 기도 정화 **관련 요인**: 전신 마취, 분비물의 고임 **진단 지표** □ 효과 없는 기침 □ 대량의 객담	〈장기 목표〉 효과적으로 기침하고, 충분한 공기를 마시는 것으로 기도의 정화를 도모한다. 〈단기 목표〉 1) 통증이 감소하고 효과적으로 기침을 할 수 있다. 2) 폐의 환기 증가

간호 계획	중재 포인트와 근거

OP **경과 관찰 항목**

- 호흡 상태와 기침 상황, 객담의 모습을 관찰한다.

➡ 실제 상황을 파악한다. **근거** 가래가 나오지 않는 것을 가래가 없는 것으로 인식하는 경우가 있다.

- 통증의 정도

➡ 통증 부위나 지속 시간 등을 파악한다. **근거** 기침에 영향이 있는지 판별한다.

TP **간호 치료 항목**

- 기침 지원(수술 부위의 보호, 양치질)
- 병실 객실의 가습과 필요 시 흡입한다.
- 통증 완화(체위의 고려나 약물 검토)

➡ 가능한 한 편하게 기침을 할 수 있도록 한다. **근거** 지원을 함으로써 환자도 요령을 습득할 수 있다.
➡ 통증 완화는 빨리 실시한다. **근거** 환자가 참아야 하는 경우가 많기 때문이다.

EP **환자 교육 항목**

- 올바른 기침 조절 방법을 지도한다.

➡ 환자의 노력과 진전을 인정한다. **근거** 통증을 동반하는 기침, 양치질을 고통 때문에 억제하지 않도록 한다.

- 수분 섭취와 양치질을 할 수 있도록 지도한다.

➡ 근거를 설명한다. **근거** 이해하면 행동하기가 쉬워진다.

5 간호 문제	간호 진단	간호 목표(간호 성과)
#5 환자·가족이 회복 과정과 예후에 대한 불안감을 갖고 있다.	불안 **관련 요인**: 건강 상태의 변화, 건강 상태에 대한 위협 **진단 지표** □ 불면증, 피로감 □ 신중해진다. □ 문제 해결 능력의 약화 □ 불확실성	〈장기 목표〉 환자·가족의 불안이 완화되고 심신이 안정된 요양 생활을 할 수 있다. 〈단기 목표〉 1) 현상을 이해하고 불편 증상에 대처할 수 있다. 2) 불안을 표현하고 구체적인 의문이나 문제를 말할 수 있다.

간호 계획	중재 포인트와 근거

OP **경과 관찰 항목**

- 표정이나 말, 행동, 수면 상태

➡ 직접적인 말 이외에도 주목한다. **근거** 불안한 표정이나 말, 행동을 나타내는 경우도 많다.

- 환자·가족이 질병이나 현황, 앞으로의 생활에 대해 어떻게 파악하고 있는지와 더불어 협력 체제에 대해 파악한다.

TP 간호 치료 항목

- 기분을 표출하도록 하고, 불안을 호소할 경우 경청한다.

- 부족한 정보를 보충하고, 틀린 정보라고 생각되면 정정한다.
- 필요 시 의사와 가족 간에 이야기를 나눌 만남의 장을 마련한다.

EP 환자 교육 항목

- 현 상황에 대하여 환자와 가족에게 이해하기 쉽게 설명한다.

➡ 상태의 변화를 놓치지 않는다. **근거** 수술 후 상태가 변하는 동시에 환자·가족의 심리 상태도 달라지기 쉽다.

➡ 차분한 환경을 만든다. **근거** 감정을 표출함으로써 기분이 정리되는 경우도 많다.
➡ 정보를 정리한다. **근거** 정보가 많으면 오해도 생기고 혼란스러워지기도 한다.
➡ 환자와 가족에게 정보를 제공한다. **근거** 혼자 골똘히 생각하지 않는다. 여럿이 함께 생각하면 해결책이 나오는 경우도 많다.

➡ 정보 제공과 정리 **근거** 올바른 지식을 갖게 되면 불안이 줄어든다.

6 간호 문제	간호 진단	간호 목표(간호 성과)
#6 퇴원 후 자기관리를 못 할 가능성이 있다.	비효과적 자기 건강관리 **관련 요인**: 지식 부족, 사회 지원 부족 **진단 지표** ☐ 치료 계획을 일상생활에 적응시킬 수 없다. ☐ 지시된 치료 방법을 실시한다.	〈장기 목표〉 요양을 위한 지식과 기술을 습득하여, 퇴원 후 생활을 준비할 수 있다. 〈단기 목표〉 1) 입원 중에 적절한 요양 행동에 익숙해진다. 2) 퇴원 후의 상황을 예상할 수 있다.

간호 계획	중재 포인트와 근거

OP 경과 관찰 항목

- 식사와 요양에 관한 지식, 이해 상황을 파악한다.
- 입원 중에 적절한 행동을 하고 있는지 파악한다.

➡ 세심하게 주의하여 파악한다. **근거** 알았다는 말만으로 판단하지 않는다. 실제로는 이해하지 못한 경우도 있다.
➡ 입원 중에 적절한 행동을 하고 있는지 파악한다. **근거** 입원 중에 적절하게 행동하지 못하면 퇴원 후에는 더욱 어렵다.

TP 간호 치료 항목

- 식사 섭취에 주의를 촉구하고, 적절한 식사 섭취 방법을 의식할 수 있도록 한다.
- 퇴원 후의 생활에 대해 가족과 함께 이야기할 수 있는 기회를 만든다.

➡ 실제로 확인하고 주의를 촉구한다. **근거** 무의식적으로 잘못된 방법으로 섭취하는 경우도 있다.
➡ 환자 본인뿐만 아니라 가족과도 협력한다. **근거** 퇴원 후에 자기관리를 잘하기 위해서는 환자의 노력뿐만 아니라 주위의 협력도 필요하다.

EP 환자 교육 항목

- 식사나 요양에 관한 지도를 한다. 퇴원 후 생활의 이런저런 장면을 설정하고, 그려보라고 말한다.

➡ 개인에 따른 상황을 고려한다. **근거** 현상에 의거하여 생활의 재편성을 예상한다.

Step1 영향 평가　Step2 간호 초점　Step3 계획　**Step4 실시**　Step5 평가

병기·병태·중증도별 관리 포인트

【수술 전】 입원 전부터 식욕부진이 있는 경우는 영양실조가 되기 쉽다. 또한 진단 후 정신적 쇼크, 수술에 대한 불안감을 갖는 경우도 많다. 따라서 신체적·심리적으로 안락하게 수술에 임할 수 있도록 지원할 필요가 있다.

【수술 직후】마취, 수술과 관련된 증상이나 호흡 상태를 관찰, 문합 문제 등 순환 동태에 주의할 필요가 있다. 조기 움직임을 도모하고, 호흡 기능과 소화 기능을 회복시키기 위한 지원이 필요하다.
【식사 시작 후】식사 시작에 따른 덤핑 증후군 등 트러블을 방지하고 영양 장애를 방지하기 위해 음식의 섭취 방법을 지도할 필요가 있다. 또한 퇴원에 따른 식습관과 사회생활을 고려해 식생활을 재구성하도록 지원한다.
【보조 요법·말기】수술에 적응되지 않거나 제거하지 못한 경우에는 화학 요법을 실행해 연명하고, 증상 개선을 목적으로 처리한다. 부작용에 따른 영양 상태의 저하, 감염 위험에 대응할 필요가 있다. 말기에는 통증과 증상을 조절하면서 QOL을 유지하고 나머지 시간을 가족과 보낼 수 있도록 도와준다.

간호 활동(간호 중재) 포인트

진단·치료 지원
- 주입, 배액 관리는 확실히 하고 이상이 있으면 즉시 의사에게 보고한다.
- 증상이 있을 때는 안정을 위한 완화 의료를 실시하면서 경과를 관찰하지만, 증상이 계속 사라지지 않을 때는 의사에게 보고한다.
- 이동 시에는 주입 루트, 드레인에 조심하면서 행동할 수 있도록 지원한다.

합병증 조기 발견·예방에 대한 지원
- 바이털 사인과 증상은 퇴원까지 변화할 가능성이 있으므로 주의한다.
- 수술 직후에는 호흡·순환 상태, 수술 부위의 상태, 통증 등 불편 증상에 주의하고 식사 시작 후 덤핑 증후군이나 복부 증상 등에 주의하는 등 시기에 따라 발생하기 쉬운 합병증에 주의한다.
- 수술 침습에 의해 면역·영양 상태가 저하되는 경우가 많기 때문에, 닦아서 깨끗이 하거나 화장실 등의 청결을 유지한다.
- 상태가 안정되면 최대한 빨리 움직이도록 하고, 합병증을 예방할 수 있게 지원한다.

식사 섭취의 원조
- 덤핑 증후군은 전기와 후기가 있으므로 식사 중, 30분 후와 식후 2~3시간에 특히 주의하여 관찰한다.
- 천천히 침착하게 식사할 수 있는 환경으로 정돈한다.
- 소화 기능의 변화를 알기 쉽게 설명하고 왜 식생활을 바꿀 필요가 있는지 이해하도록 한다.
- 식사 섭취 방법 등을 이해하고 있어도 오랜 습관에서 무의식적으로 잘못된 행동을 취할 가능성이 있으므로, 실제로 관찰하고 촉진함으로써 환자가 의식적으로 행동 수정을 할 수 있도록 제의한다.
- 식사 중은 물론, 식후의 자세나 활동 상황에도 주의하여 덤핑 증후군을 예방한다.

환자·가족의 심리 사회적 문제에 대한 지원
- 증상에 따라 불안이 커지므로 증상에 대처한다.
- 악성 질환으로 재발의 가능성도 있음을 염두에 두고 예기치 못한 불안에 대한 호소를 듣는다.
- 현황, 향후 계획 등에 대해 환자·가족에게 알기 쉽게 설명하고 불안감을 해소하도록 지원한다.
- 환자가 혼자 있지 않도록 가족 간의 대화 자리를 마련하고 불안을 해소하도록 지원한다.

퇴원·요양 지도

- 환자·가족 모두 안심하고 퇴원할 수 있도록 현재의 상태와 향후의 경과에 대해 설명한다.
- 식사 섭취 방법, 요양 방법은 입원 중에 습득해서 퇴원 후 환경에서 계속할 수 있는지 확인하고 해당 내용을 모두 고려한다.
- 필요한 경우 영양 지도를 의뢰해 환자·가족의 퇴원 후 식생활을 준비하도록 조정한다.
- 수술 후 빈혈과 뼈의 칼슘 대사 이상 질환, 담석증 같은 합병증을 일으킬 수 있으므로 적절한 약의 복용과 정기적인 통원을 할 수 있게 설명한다.
- 재발의 우려가 있으므로 정기적인 통원과 이상 시 진찰에 대해 설명한다.

평가 포인트

간호 목표 달성도

- 소화 기능의 변화와 식사 섭취 방법을 이해하고 적절한 식이 섭취를 할 수 있는가?
- 적절한 식이 섭취 방법으로 덤핑 증후군에 대처·방지할 수 있는가?
- 퇴원까지 수술 부위 감염을 일으키지 않았는가?
- 식사 섭취 방법에 주의하고 설사를 경감·방지할 수 있는가?
- 효과적인 기침과 충분한 공기로 기도 정화를 도모할 수 있는가?
- 환자·가족의 불안감이 완화되고 심신이 안정된 상태에서 요양 생활을 할 수 있는가?
- 요양을 위한 지식과 기술을 습득하고 퇴원 후의 생활을 준비했는가?

18
위암

위암 환자의 병태 관계도와 간호 문제

병인
악화 요인

- 원인 불명
  유전적 요소
- 흡연
  식습관
- 헬리코박터
  파일로리

병태

위 점막 세포의 악성화
침투, 과잉 증식

조기 위암: 점막
하층에 머문다.

진행 위암: 침윤이 근층 다음에 이르고 있다(기본 분류).
1형: 종괴형, 2형: 궤양 국한형,
3형: 궤양 침윤형, 4형: 확산 침윤형, 5형: 분류 불능

증상

무증상이 많다.

자각 증상
- 상복부의 위화감이
  나 둔통
- 토혈·하혈
- 구역질·구토
- 음식물 통과 장애
- 빈혈·체중 감소
- 전신 권태감

타각 증상
- 수척, 체중 감소
- 종양이 만져짐, 압통
- 복수
- 종양 표지자 상승

RC: 빈혈
안락 장애
불안
영양 섭취 소비 균형
이상: 필요량 이하

진단
검사

문진·진찰
- 경과에 대한 문진
- 증상의 관찰

검사
- 혈액 검사
- 위장 X선
- 위생검, 세포학
- 대변 잠혈
- 위 내시경
- 복부 초음파

조기 위암
진행 위암

전환
- 혈행성 전이
- 림프행성 전이
- 파종성 전이

치료
간호

외과적 치료

유문 측위 절제술
분문 측위 절제술
위전절제술
다른 장기 합병 절제술

내시경 치료
- 내시경 점막 절제술
- 내시경 점막 하층 분리
  수술

고식적 수술

화학 요법
방사선 치료
면역 요법
온열 요법
대증 요법

RC: 치료 중 합병증
영양 섭취 소비
균형 이상: 필요량
이하
안락 장애
불안
불면증

수술 직후

RC: 봉합부전의 위험
RC: 폐 합병증의 위험
RC: 문합 협착의 위험
RC: 수술 후 출혈
RC: 장폐색의 위험
RC: 위식도 역류
RC: 덤핑 증후군
안락 장애
변비
불안
구역질
급성·통증

식사 시작 후

#1 영양 섭취 소비 균형 이상: 필
요량 이하
#2 감염 위험 상태
#3 설사
#4 비효과적 기도 정화
#5 불안
#6 비효과적 자기 건강관리

19 위·십이지장궤양

구야마 야스시

눈으로 보는 질환

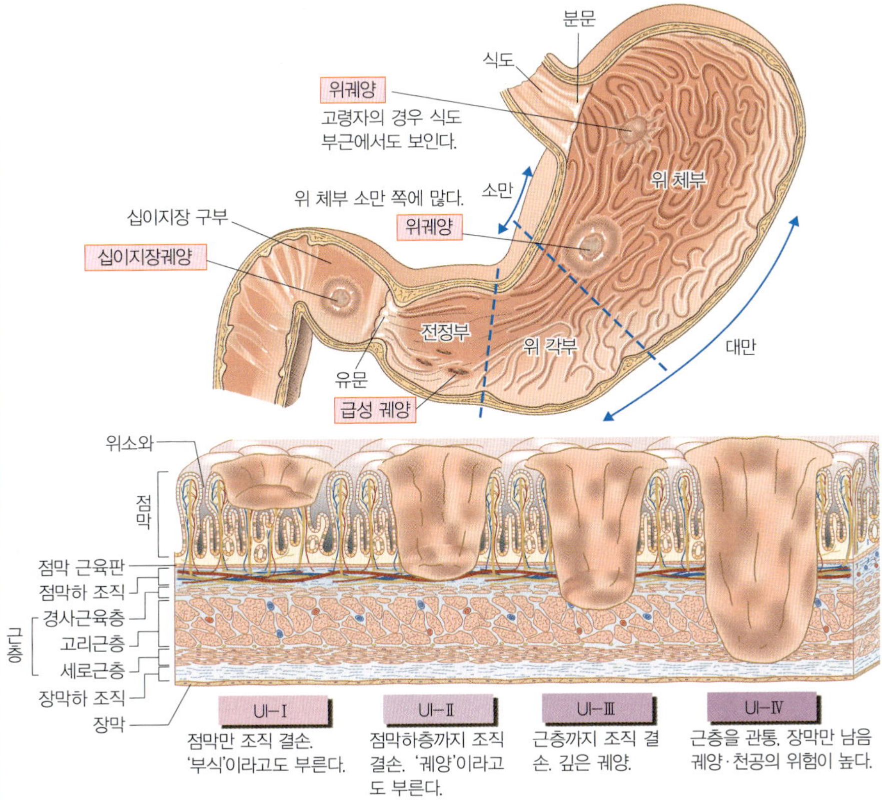

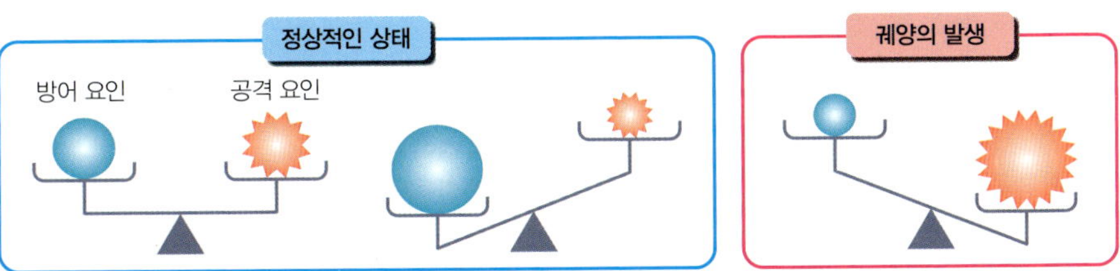

■그림 19–1 위·십이지장궤양의 병태 분류

●: 점액, 혈액 흐름, 중탄산이온, 프로스타글란딘, 세크레틴, 콜레시스토키닌 등
✺: 헬리코박터 파일로리, 위산, 펩신, 흡연, 알코올 등

■그림 19–2 궤양 발생 균형설

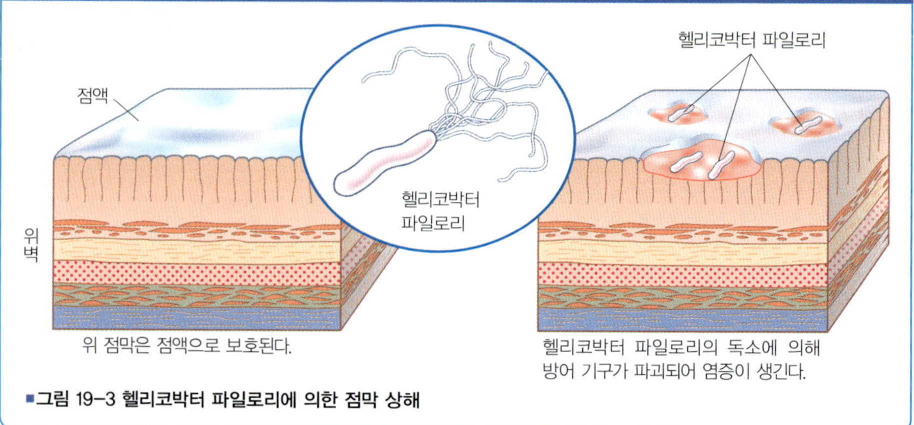

■그림 19-3 헬리코박터 파일로리에 의한 점막 상해

병태 생리

▌ 위·십이지장궤양은 Ul-Ⅱ 이상, 즉 점막하층에 이르는 결손을 인정하는 위·십이지장 병변이다.

● 위궤양의 병리 조직학적 분류는 〈그림 19-1〉과 같이 Ul-Ⅰ은 결손이 점막근층 내에 머물러 점막 근육판에 미치지 못하는 것이며, 일반적으로 '미란'이라 부른다.

● Ul-Ⅱ 이상은 궤양이 되고, Ul-Ⅱ에서는 점막 근육판이 찢어지고 결손은 점막하층에 이른다.

● Ul-Ⅲ에서는 결손이 고유근층의 일부에 이른다.

● Ul-Ⅳ에서는 고유근층이 파열되어 구멍 뚫린 궤양이 더 깊어지면 천공이 된다.

● 위·십이지장궤양의 병태는 셰이(Shay) 등의 균형설에 의해 설명되어왔다. 이것은 산과 펩신 등을 공격 인자, 점액·혈류 등을 방어 인자로 하던 양자의 균형이 파괴되어 궤양이 성립한다는 것이다(그림 19-2). 십이지장궤양은 일반적으로 산이 높은 상태이며, 위궤양은 정산(正酸) 또는 저산(低酸) 상태인 경우가 많고, 방어 요인의 저하가 고려된다. 그러나 1982년 마셜(Marshall)과 워런(Warren)이 헬리코박터 파일로리(Helicobacter pylori)를 발견한 이후에는 헬리코박터 파일로리가 주원인이며, 위산은 상해를 강화하는 요인이라는 입장의 변화가 생겼다(그림 19-3).

● 최근에는 약제, 특히 비스테로이드성 항염증약(NSAIDs)에 의한 궤양(NSAIDs 궤양)의 증가가 문제로 인식되고 있다. 고령화로 인해 요통 등에 NSAIDs가 투여되며, 경색의 예방약으로 아스피린을 복용하는 사람이 증가하고 있기 때문인 것으로 생각된다.

● NSAIDs는 사이클로옥시게나아제(COX)를 억제하여 프로스타글란딘 생산을 억제함으로써 진통, 해열, 소염 작용을 발휘한다. 이것은 위·십이지장에 작용해 산 분비 항진, 위장 점막 프로스타글란딘의 생산을 억제하여 위 점막 혈류를 감소시킨다. 즉 보호 요인이 현저히 줄어들어 위장 점도막 상해를 초래하여 궤양을 형성한다.

● 급성 위 점막 병변(acute gastric mucosal lesion: AGML)은 급격하게 발병하고, 위 점막을 중심으로 나타난 문제를 인정하는 증후군의 총칭이며, 출혈을 동반하는 경우가 많다. 다발하는 부식 또는 부정형의 얕은 궤양 등을 포함하는 것이 위·십이지장에서 모두 일어날 수 있다. 관련 질환으로 뇌 질환(쿠싱 궤양), 열상(컬링 궤양) 등이 예전부터 유명하지만 주원인은 NSAIDs로서 원인의 60% 이상을 차지하고, 좌약에 의해서도 일어나는 것으로 알려져 있다.

병인·악화 요인

● "산 없는 곳에 궤양 없다"라고 하지만, 최근에는 헬리코박터 파일로리와 약제, 특히 NSAIDs가 병인으로서 중요시되고 있다.

● 악화 요인으로는 스트레스, 고령, 알코올, 흡연, 염분 등이 관련 있다.

활동기 A₁	두꺼운 백태가 긴 주위 점막부가 부종 모양으로 부풀어 올라 재생 상피가 전혀 보이지 않는다.
활동기 A₂	주위의 부종이 감소하고 궤양연이 명확하게 선을 둘러, 궤양 가장자리에서 경미하게 재생 상피가 나온다. 궤양이 붉게 달아오른 모습이고 궤양 가장자리에서 백태가 많이 보이며, 궤양 가장자리까지 점막 주름을 집중적으로 이룬다.
치료 기간 H₁	백태가 엷어지는 것을 시작으로 재생 상피가 궤양 내로 올라온다. 변연부보다 궤양 바닥으로 점막의 경사가 완만한 궤양으로, 점막 결손이 분명하고 궤양연의 선이 명확하게 드리워져 있다.
치료 기간 H₂	H₁이 더욱 축소되고 궤양 대부분이 재생 상피로 덮여오고 있지만 약간 백태가 남아 있다.
흉터기 S₁, S₂	궤양 표면을 재생 상피가 복구했고, 빨갛게 흉터가 남았지만(S₁) 시간이 좀 지나면 소실된다(S₂).

역학·예후

- 위·십이지장궤양은 증상이 나타나지 않는 경우도 있고, 자연 치유되는 일도 적지 않기 때문에 정확한 발병 빈도는 불명확하지만, '국민의 10%가 일생 중 한 번은 걸린다'고 할 정도로 높은 빈도를 보인다. 위궤양은 40~50대 장년에 많고, 십이지장궤양은 20~30대의 젊은 층에 많다. 성별로는 남성 환자가 여성의 약 2배이다.
- 헬리코박터 파일로리의 발견 이전에는 궤양을 제산제로 치료했지만, 약을 중단하면 재발하는 게 문제였다. 그러나 헬리코박터 파일로리의 제균을 하면서 재발은 거의 볼 수 없게 되었고, 매우 예후가 좋은 질병이 되었다.

증상

주요 증상은 상복부 통증, 구토, 식욕부진이다.

- 상복부 통증, 구역질, 상복부 불쾌감, 속쓰림, 십이지장궤양에서는 특히 공복 시 통증을 수반하고 출혈이 있으면 토혈, 타르변 등의 증상을 초래한다. 십이지장궤양은 강한 산성에 의한 것이기 때문에 젊은 사람에게 공복 시 통증이 있으면 의심할 필요가 있다. 신체 소견으로는 심와부의 압통이 보이고, 빈혈을 동반하기도 한다.
- 궤양 천공의 경우에는 복막염의 소견, 즉 복막 자극 증상인 반동압통이 보이고, 진행하면 복부가 판자처럼 단단하게 된다.

진단·검사값

상부 소화관 조영 검사, 위 내시경 검사로 진단한다. 암이 의심되는 경우 조직 생검을 실시한다.

- ●궤양의 진단
- 위의 증상에 의해 궤양이 의심되면 상부 위장관 조영술, 위 내시경 검사로 진단한다.
- 조영술은 바륨을 먹이는 방법이지만 출혈, 협착, 천공이 의심되는 경우 시행한다. 최근에는 내시경 진단이 일반적이며, 궤양은 내시경으로 활동기(A₁, A₂), 치료 기간(H₁, H₂), 흉터기(S₁, S₂)로 분류한다(표 19-1).
- 위궤양은 암과의 감별이 가장 중요하다. 의심스러운 경우 조직 생검을 실시한다. 기타 악성 림프종 등도 감별할 필요가 있다. 일반적으로 부정형 궤양 병변과 집중 점막의 이상이 있으면 심각하게 악성을 의심한다.
- ●헬리코박터 파일로리 감염의 진단
- 일본에서는 젊은층에서 20~30%, 중년 이후에는 70~80%에서 양성을 나타낸다. 즉 헬리코박터 파일로리가 있어도 바로 궤양이 되는 것은 아니다. 선진국에서는 비율이 낮고 경구 감염, 분구 감염이 가능한 곳에서부터 위생 환경, 특히 상하수도의 보급도에 영향을 받는 것으로 나타나고 있으며, 일본에서는 향후 감염률이 더욱 감소할 것으로 생각된다.
- 일본 궤양 환자 중에서 NSAIDs 궤양 이외의 경우 높은 비율로 헬리코박터 파일로리가 양성이 된다. 그래서 각종 진단법이 만들어지고 있다.
- 검사 방법은 내시경 검사 시 유문 전정부 대만과 위체부 대만에서 생검 조직을 이용하여 검사하는 침습적 검사와 내시경 검사를 필요로 하지 않는 비침습적 검사법이 있다(표 19-2). 이외에는

■표 19-2 헬리코박터 파일로리 감염 진단법

■표 19-2 헬리코박터 파일로리 감염 진단법

	침습적 검사	비침습 검사
헬리코박터 파일로리의 균체 검색	세균 배양	
헬리코박터 파일로리를 지닌 우레아제 검출	신속한 우레아제 시험	요소 호기 시험
기타	조직 현미경 관찰	혈청 항체 검사

■표 19-3 노인 궤양의 특징

- 위궤양(고위 위궤양)이 많고 십이지장궤양이 적다.
- 여성의 비율이 증가
- 출혈이나 천공 등 합병증 증가
- NSAIDs 궤양이 많다.
- 헬리코박터 파일로리 음성 예 증가
- 전형적인 증상을 나타내지 않는 예가 많다.
- 기초 질환을 가진 경우가 많고 중증화하기 쉽다.

소변 중 항체 수치, 대변 중 헬리코박터 파일로리 항원 측정법도 시행된다. 현재와 같은 진단법도 100%라고는 할 수 없지만 일반적으로는 신속한 우레아제 시험을 시행하여 진단하고, 요소 호기 시험에서 제균 판정을 시행하는 경우가 가장 많다.

● 고령자 궤양의 진단

- 고령자는 〈표 19-3〉과 같은 특징이 있고, 증상 부분에 나와 있는 내용과는 약간 다르므로 주의할 필요가 있다. 특히 여성, 고위궤양, NSAIDs 복용이 증가하는 것이 특징이다.

● 검사값

- 일반 소화성 궤양에서는 검사값에 이상을 일으키지 않는 경우가 많다. 그러나 출혈이 있으면 철분 결핍성 빈혈을 초래하고 대량의 출혈이면 요소 질소 증가 압력도 초래한다. 또한 관통하여 복막염을 일으키면, 백혈구의 증가, CRP의 상승을 인정한다. 구멍의 경우 복부 단순 X선 사진으로 횡격막 아래 복강 내 유리 가스(free air)를 평가한다. 내시경 검사 소견은 진단 항목에서 언급했지만, 바륨 조영상에서는 궤양 면에 바륨이 인정된다. 이것을 '니치(niche)'라고 부른다(그림 19-4). 또한 치료기이면 점막 집중상이 인정된다. 십이지장 궤양에서 십이지장 구부(球部)는 변형을 초래한다.

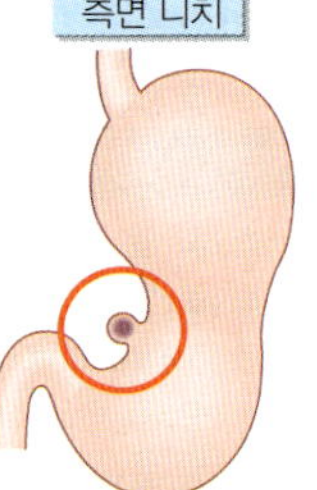

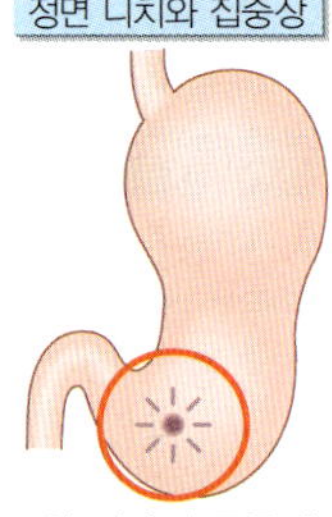

바륨이 조직 결손 부위에 들어가 음영 돌출상을 형성한다.

위 점막의 주름에 집중되어 있다.

■그림 19-4 니치(niche)

합병증

- 궤양의 세 가지 주요 합병증은 출혈, 협착, 천공이다.
- 헬리코박터 파일로리 관련 질환으로는 위염, 십이지장궤양 외에 림프종, 위암, 위증식 폴립이 있다.

치료법

합병증의 유무가 치료를 결정한다. 출혈이 있으면 내시경 지혈술, 천공·협착이 있으면 수술 치료가 이루어진다. 합병증이 없으면 내과 치료를 한다.

● 치료 방침

- 합병증이 있으면 우선적으로 치료한다. 예를 들어, 출혈이라면 내시경 지혈 수술을 시행해야 한다. 지혈법은 ① 물리적 방법(클립) ② 국주법(긴장 과도 아드레날린 국주) ③ 열 응고법(아르곤 플라즈마 응고법, 히터 프로브법)이 있지만 단독으로도 조합으로도 시행되고 있으며, 90% 이상이 지혈된다. 지혈할 수 없는 것은 혈관 조영술을 시행하고 색전술, 특히 수술 치료 등을 실시한다.
- 천공은 기본적으로 외과 치료를 하지만, 십이지장궤양에서는 보존 치료(항생제 투여)를 실시하는 경우도 있다.
- 협착에서 내시경 확장술을 하는 경우도 있지만, 외과적 치료를 하는 것이 일반적이다.

● 약물 요법

- 합병증이 없으면 산분비 억제제(제산제)를 중심으로 한 내복 치료가 이루어진다. 위궤양은 방어 요인 증강약을 추가하는 경우도 있다. 산분비 억제제는 프로톤 펌프 억제제와 H_2 수용체 길항

분류		일반 이름	주요 상품명	약의 효과 메커니즘	주요 부작용
프로톤 펌프 억제제		오메프라졸	오메프랄, 오메프라존	벽세포의 프로톤 펌프를 저해하고 분비물을 억제한다.	쇼크, 아나필락시스양 증상
		란소프라졸	다케프론		
		라베프라졸나트륨	파리에트		
		에소메프라졸 마그네슘 수화물	넥시움		
H₂ 수용체 길항제		시메티딘	타가메트, 시로크, 크리에이트	벽세포의 히스타민 수용체는 비만 세포에서 히스타민에 의해 위산 분비 자극을 강하게 받는다. 히스타민 수용체를 억제하기보다 산의 분비를 억제한다.	
		라니티딘 염산염	잔탁		
		파모티딘	가스터		
		록사티딘 초산 에스테르 염산염	알타트		
		니자티딘	아시논 니자티딘		
		라푸티딘	프로테카진, 스토가		
항생제	페니실린계	아목시실린 수화물	모린, 사와실린, 파세토신, 와이드실린	세균의 세포벽 합성 저해	과민증, 출혈성 장염, 설사
	매크로라이드계	클라리스로마이신	클라리시드, 클라리스	단백질 합성 저해 작용	소화기 증상, 미각 장애(일시적), 간 기능 장애
항원충제		메트로니다졸	플라질	미생물 체내의 니트로 환원 효소계의 반응에 의해 환원되어 니트로소 화합물(R−NO)로 변화하고, 살균 작용을 한다.	위장 장애, 두통, 구역질, 현기증(장기 복용) 중추신경 증상

제가 주체가 된다(표 19-4). 위산 분비는 벽세포에서 작용하는 아세틸콜린, 히스타민, 가스트린 등 3개의 수용체에 의해 이루어진다. 히스타민 수용체를 억제하는 것이 H₂ 수용체 길항제이다. 프로톤 펌프는 최종 단계에 있으며, 프로톤 펌프 억제제는 모든 수용체를 억제하는 강한 제산 작용을 한다(그림 19-5).

- NSAIDs 궤양이 있으면 NSAIDs 투여를 중지하는 것이 최우선이다. 또한 프로스타글란딘 제제, 프로스타글란딘 E₂(PGE₂) 투여가 NSAIDs 궤양에서는 유효하다. NSAIDs 궤양은 원칙적으로 유지 요법을 필요로 하지 않는다.
- 헬리코박터 파일로리의 제균은 프로톤 펌프 억제제+아목시실린 수화물 1500mg+클래리스로마이신 400mg 또는 800mg이 1차 제균약으로 사용되어왔다. 그러다 지난 2007년 가을 내성균이 출현하여 유효율이 70% 정도 되어, 2007년 가을부터 클라리스로마이신 대신 메트로니다졸이 2차 제균약으로 허가되었다. 이에 따라 헬리코박터 파일로리의 제균에 실패한 경우에는 H₂ 수용체 길항제의 반량 유지 요법이 상황에 따라 실시된다.

Px 처방 예 헬리코박터 파일로리 제균에서는 아래의 3제 병용 요법을 실시한다.
- 파리에트정(10mg)　1회 1~2정　1일 1~2회　아침·저녁 식사 후　← 프로톤 펌프 억제제
- 사와실린 캡슐(250mg)　1회 3캡슐　1일 2회　아침·저녁 식사 후　← 페니실린계 항생제
- 클라리스정(200mg)　1회 1정　1일 2회　아침·저녁 식사 후　← 매크로라이드계 항생제
※모두 1주간 투여. 2차 제균은 클라리스로 바꾸어 플리질(일반 이름 메트로니다졸)정 250mg을 사용

Px 처방 예 십이지장궤양
- 다케프론정(30mg)　1회 1정　1일 1회　아침 식사 후　← 프로톤펌프 억제제
　※십이지장궤양에서는 방어 인자 증강약은 불필요하다.

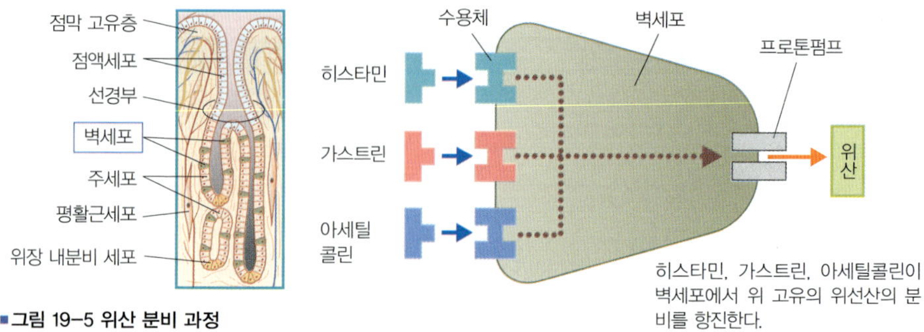

■ **그림 19-5 위산 분비 과정**

Px **처방 예** **위궤양**

- 프로테카딘정(10mg)　1회 1정　1일 2회　아침·저녁 식사 후　← H₂ 수용체 길항제
  ※H₂ 수용체 길항제의 치료 비율은 80% 정도, 프로톤펌프 억제제의 치료 비율은 90% 이상으로 보고되어 있다.
  ※위궤양에서는 방어 인자 증강 약을 병용할 수도 있다.
- ●**외과적 치료**
- 위·십이지장 절제술: 치료 방침 부분에서 언급한 것과 같이 출혈이 내과 치료로 조절되지 못해 천공된 경우 협착을 해제할 수 없을 때에는 수술 치료가 이루어지지만, 최근에는 이러한 사례가 매우 감소하고 있다.

위·십이지장궤양의 병기·병태·중증도별 치료 순서도

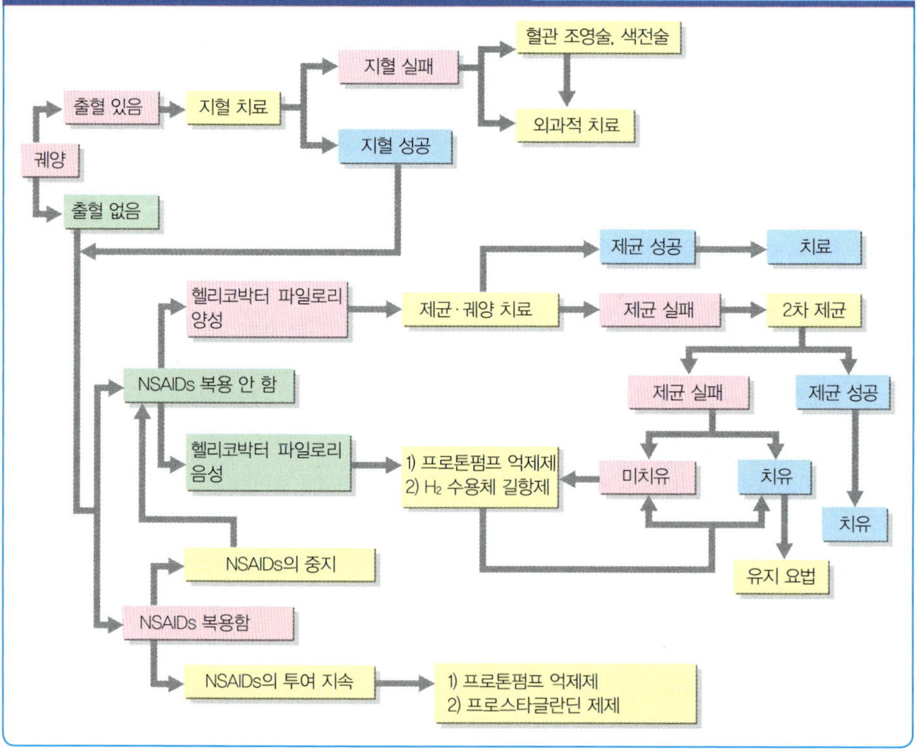

위 · 십이지장궤양 환자의 간호

다카히라 사치코

간호 과정 순서도

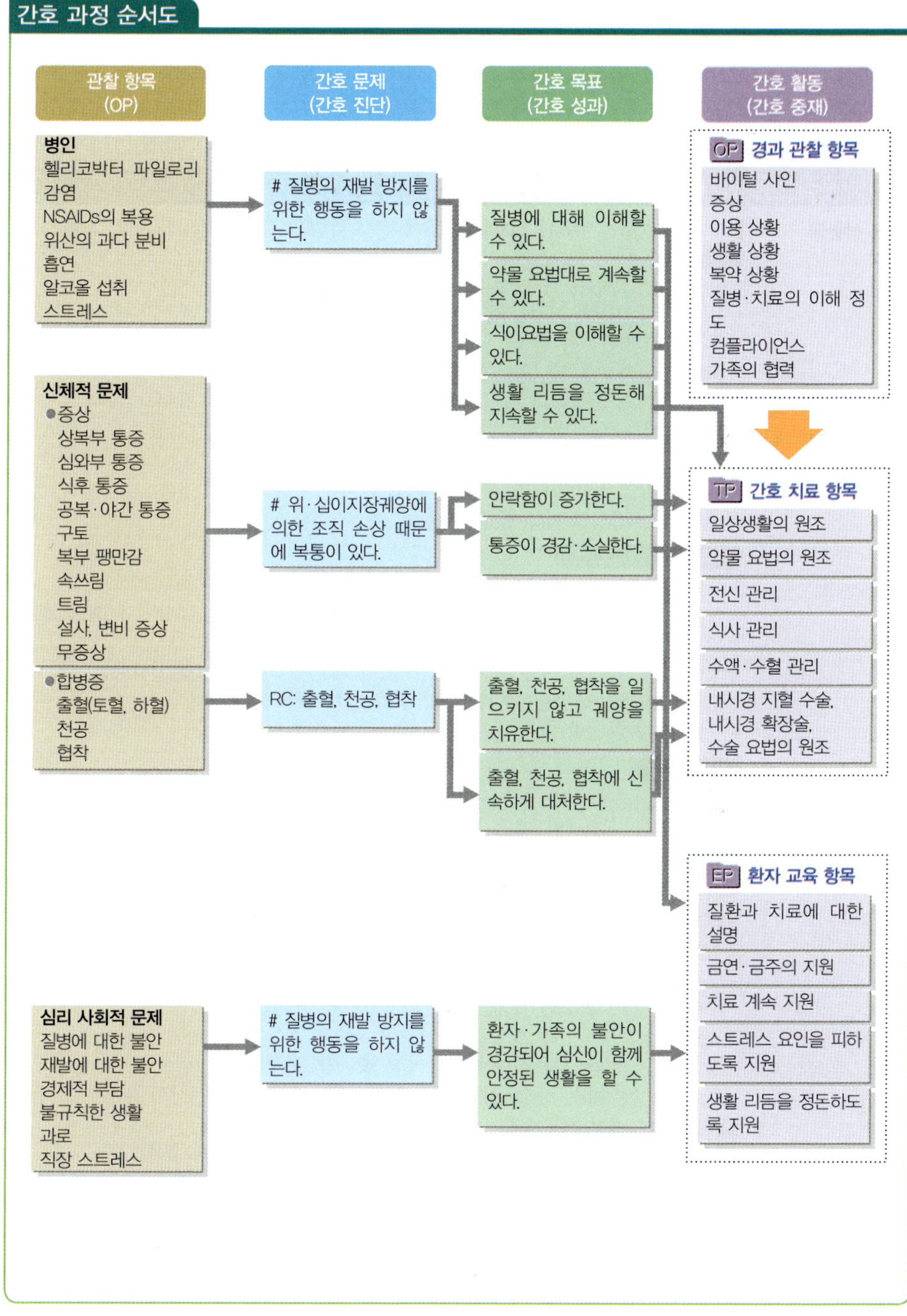

- 위·십이지장궤양의 병인으로 헬리코박터 파일로리 감염, 비스테로이드 항염증성 약물(NSAIDs) 과 항혈소판제(아스피린)의 복용, 흡연, 스트레스 등을 들 수 있다. 치료는 프로톤펌프 억제제와 H_2 수용체 길항제 등과 함께 헬리코박터 파일로리 제균 치료가 중요하다. 출혈, 천공, 협착이 대표적인 합병증이며 특히 출혈의 빈도가 높아 주의가 필요하다.
- 합병증이 없다면, 위·십이지장궤양의 예후는 양호하다. 그러나 증상이 사라져 복약을 중단하면 재발을 반복하는 경우가 많다. 질환이나 생활에 대한 자기관리 능력을 향상시킬 움직임이 중요하다.

Step1 영향 평가	Step2 간호 초점	Step3 계획	Step4 실시	Step5 평가

정보 수집	평가 관점과 근거·잠재적 간호 문제
신체 상황의 파악	**주관적인 정보와 객관적인 정보로 전신을 체계적으로 평가하여 환자의 신체 상태를 파악한다.**

전신 상태
- 바이털 사인(체온, 맥박, 혈압, 호흡수)
- 신장, 체중, BMI, 허리둘레, 체중의 변화(수치와 기간)
- 검사 데이터: TP(총 단백) Alb(알부민), WBC(백혈구), RBC(적혈구), Hb(헤모글로빈), Ht(하프 타임), Plt(혈소판), CRP, AST, ALT, Na, K, Cl 등
- 피부·점막의 손상이나 습기의 유무, 피부 발진. 가려움증의 유무
- 빈혈의 정도(피부, 눈꺼풀 결막, 손톱), 수혈 경력, 출혈 경향, 감염
- 병력, 입원에 이르기까지의 경과, 치료 경과
- 소화성 궤양을 병발하기 쉬운 질환의 유무(만성 폐쇄성 폐 질환, 간경변, 만성 신부전, 부갑상선 기능 항진증 등)

머리·눈·귀·코·입
- 두통, 현기증, 머리 외상, 의식 상태, 실신, 경련
- 시력 장애, 시력 변화, 눈 통증, 종창이나 발적, 분비물, 녹내장이나 백내장의 역사, 안경의 사용
- 청력 장애, 청력의 변화, 귀 통증, 이명, 분비물이나 귀지, 보청기 사용
- 콧물, 코막힘, 코 출혈, 후각 장애, 후각 변화, 부비강염 경력
- 구역질, 구강 점막, 치아·잇몸, 구내염·잇몸 출혈, 미각 이상

호흡·순환
- 심계항진, 호흡곤란, 흉통, 부정맥, 고혈압, 부종
- 산소 운반 기능(맥박, 호흡수, SpO_2), 호흡 소리 듣기

소화기
- 식사(시간, 횟수, 내용, 양, 기호, 씹기), 수분 섭취, 식욕, 공복감
- 기호품(커피, 흡연, 음주, 식염, 조미료, 청량음료)
- 상복부 통증, 심와부 통증(둔한 느낌, 욱신거림, 타는 듯한 고통)
- 식사, 통증과의 관계(식후 60~90분 통증, 공복 시 통증)
- 구역질, 구토, 속쓰림, 트림, 토혈·하혈, 냉한, 현기증
- 쇼크 증상(안면 창백, 청색증, 혈압 저하, 빈맥, 호흡 촉박, 의식 장애)
- 장 연동 소리(감약, 손실의 유무), 복부 팽만감, 복부 긴만
- 배변 패턴(변 횟수, 색깔, 양상, 양, 냄새), 대변 잠혈 반응, 설사의 유무

🔍 **공동 문제** : 출혈, 천공, 협착
🔍 **잠재적 간호 문제** : 위·십이지장궤양에 의한 조직 손상 때문에 복통이 있음

신장·비뇨기·생식기
- 소변 패턴(1일 배출 횟수, 양상, 불쾌감, 배뇨 곤란감 유무)
- 소변 검사값(요당, 요단백, 요잠혈), 대변 검사값(대변 잠혈), 신장 기능〔BUN(혈액 요소 질소), Cr(크레아티닌) 등〕

<table>
<tr><td></td><td>

- 성에 관한 의식과 성적 기능 변화에 대한 문제
- 성관계 만족도, 변경, 문제의 유무, 파트너와의 관계

- 사지·몸통의 운동 기능, 관절 가동 범위, 근력, 악력, 보행 자세
- 감각(시각, 청각, 미각, 후각, 평형 감각, 촉각 등)
- 통증이나 불편감의 유무, 정도, 해결 방법

- ADL(식사, 이동, 목욕, 배설, 정숙 등)
- 일(시간, 내용, 활동 강도, 잔업 유무)
- 운동(시간, 내용, 빈도), 레저 활동
- 수면(입면 시간, 각성 시간, 숙면감의 유무, 야간 배뇨 횟수, 이른 아침 각성, 주야 역전, 잔면감, 낮에 조는 현상 유무, 수면제의 사용 여부)
- 휴식, 릴랙스
- 권태감이나 피로감의 유무
- 흡연, 음주, 커피 섭취, 과로, 스트레스

</td></tr>
<tr><td>

심리적 상황 파악

</td><td>

■ 환자·가족의 질병이나 치료에 대한 인식, 스트레스 대처 행동, 가치관과 신념을 이해한다.

- 현재의 건강 상태, 검사, 치료를 받은 뒤 궤양에 대한 자각 유무
- 치료 내용, 기간, 부작용의 종류와 정도, 치료 효과, 치료 노력
- 건강상 조심해야 할 것
- 질병에 대한 대처 행동
- 환자 역할의 수행 상황(복약, 금연, 금주 등)
- 생활 지도에 대한 반응과 이해

🔍 잠재적 간호 문제 : 질병의 재발 방지를 위한 행동을 취할 수 없음

- 자신의 성격을 어떻게 생각하고 있는가?
- 질병에 의해 자신과 신체에 대한 사고방식이 변화했는가?
- 분노, 좌절, 두려움, 불안, 우울 정도
- 희망의 유무, 컨트롤 능력의 유무, 조치
- 전반적으로 인생이 원하는 대로 가고 있는가, 인생 설계
- 삶과 생활에서 중요한 가치관, 일상에서의 종교적 실천

- 발병 이전 1~2년 동안 인생에서 큰 변화나 위기가 있었는지 여부와 어떻게 대처했는가?
- 일에 대해 차분히 상담하는 상대는 누구인가?
- 휴식을 위한 음주, 흡연을 하는가?
- 퇴원 후의 생활에서 스트레스가 예상되는 것은 무엇인가?(일, 인간관계 등)
- 스트레스 대처 행동은 어떠한가?

</td></tr>
<tr><td>

사회적 상황 파악

</td><td>

■ 가족·일·사회적 관계 속에서 환자의 주요 역할과 책임을 이해한다.

- 가족 구성, 동거인, 가정 내 협력자, 가사 담당자, 만나는 사람들의 모습
- 환자의 직업·일의 내용, 가정·직장·학교·사회 활동에서의 역할
- 가족으로서의 문제(건강 문제, 돌봄 문제), 가족의 직업과 일의 내용
- 가족이 환자의 질병을 어떻게 이해하고 있는가?
- 의료비, 사회 자원의 활용 현황, 수입·지출에 대한 인식

🔍 잠재적 간호 문제 : 질병의 재발 방지를 위한 행동을 취할 수 없음

</td></tr>
</table>

간호 문제 리스트

RC: 출혈, 천공, 협착
#1 질병의 재발 방지를 위한 행동을 취할 수 없다(건강 지각–건강관리 패턴).
#2 위·십이지장궤양에 의한 조직 손상으로 복통이 있다(인지–지각 패턴).

간호의 우선순위 지침

- 위·십이지장궤양은 치료해도 재발·재연을 반복하는 경우가 있다. 재발·재연을 방지하기 위해 지시된 기간 동안 치료를 계속하거나, 라이프스타일을 변경할 필요가 있다. 우선 환자 스스로 자신의 건강 상태, 치료 내용, 자기관리에 대해 이해하고 삶을 재구성할 수 있도록 교육 지원이 필요하다.
- 위·십이지장궤양의 합병증으로 출혈, 천공, 협착이 있다. 합병증 중에서도 출혈은 빈도가 높고, 대량 출혈로 혈압 저하, 쇼크를 일으켜 사망할 위험이 있으므로 조기 발견과 발병 시 신속한 대응이 필요하다. 위·십이지장궤양에 의한 조직 손상에서 오는 복통은 특히 식사와 관계가 크고, 안락을 저해하는 요인이 되기 때문에 신속하게 대처할 필요가 있다.
- 환자의 개별성에 따라 위의 요소 중 우선순위를 결정한다.

공동 문제

RC: 출혈, 천공, 협착

간호 목표(간호 성과)

〈장기 목표〉 출혈, 천공, 협착을 일으키지 않도록 궤양을 치료한다.
〈단기 목표〉 1) 약물 요법을 지시대로 계속할 수 있도록 지원한다. 2) 규칙적인 생활을 할 수 있도록 지원한다.

간호 계획

OP 경과 관찰 항목
- 체온, 맥박, 혈압, 호흡수, 의식 상태, 쇼크 증상(안면 창백, 빈맥), 청색증의 유무
- 출혈 증상(토혈, 하혈, 타르변, 흑색변, 현기증, 실신, 혈압 저하, 빈맥, 빈호흡, 식은땀).
- 천공 증상(갑작스러운 날카로운 복통, 상복부 통증, 허리 통증, 복부 경직, 발한, 발열, 빈호흡, 빈맥).
- 협착 증상(속쓰림, 복부 팽만감, 구토, 배변 정지, 식욕 부진, 탈수)
- 소변 검사 데이터(WBC, RBC, Hb, Ht, Plt, TP, Alb, CRP, BUN, Cr)
- 헤파플라스틴 테스트
- 약물 요법(종류, 양, 복약 상황)
- NSAIDs의 복용 기간
- 식사 섭취 상황(내용, 양, 시간, 횟수, 기호품)

TP 간호 치료 항목
- 출혈 시: 휴식, 단식, 혈관 확보, 전신 상태 관찰, 모니터링, 수액·수혈 관리, 내시경 지혈 수술 지원, 수술 요법의 원조
- 천공 시: 휴식, 혈관 확보, 수액 관리, 수술 요법 지원
- 유문 협착 시: 약물 요법, 위장관 유치에 의한 위 내용물의 지속적 흡인 지원, 내시경확장술 지원

중재 포인트와 근거

➡ 출혈, 천공, 협착 중 가장 빈도가 높은 합병증은 출혈이다. 출혈로 인한 체액량의 상실에 의한 충격을 예방하기 위해 조기 출혈의 징후를 발견하여 대처하는 것이 중요하다.

➡ 합병증의 증상이 인정되면 즉시 대처할 수 있도록 준비해둔다.

➡ 식사 관리 **근거** 프로톤펌프 억제제, H_2 수용체 길항제의 등장으로 식이요법에 대한 생각이 변하고, 합병증이 인정되지 않은 경우에는 식사 제한이 불필요하므로 궤양 활동기에 자극적인 음식을 피하고 절주를 할 정도의 조심만 하면 된다. 그러나 출혈, 천공, 협착을 수반하는 경우는 증상에 따라 식사 관리가 필요하다.

- 출혈, 천공, 유문 협착을 수반하는 경우에는 단식을 포함한 식사 관리가 필요한 경우도 있다.

EP 환자 교육 항목
- 출혈, 천공, 협착의 증상이나 징후가 보이면, 즉시 의사와 간호사에게 보고하도록 설명한다.
- 프로톤펌프 억제제, H_2 수용체 길항제, 헬리코박터 파일로리 제균 치료 등 약물의 복용 방법을 지도한다(양, 방법, 횟수, 작용과 부작용).
- 질병과 치료에 대해 모르는 점이나 불안한 문제에 대해서는 언제든지 상담하도록 설명한다.
- 정신적 스트레스, 과로, 수면 부족, 불규칙한 식사, 흡연, 커피 등 궤양을 일으킬 위험 인자에 대해 환자와 가족이 염두에 두고, 위험 요인을 하나라도 줄이기 위해 대화를 나눈다.

➡ 출혈성 궤양의 경우 소화관 운동 억제에 의한 환부의 안정이나, 재출혈이 있는 경우에는 내시경 치료를 쉽게 다시 할 수 있다는 관점에서 내시경 지혈 조치 후 48시간 이내에는 단식이 필요하다.[1]

➡ 환자 교육 **근거** 위장·십이지장궤양의 발생이나 재발 위험 요인을 줄이는 것이 중요하다. 그러나 생활습관의 개선은 환자와 가족에게 새로운 스트레스를 주므로, 조금씩 무리가 없는 범위에서 실시하도록 설명한다.

---

1 간호 문제	**간호 진단**	**간호 목표(간호 성과)**
#1 질환의 재발 방지를 위한 행동을 하지 않는다.	비효과적 자기 건강관리 **관련 요인**: 지식 부족 **진단 지표** □ 위험 요인을 감소시키는 행동을 취할 수 없다. □ 치료 계획을 일상생활에 짜 넣을 수 없다.	〈장기 목표〉 자기관리 방법을 이해하고 실제로 할 수 있다. 〈단기 목표〉 1) 질병에 대해 이해할 수 있다. 2) 식이요법을 이해할 수 있다. 3) 약물 요법을 이해할 수 있다. 4) 생활 리듬을 정돈하고 지속할 수 있다.

간호 계획	**중재 포인트와 근거**

OP 경과 관찰 항목
- 질병의 경과, 질병의 이해 상황
- 식습관(시간, 횟수, 내용, 맛, 씹기)
- 생활습관(기상, 취침, 식사 시간, 음주, 흡연, 기호품)
- 활동 상황(근무 시간, 직업, 직위, 업무 내용)
- 건강 인식(건강 상태와 치료를 받아들여 궤양을 자각)
- 약물 요법(종류, 양, 복약 상황, 부작용 증상)
- NSAIDs의 복용력
- 가족의 협력 체제

➡ 정보 수집 **근거** 위·십이지장궤양은 치료가 어렵지 않지만 재발을 반복하는 경우도 많다. 환자 자신이 질병을 이해하고 치료를 계속하는 것이 중요하다. 환자의 생활 배경을 이해하고 그에 알맞은 계획을 수립하기 위해 환자의 생활과 건강 확인, 사회적 역할에 대한 정보 수집이 중요하다.

TP 간호 치료 항목
- 질병과 치료에 대한 생각과 기분을 듣는 시간을 마련한다.
- 생활 리듬을 정돈하기 위한 노력을 함께 생각한다. 입원 전의 삶을 되돌아보고, 규칙적인 생활과 비교한다. 생활 개선이 필요한 사항을 알고 개선을 위해 노력한다.
- 퇴원 후를 예측하고 실행 가능한 개선 방법을 함께 생각한다.

➡ 생활 리듬의 수정 **근거** 입원 전 삶의 어떤 점을 개선해야 하는지, 또는 개선을 위해 해야 하는 일은 무엇인지 환자 자신의 말로 실행 가능성을 표현하게 한다. 다른 사람에게 자극을 받아서가 아니라 스스로 할 수 있는 의욕을 갖도록 지원한다. 성취감을 가질 수 있도록 실시한 후에는 지난 시간을 돌이켜보게 한다.

EP 환자 교육 항목
- 카페인이나 향신료 등 자극성이 많은 음식의 대량 섭취를 피하고, 밸런스가 맞는 식사를 염두에 두고, 1일 3회 규칙적인 식사를 하도록 지도한다.

➡ 자극 **근거** 커피, 홍차, 조미료는 위산의 분비를 늘리기 때문에 대량 섭취를 피한다.[2]
식사 지도 **근거** H_2 수용체 길항제와 프로톤펌프 억

- 금연, 절주를 지도한다.

- 프로톤펌프 억제제, H₂ 수용체 길항제, 헬리코박터 파일로리 제균 치료제 등 약물의 복용 방법을 지도한다 (양, 방법, 횟수, 작용과 부작용).

- 복약을 중단하면 재발하기 쉽기 때문에, 자기 판단으로 중지하지 않도록 설명한다.
- 정기적으로 진찰하고 합병증 현상이 출현했을 때 의사에게 보고하도록 설명한다.

- NSAIDs의 사용을 피하는 데 대해 설명한다.
- 환자의 스트레스 요인을 함께 생각하고, 스트레스를 일으키는 상황이나 인간관계를 피할 수 있도록 격려한다.
- 생활 리듬을 정돈하기 위해 환자에게 맞는 방법을 함께 생각한다.

제제를 복용하므로 식사 제한을 할 필요가 없지만, 자극적인 것은 피하고 균형 잡힌 식사를 권한다.

➡ 금연 `근거` 흡연은 위점막의 혈류를 저하시켜 헬리코박터 파일로리의 감염이 있는 경우, 궤양을 일으키기 쉽다.

➡ 절주 `근거` 알코올의 대량 절주는 소화성 궤양의 발병의 위험을 높인다.[2]

➡ 복약 지도 `근거` 프로톤펌프 억제제에 의해 궤양 치료율은 현저히 향상하였고, 헬레코박터 파일로리 제균 치료로 대부분 궤양의 재발 방지가 가능해졌다. 치료 효과를 높이기 위해 약물의 효과와 부작용에 대해 전달하고, 지시된 기간 동안 제대로 약물을 복용하도록 지도하는 것도 중요하다.

➡ 제균 치료의 지도 `근거` 헬리코박터 파일로리 제균 치료는 일반적으로 프로톤펌프 억제제 두 종류의 항생제를 7일간 병용하는 3제 병용 요법으로 이루어진다. 제균율은 80~90%이며 7일 동안 매일 적절한 복용을 하지 않으면 제균 효과가 떨어지므로 제대로 약을 복용하도록 설명한다. 부작용으로 설사, 미각 이상(쓴맛, 맛이 이상하게 느껴짐), 피부 발진, 가려움증, 구역질, 구내염 등이 있으며, 증상의 유무를 확인한다.

➡ NSAIDs 사용의 해결 `근거` NSAIDs는 발열과 통증에 대해 처방하는 일반적인 약물이다. 최근에는 항혈전·항혈소판 치료로 낮은 용량(80~300mg/ 일 정도)의 아스피린도 널리 사용하고 있다. NSAIDs 장기 투여자는 소화성 궤양의 발생 빈도가 높은데, 가능하면 사용을 중지하고 궤양 치료를 실시한다. 중단이 불가능할 때에만 NSAIDs를 계속하면서 궤양 치료를 한다.

2 간호 문제	간호 진단	간호 목표(간호 성과)
#2 위·십이지장궤양에 의한 조직 손상 때문에 복통이 있다.	**급성 통증** **만성 통증** **관련 요인**: 헬리코박터 파일로리 감염, NSAIDs 사용, 위산의 과다 분비 **진단 지표** ☐ 신호에 의한 통증 호소 ☐ 통증이 있다는 것을 표현하는 행동 ☐ 고통스러운 얼굴 모양	〈장기 목표〉 위·십이지장궤양의 재발과 재연이 감소하고 통증이 사라진다. 〈단기 목표〉 1) 통증이 완화되고 안락해졌다는 말을 한다. 2) 통증이 경감, 소실되었다고 말한다.

간호 계획	중재 포인트와 근거
OP 경과 관찰 항목 - 체온, 맥박, 혈압, 호흡수, 의식 상태 - 통증의 종류, 강도, 부위, 지속 시간, 식사와의 관계 - 장 연동 소리, 복부 팽만감, 복부의 긴장, 압통 부위 및 정도 - 구역질, 구토, 배변 횟수, 변의 양상 - 불안의 표출: 표정, 언행, 흥분, 진정되지 않음 - 수면 상태: 입면 시간, 각성 시간, 숙면감의 유무 - 복약 상황 - 의료진과의 커뮤니케이션 상황	➡ 통증의 관찰 `근거` 둔하고 쑤시는 것 같으며 타는 듯하다. ➡ 일반적으로 지속적이다. 식사와 통증은 관련이 깊고, 위궤양은 위 내용물이 배출된 뒤인 식사 후 60~90분에 통증을 일으키는 경우가 많다. 십이지장궤양은 공복이나 야간에 심와부 통증이 많다.[2] 합병증인 출혈, 천공 현상이 아닌지 다른 관찰 항목과 함께 평가를 실시한다. 복부 팽만감 관측 `근거` 위궤양은 위산의 분비 저하에 의한 장관 내 가스 생산 항진, 장 연동 운동의 저하가 복

- 중요한 인물인 가족·지인의 유무
- 불안을 조장하는 요인의 유무에 의해 통증이 있다.

TP 간호 치료 항목

- 복통이 나타난 경우에는 옷을 풀고 무릎을 구부리고 복부의 긴장을 제거한 뒤 편한 체위를 한다.
- 환자가 고통을 표출할 수 있도록 하고 경청한다.

- 복통 출현 시 신속하게 의사에게 보고한다. 의사의 지시에 따라 통증을 완화하는 약물(산분비 억제제, 진정제)의 복약을 지도한다.
- 소음을 방지하고 온도·습도 등 환경에 대한 배려를 한다.
- 필요한 정보를 제공하고 설명해주며 불안을 경감시킨다.
- 불안이나 고민을 표출할 수 있는 관계를 구축한다.
- 통증이 완화된 기간에는 식사, 휴식, 활동, 스트레스 요인 피하기 등 생활을 함께 재검토한다.

EP 환자 교육 항목

- 통증에 대한 약물을 지시대로 복용하도록 지도한다.
- 생활 패턴을 규칙적으로 정돈하도록 지도한다.
- 스트레스 상황을 피하는 법을 설명한다.
- 갑작스럽게 통증이 강하거나 참을 수 없는 통증이 나타나면 의사에게 보고하도록 설명한다.

부 팽만감의 원인으로 간주된다.

➡ 복부 긴장의 제거 　근거　근육의 이완은 장 연동을 저하시켜 복통을 감소시킨다.

➡ 심리적 지원 　근거　통증은 주관적인 것이므로, 환자가 표출하는 고통을 잘 경청하고 공감한다.

➡ 약물 요법 지원 　근거　복통을 예방하기 위해 궤양 치료제를 확실하게 제공한다.

➡ 환경 조정 　근거　환자가 마음의 안정을 도모하도록 느긋하게 휴식을 취할 수 있는 환경을 정돈한다.

➡ 스트레스를 피한다. 　근거　헬리코박터 파일로리 감염이 있는 경우에는 위 점막의 방어 기능이 저하하고 있기 때문에, 스트레스에 의해 궤양이 발생하기 쉽다.[2] 과도한 스트레스를 피하도록 설명한다.

Step1 영향 평가	Step2 간호 초점	Step3 계획	**Step4 실시**	Step5 평가

병기·병태·중증도별 관리 포인트

【활동기】산 분비 억제제의 투여(프로톤펌프 억제제, H_2 수용체 길항제), 헬리코박터 파일로리 제균의 치료를 한다. 출혈, 천공, 협착 등 합병증의 조기 발견, 조기 대처를 실시한다. 통증·고통을 경감시키는 케어를 한다. 출혈성 궤양을 수반하는 경우에는 단식을 포함한 식사 관리, 수액 관리, 내시경 지혈술이 필요하다.

【치료기】약물 요법, 헬리코박터 파일로리 제균 치료의 의미를 환자가 충분히 이해하고 재발 방지를 위해 자기관리를 할 수 있도록 지도한다. 환자 자신이 라이프스타일, 행동 패턴, 스트레스 상황 등을 살피는 동시에 자기관리 의지를 가지는 것이 중요하다.

【반흔기】치료를 시작한 뒤 증상이 개선되어도 의사로부터 지시된 기간은 약물을 엄수한다. 제균 치료로 헬리코박터 파일로리가 사라져도 NSAIDs를 복용하면 궤양이 생기는 경우가 있기 때문에, 미리 궤양 예방약을 복용하고 재발을 방지하는 것도 필요하다.

간호 활동(간호 중재) 포인트

약물 요법의 원조

- 위·십이지장궤양 유도, 재발의 용이성, 약물 요법에 대해 이해할 수 있도록 설명한다.
- 복약하는 약물의 종류와 마시는 횟수, 작용, 부작용, 자기 판단으로 복약을 중지하지 않을 것 등을 설명한다.
- 환자가 복용하고 있는 약물에 대한 지식을 갖고, 적절한 약물 요법을 실시할 수 있도록 설명한다.

출혈 시의 지원

- 출혈성 쇼크(혈압 저하, 빈맥, 안면 창백, 실신)에 신속한 대응을 실시한다. 다리를 올리는 체위, 혈관 확보, 수액·수혈 관리, 내시경적 지혈 방법을 지원한다.
- 토혈 시는 얼굴을 옆으로 하고 구토는 신속하게 처리한다. 토혈 후 찬물로 양치질하고 구강 내

를 청결하게 유지하도록 한다.

내시경 지혈 수술 지원

- 처리 이전: 오물 흡입 방지를 위해 틀니를 분리해달라고 한다.
- 처리 중: 내시경 삽입 시에는 긴장을 완화시킨다. 적절히 바이털 사인을 측정하고 이상을 조기에 발견하기 위해 노력한다.
- 처리 후: 바이털 사인 측정, 재출혈 징후(혈압 저하, 빈맥, 빈호흡, 냉감, 통증, 토혈·하혈)를 관찰하여 이상을 조기에 발견하기 위해 노력한다.

천공 시 지원

- 천공 증상(갑작스러운 날카로운 복통, 구토, 근육성 방어, 빈맥)이 인정되면 즉시 의사에게 연락하고 바이털 사인 관찰, 혈관 확보 수술 지원을 실시한다.

유문 협착 시의 지원

- 협착 증상(상복부 통증, 복부 팽만감, 구토)의 관찰, 경비 위관을 유치하고, 위 내용물을 지속적으로 흡인하며 절식과 수액을 관리한다.
- 상복부 통증이나 복부 팽만감이 있는 경우는 앙와위에서 무릎 아래에 베개 등을 넣어 구부리고 복부의 긴장을 완화시킨다.

생활의 재구성

- 생활 리듬을 정돈하기 위한 노력을 환자 자신의 말로 표현해달라고 하여, 스스로 수행할 의욕을 가질 수 있게 지원한다.
- 스트레스를 피하는 방법과 스트레스에 잘 대처할 방법을 함께 생각한다.

퇴원·요양 지도

- 프로톤펌프 억제제, 헬리코박터 파일로리 제균 치료 등 약물 복용 방법을 지도한다(양, 방법, 횟수, 작용·부작용).
- 정기 검진과 함께 토혈·하혈이 강하고, 통증 등 합병증 현상이 출현하면 진찰을 받도록 설명한다.
- 카페인이나 향신료 등 자극적인 음식의 다량 섭취를 피하고 금연, 절주, 1일 3회 규칙적으로 식사할 것을 지도한다.
- NSAIDs, 아스피린의 사용을 피하도록 설명한다.

| Step1 영향 평가 | Step2 간호 초점 | Step3 계획 | Step4 실시 | Step5 평가 |

평가 포인트

간호 목표 달성도

- 환자는 위·십이지장궤양과 치료 내용을 이해할 수 있는가?
- 출혈, 천공, 유문 협착을 일으키지 않고, 궤양을 치유할 수 있었는가?
- 약물 치료를 지시대로 계속할 수 있고 재발을 예방하는 것이 가능했는가?
- 부작용 발현 시에는 조기에 대응할 수 있는가?
- 균형에 맞는 좋은 식사를 일정하게 할 수 있는가?
- 생활의 리듬을 정돈할 수 있는가?
- 통증이 경감·소실하고 안락하게 일상적인 동작을 할 수 있는가?
- 불안감이 완화되고, 환자·가족 모두 심신이 안정된 가정 생활을 준비하고 있는가?

●참고 문헌
1) 일본 소화기병학회편: 위궤양 진료 지침 p19, 난코도, 2009
2) 일본 소화기병학회편: 환자와 가족을 위한 위궤양 가이드북, p10~19, 난코도, 2009

위·십이지장궤양 환자의 병태 관계도와 간호 문제

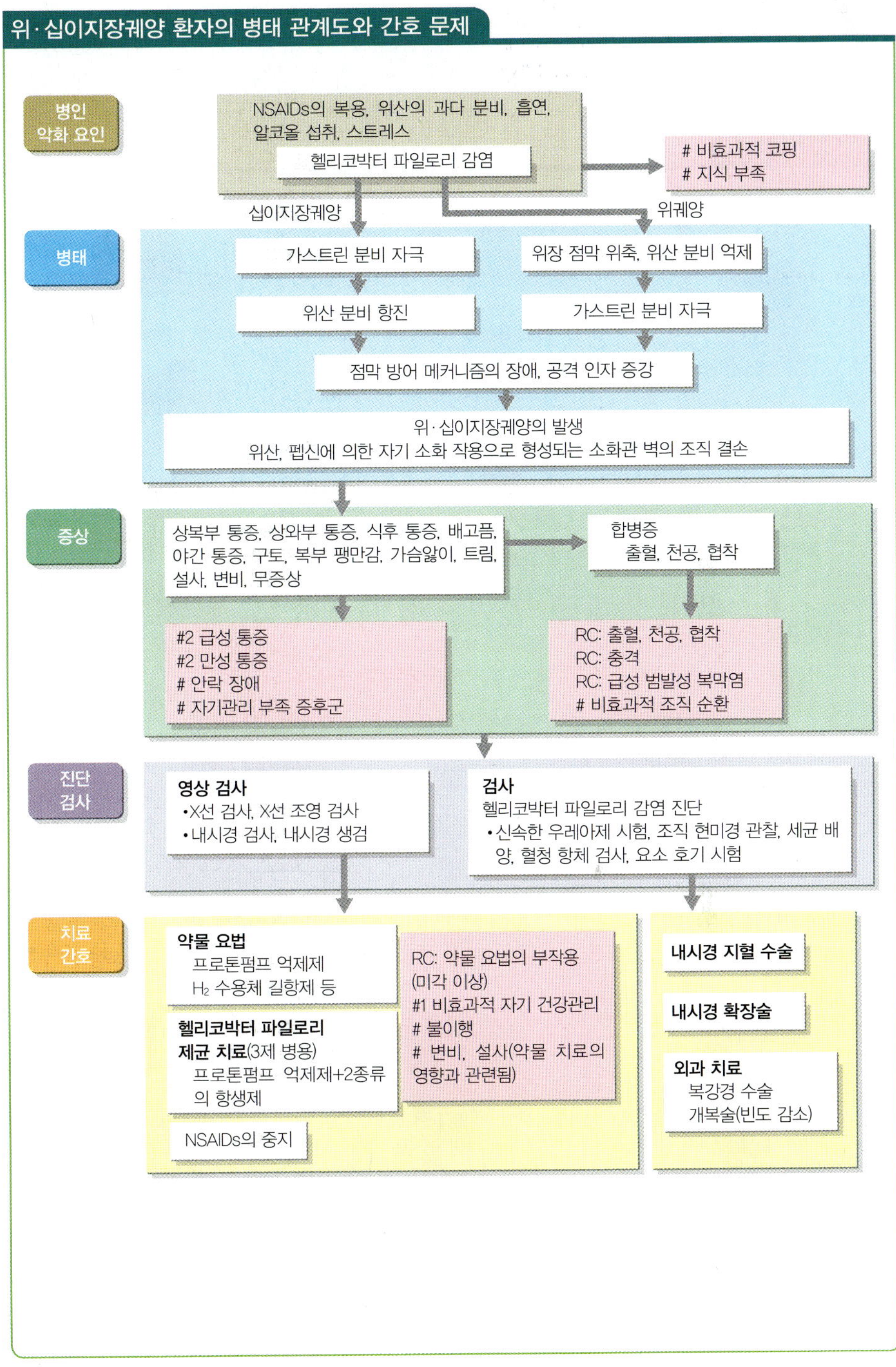

야마우치 신이치 · 스기하라 겐이치

눈으로 보는 질환

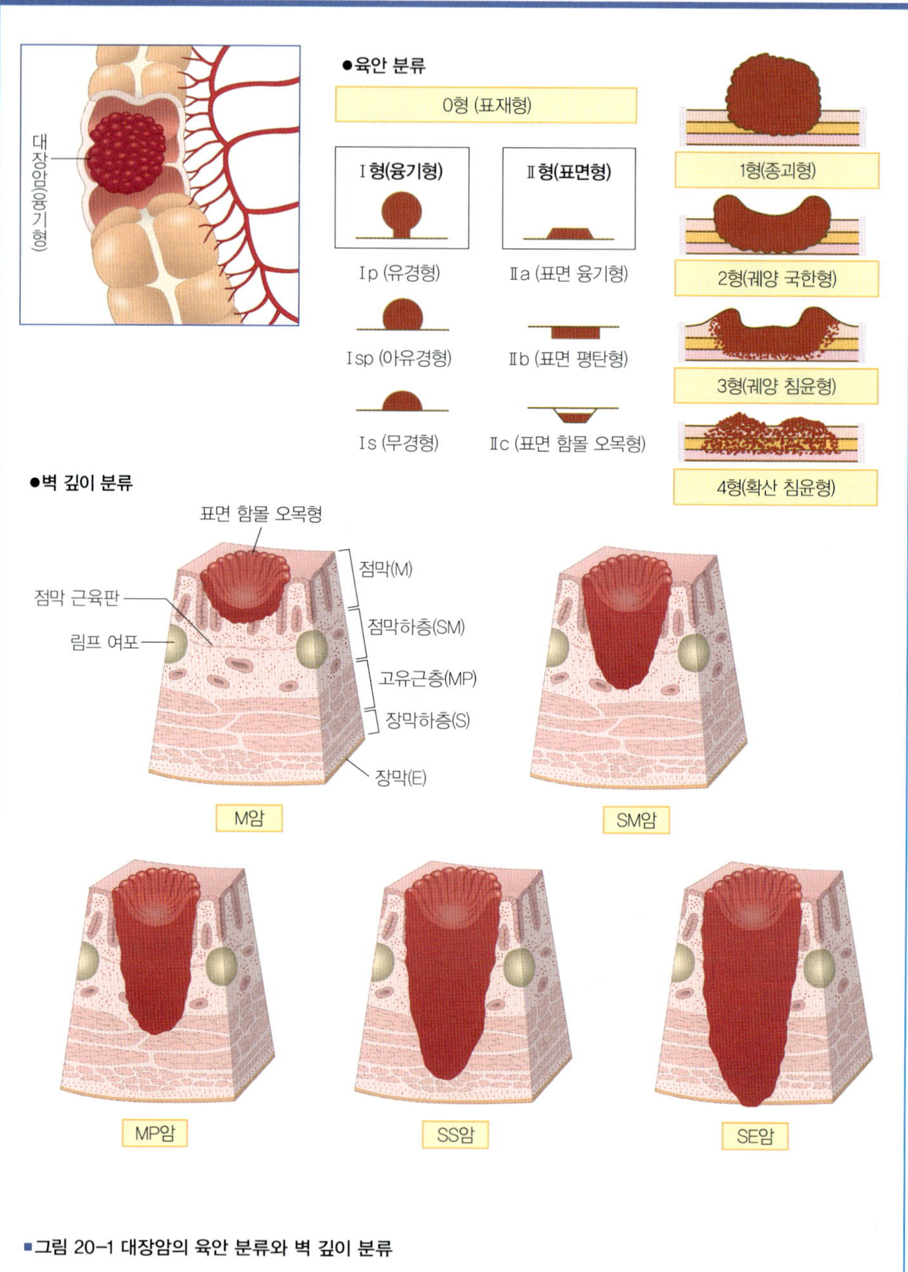

■그림 20-1 대장암의 육안 분류와 벽 깊이 분류

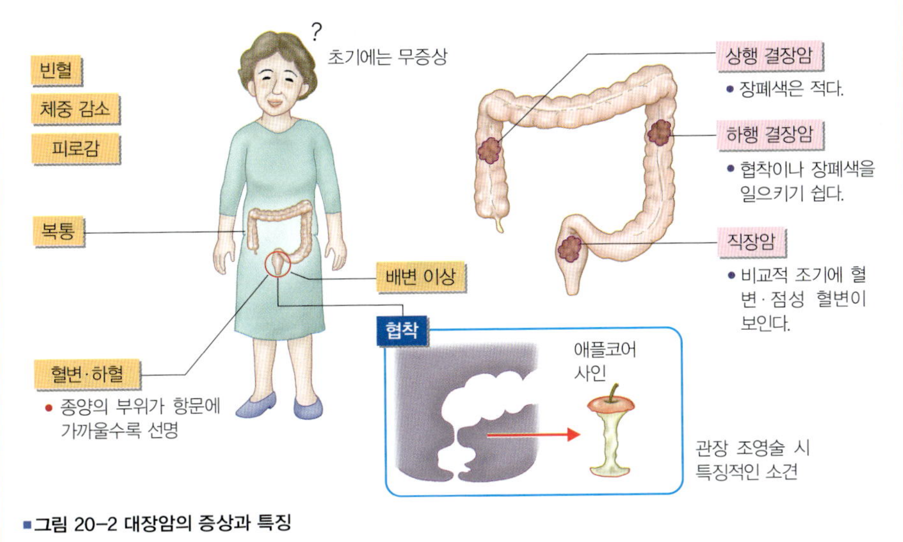

■ 그림 20-2 대장암의 증상과 특징

병태 생리

▍대장암은 대장 점막의 세포에서 발생한다. 점막 상피세포가 암이 되고 증식하여 대장암이 된다.

- 대장암은 두 가지 경로로 발생한다.
  (1) 선종-암 연속체설(adenoma-carcinoma sequence): 양성 선종(adenoma)이 발암 자극을 받아 암이 되는 경로
  (2) 드노보(de novo)암설: 정상 점막이 발암 자극을 받고, 선종을 통하지 않고 직접 암이 발생하는 경로
- 대장암의 진전에는 침투, 림프행성 전이, 혈행성 전이, 파종이 있다.
- 침투: 점막에서 발생한 암세포가 창자 벽의 심층이나 장관에 인접한 장기로 진전해가는 것
- 림프행성 전이: 장관 벽의 림프 혈관에 암세포가 침입하여 림프의 흐름을 타고 림프절에 전이하는 것
- 혈행성 전이: 장관 벽의 정맥에 암세포가 침입하여 혈류를 타고 간이나 폐 등 원격 장기로 전이하는 것
- 파종: 장벽에 침투하여 복강에 노출된 암세포가 탈락하고 복강에 살포된 복막으로 전이하는 것 (복막파종)

병인·악화 요인

- 암의 발생과 진행에는 많은 발암 유전자와 발암을 억제하는 암억제 유전자의 이상이 관여하며, 이것들이 겹겹이 쌓여 발암한다(다단계 발암). 또한 대장암의 일부는 유전에 의해 발병하는 질병이 대표적으로 유전 비용종증 대장암, 가족성 대장 용종증이 있다.

역학·예후

- 일본에서 발병하는 전체 악성 종양 중 대장암 발병률은 남녀 모두 2위이고, 대장암 사망률은 남자 3위, 여자 1위로, 발병 수, 사망자 수 모두 증가하고 있다.
- 진행 정도가 초기일수록 예후는 양호하다. 점막에서 암(Stage 0)은 내시경으로 완전 절제하여 치유할 수 있다. 대장암 전체 누적 5년 생존율은 약 70%이지만, 암이 진행되면서 예후는 나빠진다. 수술에 의한 치료 절제를 할 수 없는 증례에서는 예후가 불량하다.

대장암의 증상은 암의 발생 부위에 따라 다르다. 조기암에서는 대부분 무증상으로, 대변 잠혈 반응 검사에서 양성이 나타나는 것을 계기로 발견되는 경우가 많다. 진행하면 복통, 장폐색 증상을 초래한다(그림 20-2).

- 혈변·하혈: 소량의 혈액이 변에 섞이는 경우가 많으며, 대량 출혈은 드물다. 종양의 부위가 항문 근처에서 선혈 상태가 된다.
- 복통: 진행암에서는 복부 불쾌감, 팽만감 등을 동반하는 둔통이 많고, 장관 내강이 좁아지면 장폐색에 의한 복부 통증이 생긴다.
- 변통 이상(변비, 설사): 진행암 중 특히 직장암에서 보이는 증상이다.
- 빈혈, 체중 감소, 피로감

선별 검사로 면역학적 대변 잠혈 검사를 하며, 정밀 검사로 관장 조영술, 대장 내시경 검사를 한다.

● 대장암에 하는 검사

(1) 대장암의 선별 검사
  - 면역학적 대변 잠혈 검사: 대장암의 1차 선별 검사로 시행된다. 1회라도 양성인 경우, 정밀 검사로 관장 조영술과 대장 내시경 검사를 실시한다. 진행암에서도 혈변을 자각하지 못하는 증례가 많아 대장암 발견을 위한 중요한 선별 검사이다.

(2) 대장암 치료 전 정밀 검사
  - 관장 조영술: 암의 현지화, 침윤도, 크기의 평가나 주위 장기와의 위치 관계 파악에 이용한다.
  - 대장 내시경 검사: 병변을 직접 관찰하고 크기, 침윤도의 평가와 생검에 의한 진단을 한다. 또한 조기암에 대해서는 내시경 절제 수술을 시행할 수 있다.

(3) 치료 방침을 결정하기 위한 검사
  - 대장암 진단이 내려진 후 치료 방침을 결정하기 위해 림프절 전이, 간 전이, 폐 전이 등 원격 전이의 유무 평가와 수술 후 재발 진단에 이용한다.
  - 흉부 X선 검사: 폐 전이 여부 평가
  - 복부 초음파 검사: 간 전이의 유무 평가
  - CT: 대장암과 주위 장기와의 관계, 림프절 전이, 간 전이, 폐 전이, 원격 전이 유무 평가
  - MRI: 간 전이를 평가하고, 주변으로 암의 확산이 넓은 대장암의 림프절 전이 평가
  - PET: 원격 전이의 유무, 수술 후 재발 병변의 유무 평가

● 검사값
- 종양 마커: 주로 CEA, CA19-9를 사용한다. 진단 후 진행도를 예상하고 수술 후 모니터링, 재발의 유무 평가에 이용한다.

● 진행도(Stage)
- 암의 진행 정도는 병기(Stage)로 표현한다(표 20-1). Stage는 벽 침윤도(그림 20-1), 림프절 전이, 간 전이, 복막 파종, 간 이외의 원격 전이 정도(표 20-2)를 이용하여 분류한다. Stage 0 또는 Stage 1에서 벽 침윤도가 SM까지인 것은 조기암, MP보다 심한 것은 진행암으로 분류한다.

● 치료 방침
- 대장암의 치료는 Stage에 따라 선택한다. 내시경 치료, 수술 치료, 화학 요법, 방사선 치료 등이 있다.

● 내시경 치료
- Stage 0, Stage 1의 SM 경도 침습암에서 2cm 미만의 조기암으로 진행된다. 용종 절제술, 내시경 점막 절제술(EMR)이 있다. 합병증으로 출혈, 천공이 있다.

● 수술 치료
- 내시경 치료로 완전히 절제할 수 없는 조기암과 진행암에 대해서는 수술을 하는 것이 원칙이다. 수술 치료의 원칙은 발소의 절제와 진행 정도에 따른 림프절 곽청이다. 수술 방법은 개복 수술과 복강경 수술이 있다.

■ 표 20-1 대장암의 진행 정도(Stage)

| | H0, M0, P0 | | | H1, H2, H3, M1
P1, P2, P3 |
	N0	N1	N2, N3	M1 (임파선)
M	0			
SM MP	I	IIIa	IIIb	IV
SS, A SE SI, AI	II			

0: 암이 점막에 머물러 있다.
I: 암이 대장 벽에 머물러 있다.
II: 암이 대장 벽 외부까지 침투하고 있다.
III: 림프절 전이가 있다.
IV: 혈행성 전이(간 전이, 폐 전이), 복막 파종 또는 림프절 외 림프절 전이가 있다.
(대장암연구회: 대장암 취급 규약 2009년 1월 제7판 보정판, p16, 금원출판, 2009)

■ 표 20-2 대장암의 진행 정도(Stage)를 결정하는 요소

벽 침윤도	M: 암이 점막에 체재한다. SM: 암이 점막하층에 체재한다. MP: 암이 고유근층에 체재한다. 〈장막을 갖는 부위〉 SS: 고유근층을 넘지만 장관 장막 표면에 노출되지 않는다. SE: 암이 장막 표면에 노출된다. SI: 암이 직접 인접 장기에 침윤하고 있다. 〈장막이 없는 부위〉 A: 암이 고유근층을 넘어 침윤하고 있다. AI: 암이 직접 다른 장기에 침투하고 있다.
림프절 전이	N0: 림프절 전이가 없다. N1~N3: 림프절 전이를 평가한다. 개수와 전이 부위로 분류한다.
간 전이	H0: 간 전이를 인정하지 않는다. H1~H3: 간 전이를 평가한다. 개수와 크기로 분류한다.
복막 파종	P0: 복막 전이가 없다. P1~P3: 복막 전이를 평가한다. 개수와 전이 부위로 분류한다.
원격 전이	M0: 원격 전이가 없다. M1: 원격 전이를 인정한다.

(대장암연구회편: 대장암 취급 규약 2009년 1월 제7판 보정판, p10~15, 금원출판, 2009를 참고로 작성)

〈수술 치료 방침〉
- 결장암: 장관 절리 거리는 종양에서 5~10cm로, 장관 절제술 후 장관을 문합한다. 수술 방식은 종양 부위와 별도로 S상 결장 절제술(S상 결장암), 횡행 결장 절제술(횡행 결장암), 결장 우반절 절제술(오른쪽 결장암), 결장 좌반절 절제술(왼쪽 결장암), 회맹부 절제술(주로 맹장암)이 있다(그림 20-3).
- 직장암: 직장암 수술은 수술 후에 배변·배뇨·성기능에 영향을 미친다. 특히 하부 직장암의 경우 종양에서 항문 가장자리까지의 거리, 종양의 진행 정도, 항문이 온존할 수 있는지 여부에 따라 수술 방식을 결정한다.
  - 전방 절제술: 암이 항문에서 떨어져 있을 때 하는 수술 방식으로 항문이 보존된다. 직장을 절리한 후 잔존 항문과 결장을 문합한다(그림 20-4).
  - 직장 절제술(마일스(Miles) 수술): 암이 항문 부근에 위치하고 항문을 보존할 수 없는 경우에 하며, 인공 항문 조설을 한다(그림 20-5). 수술 후 장루로 관리한다.

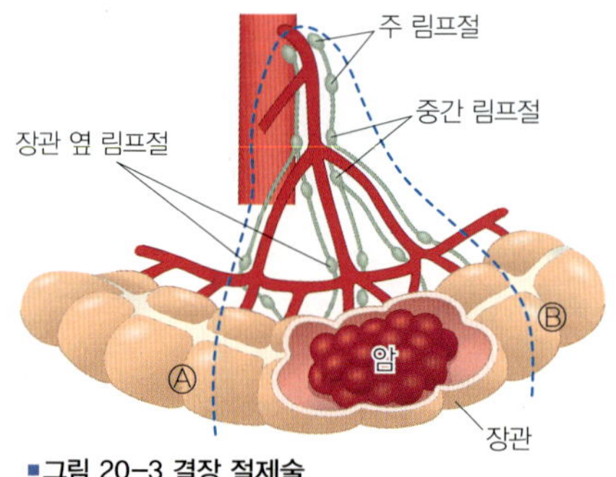

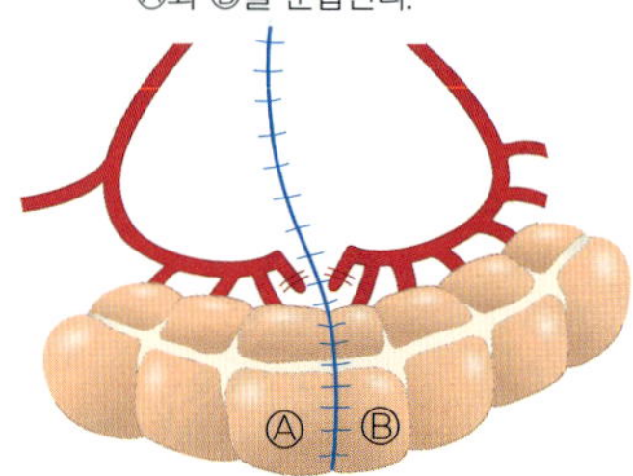

■그림 20-3 결장 절제술

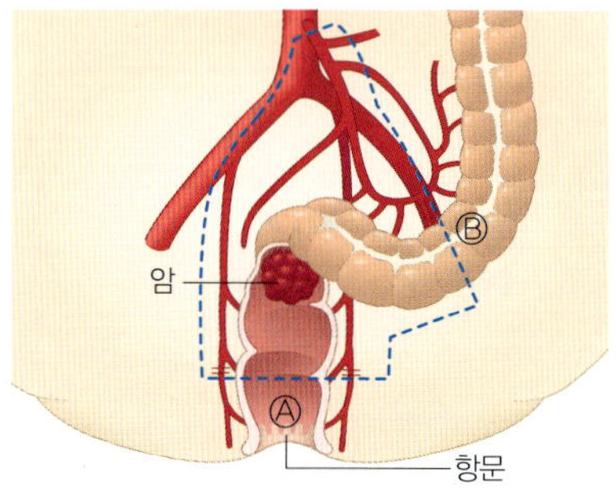

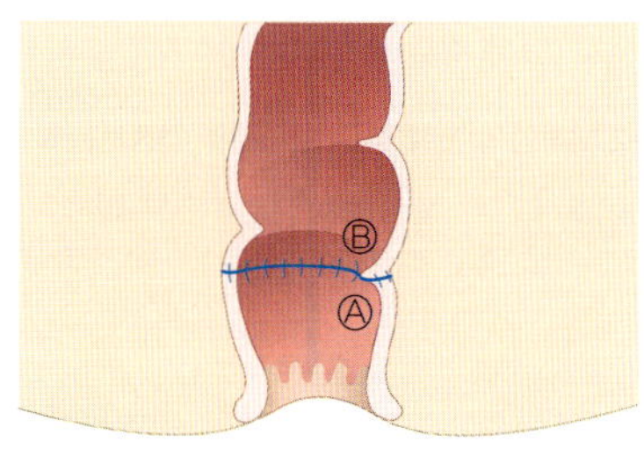

■그림 20-4 전방 절제술

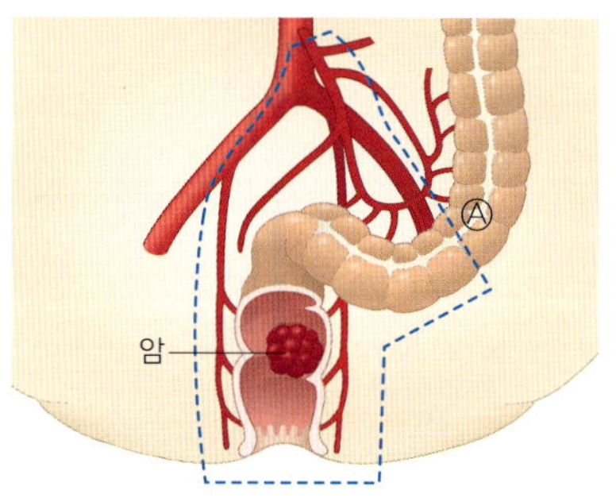

■그림 20-5 직장 절제와 인공 항문 설치

- 골반 장기 적출술: 직장암이 고도로 진행하여 전립선이나 방광에 침투한 증례에 적용한다. 직장, 항문 외에 방광도 절제하기 때문에 요로계의 재건을 위해 회장 도관을 증설한다. 변과 소변 배출 경로를 재건하기 때문에 장루가 2개소가 된다.
- 직장 국소 절제술: 내시경 절제를 할 수 없는 조기암에 하는데, 암 주위 조직만 제거한다.
- Stage Ⅳ 대장암: 원격 전이를 동반하지만 발소, 원격 전이 모두 절제 가능한 경우에는 발소 절제 후 원격 전이 절제술을 고려한다.
- 재발 대장암: 재발 장기가 하나의 장기에서 완전 절제가 가능하다면 적극적으로 절제술을 고려한다.

〈복강경 수술〉
- 복부에 몇 군데 구멍을 뚫어 탄산가스를 주입함으로써 복강을 부풀려 수술 공간을 만든 뒤, 구멍에 복강경과 집게를 삽입하여 모니터 화면을 보면서 하는 수술이다.

분류	일반 이름	주요 상품명	약의 효과 메커니즘	주요 부작용
대사 길항제	플루오로우라실	5-FU	세포 내 효소에 대항하여 작용한다.	골수 억제
	테가푸르·우라실	UFT		
	카페시타빈	젤로다		설사, 구토, 수족증후군(손발의 저림, 통증)
백금 제제	오키사리플라틴	엘플랫	암세포의 분열을 억제한다.	급성 신부전
토포이소메라 억제제	이리노테칸 염산염수	캠푸토, 토포테신	DNA 합성을 저해한다.	골수 억제, 설사
환원형 엽산 제제	홀리나이트 칼슘	로이코보린	세포의 핵산 합성을 재개한다.	쇼크, 아나필락시스양 증상
분자 표적 치료약	베바시주맙	아바스틴	혈관 신생 인자(VEGF)와 결합하여 종양의 혈관 신생을 저해	고혈압, 출혈, 혈전 색전증, 소화관 천공
	세특시맙	아비탁스	조세 성장 인자(EGFR)와 결합, 종양의 성장 증식 시그널 저해	피부 증상(좌창 양피진, 특히 조위염 등), 아나필락시스 쇼크
	베티빅스	벡티빅스		

- 크게 개복하지 않고 복부에 작은 절개를 하는 것만으로 할 수 있으며, 수술 후 통증이 경미하고 회복이 빠르다는 것이 장점이다.
- 단점은 수술 시간이 개복 수술보다 길고, 기구 등 재료비가 고가이며, 인술의 습득에 시간을 요한다.

⟨수술 후 합병증⟩

- 봉합 부전: 수술 후 3~4일에 발병하는 경우가 많으며 발열, 복통, 드레인 배액의 양상에 주의한다. 발병 후 금식을 하고 항생제 투여를 시작, 복막염의 정도에 따라 개복 배액 수술, 인공 항문 설치술 등 외과 처치를 한다.
- 상처 감염: 수술의 장내 세균에 의한 상처 오염으로 생긴다. 발열, 수술 부위 발적, 통증 유무의 관찰이 중요하다.
- 장폐색: 수술 후 장관의 유착에 의한 유착성 장폐색과 장관마비에 의한 마비성 장폐색이 있다. 배출 가스, 배변, 복부 팽만, 구토, 복통의 유무에 주의하고 복부 단순 X선 검사를 한다.

● 화학 요법

- 수술 후 보조 화학 요법과 스테이지(Stage)Ⅳ 절제 불가능 대장암, 절제 불가능 재발 대장암에 시행하는 화학 요법이 있다.
- 수술 후 보조 화학 요법: 수술 후 재발을 억제하고 예후를 개선할 목적으로 수술 후에 전신 화학 요법. 플르오로라실+홀리나이트 칼슘 주사(RPMI), 경구 항암제 테가푸르·우라실(UFT)+홀리나이트 칼슘(LV), 경구 항암제 카페시타빈(제로다), FOLFOX(지속 정주 플루오로라실 홀리나이트 칼슘+옥살리플라틴)가 표준 치료
- 절제 불가능 대장암·재발 대장암에 대한 화학 요법: 종양 증대를 지연시키고 증상 조절을 하는 것이 목적이다. 국내에서 사용할 수 있는 주요 처방은 다음과 같다.
  - FOLFOX: 지속 정주 플루오로우라실/홀리나이트 칼슘+옥살리플라틴
  - FOLFILI: 지속 플루오로우라실/홀리나이트 칼슘+이리노테칸 염산염 수화물
  - CapeOX 요법: 경구 항암제 카페시타빈+정주 옥살리플라틴
  - CPT-11 치료: 정맥 주사 이리노테칸 염산염 수화물
  - 경구 항암제: 테가푸르·우라실/홀리나이트 칼슘

이상이 분자 표적 치료약이다. 베바시주맙(아바스틴)과 세툭시맙(어비툭스), 파니투무맙(벡티빅스)을 추가할 수 있다. 또한 간 전이에 직접 항암제를 투여하는 간동맥 주사 요법이 있고, 전이된 곳이 간장뿐일 때 수술로 근치 절제를 할 수 없는 경우에 실시한다.

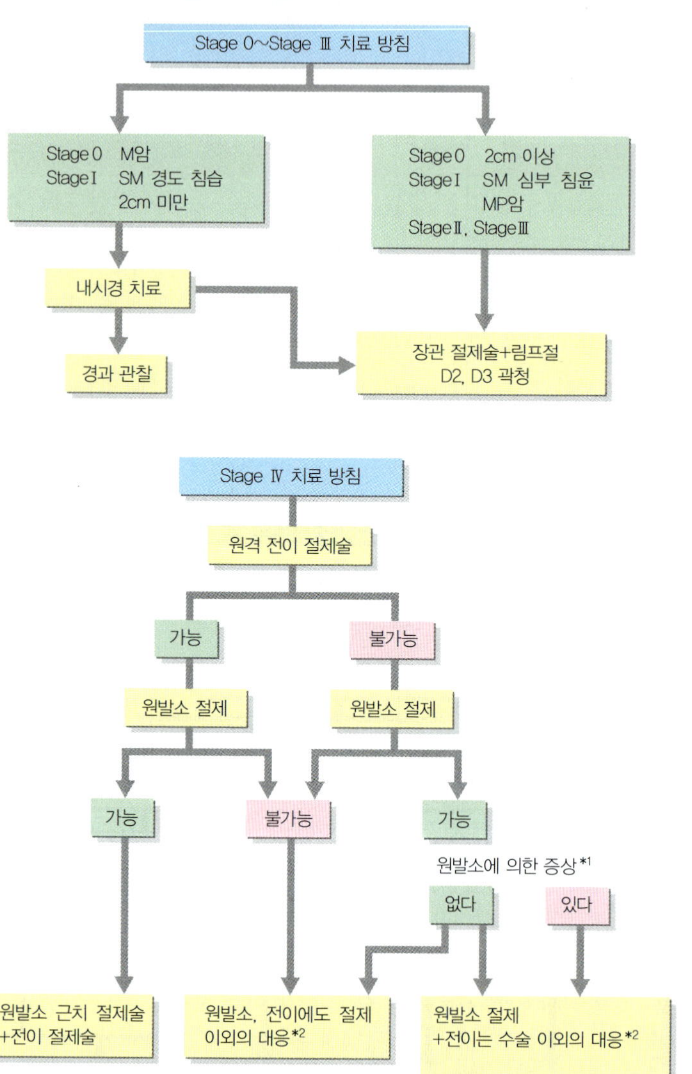

*1 원발소에 의한 증상: 큰 출혈, 고도 빈혈, 천통, 협착 등에 의한 증상
*2 절제술 이외의 대응: 원발소 완화 수술, 화학 요법, 방사선 요법 등

(대장암연구회편: 대장암 치료 가이드라인 의사용 2010년판, p10, 13, 16, 금원출판, 2010 수정)

대장암 환자의 간호

다케이 루미 · 마에카와 아쓰코

20 대장암

간호 과정 순서도

관찰 항목 (OP)	간호 문제 (간호 진단)	간호 목표 (간호 성과)	간호 활동 (간호 중재)

병인
발암 유전자
암억제 유전자 이상
고지방 음식의 섭취
식이 섬유의 섭취 부족

수술 후 식생활 개선을 위한 행동의 변화가 어려울 가능성이 있다.
→ 수술 후 식생활 개선을 위한 조치를 취할 수 있다.

신체적 문제
- 증상
  혈변, 하혈
  복통
  설사, 변비
  장폐색
  복부 팽만감

설사와 하혈에 따른 항문 주위의 피부 짓무름에 의한 안락감의 변화
→ 배변 후 적절한 스킨케어를 실시할 수 있다.

장관 전 처치에 적절한 행동을 취하지 못할 가능성이 있다.
→ 장관 전 처치를 제대로 할 수 있다.

암으로 인한 통과 장애에 따라 저영양 상태이다.
→ 영양 상태를 개선한다.

- 수반 증상
  빈혈
  저영양
  탈수
  전신 권태감
  구역질, 구토

동반 증상과 관련한 QOL 저하가 우려된다.
→ 동반 증상을 이해하고 적절한 조치를 취할 수 있다.

- 수술 후 합병증
  출혈
  봉합부전
  문합부 협착
  장폐색
  상처 감염
  통증
  배뇨 장애, 배변 장애
  성기능 장애
  장루 관련 문제

수술 후 합병증에 따른 QOL 하락 우려
→ 합병증의 위험을 이해하고, 생활의 재구축을 위해 행동할 수 있다.

통증에 의해 움직임이 어려울 가능성이 있다.
→ 통증이 완화되고 움직일 수 있다.

변 누출에 의한 수면 장애 가능성이 있다.
→ 변의 누출 없이 충분한 수면을 취할 수 있다.

배변 컨트롤 불량의 가능성이 있다.
→ 배변을 조절할 수 있다.

심리 사회적 문제
환자·가족의 질병에 대한 불안
환자·가족의 스토마 증설에 대한 불안
환자·가족의 예후에 대한 불안

장루를 수용하기 어려운 데 따른 공포
→ 장루의 존재를 인정하고 장루 관리를 할 수 있다.

장루 보유에 따라 신체 이미지에 혼란이 올 가능성이 있다.
→ 장루가 생긴 이후의 생활을 재구축하기 위해 노력할 수 있다.

장루 보조기 교환 방법을 습득하기 어려울 가능성이 있다.
→ 신체 이미지의 변화를 수용한다.

환자·가족의 질병과 치료에 대한 불안이 커질 수 있다.
→ 장루 보조기 교환 기법을 배울 수 있다.

→ 불안이 경감한다.

OP 경과 관찰 항목

증상
치료에 대한 인식
치료의 대처 상황
생활 개선에 대한 의욕 정도
장애의 유무와 정도
장애의 수용 상황
장루의 수용 상황
장루, 주변 피부 트러블 유무와 정도
장루의 셀프케어 상황
가족·주위의 협력 상황

TP 간호 치료 항목

통과 장애에 대한 영양 치료의 확실한 실시

동반 증상의 완화를 위한 지원

환자·가족이 장애를 수용하는 데 대한 지원

피부 트러블에 따른 장비·도구 선택 지원

EP 환자 교육 항목

환자·가족에 대한 사회 자원 활용의 지원

환자·가족에게 장비·도구 교환 기법 지도

환자·가족에게 생활 속 구체적인 장루 관리 방법에 대한 지원

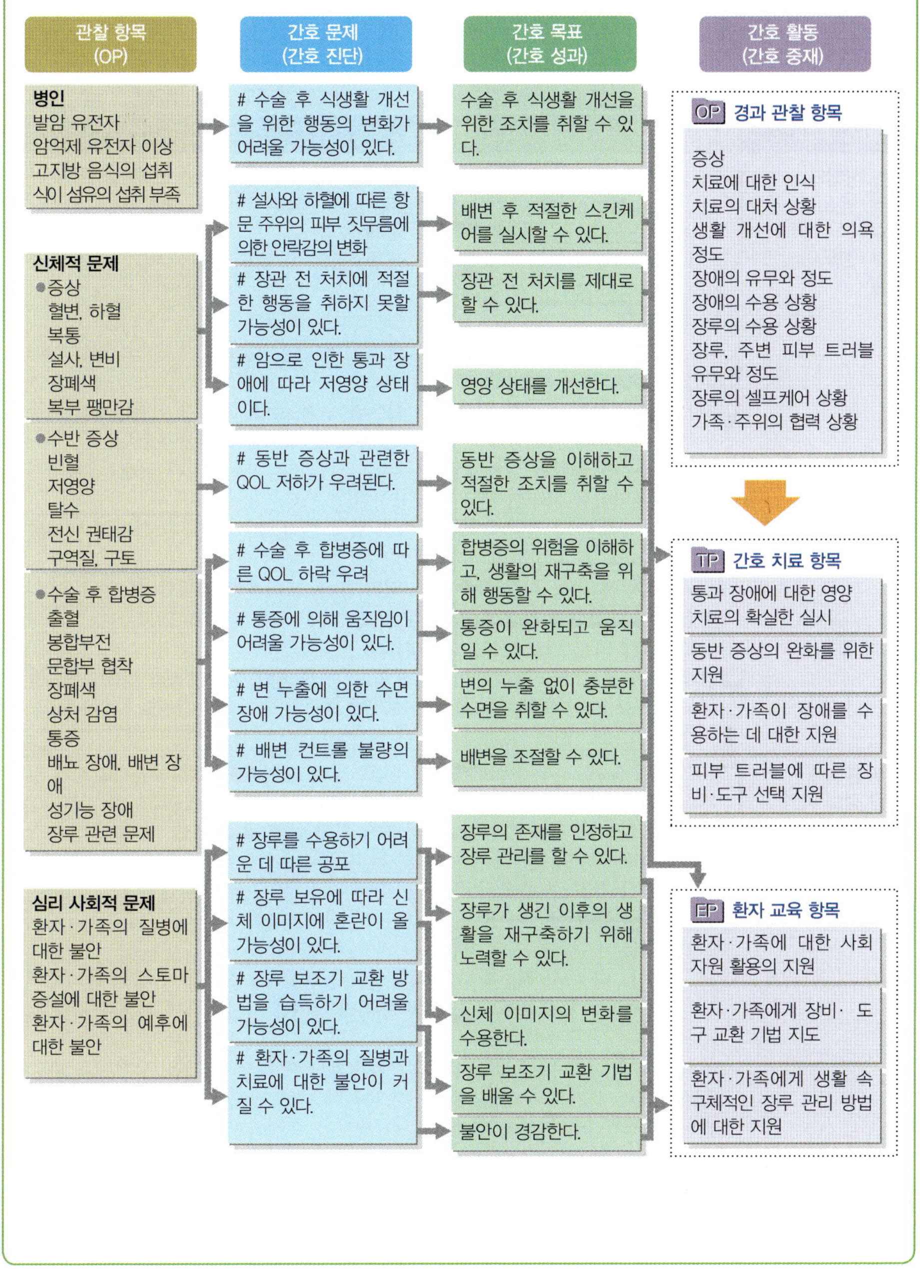

- 초기에는 내시경 치료가 이루어진다. 내시경 치료로 제거할 수 없는 암과 진행암의 경우 수술 치료가 이루어지며, 병기에 따라 화학 요법이나 방사선 요법에 의한 집학적(集學的) 치료가 이루어진다. 각 치료에 따른 고통을 평가하고 지원해나가는 것이 필요하다.
- 직장암 수술에서는 장루 증설이 고려되며, 자율신경의 절단 손상으로 인한 성기능·배뇨 장애, 항문 괄약근의 절단에 따른 문제가 생기기 쉬우므로, 수술 전부터 장루를 보유한 후 생활에 대한 지원이 중요하다.

Step1 영향 평가	Step2 간호 초점	Step3 계획	Step4 실시	Step5 평가

정보 수집	평가 관점과 근거·잠재적 간호 문제
전신 상태의 파악, 병소, 증상의 유무·정도의 관찰	수술 전 신체 상황은 수술 후 회복에 크게 영향을 주기 때문에, 수술 후 합병증을 고려하여 수술 이전의 전신 상태를 파악하는 것이 중요하다. 증상의 유무와 정도, 병변 부위를 파악하고 치료가 효과적으로 이루어지도록 간호 계획을 수립한다. • 암에 의한 장관의 협착이 강한 경우 복통, 구토 등 복부 증상에 따라 고통이 증가하므로 검사 결과에서 협착 부위와 정도를 파악해 증상 출현에 따라 적절하게 대응한다. • 식사 제한이 없으면 통과 장애 정도와 식욕에 따라 식사를 계획하고 영양 상태 개선을 위한 지원을 해나간다. • 통과 장애의 정도가 강한 경우에는 절식과 수액 관리, 치료가 이루어지기 때문에 환자가 치료의 필요성을 인식하고 행동할 수 있도록 지원해야 한다. • 병변 부위에서 출혈로 인해 빈혈이 일어나기 쉽다. 피로감이나 권태감, 휘청거림에 의한 낙상을 고려한 관리가 필요하다. • 빈혈의 정도에 따라 철분제 복용이나 수혈을 한다. 치료에 대한 환자의 이해를 촉구하고 내복을 확인하며, 수혈을 성공적으로 해야 한다. • 설사와 하혈에 의해 항문 주위에서 점막·피부 트러블이 발생할 수 있다. 변의 양상과 횟수, 출혈 유무를 파악해 증상으로 인한 고통 완화를 도모한다. • 식사 제한에 따른 스트레스를 파악한다. 🔍 잠재적 간호 문제 : 통과 장애로 인한 증상 악화, 저영양 상태/수술 전 처치·치료의 필요성에 대한 인식 부족/빈혈에 따른 고통·낙상/항문 주위의 점막·피부 트러블 치료에 따르는 고통
장루 증설에 관한 정보 파악	장루 증설이 필요한 경우 주치의로부터의 설명을 잘 듣고, 받아들일 마음의 준비를 한다. 환자와 가족의 수술에서 퇴원 후까지의 생활을 고려하여 간호 계획을 수립한다. • 주치의가 설명할 때는 가능한 한 동석해 환자·가족의 반응을 파악하고, 수술의 중요성과 장루를 받아들일 수 있도록 지원해야 한다. • 장루에 대한 환자·가족의 수용 정도, 연령이나 성격, 생활 배경 등을 고려하여 장루의 해부학적 생리와 기능, 장루 관리 방법, 사회 자원 등을 환자·가족의 상황에 맞추어 단계적으로 지원하는 것이 효과적이다. • 장루 사이트 마킹 시에는 장루의 위치, 높이, 형상, 사용 제품에 대해 관리자에게 문의하여 퇴원 후 환자의 생활을 충분히 고려해 자기관리가 쉬운 위치를 검토한다. • 장루 증설과 함께 배꼽 회음부식 직장 절제술(마일스 수술)을 시행했을 때는 배설 장애와 성기능 장애를 일으킬 가능성에 대해 받아들이고 있는지, 평소의 배변·배뇨 패턴이나 성에 대해 가능한 정보를 수집하면서 환자의 상태에 따라 심리적으로 접근하는 것이 중요하다. 🔍 잠재적 간호 문제 : 장루 수용 곤란/장루에 대한 불안/장루에 의한 신체 이미지 혼란 가능성/장루 보조기 교환 기법 습득이 어려울 가능성/변의 누설에 의한 수면 장애, 2차적인 생활의 지장

<table>
<tr><td valign="top">

**수술 후
합병증의 관찰**

**〈회맹부·결장
절제술〉**

</td><td valign="top">

> 선택된 수술 방식에 의한 수술 후 합병증을 이해하고, 각각의 관찰 항목에서 평가해야 할 일을 명확히 하며, 조기 발견을 목표로 한 간호 계획의 수립이 필요하다. 합병증이 발병하면 회복이 늦어 불안감이 커지므로 심리적 지원도 중요하다.

- 대장 부위와 절제 범위에 따라 수술 방식을 선택하고 림프절과 결장 절제술을 실시한다. 수술 방식에는 회맹부 절제술, 결장 오른쪽 절제술, 결장 오른쪽 반 절제술, 확대 결장 오른쪽 반 절제술, 가로 상행 결장 절제술, 결장 왼쪽 절제술, 결장 왼쪽 반 절제술, S상 결장 절제술 등이 있다.
- 역기능은 거의 일어나지 않지만, 개복술의 문제를 평가하고 간호 계획을 세운다.

동통

- 수술 후 통증은 수술 부위 통증뿐만 아니라 장시간 안정을 취한 데 따른 통증, 장연동 통증, 드레인 삽입에 의한 통증 등이 있다. 또한 장폐색이나 봉합부전, 감염 등 수술 후 합병증 질병과 관련된 통증의 가능성이 있다.
- 통증 부위, 내용, 정도, 출현 시의 체위 정보를 적절하게 평가하고 수술 후 합병증의 조기 발견, 조기 치료로 연결한다. 또한 함께 체위 연구나 수술 부위 보호, 진통제의 효과적인 사용과 관리를 하여 통증 완화를 위한 치료를 실시한다.
- 통증이 수면이나 이상(離床)에 미치는 영향을 파악하여 적절한 치료를 하고 치료에 대한 의욕을 높여간다.

출혈

- 수술 후 출혈을 관찰하고 배출 혈액성 배액이나 복부 증상의 변화를 파악하여 긴급 시에는 냉정한 판단과 대처가 필요하다.
- 수혈과 지혈제의 점적이 필요한 경우, 치료의 필요성을 환자에게 설명하고 수혈과 지혈제로 인한 부작용에 주의하고 확실하게 투여한다.

봉합부전

- 봉합부전은 수술 후 봉합한 장관이나 점막, 피부, 혈관 문합부가 떨어져 파열된 상태이다.
- 드레인의 배액 양상이나 양·색, 통증의 정도, 복부의 긴장, 복부 팽만 정도, 염증 반응 등을 적절히 파악해 봉합부전을 조기에 발견하고, 치료를 효과적으로 할 수 있도록 관찰하는 것이 중요하다.
- 봉합부전은 초기 단계에서 식사가 제한될 수 있다. 식사 제한의 고통과 회복 지연에 대한 불안이 완화되도록 지원하는 것이 필요하다.

상처 감염

- 수술 조작 부위의 발적, 종창, 통증, 열감, 삼출액의 냄새 유무를 관찰하고, 상처 감염 징후가 보이면 적절한 조치가 필요하다.

장폐색

- 장폐색의 증상은 구토, 복통, 복부 팽만, 가스·배변의 중단이 보이고, X선 소견에서는 경면상 형성을 평가한다.
- 수술 후 마비성 장폐색은 장시간의 수술이나 장관의 노출 등으로, 보존 치료가 이루어지기 때문에 복부 증상의 관찰과 함께 고통의 완화를 위한 관리가 중요하다.
- 수술 후 기계적 장폐색은 유착성 장폐색에 의한 것이 대부분이다. 위장관의 삽입에 의한 고통이나 장폐색 치료에 의한 회복 지연으로 고통이 발생하기 때문에 심리적 케어는 필수이다.
- 기계적 장폐색은 단순한 유착에 의한 단순 장폐색 외에, 장관의 혈행 장애를 동반한 교액성 장폐색이 있으며, 수술에 의한 긴급 처치가 필요하다.

배변 제어 불량

- 대장 절제술로 수분 흡수 능력이 저하하고 있다. 수분을 과다 섭취하거나 섬유질이 많은 음식을 다량 섭취하면 설사나 무른 변의 원인이 되기 때문에 관찰이

</td></tr>
</table>

	필요하다. 한편, 유착에 의한 장관의 협착도 나타날 수 있으므로, 수분 제한이 필요하다. 식사나 수분의 섭취 상황과 배변 상태를 관찰할 필요가 있다.
〈직장 절제술〉	• 항문을 보존하는 저위 전방 절제술, 항문 및 항문 주위 조직의 잔존 결장에 장루를 설치하는 배 회음부식 직장 절제가 대표적인 수술 방식이다. • 직장 수술은 항문 보존 유무, 직장 주위에 존재하는 자율신경 손상 유무를 고려하고 간호 계획을 세운다. **배변 장애** • 항문이 보존되어도 항문관의 치상선 근처에서 위장관 문합을 한 경우, 변의 축적 기능을 보존하기가 어렵기 때문에 배변이 빈번해져 항문 주위의 피부 트러블을 일으킬 수 있다. 자주 발생하는 배변에 의해 사회생활의 QOL 저하를 짐작할 수 있다. 퇴원 후 생활을 위한 피부 관리, QOL 향상을 위한 관리가 필요하다. • 변의 횟수나 양상을 보면서 약물 요법과 항문부의 관리를 실시한다. **배뇨 장애** • 신경총의 보존 정도에 따라 배뇨 장애가 생기는 경우가 있어 지도 등 간호 계획의 수립이 필요하다. 또한 장애로 인한 자존심의 저하를 고려하여 QOL 향상을 위한 관리가 중요하다. • 풍선 유치 카테터 발거 후 배뇨 일지를 써달라고 하여 상담에 참고하면 좋다. **성기능 장애** • 신경 보존이 이루어지고 림프절에 의한 신경 손상 가능성이 있다. 입원 중 문제되는 것은 적지만, 부부관계나 환자·가족의 인식 등을 파악하면서 지속적인 관리가 필요하다. • 항문부, 회음부의 상처 치유에 따라 성기능 장애가 변화해나간다는 것을 환자에게 전하고 상담하는 것이 좋다. **회음부 상처 감염·골반 농양** • 직장 절단 수술은 골반강 내에 큰 사강(死腔)을 형성하고, 수술 중 장관 내용에 의해 세균 감염이 생길 위험이 높다. 드레인의 배액을 포함, 감염 징후를 놓치지 말고 관찰해나간다. **장루와 주변의 조기 합병증** • 괴사: 장루를 증설할 때 장 주변 혈류가 장애를 일으켜 괴사가 일어날 가능성이 있으므로, 장루의 색깔 변화를 관찰해나갈 필요가 있다. • 부종: 직장근을 통해 장루를 증설하기 때문에 일시적으로 부종이 발생하지만 특별한 처치는 필요 없다. 하지만 부종 상태에 따라 상처가 나기 쉽고 쉽게 출혈할 수 있기 때문에 제품 교환 시 주의가 필요하다. • 출혈: 장루와 피부 봉합부에서 출혈이 보이는 경우는 피부 보호재 아래에 혈액이 고여있을 수 있기 때문에 보조기 교환 시뿐 아니라, 제품의 장착 상태를 포함하여 관찰이 필요하다. • 피부 점막 접합부 해리: 피부와 점막 접합부가 분리된 경우 봉합부의 감염에 의해 더욱더 상처의 확대가 예측되기 때문에 상처 드레싱 재료의 연구나 절개 부위 세척 등을 실시하여 치유를 촉진한다. • 장루 주위 피부염: 장루 주위 피부 보호재가 맞지 않음으로써 피부염을 일으킬 수 있다. 염증이 약한 가운데 적절한 치료를 할 수 있도록 피부를 관찰한다. 🔍 공동 문제 : 마비성 장폐색/봉합 부위의 해리/출혈/장루 주위 궤양 🔍 잠재적 간호 문제 : 통증에 의해 움직임을 방해해 회복이 지연될 가능성/장루에 의한 신체 이미지 혼란 가능성/장루 보조기 교환법 습득이 어려울 가능성/환자·가족의 질병과 치료에 대한 불안이 커질 가능성/변의 누설에 의한 수면 장애/배변 조절 불량/수술 후 합병증에 의한 회복 지연

<table>
<tr><td>장루 관리
상황의 파악</td><td>퇴원 후의 생활을 염두에 두고 제품 교환을 비롯한 장루 관리 방법 습득에 대한 지원이 필요하다.

• 환자의 복부 지방층이 두껍거나 복부에 큰 주름이 생길 수 있으며, 퇴원 후 몸무게의 증감이 일어날 가능성이 높은 등 신체 조건에서 장루 관리의 어려움이 예측된다. 야간 변 누출이 우려되고 수면을 방해할 가능성이 있다.
🔍 잠재적 간호 문제 : 장루 수용 곤란/신체 이미지의 혼란/장루 보조기 교환법 습득이 어려울 가능성/환자·가족의 질병이나 치료에 대한 불안이 증가할 가능성/변의 누설에 의한 수면 장애</td></tr>
<tr><td>환자·가족의
심리 사회적
측면의 파악</td><td>전이가 알려진 경우 환자·가족의 예후에 대한 불안 등 심리적·사회적 지원이 필요하다. 또한 전이에 대한 치료를 하는 경우는 보조 요법에 대한 인식과 불안감을 파악하고 치료가 효과적으로 이루어지도록 적절한 관계를 갖는 것이 중요하다. 짧은 입원 기간에 장루 관리 방법을 습득하기 어렵고, 퇴원 후의 생활에 대해 환자·가족이 크게 불안해할 가능성이 높으므로 퇴원 후 지원 상황을 전할 필요가 있다.

• 퇴원 후 보조 요법을 사용하는 경우에는 환자·가족으로부터 치료에 대해 어떻게 느끼는지 정보를 수집하고, 불안과 인식 부족에 대해 정중히 설명한다. 또한 환자·가족의 투병 의지를 높이기 위해 심리 사회적 측면에서의 지원이 필요하다.
🔍 잠재적 간호 문제 : 환자·가족의 질병이나 치료에 대한 불안이 증가할 가능성/건강 상태와 향후 치료에 대한 인식 부족</td></tr>
</table>

Step1 영향 평가　　Step2 간호 초점　　Step3 계획　　Step4 실시　　Step5 평가

간호 문제 리스트

수술 전
#1 암에 대한 통과 장애로 저영양 상태에 있다(영양-대사 패턴).
#2 장관 전 처치에 대해 적절한 행동을 취하지 못할 가능성이 있다(건강 지각-건강관리 패턴).

수술 후
#3 통증에 의해 움직임을 방해할 수 있다(활동-운동 패턴).
#4 장루 보유에 의한 신체 이미지의 혼란 가능성이 있다(자기 인식 패턴).
#5 장루 보조기 교환 기법의 습득이 어려울 가능성이 있다(활동-운동 패턴).
#6 환자·가족의 질병이나 치료에 대한 불안이 증대될 수 있다(자기 인식 패턴).
#7 변 누출에 의한 수면 장애의 가능성이 있다(잠-휴식 패턴).
#8 배변 조절 불량의 가능성이 있다(배설 패턴).

간호의 우선순위 지침

• 수술 전에는 수술 후 회복을 염두에 둔 전신 상태의 관리가 중요하며, 암의 통과 장애나 병소에서 혈액이 나오는 경우 개선을 포함한 전신 상태 관리의 우선순위가 높아진다.
• 수술을 하면 생명의 위기로 이어질 긴급한 합병증이 나타날 가능성이 높아지지만, 수술 후 통증 등은 정신적 고통을 더하여 신체 회복에 영향을 미칠 수 있으므로, 관리의 중요 관점으로 파악할 필요가 있다.
• 장루를 증설하는 경우, 장루 조설의 수용 문제 그리고 장루 보조기 교환 기법의 학습, 제품이 피부에 맞지 않을 때 나타나는 피부 질환이나 대변 누설을 포함하여 퇴원 후 일상생활에 영향을 미치는 문제에 적절히 대처하고 장루를 관리할 수 있도록 지원한다.
• 암 고지를 받은 상태에서 장루 증설에 따른 라이프스타일의 변화는 환자·가족에게 큰 쇼크를 준다. 환자의 마음을 경청하고 불안을 완화하며 투병 의욕의 향상으로 이어질 수 있는 지원이 필요하다.

A. 수술 전

1 간호 문제	간호 진단	간호 목표(간호 성과)
#1 암에 의한 통과 장애로 저영양 상태에 있다.	**영양 섭취 소비 균형 이상: 필요량 이하** **관련 요인**: 암에 의한 통과 장애, 음식물 섭취를 할 수 없다. **진단 지표** □ 일일 권장 식품 섭취량보다 적은 불충분한 음식 섭취의 호소 □ 음식을 섭취하기 시작한 직후 만복감 발생 □ 복통 □ 이상적인 체중보다 20% 이상 적다.	〈**장기 목표**〉 수술 시까지 저영양 상태를 개선한다. 〈**단기 목표**〉 1) 영양 상태 개선의 필요성을 이해할 수 있다. 2) 경구 섭취가 가능한 음식을 선택할 수 있다. 3) 복부 증상 출현 시에는 섭취를 삼갈 필요가 있음을 이해할 수 있다. 4) 경구 섭취가 아닌 영양 섭취의 필요성을 이해할 수 있다.

간호 계획	중재 포인트와 근거
OP 경과 관찰 항목 • 식사 섭취량, 내용, 속도, 식욕, 섭취 가능한 음식, 섭취 이외의 영양 섭취 방법에 대한 인식 • 체중, 혈액 검사 결과 • 구토, 복통, 복부 팽만의 유무와 정도 • 복부 증상의 인식과 대처 방법 이해 • 영양 상태 개선의 필요성 이해 • 배변 상황(횟수, 양상, 양, 출혈의 유무)	➡ 섭취 상태를 관찰한다. **근거** 영양 상태의 개선 방향을 관찰하고, 통과 장애와의 관계를 파악하는 시점이 된다. ➡ 영양 상태의 지표로서 항상 확인한다 **근거** 객관적인 지표로서 중요하며, 체중 변화를 알고 환자가 인식하도록 한다. ➡ 복부 증상과 증상에 대한 인식 관찰 **근거** 경구 섭취를 진행하는 경우, 통과 장애의 증대나 천공을 의심할 만한 증상의 조기 발견이 중요하다. ➡ 필요성을 이해했는지 확인하여 인식을 높인다. **근거** 컴플라이언스를 유지한다. ➡ 변을 세밀히 관찰하여 적절한 정보를 얻는다. **근거** 식사량, 복부 증상과의 관계를 파악하면서 건강 상태의 변화나 이상 발견과 연결시킨다.
TP 간호 치료 항목 • 통과 장애가 가벼운 경우에는 경구 섭취가 증가하도록 함께 고민한다. • 통과 장애가 심한 경우에는 섭취를 중단하고 점적 등 영양 관리를 실시하고, 환자·가족의 협력을 얻는다.	➡ 환자의 취향을 고려하면서 함께 생각한다. **근거** 식사에 대한 정보를 주고 환자가 실시할 수 있는 방법으로 지원한다. ➡ 점적 관리를 확실히 한다. **근거** 의사의 지시에 따라 점적 등 영양 관리로 변경하고 경구 섭취를 금지하며, 점적 관리의 필요성에 대해 환자·가족에게 설명하여 협력을 얻는다.
EP 환자 교육 항목 • 영양 상태 개선의 필요성에 대해 설명한다. • 섭취가 가능한 음식에 대해 지도한다. • 복부 증상 출현 시 경구 섭취 금지에 대해 설명한다. • 경구 섭취 이외의 영양 섭취 방법을 설명한다. • 가족에게 식사 내용의 주의점 등을 설명한다.	➡ 치료의 필요성을 이해하고 행동을 촉구한다. **근거** 치료의 필요성을 이해하면 효과적으로 치료에 임할 수 있다. ➡ 대처 방법을 설명한다. **근거** 복부 증상의 악화에 따르는 고통을 예방하는 동시에 증상에 대한 자기관리 방법을 설명한다. ➡ 환자·가족과 함께 생각한다. **근거** 가족도 제대로 이해하고 협력 체제를 정비한다.

2 간호 문제	간호 진단	간호 목표(간호 성과)
#2 장관 전 처치에 대해 적절한 행동을 취하지 못할 가능성이 있다.	**불이행** **관련 요인**: 개인의 가치관, 계획한 치료 행동 관련 지식, 케어의 간편성 **진단 지표** ☐ 지시에 따르지 않는 것으로 보이는 행동 ☐ 증상의 악화 현상	〈장기 목표〉 적절한 장관 전 처치를 한다. 〈단기 목표〉 1) 약 복용의 필요성을 언급할 수 있다. 2) 안내 책자 등을 보면서 실시할 수 있다. 3) 복부 증상 출현 시 복용을 중지한다. 4) 증상과 배변 상황을 의료 관계자에게 알려줄 수 있다.

간호 계획	중재 포인트와 근거
OP 경과 관찰 항목 • 투약의 필요성, 대처 행동의 이해, 투약 상황	➡투약과 대처 행동의 이해 정도를 파악한다. 근거복용에 대한 환자의 이해를 파악하여 효과적으로 치료하기 위해 어떻게 중재해야 할지 관점을 가진다.
• 복부 증상의 유무와 정도, 보고 상황 • 배변 상황(횟수, 양상, 양, 출혈의 유무)	➡복용에 의한 복부 증상의 변화, 배변에 의한 효과 관찰 근거장관 세정액 약 2ℓ를 주입하는 과정에서 장관 내압이 상승해 천공 등을 일으킬 수 있기 때문에, 복부 증상과 배변 상태를 관찰하면서 신중히 주입을 진행한다.
TP 간호 치료 항목 • 환자의 이해 정도를 확인하면서 단계적으로 설명한다.	➡연령과 이해 정도를 고려한다. 근거연령과 기억 능력을 고려하여, 환자의 이해력에 따라 지원이 필요하다.
EP 환자 교육 항목 • 내복약의 작용·복용 방법 팸플릿 등을 이용하여 설명하고, 정확하게 복용할 수 있도록 지도한다.	➡근거복용 방법을 되돌아보고 적절히 실시하여 증상의 안정을 도모한다. 또한 의사의 처치, 수술에 관한 설명을 한 번 들은 것만으로는 충분히 이해할 수 없는 경우가 있기 때문에, 이해할 수 없는 점을 설명하고 팸플릿 등을 활용한다.
• 복부 증상과 배변 상황을 보고할 수 있도록 지도한다. • 복부 증상 출현 시 내복을 중지하고, 증상을 보고하도록 지도한다.	➡유의점이나 이상에 대한 인식을 촉구한다. 근거컴플라이언스를 유지하여 증상이 향상되게 하고, 이상을 조기에 발견하고 조기에 대처한다.

B. 수술 후

3 간호 문제	간호 진단	간호 목표(간호 성과)
#3 통증이 움직임을 방해할 가능성이 있다.	**활동 내성 저하** **관련 요인**: 암, 상상(床上) 안정 **진단 지표** ☐ 몸을 움직일 때의 불쾌감 ☐ 권태감의 호소 ☐ 쇠약의 호소	〈장기 목표〉 통증이 완화되어 움직임을 진행할 수 있다. 〈단기 목표〉 1) 통증이 감소했다고 언급할 수 있다. 2) 매일 움직임을 목표로 하고 달성할 수 있다.

간호 계획	중재 포인트와 근거
OP 경과 관찰 항목 • 통증의 유무와 정도, 통증 부위, 통증에 대한 말과 행동 • 움직임 상황, 이상 의욕, 목표 설정 상황	➡근거통증의 정보를 파악하고 움직임을 진행시킬 타이밍과 진통제 사용의 타이밍을 정한다. 의욕을 잃어버리지 않고 움직임을 단계적으로 진행하기 위해 중요한 시점이 된다.

[TP] **간호 치료 항목**

- 환자의 신체적·심리적 상태를 고려하여 움직임을 진행한다.
- 움직이지 않는 이유를 듣는다.
- 매일 그날의 움직일 목표를 환자와 함께 설정한다.
- 움직이는 시간과 진통제 사용의 타이밍을 고려한다.

[EP] **환자 교육 항목**

- 움직임의 필요성에 대해 설명한다.

- 통증이 강한 경우는 진통제를 희망한다고 스스로 말하도록 설명한다.

➡ 일방적으로 치료를 진행하지 않도록 유의한다. [근거] 수술 후의 불안정한 상황에 더해 통증이 심한 현상을 고려하고, 움직이려는 의욕의 향상으로 연결시킨다.

➡ 환자 자신이 목표를 설정한다. [근거] 환자가 목표를 설정함으로써 의욕이 향상되고 책임감이 강해지므로 환자의 적극적인 참여를 촉구한다.

➡ 환자의 행동 변화를 촉구한다. [근거] 필요성을 이해함으로써 환자 자신이 치료에 참여하고 있다는 의식을 가질 수 있다.

➡ 올바른 진통제의 사용 방법을 설명한다. [근거] 올바른 사용으로 통증은 경감한다.

4 간호 문제	간호 진단	간호 목표(간호 성과)
#4 장루 보유로 신체 이미지에 혼란이 생길 가능성이 있다.	**신체 이미지 혼란** **관련 요인**: 질병의 치료(장루 설치) **진단 지표** ☐ 신체의 일부를 보지 않고 만지지 않는다. ☐ 신체에 대한 부정적인 감정, 무력감이 든다.	〈장기 목표〉 장루 증설을 수용하여 신체 이미지의 변화를 인정한다. 〈단기 목표〉 1) 장루 조설의 필요성을 이해할 수 있다. 2) 채변대에서 배설물을 처리할 수 있다. 3) 제품 교환을 하고자 하는 의욕을 표현할 수 있다.

간호 계획	중재 포인트와 근거

[OP] **경과 관찰 항목**

- 장루 증설의 필요성에 대한 이해
- 장루와 장루 관리에 대한 말과 행동

➡ 장루에 대한 말과 행동을 관찰한다. [근거] 장루의 수용은 설명에 의해 이미지만 갖고 있던 수술 전과 실제로 보유하게 되는 수술 후가 다른 경우가 있기 때문에, 수술 후의 생각을 표출하도록 할 필요가 있다.

[TP] **간호 치료 항목**

- 날마다 신체적·심리적 상태의 변화에 맞춘 케어를 한다.
- 환자·가족의 협력을 촉구한다.

➡ 상황을 판단한 지원 [근거] 수술 후 불안정한 신체, 심리적 상황을 근거로 하면서 의욕이 향상되도록 촉진하는 관계가 중요하다. 필요에 따라 가족의 협력을 얻으며, 가족의 부담을 고려한 케어를 제공해야 한다.

[EP] **환자 교육 항목**

- 장루 증설의 필요성을 설명한다.
- 장루 관리 방법을 설명한다.

➡ 퇴원 후의 생활을 그려볼 수 있도록 설명한다. [근거] 퇴원 후의 생활을 구체적으로 그려볼 수 있도록 지원하여, 장루를 지닌 생활에 자신감을 가지고 신체의 변화를 받아들일 수 있게 한다.

5 간호 문제	간호 진단	간호 목표(간호 성과)
#5 장루 보조기 교환 법을 습득하기 어려울 수 있다.	**자기관리부족 증후군** **관련 인자**: 신체 이미지 혼란, 고령 등에 의한 인지 기능 저하, 사지 기능 저하, 장애·체형에 따른 장루 관리의 어려움 **진단 지표** ☐ 전반적인 감독, 지도가 필요	〈장기 목표〉 장루 보조기 교환 시에는 도움을 요구하면서 방법을 알 수 있다. 〈단기 목표〉 1) 적극적으로 장루 보조기 교환을 할 수 있다. 2) 필요한 도움을 요청할 수 있다. 3) 교환 시 주의사항을 말할 수 있다.

<table>
<tr><th style="background:#2e7d6e;color:white">간호 계획</th><th style="background:#2e7d6e;color:white">중재 포인트와 근거</th></tr>
</table>

OP 경과 관찰 항목

- 장루 보조기 교체에 대한 의욕, 말과 행동, 지식, 기법의 습득 상황
- 복부 지방층에 의한 주름이나 흉터, 대변 누출 상황

TP 간호 치료 항목

- 기록을 단계적으로 진행하고 필요에 따라 가족의 협력을 얻는다.

EP 환자 교육 항목

- 장루 보조기 교환 기법에 팸플릿 등을 이용하여 설명한다.

➡ 어려운 상황을 파악한다. 【근거】방법의 습득이 어려운 원인은 환자마다 다르기 때문에 개별적인 중재 방법을 선택한다. 또한 방법을 습득하기 어렵게 하는 사지 장애나 복부의 깊은 주름 등 신체 특징을 관찰하고 지원할 필요가 있다.

➡ 가족의 협력을 얻으면서 환자의 페이스에 맞춘다. 【근거】가족의 협력을 얻는 것으로, 환자의 의욕이 향상된다. 또한 가족에게 도움을 요청하는 기법에 대해서는 환자와 가족이 함께 생각해나간다.

---

6 간호 문제	간호 진단	간호 목표(간호 성과)
#6 환자·가족의 질병이나 치료에 대한 불안이 강화될 가능성이 있다.	**불안** **관련 요인**: 건강 상태의 변화, 건강 상태에 대한 위협 **진단 지표** ☐ 불면증 ☐ 무력 ☐ 문제 해결 능력의 약화 ☐ 혼란	〈장기 목표〉 환자·가족의 불안을 완화한다. 〈단기 목표〉 1) 질병의 과정에 대해 이해할 수 있다. 2) 보조 치료 지속의 필요성에 대해 이해할 수 있다. 3) 질환이나 치료에 대한 생각을 표현할 수 있다.

<table>
<tr><th style="background:#2e7d6e;color:white">간호 계획</th><th style="background:#2e7d6e;color:white">중재 포인트와 근거</th></tr>
</table>

OP 경과 관찰 항목

- 환자·가족의 질병과 치료에 대한 이해

- 심리 사회적 측면에서 환자·가족의 이해도 파악

➡ 질환과 치료에 대한 인식을 파악한다. 【근거】질환과 치료에 대한 잘못된 이해로 불안을 야기할 수 있기 때문에, 이해의 정도를 파악하고 중재한다.

➡ 심리 상태의 변화를 파악한다. 【근거】환자·가족은 암이라는 사실과 치료를 계속해야 한다는 데 대해 심리 사회적으로 부담감을 가지는 경우가 많다.

TP 간호 치료 항목

- 질병의 경과나 치료 지속에 대한 생활 배경을 고려하여 전망을 가질 수 있도록 함께 생각한다.

- '환자 모임'과 같이 질병을 갖고 있는 환자·가족과 만날 수 있는 장을 제공하고 지속해서 참여해나가도록 지원한다.

➡ 장래에 대한 불안을 경감한다. 【근거】치료의 경과에 불안감을 안고 있기 때문에 환자·가족의 반응을 파악하면서 함께 예측할 필요가 있다.

➡ 환자·가족에게 정보 제공을 지원한다. 【근거】정보와 지식을 얻는 것은 불안의 완화·해소와 연결되고, 같은 질환을 안고 있는 환자와 접함으로써 일상생활에서 자신감을 갖고, QOL 향상으로 이어진다.

EP 환자 교육 항목

- 질환이나 치료 경과, 향후 치료에 대해 환자·가족에게 설명한다.

➡ 의사가 설명한 것에 대한 인식을 고려한 관계 【근거】질환이나 치료를 제대로 이해함으로써 불안감을 경감한다.

<table>
<tr><td>7 간호 문제</td><td>간호 진단</td><td>간호 목표(간호 성과)</td></tr>
<tr><td>#7 변 누출에 의한 수면 장애의 가능성이 있다.</td><td>불면증
관련 요인: 신체적 불편(배설물(변) 누출)
진단 지표
□ 환자가 수면 지속의 어려움을 호소</td><td>〈장기 목표〉 변이 새지 않고 충분한 수면을 유지할 수 있다.
〈단기 목표〉 1) 변 누출의 원인을 찾을 수 있다. 2) 변 누출에 대처하는 방법을 실시할 수 있다. 3) 수면을 취할 수 있다.</td></tr>
</table>

<table>
<tr><td>간호 계획</td><td>중재 포인트와 근거</td></tr>
<tr><td>

OP **경과 관찰 항목**
- 배변량, 양상, 대변 누출의 유무·원인
- 수면 상태, 야간 누출 상황

TP **간호 치료 항목**
- 변 누출의 원인, 대처 방법을 함께 생각한다.

EP **환자 교육 항목**
- 변 누출의 구체적인 해결 방법을 설명한다.

</td><td>

➥변 누출과 수면의 관련성을 파악한다. **근거** 변 누설이 수면에 미치는 영향을 파악하면서 변 누출 원인을 관찰하는 것이 필요하다.

➥함께 문제를 해결하는 자세를 갖는다. **근거** 환자·가족과 함께 생각하여 원인과 대처 방법에 대한 인식을 높인다.

➥복부의 주름이나 함몰에 보호재를 이용한 대처 방법 설명 **근거** 원인에 따라 해결책은 다르지만 환자·가족이 대처 가능한 구체적인 방법을 설명한다.

</td></tr>
</table>

<table>
<tr><td>8 간호 문제</td><td>간호 진단</td><td>간호 목표(간호 성과)</td></tr>
<tr><td>#8 배변 조절 불량의 가능성이 있다.</td><td>설사
관련 요인: 높은 스트레스 수준, 흡수 불량, 염증
진단 지표
□ 적어도 하루에 3번 연한 액상의 변을 배출
□ 복통
□ 이급후중</td><td>〈장기 목표〉 배변 조절을 잘 유지할 수 있다.
〈단기 목표〉 1) 대장 기능의 변화에 대해 말할 수 있다. 2) 식사에 대해 연구할 수 있다. 3) 설사가 호전되었다고 말할 수 있다.</td></tr>
</table>

<table>
<tr><td>간호 계획</td><td>중재 포인트와 근거</td></tr>
<tr><td>

OP **경과 관찰 항목**
- 배변 횟수, 양, 색깔, 양상, 배변의 고통, 복통

- 배변 관리에 대한 약물의 복용 여부, 경구 섭취의 내용과 양
- 대장의 기능 변화에 대한 인식

TP **간호 치료 항목**
- 환자의 식사 취향을 고려하면서 바람직한 식사, 수분 섭취에 대해 함께 생각한다.

EP **환자 교육 항목**
- 수술 후 대장 기능 변화와 배변 관리에 대해 설명한다.

</td><td>

➥증상의 관찰 **근거** 증상의 변화를 파악하고 개선책의 방향을 결정한다.
➥내복 상황이나 경구 섭취에 의한 영향을 파악한다. **근거** 내복약을 제대로 관리하지 못할 가능성이 있고, 관리 상황을 파악할 필요가 있다.

➥환자와 함께 식단을 생각한다. **근거** 배변 관리를 위한 식사 내용을 제공해도, 환자의 기호에 맞지 않으면 실행되지 않는다. 환자가 실시 가능한 내용을 함께 검토하고 의식적으로 실천한다.

➥알기 쉬운 표현으로 설명 **근거** 수분이나 섬유질이 많은 식품을 과다 섭취하여 생기는 설사와 수분 섭취에 따른 합병증에 대해 설명한다.

</td></tr>
</table>

병기·병태·중증도별 관리 포인트

【수술 전】 초기에는 무증상으로 경과하는 경우가 많으며, 진행하면서 부위에 따라 증상이 나타나기 때문에, 병소와 증상을 파악한 뒤 적절한 치료가 필요하다. 또한 증상이 나타날 무렵에는 빈혈이나 전신의 영양 상태 저하가 보이며, 수술 후 합병증의 위험이 높아지기 때문에 수술 전 전신 관리가 필요하다. 통과 장애가 심한 경우는 음식이나 수액 관리 등 치료가 이루어지므로, 치료에 대한 환자의 불안이나 스트레스를 파악하고 치료의 중요성을 이해할 수 있도록 한다. 장루 설치가 고지된 경우는 수술 전부터 장루 수용을 위한 지원을 시작한다.

【수술 후】 전신 마취와 개복술과 관련된 수술 후 합병증뿐만 아니라 직장암 수술 후에도 배뇨·배변 장애 등 합병증의 가능성이 높기 때문에, 장애 수용에 대한 심리 치료나 QOL 향상에 대한 지원도 중요하다. 또한 장루 설치술을 실시하는 경우, 장루 관련 합병증과 장루의 수용을 촉구하는 지원을 하는 것이 필요하다.

【회복기】 장루를 설치하면 배설 경로 변경, 장루 관리, 라이프스타일의 변화 등 환자가 갖는 불안은 헤아릴 수 없이 많다. 환자·가족의 마음을 충분히 고려하여 퇴원 후의 생활에 자신감을 가질 수 있도록 지원한다. 가족의 협력 체제를 배려함과 동시에 사회 자원의 활용을 검토한다.

간호 활동(간호 중재) 포인트

수술 전
신체의 케어

- 빈혈에 의한 낙상의 위험과 피로감의 정도를 고려하여 건강관리의 지원을 실시한다.
- 암의 통과 장애 정도를 이해하고 섭취 여부, 복부 증상을 관찰한다.
- 통과 장애가 심한 경우는 환자·가족에게 식사 제한에 대한 이해를 촉구하여 적절한 치료 행동을 취할 수 있도록 지원한다.
- 빈혈의 악화와 영양 상태의 저하 등 수술 전부터 해야 하는 치료의 필요성에 대해 설명하고 적절한 치료 행동을 유도한다.
- 수술 전에 하제 복용이나 장관 세척이 확실하게 이루어지도록 환자에게 필요성을 설명하고, 잦은 배변에 따라 생기는 고통의 경감을 꾀하는 것이 중요하다. 또한, 장관 내압 상승에 따른 천공 가능성을 충분히 고려해 복부 증상 출현 시에는 무리하게 약을 복용하지 않도록 설명하는 등 배변 상황이나 복부 증상을 관찰하여 신중하게 투여한다.
- 장루 설치술이 예정된 경우에는 환자의 생활 배경을 고려하여 장루 사이트 마킹이 필요하다.

수술 후
수술 후 합병증의 조기 발견, 조기 치료에 대한 지원

- 수술 방식에 따라 나타나는 합병증이 다르기 때문에, 합병증의 이해와 관찰 포인트를 파악해 적절한 지원을 한다.
- 장루에 대한 합병증으로, 상처가 나기 쉬운 장루에 대해서는 수술 후에 사용하는 제품을 부착하고, 관찰을 쉽게 하기 위해 투명 채변대를 이용하는 등 연구를 한다. 또한 제품 교환 시에는 장루 주위를 세심하게 관찰하고 합병증의 조기 발견에 힘쓴다.

장루 관리에 대한 지원

- 영구 장루를 증설한 경우 신체장애자 수첩을 취득할 수 있으므로, 의료 사회복지사와 상의한다. 또한, 장애인으로 인정되는 것을 거부하는 환자와 가족의 마음을 이해하고 자존심을 존중해주는 태도가 필요하다.
- 환자·가족의 장루 수용 상황을 파악해 가족의 협력을 얻으면서 환자 자신의 건강관리 능력을 촉진하는 관계가 되어야 한다.
- 환자가 취급하기 쉬운 제품을 함께 검토한다.
- 제품 교환은 환자·가족의 이해에 따라 단계적으로 수기를 설명할 필요가 있고 관리 의욕을 높이도록 지원한다.
- 장루 관리를 하는 가족의 생각에 공감하면서 가족들의 케어를 고려하면서 지원해나간다.

환자·가족의 심리 사회적 문제에 대한 지원
- 암 고지를 받은 환자·가족의 심리 사회적인 문제를 파악한다.
- 장루 증설을 고지받은 환자·가족에 대해서는 수술에서부터 퇴원 후의 생활에 이르기까지 지속적인 관점에서 지원한다.
- 배변 조절이 잘못된 경우 배변에 대한 수치심과 고통이 따를 수 있으므로, 환자의 자존심을 존중하면서 대한다.
- 장루를 함으로써 신체의 변화와 라이프스타일의 재구축을 강요받으면 불안감이 증대한다. 환자가 구체적으로 그려볼 수 있도록 설명하고 불안감을 해소하도록 지원한다.

퇴원·요양 지도

- 장루를 증설하는 경우 퇴원 후의 생활은 예측이 되지 않는 불안한 상황이다. 환자가 장루를 지닌 생활에 익숙해지도록 입원 중 외박 등 가정에서의 생활을 경험하고 자신감을 가질 수 있게 지원한다.
- 퇴원 후 상담 대상으로 장루 전문 외래 또는 '장루 환자 모임' 등 지원 체제를 소개한다.
- 입원 이전의 생활에 근접하도록 사회와의 접점을 계속 가져 QOL 향상을 목표로 지원한다.
- '장루 환자 모임' 등 동일한 질환이나 장애를 안고 있는 환자들끼리 고민 등 생각을 표출하고, 생활에서 궁리해야 할 점 등을 배우는 장으로 활용할 수 있도록 정보를 제공한다.
- 재발의 조기 발견을 위해 정기적인 외래 진찰이나 검사의 필요성을 지도한다.
- 보조 요법을 실시하는 경우, 퇴원 후에도 계속되는 치료와 전이에 대한 불안 등 환자·가족은 다양한 생각을 하게 된다. 환자·가족이 치료와 앞으로의 생활에 대한 의욕을 높일 수 있도록 지원이 필요하다.

| Step1 영향 평가 | Step2 간호 초점 | Step3 계획 | Step4 실시 | Step5 평가 |

평가 포인트

간호 목표 달성도
- 통과 장애 때문에 식사 내용의 변경이 필요하다는 것을 이해하고 적절한 치료 행동을 하며, 영양 상태를 개선시킬 수 있는가?
- 장관 전 처치의 필요성을 이해하고 적절한 치료 조치를 취할 수 있는가?
- 통증의 경감을 위해 매일 계획을 세워 움직임에 대한 목표를 달성할 수 있는가?
- 장루 증설을 수용하여 배설물 처리, 보조기 교환을 적극적으로 실시할 수 있는가?
- 필요한 경우 도움을 요청하면서 제품 교환에 대한 일련의 과정을 실시할 수 있는가?
- 질병의 경과나 치료의 필요성에 대해 이해하고 불안감을 줄일 수 있는가?
- 변 누출의 원인과 그 대처 방법을 실시하고 충분한 수면을 유지할 수 있는가?
- 외과 치료에 의한 대장 기능의 변화를 이해하고, 식사의 연구나 복용에 의한 배변 제어를 할 수 있는가?

대장암 환자의 병태 관계도와 간호 문제

병인 악화 요인

식사의 서구화

유전
- 가족성 대장 폴리포시스
- 비 폴리포시스 대장암

고지방식 섭취

식품 속 섬유질 섭취 부족

병태

담즙 분비 촉진

변의 양 감소

2차 담즙산의 생성 촉진

변의 장 통과 시간 연장

대장 점막 자극

장관 내 협착

발암 촉진

장관 내 통과 장애

천공 ← 장관 내압 상승

증상

국소 증상
- 변, 하혈, 복부 팽만감
- 복통, 복부 종괴
- 설사, 변비, 구역질, 구토

전신 증상
- 빈혈
- 탈수
- 저영양
- 전신 권태감

정신적 증상
- 불안

#2 불이행
\# 피부 통합성 장애
\# 급성 통증
\# 체액량 부족
\# 비효과적인 성의 패턴
\# 비효과적 자기 건강관리

#1 영양 섭취의 소비 균형 이상: 필요량 이하
\# 낙상 위험 상태
\# 안락 장애
RC: 수술 후 합병증으로 인한 회복 지연

진단 검사

문진·진료
- 혈변·하혈의 유무
- 배변 습관의 변화
- 직장 검사

검사
- 대변 잠혈 검사: 스크리닝 검사
- 관장 X선 조영술: 종양의 위치나 크기, 주위 장기와의 위치 관계
- 대장 내시경 검사
- 복부 초음파 검사
- CT 검사, MRI 검사
- 혈액 검사

치료 간호

내시경 치료

RC: 출혈

외과 치료

#3 활동 내성 저하
\#8 설사
RC: 출혈
RC: 봉합부전
RC: 문합 협착
RC: 장폐색
RC: 상처 감염
\# 급성 통증
\# 배뇨 장애
\# 성기능 장애
\# 비효과적 자기 건강관리

#4 신체 이미지 혼란
#5 자기관리부족 증후군
#7 불면증

방사선 치료

RC: 조기 합병증(권태감, 식욕부진, 골수 억제, 피부염, 구토, 복통 등)

RC: 만기 합병증(폐쇄성 혈관 통증, 직장 통증, 출혈 등)

#6 불안

화학 요법

RC: 약물의 유해 반응(식욕부진, 권태감, 손발의 피부 장애, 탈모, 미각 장애, 구내염, 복통, 설사, 신경증 등)

21 장폐색 · 장중첩증

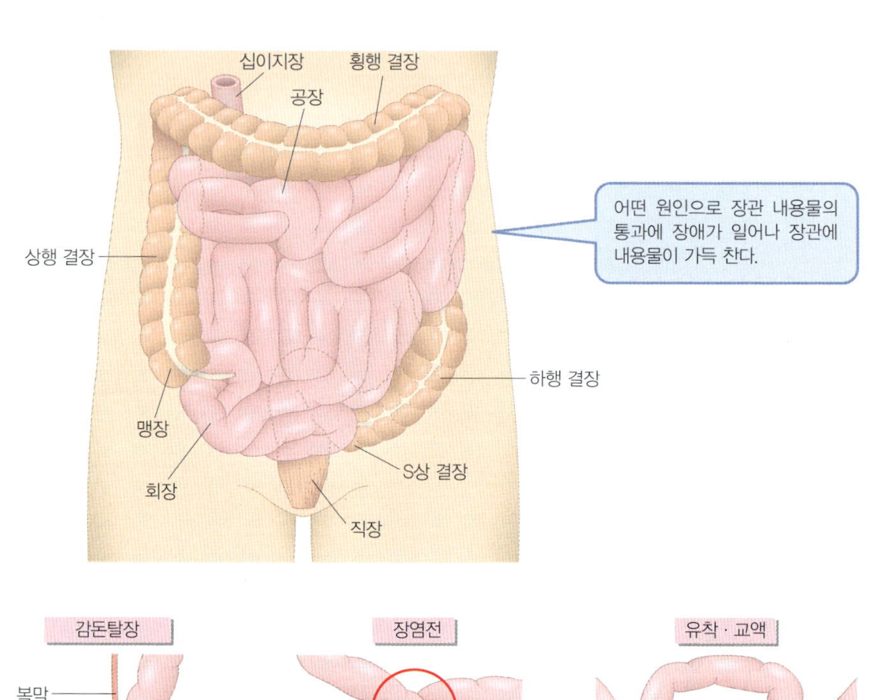

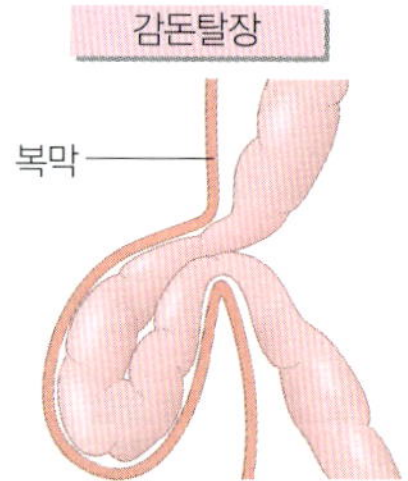

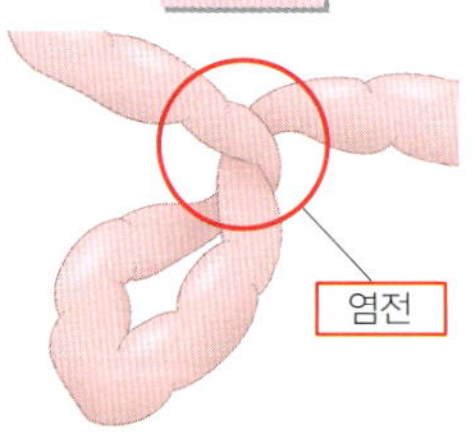

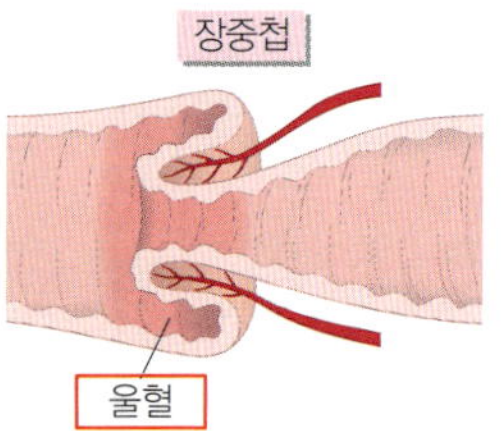

■ 그림 21-1 교액성 장폐색의 병태

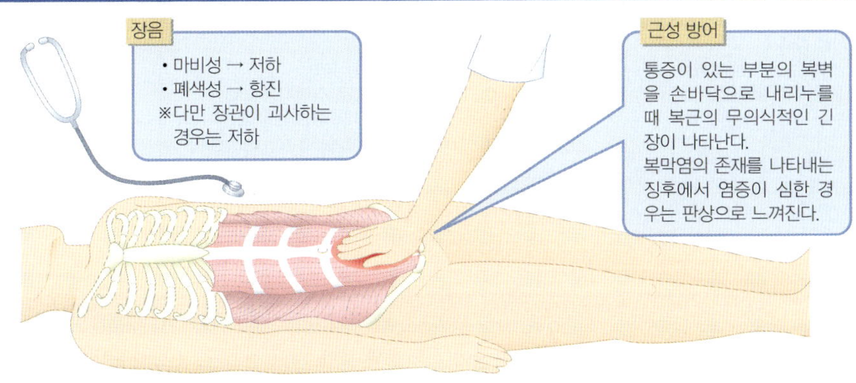

■그림 21-2 장폐색의 신체 소견

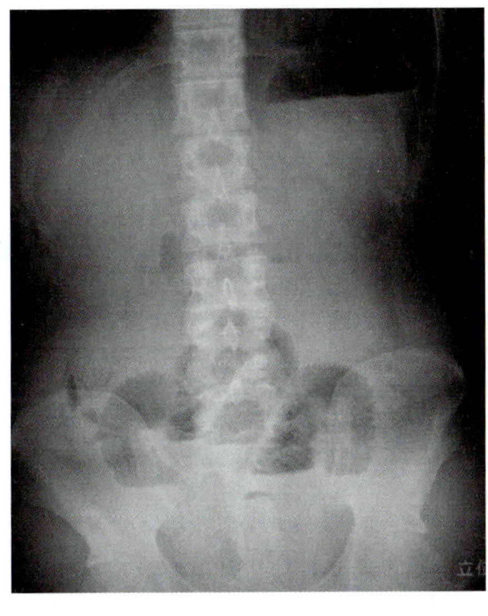

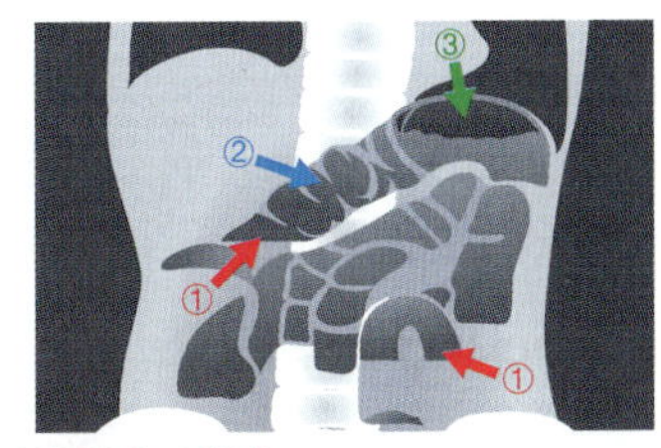

① 경면 형성(니보상(像))

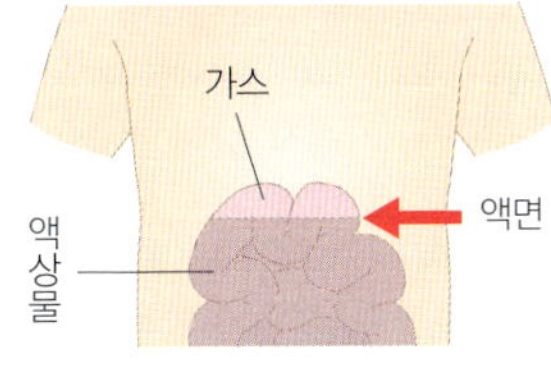

정립, 옆으로 누운
자세 정면
X선으로 보이는 액
면 형성의 모습

② 케르크링 주름(점막주름, 윤상 주름)
   소장 점막에 존재하는 여러 개의 주름

③ 하우스트라(결장팽기)
   반달 주름과 반월 주름 사이에서 결장의 확대가 보인다.

■그림 21-3 기계적 장폐색의 특징적인 X선 사진

병태 생리

❙어떠한 원인으로 소화관의 통과에 장애가 생긴 상태를 '장폐색'이라고 한다.

• 장폐색은 일반적으로 '기능적 장폐색'과 '기계적 장폐색'으로 분류한다(표 21-1).

• 기능적 장폐색은 장관에 기질적인 변화가 없고, 장관벽의 운동을 지배하는 신경이나 근육 이상에 의한 것이다. 그중 장관운동이 마비되어 생기는 병태가 마비성 장폐색이고, 반대로 장관이 강하고 경련에 의해 수축하여 장 내용물의 수송이 장애가 생기는 상태가 경련성 장폐색이다.

• 기계적 장폐색은 장관의 기질적인 변화에 의해 일어나는 것으로, 임상적인 것보다 중요하다. 기계적 장폐색은 혈행 장애를 수반하지 않는 '폐쇄성 장폐색'과 혈행 장애를 수반하는 '교액성 장폐색'으로 분류된다.

■표 21-1 장폐색의 분류

기능적 장폐색	기계적 장폐색
① 마비성 장폐색 　a) 개복 수술 후 장기 와상 　b) 복막염에 의한 염증의 파급 　c) 복강 내출혈의 영향 등 ② 경련성 장폐색 　a) 통증에 기인(담석 발작, 신장 결석) 　b) 신경인성(외상, 히스테리) 　c) 약물 중독(니코틴, 모르핀) 등	① 폐쇄(단순성) 장폐색 　a) 개복 수술 후 장관 유착 　b) 선천성 질환(무항문, 십이지장 폐쇄) 　c) 종양성 병변(대장암, 장관 원발 종양) 　d) 장관 내 이물(담석, 장석, 음식 덩어리) 등 ② 교액성(복잡성) 장폐색 　a) 개복 수술 후 유착이나 측방 형상물 　b) 장관축 염전, 장중첩 　c) 감돈탈장 등

병인·악화 요인

- 기능적 장폐색: 마비성 장폐색은 개복 수술이나 뇌경색 등에 의한 장기 와상(臥床) 시에도 자주 경험하게 된다. 하지만 췌장염, 담낭염, 맹장염 등 복막염에 의한 염증의 파급이나 자궁 외 임신, 외상 등에 의한 복강 내 출혈에 의해서도 생긴다. 경련 장폐색은 담석 발작이나 신장 결석에 의한 통증, 외상 자극, 히스테리 등 신경성 인자, 니코틴이나 모르핀 등에 의한 약물 중독 시에 일어난다.
- 기계적 장폐색: 폐쇄성 장폐색의 원인으로 가장 빈도가 높은 것은 개복 수술 후 장관 유착으로, 그 외 무항문이나 십이지장 폐쇄 등의 선천적인 질환에 의한 것, 담석, 장석, 음식 덩어리 등 장관 내 이물질에 의한 것, 대장암 등 종양성 병변에 의한 것 등이 있다. 교액성 장폐색의 원인으로 가장 빈도가 높은 것은 역시 개복 수술 후 유착이나 염증성 산물에 의한 교액으로, 그 외 다른 장관의 비틀림, 장중첩증, 감돈탈장 등을 들 수 있다(그림 21-1).

증상

전형적인 증상은 복통, 복부 팽만, 구역질, 구토, 배출 가스 · 배변 정지

- 장폐색의 원인, 발생 장소, 합병증의 유무 등에 따라 다른 증상을 나타낸다. 마비성 장폐색은 배의 통증은 가볍지만, 기계적 장폐색에서는 간헐적인 복통 발작이 일어난다. 기계적 장폐색은 장관 유착에 의한 것이 많으며, 개복술의 기왕력에 대해 듣는 것은 필수이고, 유사한 증상이 이전에도 있었는지 여부도 중요한 요소다. 긴급 대응이 필요한 교액성 장폐색은 심한 복통을 호소하는 경우가 많고, 복통의 강도도 중요하게 보아야 한다.
- 2세까지의 유아에게 흔히 보이는 장중첩증은 상기도염에 이어 발병하는 경우가 많으며, 건강했던 아이가 갑자기 떼를 쓰고 복통 때문에 울기 시작하거나, 구토·혈변 등의 증상이 나타나는 복부 종괴가 촉지(觸知)된다.
- 복부 팽륭 소견은 거의 모든 예에서 인정되고, 마비성 장음이 저하하며, 폐쇄성은 항진하는 것이 일반적이다. 교액성 장폐색에서 이미 장관이 괴사에 빠져 있는 상태에서는 창자 소리가 오히려 저하하므로 주의를 요한다(그림 21-2).
- 압통 소견도 거의 모든 예에서 인정되지만, 단순성 장폐색의 복부는 일반적으로 부드럽고, 복부 긴장은 적다. 한편, 교액성 장폐색은 혈행 장애로 인해 혈액성 복수가 생기기 때문에, 근육성 방어 등의 복막 자극 증상이 출현한다(그림 21-2).

진단·검사값

- 장폐색의 진단은 먼저 전신 상태를 파악하는 것이 중요하고, 기능적 장폐색 또는 기계적 장폐색을 감별하고(표 21-2), 특히 기계적 장폐색으로 진단되면 폐쇄성 또는 교액성인지를 감별해야 한다(표 21-3). 교액성 장폐색으로 쇼크 상태에 빠져 있는 상태에서는 진단보다 치료가 우선된다. 또한 직장 검사도 중요하므로 종양의 유무나 혈변의 확인을 빠뜨릴 수 없다.
- **●영상 진단**
- 복부 단순 X선 검사: 장폐색이 의심될 때, 먼저 실시해야 할 검사에서 정립 및 와위 자세의 비교가 중요하다. 정립의 경면 형성과 와위의 소장 가스상은 기계적 장폐색에 특징적인 소견이지만,

■표 21-2 기능적 장폐색과 기계적 장폐색의 감별

	기능적(마비성) 장폐색	기계적 장폐색
복통	경도(없는 경우도 있음)	간헐적인 복통 교액성의 경우 지속성 격통
복부 소견	부드러움 압통 없음 장음 약화, 소실	딱딱함 압통이 있음. 특히 근성 방어 장음 항진 금속음
X선	소장과 대장이 전체로 확장하고 정립과 와위의 차이가 없다. 경면 상을 형성하지 않는다. 케르클링 주름이 명료하지 않는다.	소장이나 대장이 부분적으로 확장하고 정립과 와위의 차이가 명료하다. 경면 상을 형성한다. 케르크링 주름이 명료하다.

■표 21-3 교액성 장폐색 진단의 포인트

① 임상 증상	갑작스러운 발병으로 지속적으로 나타나는 심한 통증이 특징 식은땀, 안면 창백, 빈맥, 발열 등을 동반 심각한 경우 쇼크 상태에 빠진다.
② 복부 소견	복부는 단단하고 근육 긴장을 동반 압통이 현저한 복막 자극 증상(근성 방어, 반도압통)을 인정 복부 팽만은 없을 수도 있다.
③ 복부 단순 X선 소견	가스리스 일레우스(gasless ileus) 상이 나타날 수 있다.
④ 복부 초음파 소견	복수의 급격한 증량 고도의 장관 확장, 장관벽의 비후, 부종 케르크링 주름 파괴상 장관 내용의 부동성 소실
⑤ 복부 CT 소견	복수로 확장 장관 증명 장관벽의 비후 장간막 이상(출혈, 부종 등) 조영 CT에서 장관벽 조영의 결여 장관벽의 가스상

상부 공장에서의 폐색, 교액성 장폐색으로 소장 가스 확장상이 없을 수도 있으므로(gasless ileus) 주의를 요한다. 또한 소장 가스상[케르크링(Kerckring) 주름], 대장 가스 상[하우스트라(Haustra)]의 위치 등에 의해 병태를 판단한다(그림 21-3).
- 복부 초음파 검사: 장관 내의 액체 고임·복수의 확인, 종양 병변의 확인 등에 효과적이고 비침습적이어서 간편하다. 경시적 검사는 수술 시기를 결정하는 데 효과적인 검사법이다.
- 복부 CT 검사: 초음파 검사보다 객관성이 있고, 특히 폐쇄성 장폐색과 교액성 장폐색(그림 21-4)의 감별에 효과적이다.
- 관장 조영술: 대장의 폐색이 의심될 때 시행하며, 특히 대장암에 의한 장폐색의 진단에 유효하다. 소아의 장중첩증에 대해서는 진단과 동시에 정복(整復) 치료도 겸하는 검사법이다.
- 소장 조영술: 장폐색 상태에서도 방해를 일으키지 않는 경구 조영제(가스트로그라핀)를 사용하여 폐색 부위의 식별과 장애 상황을 판정한다. 수술 적응의 결정에 중요한 검사법이다.
- ●특이적 이미지를 나타내는 장폐색의 진단
- 감돈탈장(그림 21-5, 6): 복부 단순 X선으로는 폐쇄성 장폐색의 모양이 나타나고, CT에서 감돈 부위를 발견할 수 있다.
- 결장축 염전(축념증, 그림 21-7): 복부 단순 X선으로 복부 전체를 점거하는 거대한 대장 가스상을 평가한다. S상 결장(結腸)의 빈도가 높지만 횡행 결장, 맹장에서도 발병한다.
- 성인 장중첩증(그림 21-8): CT에서는 장중첩증 장관이 계층 구조 또는 도넛 모양을 나타내는 종괴로 표현되고, 관장 조영술에서는 게의 집게 모양의 음영 결손이 특징적이다.

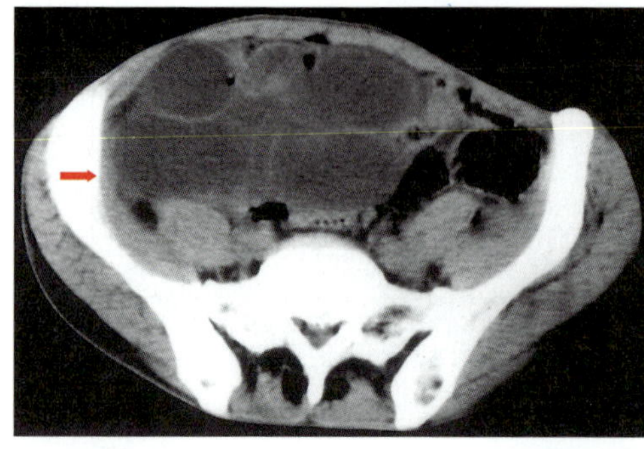

■그림 21-4 교액성 장폐색(52세, 남성)
복부 단순 X선으로는 가스리스 일레우스였지만, CT에서 장관 내용의 고임과 장관벽의 조영 불량을 확인하였다 (➡). 교액성 장폐색으로 진단되었다.

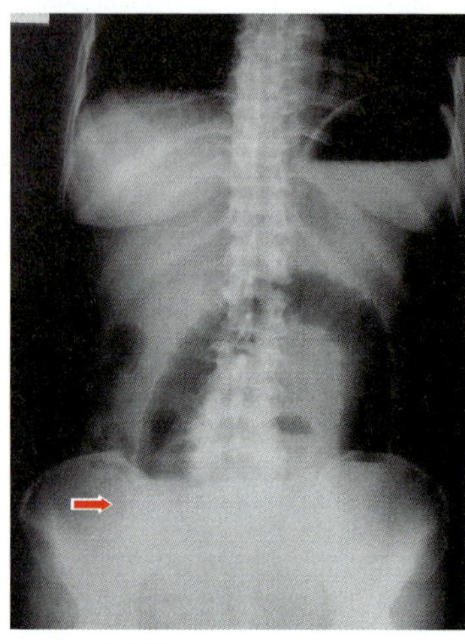

a. 복부 단순 X선

b. CT 영상

■그림 21-5 배꼽 감돈탈장(50세, 여성)
a에서 경면 양상(➡)을 인정하고, b에서 배꼽에 일치하는 장관의 탈출(➡)을 확인할 수 있다.

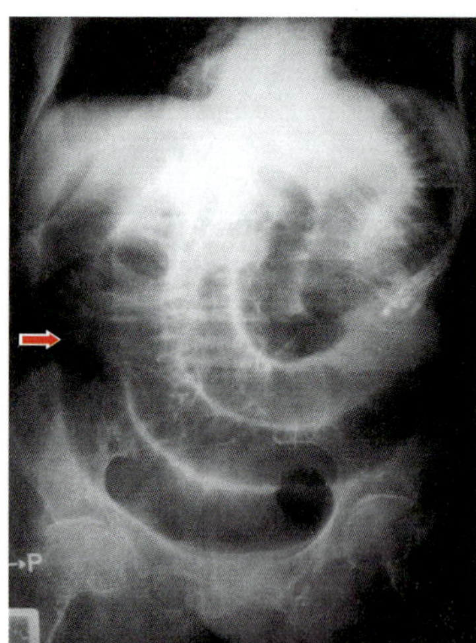

a. 복부 단순 X선

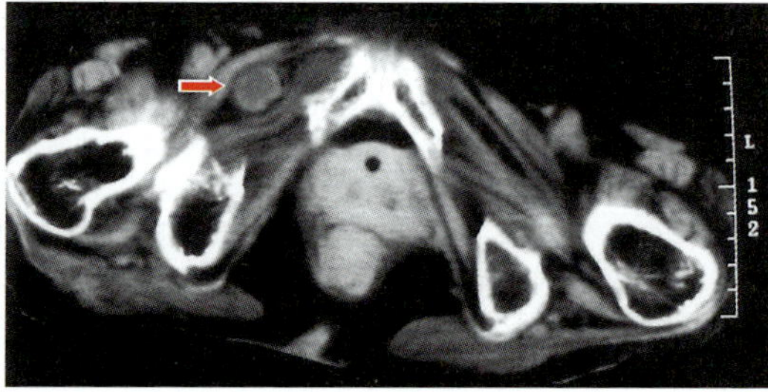

b. CT 영상

■그림 21-6 폐쇄공 감돈탈장(82세, 여성)
a에서 소장 가스상의 현저한 확장을 인정(➡)
b에서 왼쪽 마감 구멍에 장관의 감돈(➡)이 확인되었다.

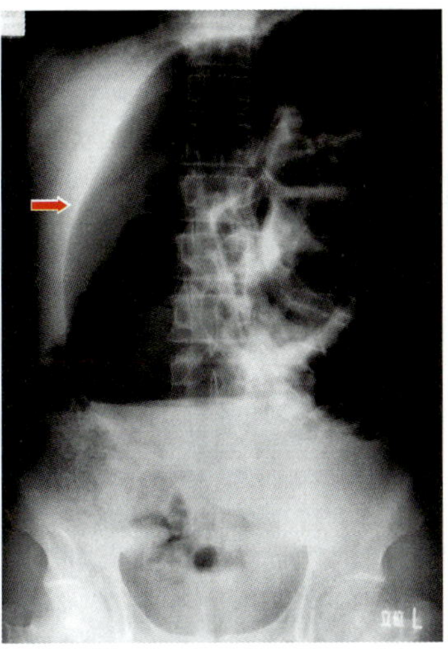

■그림 21-7 S상 결장축 염전(32세, 남성)
복부 단순 X선으로 거대한 대장 가스 상을 확인하였다(➡). 내시경 정복 후 대기 수술을 하였다.

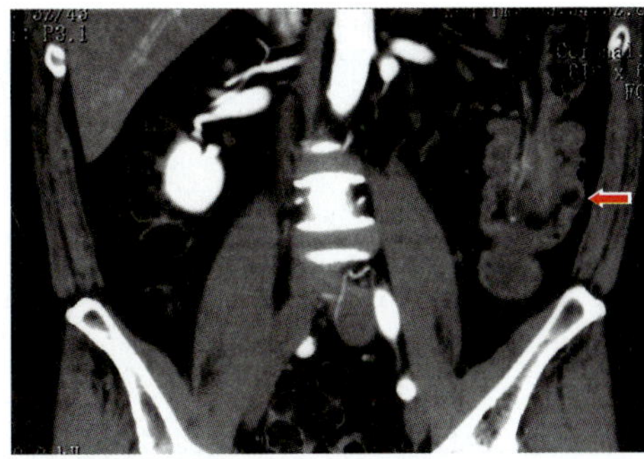

a. CT 영상

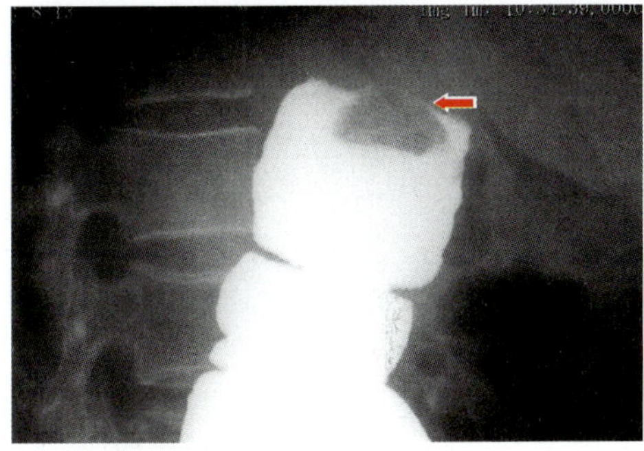

b. 관장 조형 동상

■그림 21-8 성인 장중첩증
a에서 하행 결장의 중적(➡)이 확인되고 b에서는 게의 집게 모양의 음영 결손(➡)을 인정했다. 지방종을 선진부로 하는 대장 장중첩증이다.

●**검사값**
* 창자 내 내용물의 고임이나 구토 등으로 인한 체액 손실로 탈수 상태가 되기 때문에 적혈구 수, 백혈구 수와 혈색소 수치의 증가가 인정된다. 또한 Na, CI, K 등 전해질의 손실에 의해 산 염기 평형의 이상(대사성 알칼리증)이 생긴다. 소변량이 감소하고 소변 비중의 증가가 인정된다.

치료법

장폐색의 치료에 있어서는 원인 규명과 건강 상태의 파악이 매우 중요하다. 원인과 건강 상태에 따라 치료법이 다르다.

●**치료 방침**
* 마비성 장폐색의 치료: 장관마비의 원인으로 치료법이 다르다. 복막염이 원인인 경우에는 복막염의 치료에 따라 개복 수술을 하는 경우도 있지만, 일반적으로 경비 위관에 의한 장관 내용 흡입과 연동 항진 약물에 따른 약물 치료가 주체가 된다. 사용하는 약물로는 네오스티그민(바고스티그민), 판테놀(판톨), 디노프로스트(프로스타몬F), 메토클로프라미드(프림페란), 대건중탕 등이 있다.
* 폐쇄성 장폐색의 치료: 경비위관 또는 장폐색 관을 사용한 장관 내용 흡입에 의한 보존 치료가 주체가 되지만, 좋지 않은 경우에는 수술이 고려된다.
* 교액성 장폐색의 치료: 대장축 염전이나 장중첩증은 관장 조영술이나 대장 내시경으로 정복될 수 있지만, 교액성 장폐색은 혈행 장애를 동반하는 경우가 많아 수술 시기를 놓치지 않는 것이 중요하다.

분류	일반 이름	주요 상품명	약의 효과 메커니즘	주요 부작용
중증 근무력증 치료약	네오스티그민	바고스티그민	소화관 운동을 항진하고, 산 분비를 증가시킨다.	콜린 작동성 클리제
파토텐산	판테놀	판톨	생체의 아세틸화에 관여한다.	소화기 증상
프로스트글란딘 제제	디노프로스트	프로스타몬F, 프로스타글란딘 $F_{2\alpha}$	연동 운동의 항진	심실세동, 심정지 쇼크
위장 기능 조절약	메토클로프라미드	프림페란, 엘리틴, 테르페란, 페라프린	연동운동의 항진, 위부 정체를 제거	충격, 아나필락시스양 증상

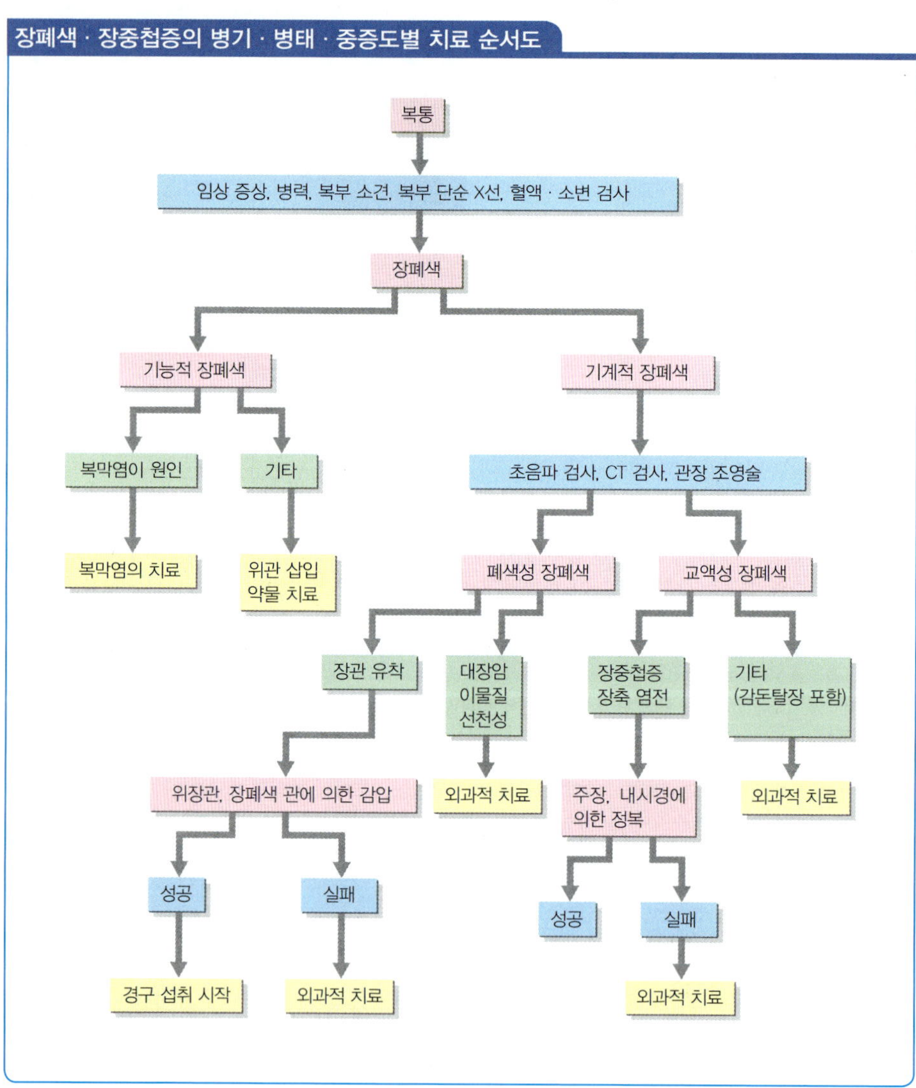

장중첩증 환자의 간호

이시카와 노리코

간호 과정 순서도

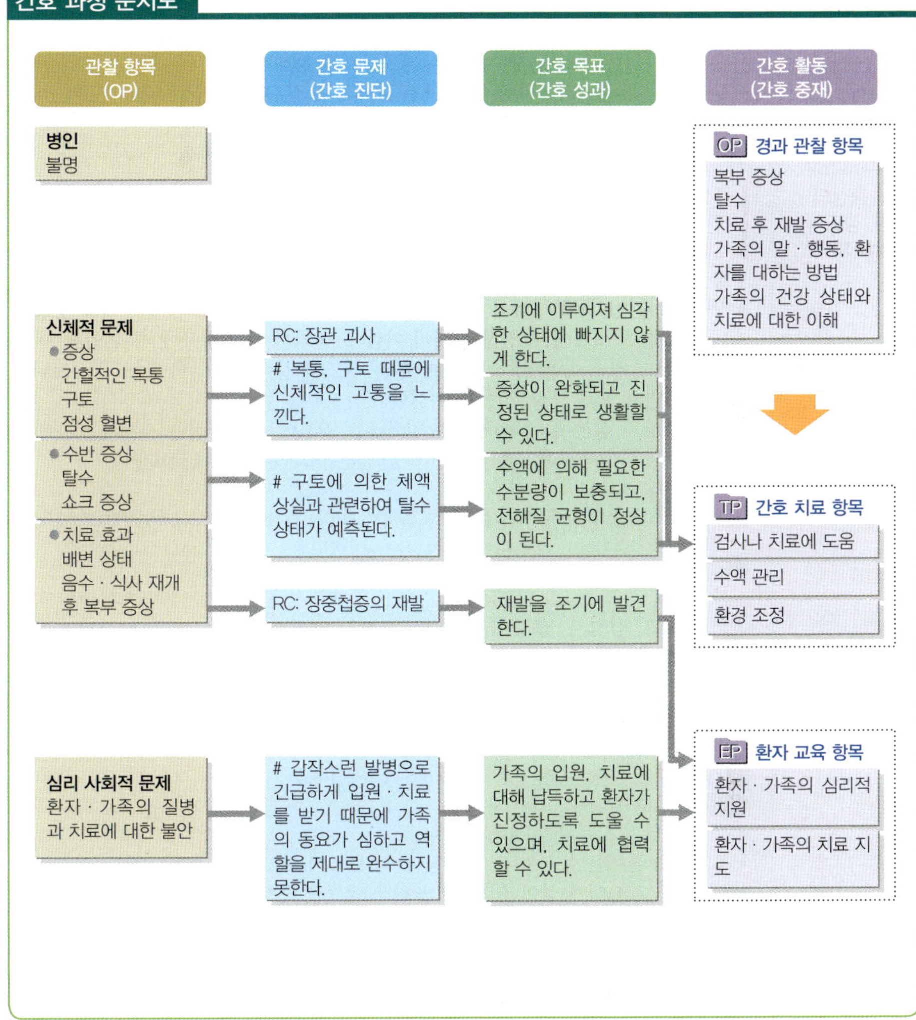

기본 개념

- 발병 후 경과와 시간이 전신 상태나 치료 방법에 영향을 미치므로, 증상의 진행을 유의해 관찰하고, 검사와 치료를 안전하게 수행할 수 있도록 하는 것이 중요하다.
- 소아의 경우 갑작스런 발병으로 긴급 치료, 입원으로 빠르게 전개되므로 가족이 동요하고 심각한 심리적 혼란에 빠지기 쉽다. 따라서 환자의 지원과 함께 가족의 감정 상태를 배려하면서 정확한 정보 수집과 지원을 실시하는 것이 중요하다.

정보 수집	평가 관점과 근거·잠재적 간호 문제
전신 상태 파악	발병 후 시간이 경과하고 증상이 진행되면 전신 상태가 급격히 악화하기 때문에 이상을 조기에 발견하고 치료와 연결하는 것이 필요하다. ● 복부 증상의 파악 → 다음 항목 참조 ● 장관의 일부가 앞의 장관에 들어가 장폐색을 일으킨다. 증상이 진행함에 따라 장폐색에 의해 구토가 자주 일어나 탈수, 쇼크 상태가 된다. ● 탈수 상태가 계속되며 발열이나 피부 점막의 건조, 소변량의 감소가 보인다. 최종 식사 시간과 내용, 최종 배뇨 시간이나 양의 확인이 필요하다. 🔍 잠재적 간호 문제 : 구토에 의한 체액 상실과 관련하여 탈수 상태 예측됨
복부 증상의 상황, 정도의 관찰과 파악	증상이 어떻게 출현하고 어느 정도인지 관찰하는 동시에 가족으로부터 정보를 얻는다. 증상의 정도를 파악하기 위한 것으로, 건강 상태의 진행 정도를 알 수 있어 치료와 간호 계획의 수립에 효과적이다. ● 장중첩증은 복통, 구토, 점성 혈변이 주요 징후이다. ● 장중첩증은 3~4세 이하의 유아에게 발병하는 경우가 많으며, 증상이나 통증의 정도를 스스로 말로 전하는 것이 어렵다. 따라서 관찰 항목에 따라 언제, 어디서, 어느 정도 아픈지, 소리 내어 우는 정도와 간격을 파악한다. 또한 구토나 점성 혈변의 양과 양상, 정보를 수집한다. ● 감기 증상과 설사 등이 선행하여 일어나는 경우에는 장중첩증 자체의 증상만 보고 지나치기 쉽지만, 경과를 쫓아 정보를 수집하는 노력이 필요하다. 🔍 공동 문제 : 장관 괴사 🔍 잠재적 간호 문제 : 교액의 지속에 의해 장관의 괴사가 일어나고 출혈, 천공, 복막염이 발병할 가능성이 있음 **복통** ● 복통은 간헐적 발작이다. 갑자기 안면이 창백해져 불이 붙은 것처럼 힘들어 하면서 울고, 잠시 후 통증이 안정되고 편해진 것 같다가 다시 고통을 느끼며 우는 것을 반복한다. ● 완전한 중첩에 이르러 몸무게의 두 배에 이르면 몸을 비틀며 강렬하게 운다. ● 통증을 잘 표현할 수 없기 때문에 불쾌함을 느끼거나 떼를 쓰고, 울음 등으로 호소하는 경우도 있다. 🔍 잠재적 간호 문제 : 복통, 구토에 따라 신체적 고통을 느낌 **구토** ● 복통과 함께 시작하는 경우가 많다. ● 초기 구토물에는 음식이나 우유 등 위 내용물이 보인다. ● 시간이 경과하여 증상이 진행되면 노란색 담즙을 포함한 내용물을 토하게 된다. 🔍 잠재적 간호 문제 : 구토에 의한 체액 상실과 관련하여 탈수 상태가 예측됨 **점성 혈변** ● 혈액과 점액이 섞인, 딸기를 으깬 것 같은 점성 혈변이 보인다. ● 발병 후 2~3시간에서 증상이 출현하기 시작해 약 90%에서 보인다. 🔍 공동 문제 : 장관 괴사 🔍 잠재적 간호 문제 : 교액의 지속에 의해 장관의 괴사가 일어나고 출혈, 천공, 복막염이 발병할 가능성이 있음 **복부 종창 · 팽만** ● 중첩된 장관이 소시지 모양의 종류로 만져지는 경우가 있다. 오른쪽 복부에 많이 생긴다. ● 종괴 중 촉지할 수 있는 것은 절반 정도이다. ● 발병 후 경과가 길고 증상이 진행되면 복부가 팽만해진다.

	🔍 공동 문제 : 장관 괴사 🔍 잠재적 간호 문제 : 교액의 지속에 의해 장관의 괴사가 일어나고 출혈, 천공, 복막염을 일으킬 가능성이 있음
치료 경과 관찰	▌발병 후 조기이거나 전신 상태가 좋은 경우, 비관혈적 정복법(수술을 하지 않는 정복법)이 행해진다. 재발률은 3~8%이므로 재발의 징후를 조기에 발견할 수 있도록 관찰한다. • 재중첩증은 첫 발병 시 정복 후 며칠 이내에 가장 많다고 한다. 비관혈적 정복의 경우, 정복 후에도 재중첩의 가능성이 있으므로 입원하여 상태를 관찰하는 경우가 많다. • 복부 증상의 관찰 → 전 항목 참조 • 배변이 보였을 경우는 양, 양상, 색을 관찰한다. 육안으로 혈변을 못 보고 잠혈의 가능성도 있으므로 요당 검사 용지를 사용하여 잠혈을 확인한다. • 수분와 음식을 섭취하기 시작한 후에는 구토와 복부 팽만의 출현 여부를 관찰한다. 🔍 공동 문제 : 장중첩증의 재발
가족의 심리 파악	▌진료에서 처치, 검사, 입원, 경우에 따라 수술에 이르는 진행이 매우 빠르기 때문에 가족이 심리적으로 혼란을 겪기 쉽다. 또한 상황을 제대로 인식하기 어렵고, 치료와 입원이 곤란한 경우도 있다. • 갑작스런 발병으로 가족의 동요가 심하고, 환자의 증상에 대해 정리하지 못해 말을 못하는 상태이거나 동일한 질문을 반복해서 하는 경우도 있다. • 아이의 입원·치료에는 가족의 협력이 필요하다. 가족이 갖는 의문이나 불안을 파악하고 해결해나가며 부모가 육아에 대한 자신감을 잃지 않도록 격려하는 것이 필요하다. • 초기 증상에 주의하며, 증상이 진행되고 있거나 장관 절제의 가능성이 있는 경우, 가족이 심한 자책감을 느끼는 경우가 많다. 가족에게 잘못이 없다는 것, 수술 경과가 좋다는 것 등을 설명하고 격려한다. 🔍 잠재적 간호 문제 : 갑작스런 발병으로 긴급히 입원하여 치료하기 때문에, 가족의 동요가 지나치게 격렬하면 진정시키는 역할을 제대로 할 수가 없다.

Step1 영향 평가	Step2 간호 초점	Step3 계획	Step4 실시	Step5 평가

간호 문제 리스트

RC: 장관 괴사/장중첩의 재발

#1 구토에 의한 체액 상실과 관련하여 탈수 상태가 예측된다(영양–대사 패턴).

#2 복통, 구토에 대한 신체적 고통이 있다(인지–지각 패턴).

#3 갑작스런 발병에서 긴급 입원, 치료를 하기 때문에 가족의 동요가 심하고 진정시키는 역할을 잘 완수할 수 없다(역할–관계 패턴).

간호의 우선순위 지침

• 발병 후 경과는 증상의 진행 정도와 치료 방법에 영향을 미친다. 또한 증상의 진행에 따라 환자가 느끼는 고통의 정도도 다르다. 개별 환자의 중증도에 따라 간호 문제의 우선순위를 결정한다. 그러나 증상이 조기에 발견되어 치료하는 경우에도, 갑작스런 발병으로 입원한 데 대한 환자·가족의 동요가 커서 치료에 협력을 얻기 어려운 경우가 있으므로, 가족에 대한 배려도 매우 중요하다.

공동 문제	간호 목표(간호 성과)
RC: 장관 괴사	〈간호 목표〉를 조기에 정복하고 심각한 상태에 빠지지 않는다.

간호 계획	중재 포인트와 근거

OP 경과 관찰 항목

- 복부 증상의 상태, 정도의 관찰

➲ 내원 전부터 현재까지의 정보를 얻는다. 근거발병 후 증상이 계속 진행되기 때문에 경과를 쫓아 파악할 필요가 있다.

TP 간호 치료 항목

- 안전하게 검사와 치료를 할 수 있도록 도움을 준다.

➲ 안전하고 신속한 검사와 치료 근거검사와 처리가 반복되는 과정에서 환자가 복통과 공포 때문에 난폭해질 가능성이 있다.

- 쇼크 증상이 보일 경우에는 즉시 의사에게 연락하여 지시에 따른다.

➲ 즉각적인 대응이 필요 근거중첩된 장관의 앞부분 점막에 울혈이 생기고 쇼크를 받을 수도 있다.

EP 환자 교육 항목

- 가족에게 검사와 치료의 필요성을 설명한다.

➲ 가족의 불안을 완화한다. 근거경과가 빠르므로 가족은 상황을 인식하기 어렵다.

- 유아인 경우 검사나 시술 전에 프레퍼레이션을 실시해 필요성을 설명한다.

➲ 환자의 심리적 혼란을 줄인다. 근거설명에 따라 불안과 두려움을 줄일 수 있다.

공동 문제	간호 목표(간호 성과)
RC: 장중첩의 재발	〈간호 목표〉 재발을 조기에 발견한다.

간호 계획	중재 포인트와 근거

OP 경과 관찰 항목

- 복부 증상의 상태, 정도의 관찰

➲ 재발 증상의 출현을 놓치지 않는다. 근거3~8%에서 재발 가능성이 있다.

TP 간호 치료 항목

- 재발 증상이 있으면 의사에게 보고한다.

➲ 의사와 연계한다. 근거조기에 발견하여 치료로 연결할 수 있다.

- 섭취가 허락될 때까지 절대 음식을 섭취하지 못하게 지키고, 공복을 호소하는 경우 마음을 딴 곳으로 돌리도록 한다.
- 배변을 하면 혈변의 유무를 확인한다.

➲ 가짜 젖꼭지나 놀이 등을 활용한다. 근거정복 후 장 연동을 확인한 다음 섭취가 시작되지만, 초기부터 배고픔을 호소할 수 있다.

➲ 요당 검사 용지를 사용하여 확인한다. 근거육안으로는 보이지 않아도 잠혈이 있는 경우가 있다.

EP 환자 교육 항목

- 가족에게 재발에 대해 설명한다.

➲ 가족이 안정되고 나서 설명한다. 근거경미하지만 재발의 가능성이 있으며, 퇴원 후에도 관찰이 필요하다.

1 간호 문제	간호 진단	간호 목표(간호 성과)
#1 구토에 의한 체액 상실로 체액량 부족	체액량 부족 **관련 요인**: 자주 발생하는 구토, 실재하는 체액 상실	〈간호 목표〉 수액으로 필요한 수분량을 보급하고, 전해질 균형을 정상으로 만든다.

진단 지표
☐ 급격한 체중 감소
☐ 소변량 감소
☐ 소변 농도 상승

간호 계획	중재 포인트와 근거

OP 경과 관찰 항목
- 복부 증상 · 정도의 관찰

- 탈수 증상 · 정도의 관찰

➡ 내원 전부터 현재까지의 정보를 얻는다. **근거** 발병 후 처음보다 구토를 보이는 경우가 많다.
➡ 탈수 증상의 정도를 파악하는 것이 중요하다. **근거** 젖먹이는 성인보다 쉽게 탈수를 일으키며 열이 높을 때 탈수를 보인다.

TP 간호 치료 항목
- 수액 관리

- 수분 출납 계산을 하고 이상 시 의사에게 보고한다.

➡ 본인이 빼지 않도록 유의한다. 점적으로 전해질을 보충한다.
➡ 탈수의 진행에 주의한다. **근거** 탈수가 진행하는 것은 전신 상태의 악화와 연결된다.

EP 환자 교육 항목
- 가족에게 수액의 필요성을 설명한다.

- 유아라면 처리 · 주입을 실시하기 전에 준비하여 필요성을 설명한다.

➡ 가족의 불안을 완화한다. **근거** 경과가 빨라 가족은 현실을 인식하기 어렵다.
➡ 탈수 상태의 진행에 주의한다. **근거** 탈수 상태의 진행은 전신 상태의 악화로 이어진다.

2 간호 문제	간호 진단	간호 목표(간호 성과)
#2 복통, 구토 때문에 신체적 고통을 느낀다.	**안락 장애** **관련 요인**: 장폐색, 급격한 환경의 변화 **진단 지표** ☐ 안락하지 않은 느낌 호소 ☐ 울음 ☐ 질병 관련 증상(구토) ☐ 신음	〈간호 목표〉 증상을 완화하고 진정을 하게 된다.

간호 계획	중재 포인트와 근거

OP 경과 관찰 항목
- 증상의 관찰

➡ 증상을 항상 관찰한다. **근거** 장중첩 때문에 복통, 구토를 한다.

TP 간호 치료 항목
- 침대에서 안정을 취하면서 지낼 수 있도록 환경을 정비한다.

- 환자가 안락하게 지낼 수 있는 체위를 고안한다.

- 구토 시 즉시 토사물을 정리하여 구토 유발을 피한다.

➡ 가족과 함께 조용하게 지낼 수 있도록 배려한다. **근거** 검사에서 치료까지 분주하게 진행되므로 환자가 피로를 느낀다.
➡ 환자가 좋아하는 체위나 편한 체위를 취하게 한다. 세미파울러 자세로 무릎을 가볍게 굽히면 복부의 긴장이 줄어든다.
➡ 유아의 경우 필요하면 구강 내 흡입을 하고 양치질을 해준다. **근거** 불쾌감을 제거하고 오연을 예방한다.

EP 환자 교육 항목
- 연령에 따라 적절하게 말을 걸고 릴랙스하도록 도와준다.

➡ 적절한 스킨십도 실시한다. **근거** 갑작스런 발병과 환경의 변화로 불안과 긴장이 고조되어 신체적 고통이 커진다.

<table>
<tr><td>3 간호 문제</td><td>간호 진단</td><td>간호 목표(간호 성과)</td></tr>
</table>

간호 문제	간호 진단	간호 목표(간호 성과)
#3 갑작스런 발병, 긴급 입원·치료 과정에서 가족의 동요가 심하고 역할을 제대로 하지 못한다.	**가족 기능 파탄** **관련 요인**: 가족의 역할 변화, 상황의 변화, 상황의 이행, 위기 상황 **진단 지표** ☐ 친밀감의 변화 ☐ 패턴의 변화 ☐ 관습의 변화 ☐ 할당된 업무의 변화	〈간호 목표〉 가족이 입원과 치료에 대해 납득하고, 환자에게 침착하게 대할 수 있고, 치료에도 협력할 수 있다.

간호 계획 / 중재 포인트와 근거

OP 경과 관찰 항목

- 가족의 말과 행동, 표정, 환자에 대하는 방법
  - ➡ 가족의 심리 상태를 파악한다. **근거** 동요가 크고, 심리적 혼란에 빠지거나 자책감을 갖기 쉽다.

- 의사가 가족에게 전달한 건강 상태와 치료에 대한 설명 내용, 가족의 이해의 정도
  - ➡ 동요하는 데 대해 충분히 배려하면서 확인한다. **근거** 심리적 혼란으로 설명을 충분히 이해하기 어려운 경우가 있다.

TP 간호 치료 항목

- 가족의 질문에는 천천히 정중하게 대답한다.
  - ➡ 가족이 이해하기 쉽도록 설명한다. **근거** 가족은 동요가 큰 상태이므로 설명한 것을 이해하기 어려운 경우도 있다. 충분히 이해되었는지 묻고 불분명한 것은 다시 알기 쉽게 설명한다.

EP 환자 교육 항목

- 의문이나 불안하게 느낀 점을 질문하도록 한다.
  - ➡ 가족의 불안 완화를 위해 노력한다. **근거** 의문을 표출하고 지식을 얻으면 불안이 해소된다.
- 침착한 태도로 환자를 대하면서 설명한다.
  - ➡ 가족의 기분을 배려하면서 말한다. **근거** 가족이 진정으로 환자를 대하면 환자도 안심하고 지낼 수 있다.

Step1 영향 평가　▶　Step2 간호 초점　▶　Step3 계획　▶　Step4 실시　▶　Step5 평가

병기·병태·중증도별 관리 포인트

【발병 후 조기】 복통을 수반하는 경우, 통증의 강도와 주기를 확인한다. 병력 및 배변·가스 배출 습관, 최종 식사 섭취 시간과 내용, 구토의 유무를 확인하고 조기 치료로 연결한다. 장중첩증의 경우 복통의 정도나 구토, 점성 혈변 등 증상에 대해 경과를 확인하고 빠른 검사와 치료로 이어지도록 한다. 가족의 동요에 대해 배려하면서 정확한 정보를 수집하도록 노력한다.

【비관혈적 정복 시】 검사와 치료를 반복하는 가운데 환자가 복통과 공포로 힘들어 하기 쉬우므로, 고통의 완화를 그려봄으로써 안전하게 검사와 치료를 실시할 수 있도록 배려한다. 정복 후 재발의 징후(복통, 구토, 점성 혈변)가 없는지 관찰한다.

【관혈적 정복 시】 개복 수술 후 관리에 따라 지원한다. 섭취 시작 후 구토와 복부 팽만의 출현에 주의한다. 장중첩증의 경우, 가족은 수술 후 경과나 재발에 대해 두려움을 갖기 때문에 정신적인 팔로우도 배려한다.

간호 활동(간호 중재) 포인트

진료·치료 지원
- 환자에 대한 관찰과 가족과 관련한 정보 수집을 신속하게 하고 조기에 치료로 이어질 수 있도록 한다.
- 검사·처치·치료 내용을 파악하고 필요한 물품의 준비와 지원을 실시한다.
- 탈수 상태의 개선을 위해 지시된 수액을 확실하게 투여하도록 관리한다.

신체적 고통에 대한 지원
- 신속하게 치료해 증상의 개선을 도모하고, 불안과 긴장으로 신체적 고통이 강화되지 않도록 한다.

환자·가족의 심리적 측면에 대한 지원
- 현재의 상황과 행해지는 조치, 치료에 대해 알기 쉽게 설명하고 환자의 심리적 혼란과 가족의 불안감을 해소할 수 있도록 지원한다.

퇴원·요양 지도
- 장중첩증은 치료 후 예후가 양호한 질환이다. 그러나 재발의 가능성도 있다는 것을 가족에게 전한다. 퇴원 후 환자의 기분이 나빠진 경우에는 주의하고, 복통과 구토 등이 다시 일어날 때는 조기에 진찰받도록 가족을 지도한다.

| Step1 영향 평가 | Step2 간호 초점 | Step3 계획 | Step4 실시 | Step5 평가 |

평가 포인트

간호 목표 달성도
- 복통이나 구토 증상이 완화되고 환자가 안정된 상태로 지낼 수 있는가?
- 탈수 증상이 개선되고 있는가?
- 치료 후 재발 증상 없이 섭취가 진행되고 있는가?
- 가족의 불안이 완화되고 환자와 함께 침착하게 지내거나 치료에 참여할 수 있는가?
- 가족이 재발 현상을 이해하고, 재발 현상이 보일 경우 어떻게 대응해야 하는지 이해할 수 있는가?

● 참고 문헌
1) 후지모토 아코: 장중첩증의 치료, 어린이 케어 2(4): 10~14, 2007
2) 야마구치 구 편저: 아동 간호 과정 및 관련 그림–발달 단계의 특징과 질병의 이해에서 간호 과정의 전개 학습, p178~181, 일본종합연구소 출판, 1999
3) 이토 야스오 감수: 표준소아외과학 제6판, p173~175, 의학서원, 2012

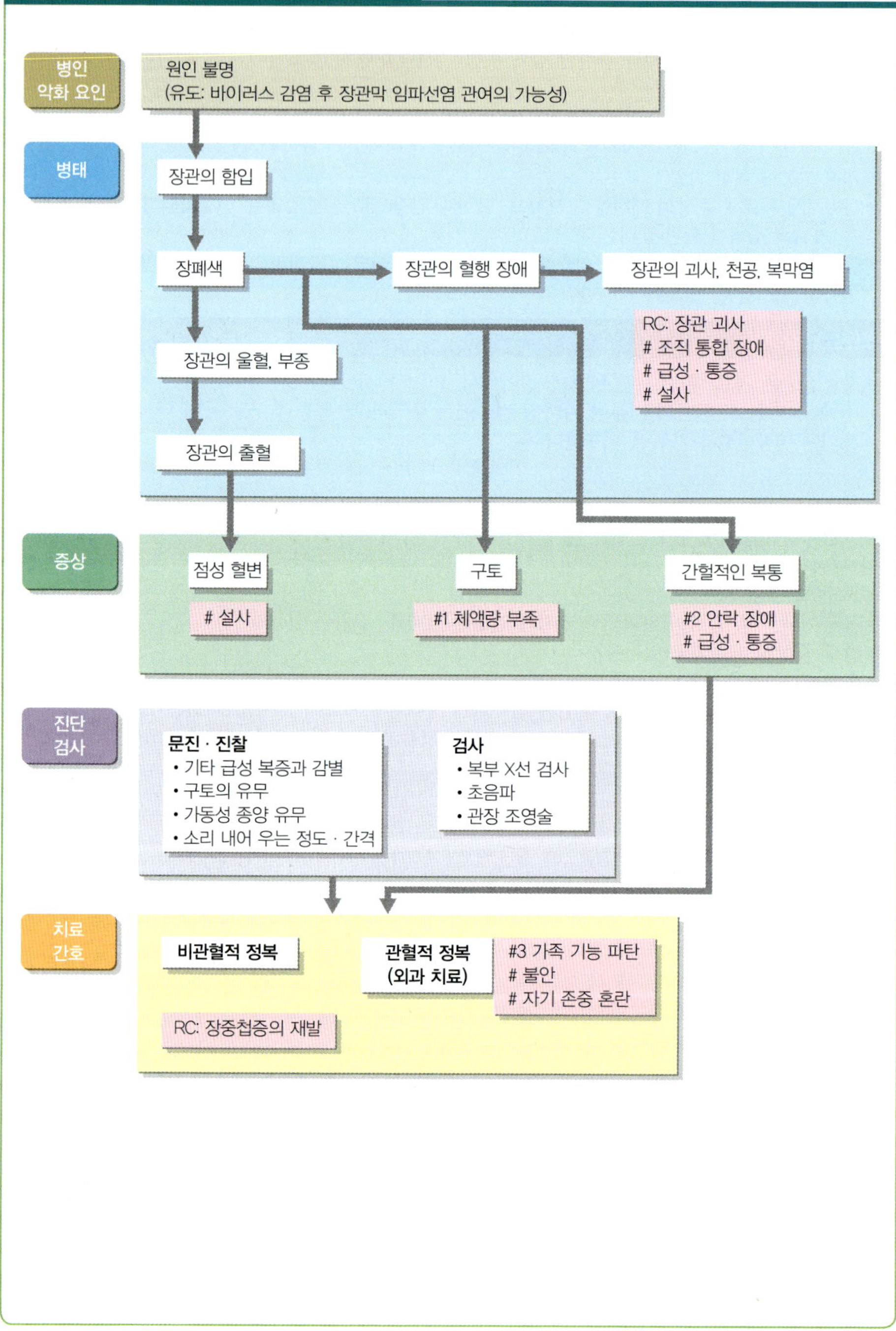
병인
악화 요인

원인 불명
(유도: 바이러스 감염 후 장관막 임파선염 관여의 가능성)

병태

장관의 함입

장폐색

장관의 혈행 장애

장관의 괴사, 천공, 복막염

RC: 장관 괴사
조직 통합 장애
급성 · 통증
설사

장관의 울혈, 부종

장관의 출혈

증상

점성 혈변

설사

구토

#1 체액량 부족

간헐적인 복통

#2 안락 장애
급성 · 통증

진단
검사

문진 · 진찰
• 기타 급성 복증과 감별
• 구토의 유무
• 가동성 종양 유무
• 소리 내어 우는 정도 · 간격

검사
• 복부 X선 검사
• 초음파
• 관장 조영술

치료
간호

비관혈적 정복

RC: 장중첩증의 재발

관혈적 정복
(외과 치료)

#3 가족 기능 파탄
불안
자기 존중 혼란

22 궤양성 대장염

후지이 도시미쓰 · 나가호리 마사카즈 · 와타나베 마모루

눈으로 보는 질환

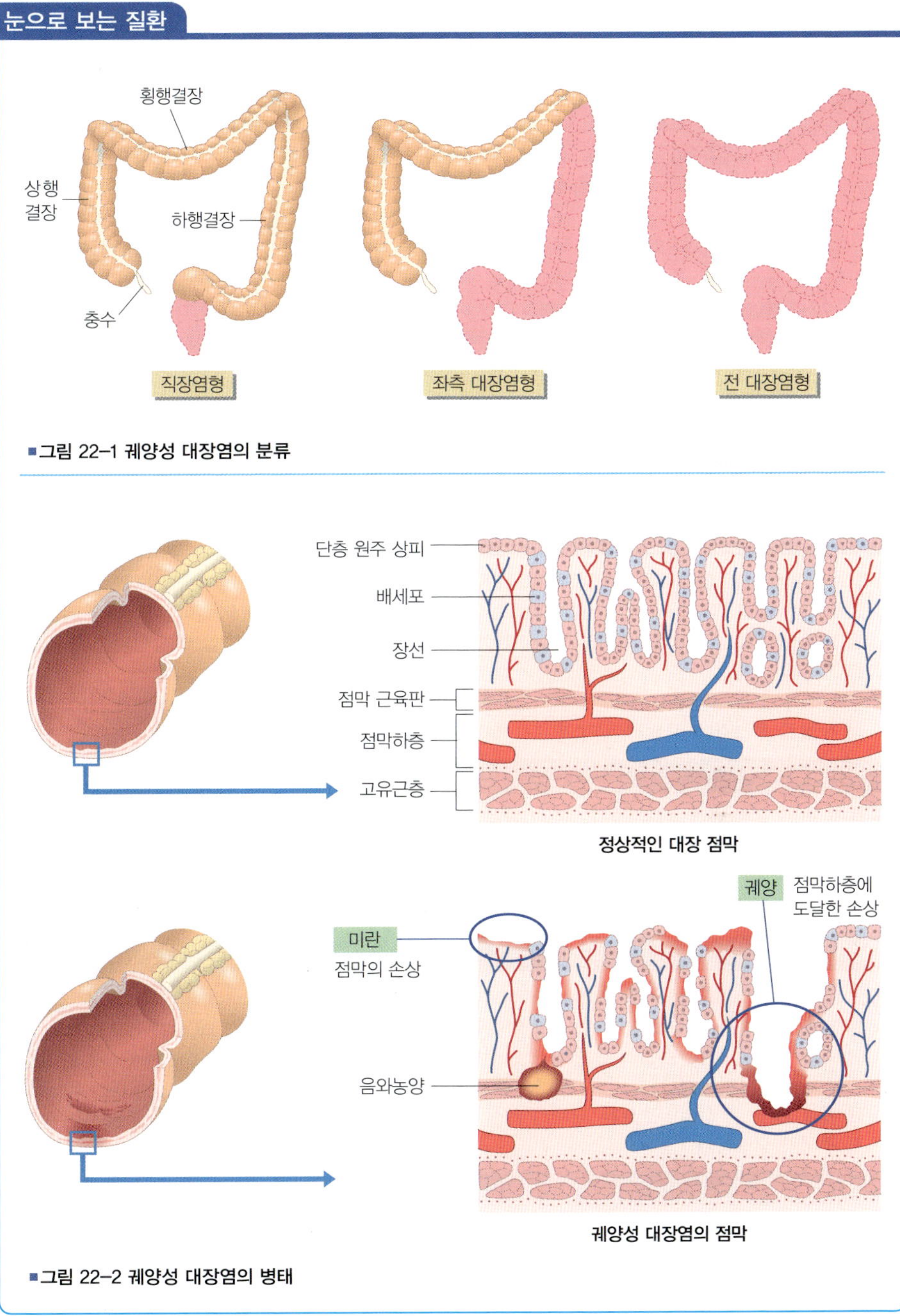

■ 그림 22-1 궤양성 대장염의 분류

■ 그림 22-2 궤양성 대장염의 병태

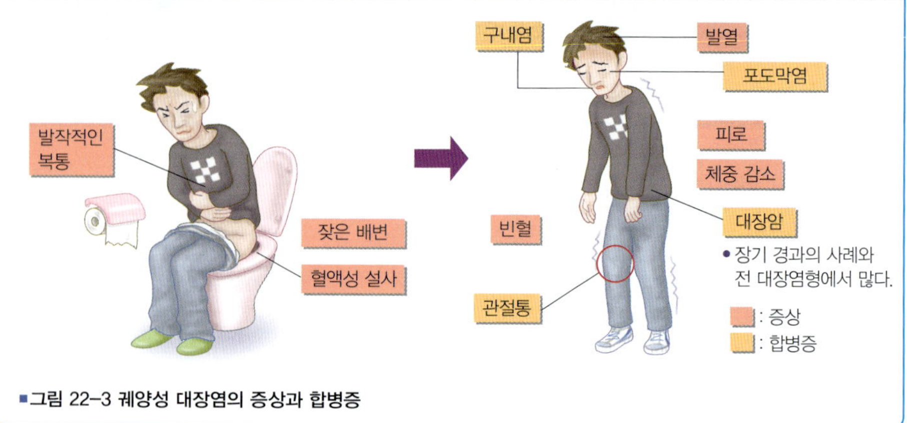

■그림 22-3 궤양성 대장염의 증상과 합병증

병태 생리

▌궤양성 대장염은 주로 점막을 손상하고 미란과 궤양을 형성하는 비특이적 염증이다.

• 궤양성 대장염의 병태는 대장 원인 불명의 비특이적 염증이며, 직장에서 연속성 대장의 점막에 미란과 궤양을 형성한다(그림 22-2).

병인·악화 요인

• 병인에 관해서는 환경 요인, 특히 식이 요인이 관련된 것으로 예상되지만, 특정 음식이 병인임을 증명하는 연구 결과는 없다. 역학적으로는 흡연자에게 발병하는 예가 적고, 갑작스러운 금연이 발병을 불러오는 것으로 알려져 있다. 맹장염 수술 경력이 사전에 발병을 예방한다는 보고도 있다.

• 악화 인자에 관해서는, 해외에서 클로스트리디움 디피실(clostridium difficile) 장염 합병 예에서 사망률 증가가 보고되고 있어 주의가 필요하다.

역학·예후

• 특정 질환 등록자증, 의료 수급자증의 교부 건수는 약 12만 명(2009년)이고, 남녀 비율은 거의 1:1이며 20대에 많이 발병한다.

• 궤양성 대장염 자체에 의한 사망은 매우 드물지만, 치료의 부작용과 관련된 사망, 향후 장기 경과 사례에서 대장암 합병이 예후와 관련해 문제가 되는 것으로 여겨진다.

증상

▌주요 증상은 설사, 혈변, 복통, 발열, 권태감이다.

• 설사, 혈변, 복통 등의 소화기 증상, 발열이나 권태감 등의 전신 증상이 대표적이다(그림 22-3). 그리고 주로 이러한 증상의 중증도가 판정되어 치료 방침이 결정된다. 그러나 장관 외 합병증 관련 증상(염증, 관절통, 피부 소견, 눈 증상 등)에도 같은 주의를 기울일 필요가 있다. 또한 치료(예를 들어, 부신피질호르몬 제제의 약물 요법 등)에 관련하여 다양한 증상이 출현하는 것에도 주의가 필요하다.

진단·검사값

• 위의 증상이 특히 만성적인 경과를 보인 경우, 본 질환을 의심한다. 확정 진단은 대장 내시경 검사 소견과 대장 생검 조직의 병리적 소견이 필요하다. 그러나 이러한 검사의 특이도는 반드시 높지 않기 때문에 더불어 제외 진단도 매우 중요하다.

■표 22-1 궤양성 대장염의 임상적 중증도 분류

	중증	중등증	경증
1. 배변 횟수	6회 이상		4회 이하
2. 명백한 혈변	(+ + +)		(+) ~ (-)
3. 발열	37.5℃ 이상	중증과 경증, 중간	(-)
4. 빈맥	90/분 이상		(-)
5. 빈혈	Hb 10g/dℓ 이하		(-)
6. 적침	30mm/시 이상		정상

· 중증: 1과 2 외에도 3 또는 4를 채우고 6개 항목 중 4개 항목을 충족
· 경증: 6품목 전부를 충족
· 중증 중에서도 특히 증상이 심하고 심각한 것을 발병 경과에 따라 급성 전격성 형태와 재연 극증형으로 나눈다.
· 극중의 진단 기준: 아래의 5개 항목을 모두 충족하는 것
 (1) 중증 기준을 충족하고 있다.
 (2) 15회/일 이상 혈액성 설사가 계속된다.
 (3) 38℃ 이상 지속되는 고열이 있다.
 (4) 1만/㎣ 이상의 백혈구 증가가 있다.
 (5) 강한 복통이 있다.
(난치성 질환 극복 연구 사업 '난치성 염증성 장 질환 장애에 관한 조사 연구'반 (와타나베 반): 궤양성 대장염 · 크론병 진단 기준, 치료 지침 2010년도 분담 연구 보고서 별책, 2011)

- 변의 세균 배양, CD(clostridium difficile) 톡신, 벌레, 벌레 알 검사(특히 아메바 이질)는 진단 시에 필요하다. 또한 이러한 감염이 원래 존재하는 궤양성 대장염 악화의 계기가 될 수도 있다. 감염 관련은 가족력, 해외 여행력 등 생활 이력이 중요한 것은 물론이다.
- 크론병과 감별이 어려운 경우도 드물지 않다. 치루 등 누공의 합병은 크론병을 나타낸다. 그러나 염증성 장 질환의 진료에 익숙한 전문의조차 감별하기 어려운 예가 있고, 최근에는 '분류 불능 대장염(indeterminate colitis)'이라는 질병 분류도 알려져 있다.
- 특히 심한 경우에는 중독성 거대 결장증 진단을 위한 복부 단순 X선 검사가 필요하다.
- 직장염형, 좌측 대장염형, 전 대장염형 등 병변 범위를 분류하려면 내시경 검사로 모든 결장을 관찰해야 한다. 그러나 병변은 대부분의 경우 직장과 연속되어 있고, 특히 심해서 장관 천공 등이 우려되는 경우 진단에 관해 직장만 관찰하고, 병변 범위는 CT나 MRI로 판단할 수도 있다. 동시에 병리 진단도 보조적이다.
- 검사값
- 혈액 검사는 진단에 대한 특이적 검사 항목이 없다. 빈혈, 적침(또는 CRP)은 중증도 판정에 중요하다.

합병증

- 수술 치료를 요하는 합병증
- 대장 천공, 대량 출혈(응급 수술), 대장 협착
- 대장암: 병변이 광범위한 궤양성 대장염 예에서 발병 10년을 경계로 대장암 합병이 증가하는 것으로 알려져 있다. 따라서 발병 8년을 목표로 생검을 포함한 대장 내시경(전 결장 관찰)을 1~2년 간격으로 시행할 것을 권한다.
- 장관 외 합병증
- 간 담도계 질환: 원발성 경화성 담관염 합병은 10% 이하에서 나타나지만, 대장암 합병의 위험 인자이기 때문에 주의가 필요하다. 부신피질호르몬 제제 투여 사례에서는 지방간의 빈도가 높다.
- 점막 피부 질환: 결절성 홍반, 괴저성 농피증(전자는 장염 활동기에, 후자는 관해기에도 발병하고, 치료 저항성이 있다), 구강 내 아프타성 궤양(장염 활동기에 진행되며 장염 치료로 함께 치료되는 경우가 많다).
- 관절 질환: 강직성 척추염, 선장 관절염, 말초 관절염
- 눈 질환: 포도막염(특히 홍채염)
- 골다공증: 부신피질호르몬 제제의 부작용뿐만 아니라 유전 인자, 장관 염증, 흡수 장애(칼슘, 비타민D) 등의 관여가 밝혀지고 있다.

■ 표 22-2 궤양성 대장염의 주요 치료제

분류	일반 이름	주요 상품명	약의 효과 메커니즘	주요 부작용
염증성 장 질환 치료제 (5-ASA)	메사라딘	펜타사, 아사콜 장내 주입	염증 세포 조직에 침투하는 것을 억제	재생불량성 빈혈, 간질성 폐렴, 신장 장애
	사라조설파피리딘	사라조피린		
부신피질호르몬 제제 (스테로이드제)	프레드니졸론	프레도닌, 프레드니솔론, 수용성 프레도닌주	항염증 작용, 항알레르기 작용, 면역 억제 작용 외에도 광범위한 대사 작용을 한다.	쉬운 감염성, 고혈당, 골다공증 관장이나 좌약 등 국소 제제는 전신으로 흡수되는 것이 극히 소량이다.
	프레드니졸론 인산 에스테르나트륨	프레도네마 장내 주입		
	베타메타존 인산 에스테르나트륨	스테로네마 장내 주입		
면역 조절 약	아자티오프린	이무란, 아자닌	핵산 합성을 억제하는 것으로, 면역 억제 작용을 발현한다.	간 기능 장애, 호중구 감소증, 췌염
	메르캅토푸린 수화물 (6-MP)	로이케린산		
	타크로리무스 수화물	프로그라프 캡슐	T세포에 작용하여 IL-2 등의 사이토카인 생산을 억제하고 면역 억제 작용을 발현한다.	신장 장애, 경련, 골수 억제
	사이클로스포린	산디문주		
항TMFα 제제	인플릭시맙	레미케이드주	염증성 사이토카인으로, TNFα를 중화하고 염증을 억제한다.	쉬운 감염성, 결핵

치료법

▌ 약물 요법, 식이요법 등 내과 치료가 중심이 된다. 중증도에 따라 적절한 치료법을 선택한다.

● 식이요법

● 입원 치료가 필요한 중증 사례에서는 저잔류물 식이가 적당하다. 다량의 출혈이나 강한 복통이 심한 경우에는 장관 안정을 위해 일시적으로 단식을 할 수 있지만, 단식 자체가 치료 효과에 영향을 미치지는 않는 것으로 생각된다(따라서 주술기 이외에는 중심정맥 영양의 역할이 적다). 한편 관해기인 경우 식사의 내용이 병세가 나빠질 위험을 줄인다는 연구 결과도 없다.

● 약물 요법

1) 염증성 장 질환 치료제(5-아미노 살리실산 제제(5-ASA))

● 경증에서 중등증의 궤양성 대장염에서는 관해 도입이 효과적이다. 관해 유지에도 효과가 있는 것으로 여겨지지만, 적절한 복용량에 대해서는 뚜렷한 내용이 없다. 직장염형에서는 좌약 또는 좌측 대장염이 있으면 장내 주입을 단독 또는 내복과 병용하여 하는 것이 좋다.

2) 부신피질호르몬 제제(스테로이드)

● 중등증과 중증 사례에서는 관해 도입이 효과적이다. 경구 스테로이드 약물에 반응하지 않는 경우나 중증 또는 극증례에서는 스테로이드 약물의 정맥 투여가 효과적인 경우가 있다. 일반적으로 7~10일 동안 투여하며, 그 시점에서 개선이 보이지 않는 경우에는 면역 조절 약물이나 수술을 적용한다. 또한 장기간 스테로이드를 투여했을 때 유지 효과는 입증되지 않은 반면, 위험은 효과를 상회하는 것으로 나타난다. 따라서 스테로이드제를 사용해야 하는 경우에는 면역 조절약을 적용한다. 또한 관해 후 체중 감량 스케줄이 이후의 재발에 영향을 미친다는 연구 결과는 없다. 체중 감소 방법이 재발 비율에 영향을 미친다는 연구 결과 또한 없으며, 일반적으로 주(週)당 5mg씩 감소한다.

● 스테로이드 사용 환자의 약 50%가 부작용을 경험한다. 초기에는 좌창, 만월양안모, 부종 등 미용상의 문제가 생기고, 수면·기분 장애, 내당능 장애 등이 자주 보인다. 장기 투여를 하면 백내장, 골다공증, 대퇴골두 괴사, 근육 질환, 쉬운 감염성이 문제가 된다. 골다공증에 대해서는 스테로이드 투여가 3개월을 넘을 경우 골밀도 측정, 비스포스포네이트 제제 등의 투여를 권장하고 있다.

3) 면역 조절 약

● 아자티오프린, 메르캅토푸린 수화물(6-MP)은 관해 유지에 효과적이고, 스테로이드 감량 효과

도 증명되고 있다. 또한 관해 도입에도 효과적이지만, 효과가 발현되기까지는 몇 주 정도 기다려야 한다. 구역질, 간 기능 장애, 췌장염 외에도 투여 초기에는 호중구 감소증에 대한 주의가 필요하다.
- 일본에서는 스테로이드 저항 예 등 난치성 사례에서 사이클로스포린 지속 정주 요법의 유용성이 보고되어 전문적으로 사용해왔다. 2009년에 동일 칼시뉴린 억제제인 타크로리무스 수화물이 허용되었고, 스테로이드 대용으로 사용되고 있다. 이러한 난치성 사례에서 높은 관해 도입률을 갖고 있으며, 스테로이드 감량 효과도 있다. 혈중 농도의 모니터링과 용량 조절이 필요하며, 도입 후 2주간은 트로프 값 10~15ng/mℓ, 이후 5~10ng/mℓ를 목표로 3개월을 기준으로 사용한다. 부작용은 떨림 등의 말초신경 장애, 신장 장애 등이 있으며, 고농도인 경우 발현하기 쉽다. 사이클로스포린은 관해 유지 효과를 인정받지 못하고, 타크로리무스 수화물은 장기의 관해 유지에 대해서 안정성과 유효성이 아직까지 알려지지 않았다.

4) 항TNFα 제제
- 인플릭시맙은 기존 크론병 및 류머티즘 관절염에 사용되어 왔지만, 궤양성 대장염에 대해서도 60~70%의 효과가 나타나고 있고, 일본에서도 임상 시험을 거쳐 2010년에 채택되었다. 관해 도입뿐만 아니라 관해 유지 효과도 나타나고 있지만, 약 20% 정도이고 크론병에 대한 이 약의 높은 관해 유지 효과와 비교하면 큰 기대는 할 수 없을 것 같다.

Px 처방 예 염증성 장 질환 치료제
- 펜타사정(500mg)　1회 2~4정　1일 2회　← 5-아미노살리실산 제제
- 사라조피린정(500mg)　1회 3~6정　1일 2~3회　식후　최대 12정/일　← 5-아미노살리실산 제제
- 아사콜(400mg)　1회 3~4정　1일 2~3회　식후　최대 9정/일　← 5-아미노살리실산 제제
- 사라조피린 좌약(500mg)　1회 0.5~1.0g　1~2회　직장 내 삽입　← 5-아미노살리실산 제제
- 펜타사 관장(1g)　1회 1g　1일 1회　자기 전　직장 내 주입　← 5-아미노살리실산 제제

Px 처방 예 부신피질호르몬 제제
- 수용성 프레도닌주　1~1.5mg/kg/일　1회 또는 2회에 걸쳐 정맥 주사　← 프레드리솔론 류
- 프레도닌정(5mg)　1회 6~8정(또는 1일 1mg/kg)　1일 1회　아침 식사 후　← 프레드리솔론 류
- 프레도네마 관장(60mℓ)　프레드리솔론으로 20~40mg　직장 내 주입　← 프레드니솔론 류
- 스테로네마 관장(100mℓ)　베타메타존으로서 3~6mg　직장 내 주입　← 베타메타존 류

Px 처방 예 면역 조절 약물
- 이무란정(50mg)　1회 1정　1일 1회　아침 식사 후　2.0~2.5mg/kg까지 증량 가능　← 면역 조절 약
- 로이케린산　1회 30mg　1일 1회　아침 식사 후　1.0~1.5mg/kg까지 증량 가능(적응 외 처방)　← 면역 조절 약
- 프로그라프 캡슐(1mg)　혈중 트로프 값 10~15ng/mℓ가 되도록 투여량을 조절해 관해 도입을 하고 2주를 목표로 혈중 트로프 값 5~10ng/mℓ로 감소　← 면역 조절 약
　※3개월을 기준으로 사용한다.

Px 처방 예 항 TNFα 제제
- 레미케이드주(100mg)　1회 5mg/kg　점적 정주　← 항TNFα 제제
　※0주, 2주, 6주에 관해 도입하고 이후 2주마다 관해 유지 요법

● 혈구 성분 제거 요법(cytapheresis)
- 체외 순환 장치를 이용하여 말초 혈액의 활성화된 백혈구를 제거하면 건강 상태의 개선을 기대할 수 있다. 일본에서는 표준 치료의 하나지만, 해외에서는 주로 임상 시험 범위 내에서 시행되고 있다. 중증도는 중등도 이상이고, 특히 스테로이드제 불응 사례와(부작용 때문에) 투여가 곤란한 사례에 좋은 적응이 된다. 10회 시행 가능하고, 시간 간격은 자유롭게 설정할 수 있다. 부작용은 거의 없으며 매우 안전한 치료이다.

● 수술적 치료
- 대장 종양 전부를 적출하는 회장낭항문관 문합술이 표준 수술 방식이다. 적응의 경우 내과적 치료 저항 사례, 중독성 거대 결장 등의 중증 사례, 대장 천공, 장폐색, 다른 조직 형성 또는 대장암 합병 사례다.

■ **2010년 궤양성 대장염 내과 치료 지침**

● 관해 도입 요법

		경증	경등증	중증	극증
좌측 대장염형	전 대장염형	경구제: 5–ASA 제제 관장제: 5–ASA 관장, 스테로이드 관장 ※중등증에서 염증 반응이 강한 경우 또는 개선되지 않는 경우는 프레드니솔론 경구 투여 ※개선이 없으면 중증 또는 스테로이드 저항 사례에서 치료한다.		· 프레드니솔론 경구 또는 점적 정주 ※상태에 따라 아래의 약을 병용한다. 　경구제: 5–ASA 제제 　관장제: 5–ASA 관장 ※개선되지 않으면 극증 또는 스테로이드 저항 사례에서 치료한다. ※상태에 따라 수술 적응 검토	· 응급 수술의 적응 검토 ※외과 의사와 연계하여 상황이 허락한다면 다음의 치료를 시도할 수 있다. 　· 강력한 정맥 주사 요법 　· 혈구 성분 제거 치료 　· 사이클로스포린 지속 정주 요법 ※위의 치료로 개선이 없으면 수술
	직장염	경구제: 5–ASA 제제 좌　제: 5–ASA 좌약, 스테로이드 좌약 관장제: 5–ASA 관장, 스테로이드 관장		※ 안이한 스테로이드 전신 투여는 피한다.	

	스테로이드 의존 예	스테로이드 저항 예
난치 사례	면역 조절 약물 : 아자티오프린 6–1 MP ※위와 같이 치료해도 개선되지 않는 경우: 혈구 성분 제거 요법, 타크로리무스 경구, 인플릭시맙 점적 주사를 고려하는 것도 좋다.	중등증: 혈구 성분 제거 요법, 타크로리무스 경구, 인플릭시맙 점적 주사 중　증: 혈구 성분 제거 요법, 타크로리무스 경구, 인플리시맙 점적 주사 　　　사이클로스포린 지속 정주 요법 ※아자티오프린, 6–MP의 병용을 고려한다. ※개선되지 않으면 수술을 고려

● 관해 유지 요법

	비난치 예	난치 예
	5–ASA 경구 제제 5–ASA 국소 제제	5–ASA 제제(경구 · 국소 제제) 면역 조절 약물(아자티오프린 6–MP) 인플릭시맙 점적 정주*

* 인플릭시맙으로 관해 도입한 경우
5–ASA 경구 제제(펜타사정, 사라조피린정, 아사콜정)
5–ASA 국소 제제(펜타사 관장, 사라조피린 좌약)
스테로이드 국소 제제 (프레도네마 관장, 스테로네마 관장, 린데론 좌약)

※치료 원칙: 내과 치료에 대한 반응이나 약물에 의한 부작용, 합병증 등에 주의하고 필요에 따라 전문가의 의견을 듣고 수술 치료의 타이밍을 놓치지 않도록 한다. 약의 용량이나 치료의 구분, 소아나 수술 치료 등 자세한 내용은 본문을 참고하기 바란다.

[난치성 질환 극복 연구 사업 '난치성 염증성 장 질환 장애에 관한 조사 연구'반(와타나베 반): 궤양성 대장염 크론병 진단 기준 및 치료 지침 2010년도 분담 연구 보고서 별책, 2011]

궤양성 대장염 환자의 간호

다케이 루미 · 마에카와 아쓰코

간호 과정 순서도

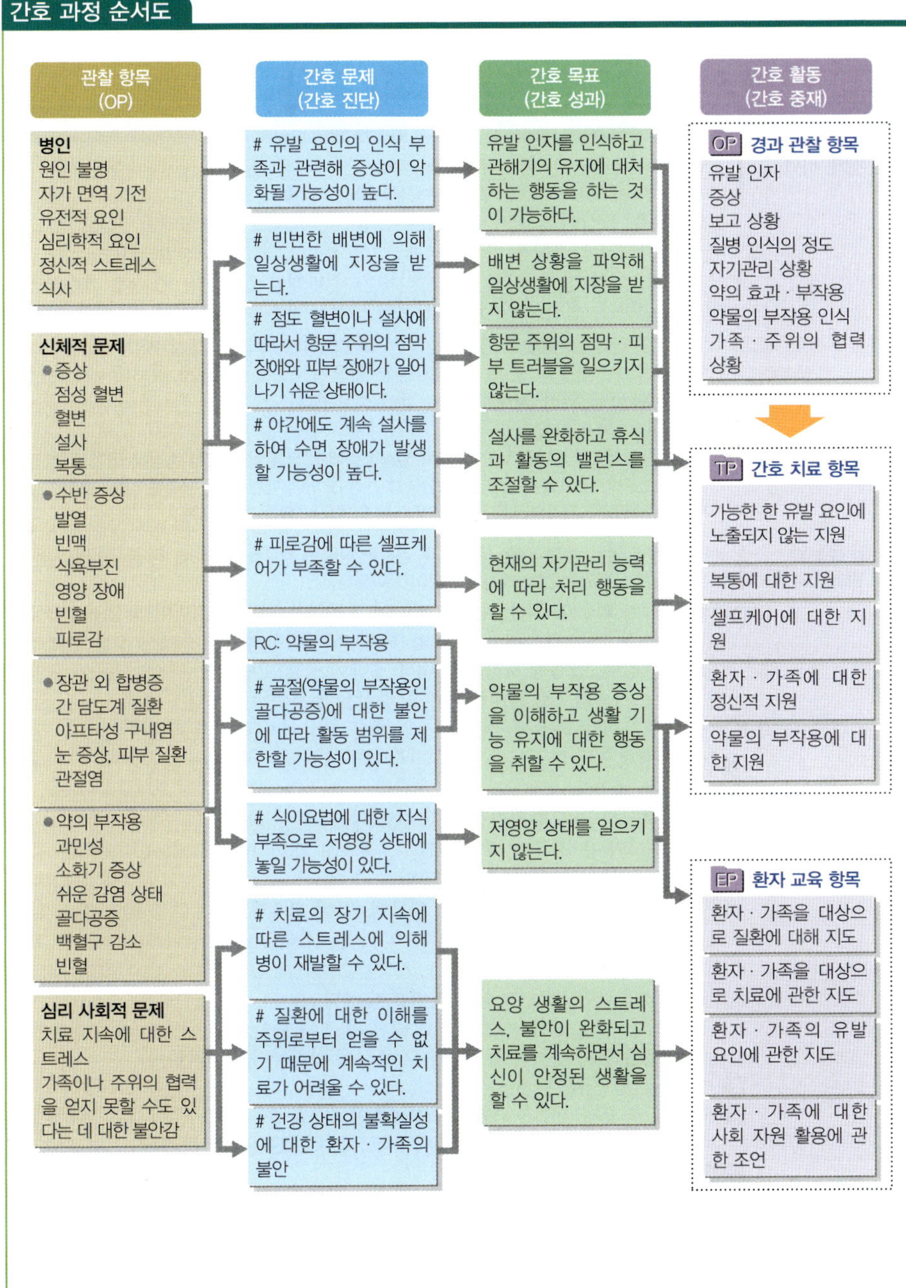

413

- 근본 치료가 확립되어 있지 않기 때문에, 관해기를 유지하는 것을 목표로 약물 요법과 식이요법을 지속적으로 해나갈 수 있도록 지원할 필요가 있다.
- 증상은 젊은 층에 많은데 관해와 재발을 반복하고, 장기적인 요양 생활이 예측되므로 신체적 지원과 함께 사회적·정신적 지원이 중요하다.

Step1 영향 평가	Step2 간호 초점	Step3 계획	Step4 실시	Step5 평가

정보 수집	평가 관점과 근거·잠재적 간호 문제
전신 상태 파악	주요 증상의 유무와 정도에 따라 전신에 미치는 영향이 다르다. 전신 상태에 대한 정보를 파악하여 일상생활이나 QOL 및 자기관리 향상에 대한 계획이 필요하다. - 발열, 빈맥: 증상이 강해지고 발열이 보인다. 발한으로 인한 불편과 관절통의 고통을 파악하고 안락함을 방해받는 데 대한 적절한 치료를 보장할 필요가 있다. - 식욕부진, 영양 장애, 체중 감소: 식욕은 주관적인 정보이기 때문에 객관적인 정보로 섭취량, 섭취 시간 등 식사 섭취 상황을 관찰하고 영양 장애, 체중 감소 등 몸에 미치는 영향을 파악하여 간호 계획을 수립하는 것이 중요하다. - 빈혈, 피로감: 출혈로 철 결핍성 빈혈을 일으킬 수 있고, 쉽게 피로해지기 때문에 증상 완화를 위한 치료를 하는 것이 중요하다. 🔍 공동 문제 : 약물의 부작용 🔍 잠재적 간호 문제 : 빈번한 배변에 의해 일상생활에 지장을 받음/설사 증상에 의한 수면 장애/유발 인자의 인식 부족에 따른 증상 악화/식이요법에 대한 지식 부족에 따른 저영양 상태/피로감에 따른 자기관리 부족/골절에 대한 불안으로 활동 범위 제한
증상의 유무와 정도 관찰	병태의 이해, 병기, 병변 범위·중증도의 정확한 파악은 치료를 선택하는 데 중요하며, 치료가 유효하게 실시되는 간호 계획의 수립이 요구된다. - 대장 점막의 표층성 염증과 염증 때문에 발생하는 궤양성 병변이 직장이나 S상 결장을 시작으로, 연속해서 입 쪽을 향해 퍼져 심하게는 직장에서 결장 전체에 이르러 생긴다. 만성적 자극으로 대장 점막이 충혈되며 적혈구와 백혈구를 포함한 점액을 지속적으로 분비하고 주요 증상은 설사와 빈혈이다. - 염증 범위가 항문과 S상 결장인 경우 변은 정상이거나 약간 딱딱한 편이다. 염증이 상행성으로 확장되어 변이 연해지고, 출혈을 수반하는 경련성 복통과 배변이 자주 보인다. - 설사는 서서히 또는 갑자기 발생할 수 있다. - 궤양성 대장염은 치료가 잘되지 않고, 치료로 개선되더라도 다시 악화하는 등 재발과 관해를 반복하는 경우가 많다. - 임상 경과(처음에는 발작형, 재발 회복형, 만성 지속형, 급성 격증형)에 따라 환자마다 다른 해결 방법이나 증상 파악 방법, 심리적 측면이 다르다는 점을 고려해야 한다. - 10년 이상 경과한 경우, 대장암 발병률이 높다. - 스트레스와 과로, 감기, 시험, 임신, 출산, 환경의 변화, 주변 사람들에게 질환에 대한 이해를 얻지 못하는 등의 이유로 증상이 악화된다고 생각한다. 🔍 공동 문제 : 빈혈/위장관 출혈 🔍 잠재적 간호 문제 : 빈번한 배변으로 일상생활에 지장을 받음/항문 주위의 피부 장애/유발 요인에 대한 인식 부족에 따른 증상 악화/주변 사람의 질환에 대한 이해 부족 **점성 혈변·혈변·설사** - 중증의 경우 배변이 1일 6회 이상이며, 설사가 심한 경우에는 1일 20회 이상 변을 보는 경우가 있다. - 설사나 혈변의 횟수, 정도를 아는 것은 상태를 파악하기 위한 필수 요소이다. - 설사나 혈변에 의한 항문 주위의 점막·피부 트러블을 고려한 관찰이 중요하다.

- 밤낮을 가리지 않고 설사를 할 때는 정신적 스트레스와 수면 상태를 파악할 필요가 있다.
- 혈변의 횟수나 정도, 빈혈 증상의 관련성을 고려하여 관찰할 필요가 있다.
- 🔍 잠재적 간호 문제 : 빈번한 배변으로 일상생활에 지장을 받음/설사 증상에 의한 수면 장애/항문 주위의 점막 · 피부 질환/식이요법에 대한 지식 부족으로 인한 저영양 상태

  복통
- 증상이 진행되면서 발작적인 하복부 통증을 수반하지만, 증상이 가벼울 때는 복통이 없는 경우도 많다.
- 발병 시에는 가벼운 하복부 경련을 일으키지만, 심해지면 복막염 징후를 보이는 병증도 있다.
- 궤양이 퍼지면 통증의 강도, 궤양의 성질, 부위나 지속 시간, 밤 동안의 통증 등 다양한 현상이 나타난다. 이는 야간 수면이나 ADL에 영향을 주기 때문에 통증의 정도를 파악하는 동시에 통증이 미치는 영향을 파악한다.
- 통증에 따른 심리적 영향을 파악할 필요가 있다.
- 🔍 잠재적 간호 문제 : 빈번한 배변으로 일상생활에 지장을 받음/설사 증상에 의한 수면 장애/건강 상태의 불확실성에 대한 불안

| 장관 외 합병증의 증상 관찰 | 장관 외 합병증은 증상과 함께 관찰이 꼭 필요하다. 증상의 정도와 일상생활에 미치는 영향을 파악하고 신체적 · 정신적으로 지원해나간다.
- 아프타성 구내염은 구강 내 세균에 의해 증상이 악화될 수 있으므로 구강 케어 상황을 관찰하고, 소염 · 진통 목적으로 양치질해 구강을 청결하게 유지할 수 있도록 돕는다.
- 아프타성 구내염의 부기와 통증은 칫솔을 사용한 구강 관리 방법에 의해 강화될 가능성이 높으므로, 구강 관리 방법을 지원하는 것이 중요하다. 또한 통증 때문에 식사량이 감소하므로 영양 상태에 미치는 영향을 관찰해야 한다.
- 눈 병변의 홍채 모양체염이나 망막 포도막염의 경우, 백내장이나 녹내장 등의 합병 빈도가 높게 나타난다. 시력이 저하되면 복구가 어려우므로 조기 발견을 위한 관찰이 중요하다.
- 결절성 홍반은 피부 아래에 불규칙하게 결절을 다발하는 피하지방 조직을 중심으로 발생하는 염증으로, 다리에서 많이 볼 수 있다. 통증이 있고, 때로 발열과 전신 권태감을 동반하기 때문에 전신 증상과 병행해 관찰할 필요가 있다.
- 간의 피로와 구역질 등 증상을 관찰하고 일상생활에 미치는 영향을 관찰한다.
- 관절염은 무릎이나 발꿈치, 손목 뼈 관절에서 주로 발생한다. 고통 때문에 일정한 자세를 유지하기 어려워 수면 장애를 일으키기도 하므로, 통증에 대한 정보와 함께 수면 상태나 일상생활에 미치는 영향을 파악하는 것이 중요하다.
- 🔍 잠재적 간호 문제 : 식이요법에 대한 지식 부족에 따른 저영양 상태/구강 내 청결 유지가 어려움/관절통에 의한 신체 손상 가능성/피로감에 따른 자기관리 부족/골절에 대한 불안감으로 활동 범위 제한 가능성 |
| 약의 효과 · 부작용에 대한 관찰 | 병기, 병변의 범위, 중증도, 합병증 등 종합적으로 상황을 판단하여 치료 방침을 결정한다. 따라서 약물의 효과 · 부작용을 관찰하는 것은 향후 치료 방침을 결정하는 데 중요하다.
- 기본적인 치료는 내과 치료에 의한 완치가 목적이 아니라, 증상 완화와 관해기의 유지다. 따라서 약의 효능과 환자의 QOL 사이의 연관성을 파악한 지원이 필요하다.
- 약에 의해 부작용이 다르기 때문에 사용하는 약물의 종류를 파악하고 부작용 증상을 예측하고 관찰하는 것이 중요하다.
- 사라조설파피리딘, 메사라딘은 염증을 억제하기 위해 투여한다. 정확한 타이밍에 치료 내용을 변경하거나 검토할 수 있도록 약의 효과와 부작용을 파악하는 것이 중요하다.
- 사라조설파피리딘과 메사라딘은 발열, 발진, 구역질, 식욕부진, 설사, 복부 통 |

	증, 두드러기 등의 부작용이 나타난다. ● 증상이 강한 경우에는 부신피질호르몬 제제(스테로이드)를 사용하지만, 쉬운 감염 상태와 골다공증 등 부작용의 위험이 높기 때문에 복용량과 투약 경과를 파악한 후 증상을 관찰하고 지원하는 것이 필요하다. 또한 체중 감소 조절이 어렵기 때문에 이탈 증상 등을 일으킬 가능성을 고려하여 지원하는 것이 중요하다. 🔍 공동 문제 : 약물의 부작용 🔍 잠재적 간호 문제 : 복약 관리 어려움/부작용이 일상생활에 미치는 영향/골절에 대한 불안에서 활동 범위를 제한할 가능성
환자 · 가족의 심리 사회적 측면의 파악	약물 요법과 식이요법 등의 치료를 장기간 계속해야 하는 환자는 치료로 인한 스트레스가 생길 수 있다. 질병과 치료에 대한 지식과 인식을 파악하고 스트레스 완화를 위한 지원이 필요하다. ● 사회적 역할에 따라 다양한 스트레스를 받기 때문에 환자·가족의 불안에 대한 적절한 지원이 필요하다. ● 장기 치료가 필요하므로 사회 자원의 활용이나 'IBD(염증성 장 질환) 환자 모임' 같은 정보를 제공하는 것이 필요하다. 🔍 잠재적 간호 문제 : 설사 증상으로 인한 수면 장애/건강 상태의 불확실성에 대한 불안/스트레스에 의한 재발 가능성/주변인들의 질환에 대한 이해 부족

Step1 영향 평가	Step2 간호 초점	Step3 계획	Step4 실시	Step5 평가

간호 문제 리스트

#1 빈번한 배변으로 일상생활에 지장을 초래한다(배설 패턴).
#2 야간에도 계속 설사 증상이 나타나 수면 장애가 될 가능성이 있다(잠-휴식 패턴).
#3 점액 혈변이나 설사로 항문 주위의 점막·피부에 장애가 일어나기 쉬운 상태이다(영양-대사 패턴).
#4 유발 요인의 인식 부족과 관련해 증상 악화의 가능성이 있다(건강 지각-건강관리 패턴).
#5 식이요법에 대한 지식 부족과 관련해 저영양 상태에 빠질 가능성이 있다(영양-대사 패턴).
#6 피로감에 따른 자기관리 부족의 가능성이 있다(활동-운동 패턴).
#7 골절(약물의 부작용인 골다공증으로)에 대한 불안감으로 활동 범위를 제한할 수 있다(활동-운동 패턴).
#8 장기간 치료의 지속에 따른 스트레스로 재발될 가능성이 있다(코핑-스트레스 내성 패턴).
#9 병의 상태에 대한 불확실성으로 환자·가족의 불안감이 있다(자기 인식 패턴).
#10 질환에 대한 이해를 주위 사람에게 얻지 못해 치료를 계속하기 어려워진다(건강 지각-건강관리 패턴).

간호의 우선순위 지침

● 재발과 회복을 반복하게 되어 만성적인 경과를 보아야 하는 경우가 많으며, 관해기로의 이행이나 관해기 유지를 위해 치료가 장기화하기 쉽다. 환자의 중증도와 임상 경과를 고려하여 간호의 우선순위를 결정하는 것이 중요하다.
● 수반 증상이나 약물의 부작용으로 인한 문제는 일상생활이나 QOL에 강한 영향을 주기 때문에 계획적인 중재가 필요하다.
● 재발 예방과 관행기의 유지를 위해 유발 요인에 관한 케어가 필요하며, 주위의 지원 체제와 장기적인 치료로 인한 스트레스 상황을 염두에 두어야 한다.

Step1 영향 평가	Step2 간호 초점	Step3 계획	Step4 실시	Step5 평가

1 간호 문제 / 간호 진단 / 간호 목표(간호 성과)

간호 문제

#1 빈번한 배변에 따라 일상생활에 지장을 초래한다.

간호 진단

설사

관련 요인: 염증, 약물 치료의 유해 작용, 높은 스트레스 수준

진단 지표

☐ 적어도 하루에 3회 연한 액상의 변 배출

☐ 장 소리의 항진

☐ 복통

간호 목표(간호 성과)

〈장기 목표〉 배변 상황을 파악해 일상생활에서 지장 없이 지낼 수 있도록 관리한다.

〈단기 목표〉 1) 배변 조절의 중요성을 이해한다. 2) 약물 요법을 이해한다. 3) 약물 요법을 적절하게 실시할 수 있다. 4) 식사법을 이해할 수 있다. 5) 식이요법을 이해할 수 있다. 6) 식이요법을 실시할 수 있다. 7) 발병 이전과 같은 일상생활을 유지할 수 있다.

간호 계획 / 중재 포인트와 근거

OP 경과 관찰 항목

- 배변 횟수, 양, 색깔, 양상, 패턴

- 약물 요법 식이요법의 실시 상황

➡ 배변 상태를 항상 확인한다. **근거** 배변에 관한 증상과 수반 증상을 관찰하고 ADL에 미치는 영향을 판단한다.

➡ 유발 인자를 포함해 부적절한 치료 행동에 대한 환자의 주관적인 의견을 듣고, 간호사가 실제로 관찰한다. **근거** 증상에 미치는 영향을 알아둘 필요가 있다.

TP 간호 치료 항목

- 배변으로 인해 달라진 일상생활에서의 행동에 대해 함께 생각한다.
- 배변 상황을 고려하여 행동 관리를 함께 생각한다.
- 약물 요법을 적절히 수행할 수 있도록 지원한다.
- 식이요법을 적절하게 수행할 수 있도록 지원한다.

➡ 배변 패턴과 ADL과의 연관을 파악한다. **근거** 배변 패턴의 변화가 일상생활에 미치는 영향을 함께 확인하여 문제점을 명확히 하고, 이에 대한 환자의 의견을 확인하면서 지원한다.

➡ 치료에 대한 행동 변화를 돕는다. **근거** 잘못된 치료 행동을 하는 경우에는 그 이유를 파악한 뒤, 배변 증상을 조절해주어야 한다.

EP 환자 교육 항목

- 배변 횟수와 양, 색깔, 양상, 패턴 등을 관찰하고 증상에 변화가 있으면 보고하도록 전달한다.
- 환자가 할 수 있는 일은 스스로 하도록 설명한다.
- 적절한 치료 방법, 치료 효과, 부작용에 대해 설명한다.

- 컨디션이 안 좋을 때에는 의료진에게 도움을 요청하도록 설명한다.

➡ 자기관리에 대한 의식을 높인다. **근거** 일상생활에 미치는 영향과 유발 요인 등을 환자가 파악하고, 이를 자신의 문제로 인식하여 문제 해결을 위해 노력할 필요가 있다. 또한 가능한 한 환자 스스로 문제를 해결함으로써 자존감을 갖도록 한다.

➡ 부담을 경감시키도록 노력한다. **근거** 자기관리를 너무 강조할 경우, 힘든 상황에서도 의지할 수가 없으므로 부담이 강해진다. 이를 고려하여 지원할 필요가 있다.

2 간호 문제 / 간호 진단 / 간호 목표(간호 성과)

간호 문제

#2 야간에도 계속 설사를 하여 수면에 지장을 받을 수 있다.

간호 진단

불면증

관련 요인: 신체적 불편(설사), 약물 치료, 환경 요인

진단 지표

☐ 환자가 수면 지속이 어려움을 호소

☐ 환자가 수면에 대한 불만족을 호소한다.

☐ 환자가 다음 날에 영향을 받아 수면 장애를 호소한다.

간호 목표(간호 성과)

〈장기 목표〉 설사가 완화되고 휴식과 활동의 균형을 조절할 수 있다.

〈단기 목표〉 1) 유발 요인을 이해할 수 있다. 2) 적절한 치료 방법을 이해할 수 있다. 3) 적절한 치료 조치를 취할 수 있다. 4) 수면 상태를 알 수 있다. 5) 활동을 고려하여 수면 시간을 확보할 수 있다.

<table>
<tr><th>간호 계획</th><th>중재 포인트와 근거</th></tr>
<tr><td>

OP 경과 관찰 항목

- 배변 횟수, 양, 색깔, 양상, 패턴, 배변에 의한 고통

- 약물 요법, 식이요법의 실시 상황
- 수면 상태

</td><td>

➡ 증상의 변화를 파악한다.　근거 배변이 수면에 주는 영향을 파악하기 위해 배변에 관한 증상과 수반 증상을 관찰해야 한다.

➡ 치료의 실시 상황이나 수면 상태에 관해 환자의 주관적인 의견만 들을 게 아니라 의료진이 실제로 관찰하고 문제를 제대로 파악한다.　근거 주관적인 정보 또는 객관적인 정보만으로는 적절한 상황 판단을 하기 어렵고, 다각적으로 정보를 파악할 필요가 있다.

</td></tr>
<tr><td>

TP 간호 치료 항목

- 수면 시간을 확보할 수 있도록 병실 방문 시간이나 횟수에 주의를 기울이고, 환경 정돈 등에 대해 연구한다.

</td><td>

➡ 의료 행위가 불면증의 원인이 되지 않도록 관련 팀에서 검토한다.　근거 수면 시간을 방해하지 않도록 야간에 진료를 보지 않고 낮에 병실을 방문하도록 배려한다.

</td></tr>
<tr><td>

EP 환자 교육 항목

- 수면 상태를 보고하도록 설명한다.
- 배변 패턴을 파악하여 수면 시간을 확보하는 것이 중요하다는 것을 전달한다.

</td><td>

➡ 수면 패턴의 인식을 촉진한다.　근거 환자 자신이 수면에 관한 문제를 파악하여 대처 행동을 하게 한다.

</td></tr>
</table>

<table>
<tr><th>3 간호 문제</th><th>간호 진단</th><th>간호 목표(간호 성과)</th></tr>
<tr><td>

#3 점도 혈변이나 설사로 항문 주위의 점막·피부 장애가 일어나기 쉬운 상태다.

</td><td>

피부 통합성 장애 위험 상태
위험 요인: 설사, 약물 치료, 영양 상태의 불균형

</td><td>

〈장기 목표〉 항문 주위의 점막·피부 장애를 일으키지 않는다.
〈단기 목표〉 1) 항문 주위의 점막·피부 질환이 일어나기 쉬운 상태임을 이해할 수 있다. 2) 배변 후 항문 주위의 청결 조치를 취할 수 있다.

</td></tr>
</table>

<table>
<tr><th>간호 계획</th><th>중재 포인트와 근거</th></tr>
<tr><td>

OP 경과 관찰 항목

- 항문 주위의 점막·피부 장애 유무, 정도(발적, 부기, 통증)

</td><td>

➡ 이상의 조기 발견이 중요하다.　근거 점막·피부 상태를 적시에 파악하고 대처하는 것이 장애의 예방으로 이어진다.

</td></tr>
<tr><td>

TP 간호 치료 항목

- 온수 세정 변기의 위치와 사용 방법을 함께 확인한다.

- 항문 주위를 관찰할 때는 수치심을 충분히 고려하여 실시한다.

</td><td>

➡ 설명뿐만 아니라 함께 실시해보고 기억하기 쉽도록 도와준다.　근거 세정 변기를 사용해본 경험이 없는 경우 또는 연령을 고려하여 세척 부위와 방법을 설명한다.
➡ 환자의 수치심을 파악한다.　근거 비교적 젊은 층의 발병이 많으므로, 항문 주위의 관찰에 부정적인 환자의 기분을 고려해야 한다.

</td></tr>
<tr><td>

EP 환자 교육 항목

- 배변 후 항문 주위를 부드럽게 세척하고 자극을 주지 않고 깨끗이 하는 방법을 설명한다.

- 스테로이드제를 사용하면 감염이 쉬운 상태에 있기 때문에 항문 주위의 감염 예방에 대한 중요성을 설명한다.

</td><td>

➡ 방법을 설명한다.　근거 강하게 비비거나 강한 자극, 비누를 사용하는 등 잘못된 세척을 실시하는 것은 비효과적이다.
➡ 치료의 부작용이 피부 장애를 일으킨다는 것을 설명한다.　근거 의식적으로 예방 행동을 할 수 있도록 지원하는 것이 중요하다.

</td></tr>
</table>

4 간호 문제	간호 진단	간호 목표(간호 성과)
#4 유발 요인에 대한 인식 부족으로 증상이 악화될 가능성이 높다.	비효과적인 건강 유지 **관련 요인**: 커뮤니케이션 기술의 부족, 비효과적 개인 코핑 **진단 지표** ☐ 기본적으로 건강한 습관의 실천에 대한 지식이 부족하다는 것을 보여준다. ☐ 건강을 위한 행동이 부족했던 과거 전력	〈장기 목표〉 일상생활에서의 유발 요인을 이해하고 증상이 더 이상 악화되지 않는다. 〈단기 목표〉 1) 유발 요인을 말할 수 있다. 2) 일상생활에 적절한 예방 행동을 할 수 있다.

간호 계획	중재 포인트와 근거
OP 경과 관찰 항목 • 유발 요인에 대한 지식, 인식 정도, 예방 행동 상황	➡ 처음 발병이나 재발 등의 임상 경과를 근거로 유발 요인에 대한 지식 정도, 예방 조치의 실시 상황을 파악한다. **근거** 적절한 중재를 위해서 현황을 아는 것이 중요하다.
TP 간호 치료 항목 • 일반적인 유발 요인의 확인과 함께 환자의 지금까지의 생활에서 유발 요인을 함께 생각해본다.	➡ 환자의 생활 환경을 고려한다. **근거** 유발 요인을 명확히 하여 환자 스스로 예방 조치를 해나갈 수 있도록 지원하기 위해서다.
EP 환자 교육 항목 • 환자와 가족에게 유발 요인에 대해 설명한다.	➡ 환자뿐만 아니라 가족이 참여할 수 있는 시간을 고려하여 설명한다. **근거** 일상생활에서 예방 행동을 하기 위해서는 가족의 협력이 중요하다.

5 간호 문제	간호 진단	간호 목표(간호 성과)
#5 식이요법에 대한 지식 부족으로 저영양 상태에 놓일 가능성이 있다.	영양 섭취 소비 균형 이상: 필요량 이하 **관련 요인**: 음식의 섭취가 불가능하다. 심리적 요인 **진단 지표** ☐ 복통 ☐ 정보의 부족 ☐ 착각	〈장기 목표〉 적절한 식이요법을 실시하고 영양 상태가 저하되지 않도록 한다. 〈단기 목표〉 1) 식이요법의 중요성을 이해한다. 2) 적절한 식이요법을 할 수 있다. 3) 저영양 상태의 지표를 안다.

간호 계획	중재 포인트와 근거
OP 경과 관찰 항목 • 식이요법에 대한 이해 · 실시 상황, 식습관 • 저영양 상태에 대한 이해	➡ 식욕에 대한 인식을 이해한 뒤에 식이요법에 관한 이해와 지식의 정도를 파악한다. **근거** 환자에게 부족한 지식을 보충하여 효과적인 치료와 연결시킨다.
TP 간호 치료 항목 • 장을 안정시키면서도 영양 상태를 유지하는 치료법을 선택하기 위해 함께 생각하고, 환자의 결정을 지원한다. • 단식 등 식이 제한에 따르는 고통을 호소하면 경청한다.	➡ 치료 방법을 결정할 수 있게 독려한다. **근거** 한정된 범위에서 의료진과 함께 치료법을 고려하여 스스로 선택한 치료를 계속할 의사를 표명한다. ➡ 치료 효과를 촉진한다. **근거** 활동기에는 엄격한 식사 제한이 필요하고, 스트레스로 인해 증상이 악화될 가능성이 있기 때문에 효과적으로 치료를 할 수 있도록 지원한다.

- 장관에 자극이 강한 음식과 영양 상태를 유지하기 위한 규정에 대해 설명한다.

➡지금까지의 식습관을 고려한 설명이 중요하다. 근거 식습관을 고려하여 설명 내용에 따라 치료를 계속할 의사를 밝힌다.

6	간호 문제	간호 진단	간호 목표(간호 성과)
	#6 피로감에 따라 자기관리가 부족해질 가능성이 있다.	자기관리부족 증후군 **관련 요인**: 피로, 휴식 **진단 지표** ☐ 식사, 옷입기, 배설, 입욕에 관한 셀프케어 부족	〈**장기 목표**〉 피로의 정도에 따라 셀프케어를 할 수 있다. 〈**단기 목표**〉 1) 안정의 필요성을 이해할 수 있다. 2) 필요에 따라 의료진의 도움을 요청할 수 있다.

간호 계획	중재 포인트와 근거

OP 경과 관찰 항목

- 과거와 현재의 자기관리 상황

➡문제를 명확히 한다. 근거 현재 자기관리 상황을 파악하면 과거의 자기관리 상황을 알 수 있으므로, 환자가 할 수 있는 것과 할 수 없는 것을 검토한다.

- 치료의 휴식도, 활동량과 피로 정도

➡안정도를 고려한 중재가 필요하다. 근거 병기에 따라 휴식 보장 상황, 활동으로 인한 피로의 정도를 관찰한다.

TP 간호 치료 항목

- 피로 정도에 따라 자기관리 내용을 함께 고려한다.
- 안정에 따른 스트레스를 고려하여 지원을 실시한다.

➡자기 결정과 자기 존중을 지지한다. 근거 환자가 할 수 있는 것과 할 수 없는 것을 함께 생각하고, 스스로 셀프케어 능력이 있음을 자각하고 자신감을 가질 수 있도록 지원한다.

EP 환자 교육 항목

- 휴식의 필요성을 설명한다.
- 그날의 피로 때문에 할 수 없는 것은 의료진에게 지원을 요청하도록 설명한다.

➡안정의 중요성을 설명한다. 근거 휴식의 중요성과 필요성을 설명하고, 피로감이 심할 때는 무리하지 말고 의료진에게 도움을 요청해야 한다는 것을 알리고 치료를 효과적으로 할 수 있도록 지원한다.

7	간호 문제	간호 진단	간호 목표(간호 성과)
	#7 골절(약의 부작용인 골다공증)에 대한 불안으로 활동 범위를 제한할 가능성이 있다.	활동 내성 저하 **관련 요인**: 약물 요법 **진단 지표** ☐ 활동량의 저하	〈**장기 목표**〉 안전을 고려하여 범위를 제한하는 일 없이 활동할 수 있다. 〈**단기 목표**〉 1) 부작용에 대해 제대로 이해할 수 있다. 2) 불안감에 대해 말할 수 있다. 3) 골절 예방에 대해 생각하고 행동할 수 있다.

간호 계획	중재 포인트와 근거

OP 경과 관찰 항목

- 부작용에 대한 지식 정도

➡부작용에 대한 지식 파악 근거 문제를 명확히 하고 적절한 지원을 할 필요가 있다.

- 활동에 대한 불안의 유무, 정도

➡표정이나 태도 등 객관적인 정보를 중요시한다. 근거 활동이 골절로 이어질지 모른다는 불안감을 파악하고 지원한다. 이후 지원에 대한 평가도 중요하다.

TP 간호 치료 항목

- 불안한 감정을 표출할 수 있도록 한다.

- 활동 시 필요에 따라 함께 행동한다.
- 환경을 정비한다.

EP 환자 교육 항목

- 약의 부작용을 고려하여 활동 방법에 대해 설명한다.

⮕ 환자의 생각을 경청하는 자세로 듣는다. 근거감정을 의료진에게 전달하여 자신의 문제를 명확히 하고 불안감을 경감할 수 있도록 돕는다.

⮕ 활동에 대한 자신감을 가진다. 근거불안감이 강한 경우에는 함께 행동하고 서서히 자신감을 가질 수 있도록 지원하는 것이 필요하다.

⮕ 약물의 부작용과 불안의 정도를 고려하여 설명한다. 근거일방적인 활동 방법에 대한 설명은 행동의 변화를 이끌어내지 못하므로 환자의 생각에 입각한 설명이 중요하다.

---

8 간호 문제	간호 진단	간호 목표(간호 성과)
#8 장기간 치료 지속에 따른 스트레스로 재발 가능성이 있다.	**비효과적 코핑** **관련 요인**: 병의 강도의 위협, 적응 문제 때문에 에너지를 유지할 수 없다. 입수 가능한 자원이 부적절함 **진단 지표** ☐ 역할이 기대를 만족하지 못한다. ☐ 잘못된 문제 해결 ☐ 사회적 지원의 활용 감소	〈장기 목표〉 스트레스를 완화하면서 재발되지 않고 지낼 수 있다. 〈단기 목표〉 1) 치료에 대한 생각을 표출할 수 있다. 2) 기분 전환을 위한 조치를 취할 수 있다. 3) 적절한 치료 조치를 취할 수 있다.

간호 계획	중재 포인트와 근거

OP 경과 관찰 항목

- 증상의 유무, 정도

- 질병 치료에 대한 인식의 정도, 치료 행동

- 스트레스의 유무와 정도, 기분 전환 등 활동 상황

⮕ 증상의 변화를 파악한다. 근거조기에 대처할 수 있도록 증상의 변화를 파악한다.

⮕ 증상의 변화와 관련지어 관찰한다. 근거치료의 노력을 평가한다.

⮕ 스트레스 상황을 파악한다. 근거어느 정도 스트레스를 받고 있는지, 기분 전환을 어떻게 하고 있는지 파악해 개별성을 고려하여 지원한다.

TP 간호 치료 항목

- 치료 지속에 대해 갖는 감정의 표출을 돕는다.

- 환자가 기분 전환을 할 수 있는 활동을 함께 생각한다.

- 환자의 생활을 고려하여 치료 행동을 할 수 있도록 의사에게 조정을 의뢰한다.

⮕ 청취자의 자세로 지원한다. 근거감정을 표출하고 스트레스 완화와 연결시킨다.

⮕ 환자와 함께 계획한다. 근거환자가 스스로 계획하는 것이 중요하다.

⮕ 환자의 생활에 복약 계획을 맞춘다. 근거환자의 사회 배경이 다르기 때문에 라이프스타일을 파악하고 치료를 효과적으로 할 수 있도록 지원한다.

EP 환자 교육 항목

- 스트레스는 유발 인자가 될 수 있음을 설명한다.

- 치료를 계속하는 데 어려움이 생겼을 때는 언제든 의료진과 상담하도록 설명한다.

⮕ 유발 인자를 포함하여 재발 가능성이 높은 내용을 고려하여 설명할 필요가 있다. 근거재발 예방을 위한 행동을 세세하게 파악하여 설명한다.

⮕ 지원 체제가 있음을 전한다. 근거환자와 가족은 무엇을 어디에서 상담해야 할지 몰라 불안해하는 경우가 많다. 미리 지원 체제를 설명해주는 것이 중요하다.

9 간호 문제	간호 진단	간호 목표(간호 성과)
#9 병의 상태에 대한 불확실성 때문에 환자·가족이 불안감을 느낀다.	**불안** **관련 요인**: 경제 상황의 변화, 경제 상황에 대한 위협, 건강상의 변화, 건강에 대한 위협, 역할 기능의 변화, 역할 기능에 대한 위협 **진단 지표** □ 불확실성 □ 인생에서 일어나는 변화에 대한 염려를 표출한다. □ 설사 □ 복통	〈**장기 목표**〉 환자·가족의 불안감 완화 〈**단기 목표**〉 1) 질환의 경과에 대해 이해할 수 있다. 2) 장기 치료의 필요성에 대해 이해할 수 있다. 3) 의료진이나 가족과 서로의 생각을 표현할 수 있다. 4) 사회 자원의 활용을 고려할 수 있다.

간호 계획	중재 포인트와 근거
OP 경과 관찰 항목 • 환자·가족의 질환과 치료에 대한 이해 상황 • 환자·가족의 심리 사회적 측면의 파악	➡ 질환과 치료에 대해 파악하는 방법을 안다. **근거** 질환과 치료에 대한 이해가 적절치 못해 불안을 느낄 가능성이 있다. 환자의 이해 상황을 파악하기 위해 중재해야 한다. ➡ 심리 상태의 변화를 파악한다. **근거** 환자·가족은 심리적·경제적으로 부담을 느끼기 쉽기 때문에 심리·사회적 측면을 파악하여 중재하는 것이 중요하다.
TP 간호 치료 항목 • 질환의 경과와 치료의 지속에 대해 현실적인 전망을 갖도록 설명한다. • 가족의 역할과 기능을 유지하도록 지원한다. • 사회 자원 활용 정보를 제공하고 케이스 워커와의 조정을 한다. • 같은 질환이나 장애를 가진 환자나 가족과 관계를 맺을 수 있는 기회를 제공하고, 장래에 대한 전망을 갖도록 지원한다.	➡ 장래에 대한 전망을 가진다. **근거** 원인 불명에 대해 불안감을 갖기 때문에 환자·가족의 반응을 파악하여 설명하는 것이 중요하다. ➡ 가족의 배경을 파악하여 지원한다. **근거** 역할을 잃는 것에 대한 불안과 상실감을 예방하기 위해 지원한다. ➡ 환자와 가족이 납득하는 사회 자원의 정보를 제공한다. **근거** 환자·가족은 사회 자원의 정보를 구하는 방법을 모르므로 이에 대한 지원은 중요하다. ➡ 환자, 가족에게 정보 제공을 지원한다. **근거** 정보와 지식은 불안의 경감, 해소로 이어진다. 또 같은 질환을 갖고 있는 환자를 접함으로써 장래에 대한 전망을 갖게 된다. QOL 향상으로 이어지도록 지원하는 것도 중요하다.
EP 환자 교육 항목 • 질환과 치료에 대해 환자와 가족에게 설명한다.	➡ 사회적인 배경을 고려하여 설명한다. **근거** 질환과 치료에 대한 이해는 불확실한 문제를 명확하게 하고, 대처 방법 등 전망을 갖게 해주므로 불안을 경감시킬 수 있다. 환자의 사회적인 배경에 맞게 설명하는 것이 중요하다.

10 간호 문제	간호 진단	간호 목표(간호 성과)
#10 질환에 대한 이해를 주변에서 얻지 못해 치료를 지속하기 어렵다.	**비효과적 자기 건강관리** **관련 요인**: 가족의 부조화, 사회적 지원의 부족 **진단 지표** □ 치료 계획을 일상생활에 적용할 수 없다.	〈**장기 목표**〉 치료를 계속할 수 있다. 〈**단기 목표**〉 1) 치료 지속의 장벽이 되는 문제를 명확히 할 수 있다. 2) 문제에 대한 대처 행동을 할 수 있다. 3) 치료 지속을 희망한다는 표현을 할 수 있다.

□ 지시된 치료 방법을 실시하기 어렵다고 말한다.

간호 계획	중재 포인트와 근거

OP 경과 관찰 항목

- 치료의 대처 상황

❏ 치료에 대한 자세의 변화를 파악한다. **근거** 치료를 계속할 수 없는 배경을 예측하고, 조기 중재와 증상 악화를 막기 위한 중재가 중요하다.

- 가족이나 직장의 환경을 포함한 사회적 배경

❏ 환자가 처한 환경을 파악한다. **근거** 적절한 중재로 중요한 주변인을 포함한 관계성을 파악할 필요가 있다.

TP 간호 치료 항목

- 치료 지속에 장벽이 되는 문제를 함께 생각한다.
- 치료 지속을 방해하는 문제의 해결을 함께 생각한다.
- 가족의 협력이 필요한 이유를 전하는 등 환자와 가족이 논의할 수 있는 기회를 마련한다.

❏ **근거** 의료진과 함께 생각하여 문제를 간과하는 요인을 파악하고, 적절한 대처 방법을 찾을 수 있다.

❏ 가족과의 조정을 돕는다. **근거** 환자가 가족에게 적절한 표현으로 자신의 생각을 전할 수 없는 경우도 있다. 이때 의료진이 환자와 가족의 반응을 고려하면서 가족의 협력을 얻도록 지원한다.

EP 환자 교육 항목

- 치료 지속의 필요성을 설명하고 경우에 따라 증상이나 치료에 맞춘 작업 내용 변경, 생활에 맞춘 치료 방법의 변경 등이 필요하다는 것을 설명한다.

❏ 환자의 생활 배경, 치료 지속성과 관련하여 개별적인 내용으로 설명한다. **근거** 치료 지속과 사회적 역할 중 어느 쪽을 중요시하더라도 두 가지를 연결시킬 수는 없다. 환자의 생활을 충분히 고려하여 치료를 지속하는 것이 중요하다.

Step1 영향 평가　Step2 간호 초점　Step3 계획　**Step4 실시**　Step5 평가

병기·병태·중증도별 관리 포인트

【활동기】대량 출혈이나 자주 일어나는 설사, 복통, 발열에 따른 고통과 불편이 크고, 수면이나 배설 등 일상생활에 크게 영향을 주기 때문에 증상 완화를 중심으로 한 케어가 중요하다. 또한 증상에 따라 이루어지는 식이요법, 약물 요법에 따른 스트레스가 크기 때문에 치료가 효과적으로 이루어지도록 지원해야 한다.

【관해기】재발 예방을 위한 증상을 유지할 수 있도록 자기관리 능력을 향상시키는 데 도움이 필요하다. 식이요법이나 약물 요법 등 치료의 필요성과 주의점을 이해하고 재발 요인의 인식을 촉진하며, 장기적인 예방에 몰두하도록 지원하는 것이 중요하다. 또한 가족에게는 치료에 관한 지도와 함께 심리적 도움이 필요하다.

간호 활동(간호 중재) 포인트

증상으로 인한 고통 완화

- 복통이나 설사 증상의 유무와 정도를 관찰하고 상태에 따라 적절한 지원을 실시한다.
- 수반 증상의 유무와 정도를 관찰하고 고통 완화에 대해 예측하면서 지원한다.
- 증상의 정도에 따라 자기관리 행동이 부족할 수 있기 때문에 환자가 자존감을 높이도록 지원이 필요하다.
- 배변이 빈번해질 경우, 경제적인 이유 등을 충분히 고려하여 독실로 조정하고, 휴대용 화장실 사용이나 화장실과 병실의 거리 등 배변 환경에 대한 배려가 중요하다.
- 빈번한 설사에 따른 항문 주위 피부 질환에 대해 예방 차원에서 관리할 필요가 있다.
- 증상이 계속되어 미래의 전망이 보이지 않아 초조함 등 심리적 고통을 받는 데 대한 지원이 필요하다.
- 단식과 투약의 필요성을 설명하고 고통의 완화로 이어지는 효과적인 치료를 할 수 있도록 지원한다.

- 고통 상태에 있는 환자·가족의 생각을 고려하여 지원한다.

치료의 지도

- 치료 목적으로 관해기로 전환하며 관해기를 유지해야 한다는 인식을 가질 수 있게 돕는다.
- 약물 치료를 계속하는 이유와 중요성에 대해 설명하고, 적절한 치료 행동을 취할 수 있도록 지원한다.
- 스테로이드 약물 치료에 즈음해, 효과와 부작용에 대해 설명하고 감염되기 쉬운 상태나 골절을 일상생활에서 미리 방지하도록 하는 행동 지도가 중요하다. 또한 자체 판단에 따른 스테로이드 약물 중단의 위험성에 대해 설명한다.
- 증상이 심한 경우, 단식 등 식이요법의 필요성을 설명하고 적절한 치료 행동으로 이어질 수 있도록 지원한다.
- 식이요법의 필요성을 설명하고 장관에 자극을 주지 않는 식재료를 사용한 메뉴 등을 고안하는 등 지원을 한다.
- 치료의 중요성을 가족에게 지도하고 환자와 협력의 필요성을 설명한다.

유발 요인에 관한 지도

- 일반적인 유발 요인에 대한 정보를 제공하며, 지식의 유무를 확인하는 동시에 지금까지 환자의 생활에서 보았을 때 일어날 수 있는 유발 요인에 대해 주의하고 개선하도록 지원한다.
- 가족 등 주위의 지원 상황을 확인하고, 관해기 유지를 위한 협력의 필요성을 설명한다.

사회 자원 활용의 원조

- 주위의 이해를 얻지 못한 것에 의한 정신적 스트레스가 유발 요인이 되어 재발하는 것을 예방하기 위해 학교나 직장과 연락을 취하고 협력을 얻을 수 있도록 조정한다.
- '장루 환자 모임' 등 같은 질환이나 장애를 갖고 있는 환자나 가족과 만날 기회를 제공한다.
- 장루 보유자에게 사회보장제도에 관한 정보를 제공하고 사회복지사와 연락을 취한다.

퇴원·요양 지도

- 유발 인자를 제거하고 심신이 편안해질 수 있도록 환경 조정을 지원한다.
- 약물 요법의 장기적인 지속 필요성을 확인하고, 증상의 변화를 의사에게 보고하도록 지도한다.
- 스테로이드를 포함한 약물의 부작용과 예방 방법을 설명하고 부작용 발생 시에는 즉시 연락하도록 지도한다.
- 식이요법을 계속할 수 있도록 환자의 식습관과 생활 배경 등을 고려하여 지도한다.
- 장기간 지속적인 외래 진료의 필요성을 설명한다.
- 임신과 출산을 원하는 경우 상황에 맞는 정보 제공을 실시한다.
- 장기 경과 사례에서는 대장암을 합병할 수 있으므로 정기적인 검사의 필요성을 전달한다.

| Step1 영향 평가 | Step2 간호 초점 | Step3 계획 | Step4 실시 | Step5 평가 |

평가 포인트

간호 목표의 달성도

- 치료 내용을 이해하고 계속해서 실시할 수 있는가?
- 전신 관리를 실시해 발병 이전의 ADL을 유지할 수 있는가?
- 활동 상황을 고려하여 수면 시간을 확보할 수 있는가?
- 적절한 배변 관리를 하고 항문 주위를 청결하게 유지할 수 있는가?
- 일상생활 속에서 유발 요인을 제어할 수 있는가?
- 식이요법을 제대로 실시하고, 식사를 관리하며 영양 상태를 유지할 수 있는가?
- 필요에 따라 자기관리의 지원을 요청할 수 있는가?
- 약물 요법의 부작용을 이해하고 예방 행동이나 안전성을 고려한 활동을 할 수 있는가?
- 질병의 전망에 관한 환자·가족의 불안감이 완화되고, 일상생활을 위한 긍정적인 감정을 갖게 할 수 있는가?
- 가족이나 학교·직장 등 주변 사람들의 이해를 얻어 일상생활에 적응할 수 있는가?

궤양성 대장염 환자의 병태 관계도와 간호 문제

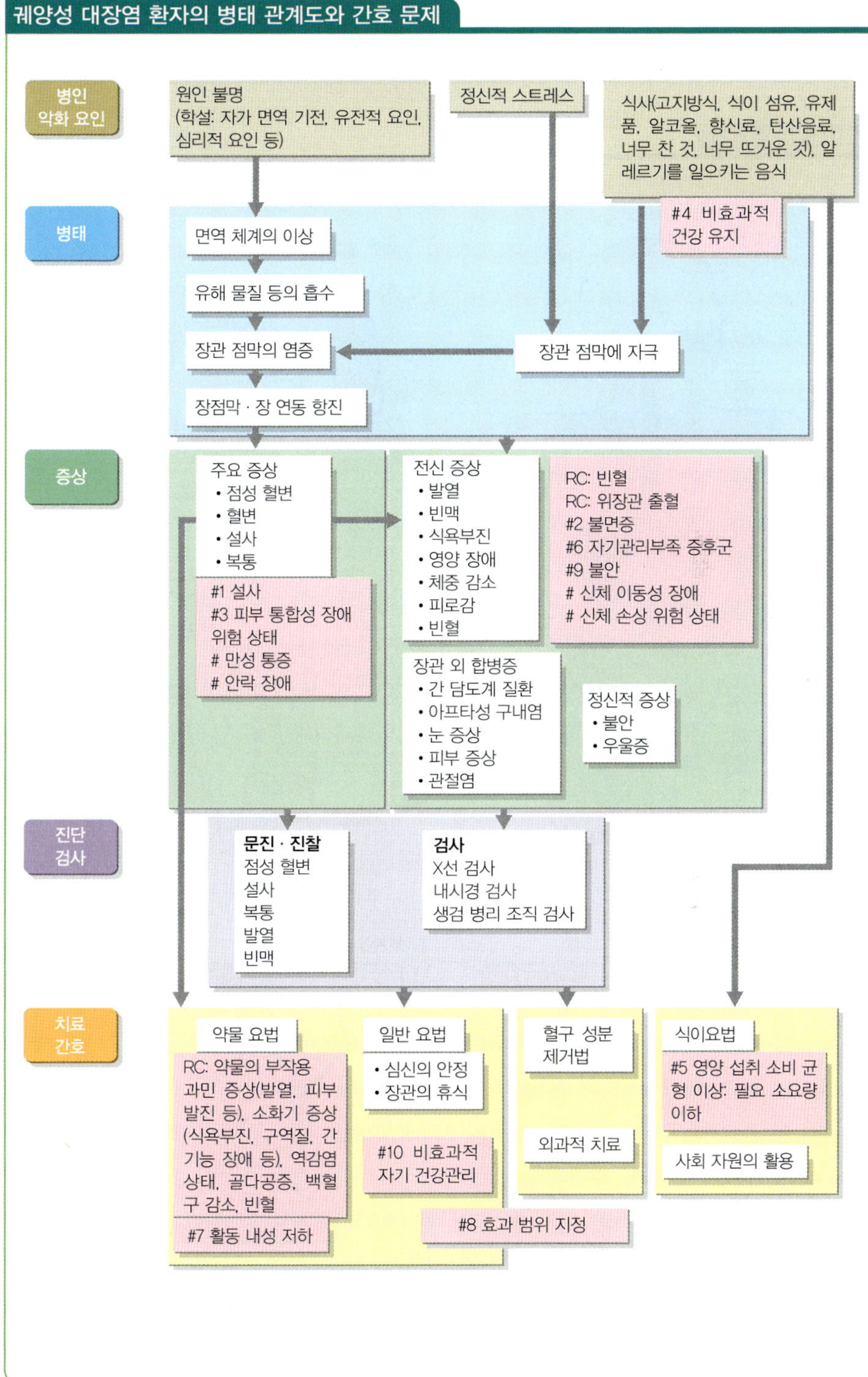

후지이 도시미쓰 · 나가호리 마사카즈 · 와타나베 마모루

눈으로 보는 질환

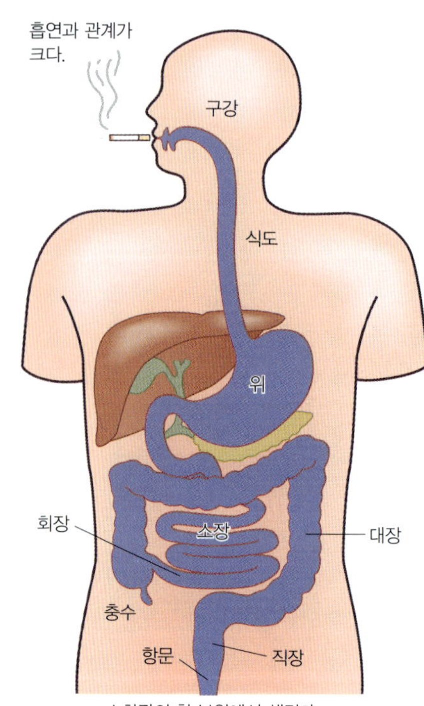

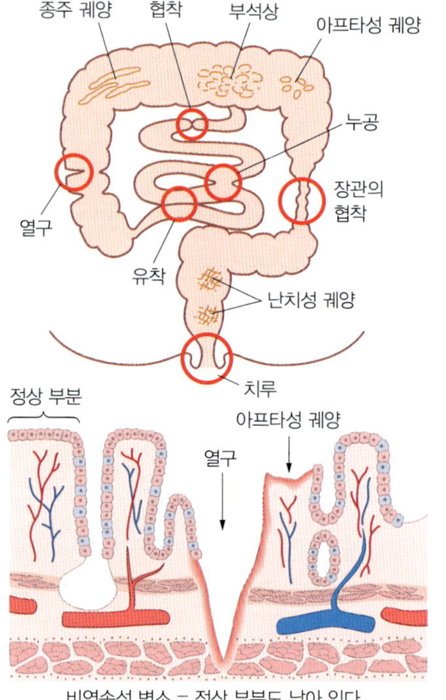

종주 궤양

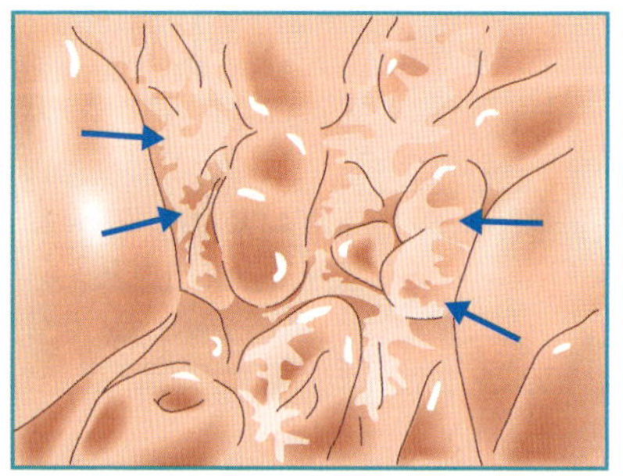

부석상

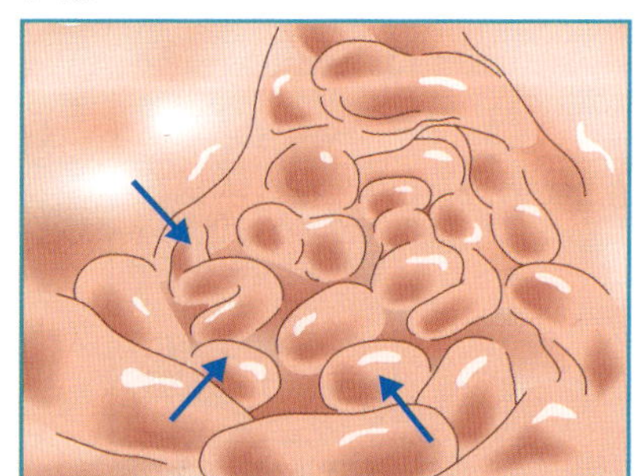

■그림 23-1 크론병의 병태

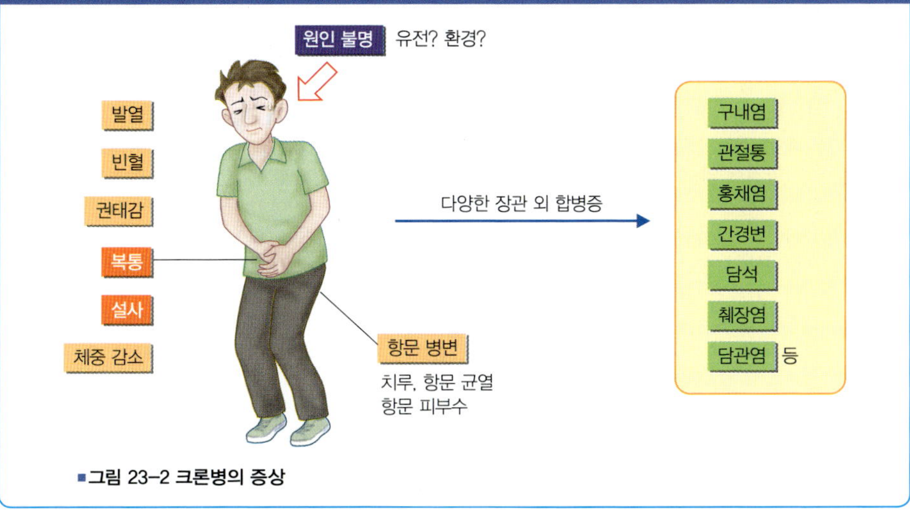

■ 그림 23-2 크론병의 증상

병태 생리

| 크론병은 소화관에 만성 염증이나 궤양이 생기는 원인 불명의 염증성 장 질환이다.

- 구강에서 항문까지 소화관의 한 부위에 비연속적인 전층성 만성 염증을 초래하는 원인 불명의 질환이다(그림 23-1).

병인·악화 요인

- 병인으로 유전 인자(쌍둥이의 높은 일치율 등), 세균 인자(무균 장염 모델에서 장염은 발병하지 않는 등), 면역 인자(세균원에 대한 면역학적 비관용 등), 환경 요인(구미형 식습관과 발병의 관계, 스트레스가 장관에 미치는 영향 등) 등이 보고되고 있다.
- 흡연이 크론병에 미치는 영향은 많은 연구에서 시사되고 있으며, 발병의 위험 인자로서 또한 수술 후 재발 등의 예후에 악영향을 미치는 것으로 알려져 있다.

역학·예후

- 일본에서 특정 질환 가입자증, 의료 수급자의 교부 건수는 약 3만2000명을 넘었으며 지금도 증가하고 있다. 남녀 비율은 약 2:1로 남성에게 많고, 10대 후반부터 20대 사이에 발병률이 높다. 크론병 자체에 의한 사망은 드물지만 치료의 부작용이나 수술 합병증과 관련하여 사망하기 때문에, 향후 장기적인 경과에서 예후와 관련해 대장암 합병이 문제가 되는 것으로 여겨진다.

증상

| 특징적인 증상은 복통과 설사다.

- 설사, 복통 등 소화기 증상, 발열이나 권태감 등 전신 증상이 대표적이다(그림 23-2). 궤양성 대장염과는 달리 혈변은 비교적 드물다. 그리고 주로 혈변 증상이 중증으로 판정되면 치료 방침이 결정된다.
- 항문 병변(항문 피부 수직, 항문 균열, 치루)을 높은 비율로 합병하고 치료 방침에 영향을 미친다. 이러한 항문 병변이 장관 증상에 선행하는 증상이나 크론병의 유일한 소견인 증례도 드물지 않다. 또한 장관 외 합병증과 관련된 증상(염증, 관절통, 피부 소견, 눈 증상 등)에도 마찬가지로 주의를 기울일 필요가 있다. 게다가 치료(예를 들면 부신피질호르몬 제제 등)와 관련해 다양한 증상이 출현하는 것에도 주의가 필요하다.

┃ 임상 증상, 내시경 소견, 병리 조직 소견으로 진단한다. 대장 결핵을 감별해야 한다.

- 위의 임상 증상이 특히 만성적으로 경과하고, 아래에 설명하는 특징적인 내시경 소견, 병리 조직 소견을 얻을 수 있으면 진단이 용이하다.
- 감별 진단으로 가장 주의해야 할 질환으로는 대장 결핵을 들 수 있다. 병리 조직학적으로 결핵균을 증명하는 것이 쉽지는 않아 폐결핵의 증거를 인정하지 않는 경우도 적지 않다. 감별이 어려운 경우에는 항결핵 약에 따라 치료하고 내시경 소견 등으로 효과 판정, 감별 진단을 할 수 있다.
- 소장 병변의 평가는 기존의 소장 조영술뿐만 아니라 최근의 더블 풍선 내시경 등의 소장 내시경이나 캡슐 내시경을 이용하는 경우가 많아지고 있다. 또한 피폭과 고통을 피하고 싶은 경우나 협착보다 심부의 장관을 평가하려는 경우에는 MRI를 이용한 장관 검사인(MR 엔테로콜론그라피) MREC가 유용하다.
- 대장 내시경 검사는 진단에 가장 효과적인 검사이며, 종말 회장까지 관찰하면 대부분의 경우 진단이 가능하다. 종주 궤양, 부석상 또는 생검 조직 소견에서 비건락성류의 상피세포 육아종이 주요 소견으로 보이지만 대장 결핵의 제거는 필요하다. 또한 상부 소화관 내시경 검사에서 위와 십이지장의 병변을 인정하기도 한다.
- 농양의 합병이나 치루의 해부학적 평가에는 MRI(또는 CT)가 유용하다.
- **● 검사값**
- 혈액 검사는 진단에 대한 특이적인 검사 항목은 아니지만 빈혈, 저단백혈증, CRP 최고치를 인정한다.

- 항문 병변으로 항문 피부 수직, 항문 균열, 치루 등을 평가한다.
- 기타 외과 치료를 요하는 합병증은 천공, 출혈(응급 수술), 협착, 내과 치료 불응 예, 대장암 등이 있다.
  - 대장암: 궤양성 대장염뿐만 아니라 크론병(특히 대장형)에서도 장기 경과 예제로 대장암 합병이 증가하는 것으로 알려져 있다. 따라서 발병 8년을 목표로 생검을 포함한 대장 내시경 검사(전결 창자 관찰)를 1~2년 간격으로 시행하는 것이 좋다.
- 장관 외 합병증으로는 아래의 것들이 있다.
  - 간 담도계 질환: 원발성 경화성 담관염
  - 점막 피부 질환: 결절성 홍반, 괴저성 농피증(결절성 홍반은 장염 활동기에, 괴저성 농피증은 관해기에도 발병하고 치료 저항성이 있다), 구강 내 아프타성 궤양(장염 활동기에 진행하고 장염의 치료로 치유되는 경우가 많다)
  - 관절 질환: 강직성 척추염, 선장 관절염, 말초 관절염
  - 눈 질환: 포도막염(특히 홍채염)
  - 골다공증: 부신피질호르몬 제제의 부작용뿐만 아니라 유전 인자, 장관 염증, 흡수 장애(칼슘, 비타민 D) 등의 관여가 밝혀지고 있다.

- **● 치료 방침**
- 크론병은 원인을 알 수 없어 근본적인 치료법은 알 수 없지만, 내과 치료로는 영양 요법과 약물 요법이 이루어진다. 수술 치료가 필요한 경우도 많다.
- **● 영양 요법**
- 영양 요법은 크론병 치료의 중추적인 역할을 담당해왔지만, 인플릭시맙을 비롯해 매우 효과적인 약물 치료법의 출현으로, 역할이 재평가되고 있다. 안전성 평가는 확실하지만 미국 유럽 등에서 효과가 부신피질호르몬 제제에 비해 뒤떨어진다. 또한 관해 유지를 목적으로 생각하면 많은 환자에게 지속적으로 사용하기가 쉽지 않다. QOL에 미치는 영향의 재평가가 필요하다.
- 성분 영양제(에렌탈)와 소화 상태 영양제(트윈라인 등)가 사용되며, 비강 튜브로부터 수액 펌프에 투여된다. 투여량은 1일 600kcal 정도부터 시작하여 점차 늘려 2000kcal 정도를 유지하면서 투여한다. 재택 경장 영양은 유지 요법으로서, 필요한 에너지의 절반의 양을 낮에 경구 섭취

하고, 나머지는 야간에 자기 삽입한 경비 튜브를 통해 성분 영양제나 소화 상태 영양제를 투여한다(1200kcal 전후).
- 중심 정맥 영양은 심한 협착 등으로 경장 영양이 어려운 경우나 짧은 창자 증후군에 적용한다.
- ●약물 요법
- 5-아미노 살리실산 제제(5-ASA)인 사라조설파피리딘(사라조피린)과 메사라딘(펜타사)은 경증에서 중등증의 환자에 적용하고, 안전성도 높아 기준 약으로 자리매김하고 있다. 관해 도입 목적으로 사라조피린이 효과적이라고 하는 연구도 있지만, 그 효과는 소장형에서는 기대할 수 없다. 펜타사는 소장, 대장에 5-아미노 살리실산을 분배한다.
- 부신피질호르몬 제제(프레드니솔론)는 중등증에서 중증의 환자에게 효과적이다. 경구 투여 또는 입원 후 정맥 투여도 이루어진다. 관해 유지 효과는 입증되지 않았다.
- 메트로니다졸(프라질)과 염산 시프로플록사신(시프록산)은 단독, 또는 병용으로 투여된다. 대장형, 항문부 병변에 효과적인 것으로 알려져 있으며 몇 개월 동안 투여된다.
- 면역 조절 약물〔아자티오프린(이무란)과 그 대사물질인 메르캅토푸린 수화물(6-MP, 로이케린) 등〕은 일본과 미국·유럽에서 복용량이 다르다. 일본에서 아자티오프린의 1일 복용량은 50~100mg으로 되어 있지만 미국·유럽의 경우, 아자티오프린은 2.5mg/kg까지, 메르캅토푸린 수화물은 1.5mg/kg까지 증량해 투여한다. 또한 소장형, 대장형, 항문부 병변에 유효하며 활동기뿐만 아니라 관해 유지 효과도 인정받고 있다.
- 항TNFα 제제〔인플릭시맙(레미케이드), 아달리무맙(휴미라)〕는 부신피질호르몬 제제, 면역 조절약 등에 대한 치료 저항 사례와 부작용 때문에 투여할 수 없는 경우에 적응되고 외루에도 효과적이다. 최근에는 중증 사례 등에서 top-down식으로 발병 초기부터 사용하기도 한다. 또한 효과가 약화되거나 투여 간격의 단축, 또는 증량하거나 다른 약으로 변경할 수도 있다.

Px 처방 예 염증성 장 질환 치료제
- 펜타사정(500mg)　1회 2~4정　1일 2회　식후　← 5-아미노살리실산 제제
- 사라조피린(500mg)　1회 3~6정　1일 2~3회　식후　최대 12정/일　← 5-아미노살리실산 제제

Px 처방 예 항생제
- 프라질 내복정(250mg)　1회 1~2정　1일 2회　식후(보험 적용 외)　←트리코모나스 치료
- 시프록산정(100mg)　1회 2~4정　1일 2회　식후(보험 적용 외)　← 뉴키노론 약

■표 23-1 크론병의 주요 치료제

분류		일반 이름	주요 상품명	약의 효과 메커니즘	주요 부작용
염증성 장 질환 치료약(5-ASA)		살라조설파피리딘	사라조피린	염증성 세포 조직에 침윤을 억제한다.	재생 불량성 빈혈, 간질성 폐렴, 신장 장애
		메사라딘	펜타사		
항생제	트리코모나스 치료제	메트로니다졸	프라질	혐기성 균에 작용	말초신경 장애
	뉴키노론 약	염산 시프로플록사신	시프록산	항균력이 강하고 용균 작용도 있다.	쇼크, 아나필락시스양 증상
부신피질호르몬 제제(스테로이드제)		프레드니솔론	프레도닌, 프레드니솔론	항염증 작용, 면역 억제 작용을 한다.	쉬운 감염성, 고혈당, 골다공증
면역 조절 약물		아자티오프린	아자닌, 이무란	핵산 합성을 억제함으로써 면역 억제 작용을 한다. 아자티오프린 6-메르캅토푸린	호중구 감소증, 간기능 장애, 췌장염
		메르캅토푸린 수화물(6-MP)	루크린산		
항TNFα 제제		인플릭시맙	레미케이드주	염증성 사이토카인 TNFα를 중화하고 그 작용을 저해한다.	쉬운 감염성, 결핵
		아달리무맙	휴미라주		

Px 처방 예) 부신 피질 호르몬 제제
- 프레도닌(5mg)　1회 6~8정　1일 1회　←부신피질호르몬 제제

Px 처방 예) 면역 조절 약물
- 이무란(50mg)　1회 1정　1일 1회　2~2.5mg/kg까지 증량 가능　←면역 조절 약물
- 루크린산(10%)　1회 30mg　1일 1회　1~1.5mg/kg까지 증량 가능　←면역 조절 약물

Px 처방 예) 항TNF α제제
- 레미케이드주(100mg)　1회 5mg/kg　점적 정주　←항TNFα 제제
  ※0주, 2주, 6주에 관해 도입하고 이후 8주간 관해 유지 요법. 효과 감약의 경우 10mg/kg까지 증량 가능
- 휴미라주(40mg)　0주 160mg, 2주 80mg, 4주 40mg, 이후 2주마다 40mg 피하 주사　←항 TNFα 제제

●수술적 치료
- 항문 병변: 항문 주위 농양 합병 사례에서는 절개 배농이 필요하다. 치루의 치료는 내과 치료에 한계가 있어, 시튼(세톤)법이 유용하다(레미케이드 투여와 병용할 수 있다).
- 협착: 크론병의 수술 사례에서 대부분은 협착에 대해 실시한다. 대장 절제술 외에도 염증을 진정시키며, 협착의 길이가 길지 않은 사례에서는 장관 보존을 목적으로 한 협착 성형술도 널리 시술되고 있다. 또한 최근에는 내시경적 풍선 확장술도 실시되고 있다.

■ 2010년 크론병 내과 치료 지침

활동기 치료(건강 상태와 수용성에 따라 영양 요법, 약물 요법 또는 두 가지를 조합하여 치료한다.)

경증~중등증	중등증~중증	중증 (병세가 고도의 합병증이 있는 경우)

경증~중등증

약물 요법
- 5-ASA 제제
  펜타사정
  사라조피린정(대장 병변)
- ※수용성이 있으면 영양 요법(경장 영양 요법)
- ※효과가 불충분한 경우 증등증~중증에 준한다.

중등증~중증

약물 요법
- 경구 스테로이드(프레드니솔론)
- 항생제(메트로니다졸, 염산 시프로플록사신 등)

- ※스테로이드 감량 · 이탈이 곤란한 경우: 아자티오프린, 6-MP
- ※스테로이드 · 영양 요법이 무효한 경우: 인플릭시맙, 아다리무마부

영양 요법(경장 영양 요법®)
- 성분 영양제(에렌탈)
- 소화 상태 영양제(트윈라인 등)

혈구 성분 제거 요법의 병용
- 과립구 흡착(아다카라무®)
- ※일반적으로 치료 효과 부족, 참기 어려운 대장 병변으로 인한 질환 증상이 남는 증례에 적응

중증(병세가 고도의 합병증이 있는 경우)

※외과 치료의 적응을 검토한 이후의 내과 치료를 실시한다.

약물 요법
- 스테로이드 경구 또는 정맥 주사
- 인플릭시맙, 아달리무맙(일반적인 치료 저항 예)

영양 요법
- 단식에 완전히 정맥 영양 요법
- ※합병증이 개선되면 경장 영양 요법으로!
- ※통과 장애 또는 농양이 없는 경우 인플릭시맙, 아달리무맙을 병용하는 것도 좋다.

관해 유지 요법	항문 병변 치료	협착증 치료	수술 후 재발 예방

관해 유지 요법

약물 요법
- 5-ASA 제제
  펜타사정
  사라조피린정(대장 병변)
- 아자티오프린
- 6-MP
- 인플릭시맙, 아달리무맙
  (인플릭시맙, 아달리무맙에 의한 관해 도입의 예)

재택 경장 영양 요법
- 에렌탈, 트윈라인 등
- ※짧은 창자 증후군 등 영양 관리가 어려운 예에서는 재택 중심 정맥 영양법을 고려한다.

항문 병변 치료

우선 외과적 치료의 적응을 검토한다.

배수 또는 시튼법 등

내과 치료를 하는 경우
- 치루, 항문 주위 고름: 메트로니다졸, 항생제, 항생 물질 인플릭시맙
- 항문 균열, 항문 궤양: 장관 병변에 준한 내과 치료
- 항문 협착: 경항문적 확장술

협착증 치료

우선 외과적 치료의 적응을 검토한다.
- 내과 치료에 의해 염증을 진정시키고 궤양이 소실, 축소된 시점에서 내시경 발린 확장술을 한다.

수술 후 재발 예방

관해 유지 요법에 준한다.
- 5-ASA 제제
  펜타사정
  사라조피린정
  (대장 병변)
- 아자티오프린
- 6-MP
- 경장 영양 요법

※치료 원칙: 내과 치료에 대한 반응이나 약물에 의한 부작용, 또는 합병증 등에 주의하고 필요에 따라 전문가의 의견을 듣고 수술 치료의 타이밍을 맞추도록 한다. 약 용량이나 치료의 구분, 소아과나 외과 치료 등 자세한 내용은 본문을 참고하기 바란다.

〔난치성 질환 극복 연구 사업 '난치성 염증성 창자 장애 관련 조사 연구'반(와타나베반): 궤양성 대장염, 크론병 진단 기준 및 치료 지침 2010년도 분담 연구 보고서 별책, 2011〕

크론병 환자의 간호

사이토 마사미

간호 과정 순서도

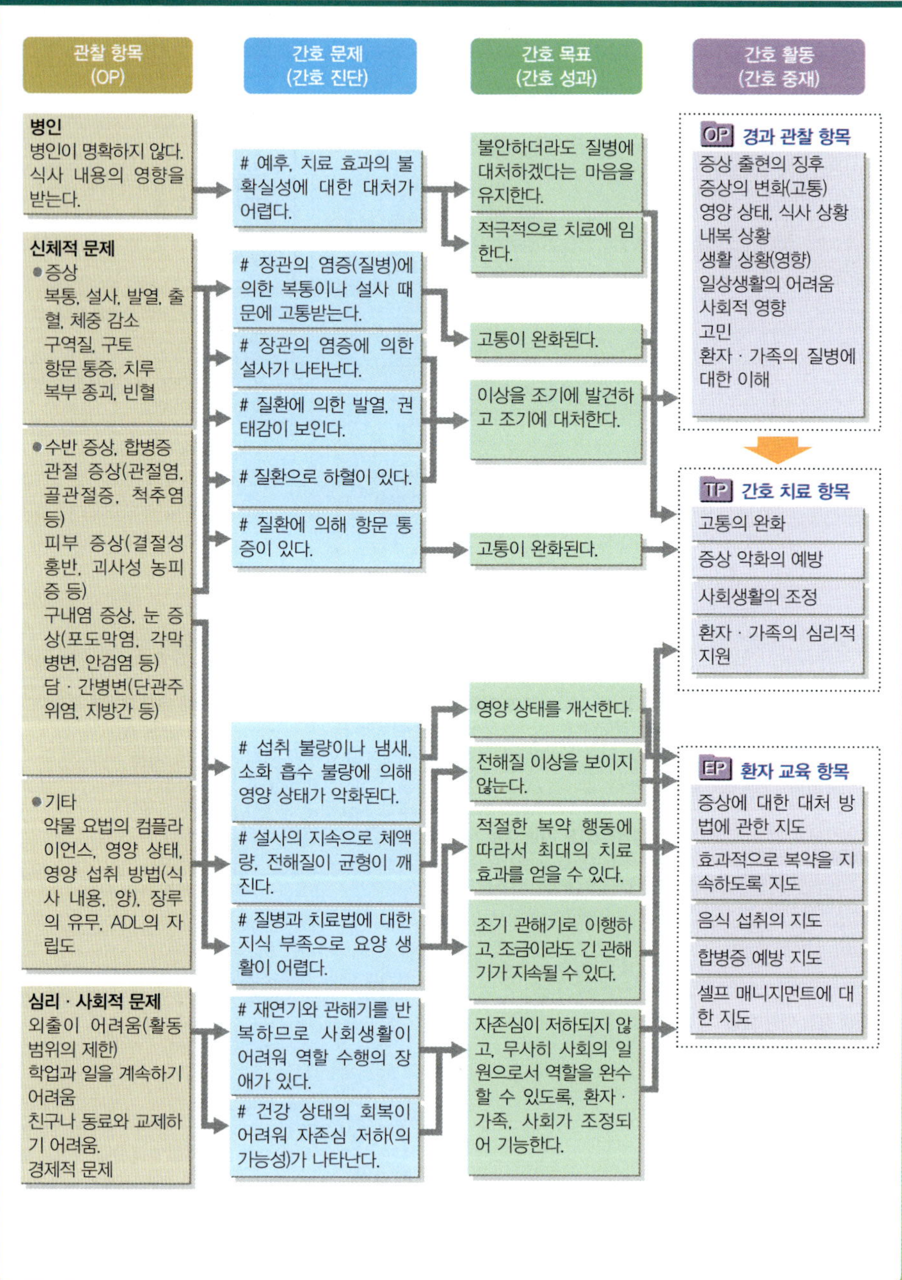

기본 개념

- 원인 불명으로 근본적인 치료 없이 재발을 반복하여 일상생활에 크게 영향을 미치는 질환이다. 건강 상태와 영양 상태에 맞춘 영양 요법 지도는 물론, 사회생활에도 큰 영향을 미치므로 지속적인 정신적 지원 또는 사회적 지원이 필수다.
- 영양 상태가 저하되기 쉽고 성장 발달, 방어 기능에 영향을 주기 때문에 영양 상태의 개선과 유지는 항상 중요한 관점이다.
- 재연을 조금이라도 연기하고 관해기를 유지할 수 있도록 자기관리 능력을 높이는 교육과 지원이 중요하다.
- 크론병은 난치성 장 질환으로, 영양 요법과 약물 요법의 내과 치료가 중심이 된다. 건강 상태에 따라 입원 요양이 필요하다. 내과 치료로 회복되지 않는 경우, 최후의 수단으로 수술 치료가 선택된다.

Step1 영향 평가	Step2 간호 초점	Step3 계획	Step4 실시	Step5 평가

정보 수집	평가 관점과 근거·잠재적 간호 문제
전신 상태와 일상생활의 파악	환자에게서 신체적·심리적 상태를 듣는 것으로, 전인적 치료를 할 수 있다. 심리적 상태는 질병의 진행, 치료 효과와도 관계가 있다. • 전신 상태의 파악→ 다음 항목 참조 • 재연을 일으킨 계기가 될 수 있는 것은 없는지 파악한다. • 복약은 처방대로였는지, 내복약의 준수에 대해 파악한다. • 생활의 변화나 사건 등 사회생활의 변화를 파악한다. • 하루의 생활 방식을 밝힌다. • 증상의 악화(재연)에 대해 어떻게 받아들이고 있는지, 환자·가족의 생각을 알아본다. Q 잠재적 간호 문제 : 내복약 준수 저하로 인한 증상 악화(재연)의 가능성/일상생활에서 주의를 해도 재연된 것에 대해 무력감을 가질 가능성
증상 출현 상황, 정도의 파악	크론병은 구강에서 항문에 이르기까지 소화관의 어느 부위에도 염증이나 궤양이 발생하는 질환으로, 특히 소장·대장이 호발 부위다. 주요 증상은 복통, 설사, 발열, 체중 감량이고, 침습 부위에 따라 다양한 증상을 나타낸다. 근치적 치료법이 없기 때문에 증상의 경감과 QOL 향상을 목표로 간호한다. 치료가 장기적이기 때문에 환자·가족의 질병·치료에 대한 이해가 요구된다. **복통** • 복통의 부위와 정도, 증강 요인, 완화 요인을 파악한다. • 구토의 유무. 소화관의 협착을 동반하는 구토가 보인다. • 대장 하부(S상 결장, 직장)에 협착이 있는 경우 배변에 따른 하복부 통증이 생기거나 소량의 대변이나 변실금이 자주 발생할 수도 있다. • 지속적인 통증과 고열을 동반하거나 염증성 종괴가 촉지되는 경우에는 농양 형성의 가능성도 높다. Q 잠재적 간호 문제 : 장관의 염증(질병)에 의한 복통/고통에 대한 불안/활동 범위의 축소/역할 수행의 어려움 **설사** • 배변 횟수와 변의 양상, 변의 양 등 설사의 정도를 파악한다. • 항상 설사가 지속되는 경우도 많지만, 설사가 악화된 시기를 파악한다. • 설사가 지속되면 체액과 전해질 균형이 무너지기 쉽다. • 고도의 설사가 지속되면 아연 결핍의 원인이 되며, 악순환이 진행된다. • 혈중 아연 농도가 저하하면, 미각 이상이나 피부 발진, 염증 등이 생긴다. • 장관에 협착이나 누공이 있는 경우, 장관 내용이 정체되어 장내 세균의 이상 증식이 발생하고, 담즙산이 탈포합하여 지방 흡수를 저해하므로 지방변이 된다.

	• 고도의 설사가 지속되면 항문 주위의 피부에 장애가 생기거나 악화되기도 한다. • 생활 활동 범위가 축소되고 사회생활에 지장을 초래한다. 🔍 잠재적 간호 문제 : 체액량 부족(탈수)/전해질 균형 이상/항문 주위의 피부 질환/장관의 염증에 의한 설사/사회생활의 제한 **발열 · 권태감** • 재연 시에는 미열이 인정되는 경우가 많다. • 고열의 경우 합병증으로 복강 내 농양 등 국소 염증이 일어나기도 한다. 🔍 잠재적 간호 문제 : 사회생활 제한/질환에 의한 발열, 피로로 인한 고통 **항문 통증(치루 등 항문 병변)** • 항문 주위의 피부 상태, 고통의 정도를 파악한다. • 크론병은 항문 피부 수직, 항문 균열, 치루 등 구체적인 항문 병변이 약 80%로 높은 빈도를 합병한다. • 항문 병변은 난치성으로 고통을 수반하여 사회생활에 영향을 미친다. • 수치심 때문에 항문 통증이 있는 것을 숨기는 경우도 많다. • 통증 때문에 배변량을 줄이려고 과도한 식사 제한을 할 수도 있다. 🔍 잠재적 간호 문제 : 사회생활 제한/다른 사람에게 이야기하기 어려운 통증 **기타 수반되는 증상** • 관절염: 팔꿈치 관절, 손 관절, 무릎 관절, 발목 관절 등 • 피부 증상: 결절성 홍반, 괴저성 농피증 등 • 구내염: 아프타성 구내염 등 • 눈 증상: 포도막염 등 🔍 잠재적 간호 문제 : 복통이나 설사로 인한 고통
영양 상태의 파악	장기적인 장관의 영양 · 흡수 장애 또는 지속적인 설사로 영양 상태가 악화될 수 있다. 건강 상태에 맞춘 영양법(경장 영양법, 중심 정맥 영양법)으로 영양 보급을 해야 한다. 또한 영양 상태가 악화하면 방어 기능도 저하, 감염 위험이 높아지면서 활력과 QOL이 저하한다. • 현재 영양법의 구체적인 방법과 내용을 파악한다. 사회생활을 하는 동안 처방 등을 알맞게 실시하기 어려워 필요한 만큼 영양을 섭취할 수 없는 경우도 있다. • 현재 하고 있는 영양 요법을 실시하기 어려운 점을 파악한다. • 신장 · 체중, 체중 감소의 유무와 정도(언제부터 몇 킬로그램이 감소했나 또는 혈청 알부민 수치), 피부 탄력, 안색 등으로 영양 상태를 파악할 수 있다. 또한 혈액 검사 데이터(헤모글로빈 혈청 알부민 수치)에서 영양 상태를 파악한다. 🔍 잠재적 간호 문제 : 영양 상태의 악화/체력 · 기력 저하/감염 위험 증가
복용 상황의 확인	처방된 약물을 처방대로 복용할 수 있는지 확인한다. 대부분의 약은 양이나 성분을 조정하면서 복용해야 하는 번잡함이 있다. 효과적인 복용을 계속할 수 없는 경우에는 치료 효과가 예상대로 이루어지지 않고, 재연 가능성도 높아진다. 따라서 복용 상황을 아는 것이 유익하다. • 치료 경과와 현재 처방되는 약물의 종류, 처방 내용을 알아둔다. 처방대로 복용하고 있는지 환자에게 확인하고 남은 약을 체크한다. • 처방대로 복용하지 못하는 경우에는 반드시 이유가 있으므로 환자 본인에게 확인한다. • 약물의 부작용에 대한 정보를 수집한다. 🔍 잠재적 간호 문제 : 약물 요법이 효과적으로 수행되지 않음/내복을 계속하는 데 따르는 부담/생활에서 복약이 잘 이루어지지 않음
환자 · 가족이 질환에 대해 어떻게 받아들이는지에 대한 파악	근치 치료가 당장 이루어지는 것이 아니라 관해기와 재연기를 반복하며 오랫동안 잘 '견뎌내기'를 요구하는 질환이다. 따라서 재연기를 조금이라도 늦추면 관해기를 유지하기 위해 환자 자신의 자기관리가 중요한 포인트가 된다. 증상 악화의 계기나 질병의 경과, 치료 내용, 효과적 치료를 기대할 수 있는 방법을 이해하고 생활을 조정함으로써 더 이상 증상이 악화되지 않는 생활을 할 수 있다.

<table>
<tr><td></td><td>
• 환자·가족이 질병과 치료에 대해 어떻게 받아들이고 있는지 파악한다.
• 식사 등 생활의 유의 사항을 어느 정도 이해하고 있는지 파악한다.
🔍 잠재적 간호 문제 : 예후, 치료 효과의 불확실성에 대한 대처 곤란/질병과 치료법의 지식 부족으로 요양 생활이 어려움/질환을 가진 '자신'과 치료받고 있는 '자신'을 받아들이기 어려움
</td></tr>
<tr><td>사회적 역할이나 사회생활에 지장을 받는 부분, 사회적 지원 등을 파악</td><td>
질환을 앓고 있는 것이나 영양 요법 실시, 증상 악화 등으로 사회적 역할을 달성할 수 없고 삶의 의미와 보람, 목표 등을 잃는 수도 있다. 가족은 물론, 학교나 직장 동료, 상사의 이해와 지원에 따라 긍정적인 삶을 영위할 수 있다.
• 실제적인 생활을 묻는 동시에 어떤 삶을 원하는지 파악한다.
• 환자 자신의 사회적 역할과 학교 친구나 직장 동료 등에게 질병에 대해 얘기하는지 알아본다. 다른 사람에게 말을 하지 않는 것은 사회에서 일정 역할을 하는 데 장벽이 된다.
• 의료 사회복지사(MSW)와 어떤 사회 자원을 활용할 수 있는지 상담한다.
🔍 잠재적 간호 문제 : 사회적 지원의 부족으로 투병 생활이 어려움/사는 보람을 잃게 됨
</td></tr>
</table>

Step1 영향 평가	Step2 간호 초점	Step3 계획	Step4 실시	Step5 평가

간호 문제 리스트

#1 장관의 염증(질병)으로 인한 복통이나 설사로 고통을 느낀다(인지-지각 패턴).
#2 경구 섭취 불량이나 소화 흡수 불량에 따른 영양 상태의 악화가 보인다(영양-대사 패턴).
#3 설사의 지속으로 체액량, 전해질 불균형이 생긴다(영양-대사 패턴).
#4 장관의 염증으로 설사를 한다(배설 패턴).
#5 예후, 치료 효과의 불확실성으로 대처가 곤란하다(코핑-스트레스 내성 패턴).
#6 질환과 치료법에 대한 지식 부족으로 요양 생활이 곤란하다(건강 지각-건강관리 패턴).

간호의 우선순위 지침

• 관해기와 재연기를 반복하는 크론병에 걸리면 가능한 한 관해기를 길게 유지할 수 있도록 약물 요법과 영양 섭취를 효과적으로 지원하고, 이상의 조기 발견을 위해 노력해야 한다. 재연기에는 영양을 보급하면서 증상을 완화하고 어떻게 염증 증상을 조기에 벗어나게 할지에 초점을 맞춘다. 증상이 악화된 재연기의 경우, 치료에서 우선순위에 둔다.

• 복통이나 설사 등으로 인한 고통은 가장 우선시되는 문제이다. 또한 통증은 건강 상태를 나타내는 중요한 사인이기도 하다. 고통을 완화하도록 노력하면서 증상의 변화를 놓치지 않고 관찰하는 것이 필요하다.

• 영양 상태는 항상 주의를 요하는 부분이다. 영양 상태의 악화는 다양한 2차 합병증을 일으키고 건강 상태의 악순환을 낳는다. 또한 건강 상태에 맞게 음식물 섭취를 변경하기 때문에, 셀프케어 확립을 위해서도 우선시해야 할 부분이다.

• 설사는 관해기에도 계속 생길 수 있지만, 심한 설사는 탈수와 전해질 균형 이상을 일으키기 때문에 주의를 요한다.

• 재연기에는 신체적인 고통이 크고 이를 중심으로 다른 여러 문제가 생기지만, 특히 질환을 앓고 있는 학생의 장래에 대한 불안과 사회생활의 어려움, 자존심 저하 등은 중시해야 할 간호 문제이다. 다른 전문직 사람들과 교류하는 팀을 짜 접근하는 것이 효과적이다. 또한 진단받은 후 장기간이 지난, 특히 사춘기 환자는 신체의 발달 상황을 평가해야 한다.

<table>
<tr><td>Step1 영향 평가</td><td>Step2 간호 초점</td><td>Step3 계획</td><td>Step4 실시</td><td>Step5 평가</td></tr>
</table>

1 간호 문제	간호 진단	간호 목표(간호 성과)
#1 장관의 염증(질병)에 의한 복통이나 설사로 인한 고통이 있다.	안락 장애 **관련 요인**: 복통, 설사의 지속 **진단 지표** □ 안락하지 않다는 호소 □ 고통스러운 증상의 호소 □ 질병 관련 증상	〈장기 목표〉 고통이 완화된다. 〈단기 목표〉 1) 타인이 자신의 고통을 인정하고 이해한다고 말한다. 2) 통증을 조절하기 위해 비침습적 통증 완화법을 실시할 수 있다. 3) 통증이 개선되고 일상생활의 동작을 수행할 수 있게 되었다고 말한다.

간호 계획	중재 포인트와 근거

OP 경과 관찰 항목

- 통증을 나타내는 말과 행동 관찰

- 복부 진단(자극하지 않도록 주의하면서 타진, 촉진, 청진)
- 통증의 부위와 정도, 변화, 증가 요인 및 감소 요인에 대해 묻는다.

- 변의 양상과 배변 횟수

- 항문과 항문 주위의 관찰

➡ 말과 행동 자세(정립이나 보행 시의 자세, 와상(臥床) 시 체위)를 관찰한다. **근거** 말뿐만 아니라 행동을 보아 통증에 대해 알 수 있다.

➡ 복부의 상태를 물리적으로 평가한다. **근거** 가스 축적의 유무, 복강 내 농양의 가능성을 생각할 수 있다.

➡ 정도는 NRS(숫자 평가 척도) 등을 이용하면 효과적으로 알 수 있다. **근거** 통증은 주관적인 경험으로, 환자에게 질문하여 평가해달라고 하는 것이 중요하다.

➡ 설사·변비인지가 아니라 양상을 묻는 것이 필요하다. **근거** 환자의 평가가 아니라 사실을 파악한다

➡ 병변의 유무와 통증을 동반하는지 관찰한다. **근거** 특이한 항문 병변을 병발하는 경우가 많다. 치루 형성으로 통증이 커질 가능성을 생각할 수 있다.

TP 간호 치료 항목

- 어떤 성질의 통증인지 묻고 귀 기울인다.

- 안락한 체위를 궁리한다(심스위 등)

- 심신의 안정과 보온

- 복부의 온찜질

- 신체나 잠옷, 침대 시트를 깨끗하게 유지한다.

- 항문부의 청결 유지(세척 및 좌욕)

➡ 천천히 침착하게 이야기를 듣는다. **근거** 환자는 증상이 출현하는 요인 등을 침착하게 파악하고, 고통스러운 체험담을 다른 사람에게 이야기하여 이해를 얻으면 심리적 안정을 얻을 수 있다.

➡ 복부의 긴장을 피하는 체위 **근거** 긴장이 사라지고 안락해진다.

➡ 안정을 취하고 차게 하지 않는다. **근거** 염증기는 안정에 의해 회복된다.

➡ 따뜻하게 하여 완화한다. **근거** 창자 연동 항진이 가라앉아 통증의 완화를 기대할 수 있는 경우가 있다. 몸을 따뜻하게 하면 복근을 이완시키는 효과가 있다. 급성 발병기에는 피한다.

➡ 깨끗한 환경 **근거** 깨끗한 환경은 불쾌한 증상을 조금이라도 완화시킬 수 있다.

➡ 설사로 더러워지기 쉬운 항문부를 청결하게 한다. **근거** 장액은 알칼리성으로 자극이 강하다.

EP 환자 교육 항목

- 복부에 압력을 주는 것과 복부 압박 마사지를 피한다.

- 심신 안정의 필요성을 설명한다.

- 복부를 차게 하지 않도록 조심한다.

➡ 복부의 자극을 피하고 몸을 조이는 옷은 피한다. **근거** 복부를 자극하여 소화관 운동을 항진시켜 증상을 악화시킬 수 있다.

➡ 실행할 수 있도록 지원 **근거** 염증 반응의 증강을 완화한다.

➡ 증상 악화를 예방하는 행동 **근거** 장관에 자극을 최소화한다.

- 복통이 있을 때는 섭취를 삼가도록 주의한다.
- 통증 완화 방법을 설명한다.

- ◗음료에 주의 `근거` 창자 연동을 항진시킨다.
- ◗온찜질(급성 발병 시기에는 피한다), 릴랙션 방법을 지도하고, 기분 전환을 할 수 있는 활동을 권한다.

2 간호 문제	간호 진단	간호 목표(간호 성과)
#2 경구 섭취 불량이나 소화 흡수 장애에 따른 영양 상태의 악화가 보인다.	**영양 섭취 소비 균형 이상: 필요량 이하** **관련 요인**: 영양 흡수가 불가능하고, 지속적으로 설사를 하며 섭취가 어려움 (경구 섭취로 증상이 악화되었기 때문) **진단 지표** □ 일일 권장 식품 섭취량보다 적게 먹는다. 불충분한 음식 섭취 호소 □ 이상적인 체중보다 20% 이상 적은 체중 □ 근력의 저하 □ 혈청 알부민 수치의 저하	〈장기 목표〉 영양필요량을 섭취할 수 있고 영양 상태가 개선된다. 〈단기 목표〉 1) 식이요법의 주의점을 이해할 수 있다. 2) 증상의 변화에 따른 식사의 주의점에 대해 말할 수 있다. 3) 필요한 경우, 관을 통한 음식 섭취, 중심 정맥 영양법을 집에서 할 수 있도록 몸에 익힌다.

간호 계획	중재 포인트와 근거

OP 경과 관찰 항목

- 식사 또는 성분 영양제의 내용과 분량

- 체중의 변화와 혈액 검사 데이터(헤모글로빈치, 혈소판, 혈청알부민치, 혈청철 등)의 변화

- 먹을 수 없는(먹으면 상태가 나쁜) 음식에 대한 정보 수집

- 구강 점막의 상태, 피부의 땅김이나 윤기

- 행동에 따른 불안감과 피로의 출현

- 기력이나 정신 상태의 변화

- 생활의 변화, 기력을 얻는 데 대한 정보 수집

TP 간호 치료 항목

- 어떤 식생활과 식사의 섭취 방법(성분 영양제 포함)이 좋은지 이야기한다.

- 일상생활을 소중히 하면서도 어떻게 하면 식사 준비와 실행을 효과적으로 생활에 적용할지 이야기한다.

- 필요할 때는 영양사와 상담한다.

- ◗현재의 식사 방법 `근거` 건강 상태·증상에 적절한 방법인지 파악한다.

- ◗건강 상태에 맞는 변화에 대해 안다. `근거` 현재의 영양 상태에 대한 평가와 지금까지의 경과, 동향에 대해 안다.

- ◗먹을 수 없는 것 또는 먹으면 상태가 악화되는 것을 안다. `근거` 우유나 기름기도 자극을 주며, 식이섬유가 풍부한 것은 잘 흡수되지 않는다.

- ◗시진(視診)으로 파악한다. `근거` 영양 상태의 악화가 계속되면 구강 점막이나 피부에 나타난다.

- ◗행동이나 모습 관찰 `근거` 근력 저하에 따라 나타난다.

- ◗집중력과 말하는 것을 관찰 `근거` 비타민, 미네랄 등 영양소 부족이 생길 가능성이 높다.

- ◗가정이나 학교, 직장에서 일어나는 일 등과 기력을 얻는 것 `근거` 스트레스에 의해 식생활의 변화가 생길 가능성이 높다.

- ◗환자의 지식과 인식을 확인한다. `근거` 향후 식이요법을 위해서도 올바른 이해를 하지 않으면 효과를 볼 수 없다.

- ◗있는 그대로 말할 수 있도록 환경을 정돈한다. `근거` 이런 것들을 환자 스스로 할 수 있다는 생각을 드러내도록 지원한다.

- ◗식품의 선택과 조리 방법 등 `근거` 질병에 영향을 주는 영양소를 고려하여 식품 선택과 조리 방법 등 전문적 지식을 얻는다.

- 식사의 내용과 이용 방법이 컨디션이나 건강 상태에 어떤 영향을 미치는지에 대해 논의하고, 식사가 미치는 영향에 주의할 수 있도록 한다.
- 자신에게 맞는 식사를 하는 것으로 재연을 방지하고, 재연을 해서 중증화시키지 않고 제어할 수 있음을 전한다.
- 필요에 따라 관을 통한 음식 섭취, 중심 정맥 영양법을 지도한다.
- 수분을 보충할 때는 커피나 홍차, 물보다는 에너지 음료를 마시도록 지도한다.
- 건강 상태, 컨디션에 맞춘 음식 섭취와 식사 방법(식자재 선택, 조리 방법 포함)을 지도한다.
- 필요한 영양량의 기준과 단백질, 지방질, 식이섬유, 비타민, 미네랄의 섭취 기준에 대해 지도한다.

➲ 자신의 식생활을 되돌아보아 주의한다. 근거 셀프케어 능력을 향상시켜준다.

➲ 식이요법을 효과적으로 진행하여 재연을 막을 수 있다. 근거 재연을 스스로 제어할 수 있다는 것을 알게 되어 이후에 적극적으로 임한다.

➲ 가족 등 중요 인물도 포함한다. 근거 필요한 영양을 섭취하는 유효한 방법이다.

➲ 섭취 가능한 것 중에서 장관을 거의 자극하지 않는 것을 마신다. 근거 적은 양이라도 칼로리가 높은 것을 섭취한다.

➲ 구체적으로 영양사와 함께하여 지도에 임하는 것이 바람직하다. 근거 건강 상태에 따라 증상을 개선 또는 유지하는 영양법을 몸에 익힌다.

➲ 구체적으로 영양사와 함께하여 지도에 임하는 것이 바람직하다. 근거 건강 상태에 따라 증상을 개선 또는 유지하는 영양법을 몸에 익힌다.

3 간호 문제	간호 진단	간호 목표(간호 성과)
#3 설사의 지속으로 체액량, 전해질이 불균형을 이룬다.	전해질 불균형 위험 **위험 요인**: 설사, 체액량 불균형	〈장기 목표〉 전해질 이상을 보이지 않는다. 〈단기 목표〉 1) 수분 필요량을 섭취한다. 2) 피부나 점막이 촉촉하다.

간호 계획	중재 포인트와 근거

OP 경과 관찰 항목

- 경구 섭취량을 모니터한다.
- 배설량을 모니터한다.
- 소변 비중에 이상이 없는지 확인한다.
- 맥박 측정
- 구강 건조의 유무나 피부 · 점막 관찰
- 혈청 전해질, 혈액 요소 질소(BUN), 크레아티닌, 헤마토크리트, 헤모글로빈을 모니터링한다.

TP 간호 치료 항목

- 음식 섭취에 맞게 필요한 수분량을 섭취할 수 있도록 조정한다.
- 혈액 검사가 제대로 이루어지고 있는지 확인한다.

➲ 식사에 의한 수분량을 포함하여 계산한다. 근거 불충분한 섭취는 전해질 이상을 초래한다.

➲ 배변의 성질과 상태와 횟수, 배뇨 횟수를 포함한다. 근거 계속되는 설사는 수분 · 전해질 이상을 가져온다.

➲ 소변량뿐만 아니라 비중도 측정 근거 탈수 징후, 신장 기능 저하를 조기에 발견한다.

➲ 평상시와 비교한다. 근거 순환 혈액량이 부족하면 심박수가 증가하여 빈맥이 된다.

➲ 이야기할 때, 맥박을 측정할 때 관찰 근거 탈수 현상을 조기에 발견한다.

➲ 혈액 검사 데이터 체크 근거 탈수의 징후, 전해질 이상을 발견한다.

➲ 가능한 방법을 검토한다. 근거 상실한 양만큼의 수분을 보충하지 못하면 탈수가 일어난다.

➲ 적절한 시기에 혈액 검사가 이루어졌는가? 근거 필요 시 평가할 수 있게 데이터를 체크한다.

EP 환자 교육 항목

- 체액량 부족 신호에 주의할 수 있도록 지도한다.

- 식사 섭취량을 포함한 경구 섭취를 하면 배설 횟수 및 변의 양상과 양을 모니터하도록 지도한다.

⭕자각 증상 등 체험한 것을 회상한다. 근거 컨디션의 변화에 스스로 주의할 수 있다.

⭕환자들이 쓰기 쉬운 방법으로 기록한다. 근거 탈수의 위험을 사전에 알 수 있으면 자기관리 능력이 높아진다.

4 간호 문제	간호 진단	간호 목표(간호 성과)
#4 장관의 염증에 의한 설사가 보인다.	설사 **관련 요인**: 장관의 흡수 불량 **진단 지표** ☐ 적어도 하루에 3회 연한 액상의 변 배출	〈장기 목표〉 설사가 개선된다. 〈단기 목표〉 1) 설사를 악화시키는 원인을 설명할 수 있다. 2) 탈수, 전해질 불균형의 징후와 증상을 말로 표현할 수 있다.

간호 계획	중재 포인트와 근거

OP 경과 관찰 항목

- 배변 횟수와 대변 양상이나 냄새, 배변의 긴급 유무

- 하루의 생활과 배변 리듬
- 설사의 합병 증상과 설사가 생활에 미치는 영향

⭕구체적으로 상세하게 묻는다. 근거 약물 등에 의한 치료 효과나 식사 제한에 따른 효과 등의 평가 자료가 된다.
⭕상세히 묻는다. 근거 생활에 미치는 영향을 파악한다.
⭕구체적으로 안다. 근거 설사를 지속함으로써 생기는 증상과 영향에 대해 질문한다.

TP 간호 치료 항목

- 냄새 없는 깨끗한 환경으로 정돈한다.

⭕휴대용 화장실을 사용하는 경우, 사용 후 오물을 빨리 정리하고 방취제를 사용하는 것도 효과적이다. 근거 변 냄새는 주눅을 들게 하고 수치심의 원인이 되므로 스트레스를 증대시켜 질병에 악영향을 끼친다.

- 건강 상태에 따라 수분 섭취를 권하거나, 관을 통한 영양법이나 중심 정맥 영양 요법을 실시한다.
- 항문 주위의 피부를 케어한다.

⭕담당 의사나 영양사와 상의 근거 필요한 영양 성분을 필요한 양만큼 섭취한다.
⭕좌욕이나 샤워가 바람직하다. 근거 자주 발생하는 배변으로 항문 주위의 피부가 장액에 자극을 받아 치루 악화의 원인이 될 수도 있다.

- 설사의 급성기 동안에는 신체 활동량이 감소한다.

⭕누워서 쉬는 시간을 의도적으로 만든다. 근거 신체 활동의 감소는 장의 연동 운동을 감소시킨다.

- 설사의 발병과 특정 음식의 섭취 관계를 확인한다.

⭕무엇을 먹었는지 떠올린다. 근거 설사를 일으키는 음식을 제한하면 횟수를 감소시킬 수 있다.

- 복부가 차가워지지 않게 주의한다.

⭕차가운 음식물은 피한다. 근거 몸이 차가워지면 장연동을 항진하고, 증상이 악화될 가능성이 높다.

EP 환자 교육 항목

- 설사의 악화 요인에 대해 설명한다.

⭕생활습관에 맞게 구체적으로 설명 근거 환자 자신이 몸을 조절할 수 있도록 한다.

- 수분 섭취 시 주의 사항에 대해 지도한다.

⭕자극적인 음료를 피한다. 근거 창자 연동의 항진으로 증상을 악화시킨다.

- 항문부 피부 청결을 유지하는 방법에 대해 설명한다.

⭕좌욕이나 샤워는 환자가 할 수 있다. 근거 항문부 청결 유지의 필요성을 이해한다.

- 필요 시에는 관을 통한 음식 섭취, 중심 정맥 영양법에 대해 교육한다.

⭕담당 의사나 영양사와의 상담 근거 가족 등 중요 인물을 포함하여 지도를 실시한다.

5 간호 문제	간호 진단	간호 목표(간호 성과)
#5 예후, 치료 효과의 불확실성에 대처하기 어렵다.	**비효과적 코핑** **관련 요인**: 위협을 평가하는 패턴의 혼란, 긴장을 완화하는 패턴의 혼란, 얻을 수 있는 자원이 적절하지 못함 **진단 지표** ☐ 코핑할 수 없다는 말을 한다. ☐ 역할 기대를 만족하지 못한다. ☐ 수면 장애 ☐ 사회 지원 활용의 감소	〈장기 목표〉 효과적인 코핑 방법을 이용하여 도망가지 않고 해결한다. 〈단기 목표〉 1) 불안과 스트레스에 기여하는 요인을 말로 나타낼 수 있다. 2) 만성적인 관리 능력을 향상하는 방법을 말로 표현할 수 있다.

간호 계획	중재 포인트와 근거

OP 경과 관찰 항목

- 감정 상태와 코핑(방어 메커니즘 포함)

  ⮕표정이나 말, 행동에는 발병의 경과도 포함되어 있다. **근거** 치료법이 확립되지 않아 오랫동안 질환을 앓아야 하는 것인지 등 곤란한 것을 질문한다.

- 스트레스 요인의 인식

  ⮕무엇이 스트레스가 되는지 환자에게 묻는다. **근거** 스트레스를 주는 요소에 대해 잘못 알고 있으면 효과적인 코핑을 하기 어렵다.

- 환자가 현재 코핑을 어떻게 지각하고 있는가?

  ⮕객관적으로 회상한다. **근거** 객관적으로 돌이켜보면 코핑 방법을 생각해볼 수 있다.

- 수면 패턴에 대하여 숙면감이 있는가?

  ⮕환자에게 어디가 불편한지 묻는다. **근거** 수면 부족은 대처하는 능력을 감퇴시키기 때문

- 수면 중 설사나 통증

  ⮕환자에게 묻는다. **근거** 통증은 수면 부족을 초래한다.

- 가정 내 역할

  ⮕가정에서는 무엇을 하는가? **근거** 가족과의 관계를 확인하고, 고립되어 있지 않은지 파악한다.

- 사회 활동, 사회 참여

  ⮕사회 활동에 대해 묻는다. **근거** 사회와 관계를 맺지 못하면 고립되며 대처 능력이 감퇴한다.

- 지원 시스템과 그에 대한 만족

  ⮕의지하고 있는 것은 있는가? **근거** 주위로부터 도움을 받으면 대처 능력이 강화된다.

- 가족이나 주위 사람들에 대한 요구

  ⮕가족이나 다른 사람이 없는 조용한 장소에서 묻는다. **근거** 효과적인 코핑을 할 수 있는 자료가 된다.

- 환자 자신이 어떻게 하고 싶어 하는가?

  ⮕가족이나 다른 사람이 없는 조용한 장소에서 묻는다. **근거** 목표로 하는 것의 상태를 확인할 수 있다.

- 불안의 정도와 그 요인을 평가한다.

  ⮕환자에게 물으면서 표정과 시선, 발한 등도 관찰한다. **근거** 불안감이 강하면 전문가를 소개한다. 불안을 일으키는 요인을 알고 효과적인 활동을 한다.

TP 간호 치료 항목

- 케어와 관련해 주체성을 부여한다.

  ⮕환자의 반응을 보면서 실시한다. **근거** 환자는 '스스로 할 수 없어'라고 모두 부정하며 통제력을 잃는 듯한 느낌을 갖는 경향이 있으므로 스스로의 힘을 믿도록 돕는다.

- 환자의 두려움이나 욕구 불만에 귀를 기울이고, 매일 반드시 시간을 내어 침대 곁에 앉는다.

  ⮕조용하고 차분한 태도로 환자가 이야기하고 싶어 하는 마음을 소중하게 대한다. **근거** 이야기하는 것만으로 진정되고, 효과적인 코핑을 새롭게 이끌어내는 기회가 된다.

- 효과적인 코핑 방법을 강화한다.

  ⮕환자의 반응을 보면서 실시한다. **근거** 강화를 위한 효과적인 코핑 방법을 지속적으로 할 수 있다.

- 긴장을 완화시키는 활동을 제안한다.

- 조금이라도 불안을 해소할 수 있는 수단을 함께 생각한다.

EP 환자 교육 항목

- 불안을 해소하는 방법(릴랙스)을 지도한다.

- '환자 모임' 등 효과적인 사회 자원을 소개한다.

⮕릴랙스할 수 있도록 한다. 근거휴식을 취하면 기분이 전환되어 대처 능력이 높아지는 경우도 있다.

⮕함께 생각한다. 근거환자 스스로 자기에게 통제력이 있다는 것을 실감한다. 불안을 해소함으로써 대처 능력이 높아진다.

⮕환자들이 하기 쉬운 방법으로 실시한다. 근거직접 실시해봄으로써 스스로 대처 능력을 높인다.

⮕환자들이 알고 싶어 하는 경우 근거같은 고통을 갖고 있는 사람들을 만나면 든든하게 느껴지고, 각자 경험에서 익힌 대처 방법을 배울 수 있는 좋은 기회가 된다.

6 간호 문제	간호 진단	간호 목표(간호 성과)
#6 질병과 치료법에 대한 지식 부족으로 요양 생활이 어렵다.	비효과적 자기 건강관리 **관련 요인**: 지식 부족 **진단 지표** ☐ 치료 계획을 일상생활에 짜 넣을 수 없다. ☐ 위험 요인을 감소시키는 행동을 채택할 수 없다.	〈장기 목표〉 의료 전문가에게 보고해야 하는 징후와 증상에 대해 말할 수 있다. 〈단기 목표〉 1) 크론병의 특징과 치료법에 대해 설명할 수 있다. 2) 내복약의 목적과 종류에 대해 설명할 수 있다. 3) 건강 상태를 악화(재연)시킬 수 있는 요인을 설명할 수 있다. 4) 병세가 악화(재연)되었을 때의 증상과 합병증을 설명할 수 있다.

간호 계획	중재 포인트와 근거

OP 경과 관찰 항목

- 크론병의 증상과 징후에 대한 지식 관찰

- 크론병의 병증과 치료(향후 예상되는 경과)에 대한 지식 관찰

- 지금까지 받아온 치료에 대한 지식 관찰

- 복용하고 있는 약에 대한 지식 관찰

- 크론병에 따른 합병증 관찰

- 치료에 관한 지식 관찰

⮕테스트 형식을 취하지 말고 알고 있는 것을 물어본다. 근거알고 있는 것을 확인한다.

⮕지금까지 받아온 크론병 치료에 대한 내용도 포함한다. 근거현재 건강 상태와 치료뿐만 아니라 앞으로 예상되는 사태에 대한 지식을 갖고 있는지 파악한다.

⮕어떻게 인식하고 있는지 환자의 이야기를 듣는다. 근거질환과 치료에 대한 지식을 확인한다.

⮕약물의 이름과 용도를 확인 근거약물과 약물 요법에 관한 지식을 확인한다.

⮕어떤 합병증을 알고 있는가? 근거합병증에 대한 지식을 확인한다.

⮕위에서 설명한 것 이외에 치료에 관한 지식 확인 근거다음의 환자 교육 내용을 검토하기 위해 파악한다.

TP 간호 치료 항목

- 질병이나 치료에 대한 설명을 듣고 적당한 환경이 될 수 있도록, 중요 인물을 포함한 구성 멤버와 장소를 정한다.

- 불안이 심한 경우에는 단계를 밟아나가도록 조정한다.

EP 환자 교육 항목

- 크론병의 병인 설명하기

⮕환경을 정돈한다. 근거위협을 느낄 수 있는 장소이기 때문에 물리적 환경을 정돈한다. 또한 가족도 동석하면 안심을 할 수 있고, 환자와 가족의 공동 이해가 가능해진다.

⮕몇 회로 나누어 설명한다. 근거조금씩 나누어 설명하는 장을 마련하여 이해를 돕는다.

⮕지금 알고 있는 것 근거알 수 없지만 어떤 원인이 있어 발생하는 질환이다.

- 크론병은 관해와 재연을 반복하는 만성 질환이다. 예후와 결과에 대해 설명한다.

- 의사와도 제휴하여 크론병 치료에 대해 이야기한다(외과 치료는 내과 치료가 잘되지 않은 경우에 한다는 것을 설명).

- 크론병의 합병증(장폐색과 장천공, 관절 통증, 성장 발달 지연 등)에 대해 설명한다.

- 다음의 징후와 증상이 있는 경우에는 의료진에게 보고할 수 있도록 환자에게 지도한다(복통·복부 팽만의 강화, 지속되는 구토, 직장과 질에서의 비정상적인 배출액, 직장 통증, 복부 통증, 심계항진 등)

- '환자 모임'과 인터넷 HP 등을 이용하여 가능한 한 사회 자원에 대한 정보를 제공한다.

➡ 지금 상태뿐만 아니라 앞으로의 상태도 포함하여 설명 **근거** 질환과 함께 할 결심을 하고, 통제력을 가진 상태에서 질환과 함께 살아가야 한다는 것을 설명한다.

➡ 치료에는 약물 요법, 영양 요법, 수술 치료가 있다. **근거** 현재 받고 있는 치료의 목적과 의미를 찾기 위해 노력한다.

➡ 합병증에 대한 두려움을 느끼지 않도록 쉽게 설명 **근거** 환자 자신이 징후에 신경을 쓰도록 한다.

➡ 주의할 징후와 증상에 대해 알기 쉽게 설명 **근거** 병세 악화를 방지하고 즉시 처치할 수 있도록 한다.

➡ 환자의 취향에 맞게 사용할 수 있는 방법 제공 **근거** 질환을 알고 잘 어울리기 위해서는 스스로 정보 수집이 필요하다. 환우에 의한 정보 교환은 일상생활에서 유용할 수 있다. 또한 심리적 지원을 받는 데도 이어지게 된다.

| Step1 영향 평가 | Step2 간호 초점 | Step3 계획 | Step4 실시 | Step5 평가 |

병기·병태·중증도별 관리 포인트

【진단기】 다른 질환과의 감별이 어렵고 아직 일반적으로 인지도가 낮은 질환이기 때문에, 대개 원인 불명의 장염으로 진단하는 경우가 많다. 크론병이라는 진단을 받은 순간은 앞으로 오랫동안 질환과 함께해야 하는 시작 지점이다. 자기관리는 질병의 진전과 QOL에 큰 영향을 주므로 환자와 가족이 질병에 대해 이해하는 것이 중요하다. 하지만 갑자기 과거에 들어본 적 없는 질병에 직면한 환자와 가족의 반응을 살펴보면서 여러 번에 나누어 질환과 치료법에 대해 설명할 필요가 있다. 알기 쉬운 자료를 이용하거나 '환자 모임'의 정보를 제공하는 것도 효과적이다.

【관해기】 조금이라도 길게 관해기를 유지하도록 적절한 영양 요법과 약물 요법을 계속할 수 있게 지원하는 것이 중요하다. 사회적인 역할을 수행하면서 매일 빠짐없이 영양 요법과 약물 요법을 계속하는 것이 어려운 경우도 있다. 식사는 신체에 필요한 영양을 줄 뿐만 아니라 사교의 장으로도 중요하다. 특히 식사를 중심으로 영양 요법과 약물 요법을 실시하면서, 어떻게 사회생활과 연결 지점을 찾고 역할을 할지, 어떻게 주위의 이해와 협력을 얻어갈지가 간호 지원의 중요한 포인트가 된다.

【재연기】 복부와 장관에 자극을 피하고 염증 반응의 진정, 증상 완화를 도모한다. 충분한 영양 섭취가 어려운 시기이기 때문에 영양 상태의 평가를 게을리하지 않고, 영양 부족이 되지 않도록 팀에서 지지한다.

간호 활동(간호 중재) 포인트

질병과 치료에 대해 이해하도록 지원

- 크론병에 대해 이해되지 않는 부분도 포함하여 원인과 병태, 증상, 치료 방법, 향후 예상되는 치료 방법에 대해 의사와 상담하고 필요에 따라 알기 쉽게 여러 번 설명할 기회를 갖는다.
- 필요에 따라, 동일한 질환을 앓는 상태에서 사회생활을 하는 환우나 환자 모임 등을 소개한다.
- 환자의 요청이 있을 때에는 도움이 될 만한 자료를 제공한다.
- 필요한 경우 의사와 영양사 등 다른 전문가들에게 이야기를 들을 수 있도록 조정한다.

증상의 완화, 악화의 예방

- 복통이나 설사 등 고통이 악화되지 않도록 식사 내용에 주의한다.
- 증상과 피로감을 심하게 느낄 경우에는 안정을 취하고 신체를 쉬게 하여 에너지를 저장하도록 한다.
- 증상이 심한 경우에는 구강 섭취를 피한다.
- 항문 주위를 청결하게 유지할 수 있도록 자극이 적은 방법으로 관리한다.
- 항문 병변의 출현과 변화를 주의 깊게 관찰한다.

약물 치료가 효과적으로 진행되도록 지원
- 건강 상태에 맞게 사용하는 약물은 종류에 따라 사용 방법이 다르기 때문에 실수가 없도록 설명한다.
- 처방대로 약물이 사용되고 있는지 확인한다.
- 사용하는 약물의 부작용과 주의점에 대해 알기 쉽게 설명한다.

영양 상태의 개선과 유지
- 체중을 측정하고 변화를 기록한다.
- 신체 계측(신장·체중, 상완 삼두근 피하 지방 두께, 상완 근육 둘레 등), 혈액 검사 데이터, 피부나 점막의 상태에서 영양 상태를 평가한다.
- 연령에 맞는 신체 기능의 발달(제2차 성징의 발현 등)이 이루어지는지 평가한다.
- 건강 상태에 맞게 영양 섭취 방법과 내용을 검토한다.
- 영양사와 의사가 함께 환자에게 맞는 음식과 먹는 방법을 찾는다.
- 조금이라도 먹는 즐거움을 가질 수 있도록 서로 토론한다.
- 재연의 경우에는 어떤 음식이 계기가 되었는지 함께 검토한다.

조절력을 유지하고 자기관리를 할 수 있도록 지원
- 스스로 할 수 있는 것을 알려 자신감을 가질 수 있게 지원한다.
- 질병의 관해를 유지하고 재연을 예방하기 위해 할 수 있는 일을 함께 생각한다.
- 생활 속에서 어떻게 하면 질환을 잘 이겨낼 수 있을지 토론한다.
- 환자 자신이 결정을 하기까지 응원하면서 조용히 기다린다.
- 치료 이외에 할 수 있는 것 등에 도전하는 자세를 격려하고 자신의 자기효능감, 조절 감각을 기르는 기회로 삼는다.
- 환자가 치료에 적극적으로 참여하여 실감을 할 수 있도록 치료에 대한 희망과 의견을 듣고, 의사에게는 솔직하게 전하는 등 중재를 한다.
- 환자 자신이 무엇을 소중히 하는 생활을 하고 싶은지, 무엇을 우선 해볼 생각인지 의료진에게 전해지도록 지원한다. 또한 하고 싶은 생활이나 간직하고 싶은 것이 존중되는 상태에서 치료가 진행될 수 있도록 지원한다.

사회생활을 유지하기 위한 사회 자원 활용 등의 지원
- 학교나 회사, 가정 등에서 생활하는 데 어떤 도움이 필요한지 논의한다.
- 필요한 사회적 지원(학교나 회사, 지역 사회의 지원 등)을 제공하는 시설이나 시스템은 없는지 상담(의료 사회복지사와 상담하는 것이 바람직)한다.

환자·가족에 대한 심리적 지원
- 원인을 파악하지 못하고, 치료에 대한 생각도 확립되지 않은 채 질병에 대한 치료를 받으려면 고뇌가 따르므로, 환자와 가족의 심리 상태에 대해 평가한다.
- 필요에 따라 전문적인 상담을 받을 수 있도록 조정한다.
- 릴랙션 방법 등 휴식 시간을 의도적으로 생활에 넣을 수 있도록 토론한다.
- 환자·가족이 고민을 상담하는 공간이 있는지 질문하고 필요에 따라 설정해준다.
- 의료진은 언제나 응원하고 지원하는 마음이 있다는 것을 전달한다.
- 크론병은 일본 후생노동성의 특정 질환 치료 연구 사업의 대상 질환으로 인증되어 있으므로 치료비가 공공 부담에 속한다. 따라서 신청 방법 등의 정보를 제공한다.

퇴원·요양 지도

- 관해기가 가능한 한 오래 지속될 수 있도록 하는 식사 내용에 대해 가족을 포함하여 모두 이해하고 있는지 확인한다.
- 필요한 경우, 중심 정맥 영양법과 경구 섭취 실시 방법 및 주의점에 대해 지도한다.
- 영양 상태의 지표로서 체중을 정기적으로 측정하도록 한다.
- 컨디션이 나쁜 날의 생활 방법에 대해 논의하고, 가족의 협력을 얻을 수 있도록 설명한다.
- 약물의 부작용과 주의 사항에 대해 확인한다.

- 곤란에 처했을 때의 상담 창구와 기타 사회 자원에 대해 전달한다.
- 항문 병변 등 병세의 진행과 함께 예상되는 증상에 대해 설명하고, 모니터링하도록 설명한다.
- 응급처치가 필요한 증상과 가능한 병태에 대해 설명한다.

| Step1 영향 평가 | Step2 간호 초점 | Step3 계획 | Step4 실시 | **Step5 평가** |

평가 포인트

간호 목표 달성도

- 치료 방법이 확립되어 있지 않고 난치성 질환이지만, 식사나 영양에 주의하여 주위의 도움도 받으면서 어떻게 지내야 할지 생각하고 있는가?
- 질병에 대한 치료 방법과 건강 상태에 맞는 치료 기준에 대해 이해하고 지금 현재의 치료 목표에 대해 설명할 수 있는가?
- 증상 악화(재연)의 계기가 될 수 있는 음식과 라이프스타일에 대해 주의할 수 있는가?
- 증상 악화 시(재연)에 더 악화시키지 않기 위한 주의점을 설명할 수 있는가?
- 증상 악화(재연) 때는 라이프스타일을 수정해 빨리 대처할 수 있는가?
- 질환에 의해 발생할 수 있는 항문 병변, 장폐색이나 장천공, 장누관 등의 증상을 이해하고 자기 몸에서 일어나는 변화의 징후에 대해 주의할 수 있는가?
- 영양 상태를 확인하는 방법을 알고 있는가?
- 필요한 영양소와 열량 섭취 방법을 아는가?
- 적절한 복약 행동으로 최대의 치료 효과를 얻을 수 있는가?

크론병 환자의 병태 관계도와 간호 문제

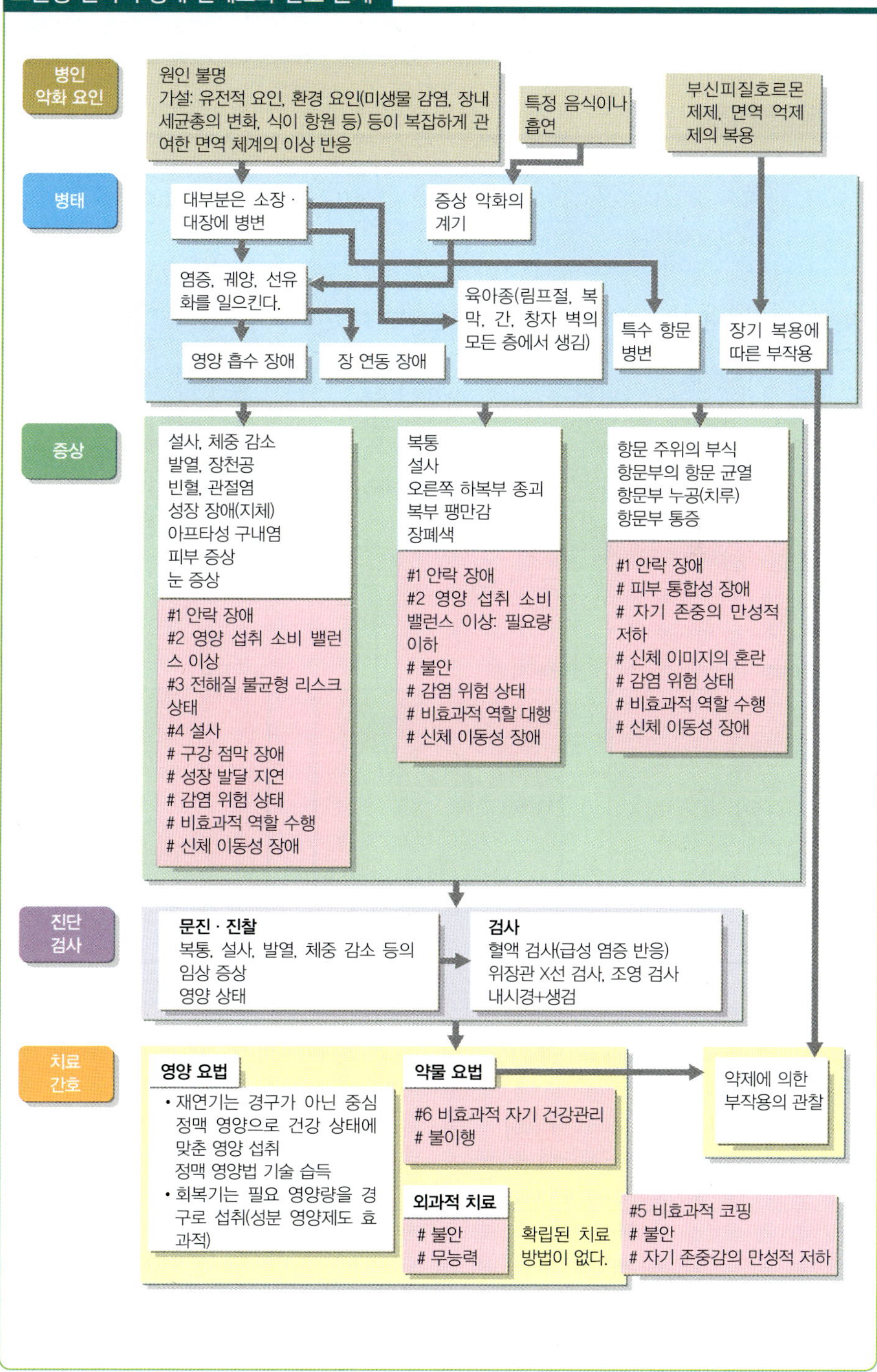

24 치질

야마우치 신이치 · 스기하라 겐이치

눈으로 보는 질환

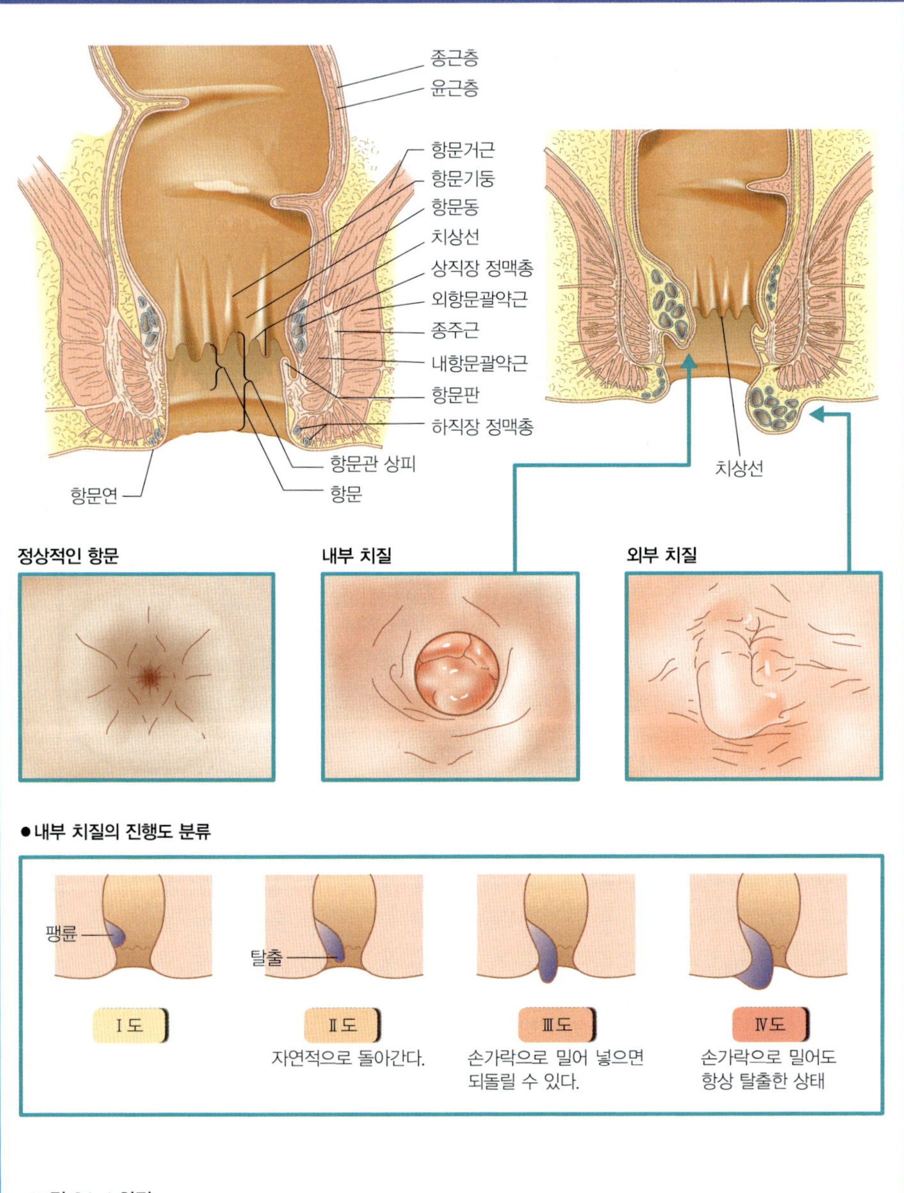

■ 그림 24-1 치질

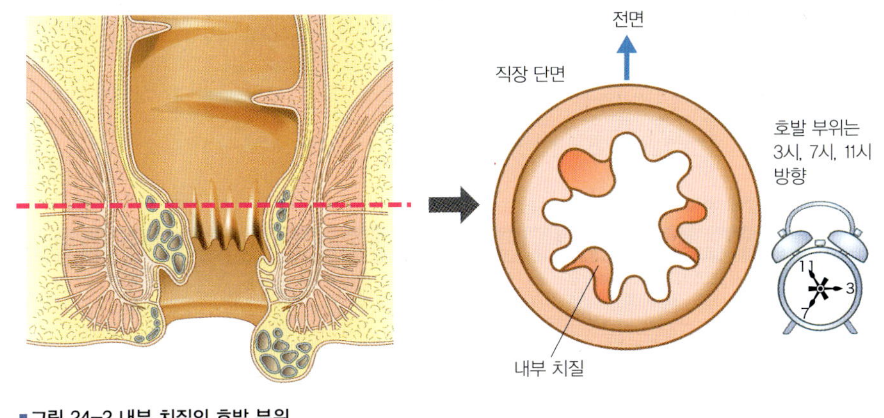

■ 그림 24-2 내부 치질의 호발 부위

24
치질

병태 생리

▌치질은 직장, 항문관 영역의 정맥총에 발생하는 정맥류다.

- 치질은 외부 치질과 내부 치질로 분류한다(그림 24-1).
- 외부 치질: 항문관의 치상선보다 항문 쪽에 있는 하직장 정맥류에서 발생한 것. 이 중 정맥 내 혈전을 형성하는 것은 '혈전성 외치질'이라고 하며 심한 통증을 초래한다.
- 내부 치질: 치상선보다 입구 쪽의 직장 정맥류에서 발생한 것

병인·악화 요인

- 주로 정맥의 울혈이 원인이다.
- 변비, 설사, 임신, 간경화, 천식 등에 의한 감기, 장시간 앉아서 작업하거나 서서 작업하는 것이 악화 요인이 된다.

증상

▌출혈, 통증, 탈출, 종창이 주요 증상이다.

- 출혈: 배변 시에 나오는 출혈과 뚝뚝 떨어지는 출혈을 보인다. 선홍색이며 일반적으로 배변 종료 후에는 출혈이 멈춘다.
- 통증 탈출(탈항), 종창, 위화감
- 혈전성 외부 치질은 갑작스러운 강한 통증과 종창으로 발병한다.

진단·검사값

- 진단 시에는 환자가 수치심을 느끼며 진찰을 받지 않도록 충분히 배려한다.
- 시진, 항문지진, 항문경 검사를 실시한다.
- 내부 치질의 호발 부위는 3시, 7시, 11시 방향이다(그림 24-2). 탈출도에 따라 〈표 24-1〉과 같이 분류한다.

치료법

▌진행도 분류에 따라 약물 요법, 경화 요법, 고무 밴드 결찰법, 외과 치료를 선택한다.

● 치료 방침

- 보존 치료, 연고·좌약에 의한 약물 요법, 경화 요법, 고무 밴드 결찰법, 외과 치료로 크게 나눌 수 있다.

	증상의 정도
Ⅰ도	배변 시에 울혈이 생기고 팽융한다.
Ⅱ도	배변 시에 탈출하지만 배변 후 자연적으로 들어간다.
Ⅲ도	항상 항문 밖으로 탈출하며 손으로 누르면 들어간다
Ⅳ도	손을 사용해도 완전히 들어가지 않는다.

■표 24-2 치질의 주요 치료제

분류	일반 이름	주요 상품명	약의 효과 메커니즘	주요 부작용
치질 치료제	히드로코르티손 플라지오마이신 황산염합제	플록토세딜	항염증, 항부종, 진통 작용	뇌하수체 · 부신피질계의 기능 억제
	길초산 디플루코르톨론	네리프로크트		
	대장균 사균 히드로코르티손	강력 포스테리산, 포스테리산 F		녹내장, 후낭 백내장
	트리베노시드	헤모크론		다형 삼출성 홍반
소염 · 진통 좌약	인도메타신	인테반	항염증 작용과 진통 작용이 있다.	직장 점막 자극 증상
치질 치료 (주사제)	페놀	파오스클레	치질 내에 국소 투여하여 정맥류를 압박 · 폐색시켜 지혈하면 함께 섬유화를 촉진하고, 치질을 경화 퇴축시킨다.	통증, 항문 통증, 오심
	황산 알루미늄칼륨 탄닌산(ALTA)	지온	치질 내로 국소 투여를 하여 염증을 더 생기게 한 후 육아 형성, 선유화를 거쳐 치질을 경화 퇴축시킨다. 혈관 투과성 항진 작용에 의해 출혈 증상을 개선시킨다.	발열, 혈압 저하, 항문 불쾌감

- 식이섬유의 섭취와 배변을 정돈하고 배변 시 진통을 피하는 것이 보존 치료의 원칙이다.
- ●약물 요법
- 통증, 출혈, 부기의 완화 효과가 있다. 치질 자체가 완전히 사라지는 것은 아니다. 경구 약물, 연고, 좌약을 적절하게 사용한다.

Px 처방 예
- 프록토세실 연고　1회 2g　1일 2회　아침, 저녁　← 치질 치료제
  또는 강력한 포스테리산 연고　1회 2g　1일 2회　아침, 저녁　← 치질 치료제
- 헤모크론 캡슐(200mg)　1회 1캡슐　1일 2회　아침, 저녁 식후　← 치질 치료제

Px 처방 예 통증이 강한 경우
- 네리프로크트 연고 1회 2g 1일 2회 아침, 저녁　← 치질 치료제
  또는 네리프로크트 연고　1회 2g　1일 2회　아침, 저녁　← 치질 치료제
- 인테반 좌약(50mg)　1회 1개　1일 2회　← 소염·진통 좌약
- 헤모크론 캡슐(200mg)　1회 1캡슐　1일 2회　아침, 저녁 식후　← 치질 치료제

- ●경화 요법
- 치질 부위에 약액을 직접 주사하는 치료법으로, 유성의 페놀 아몬드 오일(파오스클레), 수용성의 ALTA(지온주)를 이용한다.
- 주요 증상이 출혈인 경우에 적용된다.

● **고무밴드 결찰법**
- 전용 고무줄을 내부 치질의 기지에 걸어 고무줄 수축에 의해 치질을 괴사, 탈락시키는 방법이다.
- 주요 증상이 탈출인 경우 적응된다.

● **수술 치료**
- 통증의 강한 혈전성 외부 치질의 경우 국소 마취로 혈전 제거술을 실시한다.
- Ⅲ도의 내부 치질에는 다음과 같은 방법이 적용된다.
- 결찰 절제술〔밀리건-모건(Milligan-Morgan)법〕: 치질 조직을 절제하고 뿌리 부분을 혈관과 함께 결찰하는 수술 방식
- PPH법: 자동 순환 봉합기로, 치질 입구 측의 직장 점막을 환상으로 절제 봉합하고, 항문부를 리프팅 고합하는 동시에 혈류의 차단을 실시하여 내부 치질을 축소시킨다.

치질의 병기 · 병태 · 중증도별 치료 순서도

Ⅰ도	→ 약물 요법
Ⅱ도	→ 약물 요법 → (개선되지 않는다.) → 외과 치료, 고무줄 결찰법, 경화 요법
Ⅲ도	→ 외과 치료, 경화 요법
Ⅳ도	→ 외과 치료

치질 환자의 간호

사이토 마사미

간호 과정 순서도

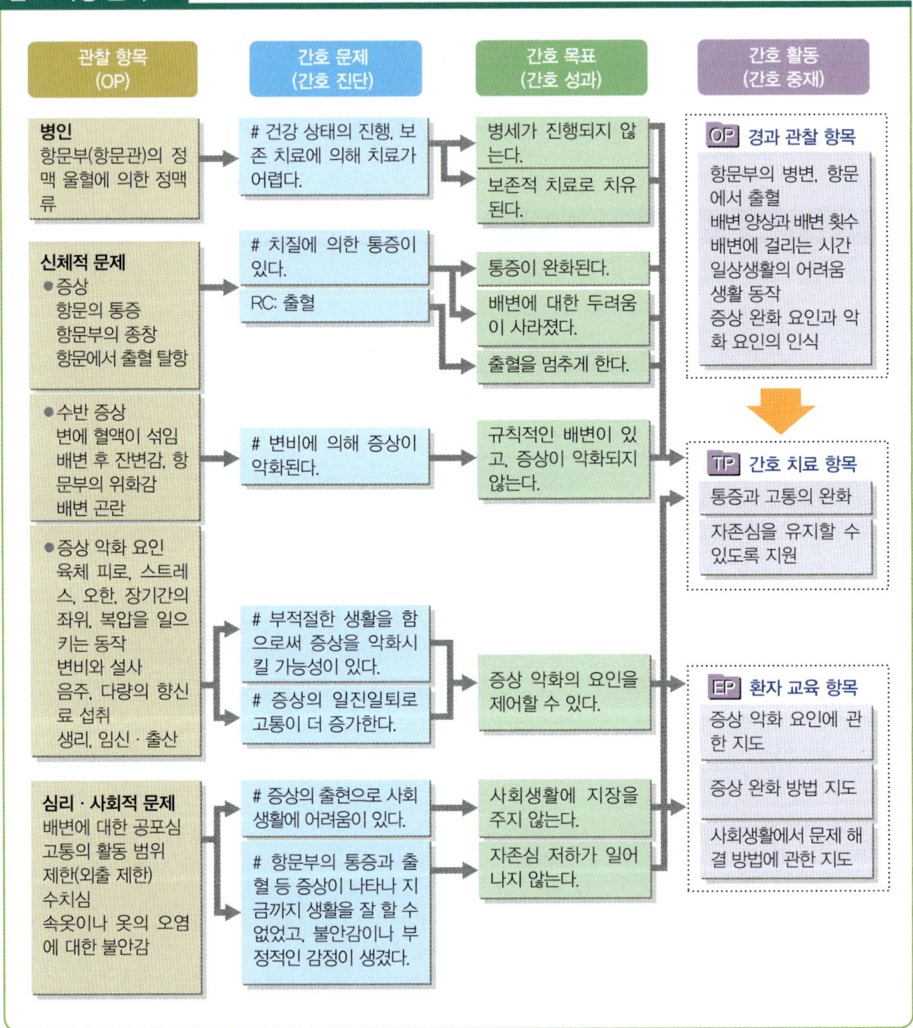

기본 개념

- 식사나 일상생활의 행동에 유의하며 배변 습관을 잘 들여 치질 증상을 완화하고, 재발을 방지하기 위한 생활을 할 수 있도록 지원해야 한다.
- 예후가 나쁜 질환은 아니지만 잘 부합되지 않는 경우, 증상이 악화되어 일상생활이 어려울 수도 있기 때문에 질병을 제어할 수 있도록 지원하는 것이 중요하다.
- 자기관리로 증상이 완화된다. 외과 치료보다는 내과 치료로 치유를 기대할 수 있다.

정보 수집	평가 관점과 근거·잠재적 간호 문제
증상 출현 상황, 정도의 파악	**출현하는 증상과 정도에 따라 질병의 진행 정도를 알 수 있어 치료 계획, 간호 계획의 수립에 효과적이다.** • 증상이 가벼운 경우 식이요법과 운동 등 생활의 조정이나 배변 방법 등의 수정만으로 의학적 치료를 받지 않고 치유할 수 있다. • 일진일퇴를 반복하며 오래 앓는 경우, 생활습관이나 배변 습관 등의 시정에 시간이 걸릴 것으로 예상된다. • 증상이 진행되는 경우에는 진통제를 사용하고, 경우에 따라서 수술 치료 등이 필요할 수도 있다. • 유사한 증상을 나타내는 직장암과 감별 진단을 실시한다. **출혈** • 치질에 의한 출혈은 신선한 혈액이기 때문에 소량이라도 선명한 혈액의 색이 드러나면 충격을 받을 수 있다. • 출혈에 의해 속옷이 오염되기 때문에 외출이나 활동 등을 자제하는 등 사회생활에 영향을 줄 가능성도 있다. • 제어할 수 없는 항문에서의 출혈 때문에 자존심이 저하할 수 있다. 🔍 공동 문제 : 출혈 🔍 잠재적 간호 문제 : 지금까지처럼 생활할 수 없다는 것에 대한 불안/증상 출현에 따른 활동 범위의 축소/증상 출현으로 역할 수행이 어려움/지금까지와 같은 생활을 할 수 없어 자존심이 저하함 **항문에서 치질의 탈출** • 치질이 항문을 탈출하여 위화감이나 통증을 동반할 수 있다. • 손을 사용하여 치질을 되돌릴 수 있는 경우에도 부드럽게 하지 않으면 치질의 손상, 출혈과 함께 통증을 일으킬 수 있다. 손을 사용하여 치질을 되돌리지 말아야 하며, 감돈 치질이 되면 울혈이나 통증이 나타난다. • 치질을 손으로 되돌릴 수 없는 경우, 특히 항문 주위가 변으로 오염될 수 있다. 청결을 유지하지 못하면 염증이 심해질 수 있다. • 치질의 탈출을 동반하면 통증이나 위화감 때문에 배변에 대한 공포가 생길 가능성이 크다. 공포 때문에 배변을 참아 변비를 일으키는 악순환을 가져온다. 🔍 잠재적 간호 문제 : 치질에 의한 통증/지금까지와 같은 생활을 할 수 없는 데 대한 불안/항문 주위 피부의 청결 유지가 어려움/배변에 대한 두려움 때문에 참다가 변비가 되어 항문부의 통증이 심해짐 **항문부의 통증** • 통증 때문에 생활 행동 범위가 축소되거나 기분이 가라앉아 일에 전념하지 못할 가능성이 있다. • 통증 때문에 배변의 두려움이 생기고, 그로 인해 배변을 참아 변비가 되는 악순환이 반복될 수 있다. 🔍 잠재적 간호 문제 : 증상 출현이 사회생활에 미치는 영향/지금까지와 같은 생활을 할 수 없다는 데 대한 불안/배변에 대한 두려움에서 변비가 생김
배변 리듬이나 변의 양상, 배변 행동 파악	**배변 시 장시간에 걸쳐 힘주기를 하는 것이 치질의 원인이 된다. 배에 힘을 주는 것에 영향을 받는 변의 양상과 함께 배변 리듬을 파악하여, 생활습관을 수정하여 배에 힘 주는 포인트를 파악할 수 있다.** • 변의 양상이 딱딱하면 원활하게 나오기 어렵고, 배에 힘을 주지 않으면 배변하지 못하여 치질의 원인이 된다. • 변의가 있음에도 불구하고 참으면 변비가 되기 쉽고, 배변 시에 배에 힘을 주지 않으면 배변이 안돼 치질의 원인이 된다. • 배변 시 장시간 화장실에 앉아 배에 힘을 계속 주는 것은 치질의 원인이 된다.

	• 배변 후 항문 주위의 청결을 유지하지 못하면 염증 증상이 악화된다. 🔍 잠재적 간호 문제 : 배변의 공포 때문에 변비 발생/변비로 인한 증상의 진행과 악화/치질에 의한 통증/지금까지와 같은 생활을 할 수 없는 데 대한 불안감
식생활 파악	음식이나 식생활은 대변의 양상 등에 영향을 주고, 치질의 출현과 악화에 영향을 주기 때문에 식사 내용을 파악하고 증상 완화를 위해 식생활을 수정한다. • 섬유소가 적은 식사는 변의 양을 감소시켜 굳은 변의 원인이 될 수 있다. • 식사 시간이 불규칙하거나 결식을 하면 배변 리듬이 갖추어지지 않고, 변비를 일으킬 가능성이 있다. • 알코올이나 향료(특히 고추)의 과다 섭취는 항문을 자극하여 염증을 심하게 만든다. 🔍 잠재적 간호 문제 : 잘못된 식생활에 따른 변비/배변 리듬의 혼란
생활 행동 파악	일상생활에서 항문에 지속적으로 압박을 가하거나 복압을 올리는 동작 등이 지속되면 항문의 혈류가 정체하고, 치질의 출현과 악화에 영향을 주기 때문에 행동을 파악하고 수정 사항에 대해 지도할 필요가 있다. • 항상 동일한 자세(특히 좌위)로 있으면, 항문 주위에 울혈이 일어나고 증상이 출현해 악화되기 쉽다. • 몸 전체나 하반신이 차가워지면 항문 주위의 혈류가 나빠져 증상이 출현, 악화되기 쉽다. • 배변 이외에 무거운 짐을 들거나 복압이 강한 동작을 많이 하면 치질의 원인이 된다. 🔍 잠재적 간호 문제 : 잘못된 생활 행동에 따른 증상의 출현과 악화

Step1 영향 평가	Step2 **간호 초점**	Step3 계획	Step4 실시	Step5 평가

간호 문제 리스트

RC: 출혈
#1 변비의 증상이 악화된다(배설 패턴).
#2 치질에 따른 통증이 있다(인지-지각 패턴).
#3 잘못된 생활을 하는 것으로 증상을 악화시킬 가능성이 크다(건강 지각-건강관리 패턴).
#4 항문부의 통증이나 출혈 등 증상이 나타나, 지금까지와 같은 생활을 할 수 없을 거라는 불안감과 부정적인 감정이 생긴다(자기 인식 패턴).

간호의 우선순위 지침

• 변의 양상을 좋게 하여 변비를 예방하는 것으로 증상이 완화될 가능성이 높기 때문에 변비 예방이 우선된다. 변의 양상을 좋게 하여 변비를 예방하고, 배변에 신경을 써 자기관리를 할 수 있도록 교육한다.
• 또한 통증으로 사회생활에 영향을 줄 수 있으므로 통증 제어가 중요하다.
• 항문부의 질환이므로 수치심 때문에 다른 사람에게 이야기하기 어렵고, 자신에 대해 부정적이 될 수도 있다. 몸을 차게 하지 말고, 장시간 앉아 있는 자세를 취하지 말고, 계속해서 복압을 주지 않는 등 생활 속에서 주의를 할 수 있도록 지원하면 건강 상태의 악화를 예방할 수 있다.
• 치료에 대한 불안감도 있지만, 많은 경우 적절한 자기관리 행동을 하면 치질을 완화하고 치유를 기대할 수 있다.

Step1 영향 평가	Step2 간호 초점	Step3 **계획**	Step4 실시	Step5 평가
공동 문제		**간호 목표(간호 성과)**		
RC: 출혈		〈장기 목표〉 출혈을 멈추게 한다. 〈단기 목표〉 치질이 탈출하는 경우 손을 이용해 적절한		

간호 계획	중재 포인트와 근거

OP 경과 관찰 항목

- 혈액에 의한 의류(바지, 스커트)의 오염

- 속옷이 젖어 있는 것에 따른 이질감

- 치질 탈출의 유무. 손을 사용하여 항문 속으로 되돌리는 방법

- 복압이 높아지는 동작의 유무

➡환자 자신이 주의하지 못할 때도 있다. 근거 고통이 없는 상태에서 출혈이 일어났을 때
➡이질감을 밝힌다. 근거 출혈을 확인할 수 없는 경우에도 이질감을 느낄 수 있다.
➡특히 배변 후 치질의 탈출이 없는지 손가락으로 누른 적은 없는가. 근거 잘못 실시하면 출혈의 가능성이 있다.
➡복압이 높아지게 하는 동작이 있는지 구체적으로 질문한다. 근거 치질에 압력이 가해져 출혈을 일으킨다.

TP 간호 치료 항목

- 항문 주위의 청결 유지

➡가능하고 효과적인 방법을 지도한다. 근거 알칼리성을 띤 변을 제대로 닦지 않으면 변이 항문 주위에 붙어 치질의 악화로 이어진다.

EP 환자 교육 항목

- 치질을 손상시키지 않고 손으로 되돌리는 방법을 설명한다.
- 효과적인 약물(연고 등)의 사용 방법

- 복압이 높아지는 동작이나 활동에 주의

➡실시할 수 있는 방법을 지도한다. 근거 적절한 방법으로 하지 않으면 통증과 출혈의 가능성이 있다.
➡출혈 예방에 효과가 있다. 근거 기대하는 약효를 보여주고 효과적인 사용 방법을 지도한다.
➡환자 자신이 주의하도록 지도한다. 근거 주의하는 것으로 출혈을 예방할 수 있다.

1 간호 문제	간호 진단	간호 목표(간호 성과)
#1 변비에 의해 증상이 악화된다.	**변비** **관련 요인**: 치질, 불규칙한 배변 습관, 섬유질 식품의 불충분한 섭취 **진단 지표** □ 딱딱한 편 □ 배변 시 배에 힘을 줌, 통증 □ 배변 불능	〈장기 목표〉 강하게 배에 힘을 주지 않고 부드럽게 규칙적으로 배변하며 증상이 악화되지 않는다. 〈단기 목표〉 1) 변의 양상이 딱딱하지 않고 보통의 변이다. 2) 배변 시 배에 힘을 주지 않는다. 3) 식이섬유를 의식적으로 선택한다.

간호 계획	중재 포인트와 근거

OP 경과 관찰 항목

- 변의 양상과 배변 횟수

- 배변에 걸리는 시간과 배변 시 배에 힘 주기 유무, 배변 시 통증

- 식이 섬유의 섭취 상황

➡상세하게 구체적으로 묻는다. 근거 변비의 기미 등 환자의 인식만으로는 현황까지 정확하게 파악할 수 없다.
➡변비 증상, 배변 행동에 대해서는 상세하고 구체적으로 묻는다. 근거 변비를 일으키는 요인을 알고 수정해야 배변 행동에 대해 분명히 할 수 있다.
➡일일분의 일반적인 식사 내용에 대해 묻는다. 근거 식이 섬유의 부족에 따라 변비가 생긴다.

TP 간호 치료 항목

- 배변 시 통증이 있는 경우에는 항문의 점막을 보호하기 위해 항염증 효과를 기대하고, 처방된 약물(좌약이나 연고)을 사용한다.
- 배변 시 통증이 있는 경우 좌욕을 한다.

➡통증 완화를 도모한다. 근거 배변 시 치핵에 의한 물리적 압박과 자극에 의해 통증이 생긴다.
➡환부를 따뜻하게 한다. 근거 항문 주위의 혈액순환이 잘되고, 통증의 완화를 기대할 수 있다.

- 장시간 의자나 변기에 앉아 있지 않도록 지도한다.

- 배변 시에는 배에 너무 힘을 주지 않도록 지도한다.

- 식이 섬유가 풍부한 균형 잡힌 식사를 규칙적으로 한다. 하루에 섭취하는 식이 섬유의 기준은 25g이다.

- 금하지 않는다면 하루에 적어도 2L의 수분을 섭취하도록 조언한다.

- 아침에 2컵 정도의 물을 마시도록 조언한다.

- 아침에 여유를 가지고 일어나 아침 식사를 반드시 하도록 지도한다.

- 배변 중에 하복부를 가볍게 마사지하고, 허리 등을 마사지하는 방법을 지도한다.

- 운동 부족의 경우 적당한 운동을 하도록 조언한다.

- 필요 시에는 가족에게도 식사 지도를 실시한다.

⊃ 항문 주위의 혈액 흐름을 방해하는 동작을 취하지 않는다. 근거 항문 주위의 혈류가 막히고, 울혈을 일으켜 치질이 악화된다.

⊃ 복압을 가하지 않는다. 근거 배에 힘을 주면 치질이 악화된다.

⊃ 실제로 가능한 방법을 함께 생각한다. 근거 식이 섬유를 풍부하게 포함한 식사를 하면, 변의 부피가 증가하여 변비 해소로 연결된다.

⊃ 실제로 가능한 방법을 함께 생각한다. 근거 수분 섭취가 적어 변비가 생긴다.

⊃ 환자가 저항할 경우 강요하지 않는다. 근거 장관에 자극을 주고 장 연동을 촉진시킨다.

⊃ 가능한 방법을 함께 생각한다. 근거 아침에는 위·대장 반사와 자세·결장 반사(기립 반사)가 가장 발생하기 쉽고, 자연적으로 배변이 일어나기 쉽다.

⊃ 구체적으로 지도한다. 근거 창자 연동을 촉진시키고 배에 힘을 주지 않도록 한다.

⊃ 가능한 방법을 함께 생각한다. 근거 운동 부족은 변비의 원인이 된다.

⊃ 환자 이외의 사람이 식사를 준비한다. 근거 식생활 개선을 위해 가족에게 협력을 얻는다.

---

2 간호 문제	간호 진단	간호 목표(간호 성과)
#2 치질에 의한 통증이 있다.	**급성 통증** **관련 요인**: 내부 치질의 탈출, 외부 치질핵의 존재, 항문 내압 상승(배에 힘 줌), 변 통과 시 압박 **진단 지표** □ 통증 부위를 감싸려고 한다. □ 통증을 피하기 위한 체위 □ 고통스런 얼굴 표정	〈장기 목표〉통증이 사라진다. 〈단기 목표〉1) 통증 완화에 효과적인 방법을 말할 수 있다. 2) 통증 강화에 영향을 주는 행동(행위)을 말할 수 있다.

간호 계획	중재 포인트와 근거

- 배변 시 통증과 그 이외의 통증에 대해 질문한다.

- 통증에 의해 동작이나 행동의 변화가 생기는지 관찰한다.

- 약물(진통제, 좌약, 연고) 사용

⊃ 통증 증강 요인과 완화 요인을 안다. 근거 치질 부위와 정도를 파악한다.

⊃ 배변 시 통증을 느끼거나 통증이 두렵지 않은지 안다. 근거 배변 시 통증을 동반하여 배변이 공포가 되고 변비가 되는 악순환을 일으킨다.

⊃ 용도와 사용 빈도 근거 통증 완화 방법의 힌트가 된다.

- 왜 통증이 강화되거나 완화되는지 이유를 논의한다.

- 치료(또는 변경)의 필요성이 있다고 판단하는 경우에는 환자 또는 의사에게 내용을 전달한다.

⊃ 통증의 강도를 상기시켜 환자 자신이 깨닫게 한다. 근거 치질을 악화시키지 않고, 효과적인 자기관리와 연결시킨다.

⊃ 빠르게 대처한다. 근거 자기관리만으로는 회복되지 않고, 적절한 치료를 받지 않으면 증상이 악화되며 생활에 미치는 영향도 커진다.

EP 환자 교육 항목

- 통증의 원인을 설명한다.

- 하반신을 차게 하지 않고 특히 같은 자세로 오랫동안 앉아 있으면 악화 요인이 된다는 것을 설명한다.

- 좌욕 방법을 지도한다.

- 약물(진통제, 좌약, 연고)의 효과적인 사용 방법에 대해 지도한다.

- 굳은 변이 통증을 심하게 할 수 있으므로 보통 변이 되도록 변 양상을 바꾸는 방법을 지도한다('간호 문제 #1' 참조).

➡ 납득할 수 있도록 설명한다. 근거 원인을 제거·경감하여 통증 완화를 도모한다.

➡ 구체적인 생활 장면을 떠올려 지도한다. 근거 항문 주위의 혈액순환을 좋게 하는 것이 통증 완화에 효과적이다.

➡ 실시할 수 있다고 생각되는 방법을 지도한다. 근거 항문 주위 피부를 정화하고 혈액순환이 좋아지게 하는 효과적인 방법이다.

➡ 구체적(사용 시간, 방법)으로 알기 쉽게 지도한다. 근거 사용 방법을 알아 약물의 효용을 최대한 얻을 수 있다.

➡ 식생활 지도를 포함한다. 근거 굳은 변이 항문 점막에 자극을 증대시켜 통증이 강화된다. 변비 때문에 배변이 곤란하게 되고, 배에 힘을 주면 증상이 악화된다.

---

3 간호 문제	간호 진단	간호 목표(간호 성과)
#3 잘못된 생활을 함으로써 증상을 악화시킬 수 있다.	**비효과적 자기 건강관리** **관련 요인**: 지식 부족(증상 악화의 증강 요인), 행동을 일으키는 동기가 불충분, 사회 지원 부족 **진단 지표** ☐ 치료 계획을 일상생활에 짜 넣는다. ☐ 위험 요인을 감소시키는 행동을 할 수 없다.	〈**장기 목표**〉 복구 또는 완화하는 방법으로 무엇을 하면 좋을지 바람직한 건강 행동의 실천 의사를 나타낸다. 〈**단기 목표**〉 1) 증상을 일으키는 원인에 대해 설명할 수 있다. 2) 자신의 삶에서 무엇을 주의하고, 어떤 생활을 하면 좋은지 설명할 수 있다. 3) 증상이 완화된다.

간호 계획	중재 포인트와 근거

OP 경과 관찰 항목

- 증상의 출현 상황과 정도의 관찰

- 증상 강화 요인에 대한 행동 관찰

➡ 구체적으로 증상을 묻는다. 근거 증상 평가(잘되고 있다, 악화되고 있다 등)만으로는 실제적인 변화를 파악할 수 없다.

➡ 생활에 대해 구체적으로 묻는다. 근거 증상 악화를 눈치채지 못하고 생활한다.

TP 간호 치료 항목

- 환자의 강점(장점)을 찾아 지지한다.

- 잘할 수 없는 것과 함께 환자가 놓인 입장을 받아들인다.

- 끈질긴 태도로 천천히 단계적으로 진행한다.

- 과거에 성공했던 문제의 해결 방법을 환자와 함께 찾는다.

- 다른 사람들의 성공에 대해 이야기한다.

- 환자의 말을 잘 듣고 문제의 발견을 위해 노력하며, 기대를 강요하지 않는다.

- 학습에 영향을 미치는 요인을 찾아낸다(중요성 인식, 경제 상태, 과거 경험, 질병의 진행을 조절하고자 하는 생각, 신체 상태, 불안의 정도, 인지 능력).

➡ 강점(장점)을 자신이 인정한다. 근거 환자가 자신의 강점을 인정함으로써 자신감으로 이어져 계속 실행할 수 있다.

➡ 생활습관을 변경하기 쉽지 않은 것을 인정한다. 근거 쉽게 실천할 수 없는 것을 공감하고 용기를 준다.

➡ 포기하지 않고 실천하게 한다. 근거 계속 실시하는 것이 필요하다.

➡ 잘된 방법을 상기시킨다. 근거 성공한 코핑 전략을 의도적으로 사용한다.

➡ 잘될 거라고 생각한다. 근거 환자가 자기 효능감과 희망을 가지고 학습을 촉진할 수 있다.

➡ 경청한다. 근거 환자가 이야기를 잘 들어주면, 스스로 주체적으로 생활을 조정한다.

➡ 환자 본인도 주의할 수 있도록 한다. 근거 주체적인 행동 변화를 촉진한다.

EP 환자 교육 항목

- 증상의 출현, 악화 요인(스트레스, 음주, 감기, 육체 피로, 월경, 임신, 순간적 복압을 주는 운동, 향신료의 섭취, 설사와 변비 반복, 장시간 앉은 자세로 있다는 것을 알지 못함)에 대하여 설명한다.
- 필요한 생활습관의 수정과 자기관리에 대해 설명

◯ 환자 본인이 생활에 적응한다. 근거 어떻게 하면 증상이 악화되는지 자신의 삶에 비추어 구체적으로 이해해야 한다.

◯ 근거 자기관리로 증상 악화를 예방할 수 있다.

4 간호 문제	간호 진단	간호 목표(간호 성과)
#4 항문부의 통증이나 출혈 등 증상의 출현으로, 지금까지와 같은 생활을 할 수 없다는 불안과 부정적인 감정이 생긴다.	**상황에 따른 자존감 저하** **관련 요인**: 도움이 되지 않는다는 것을 표명한다. 자기 부정적 발언을 한다. **진단 지표** ☐ 가치관과 일치하지 않는 행동 ☐ 실패 ☐ 사회적 역할의 변화	〈**장기 목표**〉 미래에 대한 긍정적인 전망을 보인다. 〈**단기 목표**〉 1) 자신의 긍정적인 면을 찾는다. 2) 자신의 행동과 그 결과를 분석한다. 3) 긍정적인 변화를 밝힌다.

간호 계획	중재 포인트와 근거

OP 경과 관찰 항목

- 표정이나 말, 행동, 활동 범위의 변화 등을 관찰

◯ 질환을 앓기 이전의 모습과 비교 근거 자존심이 낮아지면 표정이나 말, 행동이 결핍되고 활동 범위가 축소된다.

TP 간호 치료 항목

- 환자가 자신의 감정을 표현할 수 있도록 돕는다.

◯ 환자가 자신의 말로 표현할 수 있다. 근거 감정을 표현하면 기분이 편해져 앞으로 생활에도 바람직한 도움을 준다.

- 스스로의 행동으로 증상을 충분하게 완화시킬 수 있다는 것을 전한다.

◯ 증상 완화가 가능하다는 것을 알 수 있다. 근거 희망을 가지고 적극적으로 임한다.

- 지원 시스템을 평가하고 필요 시 주위의 지원을 조정한다.

◯ 정동적·수단적 지원의 평가 근거 정동적 지원을 통해 환자의 정서가 안정되고, 수단적 지원을 통해 행동을 촉발시킨다.

- 환자가 가진 능력과 자질을 검토하고 강화시킨다.

◯ 무엇을 할 힘을 가지고 있는가? 근거 환자가 가진 힘을 강화하고 되살리는 것이 효과적이다.

EP 환자 교육 항목

- 긍정적인 변화를 떠올리도록 지도한다.

◯ 긍정적인 변화를 이미지화한다. 근거 구체적으로 이미지화하고 대처하면 쉬워진다.

- 긍정적인 변화를 제대로 평가할 수 있도록 지도한다.

◯ 사실 파악을 정확하게 평가할 수 있도록 지원한다. 근거 올바르게 자체 평가를 할 수 있고, 그 후의 생활을 조정할 수 있다.

- 기분 전환을 위해 운동을 하도록 지도한다.

◯ 실천할 수 있는 운동을 함께 생각한다. 근거 기분 전환을 하여 이후의 생활에 대한 조정을 계속 할 수 있다.

Step1 영향 평가 ▶ Step2 간호 초점 ▶ Step3 계획 ▶ **Step4 실시** ▶ Step5 평가

병기·병태·중증도별 관리 포인트

아래의 어떤 경우에도 변비를 예방하고 배변 시 장시간 배에 힘을 주어 항문에 부담을 주지 않도록 하는 것이 중요하다.

내부 치질(골리거 분류)

Ⅰ도: 배변 시 출혈이 있지만 탈출하지 않는다.

Ⅱ도: 배변 시 치질이 탈출하지만, 배변이 끝나면 자연적으로 돌아간다. → 변비를 예방한다.

Ⅲ도: 배변 시 치질이 탈출하고 손가락으로 누르지 않으면 돌아오지 않는다. → 변비를 예방하고 기타 복압을 올리는 동작을 자제한다. 치질을 항문으로 되돌릴 때 출혈이 일어나지 않도록 주의한다.

Ⅳ도: 배변에 관계없이 내부 치질이 탈출한다. → 변비 예방과 항문 주위 피부의 청결을 유지, 관리한다.

외부 치질 → 변비 예방과 항문의 혈액 흐름을 개선시키고 진통 대책을 실시한다.

간호 활동(간호 중재) 포인트

통증과 고통 완화

- 변비와 배변 곤란 증상이 악화되고, 배변 시 통증과 고통에 크게 영향을 준다. 변비 예방과 규칙적인 배변을 위해 식이요법, 운동, 약물의 효과적인 복용 방법을 포함하여 지도한다.
- 고통이 심한 경우에는 좌욕 등으로 환부를 따뜻하게 하여 완화시킬 수 있다.
- 치질이 탈출한 경우에는 장 점막이 손상되지 않도록 손을 이용해 부드럽게 항문 속으로 돌려보낸다.
- 통증과 고통이 지속되고 완화되지 않는 경우에는 의사와 상담하도록 지도한다.

증상 악화의 예방을 위한 지도

- 위와 같이 배변 곤란이나 굳은 변에 의한 변비는 치질의 증상을 악화시키기 때문에 변비 예방 방법을 지도한다.
- 항문 주위에 울혈이 일어나지 않도록 하체를 차지 않게 하고, 또한 동일한 체위(자세)를 피하도록 지도한다.
- 극단적으로 복압을 주는 동작에 주의하도록 지도한다.
- 증상 악화로 이어질 요인을 환자 본인이 주의하도록 지도한다.

자존심을 유지할 수 있도록 지원

- 일상생활의 조정이나 연구로 증상이 완화될 수 있으며 변비를 예방할 수 있다고 전한다.
- 생활을 조정하는 것으로 지금까지의 사회생활을 충분히 유지할 수 있게 될 것임을 전한다.

퇴원·요양 지도

- 식생활을 포함한 변비 예방 방법을 지도한다.
- 항문 주위를 자극하지 않는 정화 방법을 지도한다.
- 하반신의 냉기나 같은 체위(자세) 등 항문 주위에 울혈을 피하도록 지도한다.
- 극단적으로 복압을 주는 동작을 피하도록 지도한다.
- 통증 강화 시 완화 방법을 지도한다.

Step1 영향 평가　　Step2 간호 초점　　Step3 계획　　Step4 실시　　Step5 평가

평가 포인트

간호 목표 달성도

- 배변 시 배에 힘을 주지 않고 부드럽게 변이 나오는가?
- 어떤 행위나 행동, 생활이 증상을 악화시키는지 알고 있는가?
- 배변 시 또는 배변 후에도 통증이 악화하지 않고, 항문에서 치질이 탈출하지 않는가?
- 지금까지 해온 사회생활에 지장을 주지 않는가?
- 자존심이 저하되지 않고 사회생활을 할 수 있는가?

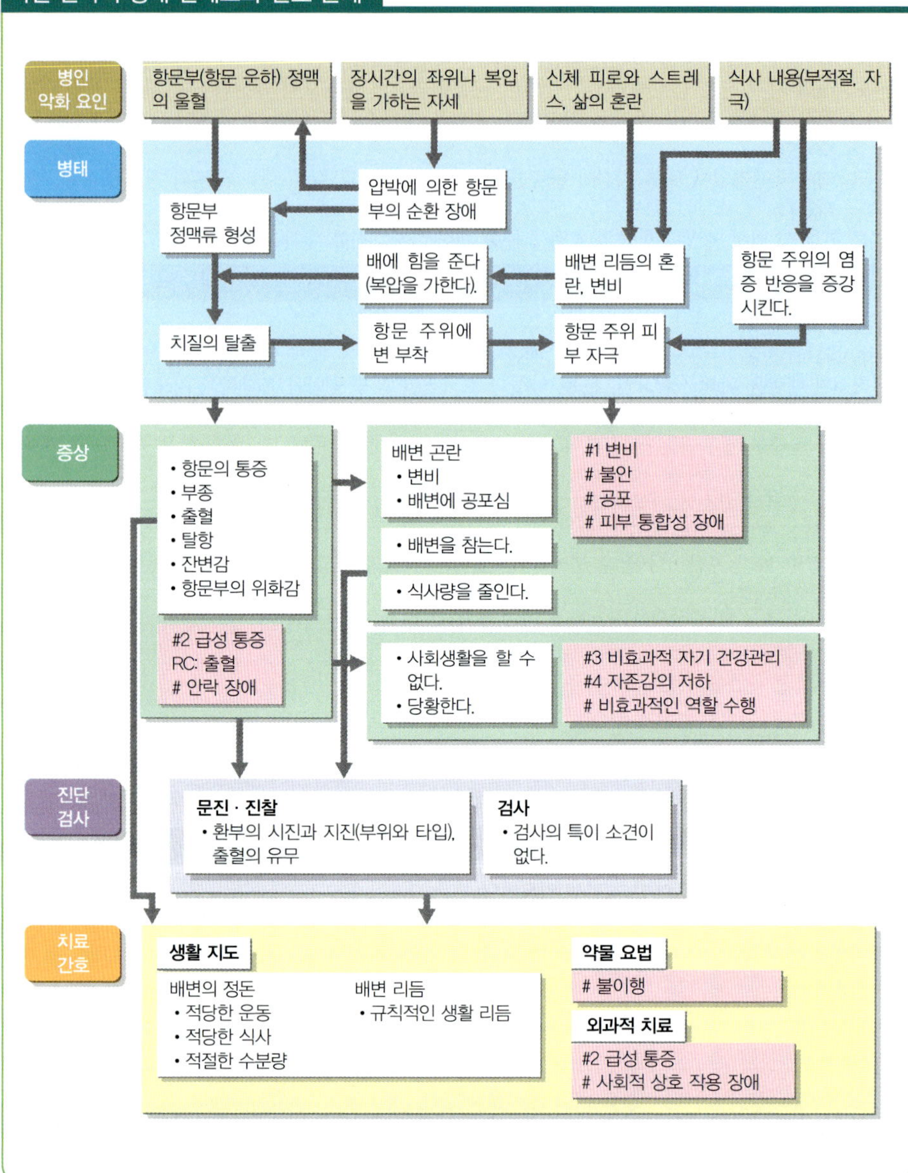
병인
악화 요인
항문부(항문 운하) 정맥의 울혈
장시간의 좌위나 복압을 가하는 자세
신체 피로와 스트레스, 삶의 혼란
식사 내용(부적절, 자극)

병태
압박에 의한 항문부의 순환 장애
항문부 정맥류 형성
배에 힘을 준다(복압을 가한다).
배변 리듬의 혼란, 변비
항문 주위의 염증 반응을 증강시킨다.
치질의 탈출
항문 주위에 변 부착
항문 주위 피부 자극

증상
• 항문의 통증
• 부종
• 출혈
• 탈항
• 잔변감
• 항문부의 위화감

#2 급성 통증
RC: 출혈
안락 장애

배변 곤란
• 변비
• 배변에 공포심
• 배변을 참는다.
• 식사량을 줄인다.

#1 변비
불안
공포
피부 통합성 장애

• 사회생활을 할 수 없다.
• 당황한다.

#3 비효과적 자기 건강관리
#4 자존감의 저하
비효과적인 역할 수행

진단
검사
문진 · 진찰
• 환부의 시진과 지진(부위와 타입), 출혈의 유무

검사
• 검사의 특이 소견이 없다.

치료
간호
생활 지도
배변의 정돈
• 적당한 운동
• 적당한 식사
• 적절한 수분량

배변 리듬
• 규칙적인 생활 리듬

약물 요법
불이행

외과적 치료
#2 급성 통증
사회적 상호 작용 장애

25 바이러스성 간염

가타무라 다카토시 · 에노모토 노부유키

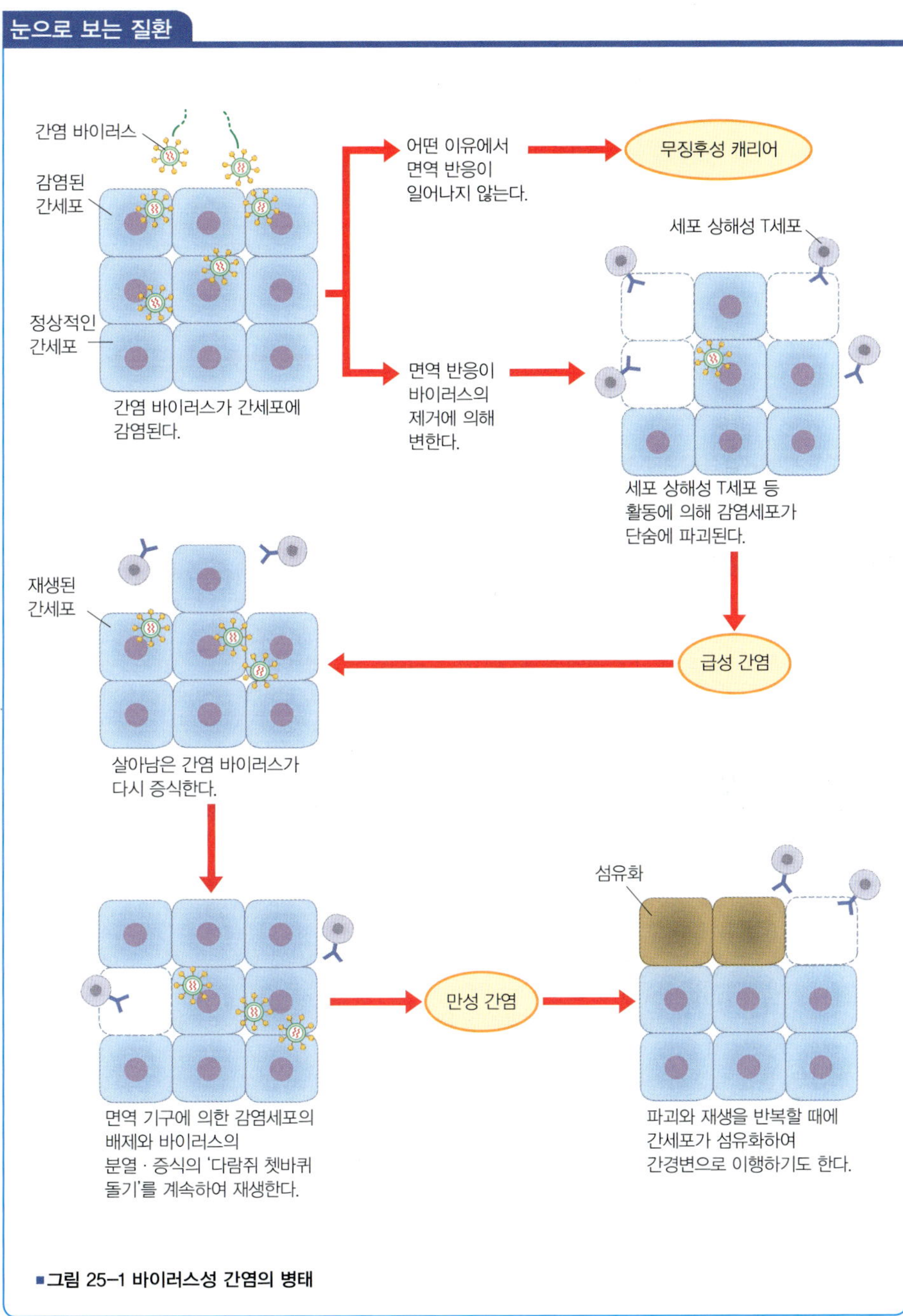

■그림 25-1 바이러스성 간염의 병태

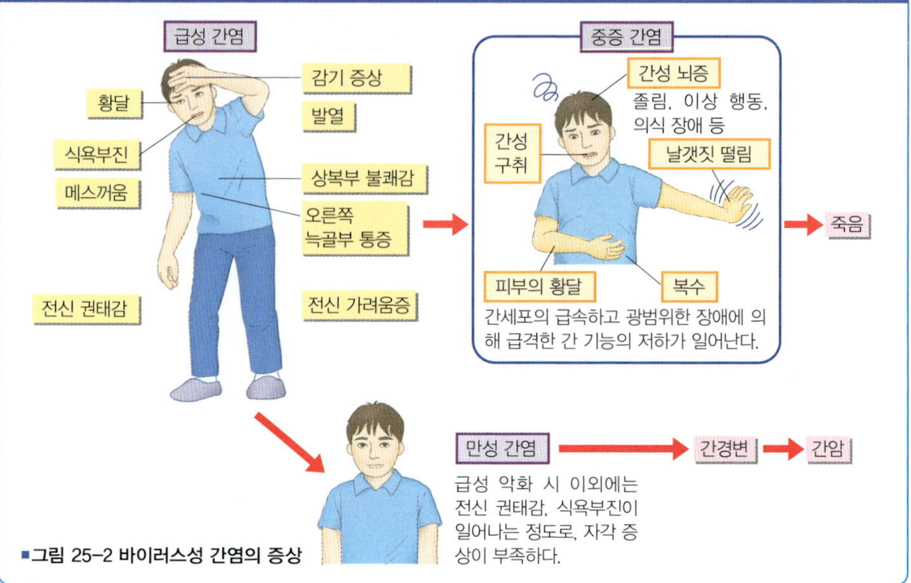

■그림 25-2 바이러스성 간염의 증상

병태 생리

▌바이러스성 간염은 간세포의 간염 바이러스 감염과 그에 대한 면역 반응(염증)에 의한 간 장애이다.
- 바이러스 성 간염은 바이러스의 초기 감염에 의한 급성 간염과 지속 감염에 의한 만성 간염이 있다.
- 급성 간염은 바이러스 초기 감염에 의해 생기는 일시적인 간 손상이다.
- 만성 간염은 간염 바이러스의 지속적인 감염에 의해 발생한다. B형 간염 바이러스, C형 간염 바이러스가 그 원인이다. 간염 바이러스의 감염과 그에 대한 면역 반응으로 간에서 염증이 진행되면서 간세포의 탈락과 섬유화가 나타난다.

병인·악화 요인

- 간염의 원인이 되는 바이러스는 〈표 25-1〉을 보면 알 수 있다.
- A형 간염: A형 간염 바이러스(HAV)의 감염 경로는 주로 경구 감염이다. 생굴 등 익히지 않은 음식을 통해 체내로 들어가 급성 간염을 일으킨다.
- B형 간염: B형 간염 바이러스(HBV)는 혈액이나 체액을 통해 감염된다. 모자 감염과 유아기 수평 감염에서는 B형 바이러스가 배제되지 않고 지속 감염이 된다. 성인은 성행위 감염이 많고, 급성 간염이 되어 치유되는 경우가 많다.
- C형 간염: C형 간염 바이러스(HCV)는 혈액을 통해 감염된다. 주된 감염 경로는 혈액 제제와 의료 행위, 각성제 사용, 문신 등이다.
- D형 간염: D형 간염 바이러스(HDV)는 단독으로 존재하지 않고, B형 간염 바이러스와 중복 감염이 이루어진다. 오키나와 일부 지역을 제외하고 일본에서는 드문 질환이다.
- E형 간염: E형 간염 바이러스(HEV)의 감염 경로는 A형 간염과 마찬가지로 경구 감염이며, 생고기 섭취 등에 의해 급성 간염이 발병한다.
- 기타 바이러스: 간염 바이러스 이외의 감염에서도 급성 간염을 일으킬 수 있으며, 대표적인 것으로 헤르페스 바이러스 속(EB 바이러스, 사이토메갈로 바이러스, 단순 포진 바이러스)이나 홍역 바이러스 등이 있다. 기타 아데노 바이러스와 콕사키 바이러스 등 많은 바이러스의 급성 감염으로 일과성 간 장애가 일어난다. 바이러스에 의한 간 손상은 바이러스에 의한 간세포의 직접적인 장애가 원인이 된다.

급성 간염			만성 간염

• A형 간염 바이러스
• B형 간염 바이러스
• C형 간염 바이러스
• D형 간염 바이러스
• E형 간염 바이러스
	• 헤르페스 바이러스 속
	  EB 바이러스
	  사이토메갈로 바이러스
	  단순 포진 바이러스
	  수두 대상포진 바이러스
		• 아데노바이러스
		• 엔테로 바이러스 속
		  콕사키 바이러스
		  에코 바이러스
		• 풍진 바이러스
		• 홍역 바이러스 등
			B형 간염 바이러스
			C형 간염 바이러스
			D형 간염 바이러스

역학·예후

●A형 간염

- A형 간염의 감염 경로는 경구 감염이며, 생활환경의 위생과 식생활 양식 등의 영향을 받는다. 과거에는 유아기·아동기에 감염 기회가 많은 질환이었지만, 위생 환경이 개선하여 감염 기회가 감소되었다. A형 간염 항체 보유자(감염 기왕력)의 노인화가 진행되었고, 젊은이 중에는 항체 보유자가 적다. 현재는 생굴과 수입 식품의 섭취, 외국 여행을 경험한 성인에게 감염의 기회가 많아 초기 감염 사례도 늘고 있다.
- 임상 경과는 일반적으로 양호하고 중증화되는 경우는 적지만, 40세 이상에서는 중증화할 수 있으며 갑자기 간염이 발생하는 경우도 보고되고 있다. 반대로, 소아의 경우 불현성 감염이나 감기 증상 정도로 지나가는 경우가 많아 중증화하는 경우는 적다.
- IgG 형의 HAV 항체는 중화 항체로 작용하고 일반적으로 일생 동안 면역이 된다.

●B형 간염

- B형 간염은 모자 감염이나 유아기의 수평 감염에 의한 지속 감염과 성인이 성교를 함에 따라 감염이 되는 일과성 감염으로 나눌 수 있다(그림 25-3).
- 모자 감염이나 유아기의 감염에 대해서는 1986년에 시작된 모자 감염 예방 사업으로 HBV 캐리어의 어머니로부터 출생하는 경우 조치를 취하게 되었다. C형 간염 감염에 대한 지식이 보급되어 캐리어 비율이 감소하고 있다. 하지만 캐리어화하면 간염을 진정시킬 수 있는 바이러스의 제거나 치유는 어렵고, 간경변이나 간암이 될 위험의 소지가 있다.
- 성인의 감염은 급성 간염, 또는 불현성 감염이라서 일과성 간 장애를 일으키지만 간 기능을 회복할 수 있다. 특히 일본의 경우 옛날부터 있었던 제노타입〔Genotype(유전자형)〕C와 B의 B형 간염 바이러스가 만성화되지는 않는다. 외국에서 들어오는 제노타입 A의 B형 간염 바이러스는 성인 감염 사례에서 보면 만성화되고, 동성애자 등의 감염이 문제가 되고 있다.
- B형 간염의 성인 감염 사례는 극증 간염으로 이행하는 것, 만성화되는 것을 제외하고는 예후가 좋은 편이다. 그러나 임상 치료 사례에서 보면 B형 간염 바이러스가 완전히 제거되지 않을 수 있다. 간암 발암 예를 고려하면 과거 B형 간염 감염 경력이 발암에 관여되었다는 보고가 있어 주의를 요한다. 또한 항암제와 면역 억제제의 사용으로 B형 간염 바이러스가 급격히 증가하고, 강한 간염 증세가 나타나고 있다. 갑작스런 간염은 여전히 사망률이 높은 질환이며, 간 이식을 포함한 집학적 치료가 적용되고, 심한 경우에는 극증화를 미리 알 수 있으므로 조기 진단이 중요하다.

●C형 간염

- C형 간염의 주된 감염 경로는 혈액 제제와 의료 행위, 각성제 사용, 문신 등이다. 혈액 제제에 대한 간염 바이러스의 선별 검사 도입과 의료 기재의 일회용화, 적절한 소독·살균법의 도입으로 신규 감염 사례는 줄어들고 있다. 그러나 감염 경로를 알 수 없는 급성 간염도 존재하고, 신규 감염이 사라지지 않았다. C형 간염에 의한 전격성 간염은 드문 급성 간염으로 거의 치명적이 되지는 않지만 만성 간염에서 간경변으로 진행되고, 간암을 병발하기 때문에 경과 관찰과 치료가 중요하다(그림 25-4).

●E형 간염

- E형 간염은 경구 감염 때문에 위생 환경이 갖추어지지 않은 지역에서 산발적으로 발생한다. 일본에서는 사람들 간의 감염에 의한 집단 발생은 볼 수 없지만, 생고기의 섭식에 의한 감염이 산발적으로 보고되고 있어 사람과 동물의 공통 감염 질환으로 되어 있다.

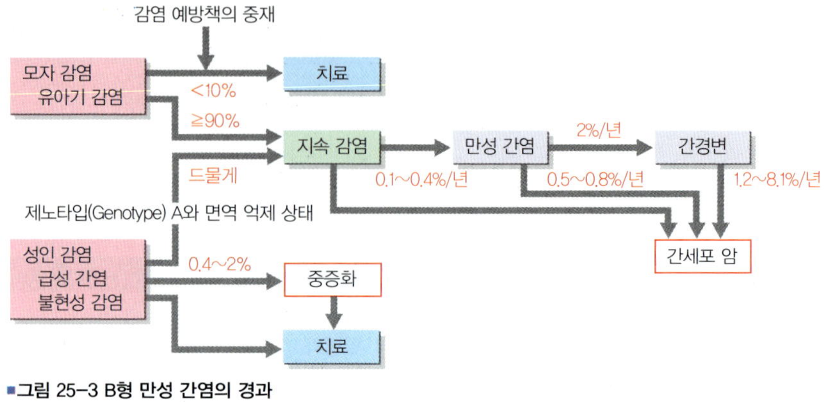

■그림 25-3 B형 만성 간염의 경과

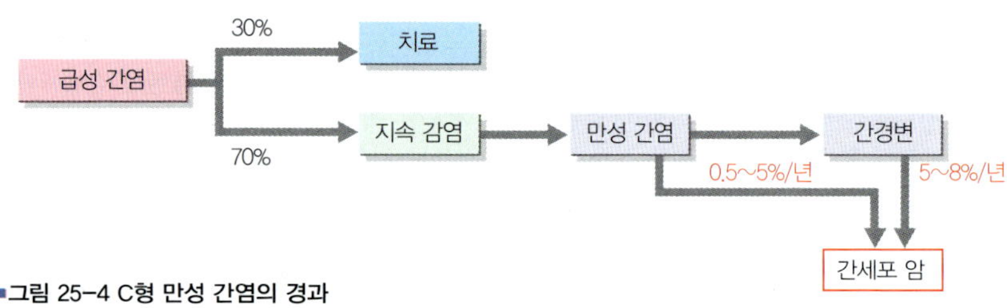

■그림 25-4 C형 만성 간염의 경과

- 급성 간염에서 치료에 이르는데 중증화의 사례가 보고되었으며, 심한 경우에는 중증화를 미리 알아 조기 진단과 함께 적극적 치료가 이루어진다. 특히 임신부의 감염은 중증화하는 경우가 많아 주의가 필요하다.

증상

●바이러스성 급성 간염

- 급성 간염의 주요 증상은 전신 권태감, 식욕부진, 구역질, 오른쪽 늑골부 통증(이물감, 불쾌감) 등으로 발열, 인후통 등 감기 같은 증상을 동반할 수 있다. 심한 경우에는 황달(피부·안구 결막의 황염, 갈색 소변)과 복수, 부종, 간성 뇌증을 나타낸다.
- A형 간염은 식욕부진, 구역질 등의 소화기 증상과 발열, 인후통 등 감기 비슷한 증상을 나타내는 경우가 비교적 많다. 담즙 분비 장애를 일으켜 황달이 지연화할 수도 있다.
- B형 간염은 오른쪽 늑골부 통증을 일으키는 경우가 많다. 또한 전격성 간염으로 이행하는 빈도가 높기 때문에(0.4~2%), 황달과 간성 뇌증의 출현에 주의한다.
- C형 간염은 자각 증상이 적고, 간 장애도 비교적 가벼운 경우가 많다.
- EB 바이러스의 감염은 발열, 인후통 등 감기 같은 증상이나 간비종, 전신의 림프절 종창을 나타내는 경우가 많다.

●바이러스성 만성 간염

- 간 예비 기능이 유지되고 있는(간경변이 없는) 시기의 만성 간염은 대개 무증상이다. 염증이 강한 경우나 급성 악화 시에는 급성 간염과 비슷한 증상을 나타내는 경우가 있다. 간 예비 기능저하에 따라 전신 권태감이나 부종, 복수나 황달, 간성 뇌증 등의 증상을 나타낸다. 만성 C형 간염에서 간경변에 이르지 않는 한 자각 증상을 인정할 수는 없지만, 만성 B형 간염의 급성 악화 시에는 급성 간염과 유사한 증상을 나타낸다.

▌병력, 증상으로 간염이 의심되는 경우에는 혈액 생화학 검사를 통해 간 기능 이상을 확인한다.

- 바이러스성 만성 간염은 간 기능 이상과 바이러스 감염이 지속되는 병태이고, 그 기준은 6개월 이상이다.
- 감염의 계기와 병력, 가족력을 청취하여 급성 간염, 만성 간염의 감별, 특히 원인 바이러스를 추정하고 진단할 수 있다. 담도계 질환, 자가 면역 간 질환, 약제성 간 장애, 알코올성 간 장애, 대사성 간 질환, 울혈간 등 다른 원인에 의한 간 장애는 제외하고 바이러스 감염이 확인되면 진단을 확정한다. 그러나 바이러스성 간염이 의심되더라도 원인 바이러스를 특정할 수 없는 경우도 있다.
- 급성 간염의 일부는 간세포 손상을 현저하게 하는 것이 있고, 처음 증상 출현 후 8주 안에 고도의 간 기능 이상을 기반으로 혼수 Ⅱ도 이상의 간성 뇌증을 초래하여, 프로트롬빈 시간이 40% 이하를 나타내는 것을 '전격성 간염'이라고 한다.

● **검사값**

- AST, ALT 등 간 일탈 효소의 상승을 인정한다. 급성 간염에서는 수백~수천, 만성 간염에서는 수십~수백 정도 상승하는 경우가 많다.

〈A형 간염〉

- IgM형 HAV 항체가 양성이면 A형 급성 간염의 확정이 진단된다.
- IgG형 HAV 항체는 감염 기왕력에서도 높은 수치를 보여, 급성 감염인지 판단은 내려지지 않는다. 교질 반응〔ZTT(황산아연 혼탁 시험), TTT(티몰 혼탁 시험)〕 상승, 특히 IgM 상승으로 TTT가 상승하는 경우가 많다. 담즙 분비 장애 유형의 간 손상을 나타내고, 담도계 효소〔ALP(알칼리 포스파타제), LAP로(이신아미노펩티다제), γ-GTP〕와 빌리루빈의 상승이 연화할 수도 있다.

〈B형 간염〉

- HBs 항원 양성 또는 BV-DNA의 검출에 의해 증명된다.
- 급성 감염(간염)에서는 HBs 항원이 음성인 것도 있고, 병력에서 급성 간염이 의심되는 경우에는 IgM형 HBc 항체를 측정한다. 급성 간염인 경우 IgM형 HBc 항체 양성이고 HBc 항체는 낮은 수치로 양성이 된다. 만성 간염의 급성 악화에서도 IgM형 HBc 항체가 양성이 될 수 있지만, HBc 항체 수치가 높으면 지속 감염(만성 간염)을 고려한다.

〈C형 간염〉

- HCV-RNA의 검출에 의해 증명된다.
- HCV 항체 검사는 검사에 유용하지만 감염 병력에서도 양성이 된다. C형 간염은 자연 치유되는 경우가 적기 때문에 항체가 양성이면 지속 감염인 경우가 많고, 예비 검사를 하여 낮은 수치 양성이면 감염 기왕력일 수 있다.
- 급성 간염이 의심되는 경우에는 HCV 항체의 양성화는 1개월에서 수개월이 필요하기 때문에 HCV 항체 음성에서도 HCV-RNA를 측정한다. HCV 항체가 경시적으로 상승하고 있다면 HCV 급성 감염이라고 본다.

〈D형 간염〉

- HDV-RNA 검사, HDV 항체 검사를 통해 진단한다.
- B형 간염의 중복 감염·동시 감염이 아니라면 존재할 수 없기 때문에 B형 간염으로 진단되지 않으면 검사할 필요가 없다.

〈E형 간염〉

- HEV 항체, HEV-RNA 검사가 양성이면 E형 간염으로 진단한다.
- IgM형 HEV 항체는 급성에서 회복 초기에 양성이 되고, 양성이면 급성 간염으로 진단된다. IgG형 HEV 항체는 IgM형으로 늦게 양성이 되고 역가가 상승한다. 비교적 오랫동안 양성이 되거나 장기적으로는 음성화하는 경우가 많다.

〈기타 바이러스〉

- EB 바이러스 초기 감염의 진단은 IgM형 VCA 항체 양성, EBNA 항체 네거티브를 확인한다. 기타 검사 결과에서는 LDH의 상승이 눈에 띄는 경우가 많으며, 말초 혈중의 이형 림프구 출현도 특징적이다.

a. 35세 미만

HBe 항원 \ HBV-DNA 양	≥ 7 log copies/㎖	< 7 log copies/㎖
e 항원 양성	① 페가시스(PEG-IFN α-2a, 48주) 또는 인터페론 장기 치료(24~48주) ② 시퀀셜(Sequential) 요법(엔테카비르 수화물+INF 연속식) ③ 엔테카비르 수화물	① 페가시스(PEG-IFN α-2a, 48주) 또는 인터페론 장기 치료(24~48주) ② 엔테카비르 수화물
e 항원 음성	① 시퀀셜 요법(엔테카비르 수화물+IFN 연속식) ② 엔테카비르 수화물	① 경과 관찰 또는 엔테카비르 수화물 ② 페가시스(PEG-IFN α-2a, 48주)

* 혈소판 15만 미만 또는 F2 이상의 진행 사례는 처음부터 엔테카비르 수화물

b. 35세 이상

HBe 항원 \ HBV-DNA 양	≥ 7 log copies/㎖	< 7 log copies/㎖
e 항원 양성	① 엔테카비르 수화물* ② 시퀀셜 요법(엔테카비르 수화물+IFN 연속식)	① 엔테카비르 수화물 ② 페가시스(PEG-IFN α-2a, 48주) 또는 인터페론 장기 치료(24~48주)
e 항원 음성	① 엔테카비르 수화물 ② 페가시스(PEG-IFN α-2a, 48주)	① 엔테카비르 수화물 ② 페가시스(PEG-IFN α-2a, 48주)

* 엔테카비르 수화물을 사용하여 e 항원이 음성화하고 HBV-DNA가 음성화한 증례는 시퀀셜 치료로 전환. 드러그 프리 (drug free)를 목표로 한다.

- 다른 헤르페스 바이러스 속의 사이토메갈로바이러스, 단순 헤르페스 바이러스와 홍역 바이러스 등에서는 EIA법이나 형광 항체법을 이용하며, IgM형, IgG형 항체를 측정할 수 있고 IgM형이 검출될 경우 초기 감염으로 판단하여 간염의 원인이 되는 것으로 판단한다.
- 아데노 바이러스와 콕사키 바이러스 등도 간세포가 손상되고 급성 간염의 원인이 된다고 하지만 실제로 입증된 것은 적다. 바이러스의 진단은 급성기와 회복기의 페어 혈청을 사용하여 진단한다.

합병증

- 신장 장애: A형 간염에서는 때때로 신장 장애가 병발한다. 특히 중증형 급성 간염, 전격성 간염에서 빈도가 높다. 또한 B형 간염에서도 막성 신부전, 막성 증식성 사구체 신염이 병발할 수 있다.
- 골수·혈액 질환: 재생 불량성 빈혈, 적아구로, 용혈성 빈혈 등을 A형 간염으로 인정할 수 있다. C형 간염은 혈소판 감소 자반병과 림프종을 합병할 수 있다.
- 피부 장애: 바이러스 감염에 따라 다양한 피부 병변을 일으킨다. C형 간염은 만발성 피부 폴피리증을 인정한다.
- 면역 질환: C형 간염은 면역 이상에 따른 합병증을 일으키기 쉽고 면역 갑상선염, 세그렌 증후군, 자가 면역 간염, 혈소판 감소 자반병 등을 일으킬 수 있다.

치료법

급성 간염은 안정 요법, 극증 간염은 병인에 대한 치료와 간 기능 부전에 대한 치료, 전신 관리. 만성 간염은 간비호 요법과 간염 바이러스에 대한 치료를 실시한다.

- 급성 간염
- 급성 간염에서는 대부분의 경우가 일반적인 안정 요양만으로 회복한다. 그러나 갑자기 간염으로 이행하는 사례도 있어, 극증화가 의심되는 경우에는 집학적 치료를 실시한다.
- B형 간염 바이러스, C형 간염 바이러스 이외의 바이러스에 대해서는 구체적인 치료보다는 보존 치료가 이루어진다.

<B형 급성 간염>
- B형 급성 간염도 대부분은 일과성으로 간의 손상만으로 회복에 이르기 위한 보존 치료를 하지만, 만성화에 따른 위험한 증례(게노타입 A의 B형 간염 바이러스)와 간염 지체 사례(ALT 최고치가 장기간 계속되는 간염, 간염 발증 후에도 바이러스 양이 감소하지 않는 것), 중증·전격성 간염(고도의 황달, 간성 뇌증, 현저한 간 합성 기능의 저하 등)의 예에서는 항바이러스 치료가 적용된다.

Px 처방 예 급성 간염의 항바이러스 치료
- 바라쿠르드정(0.5mg) 1일 1회 ← 항바이러스 약물(B형 간염 치료제)

<C형 급성 간염>
- C형 급성 간염은 자각 증상이 부족하고 간염의 정도도 약한 경우가 많기 때문에 보존적으로 급성기를 넘어설 수 있는 경우가 많다. 그러나 50~70%의 증례에서 바이러스가 제거되지 않고 지속 감염된다. 30~50%는 일과성 감염이기 때문에 모든 사례에 항바이러스 치료를 실시하게 되지는 않지만, 갑자기 간염이 발병한 후 2~4개월 동안 바이러스가 제거되지 않는 증례에서는 인터페론 치료에 의한 바이러스 제거를 권장한다.

Px 처방 예 C형 급성 간염의 인터페론 치료
- 페가시스주(180μg/V) 피하 주사 주 1일 ← 인터페론 제제

● **극증 간염**
- 극증 간염은 그 병인에 대한 치료와 간 기능 부전에 대한 치료, 전신 관리가 필요하다.
- 간 기능 부전에 대해서는 혈장 교환과 혈액 여과 투석 등을 실시하는 동시에 간 이식의 적응에 대해서도 검토한다.

● **만성 간염**
- 만성 간염에 대한 치료는 간비호 요법과 간염의 원인인 간염 바이러스에 대한 치료를 실시한다.
- 간비호 요법에는 우르소디옥시콜산이나 글리틸리틴 제제가 사용된다.

Px 처방 예 간비호 요법
- 우르소정(100mg) 6~9정을 세 번에 나누어 복용 ← 담석 용해제
- 강력한 네오미노파겐시주 40~60㎖ 정맥 주사(최대 100㎖까지) ← 간 기능 개선제

<B형 만성 간염>
- B형 간염에 대한 항바이러스 치료는 인터페론과 핵산 아날로그 제제가 사용된다. 인터페론의 투여는 B형 간염 바이러스의 증식을 억제하고, HBe 세로 전환(e 항원의 음성화, e 항체 생산)을 유도한다. 핵산 아날로그 제제의 투여는 B형 간염 바이러스의 증식을 억제해 간염을 진정화한다. 투약 시에는 간염의 활동성(ALT≧31 IU/ℓ), 바이러스의 성질(e 항원의 유무), 나이, 바이러스 양을 고려한다(표 25-2). 치료 대상은 HBe 항원 양성 예 HBV-DNA 양 5 log copies/㎖ 이상, HBe 항원 음성 예에서는 4 log copies/㎖ 이상, 간경변은 3 log copies/㎖ 이상이다.

Px 처방 예
- 바라쿠르드정(0.5mg) 1일 1회 ← 항바이러스 약물(B형 간염 치료제)

<C형 만성 간염>
- C형 간염에 대한 항바이러스 치료에는 인터페론이 사용된다. 인터페론 치료 효과는 바이러스의 유전자형과 양의 영향을 받는다. 따라서 치료할 때는 측정하여 투여법을 결정한다.
- 인터페론 제제는 기존의 인터페론과 폴리에틸렌 글리콜을 결합시켜 혈중 농도 지속 기간을 연장한 페그 인터페론(PEG-IFN)이 있다. 바이러스의 소실을 목표로 한 경우에는 페그 인터페론을 선택하는 경우가 많다. 또한 높은 바이러스 양에 대해 인터페론 치료 효과를 높이기 위해 리바비린과 테라프레빌을 병용한다(표 25-3).
- 또한 바이러스 소실을 기대할 수 없어도 간염 활동성이 높은 경우에는 간염의 진정화, 발암 억제를 위해 기존의 인터페론을 소량 장기 투여할 수 있다.

■표 25-3 만성 C형 간염에 대한 초기 치료 지침

	Genotype 1	Genotype 2
고바이러스 양 5.0 log IU/mℓ 이상 (Real time PCR 법)	• 페진트론(PEG-IFNα-2b)(24주) +레베토르(리바비린, 24주)+테라빅(테라프레빌, 12주)	• 페그인트론(PEG-IFNα-2b) +레베토르(리바비린)(24주) • 페론(IFNβ)+레베토르(리바비린)(24주)
저바이러스 양 5.0 log IU/mℓ 미만 (Real time PCR 법)	• 인터페론(24주) • 페가시스(PEG-IFNα-2a, 24~48주)	• 인터페론(8~24주) • 페가시스(PEG-IFNα-2a)(24~48주)

■표 25-4 바이러스성 간염의 주요 치료제

분류		일반 이름	주요 상품명	약의 효과 메커니즘	주요 부작용
항바이러스약	B형 간염 치료제	엔테카비르 수화물	바라크르드	구아신뉴클레오시드 유연체, HBV-DNA 중합 효소에 대해 강력하고 선택적인 저해 활성을 하는 핵산 아날로그 제제	두통, 피로, 설사, 구역질, 최기형성(催奇形性)
	C형 간염 치료제	리바비린	레베톨, 코페가스	IFNα-2b 또는 PEG-IFN α-2b와 병용하여 항바이러스 작용이 증강하지만, 기전은 불분명하다.	용혈성 빈혈
		테라프레빌	테라빅	HCV 복제에 필수인 NS3-4A 세린프로테아제를 선택적으로 저해하고 바이러스 복제를 억제한다.	피부 장애, 약제성 과민증 증후군, 급성 신부전
인터페론 제제		페그인터페론 알파-2a	페가시스	IFNα-2a를 폴리에틸렌글리콜에서 화학 수식했던 약제	독감과 유사한 증상, 혈구 감소, 우울증, 안저출혈, 탈모, 갑상선 기능 이상, 간질성 폐렴, 자기 면역성 질환, 당뇨병, 부정맥 등
		페그인터페론 알파-2b	페그인트론	IFNα-2b를 폴리에틸렌글리콜에서 화학 수식했던 약제	
담석 용해제		우르소디옥시콜산	우르소	이담 작용에 의해 담즙 분비 장애를 개선한다. 또한 우르소디옥시콜산을 세포 독성이 강한 담즙산에서 대체한 것으로 간세포의 상해를 경감한다.	설사
간 기능 개선제		글리시리진 · 글리신 · L-시스테인 염산염 합제	강력한 네오미노화겐씨	항알레르기 작용, 면역 조절 작용, 간세포 장애 억제 작용 · 증식 촉진 작용, 바이러스 증식 억제 · 비활성화 효과가 있을 것으로 생각된다.	저칼륨혈증, 혈압 상승

• C형 만성 간염에서는 사혈 요법을 한다. 사혈에 의해 간에 과잉된 철을 줄임으로써 산화 스트레스를 줄이고 간염의 활동성을 저하시킨다.

Px 처방 예 C형 만성 간염의 인터페론 치료. 다음 중 하나를 사용한다.

1) 페구인트론주(100μg)　피하주사 주 1일　← 인터페론 제제
   레베토르 캡슐 600mg　1일 2회　아침 1캡슐, 저녁 2캡슐 매일　← 항바이러스 약물(C형 간염 치료제)
   ※체중에 따라 투여량을 조절한다. 감량 기준이 있으므로 투여량에 주의
2) 페가시스주(180μg)　피하주사　주 1일　← 인터페론 제제
   코페가스 600mg　1일 2회　아침 1정, 저녁 2정 매일　← 항바이러스 약물(C형 간염 치료제)
   ※체중에 따라 투여량을 조절한다. 체중 감소 기준이 복용량에 주의
3) 페가시스주(180μg)　피하주사　주 1일　← 인터페론 제제
   ※감량 기준이 있으므로 투여량에 주의

바이러스성 간염의 병기 · 병태 · 중증도별 치료 순서도

■급성 간염의 치료 흐름도

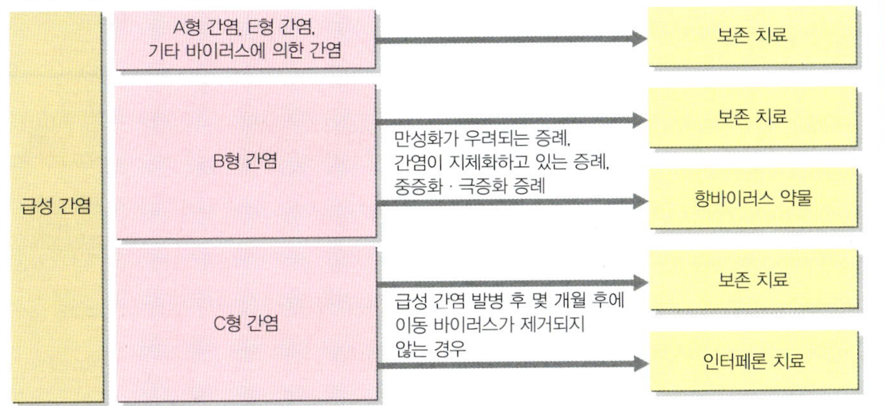

■만성 간염의 치료 흐름도

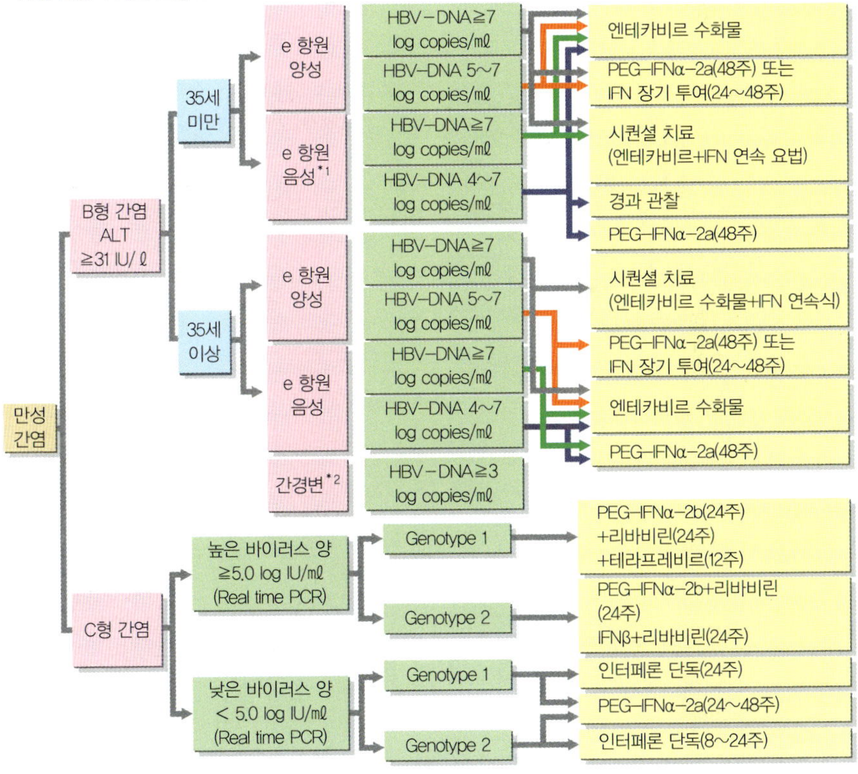

*1 혈소판 15만 미만 또는 간 섬유화 F2(섬유성 가교 형성) 이상 진행 사례에는 처음부터 엔테카비르 수화물을 투여한다.
*2 간경변의 경우 HBV−DNA≥3 log copies/mℓ에서 치료를 시작한다.

C형 만성 간염 환자의 간호

다카히라 사치코

간호 과정 순서도

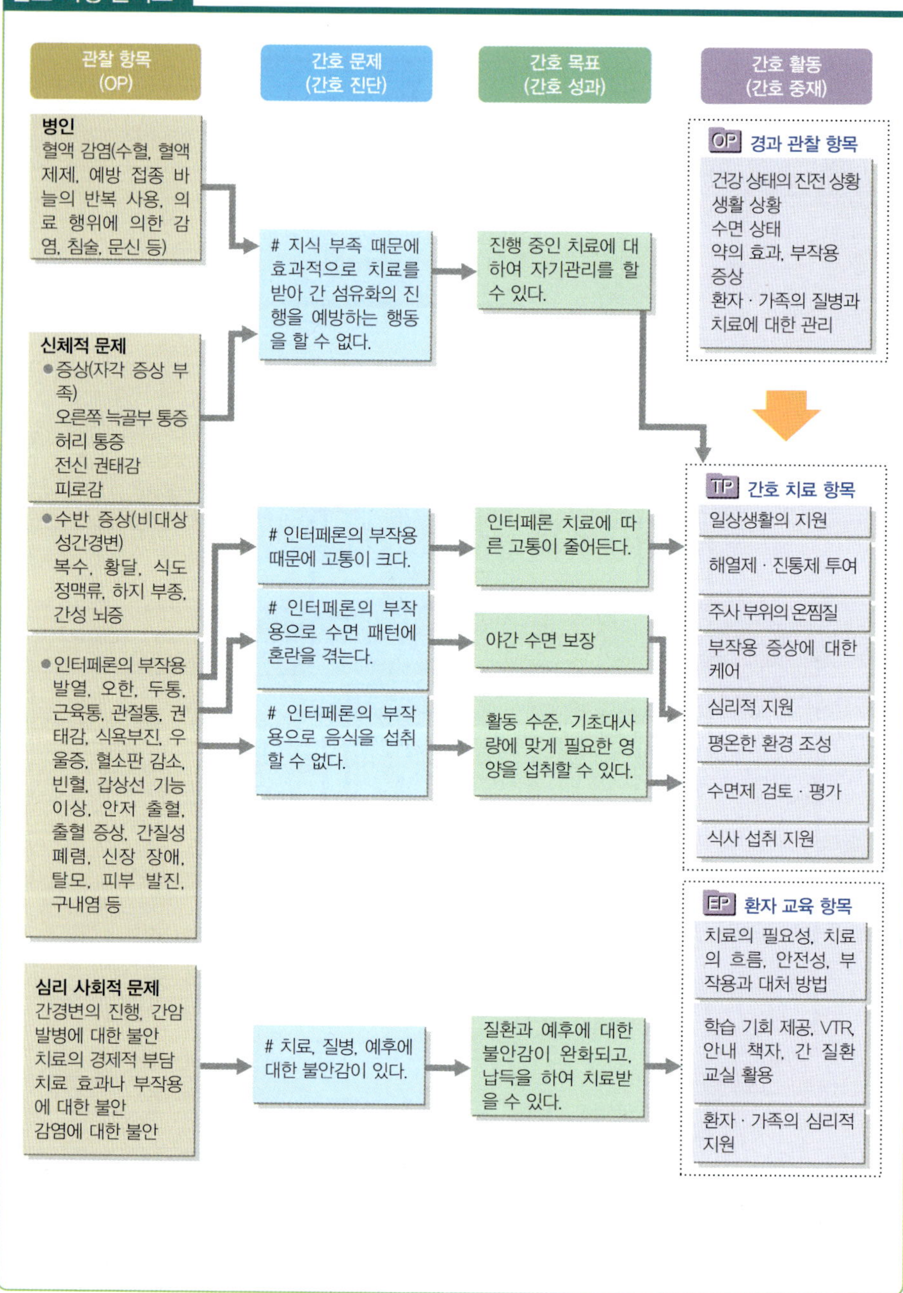

기본 개념

- C형 급성 간염의 약 70%는 지속적인 감염으로 이행하고[1] 일단 만성화하면 자연 치유는 극히 드물다.
- C형 만성 간염은 간세포의 파괴와 재생을 반복하면서 20~30년 이상에 걸쳐 천천히 진전하다가 간경변을 통해 간암을 발생시킨다. 섬유화의 진전과 함께 간암의 발암 위험이 증가하기 때문에 간 섬유화 억제와 발암 억제가 중요한 치료 목표가 된다.[2]
- C형 만성 간염 환자는 자각 증상이 부족해, 질병에 대한 인식이 다양하다. 장기적인 치료를 계속하도록 하는 지원과 치료의 부작용이나 합병증의 대응이 필요하다. 또한 알코올의 다량 섭취는 간 섬유화의 진행을 촉진하므로 금주와 절주, 규칙적인 생활 등 교육적 지원이 필요하다.

Step1 영향 평가	Step2 간호 초점	Step3 계획	Step4 실시	Step5 평가

정보 수집	평가 관점과 근거·잠재적 간호 문제
전신 상태, 증상의 출현 상황 파악	주관적인 정보와 객관적인 정보를 가지고, 전신의 체계적인 평가를 실시하여 환자의 전신 상태, 증상의 출현 상황을 파악한다. **전신 상태** • 바이털 사인 • 신장, 체중, BMI, 허리둘레, 체중의 증감(수치나 기간) **피부·머리카락·손톱** • 피부·점막의 상처, 발진, 가려움, 건조·습윤, 황달, 부종, 탈모, 손톱 모양과 색상의 변화 **혈액·림프** • 수혈·혈액 제제의 사용 유무, 빈혈, 출혈 경향, 림프절의 종창, 압통, 감염 **머리·눈·귀·코·입** • 두통, 현기증, 머리 외상, 의식 상태, 실신, 경련 • 방향 감각, 이해력, 기억력, 집중력, 판단력 • 기억에 변화가 있거나 결정을 쉽게 할 수 있는가, 학습 방법에 어려움이 있는가? • 시력, 시력 변화, 눈의 통증, 종창이나 발적, 분비물, 녹내장이나 백내장의 기왕력, 안경의 사용 • 청력, 청력의 변화, 귀의 통증, 이명, 분비물, 귀지, 보청기 사용 • 후각, 콧물, 코막힘, 코 출혈, 후각 장애, 후각 변화, 부비강염의 기왕력 • 미각, 미각의 변화, 충치와 잇몸 질환, 틀니, 구강 내 상태 **호흡기·순환기** • 호흡 상태(호흡수, 리듬, 호흡음, SpO_2) • 기침, 가래, 호흡곤란, 천식, 간질성 폐렴의 유무 • 순환 상태(맥박, 혈압, 체온) • 흉통, 심계항진, 부정맥, 몸을 움직일 때의 호흡곤란, 심장 질환의 병력, 고혈압, 부종 **소화기** • 식사 섭취 상태, 식욕, 구토, 연하 장애의 유무 • 영양 보조 식품이나 보충제 사용 여부, 유형, 내용 • 식욕부진, 복통, 구토, 설사, 변비 🔍 잠재적 간호 문제 : 인터페론의 부작용으로 식사를 할 수 없음 **간** • HCV(C형 간염 바이러스) 감염을 일으킨 과거 질병이나 치료 경력의 유무, 수혈·혈액 제제 사용 유무, 혈액 투석의 유무, 침술 치료 유무, 문신의 유무, 약물 남용의 기왕력 • HCV 감염을 자각했을 때의 대처 방법, HCV 항체(+) 발견 시기와 경위, 만성

간염 진단 시기와 경위, 진찰 여부, 치료 내용과 경과
- 자각 증상: 오른 늑골부 통증, 허리 통증, 전신 피로, 피로감 등
- 간 기능: AST, ALT, LDH(젖산 탈수소 효소), γ-GTP, ALP(알칼리성 포스파타제), TB(총 빌리루빈), ChE(콜린에스테라아제), WBC(백혈구), Plt(혈소판), PT(프로트롬빈 시간), HPT(헤파플러스틴 테스트), NH₃(암모니아)
- 영양 상태: TP(총 단백), Alb(알부민), TC(총 콜레스테롤), Hb(헤모글로빈), Ht(하프 타임)
- C형 간염 검사: HCV 항체, 바이러스성(HCV-RNA 정량법), 바이러스형(혈청형, 유전자형)
- 간경화도: 복수, TB, Alb, ICG(인도시아닌그린) 시험
- 섬유화 마커: 히알론산, Ⅳ형 콜라겐, P-Ⅲ-P(프로콜라겐페프치드)
- 종양 마커: AFP, PIVKA Ⅱ
- 검사 소견: 복부 초음파, 복부 CT, 복부 MRI, 복강경하 간 생검, 복부 소화관 조영술, 내시경
- 인터페론(IFN)의 사용 상황, 바이털 사인 변화, 해열 약물의 사용 상황

🔍 잠재적 간호 문제 : 인터페론의 부작용 때문에 고통이 강함

직장·항문·신장·비뇨기·생식기
- 배변 패턴(횟수, 양상, 불편, 제어 방법, 완하제 사용)
- 소변 패턴(횟수, 양상, 불편), 야간의 배뇨 상태, 이뇨제의 사용 상황
- 소변 검사값(요당, 요단백, 요잠혈), 대변 검사값(대변 잠혈), 신장 기능〔BUN(혈액 요소 질소), Cr(크레아티닌) 등〕
- 성기능의 변화와 문제
- 성관계 만족도, 변화·문제의 유무, 파트너와의 관계
- 피임 방법을 사용하고 있는지, 그에 따른 문제는 없는지 여부

골격근·사지·지각
- 사지·몸통의 운동 기능, 관절 가동 범위, 관절통, 근육통, 통증, 종창, 발적, 열감
- 근력, 악력, 보행 자세의 상태
- 지각이나 감각 이상, 떨림, 냉감
- 통증이나 불편함이 있는가, 있다면 언제부터 어느 정도에서 대처를 어떻게 하고 있는가?

🔍 잠재적 간호 문제 : 인터페론의 부작용 때문에 고통이 심함

ADL과 자기관리
- 식사 섭취(시간, 횟수, 내용, 기호), 수분 섭취(종류, 양, 맛)
- 흡연, 음주 여부, 복약 여부, 과로, 과식, 스트레스 등
- 필요한 활동을 위해 에너지는 충분한가, 권태감이나 피로감의 유무
- 일(시간, 내용, 활동 강도, 잔업의 유무)
- 운동(시간, 내용, 빈도), 레저 활동
- 수면(시간, 상태), 숙면의 유무
- 잠들기, 중간 각성, 이른 아침 각성, 밤낮 역전, 잔면감, 낮에 졸음이 오는지 유무, 수면제 사용 유무
- ADL(식사, 목욕, 배설, 옷 갈아입기, 조리, 가사, 자다가 몸을 뒤척임, 일반 이동성 등)

🔍 잠재적 간호 문제 : 인터페론의 부작용에 따른 수면 패턴의 혼란

심리적 측면의 파악	▌환자·가족의 질병이나 치료에 대한 인식, 스트레스 대처 행동, 가치관과 신념을 이해한다. **자기 인식** - 치료 방법 결정에 대해 갈등을 드러내는 말들을 관찰한다. - 우울증을 보이는 말, 치료 내용과 그 효과를 파악한다.

<table>
<tr><td></td><td>

- 시선 맞추기나 집중력, 주의력, 신체의 자세는 어떤가?
- 환자 자신에 대해 어떻게 생각하고 있는가?
- 환자는 자신을 어떻게 표현하는가?
- 환자의 신체가 변했는가(탈모 등), 이러한 변화가 환자에게 문제가 되는가?
- 발병 이후 자신의 신체에 대한 사고방식이 변화했는가?
- 분노, 좌절, 두려움, 불안, 우울의 정도와 그것을 해소시킬 수 있는가?
- 희망의 유무, 조절의 유무, 해결책이 있는가.
- 현재의 건강 상태·검사·치료에 관한 이해의 정도를 파악한다.
- 건강 유지 행동, 의사나 간호사의 지시 실행 여부, 의료 공급자 또는 요양 생활에 관한 희망을 가지고 있는가?

🔍 잠재적 간호 문제 : 지식 부족으로 인해 효과적으로 치료를 받고 간 섬유화의 진행을 미리 방지하는 행동을 취할 수 없음

코핑·스트레스 내성
- 최근 1~2년 동안 인생의 큰 변화와 위기가 있었는지 여부
- 일에 대해 차분히 상담하는 상대는 누구인가?
- 긴장하고 있는가, 릴랙스 상태인가, 긴장을 완화하는 방법은 무엇인가?
- 휴식을 위해 알코올, 약물을 사용하는가?
- 인생의 큰 문제에 대해 어떻게 대처하는가?
- 스트레스 존재의 유무(입원, 간 생검, 인터페론 치료 등)
- 코핑을 위한 다양한 지원 시스템

가치관·신념
- 전반적으로 인생이 원하는 대로 가고 있는지, 인생의 설계는 어떻게 하는가?
- 자신의 삶에서 중요한 것은 무엇인가?
- 일상에서의 종교적 실천이나 삶에서 신앙이 중요한가, 문제가 발생한 경우 신앙이 일정 정도 역할을 하는가?

🔍 잠재적 간호 문제 : 치료 및 질병·예후에 대한 불안감

</td></tr>
<tr><td>

사회적 측면의 파악

</td><td>

▌가족, 일, 사회관계 속에서 환자의 주요한 역할과 책임을 이해한다.
- 가족 구성, 가족이나 다른 사람의 관계, 가족에 대한 의존도·자립도, 만나는 사람은 어떠한 모습인가?
- 가족과의 문제(건강 문제, 돌봄의 문제)는 무엇인가?
- 환자의 질병·입원에 대해 가족은 어떻게 생각하고 있는가?
- 환자의 질병·입원에 대해 직장에서 이해하고 있는가?
- 직업·일의 종류, 일(학교 생활)은 잘되고 있는가?
- 가정, 직장, 학교, 사회 활동의 역할 변화에 대한 인식 정도를 파악한다.
- 의료비, 사회 자원의 활용 현황, 수입·지출에 대한 인식의 정도를 파악한다.

</td></tr>
</table>

| Step1 영향 평가 | Step2 간호 초점 | Step3 계획 | Step4 실시 | Step5 평가 |

간호 문제 리스트

#1 지식 부족 때문에 효과적으로 치료를 받거나 간 섬유화의 진행 예방 행동을 취할 수 없다(건강 지각-건강관리 패턴).
#2 인터페론의 부작용 때문에 고통이 크다(인지-지각 패턴).
#3 인터페론 부작용으로 수면 패턴에 혼란을 초래한다(수면-휴식 패턴).
#4 치료나 질환, 예후에 대한 불안을 느낀다(자기 인식 패턴).
#5 인터페론의 부작용으로 음식을 섭취할 수 없다(영양-대사 패턴).

간호의 우선순위 지침

- C형 만성 간염 환자에게 가장 중요한 점은 간경변이나 간암으로의 진행을 방지하는 것이다. 그러기 위해서는 음주나 과로 등을 피하고 생활습관을 개선하며, 정기적인 진찰과 치료를 받을 필요가 있다. 우선 환자 스스로 자신의 건강 상태·치료 내용에 대해 올바른 지식을 갖고, 치료에 참여하여 삶을 재편할 수 있도록 지원할 필요가 있다.
- 다음에 배려할 것은 바이러스 제거를 목적으로 한 인터페론 치료에 따른 부작용의 관리이다. 인터페론 치료는 발열과 근육통 등 독감과 유사한 증상, 식욕 감퇴, 불면증, 우울증, 혈구 감소 등 많은 부작용이 있고 어떤 부작용이 심할지는 사람에 따라 다양하며, 치료의 부작용은 변화한다.
- 또한 환자의 불안감에 대한 관리도 중요하다. 환자는 인터페론 치료의 부작용 때문에 치료를 끝까지 계속할 수 있을지 불안감을 갖게 되고 고액의 치료비 때문에 경제적 부담도 크며, 치유율 향상에 기대를 건다. 이때 치료 효과가 불확실하더라도 가족의 도움으로 치료를 받도록 배려하고, 심리 치료를 할 필요가 있다.
- 상기의 요소들은 환자의 개별성에 따라 우선순위를 결정하게 된다.

| Step1 영향 평가 | Step2 간호 초점 | **Step3 계획** | Step4 실시 | Step5 평가 |

1 간호 문제

#1 지식 부족 때문에 효과적으로 치료를 받고 간 섬유화의 진행을 예방하는 행동을 취할 수 없다.

간호 진단

비효과적 자기 건강관리

관련 요인: 지식 부족, 의사 결정 갈등, 사회 지원 부족

진단 지표
- ☐ 치료 계획을 일상생활에 넣지 않는다.
- ☐ 위험 요인을 감소시키는 행동을 할 수 없다.

간호 목표(간호 성과)

〈장기 목표〉 진행 중인 치료에 대한 자기관리를 할 수 있다.

〈단기 목표〉 1) 자신의 건강 상태나 치료 내용, 이후의 전망에 대해 설명할 수 있다. 2) 지시된 치료 계획을 관리해나가는 데 필요한 자기관리 과제와 생활습관의 수정 내용에 대해 설명할 수 있다. 3) 치료와 정기적인 진찰을 계속하고 악화를 최소화할 수 있다. 4) 컨디션의 변화나 이상에 주의하고 의사나 간호사에게 보고할 수 있다.

간호 계획

OP 경과 관찰 항목

- 생활습관: 음주, 흡연, 과식, 과로, 스트레스 등 간에 부담이 되는 습관은 없는가?
- HCV 감염 전파 예방 행동의 실시 상황
- 치료, 악화 방지에 대한 의욕
- 건강 상태의 진전 상황: 권태감, 식욕부진, 복통, 출혈 경향, 복수, 부종, 간성 뇌증 등 혈액 검사 데이터(간 기능 장애, 섬유화 마커, 종양 마커), 간 생검(간 섬유화, 활동성), 복부 초음파, CT, MRI, 혈관 조영 검사, 소화관 조영, 내시경 검사 등

TP 간호 치료 항목

- 필요에 따라 지시된 대로 치료·처치를 한다.
- 환자·가족이 지시대로 치료·처치를 제대로 하고 있다면, 노력을 인정하고 계속 잘할 수 있도록 격려한다.
- 건강 상태와 치료 계획을 변경하는 경우, 환자·가족의 희망에 따라 의사와 약사, 영양사, 전문가, 사회복지사 등과의 면담을 실시한다.
- 병의 상태와 치료 계획에 대한 의문과 불안감이 있으면 솔직하게 표현할 수 있는 환경을 조성한다.
- 검사와 치료에 의한 고통, 병의 악화에 따른 증상 등

중재 포인트와 근거

➡ 금주 지도 **근거** 만성 C형 간염 환자의 알코올 중독은 간 섬유화의 진전을 앞당기기 때문에 음주를 반드시 억제하고 가능하면 금주를 권한다.

➡ 정기 검진 지도 **근거** 간은 '침묵의 장기'라고 불리며, 자각 증상에 유의하는 것만으로는 간염의 증상을 모르는 경우가 많다. 또한 치료를 받고 있더라도 간 기능이 좋아지거나 나빠지기를 반복한다. 간 섬유화의 진전에 의해 간암 발생의 위험이 높아지므로 정기적으로 진찰하고 경과 관찰, 치료를 계속하기를 권한다.

이 예측될 때에는 미리 일어날 수 있는 상황과 대처법에 대해 알려주고, 주체적으로 안정을 취하도록 지원한다.

EP 환자 교육 항목

- 사회생활을 하면서 서두르지 않고 느긋하게 치료를 계속하도록 지도한다.
- 정기적으로 진찰, 검사, 혈액 검사, 영상 검사를 받도록 지도한다.
- 건강 상태, 치료 내용, 개별 약물의 투여를 목적으로 작용·부작용을 제대로 이해할 수 있도록 설명한다.
- 규칙적으로 균형 잡힌 식사를 한다.

- 철의 과잉 섭취는 간 기능 악화의 요인이 되기 때문에 철분을 자제하는 식생활을 조언한다.
- 1일 7~8시간 수면을 취하고 규칙적인 생활을 한다.
- 금주에 유의한다.

- 비만이 되지 않도록 적당한 운동을 한다.
- 혈액이 묻은 것은 공유하여 사용하지 않도록 설명한다. 면도기나 칫솔은 별도로 사용한다. 상처의 치료, 생리 용품의 정리는 자신이 하도록 한다. 아이에게 입에 있던 음식물을 주지 않고, 면도칼이나 칫솔은 아이의 손에 닿지 않는 곳에 두도록 지도한다.
- 세척, 식기, 서양식 화장실, 목욕 등으로는 감염되지 않는다.
- 필요에 따라 유효한 사회 자원(환자 모임, 간 질환 교실 등)을 소개한다.
- 가족이나 지인에게 건강 상태와 치료에 관한 설명을 한다.

➡ 식사 지도　**근거** 만성 간염은 체중 1kg당 1일 1.2g, 간경변의 경우 1.5g의 단백질이 필요하다. 그러나 최근의 식생활에서는 단백질 80~90g/일을 섭취하고 있기 때문에 굳이 고단백질, 고칼로리에 구애받지 않고 규칙적으로 편식 없이 균형에 맞게 식사하도록 조언한다.

➡ 철분을 자제　**근거** 만성 C형 간염은 간장에 철이 침착하기 쉬워 간 장애를 악화시키는 원인이 된다. 1일 철 섭취를 7mg 이하로 억제한 '철 제한 식이요법' 등 철분을 자제하는 식생활을 권장한다(일본인의 평균 섭취량은 10mg/일). 간에 좋다고 여겨지는 조개, 간, 콩류, 심황 등에는 철분이 많은데 환자가 잘 몰라 섭취하고 있는 경우도 있기 때문에 주의가 필요하다.

➡ 비만 예방 운동 지도　**근거** C만성 간염 환자가 비만일 경우 질병의 진전이 빨라진다. 간경변이 상당히 진행되고 있는 사람 외에는 운동 제한을 할 필요가 없고, 비만 예방과 생활습관병의 예방에 관해 의사와 상담 후, 가벼운 운동을 계속하도록 조언한다.

➡ 감염 전파 예방 행동　**근거** C형 간염은 상식적인 일상생활을 하면 부부간의 감염은 거의 없다고 여겨진다. 식기를 나눌 필요는 없고, 혈액 감염 예방에 노력하도록 설명해준다.

2 간호 문제	간호 진단	간호 목표(간호 성과)
#2 인터페론의 부작용 때문에 고통이 심하다.	**안락 장애** **관련 요인**: 인터페론 치료의 부작용 **진단 지표** ☐ 치료 관련 부작용(오한, 두통, 관절통, 근육통, 구역질, 구토, 식욕부진, 가려움증, 여드름, 탈모 등) ☐ 춥다, 덥다를 명확하게 표현한다. ☐ 고통이 느껴지는 증상에 대해 호소한다.	〈장기 목표〉 인터페론 치료에 따른 고통이 완화된다. 〈단기 목표〉 1) 고통이 완화된다. 2) 증상에 대한 대처 방법을 학습하고 수행할 수 있다.

간호 계획	중재 포인트와 근거
OP 경과 관찰 항목 - 바이털 사인(체온, 맥박, 혈압, 호흡 등)	➡ 발열 관찰　**근거** 인터페론 주사는 개인차가 있지만 투여 후 3~4시간이면 오한이 나타나고, 그 후 체온이

- 해열 약물의 사용 빈도, 부작용의 유무
- 독감과 유사한 증상(오한, 관절통, 두통, 근육통)

- 자기관리 상황
- 활동 상황
- 권태감
- 말, 행동, 표정
- 수면 상태
- 정신 증상

- 검사 데이터(AST, ALT, 혈소판, 백혈구, 호중구, 헤모글로빈, HCV-RNA 정량 등)
- 주사 부위(경결, 통증의 유무)
- 소화기 증상(식사 섭취 상황, 구토, 식욕, 구내염)
- 빈혈 증상(현기증, 두통, 피로감, 호흡곤란)
- 출혈 경향(피하 점막 출혈)
- 피부 증상(발진, 가려움증)
- 호흡기 증상(기침, 가래)
- 탈모

TP 간호 치료 항목

- 증상이 강한 경우에는 필요에 따라 ADL 지원을 실시한다(닦아서 깨끗이 함, 옷을 갈아입음, 세발 등).
- 발열 시 해열 약물을 투여, 냉각한다. 추위가 심할 때에는 보온, 수분 보급, 구강 건조가 있는 경우에는 찬물로 양치질을 한다.
- 관절통, 두통, 근육통이 있는 경우 필요 시 의사, 간호사와 상담하여 진통제를 투여받는다.
- 근육 주사 부위에 의한 통증·피부 증상의 예방: 주사 부위는 상완삼두근이며, 좌우 교대로 주사를 놓는다. 주사 전에 50℃로 올린 핫팩을 15분 대어준다. 근육 주사 후 2분간의 마사지를 하고, 다시 핫팩을 15분 동안 올려놓는다.
- 피부의 가려움에 대해 보습제, 항염증약, 항알레르기약 같은 연고나 경구약 등으로 대처한다.
- 혈소판, 백혈구의 감소 시에는 피부, 점막의 출혈에 주의한다(팔라싱법, 강하게 코를 풀지 말고 코피에 대응). 타박상을 피하고 감염 예방법(손 씻기, 양치질)을 한다.
- 권태감이 있는 경우에는 수면과 휴식을 취한다. 환경도 잘 정돈한다(온도, 습도, 조명, 음악 등의 배려).

- 탈모에 대한 지원: 탈모는 신체 이미지의 변화를 수반하고 환자에게 고통을 준다. 두발이 모두 빠지는 경우는 없고, 머리를 감거나 빗을 때 머리가 많이 빠지는데 투여 종료 후에는 회복된다는 것을 설명해준다.

상승했다가 하락한다. 이후 해열약을 사용할 때 참고하기 위해 발열 상황 관찰을 하는 것이 중요하다.

⮕해열제의 부작용　근거진통 작용, 해열 작용, 항염증 작용을 하는 비스테로이드제 염증약을 다수 복용한다. 부작용으로 위장 장애, 신장 장애, 간 기능 장애, 출혈 경향, 알레르기성 발진, 쇼크, 허탈 등이 있다. 고령자나 허약자는 소량의 약 투여를 시작하고, 투여 후 주의하여 관찰한다.

⮕셀프케어 상황　근거입원 초기에는 특히 간호사에 대한 염려가 있고 ADL성 발진, 쇼크, 스스로 구할 수 없는 경우도 있다.

⮕수면 상황, 정신, 신경 증상　근거불면은 우울함 등 정신 신경 증상의 방어 작용이다. 우울한 증상은 스스로 알 수 없는 경우가 많기 때문에 주의 깊게 관찰할 필요가 있다.

⮕검사 데이터　근거치료 개시와 함께 백혈구 수, 호중구 수, 혈소판 수가 저하한다. 출혈, 코피 등의 출혈 경향의 관찰과 데이터 확인을 할 필요가 있다.

⮕　근거인터페론과 리바비린 병용 요법에서는 용혈성 빈혈이 일어날 수 있다. 암 치료 중 혈색소 헤모글로빈 값의 추이를 파악하고 빈혈 증상에 따라 일상생활에 지장이 일어나고 있지는 않은지 주의 깊게 관찰한다.

⮕해열제의 사용　근거해열제는 좌약, 내복약 등 많은 종류가 있다. 이때 환자 본인이 사용하기 쉬운 것을 선택한다. 해열제는 체온이 상승하기 전이나 인터페론 투여와 동시에 사용하여 발열을 억제해 체력의 소모를 최소화한다. 위가 상하기 때문에 위장약 병용이 바람직하다.

⮕주사 부위의 온찜질　근거인터페론 근육 주사에 의한 통증·피부 증상에는 따뜻한 찜질이 통증 완화와 피부 증상 출현 예방에 효과적인 것으로 나타났다. 피부 증상은 종래의 인터페론 제제보다도 페그 인터페론 제제에서 출현 빈도가 높다. 온찜질보다 진통 효과, 환경의 개선에 의한 대사 산물, 통증 유발 물질의 제거가 기대된다.

⮕혈구의 감소　근거골수 억제에 의한 것은 아니지만 인터페론의 이식 작용은 조기에 회복된다. 그러나 페그 인터페론 제제는 일반 인터페론에 비해 작용 시간이 길고 리바비린의 병용에 의해 특히 혈소판 수, 백혈구 수, 헤모글로빈 양의 감소가 일어난다. 출혈과 감염을 예방하는 동시에 심신의 고통에 공감하면서 활동의 조정을 함께 고려한다.

⮕탈모에 대한 지원　근거탈모는 신체 이미지의 변화를 일으키고, 환자에게 괴로움을 준다. 두발이 모두 빠져버리는 것은 아니고, 세발과 브러싱(빗질)을 할 때 평소보다 많이 빠지는 정도로, 약의 투여가 종료되면 회복된다고 설명한다.

EP 환자 교육 항목

- 이후의 치료 계획에 대해 설명한다.
- 나타나기 쉬운 부작용에 대해 초기, 중기, 만기의 경과에 따라 설명한다.
- 빈혈 증상일 때는 동작을 하나하나 천천히 한다. 활동 후에는 충분한 휴식을 취하도록 설명한다.
- 고통이 심한 경우에는 간호사가 회복을 위한 지원을 해준다는 점을 설명한다.
- 인터페론 치료 개시일부터 3일간은 체온을 1~2시간 간격으로 측정해 기록한다.

- 컨디션 자기관리 기록의 활용법에 대해 설명한다.
- 증상을 참지 말고 말로 호소하도록 한다.
- 증상 출현 시 대응방법을 설명한다.

➡ 부작용 증상의 설명 <근거> 앞으로 나타날 증상에 대해 예측하면 불안감이 감소된다. 증상이 차츰 회복한다는 것도 부가적으로 알려주어 환자의 불안에 대응한다.

➡ 체온의 측정과 기록 <근거> 체온을 기록하면 열형을 관찰할 수 있으며 발열 시 해열제 투여 방법을 참고로 한다.

➡ 컨디션 자기관리 기록 <근거> 체온, 해열제의 사용, 두통, 권태감, 식욕부진, 소화기 증상, 식사량, 근육, 관절통, 불면, 초조, 인후통, 기침, 부종 등을 체크하는 난(◎ 강하게 있다. ○ 있다. △ 가볍게 있다. × 없다)을 만들어 자기 컨디션 체크 시트를 작성한다. 치료 개시일부터 매일 기입하고, 외래 수진 시 지참하도록 설명한다. 부작용의 출현 빈도를 알면 대응하기 쉬워진다.

---

3 간호 문제	간호 진단	간호 목표(간호 성과)
#3 인터페론 부작용에 따라 수면 패턴이 혼란스러워졌다.	**불면증** **관련 요인**: 약물 치료, 입원 환경, 우울증 **진단 지표** ☐ 환자가 수면 지속의 어려움을 호소한다. ☐ 환자가 잠들기 어려움을 호소한다. ☐ 환자가 조기 각성을 호소한다. ☐ 환자가 다음 날에 영향을 미치는 수면 장애를 호소한다. ☐ 감정의 변화가 관찰된다.	〈장기 목표〉 밤잠을 충분히 확보할 수 있다. 〈단기 목표〉 1) 숙면감이 있다. 2) 의식적으로 생활 리듬을 되찾을 수 있다는 데 공감하면서 활동을 조정하기 위해 함께 연구한다.

간호 계획	중재 포인트와 근거

OP 경과 관찰 항목

- 수면 상태(입면 시간, 각성 시간)
- 숙면감
- 수면 장애 횟수, 야간 배뇨 횟수
- 종일 지속되는 권태감, 낮 수면의 유무
- 수면제의 사용 유무, 종류와 양
- 해열제 사용 유무
- 기분의 변화(우울증, 초조감 등)
- 표정, 식욕
- 질병의 인식 방법

- 코핑 패턴

➡ 수면 패턴의 혼란 <근거> 피로, 해열 약의 사용에서 오는 졸음 때문에 하루 종일 자기 쉽고, 수면 패턴의 혼란이 일어나는 경우가 있다. 수면 패턴의 혼란을 참지 말고, 조절할 수 있도록 중재한다.

➡ 우울증, 정신 증상 <근거> 불면증은 우울증 등의 계기가 될 수 있다. 불면증, 식욕 저하, 의욕 저하, 권태감 등이 장기화하는 경우, 우울증의 초기 증상일 수 있으므로 정신과 의사의 진찰을 받는다.

➡ 질병의 인식 방법이나 코핑 패턴 관찰 <근거> 환자가 질병을 어떻게 받아들이고 있는가, 지금까지 어떤 스트레스 대처법을 취해왔는가, 고통에 대한 표현을 하는가 등을 관찰하고 효과적인 코핑 패턴을 사용할 수 있는지 평가한다.

- 환자가 안정적으로 입면할 수 있도록 환경을 정돈한다. 소음을 줄이고, 실내 온도를 시원할 정도로 낮춘다.
- 환자의 호소를 듣는다.
- 수면제의 내용, 양에 대한 검토와 평가를 실시한다.
- 정신 증상이 있는 경우 정신과 의사와 연계를 취한다.

EP 환자 교육 항목

- 취침과 기상을 규칙적으로 하도록 한다.
- 낮에 잠이 너무 많은 경우(1시간 이상)에는 하루 중 수면을 단축하도록 한다.
- 낮의 활동 일정을 정하고 적당한 운동으로 쾌적한 피로감을 얻게 한다.
- 스트레스 원인을 제거할 수 있는 방법을 환자나 가족과 함께 생각하고 기분 전환을 도모한다.
- 혼자서 힘든 일을 하지 않도록 한다.
- 우울증, 불면증, 식욕 저하 등에 대한 가족의 정보 제공이 중요하다고 설명한다.
- 입원 중 퇴원 후의 생활에 리듬을 맞추어 서서히 입원 이전 생활로 다시 돌아가도록 한다.

○생활의 리듬　근거 퇴원 후 곧바로 입원 전의 생활로 되돌리면 피로감이 강해 신체적·심리적으로 부담이 될 수 있다. 시간을 두고 생활의 리듬을 정돈하는 것이 필요하다.

4 간호 문제	간호 진단	간호 목표(간호 성과)
#4 치료나 질환 예후에 대한 불안이 있다.	**불안** **관련 요인**: 건강 상태의 변화, 건강 상태에 대한 위협, 경제 상황의 변화, 경제 상황에 대한 위협 **진단 지표** □ 심박수 증가 □ 불면증 □ 혈압 상승 □ 호흡수 증가 □ 권태감 □ 활동적 □ 땀의 증가 □ 긴장의 증대 □ 초조감(좌절) □ 타인을 비난하는 경향 □ 지나친 흥분	〈장기 목표〉 질환과 예후에 대한 불안을 경감시키고, 납득할 만한 치료를 받을 수 있다. 〈단기 목표〉 1) 질병과 치료, 예후에 대한 불안을 표출할 수 있다. 2) 적절한 코핑을 이용할 수 있다.

간호 계획	중재 포인트와 근거
OP 경과 관찰 항목 - 표정, 말, 행동 - 의문이나 궁금한 것은 없는가? - 질환과 치료의 이해 상황 - 신체 증상, 치료의 부작용 정도 - 지금까지 나타난 부작용과 경과 - 검사 결과 - 향후 치료 계획 내용 - 자기관리 교육에 대한 환자의 반응 - 자기관리 지속에 대한 환자의 인식	○신체 증상, 치료의 부작용　근거 고통이 강한 경우에는 심리 상태가 불안정하기 쉽다. 고통 증상의 완화에 노력한다.

- 스트레스 코핑 패턴
- 작업 내용, 가정에서의 역할

- 가족, 직장 주위의 질환에 대한 이해와 협력

- 병실 내의 인간관계
- 사회 자원 활용에 대한 지식

TP 간호 치료 항목

- 환자의 희망에 따라 침착하게 이야기할 수 있는 환경을 조성한다(장소, 시간).
- 질문에 정확하게 대답한다.
- 검사와 치료 계획 설명: 검사나 치료의 필요성, 예상되는 부작용, 안전, 처리, 치료의 흐름

- 환자와 의사의 조정
- 신체 증상의 완화('간호 문제 #2' 참조)

- 공감하는 태도로 대한다.

- 의사가 설명할 때는 될 수 있는 한 동석한다.

EP 환자 교육 항목

- 학습의 기회 마련(만성 C형 간염 감염 예방 인터페론 치료(리바비린의 병용)) 일상생활 등
- 브로셔, 도서의 활용, 간 질환 교실 개최
- 자기관리를 유지하기 위한 지도: 스트레스의 경감
- 가족이나 주변 사람들의 이해와 협력을 얻는다.
- 환자 모임 등 소개
- 유효한 사회 자원의 활용법
- 언제든지 의문이나 질문에 대응할 수 있다는 것을 설명한다.

➡ 업무 내용과 가정에서의 역할 　근거　장년기 및 노년기의 환자가 많다. 일, 가정, 생활을 되돌아보면서 치료를 받는 고통이 크다. 환자의 사회적 배경, 역할을 파악하고 조정이 가능한지 평가한다.

➡ 가족 · 직장의 상황 　근거　가족이나 직장에서 환자의 질환이나 치료에 대한 이해와 협력은 환자의 심리에 영향을 미친다.

➡ 　근거　입원 중인 환자들과의 교류는 정보 교환의 장이 되고, 질환에 대한 관심을 높인다.

➡ 검사나 치료 계획에 대한 설명 　근거　불안정한 심리 상태를 보이는 환자가 납득할 만한 치료 방법을 선택하고 실시하는 것이 바람직하다. 검사와 치료 계획을 명확히 하면 환자의 입장에서 목표를 가지기 쉽다. 지원을 위해 가족에게도 설명하는 것이 바람직하다.

➡ 의사와의 조정 　근거　환자가 의사에게 속마음을 이야기하지 않는 경우도 있다. 환자가 질문 사항이나 희망하는 것을 메모하고 설명하도록 돕거나 간호사가 의사와 조정할 필요가 있다.

➡ 공감하는 태도 　근거　환자의 노력하는 모습에 대해 긍정적인 말을 해주고 환자의 생각을 받아들이는 자세를 보여 투병 의지를 지원한다.

➡ 설명하는 자리에 동석 　근거　인폼드 콘센트(informed consent)에서 의사의 설명에 대해 환자의 의사가 다른 경우가 있다. 의사의 설명 내용, 환자의 이해 상황 등을 확인하고 필요 시에는 추가 설명이나 조정을 할 필요가 있다.

➡ 학습의 기회 　근거　장기간 인터페론 치료를 계속하기 위해 환자 자신이 자기 건강관리 능력을 높일 필요가 있으며, 교육적 지원이 중요하다. 의사, 간호사, 약사, 영양사가 함께 간 질환 교실을 개최하는 데 대해 검토한다.

<table>
<tr><td>5 간호 문제</td><td>간호 진단</td><td>간호 목표(간호 성과)</td></tr>
<tr><td>#5 인터페론의 부작용으로 식사를 할 수 없다.</td><td>영양 섭취 소비 균형 이상: 필요량 이하
관련 요인: 약물 치료의 부작용, 스트레스, 우울증
진단 지표
□ 1일 권장 식품 섭취량보다 적을 정도로 불충분한 음식 섭취에 대해 호소
□ 이상적인 체중보다 20% 이상 적은 체중
□ 근력 저하
□ 혈청 알부민치의 저하</td><td>〈장기 목표〉 활동 수준과 기초대사량에 맞도록 필요한 영양을 섭취할 수 있다.
〈단기 목표〉 나름대로 먹을 것을 궁리한다.</td></tr>
</table>

간호 계획

OP 경과 관찰 항목

- 식욕부진, 구토의 유무, 권태감
- 식사·수분 섭취(시간, 내용, 양, 맛)
- 체중, BMI, 체중의 증감
- 영양 상태: 총단백, 알부민 등

TP 간호 치료 항목

- 일일 식사 목표량을 환자와 상의한다.

- 환자의 식사 취향에 따라 식사를 제공한다.
- 가족에게 협력을 의뢰하여 환자가 좋아하는 것을 받는다.
- 식사 분위기를 즐겁게 하여 기분이 안정되도록 한다.
- 식사 시간 전후에 처치는 하지 않도록 관리 계획을 수립한다.
- 식사 섭취 전후에 가글액으로 입을 헹군다.
- 위장 운동이 저하하여 식욕이 없는 경우, 간 질환용 영양제(헤파스) 또는 소화관 운동 개선제의 투여를 주치의와 고려한다.
- 미각 이상이 나타난 경우, 아연의 혈중 농도가 낮은 상태라면 아연이 들어간 위장약(프로막(폴라프레징크)) 효과를 기대할 수 있기 때문에 주치의와 함께 고려한다.

EP 환자 교육 항목

- 가능한 한 자신이 좋아하는 것을 먹는다.
- 열이 내리고 있을 때 먹는다.
- 담백한 것을 먹는다.
- 세 끼를 다 못 먹는 경우, 기분이 내킬 때 가벼운 음식을 먹는다.
- 식욕이 없을 때에는 추천 음식을 소개한다.
- 미각 이상을 느낄 때는 신맛이나 향신료 등을 고려한다.

중재 포인트와 근거

➡ 식욕부진, 구역질 구토의 관찰 【근거】식욕부진이나 구역질이 장기간 지속되면 스트레스를 받는 경향을 보이기 쉽기 때문에 초기 대처가 필요하다.

➡ 일일 식사 목표량 【근거】과도한 체중 감소가 일어나지 않으면 문제는 없지만, 체중 감소가 현저한 경우에는 표준 체중의 접근을 목표로 두고 영양소와 식품을 선택한다.

➡ 식욕 감퇴에 대한 지원 【근거】식욕 감퇴가 보이는 경우에는 먹을 것, 먹을 수 있는 시간을 우선시하고, 조금이라도 영양 섭취를 할 수 있도록 돕는다.

➡ 구강 내의 청결 【근거】구내염이 나타나는 경우도 있다. 칫솔질을 하거나 입을 헹구어 구강을 건조하지 않게 하고 청결을 유지할 수 있도록 지원한다.

➡ 참마, 무, 소송채, 우동, 야채 수프, 푸딩 등을 권한다.

병기·병태·중증도별 관리 포인트

【급성기】침상 안정의 지원을 실시, 간 혈류량을 증가시켜 간세포의 재생을 자극한다. 고통 증상의 완화와 배변을 조절한다.

【잠복기】항체 반응은 긍정적이지만 AST, ALT는 정상 범위로 자각 증상이 없는 상태이므로 정기적 진찰을 계속하고 6개월~1년마다 초음파 검사를 실시하여 이상의 조기 발견에 노력한다.

【만성 간염 치료기】침습적 검사인 간 생검을 받은 환자에게 신체·심리 치료를 실시한다. 인터페론 치료를 받는 환자에게 부작용과 경과에 대해 설명하고, 부작용 증상에 신속히 대처하며, 치료 효과에 대한 불안감과 기대에 관해서는 심리적 지원을 실시한다. 간비호 요법을 실시하는 환자의 이상을 조기에 발견, 치료를 계속 지원한다.

간호 활동(간호 중재) 포인트

질병의 진전 예방
- 정기적으로 진찰과 검사, 치료를 계속해야 한다는 것을 설명한다.
- 음주는 간 섬유증의 발전을 촉진하기 때문에 금주에 힘쓰도록 설명한다.
- 흡연자는 간암의 발생률이 증가하기 때문에 금연 클리닉을 이용해 금연을 권한다.
- 규칙적으로 균형 잡힌 식사, 가벼운 운동을 계속하여 비만을 예방한다.
- 철분이 많은 식품(건강식품 포함)은 피한다.

감염 전파 예방
- 면도, 칫솔 등은 개인 전용으로 한다.
- 일상생활(세탁기, 식기, 서양식 화장실, 목욕탕)에서는 감염되지 않는다는 것을 설명한다.

인터페론 치료에 따른 부작용에 대응
- 주사 후 오한·발열까지의 시간 경과를 관찰하고 해열 약물 투여 타이밍에 반영한다.
- 불면증, 불안, 초조 등의 호소를 잘 듣고 우울증 증상이 있으면 빨리 정신과 의사와 연계한다.
- 식욕 감퇴 시에는 자신이 좋아하는 것을 먹고, 필요한 영양을 섭취해야 한다는 것을 설명한다.
- 주사 부위의 피부 증상 예방을 위해 좌우 교대로 주사한다.
- 피부 발진이나 가려움증에는 보습 약물이나 스테로이드 외용약, 항히스타민제를 복용한다.
- 피부 발진이나 가려움이 있을 때 목욕은 미지근한 온수로, 저자극성 비누를 사용하여 손으로 부드럽게 씻는다.
- 피로감이 있을 때는 수면과 휴식을 취할 수 있도록 환경을 정비한다.
- 탈모에 대한 환자의 생각을 경청한다. 탈모가 스트레스가 될 경우, 모자나 가발 사용을 권한다.
- 빈혈 증상에 대해서는 동작을 하나하나 천천히 하고, 낙상을 예방하도록 설명한다.
- 호중구 감소 시에는 손 씻기, 양치질, 마스크 착용 등 감염 예방책을 실시한다.
- 혈소판 감소 시에는 넘어지거나 부딪쳐 상처가 생기지 않게 하고 부드러운 칫솔을 사용하는 등 피부, 점막의 출혈에 주의한다.

환자·가족의 심리 사회적 문제에 대한 지원
- 질병·치료에 대해 환자와 가족에게 알기 쉽게 설명하여 납득하고 치료를 받을 수 있도록 지원한다.
- 환자의 생각을 받아들이려는 자세를 보여 투병 의지를 지원한다.
- 간 질환 교실, 환자 모임 등을 소개하고 고민을 토론하며 배울 수 있는 장소를 제공한다.
- 치료와 직장생활의 균형에 대해 상담하여 직장의 이해를 얻을 수 있도록 지원한다.

퇴원·요양 지도

- 식욕 감퇴 시는 가능한 한 자신이 좋아하는 것을 먹고, 필요한 영양을 섭취할 수 있도록 설명한다.
- 1일 7~8시간의 수면을 취하고 규칙적인 생활을 한다.
- 비만이 되지 않도록 적당한 운동을 한다.
- 빈혈에 의한 휘청거림이나 낙상에 주의한다.

- 넘어지거나 부딪쳐 상처가 생기지 않게 하고, 강하게 코를 풀지 않는다. 부드러운 칫솔을 사용하는 등 피부, 점막의 출혈에 주의한다.
- 손 씻기, 양치질을 하여 감염을 예방한다.

Step1 영향 평가	Step2 간호 초점	Step3 계획	Step4 실시	Step5 평가

평가 포인트

간호 목표의 달성도

- 자신의 건강 상태나 치료 내용, 자기관리 과제에 대해 설명할 수 있는가?
- 치료나 정기적인 진찰을 계속하고 병세의 악화를 최소화할 수 있는가?
- 컨디션의 변화나 이상을 알아채고 의사나 간호사에게 보고하는가?
- 인터페론 치료에 따른 고통이 완화되는가?
- 야간 수면을 확보할 수 있는가?
- 나름대로 먹을 궁리를 하고 필요한 영양을 섭취할 수 있는가?
- 적혈구, 백혈구, 혈소판 감소 시 자기관리 행동을 할 수 있는가?
- 질환과 예후에 대한 불안감을 표출할 수 있는가?
- 적절한 코핑을 사용할 수 있는가?

● 참고 문헌
1) 일본간학회편: 만성 간염 · 간경변 진료 가이드 2011, p22~38, 문광당, 2011
2) 이즈미 나미키 편집: 지침/지도 만성 간염, p32~36 일본의학분야신보사, 2011
3) 아카시 시아야, 이누이 요시아키, 기노시타 요시코: IFN 근육 주사에 의한 통증 · 피부 증상에 대한 온찜질 요법 개발, 간장47 p352~354, 2006

만성 C형 간염 환자의 병태 관계도와 간호 문제

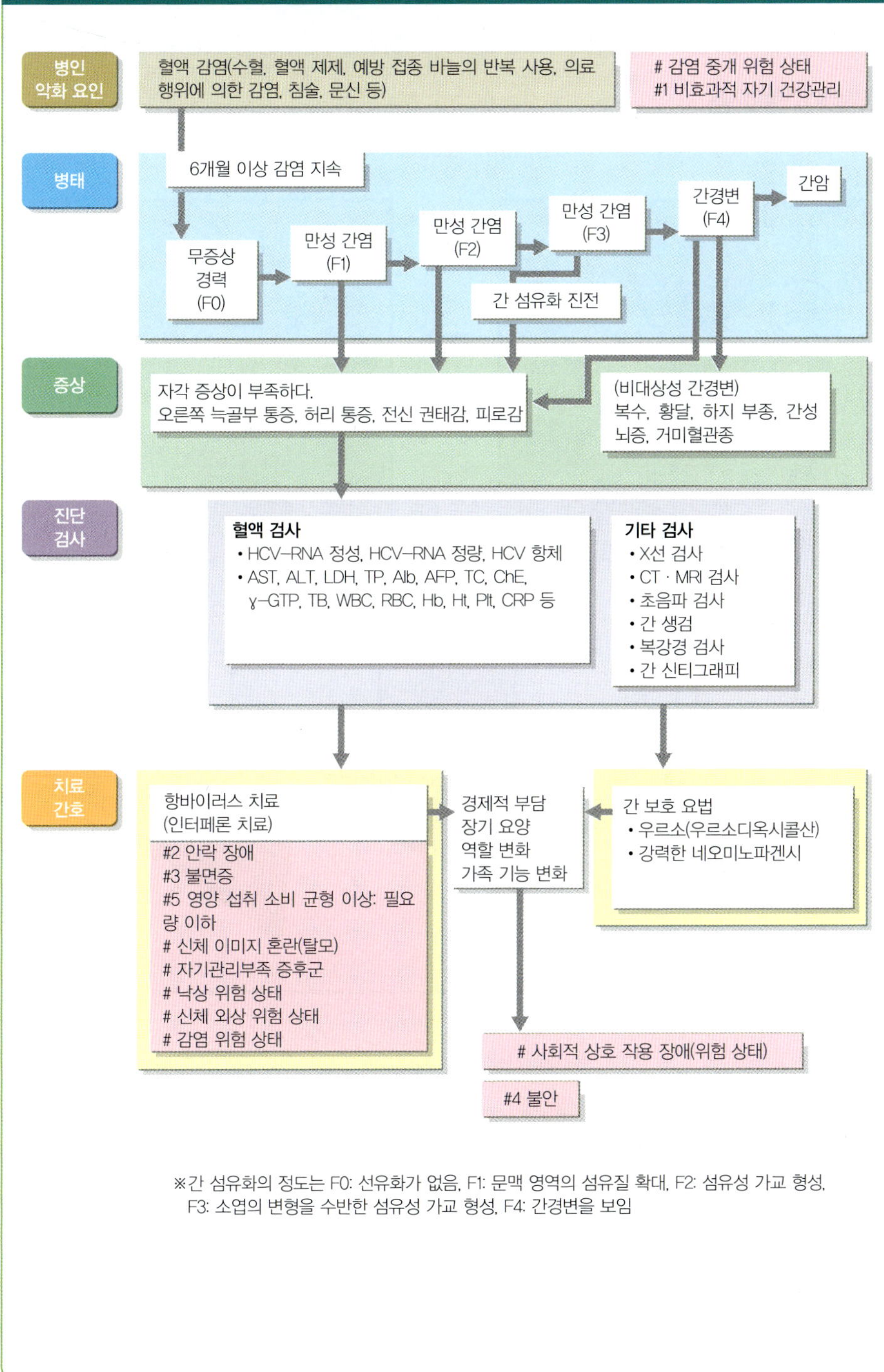

※간 섬유화의 정도는 F0: 선유화가 없음, F1: 문맥 영역의 섬유질 확대, F2: 섬유성 가교 형성, F3: 소엽의 변형을 수반한 섬유성 가교 형성, F4: 간경변을 보임

눈으로 보는 질환

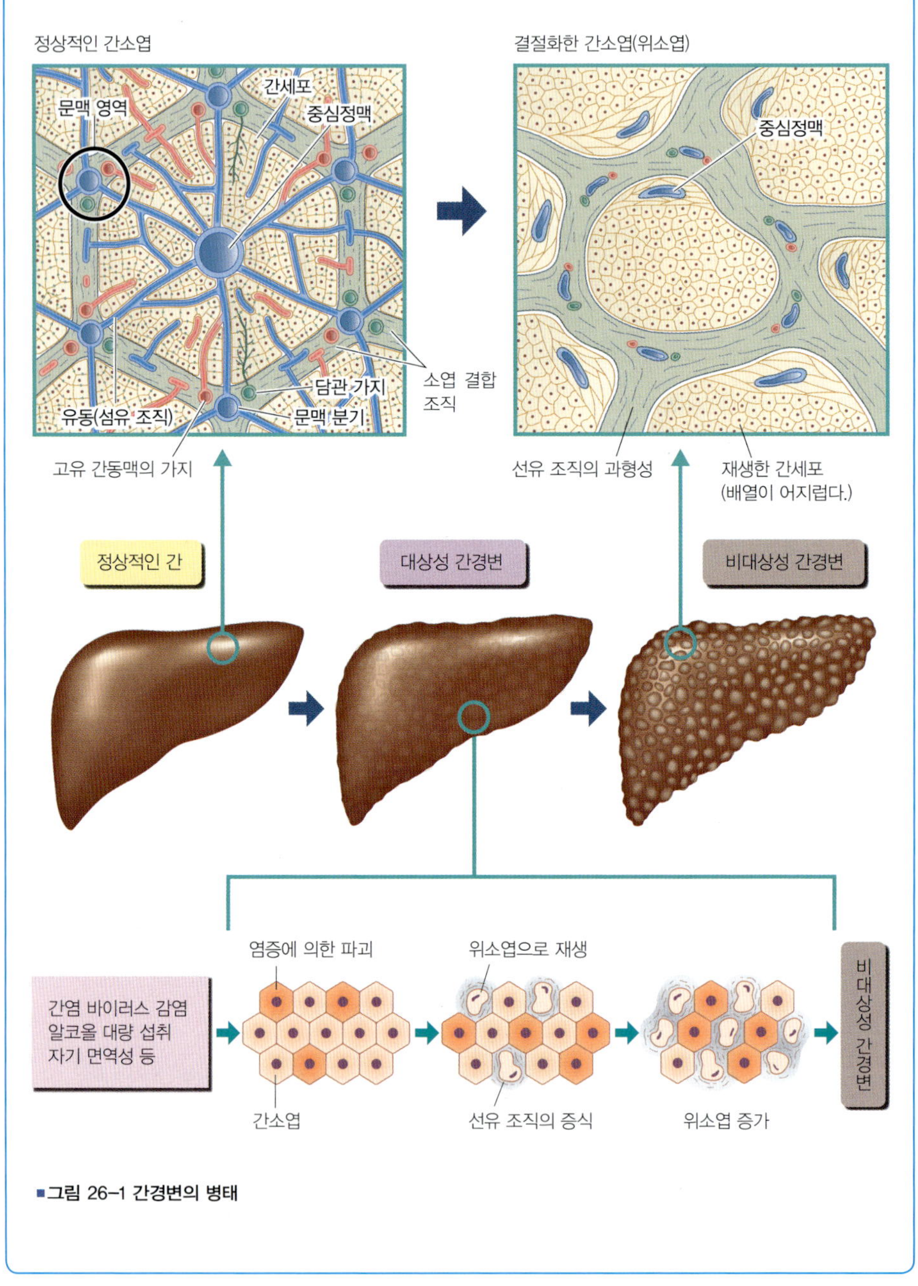

■ 그림 26-1 간경변의 병태

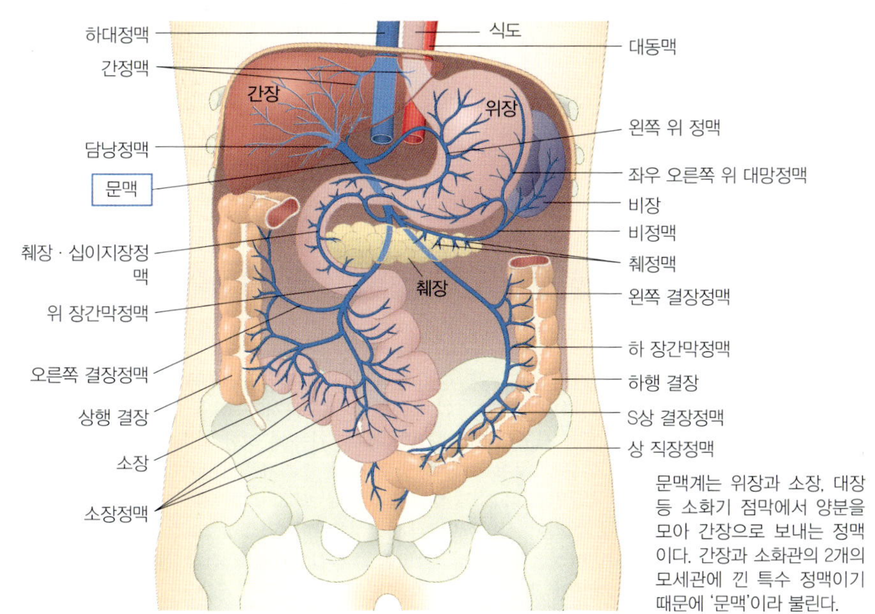

문맥계는 위장과 소장, 대장 등 소화기 점막에서 양분을 모아 간장으로 보내는 정맥이다. 간장과 소화관의 2개의 모세관에 낀 특수 정맥이기 때문에 '문맥'이라 불린다.

■그림 26-2 문맥계

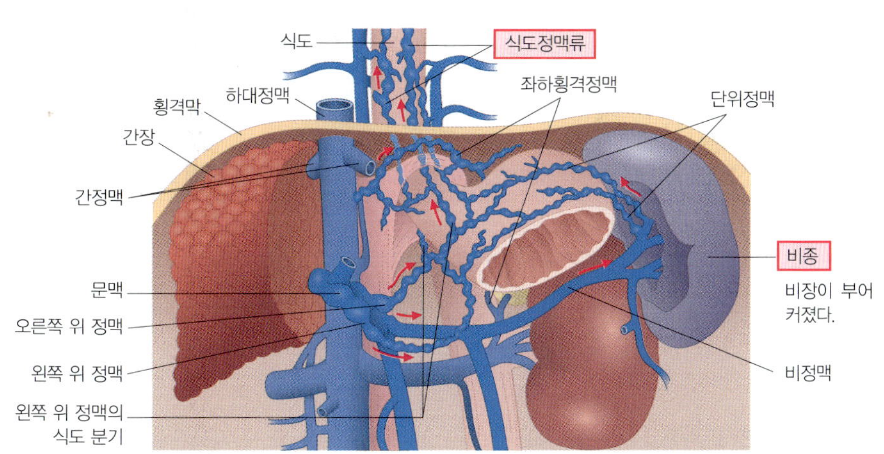

문맥 혈액은 거의 모든 간을 통과하지만 극히 일부는 얇은 정맥을 통해 직접 심장으로 돌아온다. 일반적으로 이 세정맥으로 향하는 혈액은 문제가 되지 않을 정도로 미량이지만, 간경변이 발생하여 간에서 혈액 흐름이 나빠져, 문맥의 압력이 높아지면(문맥압 항진). 세정맥이 우회 역할을 하여 심장으로 돌아오려고 하는 문맥 혈액이 대량으로 유입된다 (→). 그 결과 세정맥 혈관벽이 확장하고, 파열의 위험을 가진 정맥류가 된다. 또한, 해독되지 않은 혈액이 대량으로 전신을 둘러싸고, 간성 뇌증 등의 합병증을 일으킨다.

■그림 26-3 문맥압 항진

■표 26-1 차일드 푸(Child-Pugh) 분류

점수	1	2	3
간성 뇌증(혼수도 분류)	없음	1~2	3~4
복수	없음	경도(조절 가능)	중등도 이상(조절 곤란)
			3.0 초과
혈청 빌리루빈 값(mg/dℓ)	2.0 미만	2.0~3.0	2.8 미만
혈청 알부민 값(g/dℓ)	3.5 초과	2.8~3.5	40 미만
프로트롬빈 활성(%)	70 초과	40~70	

그레이드 A : 5~6점
그레이드 B : 7~9점
그레이드 C : 10~15점

병태 생리

간경변은 병리학적으로는 간 전체에 고도의 선유증이 생겨 정상 간소엽 구조가 파괴되고 확산, 재생결절(위소엽)이 형성된 상태이다(그림 26-1).

- 간경변은 임상적으로는 만성 간 질환의 종말상이며, 간세포 수의 감소에 의한 간 기능 장애, 선유화에 따른 문맥 항진증을 나타낸다. 또한, 간세포암 발생의 근저가 된다.
- 분류에는 병인에 의한 분류(아래 참조), 조직에 의한 분류, 기능에 의한 분류가 있다.
- 조직에 의한 분류는 WHO 분류가 사용된다. 재생 결절의 크기가 3mm이상인 것을 '대결정성(macro-nodular)', 3mm 미만인 것을 '소결절성'이라 한다. 크고 작은 결절이 균등하게 분포하는 것을 '혼합 결절성(mixed)'이라고 정의한다. 대결절성은 바이러스성, 소결절성은 알코올성에 많다고 여겨지지만 실제로 특이성은 높지 않고, 또한 소결절성이라도 건강 상태가 진행됨에 따라 대결절성으로 변화하기 때문에 최근 조직에 의한 분류는 이용되지 않는다.
- 기능에 의한 분류로는 대상성 간경변과 비대상성 간경변의 임상적 분류와 중증도 분류(차일드 푸(Child-Pugh) 분류(표 26-1)가 있다. 비대상성 간경변은 간 기능 부전에 의한 황달, 복수, 간성 뇌증, 문맥압 항진증에 의한 식도 정맥류 파열 등의 위장관 출혈을 나타내는 병태이며, 대상성 간경변은 간 기능이 유지되고, 위의 증상이 없는 상태를 가리킨다.
- 차일드 푸 분류는 〈표 26-1〉과 같이 간성 뇌증, 복수, 혈청 빌리루빈 값, 혈청 알부민 값, 프로트롬빈 활성을 기준으로 한 점수에 의한 중증도 분류이다. 각 항목에 1~3점을 부여하여 저마다 가산을 한 그레이드 A(5~6점), 그레이드 B(7~9점). 그레이드 C(10~15점)의 세 가지 단계로 평가한다.

병인·악화 요인

간경변의 주요 병인으로는 간염 바이러스 감염, 알코올 대량 섭취, 자가 면역 질환, 비알코올성 지방간염이 있다.

- 특히 간염 바이러스 감염이 전체의 80% 이상을 차지하고 C형 간염 바이러스가 약 70%, B형 간염 바이러스가 약 15%를 차지한다. 알코올은 5~10%, 자가 면역 질환(면역 간염, 원발성 담즙성 간경변)은 약 3%이다.
- 원인 불명의 간경변은 원인 불명 경변증(cryptogenic cirrhosis)으로 진단된다. 일부는 메타보릭 증후군을 배경으로 한 비알코올성 지방 간염에 의한 간경변으로 여겨지지만, 정확한 빈도는 불명확하다.
- 간경변의 진행을 조장하는 요인으로는 음주, 간 지방화, 비만을 들 수 있다.

역학·예후

- 일본의 경우, 환자 수는 약 40만 명으로 추정되고 있다. 남녀 비는 약 2:1로 남성에게 많다.
- 간경변의 5년 생존율은 약 80%이며, 연간 약 1만7000명이 만성 간염, 간경변으로 사망하였고 지금까지의 사인은 간경화, 위장 출혈, 간암의 비중이 거의 비슷했다. 그러나 간 기능 부전 치료, 내시경 식도 정맥류 치료의 발전으로 간 기능 부전과 위장관 출혈로 인한 사망자 수는 감소했다. 따라서 간암 사망자는 증가하여 약 3만4000명으로 추산된다. 따라서 간경변의 합병증인 간암을 포함한 사망자 수는 연간 5만여 명으로 보고 있다.

■표 26-2 간경변의 타각 소견

의식	행동 이상, 밤낮의 역전
피부	황달 색소 침착
사지	손바닥 홍반, 자반(출혈 경향), 곤봉지, 청색증, 손톱 유백색화, 날갯짓 떨림, 유통성 근육 경련
가슴	여성형 유방, 거미 혈관 확장, 모세 혈관 확장 간 좌엽의 종대(중간에서 딱딱하게 닿음)
복부	간 우엽의 위축, 비장의 종대 복벽 정맥 노장, 복부 팽창(복수), 복벽 · 배꼽 탈장(복수)

증상

- 자각 증상의 경우 대상성 간경변에서는 없거나 있어도 미약하다. 전신 권태감, 피로감, 식욕부진, 구토, 복부 팽만, 경련(유통성 근육 경련) 등이 보인다.
- 비대상성 간경변으로는 복수에 의한 복부 팽만, 황달에 의한 피부 가려움증, 간성 뇌증에 의한 불면증, 밤낮의 역전과 의식 장애, 위장관 출혈로 인한 토혈, 하혈이 보인다.
- 타각 소견(신체 소견)은 〈표 26-2〉와 같다.

진단 · 검사값

▎혈액 검사에 적절하게 복강경 검사, 간생검, 복부 초음파 검사, CT, 내시경 검사를 추가한다.

- **혈액 검사 소견**
- 비장 기능 항진증에 의해 혈구 감소가 보인다.
- 간세포의 합성 기능 저하로 프로트롬빈 활성, 혈청 알부민 값, 콜레스테롤 값, 콜린에스테라제 값이 저하한다. 특히 응고 요인은 혈중 반감기가 짧기 때문에 간 장애의 예민한 마커이다.
- 색소 배설 기능의 저하에 의해 빌리루빈 값 담즙산이 상승한다. 간경변이 진행되면 빌리루빈의 글루크론산 포합 기능이 저하하기 때문에 간접 빌리루빈이 우위로 상승한다.
- 간세포 파괴를 반영하여 AST, ALT가 상승하지만, 만성 간염에 비해 가벼운 것이 많아, AST/ALT의 비율은 1 이상이다.
- 면역 글로불린, 교질 반응〔ZTT(황산, 아연 혼탁 시험), TTT(티모르 혼탁 시험)〕이 증가한다.
- 간 선유증의 마커로, 히알론산, Ⅳ형 콜라겐, Ⅲ형 프로콜라겐 N-말단 펩타이드(P-Ⅲ-P)가 증가한다.
- 분지 사슬 아미노산(발린, 로이신, 이소로이신)이 감소하고 방향족 아미노산(페닐알라닌, 티로신)이 증가한다. 따라서 피셔(Fischer) 비율(분지 사슬 아미노산/방향족 아미노산 비율)과 BTR(분지 사슬 아미노산/티로신 비율)이 저하한다.
- 간 해독 기능 저하, 문맥-대순환 션트에 의해 암모니아 수치가 상승한다.
- 내당능 장애가 높은 빈도로 인정된다.
- 복강경 간 생검: 복강경에 의한 간 표면의 육안 관찰 또는 간 생검에 의한 위소엽의 확인은 확정 진단에 유용하다. 그러나 침습 검사이기 때문에 다른 임상 소견이 명백하다면 반드시 필수로 해야 하는 검사는 아니다.
- 화상 검사: 복부 초음파와 CT는 간경변의 진단, 간세포 암 검진에 유용하다. 간 표면의 요철 부정, 변연의 둔화, 간 좌엽 종대, 간 우엽 위축, 복수 고임, 비종, 측부 혈행로 등이 보인다.
- 내시경 검사: 식도 정맥류, 문맥압 항진증, 위장 질환의 합병 진단에 유용하다.

합병증

- **간성 뇌증**
- 간 기능 장애로 암모니아 등의 혼수를 일으키는 물질이 고이고 의식 장애가 나타난다.
- 유인으로서 단백질의 과다 섭취, 변비, 이뇨에 의한 탈수, 전해질 이상, 순환부전, 감염, 위장관 출혈, 항정신병 약의 투여 등이 있다.
- 중증도(혼수도)는 제12회 이누야마 심포지엄(1981)의 혼수도 분류가 일반적으로 사용된다(표 26-3).

혼수도	정신 증상	참고사항
I	수면-각성 리듬의 반전 다행인 기분, 때로 억압된 상태 느낌이 없고 기에 눌린 태도	회상으로밖에 확인할 수 없는 경우가 많다.
II	지남력(시간, 장소) 장애, 물건을 혼동한다(confusion). 이상 행동(예: 돈을 뿌린다. 화장품을 휴지통에 버린다) 때때로 졸리는 경향(보통 말을 걸면 눈을 뜨고 이야기를 할 수 있다.) 무례한 행동을 하기도 하지만 의사의 지시에 따르는 태도를 보인다.	흥분 상태가 없다. 소변, 변실금이 없다. 날갯짓 떨림이 있다.
III	종종 흥분 상태 또는 정신착란 상태를 수반한 반항적인 태도를 보인다. 기면상태(거의 자고 있다) 외부 자극으로 눈을 뜰 수 있으나 의사의 지시에 따르지 않거나 또는 따를 수 없다(간단한 명령에는 응할 수 있다).	날갯짓 떨림이 있다(환자의 협조를 얻을 수 있는 경우). 고도의 지남력 장애
IV	혼수(완전한 의식의 소실) 통증 자극에 반응한다.	자극을 뿌리치려는 듯한 동작을 한다. 얼굴을 찡그리는 모습을 보인다.
V	깊은 혼수 통증 자극에도 전혀 반응하지 않는다.	

(이누야마 심포지엄 기록 간행위원회편: A형 간염 · E 전격성 간염. p124, 중외의학사, 1982)

● **복수**
- 간경변은 문맥압 항진증, 저알부민혈증에 의한 교질 삼투압 저하, 2차성 부신 질환에 따라 물, 나트륨 고임 등이 복합적으로 작용하여 복수를 일으킨다.
- 초발의 경우에는 암성 복막염, 특발성 세균성 복막염의 합병을 막기 위하여 시험천자에 의한 감별 진단이 필요하다.
- 간경변의 복수는 누출성이며 단백질 농도는 2.5g/㎗ 이하, 비중 1.015 이하이다. 리발타(Rivalta) 반응은 음성이다. 단백질 농도가 4.0g/㎗ 이상인 경우에는 삼출성 복수이며, 암성 복막염의 감별을 위해 복수 세포진, 혈액 종양 마커, 진단 영상의 검색이 필요하다. 단백질 농도가 2.5~4.0g/㎗인 경우나 간 림프 누출이 현저하여 복수 단백값이 높은 경우에는 혈청과 복수 알부민 농도 차이의 검토가 유용하다. 알부민 농도 차이가 1.1g/㎗ 이상이면 누출성, 1.1g/㎗ 미만이면 삼출성으로 진단된다. 또한 복수/혈청 LDH 비율이 0.6 미만, 복수/혈청 단백질 비율이 0.5 미만, 복수 LDH가 200IU/㎗ 미만도 누출성 복수를 보인다.
- 비대상성 간경변으로는 특발성 세균성 복막염의 합병에 주의를 요한다. 발열, 복통, 복막 자극 증상이 있으면 진단은 쉽다. 약 절반은 명백하게 증상을 나타내지 않는다. 진단은 복수 세균 배양이 필요하지만, 배양이 음성이라도 복수 중 백혈구 수가 500/㎕ 이상, 또는 호중구 수가 250/㎕ 이상으로 진단된다.

● **흉수**
- 간경변으로 복수와 유사한 메커니즘에 의해 흉수가 고여있을 수 있다.
- 좌우 어느 쪽에도 출현할 수 있으나 일반적으로 오른쪽 흉수에 많다.
- 초발의 경우 암성 흉수, 심부전 등의 감별이 필요하다.
- 치료는 복수에 준하여 실시한다.

● **식도 위 정맥류**(그림 26-2, 3)
- 문맥압 항진증 문맥 혈류의 일부가 역행성, 원간성으로 변해 측부 혈행로가 형성되고, 그 일부가 하부 식도, 위 분문부 영역 점막 아래에 정맥류를 형성한다. 즉 문맥-대순환 측부 혈행로의 일부가 식도 위 정맥류이다.
- 간경변의 60% 이상에 식도 정맥류가 합병하고, 8~59%에 위 정맥류가 합병한다. 종종 좌위 정맥, 후위 정맥, 단위 정맥이 혈액 공급로가 되어 역행성, 원간성의 혈류가 위식도 정맥 이행물중 정맥을 매개로 식도위 정맥류를 형성한다. 고립성 위 정맥류의 대부분은 위-신장 우회로를 따른다.

- 식도 위 정맥류 출혈로 치명적이 되는 비율 중 10% 정도가 출혈의 위험을 내시경 소견으로 파악하는 것이 중요하다. 모양이 크고 색상이 파란색인 정맥류는 잡자기 차오르고 점막이 얇아지고 있기 때문에 파열의 위험이 있다. 적색편흔(red wale marking: RWM), 체리 적색반(cherryred spot: CRS) 소견, 혈낭반점(hematocystic spot: HCS) 등의 발적 소견(red color sign: RC)은 정맥류 표면의 점막이 얇아 취약해지고 있다는 신호이며 파열의 위험이 높다.

●간신증후군
- 진행된 간경변에 합병한 기능적 신부전으로 예후가 좋지 않다.
- 진단을 위해서는 충격, 세균 감염, 탈수, 신장 독성 약제, 요로 폐색, 신장 실질 장애 등 신부전의 원인이 되는 질환의 배제가 필요하다.
- 유효 순환 혈액량 감소에 따른 신장 혈류 감소가 사구체 여과율의 저하를 초래한 데 따라 핍뇨, 혈청 크레아티닌 값, BUN의 상승을 인정한다.
- 소변 나트륨의 배설이 현저히 줄고, FENa(소변 나트륨 배설률)이 1.0 미만이 되는 것이 특징이다.
- 생리 식염수를 1.5ℓ 부하하여도 신장 기능이 개선되지 않기 때문에 탈수에 의한 신전성 신부전을 감별한다.

치료법

●치료 방침
- 치료의 기본은 간경화의 진행을 방지하는 것으로 복수, 간성 뇌증, 식도 정맥류 등의 합병증에 대하여 적절한 치료를 한다. 합병증의 치료는 다음에 설명한다(치료 흐름도 참조). 간에 충분한 영양을 공급하기 위해 식후 30분 정도의 휴식이 바람직하다고 하지만 확실한 증거는 없다.

●약물 요법
- B형 간염에 의한 간경변은 엔테카비르 수화물 투여, C형 간염에 의한 간경변은 인터페론 투여에 의해 바이러스를 억제함으로써 발암 위험을 줄이고 간 기능의 개선을 목표로 한다. 그러나 라미부딘 또는 엔테카비르 수화물 내성주 출현 사례에서는 라미부딘+아데포비어 비오키실 병용 요법을 사용한다.
- C형 간염에 의한 간경변의 경우 비대상성 간경변에서 인터페론은 적응되지 않는다. 우르소디옥시콜산과 강력한 네오미노파겐C 같은 간 보호제로 ALT 값, 알부민 값을 개선하고 간 기능의 유지와 간암 억제를 목표로 한다.

●영양 요법
- 에너지는 30kcal/kg/일을 기준으로 한다. 대상성 간경변에서 단백질은 1.2~1.3g/kg/일이 필요하지만, 간성 뇌증 또는 고암모니아혈증이 있는 경우에는 0.6~1.0g/kg/일로 제한한다. 혈청 알부민 값이 3.5 g/dℓ 이하인 경우에는 분지 사슬 아미노산 제제를 투여한다.
- 간 글리코겐 저장량이 충분하지 않기 때문에 야간의 에너지 공급이 부족해지면 간경변의 저영양 상태가 초래된다. 반면 분지 사슬 아미노산 제제를 취침 전에 투여하는 것이 권장되고 있다. 지방 처리 능력이 저하하므로 지방은 35g/일 정도 섭취한다. 음주는 금지한다. 복수가 있는 경우에는 염분 제한을 7g/일로 한다.

●생체 간 이식
- 비대상성 간경변에 대한 근본적인 치료인 생체 간 이식에는 보험이 적용되고 있기 때문에 선택할 수 있는 것 중 하나다.
- 생명 예후, 예측에 따라 적응을 판단할 필요가 있으므로 MELD 점수(model for end-stage liver disease score)가 널리 사용된다. 점수가 높을수록 예후가 좋지 않다. MELD 점수 계산식은 다음과 같다.

$$3.78\log_e[\text{총 빌리루빈(mg/dℓ)}]+11.20\log_e(\text{PT-INR})+9.57\log_e[\text{크레아티닌(mg/dℓ)}]+6.4\log_e(\text{구성인자: 0 담즙 분비 장애성 1, 알코올성 외})$$

※숫자를 입력하면 온라인으로 점수를 자동 계산할 수 있는 사이트가 있다(http://www.mayoclinic.org/meld/mayomodel6.html).

■ 간성 뇌증의 치료

| 뇌증 관해기 | 뇌증 출현 시 |

유도의 방지
변비, 위장 출혈, 이뇨제에 의한 탈수, 감염, 항정신병약의 투여 등의 요인을 방지한다.

유인에 대한 치료

저단백식(0.6~1.0g/kg)
간성 뇌증의 병력이 있는 증례와 암모니아 수치의 상승이 보이는 증례에서는 단백질을 제한한다.

분기쇄 아미노산 제제 점적
뇌증 각성을 목적으로 분기쇄 아미노산 제제의 점적을 한다.

비흡수성 합성 이당 내복
배변을 촉진하고 대장의 pH를 낮추어 장관 내 암모니아 생산을 억제한다.
1일 2~3회 연변이 되도록 양을 조정한다.

비흡수성 합성 이당 관장
의식 상태가 나빠 약 복용이 곤란한 경우에는 100~200㎖의 미지근한 물로 10~20%로 희석 관장 투여를 하여 대장을 세척한다.

분기쇄 아미노산 제제 복용
영양 상태의 개선과 뇌 질환의 예방을 위해 분기쇄 아미노산 제제를 복용한다.

항생제 복용
암모니아 등의 뇌 질환 야기 물질의 생산을 억제하기 위하여,
카나마이신 황산염, 포리믹신 B 황산염, 메트로 암모니아, 니다졸, 반코마이신 염산염 등을 경구 투여한다.

■ 복수의 치료

일반적인 치료
치료 원칙은 안정 와성(臥床)과 염분 제한(5g/일 정도)이다. 희석성 저나트륨혈증(130mEq/ℓ 이하)의 경우 수분 제한(1ℓ/일 이하)을 실시한다.

약물 요법
2차성 부신 질환을 나타낼 때는 항 알도스테론 약인 스피놀락톤(50~150mg)을 투여한다. 효과가 나타나기까지는 며칠이 걸린다. 부작용으로 고칼륨혈증과 여성형 유방이 있다. 효과가 불충분한 경우에는 프로세미드(20~80mg)를 병용한다. 부작용으로 저칼륨혈증에 주의한다.

알부민 제제의 정맥 투여
혈청 알부민이 낮은 수치(2.5g/㎗ 이하)인 경우에는 이뇨제에 대한 반응이 나쁘기 때문에 알부민 제제의 점적을 한다(25% 알부민 제제 100㎖를 3일 정도).

복수 천자 배액
복수가 고이는 데 따른 자각 증상(복무 팽만감, 호흡곤란)이 심한 경우나, 상기의 치료를 컨트롤하기 어려운 경우에는 배액을 실시한다. 대량의 배액은 순환부전, 신부전, 뇌증을 유발하기 때문에 주의를 요한다. 동시에 알부민 제제의 정맥 투여를 하면 합병증의 빈도가 적다(1ℓ의 배액에 알부민 6g).

난치성 복수의 치료
위에서 제시한 치료로 컨트롤이 어려운 경우는 난치성으로 특별한 치료를 요한다.
1) 복수 여과 농출 재정주법: 복수의 제거와 혈중 단백질 보충을 동시에 할 수 있지만, 내독소혈증을 일으킨다. 이를 방지하기 위해 정맥 주사 대신 복강에 다시 투여하는 복수 여과 농출 복강 재투여법을 쓴다.
2) 복강–정맥 션트
3) 경정맥으로 간내 문맥 대순환 단락 수술

※ 특발성 세균성 복막염을 합병한 경우에는 항생제 치료가 필요하다. 일반적으로 그람 음성 간균이 많다.

간경변 합병증의 병기 · 병태 · 중증도별 치료 순서도

■ 식도 위 정맥류 치료

예방적 치료 · 대기 치료

치료 적응
출혈의 병력이 있는 정맥류 모양이 F2(연주상의 중등도의 정맥류) 이상, 혹은 발적 소견이 양성인 경우 치료가 적용된다.

↓

약물 요법
비선택성 β차단제(프로프라놀롤 염산염 30mg/일)을 투여한다. 이것에 의해 문맥 압력이 저하하고, 정맥류의 혈류량이 감소한다.

↓

내시경 치료
내시경적 정맥류 결찰술(EVL)과 내시경 정맥 경화 요법(EIS)이 있다. EIS는 치료 효과가 높지만(1년 내 재발률 10%), 간 기능 악화의 리스크가 있기 때문에 빌리루빈 4.0mg/dℓ 이상, 알부민 2.5mg/dℓ 이하, 혈소판 20,000/μℓ 이하가 좋다. 뇌증, 대량 복수, 신장 기능 장애 등에는 금기이다. EVL은 침습이 적기 때문에 고도의 간기능 장애에도 시행 가능하지만 1년 내 재발률이 30~40%로 높다.

↓

조기 재발 예가 있고 충분한 효과를 얻을 수 없는 경우 수술을 검토한다.

응급 치료

출혈이 의심되는 경우

수액, 수혈로 순화 동태를 안정시킨 후에 응급 내시경적 치료를 실시한다.

쇼크 상태에서 내시경 치료를 시행할 수 없는 경우에는 젠그스타겐-블레이크 모어 튜브를 삽입하여 압박지혈을 시행한 후 내시경 치료를 한다.

↓

출혈점이 확인되면 EIS 또는 EVL을 하고, 1차 지혈을 한다. 긴급 내시경 치료의 1차 지혈 비율은 90% 이상이다.

↓

1차 지혈 후 대기 치료
왼쪽 순서도와 통합

간경변·문맥압 항진증 환자의 간호

쇼무라 마사코

간호 과정 순서도

관찰 항목 (OP)

병인
바이러스 간염(B형, C형)
알코올
비알코올성 지방 간염
자가 면역성 간질환 등

신체적 문제
● 증상(주로 비대상기)
권태감, 피로감, 단백질, 지방, 당질, 비타민, 호르몬의 대사 장애,
영양 저장 능력의 저하
간장, 비장의 촉지
응고 이상에 의한 출혈 경향
문맥압 항진과 울혈
부종
안구, 피부의 황달
곤봉지

● 수반 증상, 합병증
식도위정맥류
간성뇌증
흉수, 복수
만성 심부전
호흡곤란
당뇨병
간부전
감암
간신증후군 등

심리 사회적 문제
환자·가족의 질환에 대한 불안
가족이 곁에서 돌보는 것과 경제적 부담에 대한 불안

간호 문제 (간호 진단)

\# 병인, 유인에 의한 간경변 중증화에 대한 두려움

\# 간경변의 다양한 증상에 수반하는 고통

\# 병상과 치료에 의한 ADL 제약

\# 지식 부족으로 요양 생활의 자기관리가 어려움

\# 프로토론빈 생산, 혈액 응고 물질 생산의 저하와 관련한 신체 손상의 두려움

\# 문맥압 항진, 교질 침투압 저하, 나트륨 고임과 관련한 복수와 부종

\# 복수 고임에 속발하는 횡격막 압박에 관한 호흡 기능 장애에 대한 두려움

\# 영양 섭취 곤란

\# 외모의 변화에 관한 신체 이미지 저하

RC: 식도 정맥류 출혈 경향, 간성 뇌증, 감염, 패혈증, 당뇨병, 간경화, 간암, 간신증후군 등

\# 요양 생활의 장기화에 따른 부담으로 스트레스 증강

\# 질환의 난치성, 진행성으로 인한 예후에 관한 불안과 갈등

간호 목표 (간호 성과)

현재의 간 기능을 유지 또는 개선할 수 있다.

증상에 따른 고통이 경감된다.

간경변 증상이 좋아져 일상생활을 유지할 수 있다.

일상생활에 제한이 있어도 지장 없이 지낼 수 있다.

환자·가족이 간경변을 이해하고 진행을 막기 위한 행동을 한다.

신체를 손상하지 않는다.

흉수, 복수, 부종이 사라진다.

복수가 줄어 호흡곤란이 완화된다.

필요한 영양을 경구 섭취할 수 있다.

신체 이미지의 변용을 초래하는 증상이 경감 또는 악화되지 않아 자존감을 회복할 수 있다.

합병증이 발생하지 않는다.

사회·경제 자원 등을 조정하여 부담을 경감한다.

난치성, 진행성 병을 포함하여 생기는 불안감을 경감할 수 있다.

간호 활동 (간호 중재)

OP 경과 관찰 항목
질환에 수반한 증상
소화기 증상
문맥압 항진에 수반하는 증상
검사 데이터
영양 상태
합병증의 징후
환자 정보(사회적 배경)
요양 생활이 미치는 영향

TP 간호 치료 항목
간 보호를 위한 치료 관리와 케어

ADL의 지원

증상에 대한 처리와 케어

식사 섭취를 촉구하면서 연구하거나 영양사와 상담

환자·가족에 대한 심리적 지원

EP 환자 교육 항목
환자·가족의 질환, 치료의 올바른 지식과 관리 방법 설명

주의할 증상과 합병증의 징후, 증상의 설명

간 보호를 위한 일상생활 속 주의점 지도

사회 경제 자원 활용을 위하여 환자·가족을 지원

기본 개념

- 약 70%가 B형 간염 바이러스를 원인으로 발병하지만 확실한 근치 치료법이 없으므로 간을 보호하는 요양 생활을 장기간에 걸쳐 함으로써 건강해지도록 계속적으로 지원하는 것이 중요하다.
- 간경변의 초기 증상은 미미하지만 진행하면 간 손상이 현저해져, 간 기능 부전으로 이행하면 전신에 다양한 장애가 생긴다. 식도 정맥류와 간성 뇌증, 간암 등의 치명적인 합병증을 동반할 수 있다. 다양한 치료와 검사에 대한 설명과 함께 예방 또는 발병 시 심신의 지원이 필요하다.

Step1 영향 평가	Step2 간호 초점	Step3 계획	Step4 실시	Step5 평가

정보 수집	평가 관점과 근거·잠재적 간호 문제
증상의 유무와 정도의 관찰	간경화 초기(대상기)에는 증상을 자각하기 어렵지만, 간 기능 저하에 따른 다양한 증상이 나타나면 질환의 진행을 파악할 수 있어 치료·간호 계획을 세울 수 있기에 중요하다. • 간경변의 중증도(임상 증상의 유무에 따른 분류: 대상기성·비대상기성, 차일드 푸 분류, 차일드 분류 등)(표 26-1). • 질환과 관련된 증상: 전신 권태감, 체중 감소, 발열, 거미 혈관 확장, 손바닥 홍반, 여성화 유방, 피하 출혈 반점 • 소화기 증상: 식욕부진, 구토, 복부 팽만감, 배변 상태, 복통, 토혈, 하혈 🔍 잠재적 간호 문제 : 식욕부진, 단백질·지방질·당질 대사 장애, 비타민A·C·K·D·E의 고임 장애, 설사와 관련된 영양 섭취 곤란 • 담즙 분비 장애(황달): 황달은 빌리루빈이 과도하게 체내에 고인 상태이다. 노폐 적혈구 중의 헤모글로빈은 간에서 처리를 해야 직접 빌리루빈이 되어, 담즙 중에 분비되고, 담즙은 담관을 통해 십이지장으로 배출된다. 이러한 배출 경로 오류로 황달이 생긴다. 간경변은 장기간 담즙 분비 장애 자체가 악화 요인이 되기 때문에 중요한 관찰 시점이 된다. • 복수, 부종: 체내의 수분은 혈관 내·외부에 나뉘어 일정 비율을 일정 범위로 유지하는데, 이 비율 유지가 곤란하면 부종, 복수가 생긴다. 단백질 합성 기능 저하에 의한 혈장 삼투압 하락에 수반하여 혈관 밖으로 수분 누출이 증가하고, 문맥압 항진에 의해 림프관 외에 누설하는 데 기인한다. 전자의 경우는 알부민 투여에 의해 혈장 삼투압을 올리는 치료를 하고, 후자는 차단제 투여에 의해 문맥 압력을 낮추어 림프액 누출을 막는다. 치료법을 선택할 때도 복수의 정도와 원인을 주의 깊게 파악하는 것이 중요하다. 🔍 잠재적 간호 문제 : 문맥압 항진, 교질 침투 압력 저하, 나트륨 고임과 관련된 복수와 부종/복수 고임에 따른 보조 횡격막 압박과 관련된 호흡 기능 장애의 우려 • 간성 뇌증: 간 기능 저하에 의한 암모니아를 대표로 하는 중독성 물질의 혈중 농도 상승에 의해 일어나는 신진대사 의식 장애로, 간 기능의 회복과 유인을 제거하면 의식을 회복하는 경우가 많다. 유인은 단백질 섭취 과다, 위장관 출혈, 변비 등 중독 물질 생산 증가, 감염·발열·설사·이뇨제·복수 천자 등으로 인한 탈수에 수반하는 혈중 농도 증가, 중추신경 억제에 의한 이행성 증대이다. 이러한 것들을 파악하여 제거하는 것이 중요하다. • 간성 뇌증의 중증도: 가벼움(잘 잊는 정도), 중등도(특유의 날갯짓 떨림), 고도(뚜렷한 방향 감각 상실, 실금, 혼수, 죽음에 이름)(표 26-3) • 뇌 질환에 대한 환자와 가족의 인식과 이해: 처음 뇌 질환이 발병하면 가족의 동요가 크므로, 환자와 가족에게 설명하고 이해 정도를 파악할 필요가 있다. 또한 재발 방지 지도가 중요한 정보가 될 수 있다. • 간성 뇌증의 감별: 뇌혈관 장애, 뇌염, 저혈당, 약물 중독, 간질, 병적 음주, 알코올성 금단 증상(중추신경 장애) 등이며, 신체 평가와 검사 소견을 파악해야 한다. 구체적으로는 환자·가족의 문진에서 병력, 알코올 섭취, 발병 상황 청취,

임상 소견(간성구취, 날갯짓 떨림), 혈액 데이터(만성 간 장애, 암모니아 최고치), 뇌파, 두부 CT와 수액 검사 등으로 진단한다.

- 만성 재발성 뇌증: 문맥–체순환 션트량이 크고, 거대한 위 정맥류를 합병하는 일이 있어, 소견이나 다른 질환과의 감별에 주의한다. 또한 만성 뇌증은 익숙함에 의해 증상이 현저하지 않으므로 혈중 암모니아 농도의 상승에 비하면 혼수도가 낮은 것도 주의하여 관찰한다.
- 문맥압 항진: 측부 혈행로의 확장, 식도 정맥류, 비종대, 비장 기능 항진(메두사의 머리, 배꼽 주위 정맥의 팽창), 피하 출혈, 간성 뇌증의 증상(날갯짓 떨림, 의식 장애, 암모니아 냄새), 하지 부종
- 식도 정맥류: 문맥압 항진에 의해 문맥계와 몸 순환계가 접근하는 부위인 위분문 부분과 항문에 발생한다. 출혈이 없고 무증상이지만, 간경변 환자는 내시경 검사를 하면 정기적으로 정맥류의 유무가 확인된다. 토혈·하혈이 모두 정맥류와 관련 있는 것은 아니며, 소화관 궤양으로 인한 경우도 많아 내시경에 의한 출혈의 근원 확정 결과의 파악과 치료 예측이 중요하다.
- 검사 데이터: 혈청 효소(AST, ALT), 혈청 단백, 혈청 암모니아, 전해질, 혈당, 간 기능 검사, 혈소판 수, 혈액 응고 검사, 초음파 검사, CT, MRI, 간 신티그래피, 간 생검
- 🔍 잠재적 간호 문제 : 병인·유도에 의한 간경변의 중증화 위험/프로트롬빈 생산, 혈액 응고 물질 생산의 저하와 관련된 신체 손상의 우려

심신에 미치는 영향 관찰	

심신에 미치는 영향 관찰

❚ 간경변에 의한 증상은 신체적, 심리적, 사회적 측면에 영향을 미치기 때문에 전체적인 관점에서 증상이 미치는 영향을 파악하고 종합적인 관리를 하는 것이 효과적이다.
- 심신에 미치는 영향의 유무와 정도 관찰: 신체적 고통의 유무, 부위·정도, 정신적 고통과 스트레스의 유무 및 정도·내용, 사회·경제적인 부담·불안의 유무 및 정도
- 질병과 치료를 이해하고 받아들인다.
- 🔍 잠재적 간호 문제 : 간경변의 다양한 증상에 따른 고통/건강 상태와 치료에 의한 ADL 제약/외관의 변화(황달, 복수, 부종)와 관련된 신체 이미지 저하

합병증의 징후 관찰

❚ 간경변에 의한 합병증은 생명의 위기와 직결되는 경우가 많기 때문에, 예방과 조기 발견이 중요하며, 합병증의 징후는 우선 실행해야 할 관찰 항목이다.
- 합병증의 유무와 증상·징후 관찰
  - 간 기능 저하의 진행(간경변의 중증도 참조), 난치성 복수, 간성 뇌증 등 자주 발생하는 발증
  - 식도 정맥류 등 소화관 출혈: 생명을 위협하는 심각한 합병증이며, 단순히 출혈이 많을 뿐만 아니라 출혈성 쇼크 후의 간 기능 저하, 신부전, 흡인성 폐렴은 사인이 된다.
  - 간세포 암: 최근 치료의 발전으로 합병증의 조절이 어느 정도 가능하게 되었다. 현재 간경변 환자의 사망 원인 1위는 간암이다. 진단 후 생존 기간은 연장되었지만, 발암 예방과 조기 발견이 중요하다.
- 🔍 공동 문제 : 식도 정맥류 출혈 경향, 간성 뇌증, 감염, 패혈증, 당뇨병, 간부전, 간암, 간신증후군

병인·원인 파악

❚ 원인이 다른 경우에도 간경화의 기본적인 병태와 증상은 같지만, 경과는 약간의 차이가 있다.
- 바이러스성 간염에 의한 간경변: 만성화되는 B형과 C형 간염 바이러스가 간경변에 역할을 한다. C형은 나이가 들면서 서서히 간경변으로 진행하고, C형 간경변은 연 7%의 높은 빈도로 간암으로 변한다. B형은 C형에 비해 개인차가 크고, 장기간 안정된 경과를 보이는 사람, 젊은 나이에 간암을 합병하는 사람, 급격히 간 기능 부전에 빠지는 사람이 있다.
- 알코올에 의한 간경변: 지속적인 음주 발작(하루 종일 술을 마신다)에 의한 황

<table>
<tr><td></td><td>달, 소화관 출혈 등의 과정을 반복하면서 서서히 간경화가 진행하여 신부전을 동반하기도 하지만 암이 되는 경우는 적다. 내과 치료와 동시에 술을 끊는 것이 중요하며, 정신과적 접근이 필요하다.
• 면역 간염(AIH), 원발성 담즙성 간경변(PBC) 등 저가 면역성 질환에 의한 간경변은 비대상기로 이행하고, 생체 간이식에 적용된다.
• 비알코올성 지방 간염(NASH)은 서구화된 식습관에 기인한 지방간에서 간경변으로 진행하는 것으로, 향후 간경변 진행이 증가할 우려가 있어 생활 지도가 중요하다.</td></tr>
<tr><td>환자의 배경 파악</td><td>간경변은 일상생활에서 간에 부담을 주지 않는 습관을 유지하는 것이 중요하므로, 지도할 때 개별 환자의 배경에 대해 잘 알아두는 것을 빠뜨리면 안 된다.
• 환자 정보: 현재의 병력, 생활양식, 식생활, 음주, 청결 습관, 배변 습관, 병력, 상용하는 약물, 가정과 사회에서의 역할, 경제 상황 등
🔍 잠재적 간호 문제 : 간경변 악화 요인에 대한 지식 부족이나 요양 생활의 장기화에 따라 자기 관리가 어려움</td></tr>
<tr><td>요양 생활이 미치는 영향 파악</td><td>간경변은 난치성, 진행성 질환이다. 따라서 장기 요양 생활이 필요하고 인생에 큰 영향을 미치므로, 질환과 예후에 대한 인식과 정신적 영향을 파악하는 것이 필요하다.
• 질병이나 치료의 인식, 요양 생활에 대한 인식과 대처, 의료진과의 관계
🔍 잠재적 간호 문제 : 질병의 난치성 진행에 따른 예후에 대한 불안과 갈등</td></tr>
</table>

| Step1 영향 평가 | Step2 간호 초점 | Step3 계획 | Step4 실시 | Step5 평가 |

간호 문제 리스트

RC : 식도 정맥류 출혈 경향, 간성 뇌증 감염, 패혈증, 당뇨병, 간경화, 간암, 간신증후군 등

#1 문맥압 항진, 교질 침투 압력 저하, 나트륨 고임과 관련된 복수와 부종이 보인다(영양–대사 패턴).

#2 간경변의 다양한 증상에 따른 고통을 느낀다(인지–지각 패턴).

#3 식욕부진, 단백질·지방질·당질 대사 장애, 비타민A·C·K·D·E의 고임 장애, 설사 때문에 영양 섭취가 어렵다(영양–대사 패턴).

#4 건강 상태와 치료에 따르는 ADL의 제약이 있다(활동–운동 패턴).

#5 복수 고임과 보조 횡격막 압박으로 인한 호흡 기능 장애 우려가 있다(활동–운동 패턴).

#6 외관의 변화(황달, 복수, 부종)와 관련해 신체 이미지가 저하된다(자기 인식 패턴).

#7 간경변의 악화 요인에 대한 지식 부족이나 요양 생활의 장기화에 따른 자기관리의 어려움이 있다(건강 지각–건강관리 패턴).

#8 프로트롬빈 생산, 혈액 응고 물질 생산의 감소와 관련된 신체 손상의 우려가 있다(건강 지각– 건강관리 패턴).

#9 질병의 난치성 진행에 따르는 예후에 대한 불안과 갈등을 느낀다(자기 인식 패턴).

간호의 우선순위 지침

• 만성 간염에서 서서히 간경변으로 병세가 진행하고, 원인과 동기에 따라 근치가 어려워 지속적인 요양 생활을 해야 하고, 질환의 중증화와 진행을 막기 힘들다.

• 간기능 부전에 수반하는 부종, 복수나 식도 정맥류 파열 등 생활상 위기에서 오는 문제의 우선순위가 높다.

• 식이 섭취량 저하와 대사 영양 장애에 따르는 저알부민, 간성뇌증을 예방하도록 일상생활에서 간에 부담을 주지 않게 지원하고 지도하는 것도 중요하다.

• 장기적인 치료로 인한 스트레스 증강이나 일상생활의 제약에 따르는 지장과 부담, 난치성 만성 질환을 안고 사는 고뇌와 갈등도 간경변 환자의 특징적인 문제로 지원을 요한다.

공동 문제

RC: 식도 정맥류 출혈 경향, 간성 뇌증, 감염, 패혈증, 당뇨병, 간경화, 간암, 간신증후군 등

간호 목표(간호 성과)

〈장기 목표〉 합병증이 발병하지 않는다.
〈단기 목표〉 1) 합병증에 대한 검사를 확실하게 한다.
2) 합병증의 증상, 징후를 인정하지 않는다. 3) 합병증의 위험 요인, 증상, 징후를 체크한다.

간호 계획

OP 경과 관찰 항목

- 바이털 사인, 의식 수준, 열형, 혈당
- 내시경, CT, MRI, 초음파 등 영상 소견
- 채혈 데이터

TP 간호 치료 항목

- 합병증 검사 · 치료의 준비와 처치 후 관찰, 케어
- 합병증이 이미 있는 경우 지시된 처치와 케어의 적확한 실행

- 급변 시의 대응

EP 환자 교육 항목

- 합병증의 위험 요인, 증상과 징후에 대한 지식, 자체 검사 방법과 진찰의 타이밍에 대해 지도한다.

- 비상 진료 방법의 이해를 확인하고 지도

중재 포인트와 근거

➡ 합병증 증상, 검사 소견의 유무와 정도를 정기적으로 관찰 **근거** 간경변의 합병증도 다양하고 난치성에서 잠행성으로 진행이 급변하는 경우도 있기 때문에 미리 방지함과 동시에 조기 발견이 중요하다.
➡ 합병증의 유무, 정도를 파악하기 위한 검사의 매끄러운 진행 **근거** 합병증의 관찰은 다양하고 침습을 동반하는 경우가 많으며, 검사 준비와 종료 후 치료는 환자의 안전과 안락에 필수적이다.

➡ 합병증의 악화와 진행을 방지하는 의료 처치, 관리 **근거** 합병증의 관리 방법은 신부전 투석 등 고도의 의료부터 감염 · 발열 시의 청결 유지 등 일상생활 지원까지 다양하며, 의료 · 간호의 관점에서 개별적으로 확실하게 관리해 합병증 악화 예방으로 이어지도록 한다.
➡ **근거** 식도 정맥류 파열이나 간성 뇌증, 간암 파열은 구급 처치를 요하는 경우가 많아 처치에 도움을 주고, 환자 · 가족의 불안과 긴장에 대한 대응이 요구된다.

➡ 합병증과 예방 · 관리 방법에 관한 지도 **근거** 합병증의 예방에는 환자 · 가족이 위험 요인과 발병 · 악화를 방지하는 생활 방법, 증상, 징후를 알고 자기 검사를 할 수 있는지가 예방과 조기 발견으로 이어진다.
➡ **근거** 급변 시 해당 환자 · 가족은 혼란스럽기 때문에 만일에 대비해 비상 대응 방법을 알기 쉽게 준비해둔다.

1 간호 문제

#1 문맥압 항진, 교질 침투 압력 저하, 나트륨 고임과 관련된 복수와 부종이 보인다.

간호 진단

체액량 과잉
관련 요인: 조정기구의 장애, 과잉 나트륨 섭취
진단 지표
☐ 복수, 흉수 고임
☐ 핍뇨
☐ 전해질값의 변화
☐ 호흡곤란
☐ 단기간에 체중 증가
☐ 부종

간호 목표(간호 성과)

〈장기 목표〉 복수, 부종이 소실된다.
〈단기 목표〉 1) 혈청 알부민 수치가 정상이 된다.
2) 염분 제한 식사를 지킬 수 있다. 3) 부종의 원인과 예방법을 언급한다.

<table>
<tr><td>

간호 계획

</td><td>

중재 포인트와 근거

</td></tr>
<tr><td>

`OP` **경과 관찰 항목**
- 바이털 사인, 허리둘레, 호흡곤란이나 복부 팽만감

- 수분 출납, 염분 섭취와 생활습관

- 부종 부위, 정도, 혈액 고임, 정체 현상
- 부종 부위의 피부 손상 유무

`TP` **간호 치료 항목**
- 림프의 순환 촉진: 가능하면(심부전에서 금기의 경우 제외) 항상 부종이 있는 환자(患肢)를 베개로 심장 높이보다 위에 놓는다. 혈압은 부종이 없는 부위에서 측정하고 환지에 주사·점적을 유치하지 않는다.

- 부종이 있는 피부를 외상으로부터 보호

`EP` **환자 교육 항목**
- 염분 제한의 필요성과 저염 지도: 염분 이외의 향신료와 조미료로 맛을 낸다. 염분이 많은 인스턴트 식품이나 통조림은 자제한다. 식품의 염분 함유량을 확인하는 습관을 들인다.
- 몸을 조여 혈액순환을 나쁘게 하는 속옷이나 양말, 붕대를 피하고, 다리를 꼬는 동작을 하지 말고, 가능하면 다리를 높게 두도록 지도한다.
- 부종 부위는 피부를 손상시킬 수 있으므로 자극이 강한 세제 사용, 무거운 짐 들기, 열상, 귀금속 착용은 피하도록 지도한다.
- 부위가 발적, 종대, 경화된 경우 가능한 한 빨리 진찰하도록 지도한다.

</td><td>

➡️복수에 수반하는 증상의 지속적인 관찰 `근거`복수는 순환 동태에 영향을 미쳐 바이털 사인의 변동을 초래하고, 호흡곤란, 복부 팽만 등을 발생시키기 때문에 2차 장애의 예방, 고통 완화를 위한 증상 파악에 노력한다.
➡️수분과 염분 섭취 상황의 파악 `근거`수분이나 염분의 과잉 섭취는 증상 악화의 요인이 되기 때문에 생활습관, 현재의 섭취 상황을 파악하는 것이 필수다.
➡️`근거`혈액이 고이면 부종을 악화시킨다. 부종을 개선하기 위해서는 정도와 부위를 파악한다.

➡️림프의 순환 유지, 촉진 `근거`림프액의 흐름을 방해하면 부종을 악화시키기 때문에 흐름을 촉진하는 케어가 필요하다.

➡️`근거`부종 부위는 피부가 얇기 때문에 손상을 입기가 쉽다. 손상이 악화되면 봉와직염 등으로 중증화하기도 하므로 주의한다.

➡️생활 지도 `근거`부종의 재발이나 악화 방지를 위해 소금 섭취 줄이기, 혈행을 나쁘게 하는 옷 입지 않기, 외상에 대한 주의 등에 대해 환자·가족에게 전해 평상시의 생활에서도 항상 주의하는 것이 중요하다.

➡️주의해야 할 증상과 진찰에 관한 지도 `근거`부종의 악화나 감염 증상이 의심되면 합병증 발병의 우려가 있기 때문에 조기에 진찰하도록 퇴원 전에 가족을 포함하여 지도한다.

</td></tr>
</table>

<table>
<tr><td>

2 **간호 문제**

</td><td>

간호 진단

</td><td colspan="2">

간호 목표(간호 성과)

</td></tr>
<tr><td>

#2 간경변의 다양한 증상에 따른 고통이 있다.

</td><td>

안락 장애
관련 요인: 간경변, 복수, 부종
진단 지표
☐ 안락하지 않다는 호소
☐ 질병 관련 증상
☐ 고통을 느끼는 증상의 호소

</td><td colspan="2">

〈장기 목표〉 고통을 표출할 수 있고 완화, 또는 악화되지 않는다.
〈단기 목표〉 1) 고통이나 증상에 대해 구체적으로 표출할 수 있다. 2) 고통이 완화되어 일상 활동이 증가했다고 언급한다.

</td></tr>
<tr><td colspan="2">

간호 계획

</td><td colspan="2">

중재 포인트와 근거

</td></tr>
<tr><td colspan="2">

`OP` **경과 관찰 항목**
- 고통과 불편에 대한 말과 행동, 고통과 불편의 수준
- 고통 완화 치료·처치에 대한 이해와 인식, 고통을 억지로 참고 있지 않는가?

</td><td colspan="2">

➡️고통의 정도, 치료의 인식, 강화·완화 요인의 파악 `근거`고통은 주관적인 호소이며, 강화·완화 요인은 개별적일 가능성이 높다. 조심스런 관찰과 고통 완화 방법을

</td></tr>
</table>

- 고통의 강화 · 완화 요인, 기분 전환 방법, 고통이 일상 생활에 미치는 영향

TP 간호 치료 항목

- 고통의 호소를 잘 듣고 환자와 상담하고 납득시켜 완화 치료 또는 처치를 한다.

- 낮에 휴식할 수 있는 시간을 마련하고 야간에는 지속적인 수면 환경을 제공한다.

EP 환자 교육 항목

- 고통을 참지 말고 말하도록 설명한다.
- 고통과 치료에 대한 오해가 있는지 논의하고 납득할 수 있도록 설명한다.
- 고통 완화를 위해 실시 가능한 다양한 수단을 설명하고, 실시 방법을 지도한다.

이해하고 있는지 잘 알고 안락을 유지하는 것이 중요하다.

⮕ 고통의 경청과 적절한 완화 치료　**근거** 진정제에 의존하는 것에 대해 우려하여 약물을 거절하거나 고통을 참는 경우도 있기 때문에, 호소를 잘 듣고 적절한 방법을 제공하는 배려가 중요하다.

⮕ 충분한 휴식과 수면 확보　**근거** 고통은 심신을 지치게 하므로 밤이건 낮이건 적절한 휴식을 취하도록 한다.

⮕ 고통의 치료에 대한 적절한 지식 제공　**근거** 통증 완화의 실시에 충분한 설명과 납득이 필요하다.

⮕ 고통 완화 수단에 대한 지식 제공과 실시 방법의 지도　**근거** 간경변의 증상은 완전히 해소할 수 없는 것도 많아, 환자에게 지속할 수 있는 수단을 선택하고 자기관리를 할 수 있도록 지도한다.

3　간호 문제	간호 진단	간호 목표(간호 성과)
#3 식욕부진, 단백질·지방질·당질 대사 장애, 비타민 A·C·K·D·E의 고임 장애, 설사와 관련하여 영양 섭취가 어렵다.	**영양 섭취 소비 균형 이상: 필요량 이하** **관련 요인**: 간경변, 복수, 부종 **진단 지표** ☐ 1일 권장 식품 섭취량보다 적다. ☐ 불충분한 음식 섭취의 호소 ☐ 혈청 알부민값의 저하 ☐ 설사 ☐ 섭취에 대한 혐오	〈장기 목표〉 식사 섭취량이 증가하여 혈청 알부민값이 개선된다. 〈단기 목표〉 1) 경구 섭취가 권장 일일 식사량의 80%까지 점차 늘어난다. 2) 설사가 사라진다. 3) 경구 섭취 저하의 원인을 설명할 수 있다. 4) 경구 섭취를 늘리기 위한 방법을 함께 연구한다.

간호 계획	중재 포인트와 근거

OP 경과 관찰 항목

- 식사 섭취, 식욕
- 대사 장애
- 매일 같은 시간에 체중 측정
- 식사 전후의 모습

TP 간호 치료 항목

- 영양사와 상의하여 현실적이고 적절한 칼로리 필요량을 확인한다.

- 매일 식사 · 간식의 섭취 목표량을 환자와 상담하여 결정한다.

- 식욕이 전혀 없는 것 같은 분위기일 때는 즐거움을 주는 등의 배려를 한다.

- 식사 전의 불편함과 고통, 구역질을 처치하고, 검사를 하지 않는 등 케어 계획을 조정한다.

- 식사 전후에 구강 관리를 하여 청결을 유지

⮕ 식이 섭취량과 체중 변화, 섭취 시의 모습을 계속 관찰　**근거** 간경변 질환이나 치료 등 다양한 요인으로 식욕 저하가 발생하기 때문에 섭취 상황, 양, 체중 증가의 평가는 필수적이다.

⮕ 영양사와 식사량 상담　**근거** 간경변의 진행 정도, 합병증에 의해 규정 내용이 변하기 때문에 영양사와 상담하여 식사 내용을 명확하게 한다.

⮕ **근거** 식욕 저하는 만성화되는 경우도 있어, 환자들과 상담하여 현실적으로 달성 가능한 목표를 정하고 부담을 주지 않고 확실하게 실시한다.

⮕ 식사 환경의 배려　**근거** 식욕은 식사 환경에 영향을 받기 때문에 분위기를 만드는 것이 중요하다.

⮕ 처치 · 관리 계획의 조정　**근거** 식전에 안락 장애 요소를 처치하는 것은 식욕을 저하시키기 때문에 조정이 중요하다.

⮕ **근거** 식사 섭취를 촉진하는 데는 구강 청결이 효과적이다.

- 위의 팽만감을 줄이기 위해 식사를 분할하여 제공한다.

- 식욕이 없는 경우: 허용 범위에서 맛이 강한 것을 먹는다. 소화가 잘되지 않는 것은 피한다. 먹고 싶을 때 먹는다. 차가운 음식물을 취한다. 먹을 수 있는 것은 무엇이든 먹는다. 영양 보조 식품을 시도하여 먹어본다.

EP 환자 교육 항목
- 적절한 영양 섭취의 중요성 설명

- 저염식으로 식욕이 없는 경우에는 향신료를 넣어 맛이나 풍미를 갖추도록 한다.

- 식전, 식후에 휴식을 취하도록 지도

➡ 식사 분할에 대한 연구 **근거** 복부 팽만감으로 1회 식사량을 섭취할 수 없는 경우 분할 섭취를 하면 총 섭취량을 늘리는 효과가 있다.

➡ **근거** 식욕부진일 경우 먹고 싶은 것이나 시간을 고려하고, 영양 보조 식품을 시도하여 섭취의 증가를 기대할 수 있다.

➡ **근거** 경구 섭취를 증가하려면 환자의 협력이 없으면 안 된다.

➡ **근거** 진한 맛에 익숙한 환자에게 저염식은 식욕부진의 한 요인이 될 수 있다. 맛있게 먹을 수 있도록 고안하여 지도한다.

➡ **근거** 간경변으로 신진대사 기능이 저하하기 때문에 식전, 식후의 안정으로 간 혈류를 유지하는 것이 유용하다.

4 간호 문제	간호 진단	간호 목표(간호 성과)
#4 건강 상태와 치료에 의해 ADL이 제한된다.	**활동 내성 저하** **관련 요인**: 침상 안정, 전신 쇠약 **진단 지표** ☐ 몸을 움직일 때 호흡곤란 ☐ 활동에 대한 심박수, 혈압 이상의 상승 ☐ 권태감의 호소	〈**장기 목표**〉 신체적 고통, 영양 상태나 부종이 개선되어 ADL이 증가한다. 〈**단기 목표**〉 1) 활동을 저하시키는 요인에 대해 알고 이를 말한다. 2) 활동 증가에 따라 호흡 순환에 미치는 영향의 감소가 나타난다. 3) 활동에 따른 호흡곤란과 심계항진의 감소를 보고한다.

간호 계획	중재 포인트와 근거

OP 경과 관찰 항목
- 휴식·활동 직후의 바이털 사인, 활동 중인 부정맥이나 동맥의 압력 저하, 활동 후 심박, 호흡, 빈맥, 산소 포화도 저하의 유무
- 활동 저하의 인식

TP 간호 치료 항목
- 바이털 사인의 강한 변화와 자각 증상의 증강이 있는 경우 활동 부하, 빈도, 지속 시간을 감소한다.
- 활동의 단계적인 증가: 장기 와상(臥床) 중 환자의 ROM(관절 가동역) 운동 실시, 휴식과 활동 시간의 조정에 의한 운동 내성의 증가
- 필요에 따라 방문 간호사나 방문 재활 담당자를 소개한다.

EP 환자 교육 항목
- 활동을 위한 에너지 보존 방법에 관한 지도

- 가정에서도 계속 운동하도록 PT(물리치료사)와 상담하고 지도한다.

➡ 휴식, 활동 시의 바이털 사인과 자각 증상의 변화 파악 **근거** 활동 내성 저하나 증가로 인하여 활동에 따른 증상이나 징후의 충분한 파악이 중요하다.

➡ 활동의 점진적 증가 **근거** 활동 수준과 안정도, 운동 내성에 따라 단계적으로 안전하고 안락한 활동을 증가시키는 것이 바람직하다.

➡ 지속 지원의 소개 **근거** 간경변에 수반되는 활동 내성의 저하는 진행성이며, 필요에 따라 재활의 지속과 방문 간호사에 의한 일상생활의 유지가 필요하다.

➡ 체력 보존 방법에 관한 지도 **근거** 일단 활동 내성의 저하가 초래된 뒤에는 내성 증가가 어렵다. 에너지 유지 방법을 지도한다.

➡ 지속적인 운동의 지도 **근거** 활동 내성의 하락은 진행될 수 있으므로, 가정에서도 가능한 운동 내용과 양을 PT와 상담하고 지도한다.

5 간호 문제	간호 진단	간호 목표(간호 성과)
#5 복수 고임에 따른 횡격막 압박과 관련된 호흡 기능 장애의 우려가 있다.	**비효과적 호흡 패턴** **관련 요인**: 흉수·복수, 피로, 고통 **진단 지표** ☐ 호흡의 깊은 변화 ☐ 호흡곤란 ☐ 잦은 호흡	〈**장기 목표**〉 흉수·복수가 감소하여 적정한 환기를 유지할 수 있다. 〈**단기 목표**〉 1) 필요에 따라 1일 5〜6회 깊은 호흡 운동과 기침 훈련을 실시할 수 있다. 2) 최대의 호흡 기능에 도달할 수 있다. 3) 매일 호흡 훈련을 하는 것의 중요성에 대해 전달한다.

간호 계획	중재 포인트와 근거
OP 경과 관찰 항목 • 바이털 사인, 산소 포화도 • 사지 냉감, 청색증, 폐 소리, 기침, 가래의 양상, 양 • 흉부 X선, 초음파 검사에 의한 흉수·복수 소견 • 소변량 • 호흡곤란, 호흡곤란 호소 **TP 간호 치료 항목** • 지시된 이뇨제의 확실한 투여 • 구강, 기도의 청결화 • 정기적인 호흡 훈련의 실시와 지원: 심호흡, 기침, 양치질, 인센티브, 스파이로메트리의 사용 • 체위 변환, 움직임·보행 등 활동의 촉진 **EP 환자 교육 항목** • 흉수·복수 등에 따른 호흡 장애 설명, 호흡 훈련 치료의 필요성을 개별 환자에 맞게 설명한다.	➡️호흡 기능 장애의 정도와 위험 요인의 파악 **근거** 흉수·복수의 환기 면적 감소가 주요 원인으로 호흡 장애를 겪고 있지만, 지속적인 관찰을 실시하고 폐렴 등 2차 감염이나 환기 면적의 저하, 진행 유무를 파악한다. ➡️**근거** 2차 감염과 폐렴 예방을 위해 구강과 기도의 청결 유지가 필수적이다. ➡️**근거** 환기 기능 저하 이외에 호흡 운동이 제한되는 경우 호흡 근육의 기능이 저하하여 더욱 환기 저하를 초래하기 때문에, 호흡 근육 유지 훈련을 빠뜨릴 수 없다. ➡️**근거** 와상(臥床) 경향은 무기폐와 환기 저하를 증강하므로 움직임을 촉진한다. ➡️호흡 장애, 호흡 훈련, 치료에 대한 설명 **근거** 호흡 장애는 간경변에 수반된다는 것을 환자·가족이 이해할 수 있도록 설명하여 회복 치료의 협력을 얻는다.

6 간호 문제	간호 진단	간호 목표(간호 성과)
#6 외모의 변화(황달, 복수, 부종 등)와 관련된 신체 이미지의 저하를 보인다.	**신체 이미지 혼란** **관련 요인**: 간경변, 황달, 복수 **진단 지표** ☐ 신체 부위를 보지 않는다. ☐ 자신의 신체에 대한 생각의 변화를 반영한 감정을 말로 나타낸다.	〈**장기 목표**〉 외모의 변화가 줄어들거나 지속되는 경우, 변화를 줄 수 있다. 〈**단기 목표**〉 1) 새로운 대처 패턴을 만들 수 있다. 2) 외모를 수용하는 말을 언급한다. 3) 회복하려는 의욕과 능력을 보인다. 4) 새로운 지원 시스템 구축, 기존 지원 시스템의 재구축을 할 수 있다.

간호 계획	중재 포인트와 근거
OP 경과 관찰 항목 • 외모의 변화 정도(황달, 복수, 부종 등) • 환자나 주위의 변화에 대한 반응과 적응 상황 • 지원 상황 **TP 간호 치료 항목** • 감정(특히 환자 자신의 사고방식, 견해)을 나타내도록 지원 • 건강 장애, 치료 경과와 예후에 관해 질문하도록 지원한다. • 환자 자신이나 주위에 대해 환자가 품고 있는 오해를 푼다.	➡️**근거** 외모의 변화와 대처 상황의 지속적인 파악은 자기 변용의 정도를 평가하고 필요한 지원을 검토하는 데 중요하다. ➡️감정 표출의 지원 **근거** 자기에 대한 감정 표출을 촉진하는 것은 외모의 수용 단계로서 중요하다. ➡️건강 장애와 예후에 관한 질문 유도 **근거** 외모의 변화가 질병에서 유래하는 것이므로 개선할 수 있는지 등 예후에 대한 의문을 표출시켜, 현실을 수용하도록 촉구한다.

- 가족이나 친한 사람들이 환자의 변화에 대해 느끼는 어려움, 두려움 등을 논의하고 적응할 수 있도록 지원한다.
- 가족이나 친한 사람들의 면회를 촉진하고 유대감을 확신할 수 있도록 지원한다.
- 같은 경험을 가진 사람들과 경험을 나누는 기회를 제공한다.

EP 환자 교육 항목
- 건강 상태와 치료에 관한 정확한 정보 제공과 이해 촉진
- 필요에 따라 사용 가능한 사회 자원의 활용 지도

➡ 가족이나 주변 사람이 환자의 변화를 수용하도록 지원 **근거** 병세의 악화를 나타내는 외모의 변화는 환자보다 주위 사람들이 받아들이기 어려운 경우도 많아, 가족이나 주위 사람을 지원하는 것이 중요하다.

➡ **근거** 필요에 따라 비슷한 경험을 가진 환자끼리 교류함으로써 소중한 인적 자원을 얻을 수 있다.

➡ **근거** 외모의 변화에 비관하여 현황 파악이 곤란한 경우가 있기 때문에 올바른 정보 이해를 촉진하는 것이 필수적이다.

➡ **근거** 외모 변화에 적응하기 위해서는 시간이 필요하므로 퇴원 후에도 지원을 계속하고 사회 자원의 활용을 지도한다.

7 간호 문제	간호 진단	간호 목표(간호 성과)
#7 간경변의 악화 인자에 대한 지식 부족이나 요양 생활의 장기화에 따른 자기 관리의 어려움을 보인다.	비효과적 자기 건강관리 **관련 요인**: 지식 부족, 헬스 케어 시스템의 복잡성, 사회 지원 부족 **진단 지표** ☐ 치료 계획을 일상생활에 짜 넣을 수 없다. ☐ 위험 요인을 감소시키는 행동을 하는 것이 불가능하다.	〈장기 목표〉 간 기능을 유지 · 향상시킬 수 있다. 〈단기 목표〉 1) 간경변 증상의 출현 · 악화가 보이지 않는다. 2) 간 기능에 대한 검사값의 악화가 보이지 않는다. 3) 간 보호를 위한 요양 행동을 취한다.

간호 계획	중재 포인트와 근거

OP 경과 관찰 항목
- 간경변 증상의 지속적인 관찰
- 검사 결과에서 진행 정도 파악
- 질환과 치료에 대한 인식
- 간 보호의 실천 상황

➡ **근거** 증상의 악화는 간경변 악화의 지표가 된다.
➡ **근거** 간경변이 진행하지 않으면 증상이 없으므로 간 기능 CT나 MRI 등의 영상 소견과 간 생검 등의 결과로 진행 정도를 파악한다.

TP 간호 치료 항목
- 지시된 간 치료약의 확실한 투약

- 검사 준비, 종료 후의 케어

➡ 약물에 의한 간의 부담 경감 **근거** 지시된 약물의 확실한 투약은 간의 부담을 줄이는 데 중요하다.
➡ 진행 정도의 파악을 위한 검사의 원활한 수행 **근거** 간경변에 대한 검사는 합병증 진단을 포함하여 다양한 침습을 수반하는 것도 많다. 검사 준비, 종료 후 케어는 환자의 안전과 안락에 필수적이다.

EP 환자 교육 항목
- 간경변을 진행시키는 위험 요인(간염 바이러스, 음주 습관, 금기 약물, 필요 영양량 부족, 합병증의 징후와 증상, 알코올 섭취)의 설명
- 일상생활에서 간 보호의 필요성과 방법에 대한 설명과 지도
- 간경변의 특징과 자기 점검 방법의 지도

➡ 간경변이나 요양 방법의 지도 **근거** 간경변의 진행 방지에는 환자 · 가족이 악화 위험 요인과 악화를 막는 생활, 악화를 나타내는 증상이나 징후를 알고 자기 체크를 하는 것이 예방과 조기 발견으로 이어진다.

<table>
<tr><td>8</td><td>간호 문제</td><td>간호 진단</td><td>간호 목표(간호 성과)</td></tr>
</table>

8 간호 문제	간호 진단	간호 목표(간호 성과)
#8 프로트롬빈 생산, 혈액 응고 물질 생산의 저하와 관련된 신체 손상의 우려가 있다.	신체 손상 위험 상태 **위험 요인**: 출혈 경향, 부종, 복수, 피로, 간성 뇌증	〈장기 목표〉 신체를 손상하지 않는다. 〈단기 목표〉 1) 신체 손상의 위험 요인을 파악할 수 있다. 2) 신체 손상을 방지할 의사가 있다고 말한다. 3) 구체적으로 신체 손상을 방지하는 방법을 실행할 수 있다.

간호 계획	중재 포인트와 근거

OP 경과 관찰 항목
- 의식이나 인식이 정상적이고 안전한 행동을 취할 수 있는지 또는 간호사 호출기를 사용할 수 있는지 알아본다.
- 주위 환경의 위험 유무

TP 간호 치료 항목
- 침대 주변 정돈, 침대의 높이와 신발의 조정으로 낙상 방지
- 야간용 조명 사용, 필요에 따라 보행·이동에 도움을 준다.
- 위험 행동을 하는 경우, 자주 병실을 방문하여 침대를 낮추고 목책을 올린다. 환자가 일어난 것을 알 수 있도록 바닥에 매트를 둔다. 간호실에 근접한 방으로 이동시켜 늘 보호할 필요가 있으며, 침대를 자꾸 떠나는 경우 환자와 가족의 동의를 얻어 신체적 제한을 가하기로 하는 등 적극적으로 안전을 확보한다.

EP 환자 교육 항목
- 입원 환경·주변 환경(간호사 호출 시스템)을 설명하고 필요에 따라 이동 시에 간호사 호출을 하도록 지도한다.
- 가정에서는 바닥이나 욕실에서 미끄럼에 주의하고, 난간을 설치하여 이동하기 쉬운 환경을 갖추도록 지도한다.

➡ 환자 자신의 이해와 환경의 위험 요인 파악 `근거` 환자는 건강 상태의 인식 저하로 스스로 안전을 유지하지 못할 가능성이 있으므로, 주위의 안전을 확인해야 한다.

➡ 낙상을 막는 입원 환경 정비 `근거` 환자가 낙상할 우려가 있는 침대 주위 환경이나 신발을 정비하는 것이 중요하다.

➡ 보행·이동에 대한 도움과 발밑 조명 `근거` 낙상의 위험이 높은 경우 보행·이동 시 도움이 필요하다. 특히 야간에는 발밑이 보이지 않을 수 있어 안전을 방해하지 않는 정도의 조명을 둔다.

➡ 위험 행동이 명확한 경우 안전 확보 `근거` 간성 뇌질환 등은 정신착란 등을 일으켜, 정상적인 판단에 따라 행동하기 어려우므로 간호사가 감시하고 필요에 따라 안전을 확보한다.

➡ 입원 중 안전 확보 지도 `근거` 위험을 판단할 수 있는 환자에게는 간호사 호출을 설명하고, 자력 보행이나 이동이 불안정한 경우에는 반드시 간호사를 부르도록 지도한다.

➡ 퇴원 후 안전한 환경 정비의 지도 `근거` 퇴원 후에도 낙상 등 신체 손상의 위험이 있거나 출혈 경향을 수반하는 경우에는 사고를 방지할 수 있는 생활환경의 정비에 대해 환자·가족에게 설명한다.

9 간호 문제	간호 진단	간호 목표(간호 성과)
#9 질병의 난치성, 진행성 예후에 대한 불안과 갈등이 있다.	불안 **관련 요인**: 질병이나 증상·예후, 자기 자신에 대한 위협, 입원, 휴직 **진단 지표** ☐ 생리적 변화(바이털 사인 변화) ☐ 구역질 ☐ 불면증 ☐ 빈뇨 ☐ 인생에서의 주요한 변화에 따른 걱정을 표현한다. ☐ 생각의 차단, 주의력 장애 ☐ 마음을 쓰는 것이 깊어진다.	〈장기 목표〉 일반적인 대처에 의한 불안감과 갈등을 증강시키지 않는다. 〈단기 목표〉 1) 자신의 불안감과 대처 패턴에 대해 말할 수 있다. 2) 심신의 안락이 증가했다고 말할 수 있다. 3) 불안을 관리하는 효과적인 대처 방법을 이용할 수 있다.

<table>
<tr><td>간호 계획</td><td>중재 포인트와 근거</td></tr>
</table>

OP 경과 관찰 항목

- 불안의 징후와 말, 행동, 불안의 정도 등 지속적인 관찰

➡ **근거** 간경변 환자는 난치성 진행성이라는 질병의 특성상 불안을 느끼기 쉽기 때문에 불안을 나타내는 말과 행동, 정도의 파악에 노력한다.

TP 간호 치료 항목

- 안심과 안락감의 제공: 곁에서 느긋하고 조용히 말하고 감정을 받아들인다.

➡ **근거** 간경변 환자는 불확실한 상황에 대해 항상 불안감을 갖고 있는 경우가 많으므로, 곁에서 불안감을 완화시켜준다.

- 과도한 자극을 멀리한다.

➡ **근거** 불안이 강한 경우에는 사소한 것도 비난하기 쉬우므로 불안을 강화하는 자극을 제거할 수 있도록 노력한다.

- 스트레스 해소를 위한 케어 제공
- 가족에 대한 배려

➡ **근거** 불안감이 강한 환자는 심신이 모두 긴장해 있으므로, 릴랙션을 유도하는 것이 치유로 이어진다.

EP 환자 교육 항목

- 걱정과 위협, 긴장 등의 감정을 참지 말고 간호사에게 전해달라고 설명한다.

➡ **근거** 환자는 바쁜 간호사에게 감정을 말하기를 주저하고 스스로 기분을 억제하는 경우도 많다. 불안에 대응하는 것도 간호사의 역할임을 설명하고 감정을 표출할 수 있도록 신뢰 관계를 구축한다.

Step1 영향 평가　Step2 간호 초점　Step3 계획　**Step4 실시**　Step5 평가

병기·병태·중증도별 관리 포인트

【보상기(간경변 초기)】 권태감이나 피로감을 주로 느끼고, 특징적인 자각 증상이 부족하기 때문에 일상생활을 우선시하기 쉽다. 장기 요양에 따른 중증화, 합병증의 위험에 따라 간 질환에 특화된 사회보장 제도가 한정되어 있으므로, 심신과 사회·경제적인 부담이 크다. 별도의 생활 배경과 인생관을 이해하고, 질환과 함께하는 생활이 구축되도록 도와주는 지원이 필요하다.

【비보상기(진행 간경변)】 식욕부진, 저알부민, 복수, 부종, 황달, 발열, 문맥압 항진에 따른 식도 위정맥류와 출혈, 간성 뇌증 등 간 기능 부전 증상이 현저하게 나타난다. 이러한 증상에 대해 환자·가족의 생활상 제약과 고통을 없애주기 위한 완화 치료가 요구된다. 또한 환자·가족의 대부분은 장기간의 요양 경험에서 간 기능 부전 증상이 죽음으로 이어질 위험 징후임을 알고 있으므로, 두려움과 함께 신체 이미지의 변화에 직면하므로 심리적 지원이 중요하다.

【회복기】 부종, 황달, 간성 뇌증 등 간 기능 부전 증상이 개선되어 안정되면 약의 복용으로 증상이 완화하므로 가족을 포함하여 퇴원 준비와 지도를 진행한다. 증상 조절이 불안정한 경우나 고도의 재택 의료 요양을 요하는 경우에는 필요한 사회 자원의 활용을 검토하고 퇴원 시기를 놓치지 않도록 한다.

간호 활동(간호 중재) 포인트

진료와 치료의 도움

- 증상의 파악에 의한 간 기능 악화, 합병증 예방: 출현하는 기능 장애·증상에 대해 화상 검사를 하거나 검사 데이터를 포함하여 주관적·객관적으로 관찰한다. 고통과 증상의 급격한 변화를 예측하는 증상의 유무와 정도, 전신 상태를 면밀히 관찰하고 증상의 악화나 중증화 현상을 놓치지 않도록 주의한다.

증상에 따른 고통과 불안의 완화

- 증상은 피로감이나 식욕부진 등 일반적인 것으로부터 황달, 복수 등 외모의 변화를 나타내는 것까지 다양하다. 자각·타각 증상과 환자의 고통을 이해하고 예방과 완화에 노력한다.
- 생활의 위기 상황을 조기에 발견하여 급변을 방지하고 환자·가족의 불안감을 완화한다. 복수 고임의 유무, 간성 뇌증, 식도 정맥류 파열 등의 현상은 생활의 위기와 직결되기 때문에 특별히 주의하고, 치밀한 관찰에 의해 예방과 조기 발견에 노력한다. 갑작스런 출혈은 환자·가족에게 충격을 주고, 죽음과 직결되기 때문 신속하게 대응하고, 불안의 완화를 위하여 배려한다.

간경변·문맥압 항진증 환자의 병태 관계도와 간호 문제

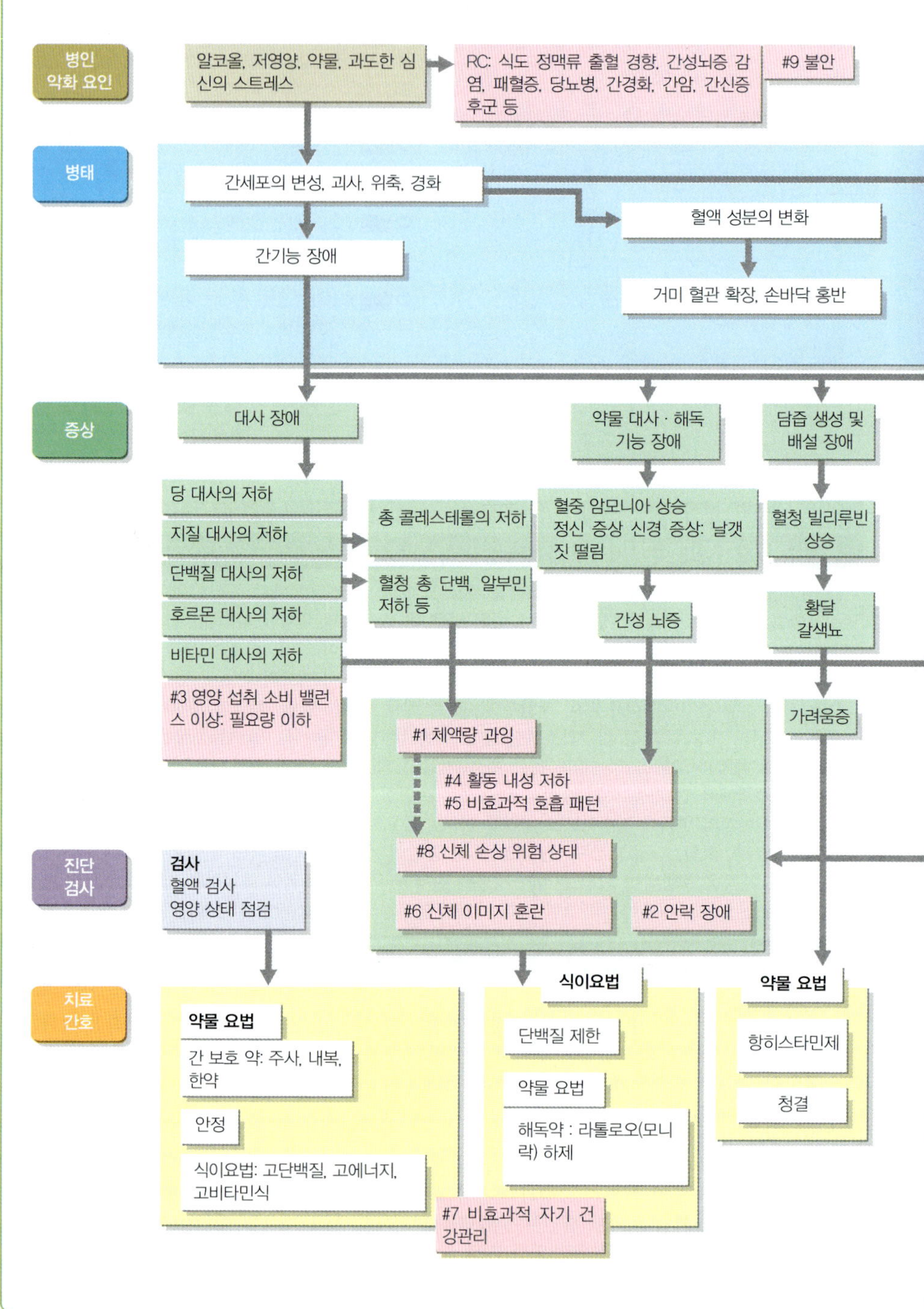

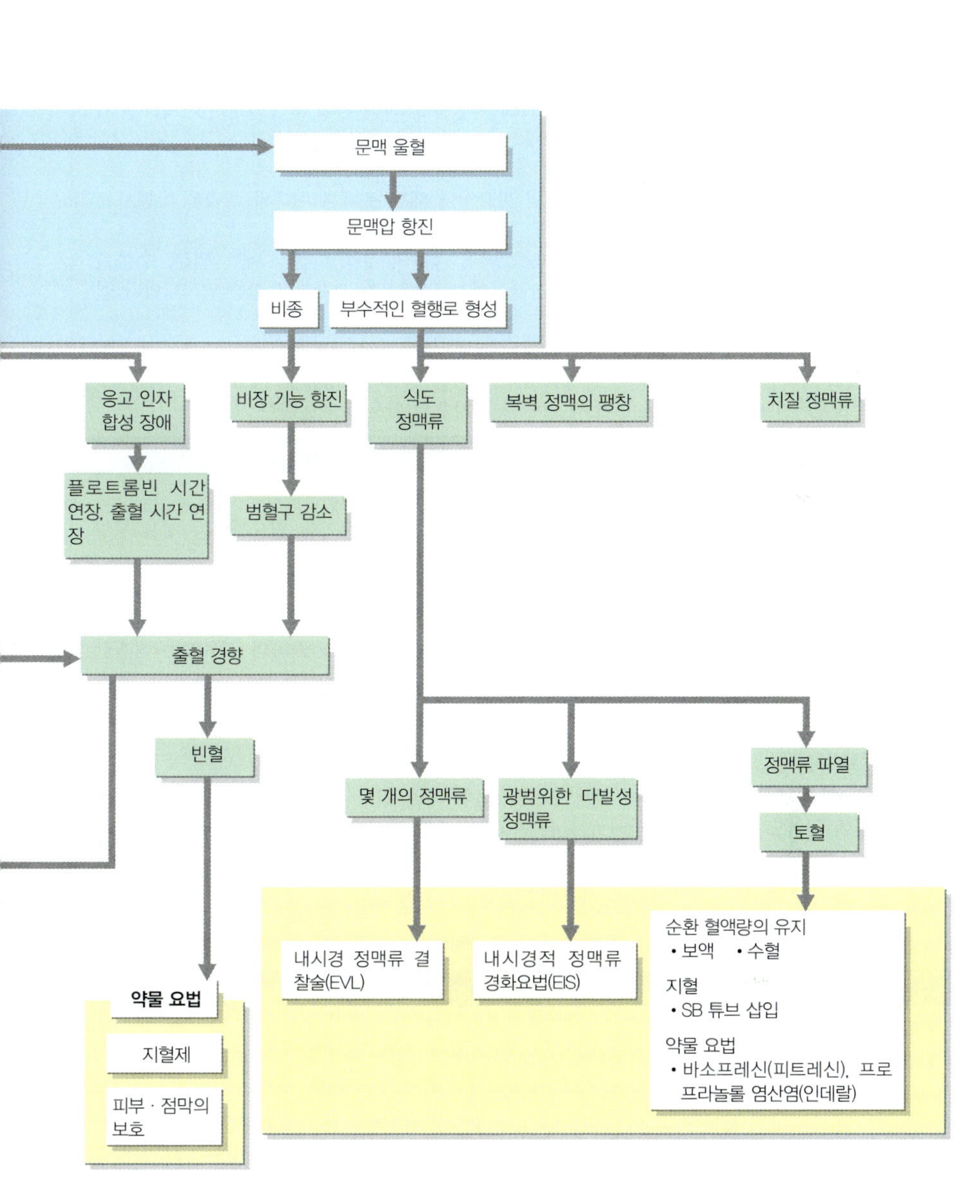
문맥 울혈
문맥압 항진
비종
부수적인 혈행로 형성
응고 인자 합성 장애
비장 기능 항진
식도 정맥류
복벽 정맥의 팽창
치질 정맥류
플로트롬빈 시간 연장, 출혈 시간 연장
범혈구 감소
출혈 경향
빈혈
몇 개의 정맥류
광범위한 다발성 정맥류
정맥류 파열
토혈
약물 요법
지혈제
피부 · 점막의 보호
내시경 정맥류 결찰술(EVL)
내시경적 정맥류 경화요법(EIS)
순환 혈액량의 유지
• 보액   • 수혈
지혈
• SB 튜브 삽입
약물 요법
• 바소프레신(피트레신), 프로프라놀롤 염산염(인데랄)

ADL의 지원

- 치료에 따른 ADL 제한에 따라 필요한 생활 지원을 실시한다.
- 휴식: 혈류를 유지하고 간 보호를 위한 안정을 촉진하며 안락하게 안정을 유지할 수 있도록 어떤 체위가 좋을지 궁리한다.
- 청결: 안락함과 감염 방지를 위해 특히 와상(臥床) 환자는 청결 유지를 위해 노력한다. 황달 출현 시 가려움증이 강하므로 가려움증의 완화를 위해 몸을 잘 닦고 깨끗이 할 필요가 있다.
- 배변: 변비는 장내 암모니아 발생을 늘려, 고암모니아혈증에 의한 간성 뇌증의 원인이 될 수 있으므로 적정한 배변 습관의 유지를 돕는다.

식사 지도

- 장기간 입원해 있는 환자·가족에게 식이요법의 필요성에 대한 올바른 이해와 협력을 촉진하는 것이 중요하다.
- 자극은 금지하고 고단백·고에너지·고비타민식을 한다. 복수와 부종 발현 시에는 염분, 수분을 제한한다. 간성 뇌증이나 신부전 증상이 있는 경우에는 단백질을 제한하고 혈중 암모니아나 질소 화합물의 증가를 막는다.

환자·가족의 심리 사회적 문제에 대한 지원

- 요양 노력을 진행하면서 마음의 갈등을 받아들이고, 질환을 인정하며 생활할 수 있도록 지원한다.
- 긴 요양은 경제적인 면에도 부담을 주기 때문에 사회 자원의 활용을 지원한다.

퇴원·요양 지도

- 환자·가족을 대상으로 지도하고 필요한 사회 자원의 조정을 검토한다.
- 간경변의 원인, 간 장애의 정도와 만성 질환에는 장기적인 통원, 복약이 필요하다는 것을 설명한다.
- 지시된 약물의 확실한 복용을 지도한다.
- 간 손상의 정도와 합병증의 정도에 따라 영양 밸런스가 좋은 식사 지도를 실시한다.
- 알코올은 간 손상을 진행시키기 때문에 금주하도록 지도한다. 알코올 중독의 경우에는 적절한 알코올 섭취와 재활을 시작할 수 있도록 시설을 소개한다.
- 변비는 혈청 암모니아값 상승에 의한 간성뇌증의 소지가 있기 때문에 배변 조절의 중요성을 설명한다.
- 격렬한 운동이나 중노동, 수면 부족을 피하고 산책이나 체조 등 가벼운 운동을 하도록 지도한다.
- 감염 용이, 출혈 경향이 있기 때문에 신체의 청결 유지, 피부·점막 손상 방지를 지도한다.
- 자각 증상이 없어도 정기적으로 외래 진찰을 하고, 신체의 부진을 느끼면 빨리 진찰을 받도록 지도한다.
- 위험한 증상, 징후와 응급 진료의 타이밍에 대해 정보를 제공한다.

Step1 영향 평가　　Step2 간호 초점　　Step3 계획　　Step4 실시　　**Step5 평가**

평가 포인트

간호 목표 달성도

- 대상성 간경변은 자각 증상이 없어 방심하기 쉽기 때문에 요양의 필요성이나 방법 등 올바른 지식을 갖고 있거나 주체적으로 요양 조치를 취할 수 있는가?
- 식욕 저하는 초기부터 보이는 경우가 많은데, 영양 상태를 유지하도록 식습관을 연구할 수 있는가? 수분 출납이나 알부민 등의 영양소가 유지되어 복수, 부종 등 체액량의 과잉이 보이지 않았는가?
- 비대상성 간경변으로는 출혈 경향이나 문맥압 항진에 의한 식도 정맥 출혈, 감염 등의 합병증이 일어나지 않았는가?
- 피로감과 황달을 동반한다. 가려움증이나 부종, 흉수·복수 등으로 인한 신체적 고통과 모습의 변화에 따른 심신의 고통, 통증이 강화되지 않았는가?
- 사고 과정의 변화, 정신착란 같은 간성뇌증과 유사한 정신 증상이 출현했는가?
- 순환·호흡 등의 전신 상태가 안정되어 있는가?

27 간암

다나카 도모히로 · 이즈미 나미키

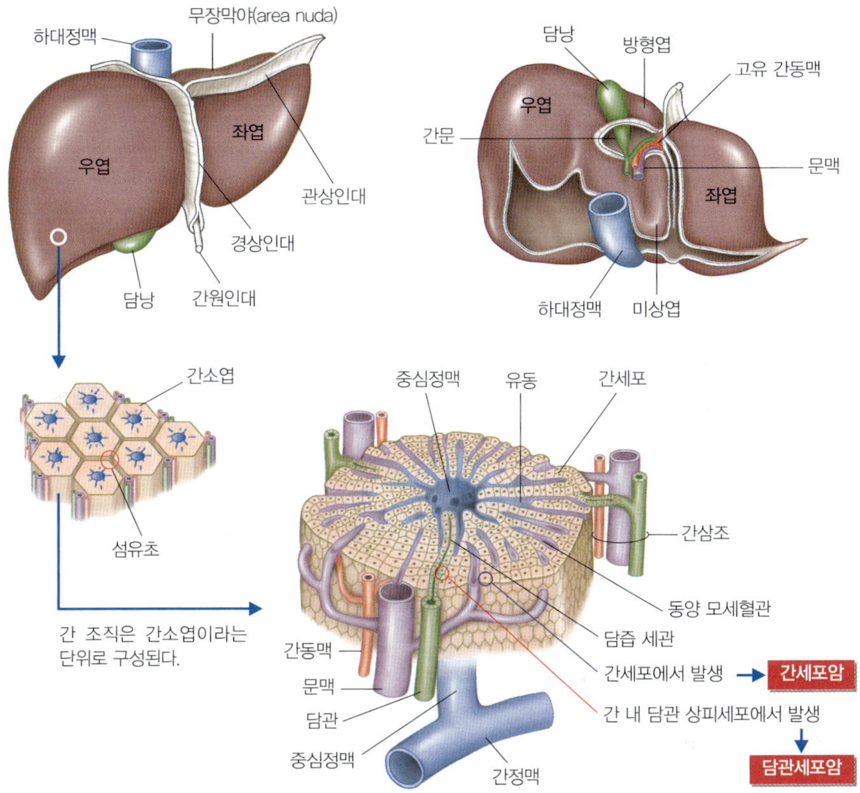

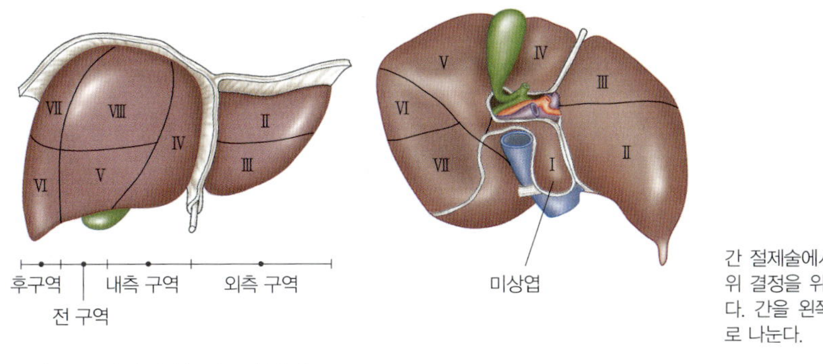

■ 그림 27-1 원발성 간암의 종류

간 절제술에서 절제 범위 결정을 위해 사용된다. 간을 왼쪽 8지역으로 나눈다.

■ 그림 27-2 간의 지역(쿠이노의 분류)

▌간장에 원발하는 원발성 간암의 대부분은 간세포암이다. 간세포암은 다발성 경향이 있고 재발 가능성도 높다.

- 간암은 간에 원발하는 '원발성 간암'과 다른 장기의 암이 간으로 전이된 '전이성 간암'으로 나뉜다. 원발성 간암은 간세포에서 발생하는 간세포암(95%)과 간 내 담관 상피세포에서 발생하는 담관세포암(간내담관암) 2종류가 있다(그림 27-1).
- ●간세포암
- 95% 이상에서 만성 간염, 간경변 합병(85% 이상은 간경변의 합병)이 인정된다.
- C형 간염 바이러스(이하 HCV)는 RNA 바이러스이며, 지속적으로 감염되고, 오랫동안을 들여 조금씩 간경변으로 진행된다. 반면, 숙주는 간세포를 재생하려고 하지만 그 과정에서 증식 능력이 높은 암세포가 살아 발암하는 것으로 추측되고 있다.
- B형 간염 바이러스(이하 HBV)는 DNA 바이러스이며, 간세포의 염색체를 직접 변화시키기보다 암 억제 유전자의 불활성화 등을 일으켜 발암을 촉진하는 것으로 생각된다. 따라서 HCV에 비해 만성 간염의 초기 단계에서도 발암할 수 있으므로 주의가 필요하다.
- 간세포암은 다발하는 경향이 있어 '다중심 발암'이라고 부른다. 발견 시 이미 여러 부위에 발암한 것도 있다. 한 번 암을 치료한 후에도 재발의 가능성이 높기 때문에 암 치료 후에도 신중한 경과 관찰이 필요하다.
- 정상적인 간세포에 암이 생기는 것은 매우 드문 경우이다.
- ●담관세포암
- 간내 담관 상피세포에서 발생하고 간경변, 바이러스성 간염과는 관련성이 낮다. 림프행성 전이, 간세포암에 비해 예후가 안 좋은 경우가 많다. 만성 간염의 합병과의 관련성은 낮다고 전해진다.
- ●전이성 간암
- 다른 장기의 암이 간으로 전이된 것으로, 그 병태는 발소를 반영하여 다채롭다.

- ●간세포암
- 앞에서 언급한 바와 같이 간염과 간경변이 발생의 원인이 되는 경우가 대부분이다. 원인으로 바이러스 간염, 알코올성 간 질환, 비알코올성 지방 간염(NASH), 자가 면역성 간염, 원발성 담즙성 간경변, 약물이나 금속의 노출에 의한 간염 등이 있는데, 대부분이 바이러스성 간염이다.
- ●담관세포암
- 원인 불명. 만성 담관의 염증에 의한 기계적 자극이 원인으로 추측된다.
- ●전이성 간암
- 다른 장기의 암에서 종양세포가 간 내로 유입하여 전이한다.

- ●간세포암
- 약 75%가 HCV 지속 감염, 약 20%가 HBV의 지속 감염에 기인한다.
- HCV 감염 간세포암의 호발 연령은 60대인 데 반해, HBV 감염 간세포암의 호발 연령은 40~50대이다.
- 남성에게서 많이 볼 수 있지만(4~7배), 원인은 불분명하다.
- 이 밖에도 알코올 다량 섭취, 노령이 위험 요인이 된다.
- ●담관세포암
- 호발 연령중 60세 이후에는 남녀 차이가 거의 없다.
- ●전이성 간암
- 원발성 간암의 3배 정도의 빈도다.
- 각종 암이 간으로 전이하지만, 문맥행성의 전이가 많아 위암과 대장암의 빈도가 높다.

■표 27-1 간세포 암에 대한 감시

초고위험군 : B형 간경변, C형 간경변	고위험군 : 만성 B형 간염, 만성 C형 간염, 간경변
3~4개월마다 복부 초음파 검사 3~4개월마다 종양 마커 측정 6~12개월마다 CT · MRI 검사(옵션 처리)	6개월마다 복부 초음파 검사 6개월마다 종양 마커 측정

(일본간장학회편 : 과학적 근거에 기초한 간암 진료 가이드라인 2009년판, p11 〈그림 1〉, 금원출판, 2009년 발췌 · 일부 개정)

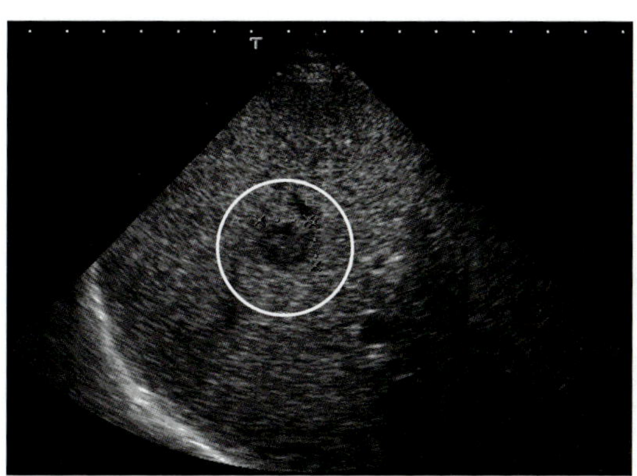

■그림 27-3 복부 초음파 모양
○로 둘러싸인 검은 부분(저 에코 영역)이
초기 간암이다.

증상

간세포암, 전이성 간암에서 나타나는 증상은 아니지만, 담관세포암은 황달에 주의한다.

●간세포암
● 본 질환의 특징적인 증상은 별로 없지만, 부위나 크기에 따라 통증을 초래할 수 있다.
● 그 외에는 배경 질환인 간경변에 수반하는 증상이 중요하다('26 간경변 · 문맥압 항진증' 참조).
●담관세포암
● 간 부근의 담관에 발생한 경우에는 황달이 처음 증상으로 나타난다. 말초 담관에 증상이 나타난 경우에는 너무 늦을 수도 있다.
● 따라서 간세포 암과 비교하면 일반적으로 예후가 좋지 않다.
●전이성 간암
● 본 질환 특유의 증상은 없다. 진행하면 통증과 악액질에 의한 전신 상태의 악화를 수반한다.

진단 · 검사값

복부 초음파 검사, 종양 마커에 의한 간암이 의심되면 동적 CT, MRI, 혈관 조영술 검사 등 화상 검사를 추가하여 진단을 확정한다. 고위험 환자에는 정기적인 검사가 필요하다.

●간세포암
● 간세포암은 위험 요소를 명확히 알고 있기 때문에 바이러스 지속 감염 등 고위험 환자에 대해 정기적인 검사(감시)를 할 필요가 있다.
● 복부 초음파 검사(그림 27-3): 대부분의 간세포암이 낮은 에코 패턴, 모자이크 패턴으로 나타나지만, 높은 에코 패턴의 경우에도 간세포암의 가능성을 부정할 수 없다.
● 종양 마커: AFP(α 페토프로테인), PIVKA-Ⅱ(비타민K 결핍 단백Ⅱ), AFP-L3 분획의 종류가 있다. 종양 마커만으로는 진단을 확정할 수 없지만, 조기 발견을 예견하거나 재발의 지표로서 유용하다. 또한 와파린 칼륨을 복용하고 있는 환자에게서 PIVKA-Ⅱ가 비정상적으로 높게 나타났음을 보이는 것이므로 주의한다.

■표 27-2 간세포암의 이미지 검사법

다이내믹 CT(그림 27-4)	일반적으로 동맥 우위상으로 진하고, 문맥 우위상(평형상)에서 저농도 영역으로 묘출된다.
MRI	각종 조영제를 이용하여 간세포암을 나타낸다.
혈관 조영(CT 혈관 조영)	혈관 조영 카테터를 삽입하여 간동맥과 문맥에 조영제를 주입하고 동시에 CT를 촬영한다. 종양의 개수와 위치를 엄격하게 진단하기 위해 시행한다.
조영 초음파	조영제 페루플부탄(소나조이도)을 이용해 그 조영 패턴을 바탕으로 진단한다.

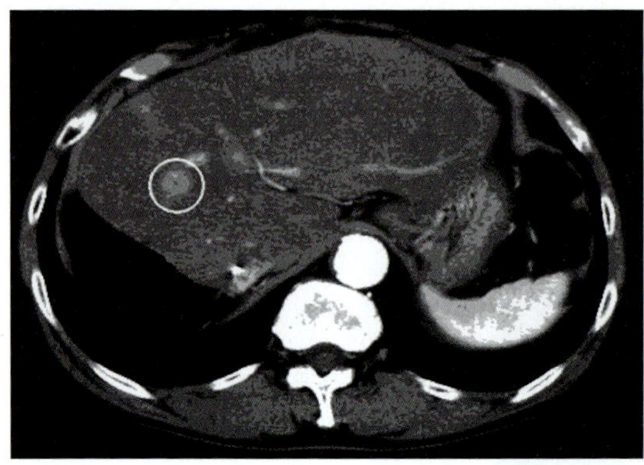

■그림 27-4 다이내믹 CT 영상(동맥 우위상)
○으로 둘러싸인 부분(저농도 영역)이 암이다.

- 위의 검사에서 간세포암의 발병이 의심되면 적절하게 〈표 27-2〉 검사를 추가한다.
- ●담관세포암
- 복부 초음파, 조영 CT를 결합하여 영상 진단을 한다. 이 질환에 특이적인 종양 마커는 아니지만, CEA와 CA19-9가 높은 값은 될 수 있다.
- ●전이성 간암
- 복부 초음파, CT를 결합하여 영상 진단을 한다. 종양 지표는 각 원발소에 따른 것을 측정한다.

합병증

- 종양이 파열될 수 있다. 종양 내 출혈이 보이면 빈혈이나 통증이 주요 증상으로 나타난다. 복강 내에 출혈이 있으면 저혈압이나 쇼크가 나타날 수도 있다.
- 종양이 문맥에 침투하면 문맥 압력이 높아져 식도 정맥류가 발병한다.
- 간 내에서 종양의 점거가 진행되면 정상 간세포가 감소하고 간기능부전을 초래할 수 있다.

치료법

치료는 간 손상 정도, 종양의 개수, 크기에 따라 선택된다('치료 순서도' 참조).

- ●간세포암
- 수술 치료: 주위 간 조직을 종양과 함께 수술해 제거한다.
- 국소 치료: 초음파로 종양을 나타내면서 경피적 바늘을 자입하여 치료하는 방법(그림 27-5). 고농도의 에탄올을 주입하여 경피적인 에탈올을 주입(PEIT)하는 방법. 라디오파에 의해 종양을 소작하는 라디오파 소작 요법(RFA)이 있다. 최근 특히 RFA 치료 성적(5년 생존율, 무재발 생존기간)이 향상되어 조건을 채우면 외과 절제술에 필적할 만하게 되었다. 대부분이 경피적으로 하지만, 복강경을 병용할 수 있다.
- 간동맥 색전술: 혈관 조영술과 같은 방법으로 목적하는 간동맥 분지에 카테터를 삽입한 후, 조영제를 혼합한 항암제를 주입하고 젤라틴 스펀지 등의 색전 물질을 간동맥에 넣어 괴사시킨다(그림 27-5). 이것은 간세포암 간동맥에서만 영양된 반면, 정상 간세포는 간동맥뿐만 아니라 문

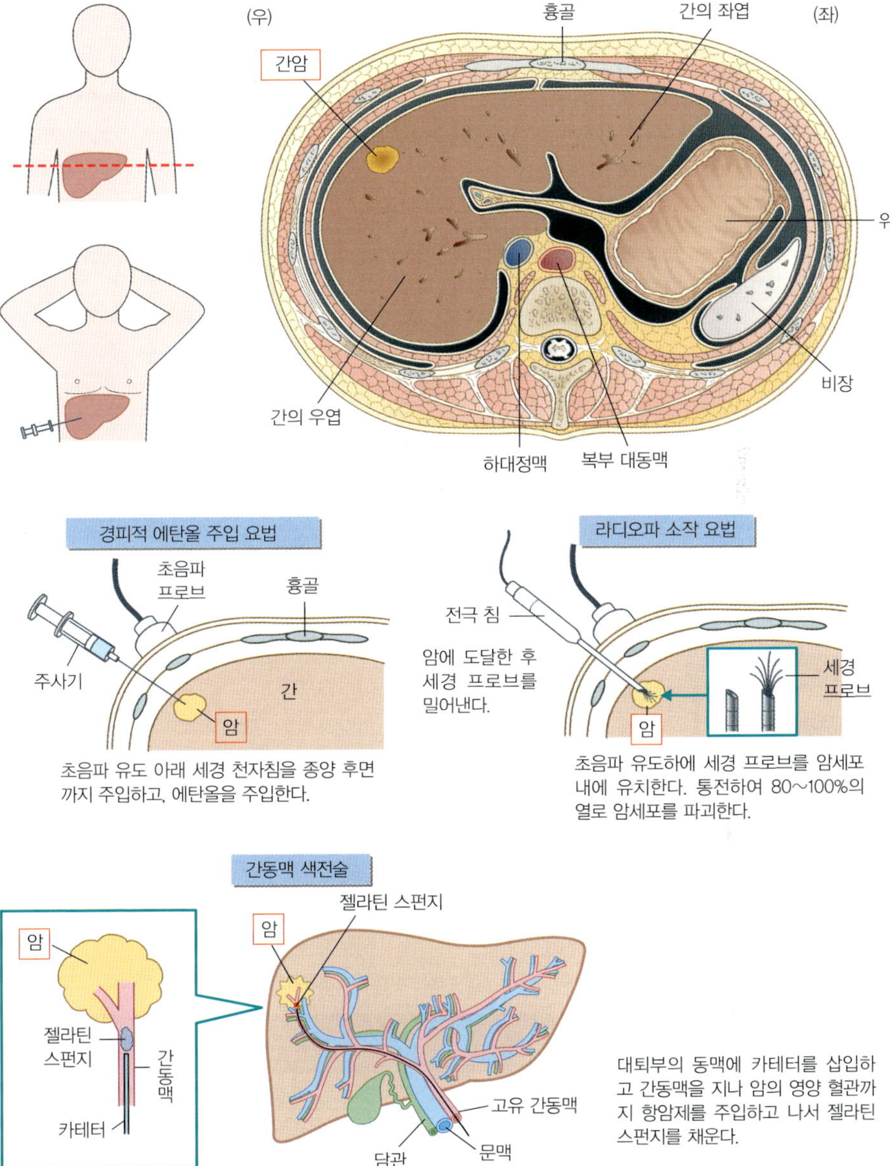

■그림 27-5 간세포암의 치료

맥에서 충분한 혈류를 받고 있다는 특성을 이용한 것이다.
- 위의 치료가 적응되지 않는 경우에는 탱크를 이용한 간동맥 주사 화학 요법, 간 이식 등의 선택도 할 수 있다.
- 간세포암은 그 특양상 재발의 가능성이 높기 때문에 치료 후에도 정기적인 경과 관찰을 게을리 해서는 안 된다. 일반적으로 치료 후 3~4개월에 한 번 다이내믹 CT로 검사한다.
- 분자 표적 치료약의 복용: 진행된 간세포암에 대한 예후의 개선이 보인다.

●담관세포암
- 조기 발견에 대해서는 수술 치료가 실시되지만, 발견 시 이미 진행되고 있는 경우가 많아 치료에 적응이 되지 않는 경우가 자주 보인다.

●전이성 간암
- 경험상 대장암 전이의 경우에는 종양의 개수와 부위에 따라 간 부분 절제술을 하는 경우도 있다. 그렇지 않으면 원발소에 따라 항암제에 의한 화학 요법을 시도할 수 있지만, 치료 효과는 기대할 수 없는 경우가 많다.

간암의 병기 · 병태 · 중증도별 치료 순서도

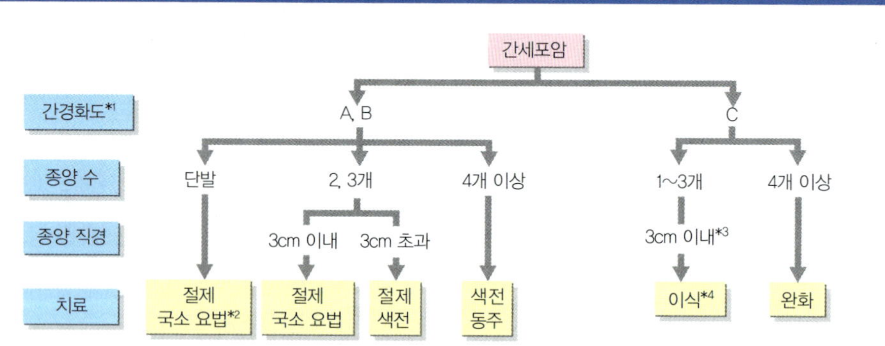

맥관침습이 있는 간 장애도 A의 증례에서는 간 절제술, 간동맥 색전 요법, 간동맥 주사 화학 요법, 간외 전이가 있다. 증례에서는 화학 요법을 선택할 수 있다.

*1 간경화도는 아래 표 참조
*2 간경화도 B, 종양경 2cm 이내에서 선택
*3 종양이 단발로는 종양경 5cm 이내
*4 환자 연령은 65세 이하

(일본간장학회편: 과학적 근거에 기초한 간암 진료 가이드라인 2009년판, p13 〈그림 2〉, 금원출판, 2009)

■ 간 장애도(liver damage)

각 항목별로 중증도를 보고, 그중 2항목 이상이 해당하는 간 손상 정도를 파악한다. 2항목 이상의 항목에 해당하는 간 장애도가 두 위치에서 생기는 경우, 높은 쪽 간의 손상 정도를 파악한다. 또한 간경화도 A가 3항목, B, C가 각각 1항목인 경우, B가 2항목 이상이면 간 장애로 판단하고 간 손상도 B로 판정한다.

간경화도 항목	A	B	C
복수	없음	치료 효과 있음	치료 효과 없음
혈청 빌리루빈값(mg/dℓ)	2.0 미만	2.0~3.0	3.0 초과
혈청 알부민값(g/dℓ)	3.5 초과	3.0~3.5	3.0 미만
ICG R$_{15}$(%)	15 미만	15~40	40 초과
프로트롬빈 활성값(%)	80 초과	50~80	50 미만

(일본간암연구회편, 임상, 병리 원발성 간암 취급 규약, 제5편 보정판, 가네히라출판, 2009)

간암 환자(간 절제술을 받는 환자)의 간호

쇼무라 마사코

간호 과정 순서도

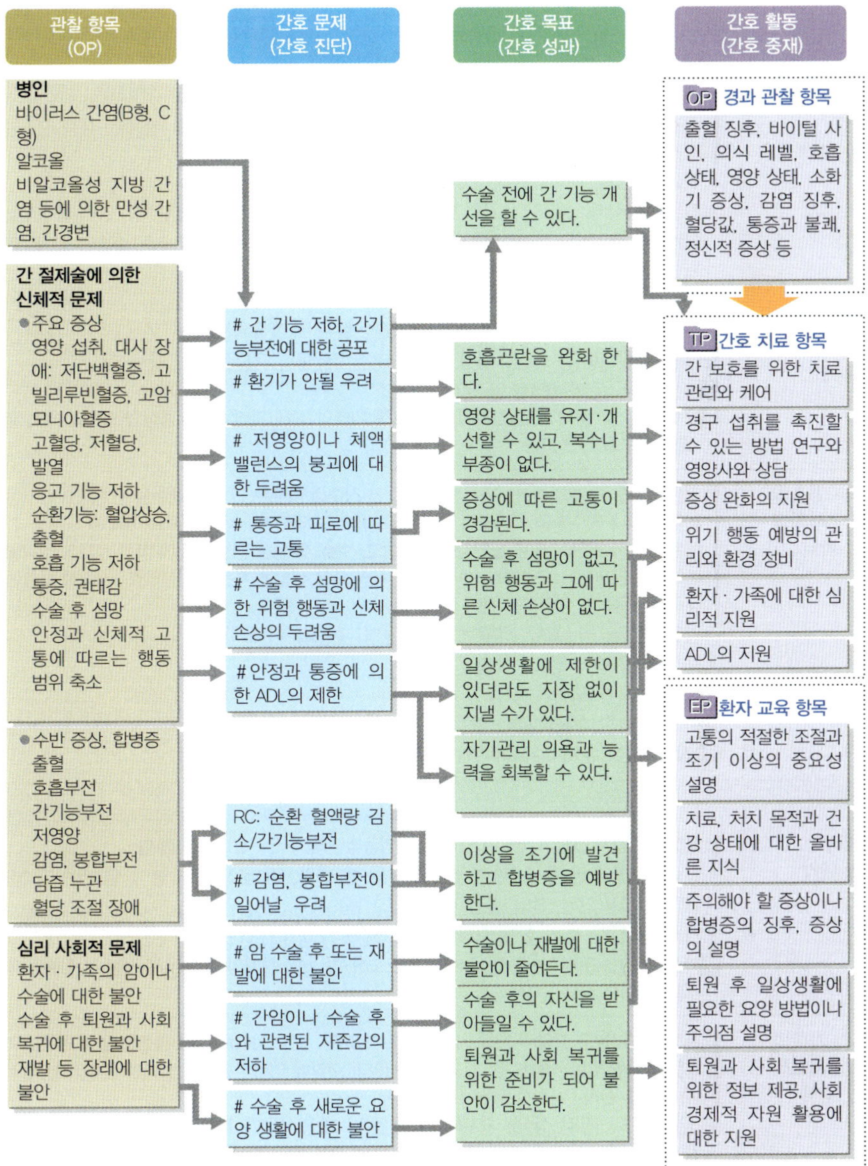

관찰 항목 (OP)	간호 문제 (간호 진단)	간호 목표 (간호 성과)	간호 활동 (간호 중재)

병인
바이러스 간염(B형, C형)
알코올
비알코올성 지방 간염 등에 의한 만성 간염, 간경변

OP 경과 관찰 항목
출혈 징후, 바이털 사인, 의식 레벨, 호흡 상태, 영양 상태, 소화기 증상, 감염 징후, 혈당값, 통증과 불쾌, 정신적 증상 등

수술 전에 간 기능 개선을 할 수 있다.

간 절제술에 의한 신체적 문제
- 주요 증상
  영양 섭취, 대사 장애: 저단백혈증, 고빌리루빈혈증, 고암모니아혈증
  고혈당, 저혈당, 발열
  응고 기능 저하
  순환기능: 혈압상승, 출혈
  호흡 기능 저하
  통증, 권태감
  수술 후 섬망
  안정과 신체적 고통에 따르는 행동 범위 축소

\# 간 기능 저하, 간기능부전에 대한 공포

\# 환기가 안될 우려

\# 저영양이나 체액 밸런스의 붕괴에 대한 두려움

\# 통증과 피로에 따르는 고통

\# 수술 후 섬망에 의한 위험 행동과 신체 손상의 두려움

\# 안정과 통증에 의한 ADL의 제한

호흡곤란을 완화 한다.

영양 상태를 유지·개선할 수 있고, 복수나 부종이 없다.

증상에 따른 고통이 경감된다.

수술 후 섬망이 없고, 위험 행동과 그에 따른 신체 손상이 없다.

일상생활에 제한이 있더라도 지장 없이 지낼 수가 있다.

자기관리 의욕과 능력을 회복할 수 있다.

TP 간호 치료 항목
간 보호를 위한 치료 관리와 케어

경구 섭취를 촉진할 수 있는 방법 연구와 영양사와 상담

증상 완화의 지원

위기 행동 예방의 관리와 환경 정비

환자·가족에 대한 심리적 지원

ADL의 지원

- 수반 증상, 합병증
  출혈
  호흡부전
  간기능부전
  저영양
  감염, 봉합부전
  담즙 누관
  혈당 조절 장애

RC: 순환 혈액량 감소/간기능부전

\# 감염, 봉합부전이 일어날 우려

이상을 조기에 발견하고 합병증을 예방한다.

EP 환자 교육 항목
고통의 적절한 조절과 조기 이상의 중요성 설명

치료, 처치 목적과 건강 상태에 대한 올바른 지식

주의해야 할 증상이나 합병증의 징후, 증상의 설명

심리 사회적 문제
환자·가족의 암이나 수술에 대한 불안
수술 후 퇴원과 사회 복귀에 대한 불안
재발 등 장래에 대한 불안

\# 암 수술 후 또는 재발에 대한 불안

\# 간암이나 수술 후와 관련된 자존감의 저하

\# 수술 후 새로운 요양 생활에 대한 불안

수술이나 재발에 대한 불안이 줄어든다.

수술 후의 자신을 받아들일 수 있다.

퇴원과 사회 복귀를 위한 준비가 되어 불안이 감소한다.

퇴원 후 일상생활에 필요한 요양 방법이나 주의점 설명

퇴원과 사회 복귀를 위한 정보 제공, 사회 경제적 자원 활용에 대한 지원

- 간암의 주요 원인은 근치 치료가 미확립된 난치성 C형 간염 바이러스(이하 HCV)의 지속 감염에 있다. 만성 간염이나 간경변과의 합병증은 오랜 요양 생활로 이어진다.
- 간 절제술 후에도 많은 간 내 전이와 재발이 있고, 치료를 반복해도 악화되어가는 경과를 보이기 때문에 계속적으로 고통을 완화하는 것이 중요하다.

Step1 영향 평가	Step2 간호 초점	Step3 계획	Step4 실시	Step5 평가

정보 수집	평가 관점과 근거·잠재적 간호 문제

수술 전후

신체적 상황 파악	치료 전 합병증의 위험 평가, 치료 후 합병증 증상이나 증후의 유무를 관찰하고 예방과 조기 발견에 노력하는 데 신체 상황의 파악은 필수다.

- 자각 증상의 파악: 권태감, 식욕부진, 황달, 복부 팽만 등
- 간 기능 상태: AST, ALT, ICG(인도시아닌그린)R_{15}, TP(총단백), Alb(알부민), Hb(헤모글로빈), T−Bil(총빌리루빈), D−Bil(직접 빌리루빈), NH_3(암모니아), 혈당, 혈액 응고 등
- 종양 마커: AFP−L_3 분획, PIVKA−II
- 간 병소 영상 진단: 초음파, MRI, CT, 혈관 조영술 등
- 일반 상태: 호흡, 순환, 영양, 신장, 조혈, 전해질, 감각·지각 장애 등

🔍 공동 문제 : 순환 혈액량 감소/간기능부전

🔍 잠재적 간호 문제 : 정밀검사에 따른 고통/저영양 상태/간기능부전 증상의 출현과 악화/통증과 피로로 인한 고통

환자·가족의 심리·사회적 측면 파악	많은 환자들이 암에 이르기까지 만성적인 간 장애에 따르는 긴 요양 생활을 경험하고 나서야 입원 치료나 암수술을 받아들여, 요양의 노력에도 개별성이 높은 것으로 예측된다. 수술 전에는 암수술 결단에 대한 불안감을 완화하고, 수술 후 높은 재발 위험에 따른 환자의 생각을 배려해 지금까지의 요양법과 함께 가정에서의 요양 생활을 지원하며 심리적·사회적 상황에 대하여 신중하게 파악하는 것이 중요하다.

- 입원, 치료, 암, 요양 생활에 대한 설명 내용과 이해의 정도와 수용
- 불안과 공포의 정도, 상황
- 요양에 대한 노력
- 사회적 역할, 가정생활, 활용할 수 있는 사회 자원

🔍 잠재적 간호 문제 : 수술이나 암 재발에 대한 불안

수술 전

신체적 상황 파악	문진이나 검사 결과의 파악은 수술 후 합병증의 위험과 판단을 위해 필수다.

- 병력, 생활습관(음주, 흡연, 식사 등), 현 병력, 감염〔HBV(B형 간염 바이러스), HCV, HIV(인간 면역 결핍 바이러스) 등〕
- 치료 전 검사 결과 합병증의 고위험

🔍 잠재적 간호 문제 : 수술 전 준비에 따른 고통/간 기능 장애의 악화 우려/만성 간 장애에 따르는 합병증 공포

환자·가족의 심리·사회적 측면 파악	환자의 대부분은 발암 위험을 사전에 알고 있지만, 발암 시에는 자각 증상이 없어 청천벽력 같은 충격을 받는 사람도 많다. 간암의 원인과 수술에 이르기까지 질병의 수용에 대한 파악은 수술 후 심리·사회적 지원에 유용하다.

- 진단명이나 건강 상태, 치료에 대한 설명 내용, 암이나 건강 상태 공지 내용
- 간 기능, 간 질환에 대한 지식과 인식

🔍 잠재적 간호 문제 : 암 고지에 따른 충격/수술이나 마취에 대한 불안감

<table>
<tr><td colspan="2">수술 후</td></tr>
<tr><td>신체적
상황 파악</td><td>치료 전 합병증의 위험 평가, 치료 후 합병증 증상이나 증후의 유무를 관찰하고 예방과 조기 발견에 노력하는 데 신체 상황의 파악이 필수다.
• 수술 후 합병증: 특히 출혈, 간기능부전 징후, 담즙, 복수 누설, 높은 혈당 등
• 전신 마취와 개복 수술에 따른 일반적인 합병증 징후와 증상: 순환 혈액량 감소, 호흡 기능 장애, 감염, 봉합 부전, 장폐색, 하지정맥혈전 등
• 필요한 안정도와 장기 와상(臥床)에 따르는 수반 증상
• 수술 부위나 드레인 유치에 따르는 통증, 불편감, 요통 등 수술에 의한 고통 완화 상태
🔍 공동 문제 : 순환 혈류량 감소/간기능부전
🔍 잠재적 간호 문제 : 통증 등에 따른 고통/저환기에 대한 공포/감염, 봉합 부전에 대한 공포/안정, 통증에 의한 ADL 제약</td></tr>
<tr><td>환자 · 가족의
심리 사회적
측면 파악</td><td>간 절제술 후 출혈 위험이 높기 때문에 일시적으로 ICU 관리에 둔다. 고통도 심하고, 수술 후 섬망을 초래하기 쉬운 수술 직후부터 정신 상태에 대한 판단과 지원이 중요하다. 또한 긴 요양 생활 경험을 한 환자가 많은데 수술 후에 특별한 주의가 필요한 것은 아니지만 퇴원과 관련하여 불안해하는 경우도 많기 때문에 심리적인 지원도 중요하다.
• ICU 등에서의 집중 치료, 치료 환경, 치료 후 고통에 따른 정신 상태의 변화
• 퇴원 지도 이해의 정도(간 보호: 휴식, 영양, 금주 등)
🔍 잠재적 간호 문제 : 수술 후 섬망에 의한 위험 행동이나 신체 손상의 우려/수술이나 퇴원 후 새로운 요양 생활에 대한 불안/간암이나 수술과 관련된 자존감 저하</td></tr>
</table>

Step1 영향 평가　Step2 간호 초점　Step3 계획　Step4 실시　Step5 평가

간호 문제 리스트(간 절제술을 받은 환자)

RC: 순환 혈액량 감소/간기능부전
#1 낮은 환기 우려가 있다(활동−운동 패턴).
#2 통증과 피로에 의한 고통이 있다(인지−지각 패턴).
#3 감염, 봉합부전의 우려가 있다(영양−대사 패턴).
#4 저영양 상태에 있다(영양−대사 패턴).
#5 휴식과 통증에 의해 ADL이 제약된다(활동−운동 패턴).
#6 수술 후 섬망에 의한 위험 행동이나 신체 손상의 우려가 있다(건강 지각−건강관리 패턴).
#7 간암이나 수술에 따른 자존감의 저하를 보인다(자기 인식 패턴).
#8 수술 후의 새로운 요양 생활에 대한 불안감이 있다(자기 인식 패턴).

간호의 우선순위 지침(간 절제술을 받은 환자)

• 간암은 병기와 치료 순서도에 따라 치료 초기에 간 절제술을 받는 환자가 상대적으로 많다.
• 만성 간염이나 간경변에 의한 장기 요양을 거쳐 처음 간암을 판정받은 환자는 암 공지를 받은 충격에서 벗어나지 못한 상태에서 암 치료가 시작되고, 치료법에 대한 의사 결정과 치료의 침습에 의한 고통 재발에 따르는 걱정, 퇴원 후 새로운 요양 생활 적응에 대한 문제 등 긴장의 연속을 경험한다.
• 치료는 암의 진행 정도와 간의 예비 기능에 의해 결정되지만, 그중에서도 간 절제술은 침습이 크다. 수술 후 합병증 예방, 회복 촉진이 중요하며 다양한 심리·사회적 문제를 파악하고 이해하는 것이 중요하다.

공동 문제

RC: 순환 혈액량 감소

간호 목표(간호 성과)

〈**장기 목표**〉 수술 후 출혈 현상이 없다.
〈**단기 목표**〉 1) 혈압과 맥박, 호흡 상태를 안정시킨다. 2) 수술 후 48시간 이내에 수술 부위와 드레인에서 대량 출혈이 없다. 3) 수술 후 헤모글로빈, 헤마토크리트가 유지, 개선된다.

간호 계획

OP 경과 관찰 항목
- 바이털 사인: 혈압, 맥박, 호흡 상태
- 소변량, 수분 출납
- 의식 수준 등 생명 징후
- 수술 부위 거즈 상층에 도달한 출혈의 유무
- 복강 드레인의 출혈량
- 헤모글로빈, 헤마토크리트, 적혈구, Cr(크레아틴), UN(요소 질소) 등의 검사값
- 허리둘레

TP 간호 치료 항목
- 순환 및 호흡 관리: 지시된 수액과 수혈을 확실하게 투여하고 산소 요법의 확실한 관리를 한다.
- 복강 배액의 안전한 관리를 실시한다. 드레인의 대량 출혈이 발견되면 의사에게 보고하여, 지시한 대로 처리한다.

- 수술 부위의 안정 유지: 거즈의 확실한 고정과 복대의 장착
- 환자의 안전 확보: 침대 가장자리 보호 가드나 침대의 높이 조정, 부득이한 경우 신체를 구속한다.

EP 환자 교육 항목
- 안정, 수액, 배액, 처치, 관리의 목적과 필요성에 관한 설명
- 지시된 안정도를 지키는 것의 중요성에 대한 지도

중재 포인트와 근거

➡ 바이털 사인, 복강 내 출혈 현상 파악 　**근거** 수술 조작에 따른 복강 내 출혈은 생명을 위협할 만큼 심각한 상태이고, 발병은 급격하게 일어나며 수술 후 1~2일 이내에 출혈이 생길 수 있다. 따라서 다양한 관점에서 출혈 현상이 없는지 자주 확인하는 것은 출혈을 예방하고 조기 발견을 위해 매우 중요하다.

➡ **근거** 출혈 순환과 호흡 상태의 악화가 겹치면 쇼크 등 심각한 증상이 발생하므로, 항상 정확한 관리가 필요하다.
➡ **근거** 드레인을 확실하게 고정하여 배액을 체외로 배액하는 것은 문합 부하를 줄이고 수술 후 출혈 위험을 감소시킨다. 또한 드레인에서의 출혈은 출혈 현상의 파악에 도움이 되므로 이상 시 의사에게 보고한다.
➡ **근거** 출혈을 방지하기 위해 거즈 고정, 복대를 하거나 침상 안정으로 수술 부위가 움직이지 않도록 유지한다.
➡ **근거** 수술 직후 마취 각성이 풀리지 않았거나 인공호흡기에 의한 진정 상태로, 환자 스스로 위험을 감지하기 어려운 상황이다. 주변 환경을 안전하게 정돈하며 환자가 지시를 따르기 어려운 경우 신체 구속을 검토하는 등 적극적으로 안전을 확보한다.

➡ **근거** 수술 직후에는 수술 침습과 마취의 영향으로 환자 관리가 어려운 경우가 많다. 출혈 예방을 위한 휴식과 처리, 관리에 협력을 얻기 위해 정중하게 설명한다.

공동 문제

RC: 간기능부전

간호 목표(간호 성과)

〈**장기 목표**〉 수술 후 저하된 간 기능을 개선하고, 고도의 간부전으로 진행되지 않는다.
〈**단기 목표**〉 1) 간 기능 검사 수치가 상승하지 않고 서서히 개선되어 수술 전으로 돌아간다. 2) 간기능부전 증상이 소실 또는 출현하지 않는다.

간호 계획

OP 경과 관찰 항목
- 간 기능 검사 데이터(AST, ALT, γ-GTP, 알칼리 인산 가수분해 효소 등)

중재 포인트와 근거

➡ 간 기능과 간기능부전 징후 파악 　**근거** 간 절제 후 간 실질이 감소하고 일시적으로 간 기능 저하, 간기능부전.

- 간기능부전 징후의 유무와 정도

 간호 치료 항목
- 간 보호를 위한 안정의 촉진: 조용한 환경 제공, 수면과 휴식을 촉구하고 치료, 관리를 한다.

- 간기능부전과 관련된 증상 출현 시 증상 완화

 환자 교육 항목
- 간 기능 저하, 간기능부전 징후를 설명하고 증상 출현 시 보고하도록 전달한다.

이 생길 수 있다. 따라서 충분한 관찰과 평가를 실시한다

➡ **근거** 간을 절제한 후 간 재생을 촉진하기 위해 간 혈류량을 유지하도록 적당한 휴식을 권한다. 충분한 수면과 휴식을 취하도록 지원한다.

➡ **근거** 부종과 흉수, 복수가 있으면 많이 괴롭고 숨 쉬기가 힘들다. 복부 팽만의 경우 황달에서 보이는 불쾌감과 가려움에 따르는 고통을 완화하기 위해 증상이 진정될 때까지 증상 완화를 위해 노력한다.

➡ **근거** 간 절제에서는 만성 간 장애 합병이 많아, 수술 후 일시적인 간 기능 저하, 간기능부전 징후를 보인다. 퇴원 후 간 손상의 악화 현상을 스스로 점검할 수 있도록 지도한다.

1 간호 문제	간호 진단	간호 목표(간호 성과)
#1 저환기에 대한 두려움이 있다.	**비효과적 호흡 패턴** **관련 요인**: 저환기증후군, 통증, 전신마취, 피로, 체위 **진단 지표** ☐ 호흡 깊이의 변화 ☐ 호흡곤란 ☐ 폐활량 감소	〈**장기 목표**〉 수술 후 호흡기 합병증을 일으키지 않고 적정한 환기를 시킬 수 있다. 〈**단기 목표**〉 1) 필요에 따라 1일 5~6회 깊은 호흡 운동과 함께 기침 훈련을 실시할 수 있다. 2) 조기 이상이 가능하고 보행 범위를 확대할 수 있다. 3) 큰 호흡 기능에 도달할 수 있다. 4) 호흡 훈련을 실시하면서 중요성을 설명할 수 있고 환자가 몰두할 수 있다.

간호 계획	중재 포인트와 근거

 경과 관찰 항목
- 바이털 사인, 산소 포화도
- 사지 냉감, 청색증, 폐 소리, 기침, 가래 양상·양
- 흉부 X선·초음파 검사, 흉수·복수 소견
- 소변량
- 가래 객출, 호흡곤란

 간호 치료 항목
- 지시된 약의 확실한 투약
- 구강 내의 보청과 기도의 청정화
- 가래 객출이 어려울 때는 배출을 돕는다.
- 정기적인 호흡 훈련 실시와 보조: 심호흡, 기침, 양치질, 인센티브, 폐활량계 사용

- 체위변환 움직임·보행 등 활동의 촉진

 환자 교육 항목
- 호흡 장애, 호흡 훈련, 치료에 대해 설명 근거 호흡 장애는 간 절제술과 간 손상에 수반하는 것으로 환자·가족에게 이해를 얻을 수 있도록 설명하고 회복에 협력을 얻는다.

➡ 호흡 기능 장애의 정도와 위험 요인 파악 **근거** 몸의 전신마취나 기관 삽관에 의한 기관 분비물 증가, 수술 후 통증에 의한 호흡 억제, 저영양 초래, 흉수·복수 등에 의한 환기 면적 감소로 인해 호흡기 합병증을 초래하기 쉽기 때문에 지속적인 관찰을 실시하고, 2차 감염이나 저환기 악화를 파악한다.

➡ **근거** 2차 감염이나 폐렴 예방을 위해 구강과 기도의 청정화가 필수다.

➡ **근거** 환기 기능 저하 이외에 호흡 운동이 제한되면 호흡 근육이 저하하고, 환기가 저하하기 때문에 호흡 근육 유지 훈련은 빠뜨릴 수 없다.

➡ **근거** 수술 후 와상(臥床) 경향이나 무기폐, 환기 저하를 강화하기 위해 조기 움직임을 촉진한다.

➡ 호흡기 합병증에 대한 설명과 예방을 위해 호흡 훈련, 치료법의 필요성을 알린다.

2 간호 문제	간호 진단	간호 목표(간호 성과)
#2 통증과 권태감에 의한 고통을 느낀다.	**안락 장애** **관련 요인**: 간암 수술 **진단 지표** ☐ 고통을 느끼는 증상의 호소 ☐ 치료와 관련된 부작용 ☐ 불안 ☐ 안락하지 않다는 호소	〈장기 목표〉 고통을 표출할 수 있고 증상이 완화되며 악화되지 않는다. 〈단기 목표〉 1) 고통이나 증상에 대해 구체적으로 표출할 수 있다. 2) 고통 완화를 위한 처치와 관리에 협력하고 실천할 수 있다. 3) 통증이 누그러져 일상 활동이 증가한다.

간호 계획	중재 포인트와 근거
OP 경과 관찰 항목 • 고통과 불편감에 대한 표현, 고통과 불편감의 수준 • 고통 완화 치료나 처리에 대한 이해, 수용 때문에 고통을 참지는 않았는가? • 고통의 강화·완화 요인, 기분 전환 방법, 고통이 일상생활에 끼치는 영향	⮕고통의 정도, 치료의 인식, 강화·완화 요인의 파악 근거수술 후 창상 통증은 어쩔 수 없지만 고통은 주관적인 감각으로 강화·완화 요인이 개별적일 가능성이 높다. 꼼꼼하게 관찰하여 고통 완화법을 이해하고 있는지 알고 안락을 유지시키는 것이 중요하다.
TP 간호 치료 항목 • 고통의 호소를 잘 듣고 환자와 상담하여 납득시킨 뒤 완화 치료나 처치를 한다. • 낮에 휴식할 수 있는 시간을 마련하고 야간에는 지속적인 수면 환경을 제공한다.	⮕고통의 경청과 적절한 완화 치료 근거진정제에 의존하는 것을 걱정하는 경우가 많아, 약물을 거절하거나 고통을 참을 수 있으므로 호소를 잘 들었다가 적절한 방법을 제공한다. ⮕충분한 휴식과 수면의 확보 근거고통은 심신을 마모시키기 때문에 낮이나 밤 모두 적절한 휴식을 취하도록 한다.
EP 환자 교육 항목 • 고통을 참지 말고 의료진에게 전해야 한다는 것을 설명한다. • 고통과 치료에 대한 오해가 있는지 논의하고 납득할 수 있도록 설명한다. • 고통 완화를 위해 실시 가능한 다양한 방법에 대해 설명하고 실시하며 간병인을 지도한다.	⮕고통의 치료에 대한 적절한 지식 제공 근거통증 완화의 실시에 대한 충분한 설명과 납득이 필요하다. ⮕근거수술 후 증상은 일과성이라도 만성 간 장애 증상은 완전히 해소할 수 없는 것도 많다. 환자에게 걸맞은 지속적인 수단을 선택하고 자기관리를 할 수 있도록 지도한다.

3 간호 문제	간호 진단	간호 목표(간호 성과)
#3 감염, 봉합부전의 우려가 있다.	**감염 위험 상태** **위험 요인**: 간암, 관혈적 치료, 면역 억제, 영양실조	〈장기 목표〉 감염이나 봉합 부전의 징후 없이 치유된다. 〈단기 목표〉 1) 감염 예방을 위한 창상 처리, 신체 청결의 필요성을 이해할 수 있다고 말한다. 2) 감염 예방 관리와 처리에 협조할 수 있다. 3) 손 씻기나 양치질 등 감염 예방법을 실행할 수 있다. 4) 38℃ 이상의 발열이나 염증 데이터의 상승, 창상의 감염 징후가 없다.

간호 계획	중재 포인트와 근거
OP 경과 관찰 항목 • 수술 전 감염 위험: 나이, 체격, 영양 상태, 간 기능 장애, 흡연 습관 등 • 수술 방식과 침습	⮕감염과 감염 위험, 감염 징후 파악 근거간 절제술은 소화 효소를 포함한 관 문합도 많으며, 감염이나 봉합부전을 일으키기 쉽다. 합병증이 발생하면 담즙 누관

- 감염 징후: 발열, 창상의 발적, 종창, 통증, 고름, 백혈구, CRP의 상승

TP 간호 치료 항목
- 감염원의 침입 방지: 손 씻기, 청결 조작, 격리, 낙하균의 감소, 면회 제한 등

- 영양 상태의 개선: 주입 관리, 알부민 투여, 농후 적혈구와 혈소판, 신선, 청결 혈장 등의 수주 관리, 식사 시작 후 식사 환경의 궁리와 배려, 적절하게 영양사와 상담

EP 환자 교육 항목
- 감염 징후와 증상, 위험 요인에 대해 환자와 가족에게 설명

과 복강 내 농창을 수반하여 치유가 어렵기 때문에 위험성이 없다는 것이 확인될 때까지 관찰한다.

➡ 감염 예방　근거　환자는 수술과 간 손상의 영향으로 감염되기 쉬운 상태에 있기 때문에 항상 병원 감염을 포함한 감염의 근원이 되는 것의 침입을 방지하기 위해 노력한다.

➡ 근거 저영양은 저항력을 약하게 하고 피부·점막이 손상되기 쉽게 만들기 때문에 감염 예방을 위해 수액과 식이요법을 활용하고 개선하기 위해 노력한다.

➡ 근거 감염 예방은 환자뿐만 아니라 면회를 온 가족의 협력도 필요하다. 퇴원 후 상처 감염의 위험이 사라져도 감염되기 쉬운 증상은 계속되는 경우가 많기 때문에 일상적인 감염 예방의 필요성을 설명하고 지도한다.

---

4 간호 문제	간호 진단	간호 목표(간호 성과)
#4 저영양 상태에 있다.	영양 섭취 소비 균형 이상: 필요량 이하 **관련 요인**: 수술, 당대사 장애, 간암 **진단 지표** ☐ 저단백, 저알부민혈증 ☐ 먹는 것에 대한 혐오	〈장기 목표〉 영양 상태와 구강 섭취를 유지, 개선할 수 있다. 〈단기 목표〉 1) 영양 관리, 경구 섭취의 필요성을 설명할 수 있다. 2) 영양 개선에 필요한 조치, 식사 섭취의 증가에 협력할 수 있다.

간호 계획	중재 포인트와 근거

OP 경과 관찰 항목
- 영양 데이터: 총단백, 알부민, 헤모글로빈, 중성 지방 등
- 체중
- 허리둘레
- 부종, 복수의 유무나 정도

TP 간호 치료 항목
- 적절한 에너지와 영양소를 결정, 지시에 따라 수액과 음식 섭취를 촉진한다.
- 식사 분위기, 식전 휴식, 한 번에 먹을 수 없는 경우 분할식 등에 대해 궁리한다.
- 식사 전의 불편감, 고통스러운 조치나 관리의 실시를 조정한다.
- 구강 내 청결을 유지

EP 환자 교육 항목
- 적절한 영양 섭취와 구강 내 청결의 필요성을 설명한다.

➡ 영양 상태와 저영양과 관련된 증상의 파악　근거 적절한 영양 상태를 유지하려면 영양 상태나 저영양에 수반하는 증상에 대한 정확한 정보가 기본이다.

➡ 지시된 수액과 음식을 섭취하게 하는 지원　근거 간 질환은 식욕 저하를 수반하기 쉽고, 저영양이 발생하기 때문에 이를 개선하기 위해 수액 요법과 함께 식사 시작 후 식욕을 자극하기 위한 지원을 실시한다.
➡ 식사 전에 고통스런 처치·관리를 피한다.　근거 식사 전의 불편과 고통은 식욕 저하의 원인이 되기 때문에 시간을 조정한다.

➡ 적절한 영양 섭취와 구강 내 청결 유지는 수술이나 입원 중일 때만이 아니라 퇴원 후에도 장기간 중요하기 때문에 환자 스스로 실시할 수 있도록 설명한다.　근거 간절제수술 후 금식 중이거나 수술 후 저영양 상태에 있다면 구강 점막 저항력이 약해져 침이 감소하기 때문에 청결을 유지하기 어렵다.

<table>
<tr><td>5 간호 문제</td><td>간호 진단</td><td>간호 목표(간호 성과)</td></tr>
<tr><td>#5 안정과 통증에 의해 ADL이 제한된다.</td><td>활동 내성 저하
관련 요인: 침상 안정, 신체 움직임 불능, 전신 쇠약
진단 지표
□ 몸을 움직일 때의 호흡곤란
□ 몸을 움직일 때의 불쾌감</td><td>〈장기 목표〉 신체적 고통, 영양 상태나 부종이 개선되고 ADL이 증가한다.
〈단기 목표〉 1) 활동성을 저하하는 요인을 말한다. 2) 수술 후 회복 상황에 따른 ADL을 할 수 있다. 3) 활동 증가로 인한 호흡, 순환에 미치는 영향의 감소가 나타난다. 4) 활동에 따른 호흡곤란과 심계항진의 감소를 보고한다.</td></tr>
</table>

<table>
<tr><td>간호 계획</td><td>중재 포인트와 근거</td></tr>
<tr><td>

OP 경과 관찰 항목
- 휴식 · 활동 직후의 바이털 사인, 활동 중의 부정맥이나 동맥 압력 저하, 활동 후 잦은 호흡, 빈맥, 산소 포화도 저하의 유무
- 활동 저하의 인식

TP 간호 치료 항목
- 바이털 사인의 심한 변화와 자각 증상의 증강이 있는 경우 활동 부하, 빈도, 지속 시간을 줄인다.
- 활동의 단계적인 증가: 장기 와상(臥床) 중인 환자의 ROM(관절 가동역) 운동 실시, 휴식과 활동 시간의 조정에 의해 운동 내성이 증가한다.
- 필요에 따라 보충을 위해 방문 간호사나 방문 재활 프로그램에 대해 소개한다.

EP 환자 교육 항목
- 활동을 위한 에너지 보존 방법을 지도한다.

- 가정에서도 오랫동안 계속할 수 있는 운동 방법을 PT(물리치료사)와 함께 상담하고 지도한다.

</td><td>

➲휴식과 활동 시의 바이털 사인나 자각 증상의 변화 파악 　근거　활동 내성 저하와 증가를 기준으로 활동에 따른 증상이나 징후의 충분한 파악이 중요하다.

➲　근거　현실의 활동 수준과 안정도, 운동 내성에 대응하여 단계적으로 안전 · 안락한 활동을 늘리는 것이 바람직하다.
➲계속적인 지원과 소개 　근거　간 절제술 후 간 기능 장애가 증가함에 따른 활동 내성 저하는 일시적이지만, 필요에 따라 재활의 계속, 일상생활의 유지와 보조에 노력한다.

➲체력 보존 방법에 관한 지도 　근거　간암의 대부분이 만성 간 질환을 가지고 있기 때문에 활동 내성 저하를 일단 초래한 뒤에는 내성 증가가 어렵다. 에너지 보존 방법을 지도한다.

➲지속적인 운동의 지도 　근거　활동 내성 저하가 진행될 수 있으므로, 가정에서도 계속할 수 있는 운동 내용과 운동량을 PT와 상담하고 지도한다.

</td></tr>
</table>

<table>
<tr><td>6 간호 문제</td><td>간호 진단</td><td>간호 목표(간호 성과)</td></tr>
<tr><td>#6 수술 후 섬망에 의해 위험 행동과 신체 손상 우려가 있다.</td><td>신체 손상 위험 상태
위험 요인: 수술, 수술 후 섬망, 불안정한 걸음, 저영양, 부종, 출혈 경향, 간성 뇌증</td><td>〈장기 목표〉 낙상하지 않고 꾸준히 자기 힘으로 보행을 할 수 있게 되어 신체를 손상시키지 않는다.
〈단기 목표〉 1) 신체 손상의 위험 요인을 이해하고 언급한다. 2) 신체 손상을 예방하는 행동을 취할 수 있다. 3) 신체 손상의 위험 요인을 감소시킬 수 있다.</td></tr>
</table>

<table>
<tr><td>간호 계획</td><td>중재 포인트와 근거</td></tr>
<tr><td>

OP 경과 관찰 항목
- 고통의 정도
- 정신 상태와 이해력의 변화 유무
- 수술 후 안정에 따른 근력, 보행 능력의 쇠약 유무와 정도
- 영양 상태

</td><td>

➲환자 자신의 이해와 환경적 위험 요인의 파악 　근거　환자는 수술이나 간 기능 저하에 따른 인식 쇠퇴에서 자신의 안전을 보장하지 못할 수 있어 주위의 안전을 확인할 필요성이 있다.

</td></tr>
</table>

- 부종의 상태
- 출혈 경향이나 간성뇌증의 유무와 정도
- 침대 주위 환경
- 신발
- 간호사 호출을 이해하고 관리에 협력

- 보행, 이동 보조, 발밑 조명

 간호 치료 항목
- 침상 안정이나 보행이 불안정한 동안 배설이나 이동, 체위 변환 시 도움을 준다.
- 낙상을 방지하기 위해 침대 가장자리 보호 가드나 침대 높이, 침대 주위 환경, 보행 경로의 환경을 정비하고, 걷기 쉬운 신발을 신도록 한다.
- 신체의 청결 유지에 유의하고 신체 손상을 방지한다.
- 의식 장애가 있을 때는 의사의 지시와 가족의 동의에 따라 신체를 구속하여 안전을 확보한다.
- 테이프, 드레인, 동일한 체위에 의한 피부나 점막의 손상에 주의하여 관리한다.

 환자 교육 항목
- 휴식을 취하거나 보행할 때 불안정하고 안전을 확보할 수 없을 경우, 환자·가족에게 신체 손상의 위험을 설명하고 간호사 호출을 사용하도록 지도한다.
- 부득이하게 신체 구속을 실시하는 경우에는 환자·가족에게 그 필요성을 설명하고 면회 시 주의 사항을 설명한다.
- 가정에서는 마루나 욕실에서의 미끄럼에 주의하고, 필요한 경우 난간을 설치하고 이동하기 쉬운 환경을 정돈하도록 지도한다.

➡ 낙상을 방지하는 입원 환경 정비　**근거** 수술을 하면 수술 침습이나 침상에서의 안정으로 기립과 보행이 불안정해지기 쉽다. 침대 주위 환경이나 맞지 않는 신발은 낙상을 초래하는 요인이 될 수 있으므로 배려와 정비가 필요하다.

➡ **근거** 낙상의 위험이 높은 경우 보행·이동 시 도움을 요한다. 특히 야간에는 발밑이 보이지 않아 낙상으로 이어질 수 있다. 또한 숙면을 방해하지 않는 정도의 조명에 대해 연구한다.

➡ 위험 행동이 명확한 경우 안전 확보　**근거** 간성 뇌 질환 등에서는 정신착란 등을 초래, 정상적인 판단에 따라 행동하기 곤란하므로 간호사가 모니터링하고 필요에 따라 안전을 확보한다.

➡ 입원 중 안전 확보 지도　**근거** 위험을 판단할 수 있는 환자에게는 간호사 호출에 대해 설명하고, 자력으로 걷거나 이동이 불안정한 경우에는 반드시 간호사를 부르도록 지도한다.

➡ 퇴원 후 안전한 환경 정비 지도　**근거** 퇴원 후에도 낙상 등 신체 손상의 위험이 있거나 출혈 경향을 수반하는 경우에는 사고를 방지할 수 있는 가정환경 정비를 환자와 가족에게 설명한다.

7 간호 문제	간호 진단	간호 목표(간호 성과)
#7 간암이나 수술에 관련된 자존감 저하가 보인다.	**상황에 따른 자존감 저하** **관련 요인**: 신체 이미지의 혼란, 상실, 가치관과 일치하지 않는 행동, 거절 **진단 지표** ☐ 수술 후의 상황에 잘 대처하지 못했다고 자기 평가를 한다. ☐ 고립무원이라고 말한다. ☐ 자기 부정적인 발언을 한다. ☐ 우유부단한 행동을 한다. ☐ 자신은 도움이 되지 않는다고 표명한다.	〈장기 목표〉 수술 후 자신을 받아들일 준비가 된다. 〈단기 목표〉 1) 수술 후의 상태나 자신의 변화를 왜곡 없이 현실적인 태도로 평가할 수 있다. 2) 자신에 대한 관심이나 감정이 풍부해진 것에 대해 표현할 수 있다. 3) 수술 후 적응과 대처를 위한 말과 행동을 보일 수 있다.

<table>
<tr><th>간호 계획</th><th>중재 포인트와 근거</th></tr>
</table>

OP **경과 관찰 항목**

- 암이나 수술, 생활 복귀와 미래에 대한 이해를 받는 법, 수술 후 심신 상태에 대한 이해 및 파악하는 법 감정
- 환자 자신의 사고방식, 견해, 관리 서비스 공급자에 대한 감정, 심신의 안정이나 상황에 대한 적응의 정도, 대처 행동

TP **간호 치료 항목**

- 환자의 자신에 대한 감정 표현을 격려하고, 많은 부분에서 부정적으로 평가하기보다는 있는 그대로를 받아들인다.
- 암에 대해서나 수술 후 경과, 예후에 대한 의문이나 불안에 대해 질문하도록 격려한다.

- 올바른 정보를 제공하고 이해를 촉구한다. 환자 자신이나 의료진에 대한 오해를 푼다.

- 개인 정보 보호와 안전한 환경을 제공한다.

- 상황 적응에 따른 대처와 지원을 강화한다.

EP **환자 교육 항목**

- 질환이나 수술 과정에 대한 의심, 불안 등의 감정을 전하도록 설명한다.
- 필요에 따라 다른 직종이나 사회 자원의 이용에 대해 조언, 지도를 한다.

➡ 수술 후 심신의 변화 상황 파악 **근거** 간암 환자의 대부분은 긴 요양 기간을 거쳐 암에 걸린 사실을 알고 분노를 느끼거나 자존감이 저하되기 쉽다. 수혈 등 의료에 기인한 간염 바이러스 감염자의 경우, 의료진에게 암에 대한 충격으로 분노할 수 있다. 또는 건강한 몸으로 회복해도 암 환자라는 꼬리표에서 벗어나지 못하고 사회생활을 스스로 좁히는 환자도 있다. 이러한 배경에서 수술 후 심신의 상황 파악이 중요하다.

➡ 감정 표현, 질환에 대해서나 수술 후 경과 등에 대한 의문의 표출을 촉진한다. **근거** 간암은 남성 환자에게 많으며 감정과 불안, 의심, 질문을 스스로 말할 수 없게 되는 경우가 많다. 긴 요양을 거친 후 의료진에게 이제 와서 들었기 때문에 회복이 어렵다고 생각하는 환자도 있다.

➡ 정확한 정보를 제공하고 오해를 푼다. **근거** 간염 바이러스는 과거 의료에서 기인된 원인으로 의료진에게 불신을 가지고 있는 경우가 있다. 또한 치료 방법의 선택을 두고 결정을 못 하는 환자도 많고, 다른 환자들에게 잘못된 정보를 얻고 불안감에 빠지기도 한다. 올바른 지식을 얻고 오해를 시정할 수 있도록 지원한다.

➡ **근거** 자존심이 극도로 저하된 환자는 주위와의 접촉에 강한 위협과 부담을 느끼는 경우가 많다. 상황에 따라 면회를 제한하는 등의 배려를 한다.

➡ **근거** 환자가 가지는 대처 능력을 촉진하고, 필요한 자원과 지원을 조정하고 제공하여 상황에 맞는 운영을 촉진한다.

➡ **근거** 감정 표출은 질병이나 수술 후 경과 등에 대한 의문을 풀고 적극적으로 해결하기 위해서도 중요하다.

➡ 다른 전문기나 사회 자원의 이용 지도 **근거** 자존감을 저하시키고 있는 내용이나 정도에 따라 제3자의 중재가 효과적인 경우도 있으므로 카운슬러와 정신과 의사 등을 소개하고 퇴원 후에 이용할 수 있는 사회 자원에 대해 알려준다.

<table>
<tr><th>8 간호 문제</th><th>간호 진단</th><th>간호 목표(간호 성과)</th></tr>
</table>

#8 수술 후 새로운 요양 생활에 대한 불안감이 있다.

불안

관련 요인: 암 수술, 만성 간 질환, 재발 위험이 높음, 새로운 요양 생활 적응에 대한 걱정

진단 지표

☐ 불면증
☐ 인생의 중요한 변화에 따른 걱정을 표현한다.
☐ 문제 해결 능력의 약화
☐ 주의 장애
☐ 두려움, 고뇌

〈장기 목표〉 일상적인 일 처리에서 불안과 갈등이 증가하지 않는다.

〈단기 목표〉 1) 불안감이나 대처하는 패턴에 대해 이야기할 수 있다. 2) 심신이 안락해졌다고 말할 수 있다. 3) 불안을 매니지먼트하는 효과적인 대처 방법을 이용할 수 있다.

<table>
<tr><th>간호 계획</th><th>중재 포인트와 근거</th></tr>
</table>

OP 경과 관찰 항목
- 불안의 징후와 말, 행동, 불안의 정도
- 수술 후 가정과 사회로 돌아갈 수 있을지에 대한 불안감의 유무와 내용

TP 간호 치료 항목
- 안심과 안락의 제공: 곁에 있어주고 느긋하고 조용히 이야기함으로써 감정을 받아준다.

- 과도한 자극을 멀리한다.

- 긴장을 완화하는 치료를 제공한다.
- 가족을 배려한다.

EP 환자 교육 항목
- 걱정과 위협감, 긴장 등의 감정을 참지 말고 간호사에게 설명한다.

➡불안의 지속적인 관찰 **근거** 암 고지에 충격을 받아 난치성, 진행성이라는 질병의 특성과 수술 후 심신의 쇠약에서 불안감을 갖기 쉽기 때문에 불안을 나타내는 말과 행동을 파악한다.

➡**근거** 재발의 위험이 있고 암에 걸려 요양하는 일상의 변화와 생활에 미치는 영향에 불안을 갖기 쉬우므로 곁에 있어주면서 불안감을 완화시킨다.

➡**근거** 불안이 큰 경우에는 사소한 것에도 상처를 받기 쉬우므로 불안을 강화하는 자극을 제거하도록 노력한다.

➡**근거** 불안이 큰 환자는 심신이 모두 긴장해 있으므로 릴랙션하도록 하고, 치유와 연결시킨다.

➡**근거** 환자가 바쁜 간호사에게 감정을 말하는 것을 망설이고 감정을 억제하는 경우도 많다. 또한 암 고지 직후에는 충격과 긴장의 연속으로 도움을 요청하는 모든 행위를 하지 않는 경우도 많다. 불안에 대응하는 것도 간호사의 역할임을 설명하고, 감정을 표출할 수 있도록 신뢰 관계를 구축한다.

| Step1 영향 평가 | Step2 간호 초점 | Step3 계획 | Step4 실시 | Step5 평가 |

병기·병태·중증도별 관리 포인트

- 간암은 병기와 건강 상태에 따라 관리 포인트를 달리하여 다섯 시기로 나누어 생각할 수 있다.

간세포암 환자의 다섯 가지 투병 모델에 따른 간호

1. 전 발암기: 발암 위험에 대해 겁을 내면서 간염이나 간경변으로 평균 수십 년 동안 장기 요양을 계속하다 간염을 숙지하고, 자기관리에 의한 노력을 통해 자신이 병자라는 자각이 싹트는 시기. 간염의 위협과 계속적인 요양의 지원, 건강 유지와 자기관리의 촉진, 긴 요양을 하는 것도 중요한 치료가 된다.

2. 발암기: 긴 요양에도 암에 걸린 충격이 크지만 생존 방략을 모색하는 시기. 암의 충격에서 벗어나도록 하고, 치료법을 결정하도록 하는 지원과 고통을 조절할 수 있도록 돕는다. 암 치료 후 새로운 요양 생활의 뒷받침이 관리 포인트다.

3. 재발기: 단발적으로 암의 재발이 반복되는 난치성과 이를 받아들이는 자세를 형성해나가는 시기. 반복되는 치료 부담의 경감, 난치성임을 받아들이는 태도를 갖도록 하며 믿음의 구축을 지켜보는 등의 지원이 중요하다.

4. 다발기: 동시 다발적으로 암을 일으키는 위협에 대해 투병의 신념을 관철해나가는 시기. 급격한 신체 증상과 고통의 완화, 여러 위협에도 생존하겠다는 믿음에 대한 지지가 필요하다.

5. 쇠퇴기: 암 전이, 간기능부전이 진행하고 죽음이 임박한 병태에서 가혹한 말기를 사는 시기. 간부전 증상의 완화와 안락의 보존, 희망 요양 지원, 투병에 대한 자부심을 지키도록 지원하는 것이 매우 중요한 치료가 된다.

※ 간암 환자가 병과 싸우는 특징은 간암 증상이라는 체험해보지 못한 위협에 고뇌하면서도 투병의 신념으로 자랑스럽게 인생을 완수해나가는 투쟁이다. 전인적 고통의 완화와 인간적 성장의 촉진을 지원하는 것이 중요하다.

완화 의료를 위한 간호 요소

전인적 고통의 완화와 인간적 성장을 촉진하는 간호 요소로 다음의 여섯 가지를 들 수 있다.

1. 고통 증상의 발현 예방과 적극적인 완화: 간암의 재발과 진행에 대비하여 증상의 조절 감각을 기르도록 지원하고, 말기 치료라는 어려운 상황에서 만족스러운 치료를 지원하는 것이 중요하다.
2. 강한 생존력에 대한 신념: 환자는 고통이 깊을수록 조용히 자신의 감정과 내면의 강인함을 짐작하게 해주는 대응에 안도할 수 있다.
3. 인생을 긍정적으로 받아들이는 태도: 환자의 전인적 이해, 삶의 회상과 의미 부여에 도움이 될 수 있는 지속적인 대화가 중요하다. 동시에 항상 불안정한 마음에 있는 환자를 지켜주는 안정감의 제공이 요구된다.
4. 소중한 사람들과의 깊은 인연을 지원: 특히 말기 간암 환자는 황달이나 복수 등으로 쇠약해진 자신의 모습을 드러내는 것을 부끄러워하므로, 제한된 주위 사람들과 깊은 관계를 맺도록 지원하는 것이 중요하다.
5. 자기관리와 요양을 지원하는 정보 제공: 간염의 조기 발견과 치료에 의해 간암 예방으로 연결되도록 하는 것이 중요하다. 또한 요양에 대한 불투명한 전망에서 오는 불안을 경감시키고 납득이 가는 치료를 받을 권리를 옹호하기 위한 정보 제공은 필수다.
6. 계속적인 지원 유지: 말기 간암 환자는 장기적으로 신뢰하면서 치료를 받은 의사에게 몸을 맡기기를 바라는 경우가 많다. 한편, 최근 병원의 역할 분화에 따라 말기에 병원을 옮기는 것에 대해 버려진 거라고 느끼는 환자도 있다. 긴 요양을 통해 환자가 원하는 치료를 받았다고 납득할 수 있도록 지원하는 것이 중요하다.

간호 활동(간호 중재) 포인트

간 절제술 후 환자의 치료

- 간암의 대부분을 차지하는 간염 바이러스를 가진 환자는 만성 간염이나 간경변에 의한 긴 요양 생활에서 몸에 익혀온 해결책으로 상황에 대응하는 경우도 많아, 환자의 대처법을 치료에 활용하는 발상이 중요하다.
- 초기암 치료는 재발률이 높기 때문에 광범위한 치료의 선택에 당황한 경험이 많다. 따라서 선택에 대한 불확실성과 갈등을 갖고 있는 경우가 있으므로, 의사 결정에 대한 지원은 아주 중요하다.
- 암 수술 전에 하는 면밀한 검사에서는 일반적인 수술 전 검사 이외에도 병소 부위나 간경화 진단을 목적으로 다양한 검사가 부과되므로, 불안감과 결과에 대한 두려움으로 도움을 필요로 한다. 간 절제술은 간의 예비 기능과 절제 범위에 따라 합병증의 위험도가 다르기 때문에 심신을 지원하면서 수술 전 건강 상태를 정확히 파악하도록 노력하는 것이 중요하다.
- 수술은 출혈, 간기능부전, 호흡부전, 담즙 누관 등의 합병증의 위험이 있다. 특히 간은 혈액이 풍부한 부위로서, 출혈에 주의하고 적절한 산소 공급과 휴식으로 간 혈류를 유지하는 등 관리가 중요하다. 절개창이 크고 통증이 강하기 때문에 고통 완화와 정신적 지원도 중요하다.
- 간암의 80% 이상이 간경변을 병발하기 때문에 간에 직접 침습을 미칠 간 절제술 전후에 실시하는 심신의 면밀한 평가에 근거하여 합병증 예방과 회복 촉진을 위한 치료가 중요하다. 또한 수술 후 회복 촉진과 불안 없이 퇴원할 수 있도록 지도, 준비하도록 지원한다.

퇴원·요양 지도

- 이번 간암에 대한 치료 효과와 간 손상 정도에 대해 설명한다.
- 간암은 만성 질환이기 때문에 재발 가능성이 높으므로 오랫동안 복용 치료와 통원, 검사를 계속할 필요성을 이해하고 있는지 확인한다.
- 지시된 약물의 확실한 복용: 적절한 약사와 제휴한다.
- 간경화와 합병증 정도에 따른 식사 지도: 적절한 영양사와 제휴한다.
- 음주는 간기능부전을 악화시키므로 금주의 필요성을 설명하고 인식을 확인한다.
- 간 보호를 위해 격렬한 운동이나 중노동, 수면 부족을 피하고 안정을 유지하면서 가벼운 운동을 하도록 지도한다.
- 위험한 증상, 징후와 진찰의 타이밍에 대해 정보를 제공한다.

평가 포인트

간호 목표 달성도

- 간 절제술 후, 간 실질의 감소에 수반하는 간 기능 장애와 간기능부전이 개별 목표치까지 개선될 수 있도록 간 보호를 위한 안정을 유지할 수 있었는가?
- 만성 간 장애에 의한 출혈 경향에 수반한 수술 후 출혈은 발생하지 않았는가?
- 전신 마취와 개복 수술에 따른 순환 장애, 호흡부전, 간기능부전, 감염·봉합 부전 등의 합병증이 발생하지 않았는가?
- 수술 침습, 금지 음식, 섭취 개시 후 식욕이 저하되더라도 영양 상태를 유지할 수 있고, 수분 출납이나 알부민 등의 영양 데이터가 기준치를 유지, 복수·부종 등 체액량 과잉이 나타나지 않았는가?
- 통증과 피로, 수술 상처로 인한 신체적 고통과 외형의 변화에 따른 심신의 고통이 강화되지 않았는가?
- 수술 후 안정과 신체적 고통으로 일상생활에 제한이 있어도 지장 없이 지낼 수 있도록 자기관리에 대한 의욕과 능력이 회복될 수 있었는가?
- 간암이나 퇴원 후 요양의 필요성과 방법 등 올바른 지식을 가질 수 있었는가? 수술이나 재발, 사회 복귀를 향한 불안감이 감소하고 주체적으로 요양 조치를 취할 수 있었는가?

간암 환자(간 절제 수술 환자)의 병태 관련도와 간호 문제

병인 악화 요인

- 간 절제
- 만성 간 질환(만성 간염, 간경변), 음주, 저영양, 약물, 과도한 심신의 스트레스
- 담관세포암
- 간세포암
- 간암

병태

- 간 실질 감소
- 간 기능 저하
- 문맥압 항진

증상

- 영양 · 대사 기능 장애
- 약물 대사 · 해독 기능 장애
- 담즙 생성, 배설 장애
- 응고 인자
- 비종 비장 기능 항진
- 식도위 정맥류
- 군

- 저단백 · 저알부민 혈증 등
- 고암모니아혈증 정신적 증상 신경 증상: 날갯짓 떨림
- 혈청 빌리루빈 상승
- 프로트롬빈 시간 연장 출혈 시간 연장
- 범혈구 감소
- 토혈 발열

- #4 영양 섭취 소비 밸런스 이상: 필요량 이하
- 간성 뇌증
- 황달. 갈색 소변
- 출혈 경향
- 감염성

- 부종 · 복수
  - #5 활동 내성 저하
  - #6 신체 손상 위험 상태
  - #7 자존감의 상황적 하락
- 빈혈
- 복부 수술 창흔

진단 검사

검사
- 종양 마커
- 초음파
- 조영 CT
- MRI
- 조영 초음파
- 내시경 검사
- 혈관 조영술
- ICG R15
- 간종양 생검
- 혈관 조영술하 CT

치료 간호

약물 요법
- 간 비호 약: 주사, 복용, 한약
- 안정

식이요법
- 고에너지, 고단백질, 고비타민식

- 순환 동태의 유지 수액 · 수혈 요법: 보액, 수혈, 혈소판, 알부민, 신선 동결 혈장, 카테콜아민 등

- 영양 관리 수액
  - 수혈 장치
- 약물 요법
- 해독약: 락툴로스(모니락), 하제
- 단백질 제한식

- 지혈제 혈소판 수혈
- 피부 · 점막 보호
- 침상 안정
- 복강 드레인 유치

- 항생제 영양 관리
- 붕대 교환 드레인의 관리
- 신체의 청결 유지: 청식 등

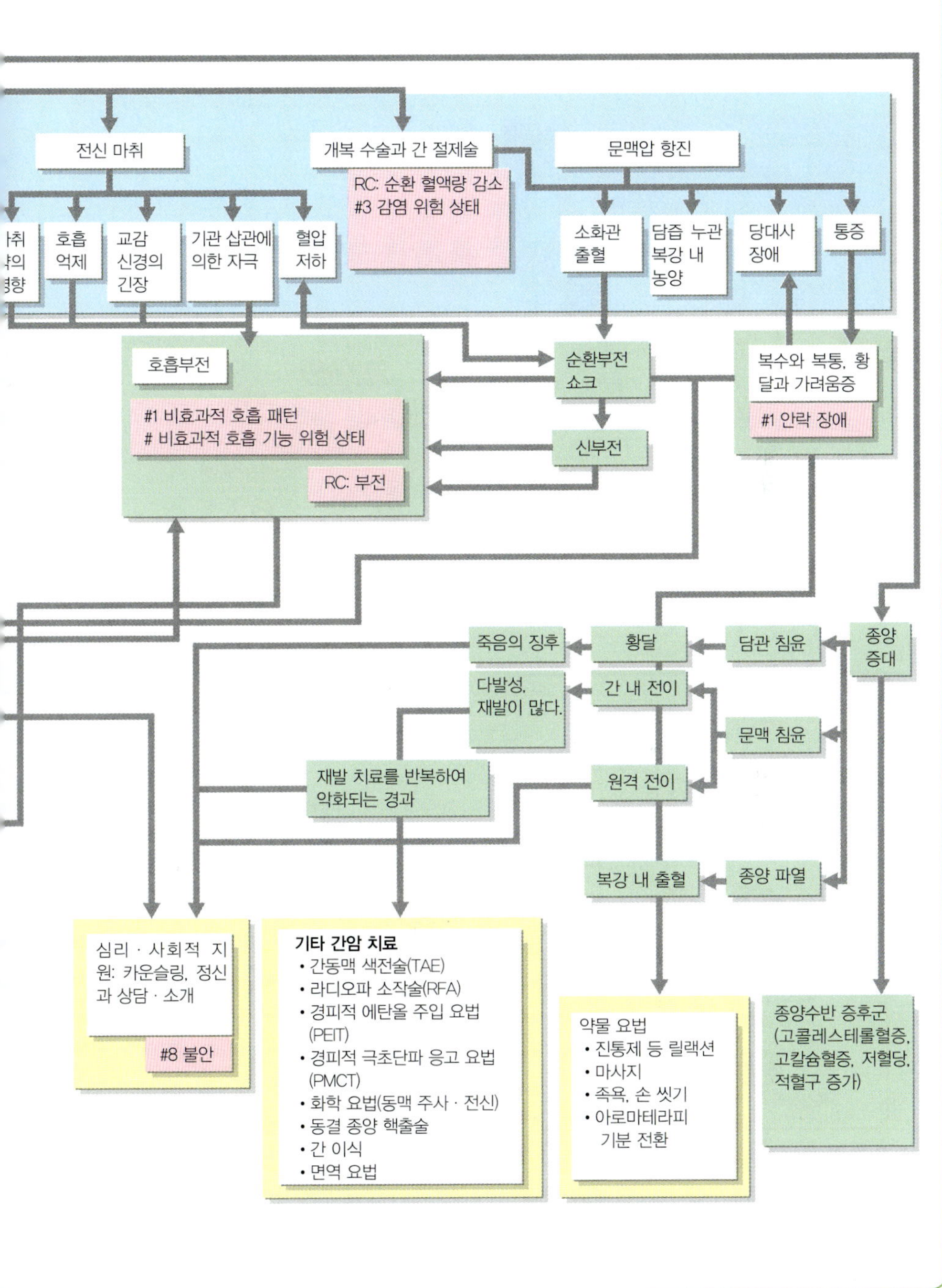
전신 마취
개복 수술과 간 절제술
RC: 순환 혈액량 감소
#3 감염 위험 상태
문맥압 항진
마취의 영향
호흡 억제
교감 신경의 긴장
기관 삽관에 의한 자극
혈압 저하
소화관 출혈
담즙 누관 복강 내 농양
당대사 장애
통증
호흡부전
#1 비효과적 호흡 패턴
비효과적 호흡 기능 위험 상태
RC: 부전
순환부전 쇼크
신부전
복수와 복통, 황달과 가려움증
#1 안락 장애
죽음의 징후
황달
담관 침윤
종양 증대
다발성, 재발이 많다.
간 내 전이
문맥 침윤
재발 치료를 반복하여 악화되는 경과
원격 전이
복강 내 출혈
종양 파열
심리 · 사회적 지원: 카운슬링, 정신과 상담 · 소개
#8 불안
기타 간암 치료
• 간동맥 색전술(TAE)
• 라디오파 소작술(RFA)
• 경피적 에탄올 주입 요법 (PEIT)
• 경피적 극초단파 응고 요법 (PMCT)
• 화학 요법(동맥 주사 · 전신)
• 동결 종양 핵출술
• 간 이식
• 면역 요법
약물 요법
• 진통제 등 릴랙션
• 마사지
• 족욕, 손 씻기
• 아로마테라피 기분 전환
종양수반 증후군 (고콜레스테롤혈증, 고칼슘혈증, 저혈당, 적혈구 증가)

눈으로 보는 질환

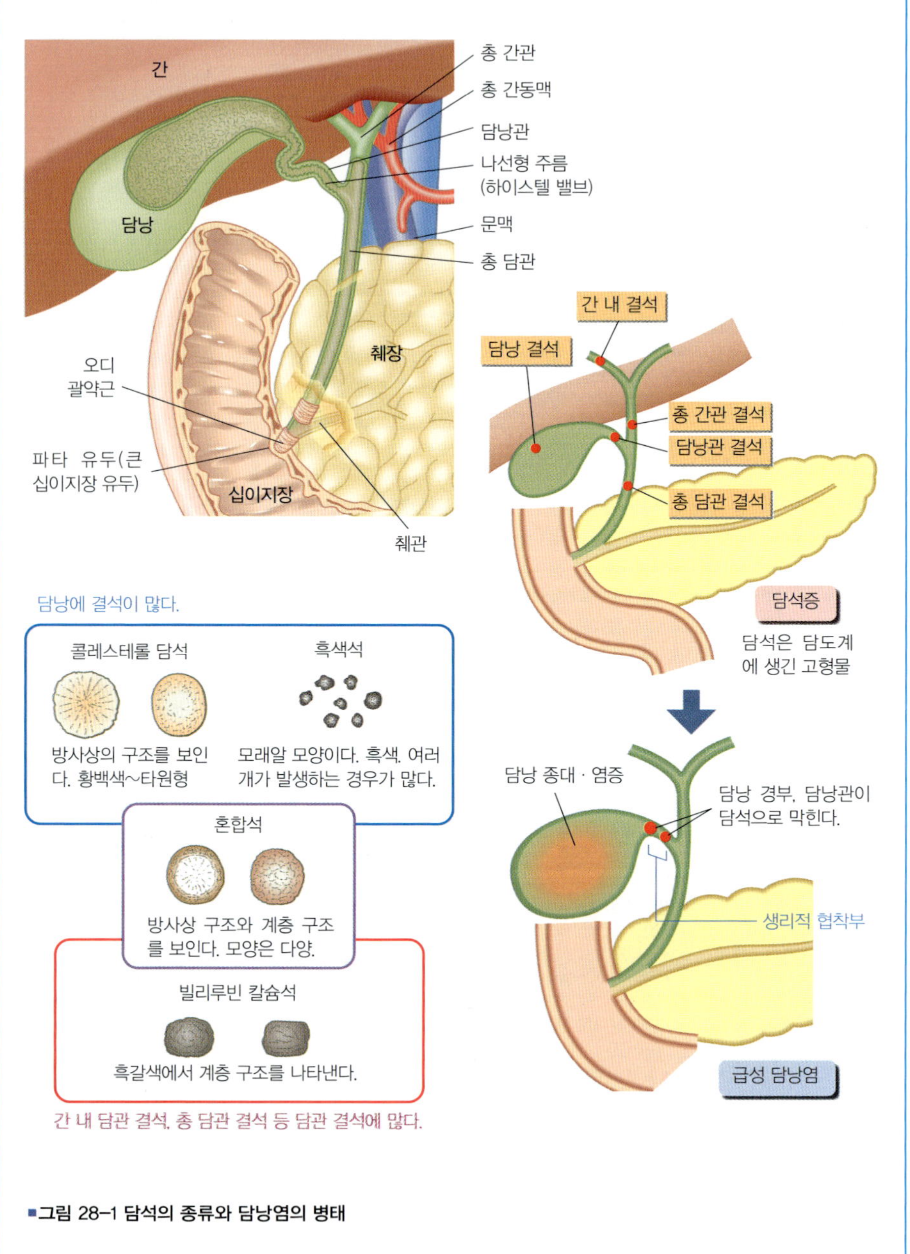

■ 그림 28-1 담석의 종류와 담낭염의 병태

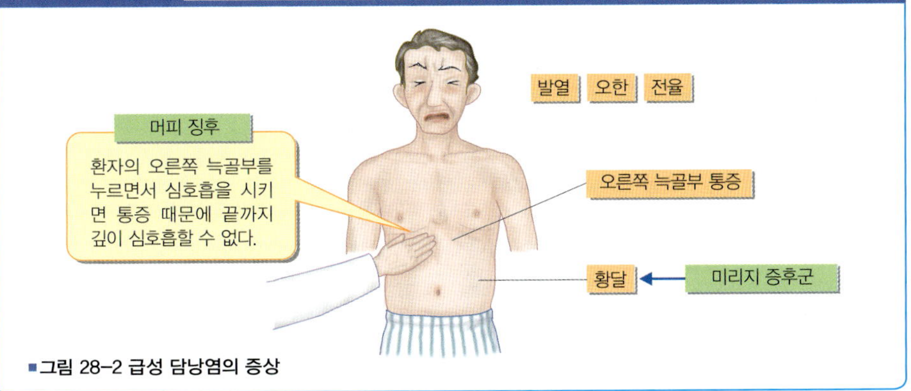

■ 그림 28-2 급성 담낭염의 증상

병태 생리

급성 담낭염의 90% 이상이 담석이 원인이다.

- 급성 담낭염의 대부분은 담낭관에 담석이 막혀 담즙이 정체하는 것이 원인으로, 세균 감염을 동반하여 발병한다. 담석의 원인이 아닌 경우는 외상이나 수술이다. 당뇨병에 의한 쉬운 감염성 등도 원인이 된다.
- 담낭관에 담석 등의 고형물이 있는 상태를 '담석증'이라 한다.
- 종양, 결석 등으로 담낭관이 폐쇄되어 담즙 분비 장애가 생겨 세균 감염이 발생한 상태를 '담낭염'이라고 한다.

병인·악화 요인

- 장내 상주균에 의한 세균성 감염이 악화의 원인이다. 대장균을 필두로 크레브시엘라 속이나 바크테로이데스 속과 그람 음성균이 70% 정도를 차지하고, 장구균(그람 양성 세균) 등이 나머지 30%를 차지한다.

역학·예후

- 연간 약 10만 명이 앓고 연령, 가족력, 비만이 세 가지 주요 위험 요인이다.
- 노인에게 많고 진단 시 패혈증을 일으키는 경우도 있지만, 대부분은 가벼운 염증으로 보존 치료를 한다. 중증화하는 경우 괴사성 담낭염, 담낭 천공에 의한 쇼크(15%), 담즙성 복막염 등으로 파급되는 수도 있다.

증상

- 발열, 오한 전율, 오른쪽 늑골부 통증(구토)이 주요한 증상이다. 촉진에서 압통이 있고, 머피(Murphy) 현상은 담낭염을 의심 소견으로 한다(그림 28-2).

진단·검사값

- 복부 초음파와 복부 조영 CT, MR 담관췌관 조영(MRCP)에서 담관종대(긴만), 담낭벽의 비후, 담석의 존재를 확인한다.
- **검사값**
- 염증 반응(백혈구 수 증가, CRP 상승), 담도계 효소(ALP, LAP, γ-GTP)의 상승도 단서가 된다. 간에 염증이 파급된 경우에는 AST, ALT가 상승한다.

중증 급성 담낭염	급성 담낭염 중 다음 중 하나를 수반하는 경우는 '중증'이다. (1) 황달* (2) 심각한 국소 합병증: 담즙성 복막염, 담낭 주위 농양, 간농양 (3) 담낭 염전증, 기종성 담낭염, 괴저성 담낭염, 화농성 담낭염
중등증 급성 담낭염	급성 담낭염 중 다음 중 하나를 수반하는 경우는 '중등증'이다. (1) 고도의 염증 반응(백혈구 수 > 1만4000/㎣ 또는 CRP > 10mg/dℓ) (2) 담낭 주위의 액체 고임 (3) 담낭벽 고도의 염증성 변화: 담낭벽이 고르지 못한 상태이고 고도의 담낭벽 비후인 상태
경증 급성 담낭염	급성 담낭염 중 '중등증', '중증'의 기준을 충족하지 않는 것을 '경증'이라고 한다.

*담낭염 자체에 의해 상승하는 황달은 특히 빌리루빈 5mg/dℓ에서 중증화의 가능성이 높다(담즙 감염률이 높다).
(급성 담도화염 진료 가이드라인 작성 간행위원회편: 과학적 근거에 기초한 급성 담관염·담낭염의 진료 지침, 의학도서출판, 2005)

합병증

- 미리지(Mirizzi) 증후군: 담낭염의 염증성 종대가 총 담관을 압박하여 발증한 황달을 말한다.
- 내담즙 누관: 담낭벽이 위장과 누공을 만드는(구멍 뚫는) 경우를 말한다. 구멍을 뚫는 대상은 십이지장이 많다. 기종성 담낭염, 담석 장폐색이 합병할 수 있다.
- 담즙성 복막염: 괴사성 담낭이 천공 또는 담즙 배액 튜브가 이탈한 경우에 발병한다.
- 급성 담관염, 급성 폐쇄성 화농성 담관염: 결석이 총 담관에 낙하했을 경우에 발병한다. 급성기에 치료가 잘 이루어지지 않으면 30~50%가 사망한다.
- 급성 췌장염: 결석이 십이지장 유두부[바터(Vater) 유두부]에 감돈한 경우에 발병한다.

치료법

> 담낭 결석에는 원칙적으로 담낭 절제술을 한다. 총 담관 결석, 담즙 결석에는 내시경 절석술, 복강경하 담즙염에는 담낭 적출술이 기본이다. 절석술 등도 선택한다.

●치료 방침

- 급성 담낭염은 원칙적으로 담낭 절제술을 전제로 한 초기 치료를 12~24시간 동안 실시한다.
- 황달의 사례와 전신 상태 불량 사례에서는 일시적인 경피 경간 담낭 배액(PTGBD)을 실시한다.
- 심각한 국소 합병증(담즙성 복막염, 담낭 주위 농양, 간 농양) 또는 담낭 염전증, 기종성 담낭염, 화농성 담낭염일 때 응급 수술을 실시한다.
- 경증, 중등증은 보존 치료를 하고, PTGBD 시술을 하거나 72~96시간 이내에 조기 수술을 고려한다.
- 급성기가 지나도 염증 소퇴 후에는 담낭 절제술을 하는 것이 바람직하다.

●예방 치료

- 경구 담석 용해 요법: 지름 15mm 미만의 X선 음성 콜레스테롤 결석으로 담낭 기능이 정상적인 경우 6개월의 내복으로 24~62.8% 완전히 용해할 수 있지만, 현재는 복강경 담낭 적출술 등 수술 기술의 발전으로 경구 담석 용해 요법은 주류가 아니다.
  1. 우르소데옥시콜산: 색소석 생성 억제
  2. fatty acid bile acid conjugates(지방산 담즙산포 합체): 콜레스테롤 결석 억제 작용
  3. 타우린 부하에 의한 담석 형성 억제
  4. 피브레이트 제제
- 체외 충격파 결석 파쇄술(ESWL): 비용 효과 면에서 복강경 담낭 절제술보다 떨어지고 재발률이나 담석의 완전 제거에도 문제가 있다(10년 안 재발률은 54~60%이며, 시행 중에 수술을 한 경우도 36%에 도달했다는 보고도 있다). 시술 대상은 단발 20mm 이하의 순수한 콜레스테롤 돌이다.
- 수술적 치료: 1. 개복 담낭 절제술 2. 복강경 담낭 절제술(그림 28-3)

■ 표 28-2 담낭벽 이식성의 양호한 정주 항생제

페니실린계	피페라시린나트륨(펜트실린), 타조박탐, 피페라시린 수화물(조신), 암피실린 수화물(빅실린, 솔실린)
세펨계 (1세대) (2세대) (3, 4세대)	세파졸린나트륨(세파메진 α) 세파졸린나트륨(세파메진), 세프메타졸나트륨(세프메타존), 플로목세프(알마린), 세포터암헥세틸 염산염(판스포린 T) 설박탐나트륨, 세포페라존나트륨(설페라존), 세프트리악손 나트륨 수화물(로세휜), 세프타지딤 수화물(모다신), 세프피롬 황산염(브로액트, 황산 세피프롬), 세포조프란 염산염(퍼스트신)
뉴키노론제	염산 시프로플록사신(시프록산), 파즈플록사신메실산염(파실, 파주크로스)
모노박탐계	아즈토레오남(아작탐)
카르바페넴계	메로페넴 수화물(메로펜), 이미페넴 · 실라스타틴나트륨(티에남), 파니페넴 · 베타미프론(칼베닌), 비아페넴(오메가신)
린코마이신계	클린다마이신 인산염 에스테르(타라신 S)

■ 표 28-3 담낭염, 담석증의 주요 치료제

분류	일반 이름	주요 상품명	약의 효과 메커니즘	주요 부작용
비스테로이드 항염증성 약물	디클로페낙나트륨	보루타렌, 나보알 SR	프로스타글란딘의 생합성을 억제하여 항염 알레르기 작용과 해열 진통 작용을 발현한다.	소화성 궤양, 간 장애, 신장 장애
	록소프로펜나트륨 수화물	록소닌, 올로스		
세펨계 항생제	세파졸린나트륨	세파메진 α, 세파졸린 Na	세균 세포벽 합성 저해에 의해 살균 작용을 한다.	쇼크, 아나필락시스양 증상
	설박탐나트륨, 세포페라존나트륨	설페라존		
카르바페넴계 항생제	이미페넴 · 실라스타틴나트륨	티에남		경련

● 약물 요법

Px 처방 예 진통제의 투여

- 보르타렌정(25mg)　1회 1~2정　통증 시 한꺼번에 복용(1일 1~2회)　← 비스테로이드성 항염증 약

　※2중 맹검 무작위 비교 대조 시험(RCT)으로, 담석 산통 발작 사례에 비스테로이드성 항염증 약(NSAIDs) 투여를 검토한 보고에서는 급성 담낭염의 진전 저지와 진통 효과가 인정되었다.

- 록소닌정(60mg)　1회 1정　1일 3회(아침 · 점심 · 저녁 식사 후)　← 비스테로이드성 항염증 약

Px 처방 예 항생제 정맥 주사

- 세파메진α(1g+식염수 100㎖)　점적　1일 2회(아침 · 저녁)　경증 담낭염　← 세펨계 항생제
- 설페라존(1g+식염수100㎖)　점적　1일 2회(아침 · 저녁)　중등증 담낭염　← 세펨계 항생제
- 티에남(0.5g+식염수 100㎖)　점적　1일 2회(아침 · 저녁)　중증 담낭염　← 카르바페넴계 항생제

※카르바페넴계에서는 카르베닌(담도 이행은 좋지 않지만 최소 발육 저지 농도(MIC)가 낮은 것은 결과적으로 유효하다), 티에남 등이 사용된다.

● 수술적 치료

- 수술의 선택: 최근 10년 동안은 개복 수술보다 복강경 담낭 절제술(그림 28-3)이 주류였다. 합병증 발생률과 수술 후 입원 일수에 뛰어나 안전성도 차이가 없었기 때문이다. 그러나 담관 손상(0.7%)이나 다른 장기 손상(0.2%) 등의 가능성이 높은 경우, 개복 수술의 기왕력이 있는 경우에는 주저 없이 개복 담낭 절제술을 선택한다.

- 수술 시기의 선택: 발병 후 72시간 이내에 조기 수술을 권장하고 있다. 급성 담낭염 수술 시기는 먼저 보존 치료를 실시하여 염증 소퇴 후 절제술을 하는 것이 일반화되었다. 1970~1980년에 유럽, 미국에서 열린 무작위 전향적 비교 시험에서는 발증보다 3~4일 먼저 하는 조기 수술과 발병 4개월 후의 수술은 출혈량, 수술 시간, 합병증의 발생률에 차이가 없었다. 복강경 담낭 절제술의 수술 시기에 대한 무작위 전향적 비교 시험에서는 개복 전환 비율, 합병증 발생률, 모든 입원 기간 등을 보았을 때 조기 수술군이 더 좋은 경향을 보였다.
- PTGBD의 선행 여부: 무작위 전향적 비교 시험이 아니다. PTGBD 후 며칠 있다 수술을 하고 있다는 보고가 있는 반면, 간 내 혈종이나 카테터의 일탈에 의한 담낭 주위 농양, 담즙성 흉수, 담즙성 복막염이 우려된다. 경피 경간 담낭 천자(PTGBA)에 관해서도 마찬가지다.

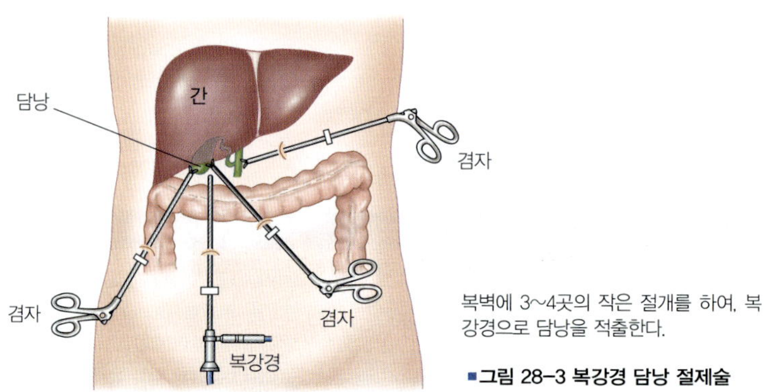

복벽에 3~4곳의 작은 절개를 하여, 복강경으로 담낭을 적출한다.

■ 그림 28-3 복강경 담낭 절제술

담낭염 · 담석증의 병기 · 병태 · 중증도별 치료 순서도

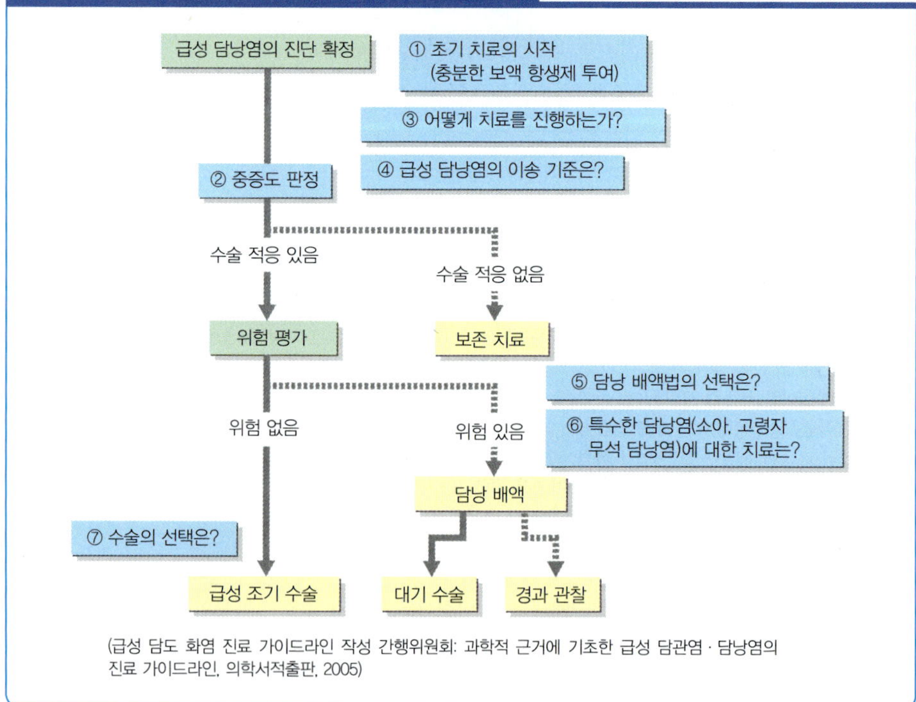

(급성 담도 화염 진료 가이드라인 작성 간행위원회: 과학적 근거에 기초한 급성 담관염 · 담낭염의 진료 가이드라인, 의학서적출판, 2005)

담낭 결석증 환자의 간호

아카시 게이코

간호 과정 순서도

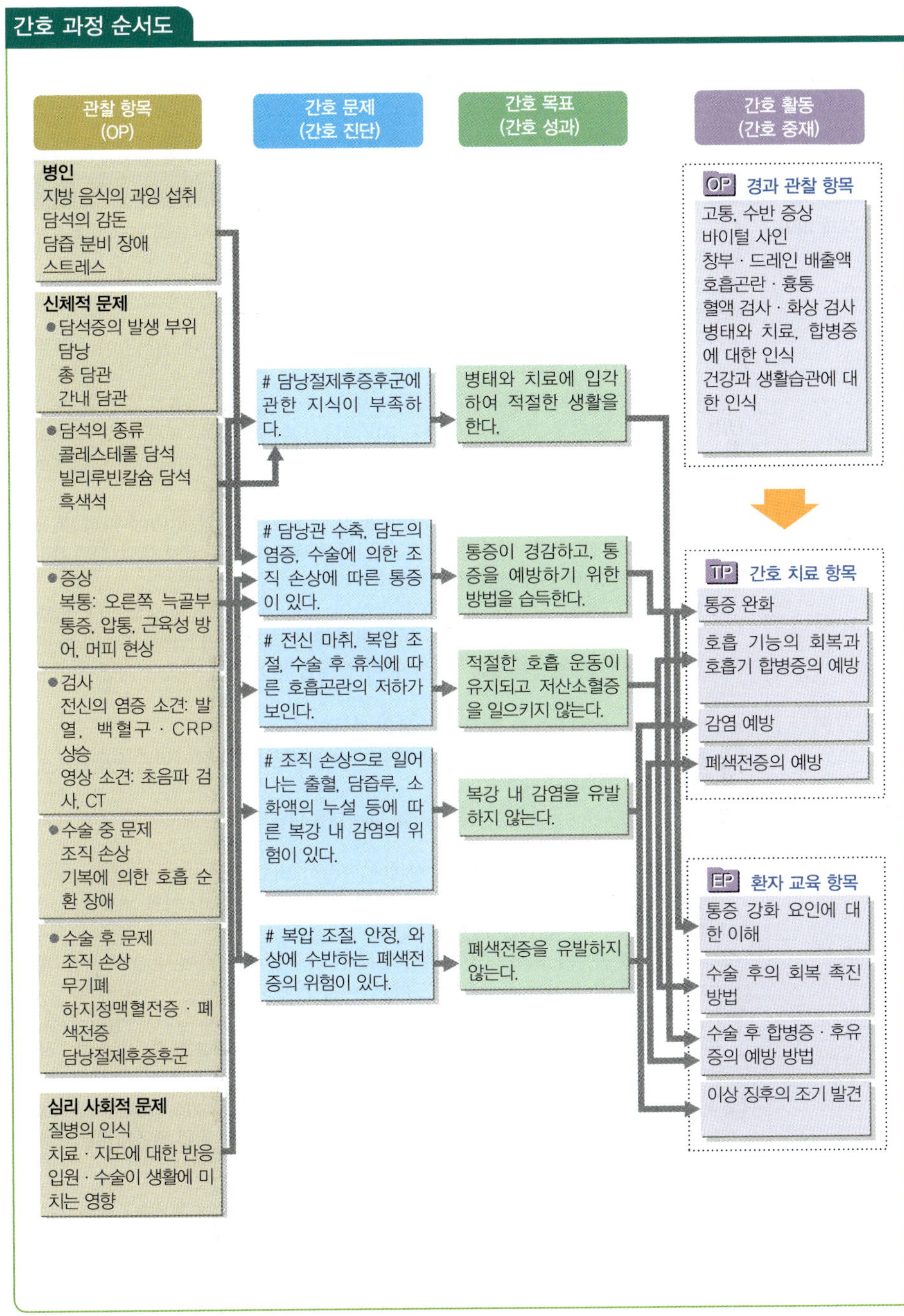

<table>
<tr><td>기본 개념</td></tr>
</table>

- 담석증에는 담낭 결석증, 총 담관 결석증 간 내 결석증이 있으며, 각각의 치료 차이를 이해해야 한다.
- 급성 염증을 동반한 담낭 결석증은 조기에 담낭 절제술 또는 쓸개 배액이 이루어지기 때문에 이를 관리할 필요가 있다.
- 복강경 담낭 절제술 환자의 경우, 수술의 장단점을 근거로 주수술기(周手術期) 간호를 실시한다.
- 급성 염증이 없고, 복통 발작이 없는 담석증(silent stone)에서는 경과를 관찰한다.

Step1 영향 평가	Step2 간호 초점	Step3 계획	Step4 실시	Step5 평가

정보 수집	평가 관점과 근거·잠재적 간호 문제
전신 상태 파악	담낭 결석증 증상은 무증상에서 복부 복통 발작이나 감염을 수반하는 급성 담낭염, 황달과 심각한 국소 합병증을 동반하는 중증 급성 담낭염까지 다양하다. • 전신 상태를 파악하여 복통의 정도, 급성 염증의 유무와 정도를 파악한다. • 복통의 원인이나 동기를 파악한다. • 결석의 소재 부위에 따라 담낭 결석증, 총 담관 결석증, 간 내 결석증이라 부르며, 증상이 각기 다르다. ·담낭 결석증: 갑자기 통증이 발작하면서 발병하고, 오른쪽 늑골부 통증과 오른쪽 어깨에서 오른쪽 등 분산 통증을 자각하는 경우가 많다. 지방 음식 섭취와 스트레스가 유인이 되고, 담석이 담낭 경부 또는 담낭관에 감돈하며 담낭벽의 수축과 내압의 급격한 상승으로 통증이 생긴다. ·총 담관 결석: 담석의 파타 유두로 감돈에 의한 담관 내압의 상승에 따라 복통이나 황달이 나타난다. 결석이 총 담관을 폐색 담도하여 감염이 병발하면 심각한 급성 폐쇄성 화농성 담관염을 일으킨다. ·간 내 결석증: 주요 증상은 오른쪽 늑골부의 불쾌감이나 통증, 발열이다. 일반적으로 담관 협착에 해당하는 간 쪽에 담관 확장과 결석이 인정된다. 치료 후 재발을 반복하는 경우가 많고, 담즙 분비 장애를 반복하여 담즙 간경변에 이를 수 있다. • 질병과 증상 발현에 대한 환자의 인식을 파악한다. 🔍 잠재적 간호 문제 : 담낭관 수축, 담도의 염증, 수술에 의한 조직 손상에 따른 통증/담낭 적출 후 증후군에 대한 지식 부족 복강경 담낭 절제술에는 장점과 단점이 있다. 이에 대한 이해가 간호 문제의 판단, 간호 계획을 세우는 데 효과적이다. • 개복 수술에 비해 복강경 수술은 신체에 침습이 적고 수술 부위 통증이 적어, 행동이나 식사에 제한이 적고 조기에 사회 복귀가 가능하며, 입원 치료비의 부담이 적은 등의 장점이 있다. • 그러나 수술 시야가 제한되고 모니터와 특수 기구를 이용하여 수술 조작을 하기 때문에 콩팥 장치에 손상을 일으키고, 이를 간과하게 되는 단점이 있다. • 수술 시야를 확보하기 위한 방법에는 기복법(氣腹法)과 복부 리프팅법이 있다. 전자를 선택하는 시설이 많지만, 복강 내에 탄산가스를 보내 호흡 순환 기능에 영향을 미칠 우려가 있다. 🔍 잠재적 간호 문제 : 전신 마취, 복압 조절, 수술 후 안정에 따른 호흡 기능 저하/조직 손상에 의해 일어나는 출혈, 담즙 누출, 소화액의 누출 등에 따른 복강 내 감염 위험성/복압 조절, 안정된 와상(臥床)에 따른 폐색전증의 위험
증상 부위, 출현 상황, 정도의 관찰	담낭 결석증은 복통의 정도와 염증 소견, 영상 소견에 따라 치료 방침이 결정된다. 이에 대한 파악은 간호 문제의 판단과 간호 계획을 세우는 데 효과적이다. • 오른쪽 늑골부에서 상복부 통증이 있어 담석증이나 담도 감염이 의심되는 경

우, 혈액 검사로 염증의 정도를 파악하고 영상 검사로 원인을 탐구한다.
- 급성 담낭염의 90%는 담낭 결석이 원인이라고 한다.
- 혈액 검사에서는 백혈구 수 증가, CRP 상승, 간·담도계 효소(ALP, LAP, γ–GTP), 빌리루빈 수치의 상승이 인정된다.
- 복부 초음파 검사에서 담낭, 담관 내 결석에 의한 고 에코상과 연속적인 음향, 음영이 인정된다.
- CT는 담낭염, 담관염 등 염증 소견의 확인, 담낭암, 담관암과의 감별에 필수인 검사다.
- DIC(점적 정주 담낭 조영술)-CT는 담관의 분기 형태나 담낭관 합류 부위의 파악에 유용하다.

🔍 잠재적 간호 문제 : 담낭관 수축, 담도의 염증, 수술에 의한 조직 손상에 따른 통증

복통

- 오른쪽 늑골부 통증(상복부 통증)이 특징이다. 꾹꾹 찌르는 듯한 심한 복통에 발작이 일어난다.
- 심한 복통 발작 시에는 오른쪽 어깨에서 오른쪽 등의 분산 통증과 구토를 동반할 수 있다.
- 상복부의 둔통이나 불쾌감만을 호소하는 경우도 있다.
- 복부의 압통, 근육성 방어, 머피 징후(오른쪽 늑골부를 손으로 누르고 심호흡을 하려고 하면 통증 때문에 호흡 운동이 억제된다)가 인정되는 경우는 급성 담낭염이 의심된다.
- 담석이 존재하는 데 증상으로 인정되지 않는 '무증상 담석(silent stone)' 또는 담석이 없고 오른쪽 늑골부 통증이 없는데 담낭염이 발병하는 '무석담낭염'도 있다.

🔍 잠재적 간호 문제 : 담낭관 수축, 담도의 염증, 수술에 의한 조직 손상에서 오는 통증

발열

- 급성 담낭염을 병발하는 경우는 발열, 백혈구 수 증가, CRP 상승이 인정된다.
- 황달이 인정되고, 담즙성 복막염, 담낭 주위 농양 등이 인정될 경우에는 중증 급성 담낭염이 의심된다.

🔍 잠재적 간호 문제 : 담낭관 수축, 담도의 염증, 수술에 의한 조직 손상에 따른 통증

| 치료에 의한 영향의 관측 | 복강경 담낭 절제술·수술 후 급성기는 전신 마취나 복압 조절에 의한 영향, 수술 조작으로 나타난 조직 손상에서 비롯한 증상에 주의한다. 수술 후 회복기 이후에는 담낭의 적출에 의한 영향에 주의한다.

- 전신 마취로 호흡 억제가 생긴다.
- 기관 삽관에 의한 기계적 자극이나 흡입 마취제에 의한 화학적 자극에서 오는 기도 분비물이 증가한다.
- 복압 조절에 의해 횡격막이 탄력을 받으면서 폐 환기량이 감소한다. 정맥 장애나 심박출량의 저하를 일으킬 수 있다.
- 복강 내에 탄산가스를 보내어 동맥혈 탄산가스 분압($PaCO_2$)과 호기종 탄산가스($ETCO_2$)가 상승한다.
- 탄산가스가 피하에 유출되어 피하기종을 발생시킬 수 있다. 대부분의 경우 호흡 기능에 미치는 영향이 며칠 안에 소실되지만, 광범위한 피하기종의 경우 탄산가스가 흡수되어 호흡성 산증을 유발할 수 있다.
- 복강에 건조한 실온의 탄산가스가 다량으로 주입되면 체온 저하를 일으킬 수 있다.
- 수술 부위를 모니터 화면으로 관찰하면서 특수한 기구를 이용하여 수술이 이루어지므로, 조직 손상을 일으키기 쉽다. 담관 손상에 따른 담즙 누출, 췌관과 장관의 손상에 의한 췌액·소화액 누출, 혈관 손상에 의한 출혈 등이 보인다. |

<table>
<tr><td></td><td>

- 장기 손상이 수술 중에 발견되어 복강경 또는 개복 수술로 복구할 수 있으면 문제가 적지만, 간과하면 담즙성 복막염이나 패혈증 등을 병발할 수 있다.
- 수술 체위는 머리측 고위(10~20°)로, 복압 조절도 이루어지기 때문에 하지정맥 혈액이 정체를 일으키기 쉽고, 하지 심부정맥혈전증, 폐색전증을 일으킬 위험이 있다.
- 담낭 절제술을 실시했음에도, 수술 전과 비슷한 증상이 반복적으로 나타나는 경우가 있다. 이것을 담낭후증후군이라고 한다. 잔유 결석이나 담관 협착이 원인일 수 있다.
- 담낭 적출 후에는 지방을 많이 포함한 식품을 섭취하면 속쓰림이나 설사를 일으킬 수 있다.

🔍 잠재적 간호 문제 : 전신 마취, 복압 조절, 수술 후 안정에 따른 호흡 기능 저하/조직 손상에 의해 일어나는 출혈, 담즙 누출, 소화액의 누출 등에 의한 복강 내 감염의 위험성/기복 가동, 침상 안정에 따른 폐색전증의 위험/담낭관 수축, 담도의 염증 수술에 의한 조직 손상과 관련된 통증/담낭후증후군에 대한 지식 부족

❚ 담낭 절제술에 적응이 되지 않는 경우는 경과 관찰 또는 다른 치료가 이루어진다.
- 복통이나 염증 소견이 없는 경우는 경과 관찰을 한다.
- 크지 않은 콜레스테롤석의 경우, 담석 용해 요법을 실시하지만 재발할 수 있다.
- 급성 담낭염에 따른 전신 상태의 악화로 수술을 할 수 없는 경우에는 담도 배액이 이루어진다.

🔍 잠재적 간호 문제 : 담낭관 수축, 담도의 염증, 수술에 의한 조직 손상에 따른 통증 보고/ 담낭후증후군에 대한 지식 부족
</td></tr>
<tr><td>원인이나 동기의 관찰</td><td>

❚ 담석은 모양과 비율 면에서 콜레스테롤 담석, 색소 담석, 희소 담석으로 분류한다.
- 콜레스테롤 담석은 순수 콜레스테롤 돌, 혼성 돌, 혼합 돌로 구분된다. 콜레스테롤은 불용성이며, 담즙산과 인지질 계면활성 물질의 작용으로 담즙 중에 녹아 있기 때문에 콜레스테롤의 과잉 또는 담즙산·인지질의 부족이 콜레스테롤 과포화 상태를 만들어 석출·결정화를 초래한다.
- 색소 담석은 빌리루빈 칼슘석과 흑색석으로 구분된다. 빌리루빈 칼슘석에 의해 담즙 분비 장애와 장내 세균 감염이 유도되고 형성된다. 흑색석의 유인은 불분명하지만, 용혈과 관련이 있는 것으로 생각된다.

🔍 잠재적 간호 문제 : 담낭관 수축, 담도의 염증, 수술에 의한 조직 손상에서 오는 통증
</td></tr>
<tr><td>환자 · 가족의 심리 · 사회적 측면의 파악</td><td>

❚ 심한 복통 발작을 예방하기 위해서는 식생활을 개선할 필요가 있다. 급성 담낭염의 병발에 의한 중증화, 특수한 기구를 사용하는 복강경 수술 치료에 대한 불안감도 생긴다. 따라서 환자 · 가족이 병태와 치료 방법을 어떻게 인식하고 있는지 파악하고 간호 계획에 활용한다.
- 심한 복통 발작으로 인한 고통이 강하기 때문에 불안감이 생긴다.
- 급성 담낭염이 병발하고 중증화되면, 경과가 길어지기 때문에 생활에 미치는 영향을 파악할 필요가 있다.
- 복강경 담낭 절제술은 개복 수술에 비해 수술 침습이 적은 것으로 설명된다. 그러나 환자에서 수술 후 고통에 대한 반응이 다르기 때문에 환자의 호소를 듣고 대응할 필요가 있다.
- 담낭 후 합병증·후유증은 상대적으로 적지만 발생했을 경우 심리적 측면의 영향을 생각할 필요가 있다.

🔍 잠재적 간호 문제 : 담낭후증후군에 대한 지식 부족
</td></tr>
</table>

간호 문제 리스트

#1 담낭관 수축, 담도 염증, 수술에 의한 조직 손상과 관련된 통증이 있다(인지-지각 패턴).
#2 전신 마취, 복압 조절, 수술 후 안정에 따른 호흡 기능의 저하가 보인다(활동-운동 패턴).
#3 조직 손상으로 일어나는 출혈, 담즙 누출, 소화액 누출 등에 의한 복강 내 감염의 위험성이 있다
　　(영양-대사 패턴).
#4 복압 조절, 침상 안정에 따른 폐색전증의 위험성이 있다(활동-운동 패턴).
#5 담낭후증후군에 대한 지식이 부족하다(건강 지각-건강관리 패턴).

간호의 우선순위 지침

- 위에서 급성 담낭염, 담낭 결석증에 대해 복강경 담낭 절제술을 받는 환자의 간호에 대해 열거했다. 이는 염증의 정도나 치료의 경과에 따라 우선순위가 다르다. 또한 환자가 병태와 치료를 어떻게 인식하고 대처해나가는지에 따라 달라진다. 그러므로 담낭염의 심각도, 담석의 상태, 치료 경과, 환자의 인식 등을 판단하여 간호 문제의 우선순위를 결정한다.

1 간호 문제　간호 진단　간호 목표(간호 성과)

간호 문제	간호 진단	간호 목표(간호 성과)
#1 담낭관 수축, 담도의 염증, 수술에 의한 조직 손상과 관련된 통증이 있다.	**급성 통증** **관련 요인**: (수술 전) 담석, 담관벽 수축과 내압의 상승. (수술 후) 복부 절개창 **진단 지표** □ 통증 증거 관찰 □ 혈압, 심박수, 호흡수의 변화 □ 신호에 의한 통증 호소 □ 땀 □ 고통스러운 표정	〈장기 목표〉 통증이 완화되고 통증을 예방하기 위한 방법을 습득한다. 〈단기 목표〉 1) 통증에 의한 바이털 사인 변화가 없다. 2) 복통을 완화하는 체위를 한다. 3) 복통을 강화시키는 요인을 이해한다. 4) 복통을 일으키지 않도록 하는 생활습관에 대해 이해한다.

간호 계획

중재 포인트와 근거

OP 경과 관찰 항목
- 복통의 부위·정도·경과, 분산 통증의 유무, 복부의 압통, 복막 자극 증상
- 백혈구 수, CRP, 간·담도계 효소, 빌리루빈값 등
- 복부 초음파 검사, CT, DIC-CT
- 혈압, 심박수, 호흡수
- 땀의 유무, 체위, 표정
- 진통제의 사용과 효과
- 담낭염, 담낭 결석증에 대한 지식, 인식
- 복강경 수술에 대한 지식, 인식
- 수술 부위 통증의 정도, 통증이 커지는 원인

➡증상과 검사 결과를 경시적으로 관찰한다. 근거 경시적인 변화를 관찰함으로써 치료 효과를 판단하거나 악화 현상을 조기에 발견할 수 있다.

➡이해 상황을 파악한다. 근거 복강경 수술의 장점과 단점을 이해할 필요가 있다.

TP 간호 치료 항목
- 환자와 상담하고, 통증이 경감하는 체위를 고안한다.

- 환자의 고통을 인정하고 호소를 잘 들으며, 환자의 통증을 수용하고 있음을 전달한다.

➡환자가 좋아하는 체위를 조정한다. 근거 앞으로 구부리면 복근의 긴장이 완화되어 복통이 나아질 수 있다.

➡환자의 통증에 대한 반응을 이해한다. 근거 고통을 확인해주지 않으면 불안이 증대하고, 이를 통해 통증이 증가한다.

● 지시된 진통제를 투여한다.

● 지시된 수액량을 지킨다.
● 지시된 항생제를 정맥에 투여한다.

 환자 교육 항목
● 복통의 원인과 고통을 증강시키는 요인을 설명한다.

● 절식이 지시된 경우에는 그것을 지키도록 지도한다.

● 수술 부위 통증을 강화시키지 않는 기침 방법이나 몸을 움직이는 방법을 설명한다.
● 어깨 통증은 며칠 후 없어질 것임을 설명한다.

➡신체적 고통을 완화시킨다. **근거** 통증을 완화할 수 있도록 안락을 도모한다. 수술 후 통증은 호흡기 합병증의 원인이나 자기관리에 방해가 되기 때문에 일반적으로 수술 후 48시간은 진통제가 필요하다.
➡정확하게 투여한다. **근거** 급성 담낭 적출술을 전제로 하고 수술 전 전신 상태 개선을 목적으로 하며 절식, 수액, 전해질 보정, 진통제 · 항생제 투여를 한다. 또한 수술 중 · 수술 후에도 주입하여 체액 균형을 유지한다. 수술 후에는 예방적으로 항생제가 사용된다.

➡정확한 정보를 제공하고, 환자 자신이 통증의 원인을 이해할 수 있도록 한다. **근거** 통증의 원인을 알아야 통증에 대비할 수 있다. 또한 심한 복통 발작은 지방 섭취와 스트레스가 유도될 수 있기 때문에 환자 자신이 스스로의 생활을 검토할 필요가 있다.
➡필요성에 대한 이해를 얻는다. **근거** 식사에 의해 담낭 수축을 억제한다.
➡환자의 상태에 따라 설명한다. **근거** 복강경 수술의 상처는 작지만 기침이나 체위에 따라 통증이 강화된다.
➡환자의 상태에 따라 설명한다. **근거** 기복법의 경우 횡격막 신경이 자극되어 수술 후 어깨 통증을 호소할 수 있다.

2 간호 문제	간호 진단	간호 목표(간호 성과)
#2 전신 마취, 복압 조절, 수술 후 안정에 따른 호흡 기능 저하가 보인다.	비효과적 호흡 패턴 **관련 인자**: 체위, 피로, 통증 **진단 지표** ☐ 호흡 깊이 변화 ☐ 분시 환기량 감소 ☐ 폐활량의 감소	〈**장기 목표**〉 적절한 호흡 운동이 유지되고 저산소혈증을 일으키지 않는다. 〈**단기 목표**〉 1) 호흡수가 기준 범위 내에 있다. 2) 경피적 동맥혈 산소포화도(SpO_2)가 기준 범위 내에 있다. 3) 기도 분비물을 객출할 수 있다. 4) 지시된 범위의 운동을 한다.

간호 계획	중재 포인트와 근거

 경과 관찰 항목
● 호흡수, 호흡의 깊이, 호흡 소리, SpO_2
● 가래 객출 상황, 가래의 성질과 상태 · 양
● 주입량과 체액 상실량의 균형, 산–염기 평형
● 흉부 X선 소견
● 호흡 운동의 억제 요인: 수술 부위 통증, 복부 팽만감, 앙와위

● 마취나 수술이 호흡 기능에 미치는 영향에 대한 지식의 인식
● 호흡 기능 회복의 치료에 대한 반응

 간호 치료 항목
● 지시된 산소 요법을 실시한다.

● 가래 객출 촉진
● 조기 움직임 촉구
● 창부 통증을 제어한다('간호 문제 #1' 참조)

➡호흡 상태를 확인함과 동시에 저산소혈증이나 무기폐 증상을 놓치지 않는다. **근거** 전신 마취에 의한 호흡 운동 억제, 기관 삽관 · 흡입 마취제에 의한 기계적 · 화학적 자극, 복압 조절에 의한 호흡량 감소, 탄산가스를 사용하여 나타나는 탄산가스혈증, 수술 후 절개 부위 통증과 안정에 따른 호흡 운동의 억제 등 호흡 기능에 미치는 영향이 크다.
➡이해의 정도와 회복에 의욕이 있는지 파악한다. **근거** 호흡 기능의 회복은 환자 자신의 노력에 달려 있다.

➡지시된 산소 농도 또는 유량과 적당한 습도를 유지한다. **근거** 호흡 상태 및 SpO_2의 변화에 주의한다.
➡무기폐를 예방한다. **근거** 수술 시 마취, 기관 삽관으로 기도 분비물이 증가하고, 효과적인 호흡 운동이나 기침, 조기 움직임을 할 수 없고 분비물이 고여 무기폐를 일으킨다.

EP 환자 교육 항목
- 호흡 기능 저하의 원인을 설명한다.
- 심호흡을 촉구한다.
- 수술 부위 통증이 있을 때 효과적으로 가래를 객출하는 방법을 설명한다.
- 조기 움직임의 필요성을 설명한다.

➡️ 환자의 상태에 따라 설명한다. 근거 호흡 기능의 회복에는 환자 자신의 인식과 의욕이 중요하다. 회복을 촉진하는 효과적인 행동을 이해하고, 케어의 협력을 얻는다.

3 간호 문제	간호 진단	간호 목표(간호 성과)
#3 조직 손상에 의해 일어나는 출혈, 담즙 누출, 소화액 누출 등에 의해 복강 내 감염의 위험이 있다.	감염 위험 상태 **위험 요인**: 부적절한 1차 방어 기구, 관혈적 처치, 조직의 파탄	**〈장기 목표〉** 복강 내 감염을 일으키지 않는다. **〈단기 목표〉** 1) 바이털 사인이 안정되어 있다. 2) 감염을 나타내는 징후가 인정되지 않는다. 3) 복강경 수술로 발생할 수 있는 합병증을 말한다. 4) 이상을 호소할 수 있다.

간호 계획	중재 포인트와 근거

OP 경과 관찰 항목
- 체온, 혈압, 심박수, 호흡수
- 복부 상태: 통증, 압통, 복부 팽만, 장내 연동 소리
- 수술 부위, 드레인 삽입부의 염증 징후

- 드레인 배액의 양과 양상
- 적혈구 수, 혈소판, 백혈구 수, CRP
- 복부 X선 소견, CT 소견 등

- 복강경 수술에 의한 조직 손상에 대한 인식

➡️ 이상 현상을 놓치지 않는다. 근거 복강경 수술은 개복 수술에 비해 조직 손상을 일으키기 쉽다. 수술의 경과, 수술 시간, 수술 중 출혈량, 수술 문제의 유무 등 정보를 바탕으로 수술 후 경과를 관찰한다.

➡️ 이상 현상을 놓치지 않는다. 근거 드레인 배액이 짙은 적색인 경우에는 출혈, 황토색 또는 유백색의 경우 담즙이나 췌액 유출, 고름의 경우 복강 내 감염이 의심된다.

➡️ 환자의 인식을 높인다. 근거 환자 자신이 이해하고 이상 현상을 호소할 수 있도록 한다.

TP 간호 치료 항목
- 표준 수술 부위 관리를 한다.
- 표준 배출 관리를 한다.

- 드레인 배액에 이상이 인정되는 경우의 대응
  - 배액이 잘 이루어져 염증 징후가 없으면 그대로 드레인 관리를 계속한다.
  - 배액량이 많거나 며칠 동안 감소 경향이 보이지 않는 경우에는 손상 부위와 원인을 확인하고, 다른 조영 검사를 할 필요가 있다면 새로운 배액 튜브가 유취되므로 잘 관리한다.
  - 조직 손상의 복구를 위해 복강경이나 개복 수술을 하는 경우에는 주(周)수술기 관리를 한다.
  - 담즙성 복막염, 복강 농양이 병발하는 경우에는 전신 관리를 함과 동시에, 심신의 고통을 완화하기 위해 노력한다.

➡️ 표준 예방 조치 프로그램을 실시한다. 근거 수술 부위 감염, 드레인에서 역행 감염을 예방한다. 드레인의 배액에 문제가 없으면 대개 수술 후 24~48시간에 제거한다.

➡️ 조직 손상의 정도, 원인, 증상에 따라 적절한 관리를 한다. 근거 이상 현상의 정도에 따라 대응 방법이 다르다. 특히 복막염과 농양을 병발할 경우, 경과가 길어지기 때문에 정신적으로 지원하고 생활에 미치는 영향과 관련한 도움이 필요하다.

EP 환자 교육 항목
- 복강경 수술의 특징과 잠재적 조직 손상을 설명한다.

- 발열과 복통이 있으면 보고하도록 설명한다.

➡️ 환자의 상태에 따라 설명한다. 의사의 설명을 보충한다. 수술기 관리의 협력을 얻는다.

➡️ 환자의 인식을 높인다. 근거 이상 징후를 조기에 파악한다.

<table>
<tr><td>**4** 간호 문제</td><td>간호 진단</td><td>간호 목표(간호 성과)</td></tr>
<tr><td>#4 복압 조절, 안정적 와상에 따른 폐색전증의 위험이 있다.</td><td>비효과적 조직 순환
관련 요인: 산소 수송 기능 장애, 혈액 흐름 두절
진단 지표
□ 비정상적인 동맥혈 가스 분석값
□ 흉통
□ 호흡곤란</td><td>〈장기 목표〉 폐색전증을 일으키지 않는다.
〈단기 목표〉 1) 복강경 담낭 적출술 후에는 폐색전증의 위험이 있다고 말한다. 2) 폐색전증의 증상을 말한다. 3) 폐색전증의 예방 방법을 말한다. 4) 폐색전증의 예방 방법을 실시한다.</td></tr>
</table>

간호 계획	중재 포인트와 근거
OP 경과 관찰 항목 • 혈압, 심박수, 호흡수, 체온 • 폐색전증에 의한 증상: 흉통, 호흡곤란, 심계항진, 냉감, 청색증, 정맥 노장, 혈압 저하 등 • 하지심부정맥 혈전에 의한 증상: 마비, 피부색의 변화, 부종 등 • 혈액 가스값, D 타이머, 조영 CT 소견, 심전도 등 • 하지정맥혈전증, 폐색전증에 대한 지식, 인식 • 하지정맥혈전증의 예방 방법에 대한 반응	➡이상을 지나치지 않는다. 근거 복강경 수술은 수술 중 체위와 조작에 의한 하지심부정맥 혈전증을 일으키기 쉽다. 또한 이에 따른 폐색전증 위험이 있다. 비만, 고령, 경구 피임약 복용 등은 위험성이 높다. ➡환자의 인식을 파악한다. 근거 예방을 위해서는 환자의 협력이 필요하다.
TP 간호 치료 항목 • 수술 중 탄성 스타킹과 공기식 압박 장치를 이용한다. • 와상 중의 하지 운동, 조기 움직임을 촉구한다.	➡하지정맥혈 울체를 예방한다. 근거 적절한 장비를 착용하는 것이 중요하다. 탄성 스타킹의 주름에 의해 피부의 발적과 물집 등을 형성할 수 있으므로 주의한다.
• 수액 관리를 한다. 경구 섭취가 가능하지 않으면 수분 섭취를 촉구한다.	➡탈수를 예방한다. 근거 탈수는 혈전을 일으키기 쉽다.
• 폐색전증이 나타났을 경우의 대응 • 산소 흡입, 기도 확보 등의 응급처치를 한다. • 심폐 정지 상태에 이르렀을 경우에는 심폐소생술을 행한다. • 항응고 요법, 혈전 용해 요법이나 혈관 내 치료를 할 경우에는 관리를 잘한다.	➡폐색전증의 정도에 따라 적절한 관리를 한다. 근거 최악의 경우 사망에 이르는 합병증이다. 치료에 따른 출혈 등의 합병증에 주의한다.
EP 환자 교육 항목 • 복강경 수술에 수반한 폐색전증의 위험성을 설명한다.	➡환자의 상태에 따라 설명한다. 의사의 설명을 보충한다. 근거 폐색전증을 예방하기 위한 관리에 협력한다.
• 탄성 스타킹이나 공기식 압박 장치의 목적, 적절한 착용 방법을 설명한다. • 하지 운동, 조기 움직임의 필요성을 설명한다.	➡환자의 이해력에 근거해 설명한다. 근거 예방에는 환자 자신의 인식과 의욕이 필요하다. 탄성 스타킹과 공기식 압박 장치는 하지의 압박감을 동반하기 때문에 환자의 이해가 필요하다.
• 호흡곤란이나 흉통, 하지정맥혈전에 의한 증상이 있으면 즉시 보고하도록 설명한다.	➡환자의 인식을 높인다. 근거 이상 징후를 조기에 파악한다.

<table>
<tr><td>**5** 간호 문제</td><td>간호 진단</td><td>간호 목표(간호 성과)</td></tr>
<tr><td>#5 담낭후증후군에 대한 지식이 부족하다.</td><td>비효과적 자기 건강관리
관련 요인: 지식 부족
진단 지표
□ 질병을 관리하고 싶다고 말한다.</td><td>〈장기 목표〉 병태와 치료를 근거로 한 적절한 생활을 보낸다.
〈단기 목표〉 1) 보고할 이상 증상을 언급한다. 2) 이상 증상의 원인, 동기를 언급한다.</td></tr>
</table>

<table>
<tr><th>간호 계획</th><th>중재 포인트와 근거</th></tr>
</table>

OP 경과 관찰 항목
- 담낭 기능, 담낭 적출의 영향에 대한 지식, 인식
- 담낭 적출 후 합병증·후유증에 대한 지식
- 지금까지의 건강에 대한 생각, 질병 행동, 식사 습관, 스트레스 대처 방법 등

➡질병에 대한 지식과 인식을 파악한다. **근거** 환자의 이해 상황에 따른 지도가 필요하다.

➡건강 유지에 대한 반응과 행동을 파악한다. **근거** 환자의 건강과 질병 행동에 따라 지도를 고려할 필요가 있다. 식습관과 스트레스가 심한 경우, 복통 발작의 원인이 될 수도 있다.

EP 환자 교육 항목
- 담낭 절제술을 받았음에도 수술 전과 같은 증상이 있으면 보고(퇴원 후 진찰)하도록 설명한다.

➡환자의 인식을 높인다. **근거** 이상 징후를 환자 자신이 조기에 자각할 수 있도록 한다.

- 담낭후증후군의 증상과 원인을 설명한다.

➡환자의 인식을 높인다. **근거** 담관 내의 잔유 결석이나 담관 협착에 의해 일어나며 근치 치료가 필요한 경우가 있다.

- 담낭후증후군의 예방 방법을 설명한다.

➡환자의 행동 변화를 촉구한다. **근거** 잔유 결석의 경우는 수술과 마찬가지로 지방 섭취와 스트레스가 유도되기 때문에 이러한 것들을 피하도록 한다.

| Step1 영향 평가 | Step2 간호 초점 | Step3 계획 | **Step4 실시** | Step5 평가 |

병기·병태·중증도별 관리 포인트

【증상이 없는 담낭 결석】 경과를 관찰하고 지방의 섭취를 자제하도록 지도한다.
【증상이 없는 총 담관 결석】 내시경 치료 또는 담낭 적출술의 주술기 관리를 실시한다.
【담낭염】 오른쪽 늑골부 통증, 오한 전율, 발열 등에 의해 발증한다. 전신 관리를 하고 담낭 적출술의 주술기 관리를 한다. 수술 위험이 높아 조기에 수술할 수 없는 경우에는 담낭 배액 관리를 실시한다.
【담관염】 전신 관리를 하고 담즙 배액 관리를 실시한다. 다음은 총 담관 결석의 치료와 같다.
【수술 전】 증상을 조절하고 복강경 또는 개복에 의한 담낭 적출술을 안전하게 받을 수 있도록 한다.
【수술 중】 복강경 수술의 경우 신경화 작업에 따른 호흡 순환 기능의 변화, 특수 기구 사용으로 인한 조직 손상의 조기 발견에 노력한다.
【수술 후】 수술 침습에서 조기에 회복하도록 지원하고 합병증의 조기 발견에 노력하며, 생활상의 주의점에 대해 지도한다.

간호 활동(간호 중재) 포인트

- 급성 담낭염은 조기에 담낭 절제술을 한다. 전신 상태를 개선함과 동시에 수술 경과에 따른 관리를 한다.
- 심한 복통 발작이 있고 염증이 심한 경우에는 절식하고 진통제·항생제의 투여, 주입을 관리한다.
- 통증을 비롯한 고통 증상의 호소를 잘 듣고 고통을 수용하고 있음을 전한다.
- 담즙 배액·담낭 배액이 이루어지는 경우 합병증(출혈, 췌장염, 기흉, 담즙성 복막염 등)에 주의한다. 배액 동안 배액 병이 삽입부보다 낮은 위치에 있는 것을 확인하고 튜브의 일탈이나 폐색에 주의한다.
- 내시경 치료가 실시되는 경우 합병증(췌장염, 담관염, 출혈, 소화관 천공 등)에 주의한다.
- 복강경 담낭 적출술의 방법, 장점, 단점을 이해하고 수술기 간호를 실시한다.
- 수술은 호흡 기능이 조기에 개선되도록 심호흡과 가래 객출, 조기 이상을 자극한다.
- 조직 손상에 따른 이상 현상, 합병증의 조기 발견을 할 수 있도록 수술 부위, 드레인 배액의 관찰을 실시한다.
- 하지정맥혈전증, 폐색전증을 예방하기 위해 탄성 스타킹이나 공기식 압박 장치를 사용하여 다리 운동, 조기 움직임을 자극한다.

- 담석증에 의한 복통이나 담석 생성을 예방하기 위해 규칙적인 식사, 지방 섭취 제한, 식이섬유의 섭취에 대해 설명한다.
- 담낭적출후 증후군의 증상(복통, 구토 등을 호소)을 설명하고, 이상을 느끼면 진찰하도록 설명한다.
- 담낭적출 후 식사 제한이 필요 없지만, 속쓰림이나 설사 등 지방 소화 흡수 장애라고 생각되는 증상이 있는 경우에는 지방을 많이 포함한 식품의 섭취를 줄이도록 설명한다.

간호 목표 달성도
- 통증을 완화하고 통증을 예방하기 위한 방법을 습득했는가?
- 적절한 호흡 운동이 유지되고 저산소혈증을 일으키지 않았는가?
- 조직 손상, 복강 내 감염을 일으키지 않았는가?
- 폐색전증을 일으키지 않았는가?
- 병태와 치료를 근거로 한 적절한 생활을 이해했는가?

담낭 결석증 환자의 병태 관계도와 간호 문제

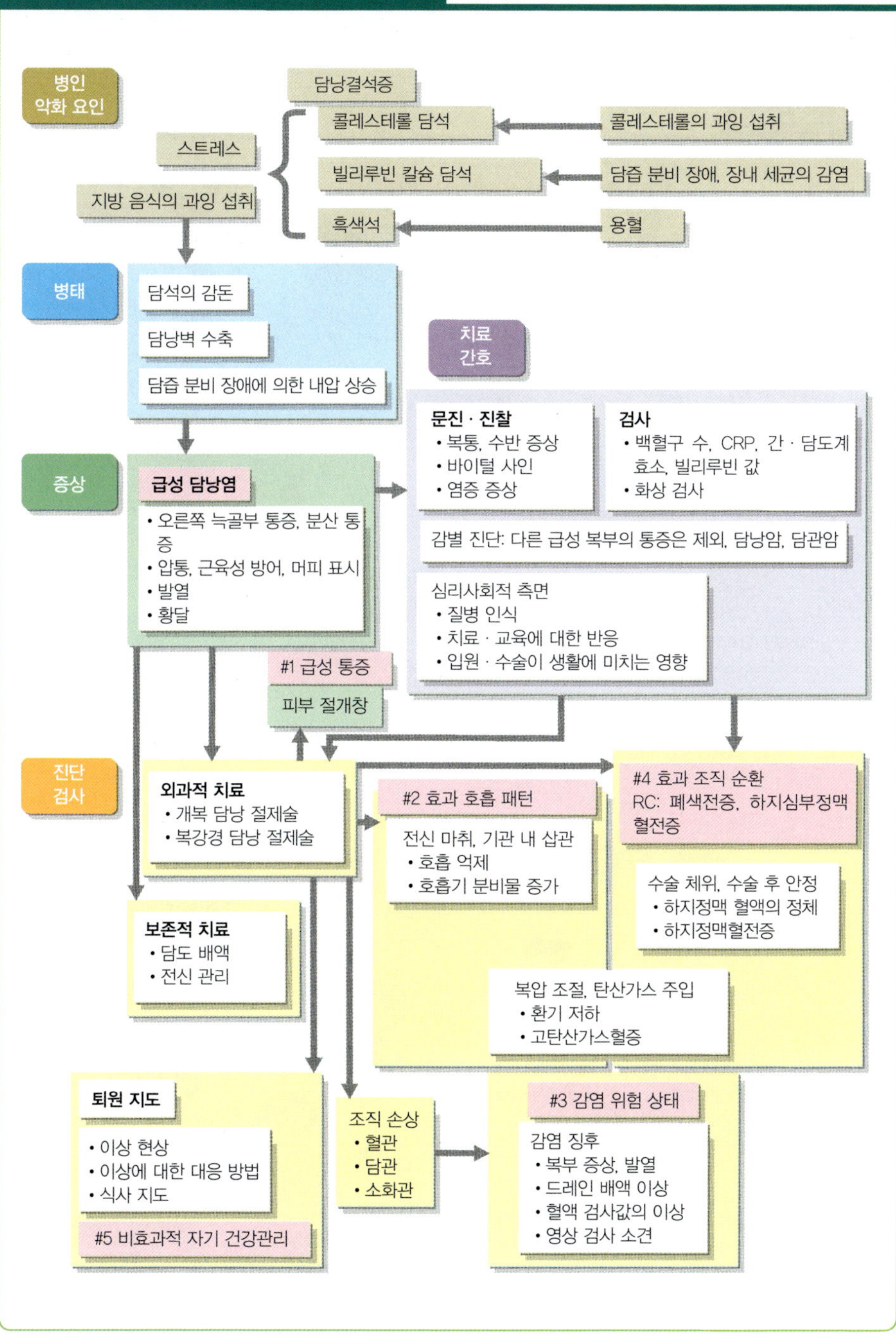

미야사카 교코 · 후나코시 아키히로

눈으로 보는 질환

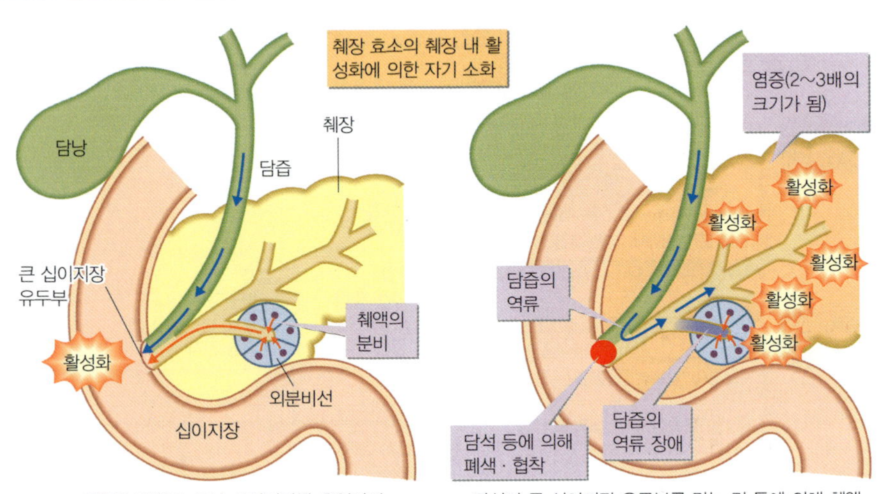

췌액은 담즙과 섞여 십이지장에 유입하여 처음으로 소화 효소가 활성화된다.

담석이 큰 십이지장 유두부를 막는 것 등에 의해 췌액 유출이 장애가 되고, 담즙의 췌관 내 역류가 발생하면 췌액에서 소화 효소가 활성화된다.

■그림 29-1 췌장염(담석성 췌장염)의 병태

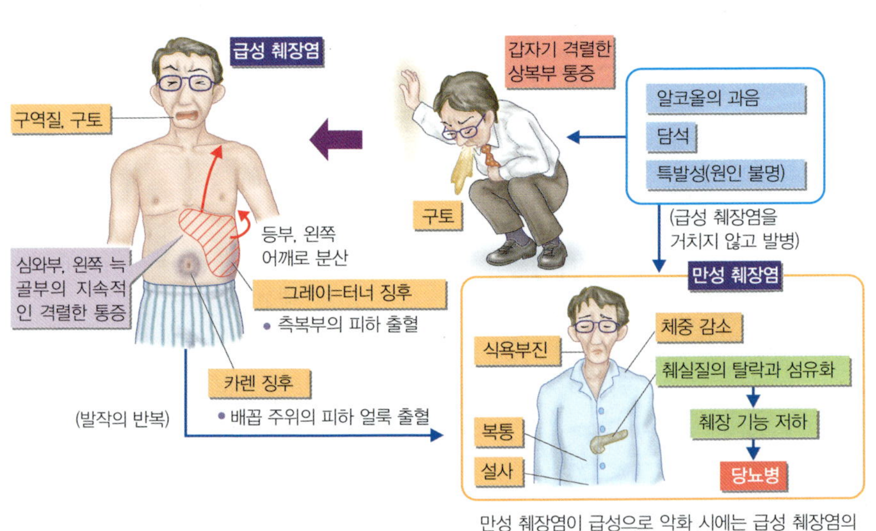

만성 췌장염이 급성으로 악화 시에는 급성 췌장염의 증상과 유사하다.

■그림 29-2 췌장염의 증상

병태 생리

비교적 빈도가 높은 것은 급성 췌장염, 만성 췌장염이고 자가 면역성 췌장염은 빈도가 낮다.

●급성 췌장염
- 췌장에서 합성되는 각종 소화 효소는 비활성형의 전구체로 저장되지만, 알 수 없는 원인으로 이 소성의 효소가 활성화됨으로써 췌장염이 일어난다.
- 급성 췌장염은 췌장의 급성 염증성 질환이지만, 인접한 다른 장기나 멀리 있는 장기에도 영향을 미칠 수 있다.
- 급성 췌장염의 10~20%는 활성화된 췌장 효소와 사이토카인의 췌장 일탈에 의해 전신성 염증 반응 증후군(SIRS)이 생겨 중증화될 수 있다(중증 급성 췌장염).
- 중증 급성 췌장염의 치사율은 20~30%이며, 중증도 판정('진단·검사값'에서 설명)과 함께 적절한 치료 선택이 중요하다.

●만성 췌장염
- 만성 췌장염은 췌장에 불규칙한 섬유화, 세포 침윤, 실질적인 탈락, 육아 조직 등의 만성 변화를 일으켜 서서히 진행하면서 췌장 외분비 기능 저하를 동반한다.
- 만성 췌장염의 급성 악화 병태는 그것을 초래한 원인(알코올, 담석성 등)이 급성 췌장염과 같은 것이다.

●자가 면역성 췌장염
- 자가 면역성 췌장염은 그 발병과 관련하여 자가 면역 기전이 관여하고 있는지가 의심되는 췌장염으로, 스테로이드 치료가 주효하다.

병인·악화 요인

●급성 췌장염
- 급성 췌장염의 원인으로 알코올 과음(37%)과 담석(23%)이 대부분을 차지한다. 원인에는 차이가 있어 남성에게는 알코올, 여성에게는 담석이 많다(그림 29-3). 또한 여성의 경우 원인을 확인할 수 없는 특발성도 많다. 알코올에 의해 급성 췌장염의 발병에 이르는 분자 메커니즘은 현재 불분명하지만, 염증 메디에터 생산에 관여하는 전사 인자인 NF-κB의 활성화에 영향을 미칠 가능성이 보고되고 있다.
- 담석의 존재는 급성 췌장염의 재발 위험 요인이다. 최소한 담석이 5mm 이하인 경우에는 급성 췌장염의 발생률이 4배 이상 된다.

●만성 췌장염
- 만성 췌장염의 원인도 급성 췌장염과 유사한 경향이 있다(그림 29-4).
- 급성 췌장염, 만성 췌장염 모두 음주는 악화 요인으로 작용한다. 알코올과 중간 대사 산물인 아세트알데히드는 췌장의 섬유화를 촉진한다.

역학·예후

●급성 췌장염
- 급성 췌장염의 발생 빈도는 27.7명/10만 명/년이고, 남성이 여성의 두 배이며. 남성은 50~60세, 여성은 60~70세에 가장 많이 걸린다.
- 재발률은 알코올성에서 46%로 높다. 담석성 췌장염에서는 처음부터 담석에 대한 처리를 하지 않으면 32~61%의 재발률을 보인다.
- 전체 사망률은 2.9~7.4%이지만, 10~20%는 중증화한다. 중증 급성 췌장염의 치사율은 20~30%이다.
- 장기 예후는 30~50%에 내분비 기능 장애(당뇨병) 또는 외분비 기능 장애(지방변 등)가 나타난다.

●만성 췌장염
- 만성 췌장염의 발생 빈도는 36.9명/10만 명/년이다. 금주와 담석 치료가 적절하지 않은 경우, 이환 기간에 췌장암의 발생 빈도가 증가한다.

●자가 면역성 췌장염
- 자가 면역성 췌장염은 노년의 남성에게 많고, 장기 예후는 현재 불분명하다.

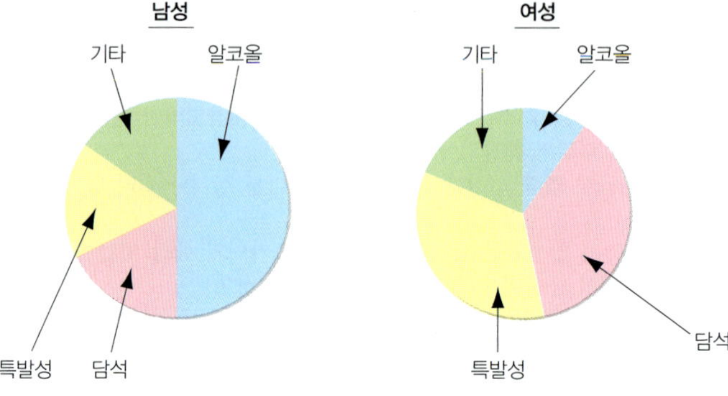

■그림 29-3 급성 췌장염의 원인과 빈도

(오쓰키 마코토 외: 후생노동과학 연구비 보조금 난치성 질환 극복 연구 사업 난치성 췌장 질환에 관한 조사 연구, 2004년도 총괄 분담 연구 보고서, p57~58, 2005)

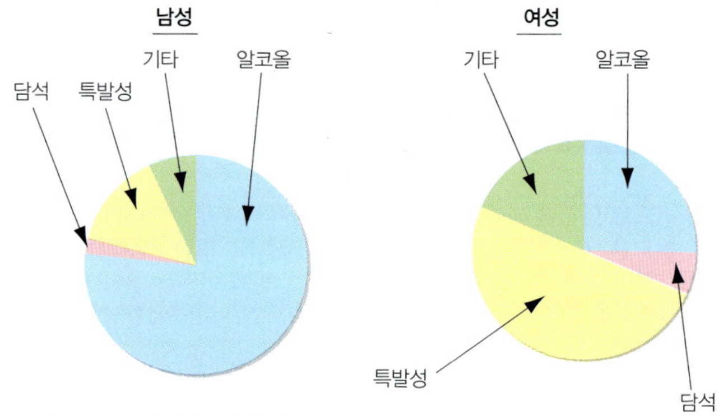

■그림 29-4 만성 췌장염의 원인과 빈도

(오쓰키 마코토 외: 후생노동과학 연구비 보조금 난치성 질환 극복 연구 사업 난치성 췌장 질환에 관한 조사 연구, 2004년도 총괄 분담 연구 보고서, p146~148, 2005)

증상

급성 췌장염은 복통, 배부통, 발열, 구역질, 오토, 식욕부진, 장 잡음의 약화 등 증상을 보이고, 만성 췌장염은 복통에서 내외 분비 기능 부전 증상(당뇨병, 소화 흡수 장애)으로 이행한다.

● **급성 췌장염**
- 급성 췌장염의 임상 증상은 복통, 등 뒤의 분산 통증, 식욕부진, 발열, 구토, 장 잡음의 약화 등을 보이지만 다른 급성 복증과 감별이 필요하다(그림 29-2).

● **만성 췌장염**
- 만성 췌장염은 대상기, 이행기, 비대상기의 경과를 나타낸다. 대상기에는 복통이 주요 증상이다. 비대상기에는 췌장의 내외 분비 기능 부전 증상(당뇨병, 소화 흡수 부전)이 주가 된다. 이행기는 양자의 증상이 중복된다(그림 29-5). 경과 중 약 80%가 복통을 보여 빈도가 높은 순으로 복통, 요통, 식욕 저하, 전신 권태감, 체중 감소, 구토, 설사 등이 있다(그림 29-2).

● **자가 면역성 췌장염**
- 상복부 불쾌감, 담관 협착에 의한 폐쇄성 황달, 당뇨병으로 판단하는 경우가 많다.

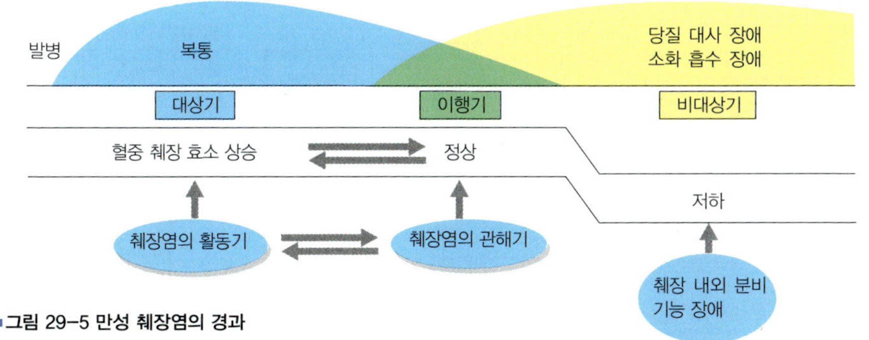

■ 그림 29-5 만성 췌장염의 경과

■ 표 29-1 급성 췌장염의 임상 진단 기준

1. 상복부에 급성 복통 발작과 압통이 있다. 2. 혈액 또는 소변에서 췌장 효소가 상승한다. 3. 초음파, CT 또는 MRI에서 췌장에 급성 췌장염을 나타내는 이상 소견이 있다. 위 3항목 중 2항목 이상을 충족하고, 다른 췌장 질환과 급성 복증을 제외한 것을 급성 췌장염으로 진단한다. 그러나 만성 췌장염의 급성 악화는 급성 췌장염에 포함된다.

참고: 췌장 효소는 췌장 특이성이 높은 것(췌장 아밀라아제, 리파아제 등)을 측정하는 것이 바람직하다.

(후생노동성 난치성 췌장 질환 조사 연구반, 2008)

■ 표 29-2 급성 췌장염의 중증도 판정 기준-A 예후 요인

• 원칙적으로 발병 후 48시간 이내에 판정을 내리는데, 아래의 항목 중 해당 사항을 각 1점으로 하여 합계한 것을 예후 요인의 점수로 한다. • 예후 요인이 3점 이상이면 중증, 2점 이하는 경증이다.
1. Base Excess(BE) ≤ −3mEq/ℓ 또는 쇼크 2. PaO_2 ≤ 60mmHg(room air) 또는 호흡부전 3. BUN ≥ 40mg/dℓ(또는 Cr ≥ 2.0mg/dℓ) 또는 핍뇨 4. LDH ≥ 기준치 상한의 2배 5. 혈소판 수 ≤ 10만/mm^3 6. 총 Ca 값 ≤ 7.5mg/dℓ 7. CRP ≥ 15mg/dℓ 8. SIRS 진단 기준의 확실성 항목 수가 ≥ 3 9. 나이 ≥ 70세
임상 징후는 다음을 기준으로 한다. • 쇼크: 수축기 혈압이 80mmHg 이하 • 호흡: 호흡기 관리를 필요로 하는 것 • 핍뇨: 주입 후 1일 소변량이 400㎖ 이하인 경우 SIRS 진단 기준 항목 　(1)체온 > 38℃ 또는 < 36℃ 　(2)맥박 > 90회/분 　(3)호흡수 > 20회/분 또는 $PaCO_2$ < 32mmHg 　(4)백혈구 수 > 1만2000/㎣ < 4000/㎣ 또는 10% 유약구 출현

(후생노동성 난치성 췌장 질환 조사 연구반, 2008)

■ 표 29-3 급성 췌장염 중증도 판정 기준-B
　　　　조영 CT Grade

- 원칙적으로 발병 후 48시간 이내에 판정한다.
- 염증의 췌장 진전도, 췌장의 조영 불량 영역의 점수가 총 1점 이하를 Grade 1, 2점을 Grade 2, 3점을 Grade 3으로 한다.
- 조영 CT Grade 2 이상을 중증, Grade 1 이하를 경증이라고 한다.

1. 염증의 췌외 진전도
　(1) 전 신장 옆 루멘: 0점
　(2) 결장간막근부: 1점
　(3) 신장 맨 아래: 2점
2. 췌장의 조영 불량 영역: 췌장을 편의상 췌장 머리부, 췌장 본체, 췌장 꼬리 등 3개 지역으로 나누어 판정한다.
　(1) 각 구역에 국한되어 있거나 췌장 주변인 경우: 0점
　(2) 두 구역에 걸친 경우: 1점
　(3) 두 구역 전체를 차지하거나 그 이상인 경우: 2점

(후생노동성 난치성 췌장 질환 조사 연구반, 2008)

■ 그림 29-6 조영 CT에 의한 CT Grade 분류

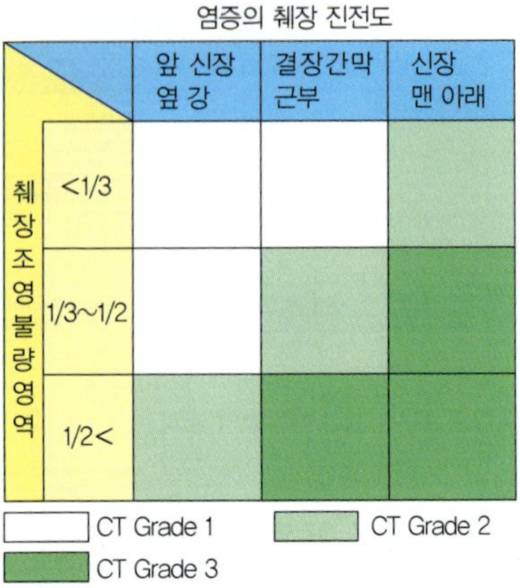

염증의 췌장 진전도

췌장조영불량영역		앞 신장 옆 강	결장간막 근부	신장 맨 아래
	<1/3			
	1/3~1/2			
	1/2<			

CT Grade 1　　CT Grade 2　　CT Grade 3

부종 췌장염은 조영 불량 영역 < 1/3로 한다.
원칙적으로 발병 후 48시간 이내에 판정한다.
조영 CT Grade ≥ 2 경우 점수에 관계없이 중증이다.

(후생노동성 난치성 췌장 질환 조사 연구반, 2008)

■ 표 29-4 급성 췌장염 중증도 판정 기준

중증 급성 췌장염: 예후 요인 3점 이상 또는 조영 CT　　Grade 2 이상
경증 급성 췌장염: 예후 요인 2점 이하 및 조영 CT　　Grade 1 이하

(후생노동성 난치성 췌장 질환 조사 연구반, 2008)

■ 표 29-5 만성 췌장염 임상 진단 기준 2009

만성 췌장염의 진단 항목

1. 특징적인 영상 소견
2. 특징적인 조직 소견
3. 반복적인 복부 경련 발작
4. 혈액 또는 소변 중 췌장 효소값의 이상
5. 췌장 분비 장애
6. 1일 80g 이상(순수한 에탄올 환산)의 지속 음주 경력

만성적 췌장염 확진: a, b 중 하나가 인정된다.
　a. 1 또는 2의 확진 결과
　b. 1 또는 2의 준확진 소견, 3, 4, 5 중 두 항목 이상
만성 췌장염 준확진
　1 또는 2의 준확진 소견이 인정된다.
조기 만성 췌장염
　1~6 중 두 항목 이상과 조기 만성 췌장염의 영상 소견이 인정된다.

참고 1 : 1, 2를 모두 인정하지 않고 3~6 중 하나만 2항목 이상 가지는 증례 중 다른 질환이 부정되는 것을 만성 췌장염 의심 진단의 예로 한다. 의심 진단 예로는 3개월 이내에 EUS를 포함한 영상 진단을 하는 것이 바람직하다.
참고 2 : 3 또는 4 중 1 개 항목만 있고 조기 만성 췌장염의 영상 소견을 나타내는 증례 중 다른 질환이 부정되는 것은 조기 만성 췌장염이 의심되며, 주의 깊은 경과 관찰이 필요하다.
부기: 조기 만성 췌장염의 실태에 대해서는 장기 예후를 추적할 필요가 있다.

만성 췌장염의 진단 항목
1. 특징적인 영상 소견
　확진 소견: 다음 중 하나가 인정된다.

          a. 췌관의 결석
          b. 췌장 전체에 분포하는 복수 내지는 미만성의 석회화
          c. ERCP 상에서, 췌장 전체에 보이는 주요 췌장관의 부적절한 확장, 불균등하게 분포하는 불균일[*1], 불규칙적인[*2] 분지
             췌관의 확장
          d. ERCP상에서 주로 췌관이 췌석, 단백전 등으로 폐색 또는 협착하고 있는 경우, 유두 측의 주요 췌장관과 분지 췌관의
             불규칙한 확장
     준확진 소견: 다음 중 하나가 인정된다.
          a. MRCP에서 주췌관의 부적절한 확장과 함께 췌장 전체에 불균일하게 분포하는 분지 췌관의 불규칙한 확장
          b. ERCP 상에서 췌장 전체에 분포하는 확산성 분지 췌관의 불규칙한 확장, 주췌관만의 부적절한 확장, 단백전 중 하나
          c. CT에서 주췌관의 불규칙한 확산이 확장되면서 췌장 주변 부위에서 나타나는 불규칙한 요철을 나타내는 췌장의 명백
             한 변형
          d. US(EUS)에서 췌장의 결석 또는 단백질이라고 생각되는 고 에코 또는 췌관의 부적절한 확장을 동반하는 변연이 불규칙함.
  2. 특징적인 조직 소견
       확진 소견: 췌실질 탈락과 섬유화가 관찰된다. 췌장 섬유증은 주로 소엽 사이에서 관찰되고 소엽이 결절상, 이른바 경변
       같은 모양이 된다.
       준확진 소견: 췌실질이 탈락하고 섬유화가 소엽간 또는 소엽간·소엽에서 관찰된다.
  3. 혈중 또는 소변 중 췌장 효소값의 이상
       a. 혈중 췌장 효소[*3]가 연속해서 여러 차례 정상 범위 이상 상승 또는 정상 하한 미만으로 하락
       b. 소변 중 췌장 효소가 연속적으로 여러 번에 걸쳐 정상 범위 이상 상승
  4. 췌장 분비 장애
       BT-PABA 시험에서 명백한 저하[*4]가 여러 번 인정된다.

조기 만성 췌장염의 영상 소견
a, b 중 하나가 인정된다.
     a. 다음의 EUS 소견 7항목 가운데 (2)~(4)중 하나를 포함한 2항목 이상이 인정된다.
        (1) 봉소상 분엽 에코(Lobularity, honeycombing type)
        (2) 불연속 분엽 에코(Nonhoneycombing lobularity)
        (3) 점상 고 에코(Hyperechoic foci; non-shadowing)
        (4) 소상 고 에코(Stranding)
        (5) 낭포(Cysts)
        (6) 분지 췌관 확장(Dilated side branches)
        (7) 췌관 변연 고 에코(Hyperechoic MPD margin)
     b. ERCP 상에 3개 이상의 분지 췌관에 불규칙한 확장이 인정된다.

설명 1: US 또는 CT로 묘출되는 1 췌장 낭종 2 췌 종류 또는 종대 그리고 3 췌관 확장(내강이 2mm를 초과, 부정 확장 이외)은
       췌장염 이상 탐지 지표로서 중요하다. 그러나 만성 췌장염의 진단 지표로는 특이성이 떨어진다. 따라서 1, 2, 3의 소견을
       인정한 경우에는 화상 검사를 중심으로 한 각종 검사를 통해 확진에 노력한다.
설명 2: [*1] '불균일'이란 부위에 따라 결과의 정도에 차이가 있는 것을 말한다.
       [*2] '불규칙'하다는 것은 췌관 지름이나 췌관 벽의 매끄러운 연속성이 손실되는 상태를 말한다.
       [*3] 혈중 췌장 효소의 측정은 췌장 아밀라아제, 리파아제, 엘라스타 1 등 췌장 특이성이 높은 것을 사용한다.
       [*4] "BT-PABA 시험(PFD 시험)에서 소변 PABA 배설률의 저하"는 6시간 배설률 70% 이하를 말한다.
설명 3: MRCP 내용은
       1) 자기장 강도 1.0테슬라(T) 이상, 경사 자장 강도 15mT/m 이상 단발 고속 SE법으로 촬영한다.
       2) 위의 조건을 만족하지 않을 때, 배경 신호를 경구 음성 조영제 복용으로 억제하고, 췌관의 묘출을 위한 호흡 동기화
       를 촬영한다.

                                                          (후생노동성 난치성 췌장 질환 조사 연구반 일본 췌장학회 일본 소화기병학회, 2009)

■ 표 29-6 자기 면역 췌장염 임상 진단 기준 2006

1. 췌장 영상 검사에서 특징적인 주 췌장관 협세상과 췌종대를 확인한다.
2. 혈액 검사에서 고글로블린혈증, 고IgG4혈증, 자기 항체의 문제를 인정한다.
3. 병리 조직학적 소견으로서 췌장에 림프구, 형질세포를 주로 하는 세포 침습과 선유화를 인정한다.
위에서 1을 포함한 2항목 이상이 속하는 증상은 자가 면역성 췌장염으로 진단한다. 다만 다른 원인에 의한 췌장염, 췌장암,
담관암 등의 악성 질환은 제외한다.

                                                          (후생노동성 난치성 췌장 질환 조사 연구반, 일본 췌장학회, 2006)

▌원칙적으로 입원하여 48시간 이내에 판정 후, 경시적으로 검사한다.

- 급성 췌장염의 진단 기준과 중증도 판정은 〈표 29-1~4〉, 〈그림 29-6〉, 만성 췌장염과 자가 면역성 췌장염의 진단 기준은 표 〈29-5, 6〉과 같다.
- 검사값
- 급성 췌장염에서는 혈중 또는 소변 내의 췌장 효소 상승을 인정한다. 아밀라아제(+아밀라아제 동위 효소)의 측정이 가장 일반적이지만 리파제, 엘라스타제 1, 트립신, 포스포리파아제 A_2의 측정도 이루어지고 있다.
- 만성 췌장염의 급성 악화 시에는 급성 췌장염에 준한다. 진행하고 있는 병세가 비대상기가 되면 내당능 이상과 지방변이 출현한다.
- 자가 면역성 췌장염은 췌장 효소, 담도계 효소 상승, 높은 γ글로블린혈증, 고IgG혈증, 고IgG4 혈증, 자가 항체의 존재 등이 인정된다.

합병증

- 중증 급성 췌장염은 전염성 췌 괴사, 췌장 낭포, 췌가성 낭포 등이 있다.
- 담석성 췌장염은 급성 담관염이 병존하면 중증화한다.
- 만성 췌장염에서는 황달, 췌장 낭종, 췌석을 동반하는 것과 내당능 이상을 보일 수 있다.
- 면역 췌장염은 췌석과 췌장 병변으로 경화성 담관염, 경화성 침샘염, 후복막 섬유증 등을 동반하지만 질환 자체의 빈도는 낮다.

치료법

▌급성 췌장염은 입원이 원칙으로, 초기 치료로 대부분의 증상이 좋아진다. 만성 췌장염은 대증 요법이 중심이 된다.

- 급성 췌장염
- 입원 요양이 원칙이다. 급성 췌장염의 초기 치료는 절대 절식+적절한 수액으로 이루어지며 대부분은 병이 낫는다.
- 중증 급성 췌장염은 사망률이 높기 때문에 심각도 판정을 실시한 뒤, 중증도에 따라 치료하는 것이 바람직하다('치료 순서도' p551 참조). 중증 급성 췌장염이나 장기 손상이 나타난 것에 대해 높은 차원의 의료 시설[집중 치료, 내시경 치료, 중재 방사선학(interventional radiology*: IVR], 담췌 영역을 전문으로 하는 의사가 상근하는 시설로의 이송을 권하고 있다.
- 진통제로 부프레노르핀 염산염(레페탄 첫 회 투여 0.3mg 정맥주사, 2.4mg/일 지속 정맥 투여) 또는 펜타조신(소세곤, 펜타진 30mg, 6시간마다 정맥 주사)이 있다.
- 가벼운 증례에서는 예방적 항생제 투여는 필요 없다. 중증 급성 췌장염은 췌장 조직으로의 이행성이 좋은 카르바페넴계, 뉴키노론계 항생제를 예방적으로 투여한다.
- 단백 분해 효소 억제제 카모스타트메실산염(주사용 에포와이)을 투여한다. 효과와 투여량에 대해서는 이견도 있어 현재 검토가 필요하다.

  * interventional radiology(IVR): 영상 유도하에 바늘이나 카테터를 사용한 경피적 진단과 치료 기술의 총칭으로, CT 유도 카테터 치료, 혈관 색전술 등이 포함된다.

- 외과적 치료
- 중증화되고 있으며, 감염성 췌괴사, 췌장 농양 등의 감염증이 합병할 때에는 외과적 치료가 절대적으로 요구된다. 괴사 조직을 절제한다.
- 췌가성 낭포: 6주 정도 경과 관찰 후 사라지지 않을 경우 수술을 한다.
- 담석성 췌장염의 경우 내시경 유두 절개술에 의한 총 담관 내 결석 제거를 실시하는 것 외에 담낭 내 담석의 면밀한 조사를 실시한다('치료 순서도' p550 참조).
- 만성 췌장염
- 만성 췌장염은 증상에 대한 대증 요법이 중심을 이룬다. 알코올성 만성 췌장염에서는 금주가 가장 중요하다. 알코올 중독이 만성 췌장염의 배경인 경우도 많기 때문에, 정신과 등의 진찰이 필요한 경우도 있다.

■표 29-7 췌장염의 주요 치료제

분류	일반 이름	주요 상품명	약의 효과 메커니즘	주요 부작용
항콜린제	부트로피움 취화물	콜리오판, 부트로판	콜린 작동성 자극에 길항	소화기 증상
	부틸스코폴라민 취화물	부스코판	콜린성 작동성 자극에 길항	쇼크, 아나필락시스양 증상
진경제	플로프로피온		오디 괄약근 이완 작용	Mg 중독
단백질 분해 효소 저해제	카모스타트메실산염	포이판	트립신 등을 억제	아나필락시스양 증상
소화 효소제	종합 소화 효소	베리짐	소화 효소	과민증
	판크렐리파제	리파크레온		
H₂ 수용체 길항제	파모티딘	가스타	벽세포의 H₂ 수용체를 블록하는 위산 분비를 억제	쇼크, 아낙필락시스양 증상
	라니티딘 염산염	잔탁		
	시메티딘	타가메트, 카이록, 클리에이트		
프로톤펌프 저해제	오메프라졸	오메프랄	벽세포의 프로톤펌프를 특이적으로 저해하고 위산 분비 억제	
	라베프라졸나트륨	파리에트		
	란소프라졸	케프론		
소염·진통 좌약	인도메타신	인테반	프로스타글란딘의 합성 효소 시클로옥시게나아제(COX)를 억제한다.	
비마약 진통제	펜타조신	소세곤, 펜타진	중추에 작용하는 진통	
설포닐우레아계	글리벤클라마이드	유글루콘, 다오닐	인슐린 분비 촉진	저혈당 증상
α 글루코시다제 저해제	보글리보스	베이슨	α글루코시다제를 억제하는 것으로 혈당 상승을 방지한다.	
	아카르보스	글루코바이		

- 대상기는 식사 섭취에 의한 복통의 출현에 따른 통증 대비책이 중요하다. 지방 1일 섭취량은 30~40g이고, 단백질은 60~80g을 기준으로 한다.[1]
- 주췌관 확장을 일으키고, 협착이나 췌석이 있는 등 통증의 원인은 췌액 유출을 방해하여 일어나는 경우가 많기 때문에, 내시경 치료로 췌액의 흐름을 개선시키거나 충격파 결석 파쇄 또는 췌장관과 장의 문합 수술 치료를 한다.
- 진통제로 비스테로이드성 항염증약(NSAIDs)을 먼저 선택한다. 효과가 없을 경우에는 비마약성 진통제를 사용한다. 항불안제, 항우울제를 사용하는 경우도 있다.
- 비대상기에는 통증이 경감되는 경우가 많으며, 고력가 소화 효소 약, 인슐린을 보충한다.

Px 처방 예 췌장염의 활동기에 상대적으로 통증이 가벼운 경우 다음을 조합하여 사용한다.

- 콜리오판정(10mg) 1회 2정 1일 3회씩 식후 ← 항콜린제
- 포이판정(100mg) 1회 2정 1일 3회씩 식후 ← 단백 분해 효소 억제제
- 코스파논정(40mg) 1회 1정 1일 3회씩 식후 ← 진경제
- 가스타정(20mg) 1회 1정 1일 2회 아침·저녁 식사 후 ← H₂ 수용체 길항제
- 파리에트정(10mg) 1회 1정 1일 1회 저녁 식사 후 ← 프로톤펌프 억제제

Px 처방 예 췌장염의 활동기에 통증이 심한 경우 상기 처방에 아래를 적절하게 병용한다.

- 인테반 좌약(50mg) 1회 1개 1일 1~3회 직장 내 삽입 ← 소염·진통 좌약
- 펠타존 정(25mg) 1회 1정 1일 1~3회 통증 시 ← 비마약 진통제

- 부스코판주(20mg) 1회 20mg 1일 1~2회 근육 주사 ← 항콜린제
- 소세곤주(15mg) 1회 15mg 1일 1~2회 근육 주사 ← 비마약 진통제

Px 처방 예 췌장염의 관해기

- 베리치무 과립 1회 1~3g 1일 3회 매 식후 ← 소화 효소 약
- 가스타정(20mg) 1회 1정 1일 2회 아침·저녁 식사 후 ← H_2 수용체 길항제

Px 처방 예 췌장염의 비보상 기간(췌장 분비 기능 장애)

- 리파크레온 1회 4캡슐 1일 3회 매 식후 ← 고역가 소화 효소 약
- 파리에트정(10mg) 1회 1정 1일 1회 저녁 식사 후 ← 프로톤펌프 억제제

Px 처방 예 췌장염의 비보상 기간(췌성 당뇨병을 동반할 때)

※인슐린 분비뿐만 아니라 글루카곤 분비도 저하되고 있기 때문에 저혈당을 일으키는 경우가 많으며, HbA1c 7.4 정도(NGSP 값)의 유지를 목표로 한다. 인슐린 제제를 사용하는 경우가 많지만, 경구 약물만 투여하는 사례도 있다.

- 유글루콘정(2.5mg) 1회 1~2정 1일 1회 아침 식사 직전 ← 설포닐우레아계 약물
- 베이슨정(0.3mg) 1회 1정 1일 3회 식사 직전 ← α 글루코시다아제 억제제
- 노보라피트주 1일 3회 식사 직전 피하 주사(투여량은 증례에 따라 다름) ← 인슐린 제제
- 란투스주 1일 1회 취침 전 피하 주사(투여량은 증례에 따라 다름) ← 인슐린 제제
- 자기 면역성 췌장염
- 자기 면역성 췌장염에는 부신피질호르몬 제제(스테로이드)가 사용된다. 초기 투여는 30~40mg/일이고, 1~2주간 투여 후 1~2주마다 5mg씩 감량하여 유지량(2.5~10mg/일)으로 한다.

담석성 췌장염의 병기·병태·중증도별 치료 순서도

■ 담석성 췌장염의 진료 방침

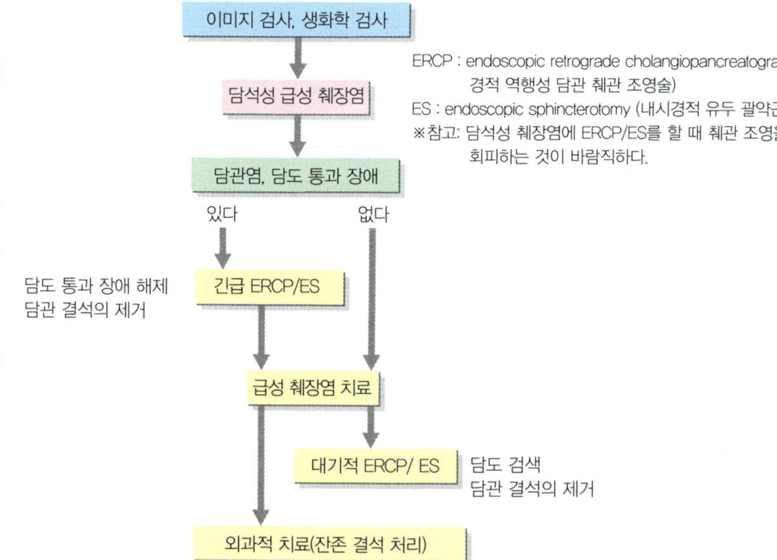

ERCP : endoscopic retrograde cholangiopancreatography (내시경적 역행성 담관 췌관 조영술)
ES : endoscopic sphincterotomy (내시경적 유두 괄약근 절개술)
※참고: 담석성 췌장염에 ERCP/ES를 할 때 췌관 조영을 가능한 한 회피하는 것이 바람직하다.

경증 췌장염 사례에서는 증상 완쾌 후 신속하게, 심한 경우에도 췌장염 진정 후 신속하게 담낭 적출술(필요에 따라 담관 절제술)을 실시한다.

(급성 췌장염 진료 지침 2010 개정 간행위원회편: 급성 췌장염 진료 지침 2010 제3판, p43, 금원출판, 2009)

■급성 췌장염의 기본적인 치료 지침

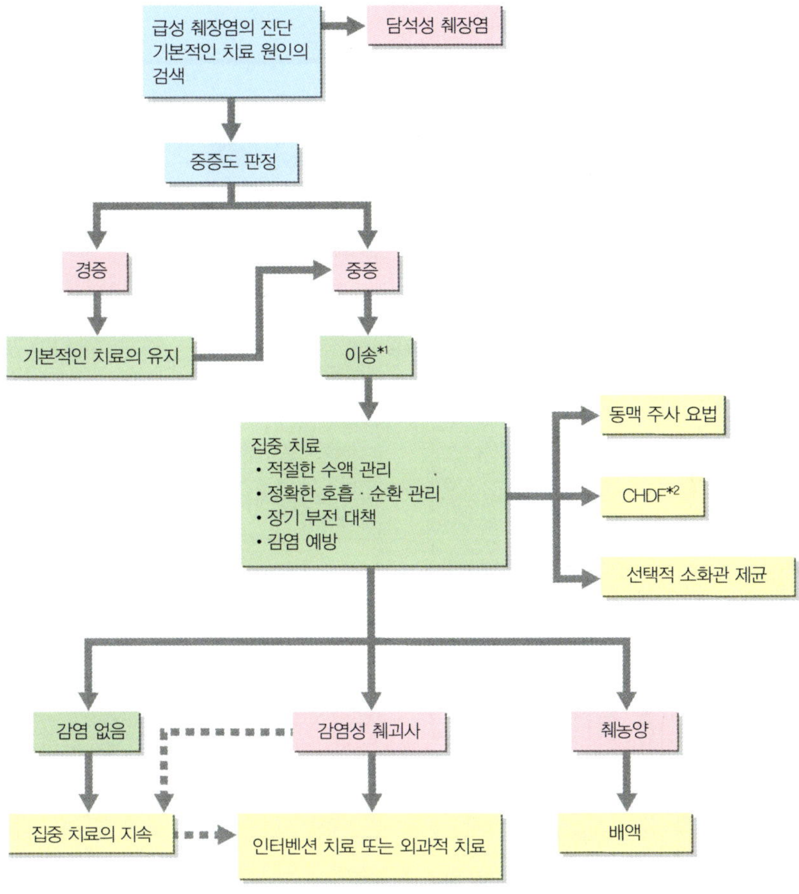

*1 급성 췌장염으로 진단된 경우는 입원 요양이 원칙이며 즉시 모니터링, 기본 치료(충분한 수액 등)를 시작한다. 급성 췌장염은 급속하게 건강 상태가 변화할 수 있기 때문에 초기에 경증도, 경시적으로 중증도 판정을 실시하여 중증도 점수 3점 이상(후생노동성 기준, 2008)이 되었을 경우에는 중증 급성 췌장염에 대응 가능한 시설에 이송을 고려한다.

*2 CHDF : continuous hemodiafiltration

(급성 췌장염 진료 지침 2010 개정 간행위원회편: 급성 췌장염 진료 지침 2010 제3판, p42, 금원출판, 2009)

● 인용 문헌
1) 나카무라 유타: 만성 췌장염의 치료, 치료학 40: 1085－1088, 2006

간호 과정 순서도

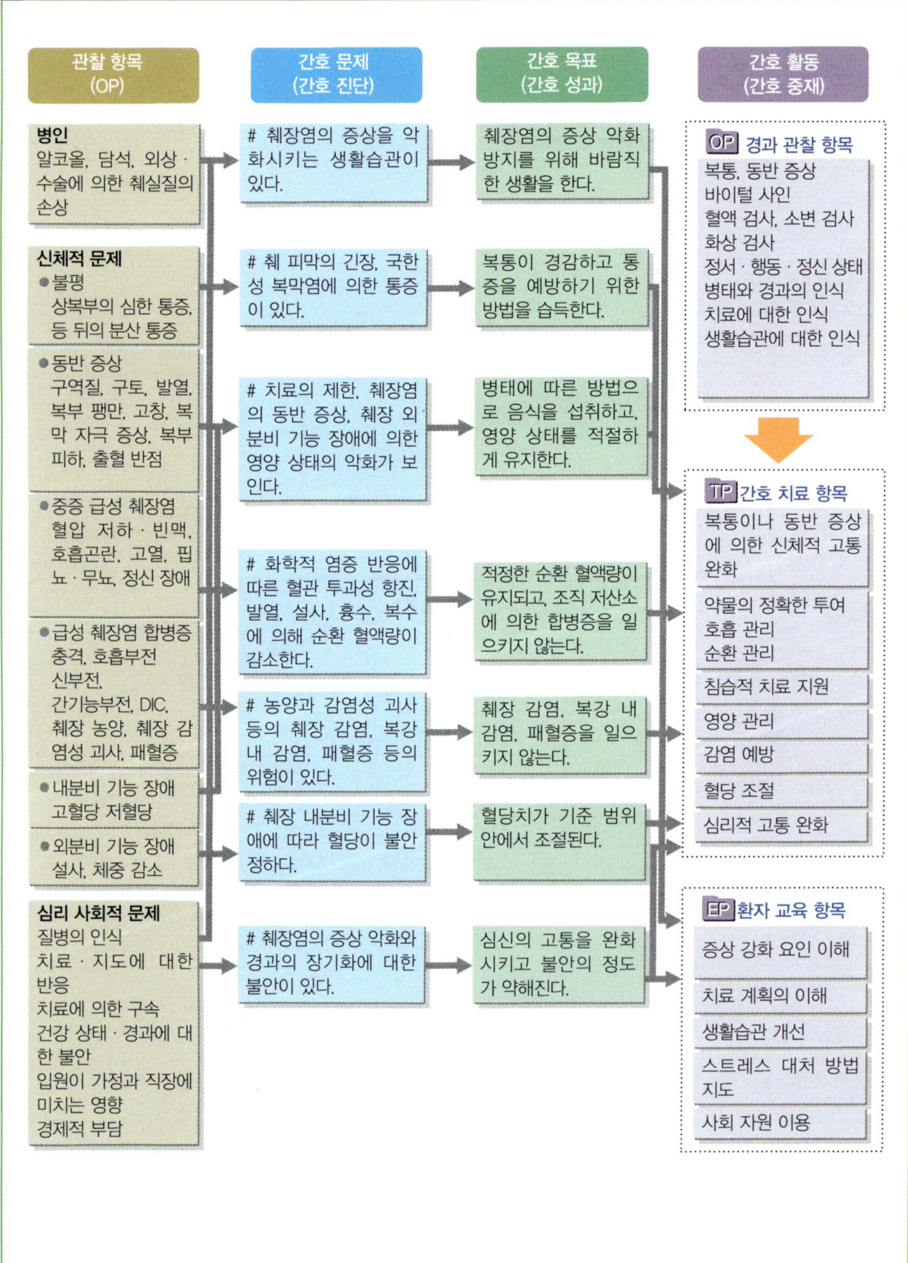

관찰 항목
(OP)
간호 문제
(간호 진단)
간호 목표
(간호 성과)
간호 활동
(간호 중재)

병인
알코올, 담석, 외상·수술에 의한 췌실질의 손상

췌장염의 증상을 악화시키는 생활습관이 있다.

췌장염의 증상 악화 방지를 위해 바람직한 생활을 한다.

OP 경과 관찰 항목
복통, 동반 증상
바이털 사인
혈액 검사, 소변 검사
화상 검사
정서·행동·정신 상태
병태와 경과의 인식
치료에 대한 인식
생활습관에 대한 인식

신체적 문제
● 불평
상복부의 심한 통증, 등 뒤의 분산 통증

췌 피막의 긴장, 국한성 복막염에 의한 통증이 있다.

복통이 경감하고 통증을 예방하기 위한 방법을 습득한다.

● 동반 증상
구역질, 구토, 발열, 복부 팽만, 고창, 복막 자극 증상, 복부 피하, 출혈 반점

치료의 제한, 췌장염의 동반 증상, 췌장 외분비 기능 장애에 의한 영양 상태의 악화가 보인다.

병태에 따른 방법으로 음식을 섭취하고, 영양 상태를 적절하게 유지한다.

● 중증 급성 췌장염
혈압 저하·빈맥, 호흡곤란, 고열, 핍뇨·무뇨, 정신 장애

화학적 염증 반응에 따른 혈관 투과성 항진, 발열, 설사, 흉수, 복수에 의해 순환 혈액량이 감소한다.

적정한 순환 혈액량이 유지되고, 조직 저산소에 의한 합병증을 일으키지 않는다.

TP 간호 치료 항목
복통이나 동반 증상에 의한 신체적 고통 완화

약물의 정확한 투여
호흡 관리
순환 관리

침습적 치료 지원

영양 관리

감염 예방

혈당 조절

심리적 고통 완화

● 급성 췌장염 합병증
충격, 호흡부전
신부전,
간기능부전, DIC, 췌장 농양, 췌장 감염성 괴사, 패혈증

농양과 감염성 괴사 등의 췌장 감염, 복강 내 감염, 패혈증 등의 위험이 있다.

췌장 감염, 복강 내 감염, 패혈증을 일으키지 않는다.

● 내분비 기능 장애
고혈당 저혈당

췌장 내분비 기능 장애에 따라 혈당이 불안정하다.

혈당치가 기준 범위 안에서 조절된다.

● 외분비 기능 장애
설사, 체중 감소

심리 사회적 문제
질병의 인식
치료·지도에 대한 반응
치료에 의한 구속
건강 상태·경과에 대한 불안
입원이 가정과 직장에 미치는 영향
경제적 부담

췌장염의 증상 악화와 경과의 장기화에 대한 불안이 있다.

심신의 고통을 완화시키고 불안의 정도가 약해진다.

EP 환자 교육 항목
증상 강화 요인 이해

치료 계획의 이해

생활습관 개선

스트레스 대처 방법 지도

사회 자원 이용

기본 개념

- 급성 췌장염은 췌장 효소를 활성화하는 원인을 제거하고 전신 및 췌장의 안정을 고려하여 간호한다.
- 만성 췌장염은 급성 악화 예방과 췌장의 내분비, 외분비 기능 저하를 근거로 한 생활의 재구축을 고려한다.
- 췌장염의 병태에 따라 치료 방침이 다르기 때문에 이를 근거로 한 간호 계획을 세운다. 특히 중증 급성 췌장염은 여러 장기 장애를 합병하면 사망에 이르는 위험이 높아지기 때문에 중환자 집중 간호가 중요하다.

Step1 영향 평가	Step2 간호 초점	Step3 계획	Step4 실시	Step5 평가

정보 수집	평가 관점과 근거 · 잠재적 간호 문제
전신 상태 파악 〈급성 췌장염〉	급성 췌장염의 증상은 췌장과 그 주변 조직의 자기 소화에 의한 화학적 염증 반응이며 진전되면 췌실질의 탈락과 괴사를 초래한다. 심한 경우 혈중으로 이행한 활성화 췌장소와 각종 염증 중재자가 췌장 이외의 중요 장기의 기능을 방해하고, 다장기 손상(MODS)을 일으킨다. ● 전신 상태를 파악하고 중증도를 판단한다. ● 췌장과 주변 조직의 자기 소화(특히 트립신의 활성화에 의한)에 따른 화학적 염증 반응에 따른 증상을 파악한다. ● 중요한 장기의 기능 장애를 파악한다. ● 증상 악화와 전신 관리에 따른 신체적 고통을 파악한다. ● 건강 상태, 경과에 대한 심리적 고통을 파악한다. 🔍 잠재적 간호 문제 : 췌피막의 긴장, 국한성 복막염에 의한 복통/화학적 염증 반응에 따른 혈관 투과성 항진, 발열, 설사, 흉수 · 복수의 순환 혈액량 감소/췌장염의 증상 악화, 경과 장기화에 대한 불안
〈만성 췌장염〉	만성 췌장염은 췌실질 불가역성의 파괴, 불규칙한 섬유화, 석회화를 주체로 하는 내화물성 난치성 병태로 췌장의 내분비 · 외분비 기능 저하를 나타낸다. ● 췌장의 내분비·외분비 기능을 파악하고 병기(대상기·비대상기)를 판단한다. ● 장기간 경과에 따른 심리적 고통, 사회생활에 미치는 영향을 파악한다. 🔍 잠재적 간호 문제 : 췌장 내분비 기능 장애에 따른 불안정한 혈당/치료 제한, 췌장염 수반 증상, 췌장 분비 기능 장애로 인한 영양 상태의 악화/췌장염의 증상 악화나 경과의 장기화에 대한 우려
증상 부위, 출현 상황, 정도의 관찰 〈급성 췌장염〉	급성 췌장염은 임상 증상과 혈액 검사 결과, 영상 소견에 의해 췌장염의 중증도를 결정하고 치료 방침이 결정된다. 이러한 파악이 간호 문제의 판단과 간호 계획 수립에 효과적이다. ● 급성 췌장염의 초기 증상으로 복통이 가장 많다. 복통의 정도는 개인차가 크고, 통증이 없는 경우도 있다. 복통의 정도와 췌장염의 중증도는 상관없다. ● 다음으로 많은 것은 구역질, 구토이다. 구토는 심각하면 여러 시간 동안 지속될 수 있지만, 구토에 의해 복통이 감소하는 것은 아니다. ● 등 뒤 통증과 복부 압통, 복막 자극 증상, 식욕부진, 발열, 복부 팽만 등을 동반할 수 있다. ● 백혈구 수 증가를 동반하여 38℃ 이상의 발열이 있는 경우에는 전염성 췌장 괴사를 생각할 수 있고, 패혈증을 일으킨다. ● 충격이나 호흡곤란, 고열, 핍뇨·무소변, 출혈 경향, 심한 감염, 정신적 증상이 인정되면 중증으로 본다. 급성 췌장염의 약 10%가 중증인 것으로 알려져 있다. ● 혈액, 소변 또는 복수의 췌장 효소(아밀라아제, 리파아제, 트립신, 엘라스타제 등)의 상승이 인정된다. ● 복부 초음파 검사, CT 검사, MRI 검사를 통해 췌장의 종대, 췌장 주변의 삼출

액, 가성 낭종 등이 인정된다.
- 흉부 X선 검사에서 좌측 흉수, 복부 X선 검사에서는 장관 마비에 의한 colon cut-off sign(횡행 결장의 가스상 두절), sentinel loop sign(속이 빈 장의 U자형 가스상)을 볼 수 있다.
- 장기 기능 장애를 조기에 발견하기 위해 다음의 증상이나 검사값을 확인한다.
- 호흡 기능 장애: 잡음, 호흡곤란, 혈액 가스값
- 신장 기능 장애: 소변량 감소, BUN, Cr(크레아티닌)
- 간 기능 장애: 황달, T-Bil(총 빌리루빈), LDH(젖산 탈수소 효소), AST, ALT, ALP(알칼리 포스파타제), TP(총 단백), Alb(알부민)
- 파종성 혈관 내 응고(DIC): 출혈 경향, 혈소판, FDP(섬유소 분해 산물)
- 경증의 경우는 예후가 좋아 2~3주에 증상이 개선된다.
- 심한 경우에는 2주간 쇼크나 호흡부전, 신부전 등을 병발하고 다수의 장기에 장애가 있을 수 있다. 또한 2주 이후에는 패혈증이나 복강 내 감염, 위장관 출혈이나 복강 내 출혈, 간기능부전 등을 병발하기 쉽다. 치명적인 경과를 보이는 경우도 적지 않다.

🔍 **잠재적 간호 문제** : 췌피막 긴장, 국한성 복막염에 의한 복통/화학적 염증 반응에 따른 혈관 투과성 항진, 발열, 설사, 흉수·복수의 순환 혈액량의 감소/농양과 감염성 괴사 등 췌장 감염, 복강 내 감염, 패혈증 등의 위험

상복부 통증
- 상복부의 심한 통증이 인정되고, 통증이 등 뒤로 분산하는 경우가 많다.
- 와위를 증강하고 전굴위를 취하면 통증이 줄어들기 때문에 강력한 전굴위를 취하는 경우가 많다.
- 복부 압통이나 복막 자극 증상도 인정된다.
- 통증 호흡 운동도 억제되므로 신속하게 제거, 통증을 도모할 필요가 있다.
- 후복막 캐비티, 복강 내 염증이 강한 경우 한쪽 복부와 배꼽 주변의 피부가 갈색으로 변한다〔그레이 터너(Grey Turner) 징후, 컬렌(Cullen) 징후〕. 이와 같은 것이 인정되면 중증으로, 좋지 않은 예후이다.

🔍 **잠재적 간호 문제** : 췌피막 긴장, 국한성 복막염에 의한 복통

쇼크·여러 장기 손상
- 혈관 투과성 항진으로 체액이 제3의 공간으로 이행하기 때문에 순환 혈액량이 감소한다. 따라서 장기의 미소 순환 장애나 국소 빈혈이 생긴다.
- 핍뇨·무뇨가 되어 신부전을 일으킬 수 있다.
- 췌장에서 벗어난 호수호리파아제 A$_2$에 의해 폐 모세혈관에 장애가 일어나 급성 호흡곤란 증후군(ARDS)과 호흡부전이 일어날 수 있다.
- 혈중으로 이행한 활성화 췌장 효소와 염증 중재자가 혈관 내피에 장애를 일으키고, 보완 체계와 응고·선용계의 항진이 있다.
- 소화관 출혈, 복강 내 출혈 등을 나타내고, 파종성 혈관 내 응고(DIC)로 전환할 수 있다.

🔍 **잠재적 간호 문제** : 화학적 염증 반응에 따른 혈관 투과성 항진, 발열, 설사, 흉수, 복수의 순환 혈액량 감소

〈만성 췌장염〉

만성 췌장염은 췌장 기능이 유지되어 췌장염 발작을 반복하는 대상기와 췌장의 내분비·외분비 기능 저하에 의한 증상이 인정되는 비대상기로 구분한다. 이를 파악하면 간호 문제 판단, 간호 계획을 세우는 데 효과적이다.
- 췌장 효소는 대상기의 급성 악화 시에 높은 값을 보이고, 비대상기에는 하락 추세를 보인다.
- 비대상기에는 췌장 분비 기능 검사〔세크레틴 시험, PFD(BT-PABA) 시험, 편중 키모트립신 측정 등〕에서 이상이 인정된다.

- 비대상기에는 인슐린 분비가 저하되고, 내당능 장애가 인정된다.
- 복부 단순 X선 검사에서 췌장의 석회화, 복부 초음파 검사에서 췌석, 주 췌관의 부적절한 확장, 췌장 종대, 위축, 낭종 형성 등이 인정된다.
- 내시경 역행성 담관 췌관 조영술(ERCP)에서 주 췌관의 부적절한 확장, 협착, 폐색, 췌석, 단백전에 의한 음영 결손, 분지 췌관의 낭포성 확장이 인정된다.

🔍 잠재적 간호 문제 : 치료상의 제한, 췌장염의 동반 증상, 췌장 분비 기능 장애로 인한 영양 상태 악화/췌장 내분비 기능 장애에 따른 불안정한 혈당

상복부 통증
- 대상기의 급성 악화는 급성 췌장염과 비슷한 복통이 인정된다.
- 복통은 식사 몇 시간 후에 나타나고 폭식, 특히 음주와 지방분이 많은 음식이 원인이다.
- 통증 없는 무통성 췌장염도 존재한다.

🔍 잠재적 간호 문제 : 췌피막 긴장, 국한성 복막염에 의한 복통

고혈당·저혈당
- 비대상기 증상은 내당능 장애, 당뇨병에 의한 증상이 인정된다.

🔍 잠재적 간호 문제 : 췌장 내분비 기능 장애에 따른 불안정한 혈당

설사
- 비대상기의 증상으로 소화 흡수 장애로 인한 설사, 지방변, 체중 감소 등이 인정된다.

🔍 잠재적 간호 문제 : 치료상의 제한, 췌장염의 동반 증상, 췌장 분비 기능 장애로 인한 영양 상태의 악화

치료에 의한 영향 관측 〈급성 췌장염〉

급성 췌장염은 췌장 효소 활성화의 억제와 췌장염의 진행 방지, 염증 반응에 의한 전신 증상의 개선을 목표로 치료하며, 심한 경우는 중환자실에서 전신 관리가 필요하다. 이러한 치료 목표를 이해하고 전신 및 췌장의 안정이 이루어지도록 하면서 증상과 검사 데이터 등을 통해 치료 효과를 파악한다.

- 중증화를 염두에 두고, 처음 며칠 동안은 전신 집중 관리와 치료를 한다.
- 순환 동태의 안정을 위해 세포 외액을 대량 주입한다. 시간에 따른 소변량이나 중심 정맥압에도 주의한다.
- 중등도 이상의 통증에는 부프레노르핀 염산염, 염산 펜타조신이 투여되므로, 효과를 관찰한다. 또한 이들 약물을 여러 차례 이용하면 오디 괄약근을 수축시키므로 췌액 유출을 막기 위해 아트로핀 황산염, 수화물이 병용된다.
- 가벼운 통증에는 비스테로이드성 항염증 약물이 사용되는데, 사전에 쇼크가 일어났을 때는 사용하면 안 된다.
- 농양과 감염성 괴사 등 췌장 감염을 방지하기 위해 예방 차원에서 항생제의 전신 투여가 이루어지므로 잘 관리한다.
- 췌장 효소 활성화의 억제와 췌장염의 진행 방지를 위해 단백 분해 효소 억제제가 투여되므로 이에 대해 관리한다.
- 구토나 장폐색이 있는 경우에는 경비 위관을 삽입하여 위액을 지속적으로 흡입한다. 위관 삽입에 의한 고통을 최소화하도록 노력한다.
- 심한 경우에는 단백 분해 효소 억제제와 항생제를 췌장 영양 동맥에 지속적으로 주입하고, 지속적인 혈액 여과 투석과 복막 관류를 한다. 또한 담석성 췌장염에서 담도 통과 장애, 담관염이 의심되는 경우 내시경으로 응급 유두 괄약근 절개술(EST)을 한다. 이러한 치료는 고통을 동반해 안정이 필요하므로, 이에 대해 충분히 설명하고 환자가 치료에 협력할 수 있도록 지원한다.
- 췌장 괴사에서 감염을 일으켰는지 또는 감염을 일으킬지 의심스러우면, 췌장과 췌장 조직 주변의 괴사 물질을 제거한다. 췌장 농양에 대해서는 경피적 배액이 이루어진다.

	🔍 잠재적 간호 문제 : 화학적 염증 반응에 따른 혈관 투과성 항진, 발열, 설사, 흉수, 복수의 순환 혈액량의 감소/치료 제한 췌장염에 대한 동반 증상, 췌장 분비 기능 장애로 인한 영양 상태 악화/농양과 감염성 괴사 등 췌장 감염, 복강 내 감염, 패혈증 등의 위험
〈만성 췌장염〉	만성 췌장염은 대상기에 급격하게 악화되는 경우 급성 췌장염과 비슷한 치료를 하고, 비대상기에는 병태나 증상에 대한 치료를 한다. 이러한 치료 목표를 이해하고 간호 계획을 수립한다. • 대상기에서 급격하게 악화된 경우에는 급성 췌장염에 준한 치료와 간호를 실시한다. • 복통에 대해서는 진경제, 진통제가 투여된다. 복통의 정도가 약한 경우 소화 효소 약의 대량 투여와 단백질 분해 효소 억제제의 경구 투여를 실시한다. 췌장염 발병 예방에 비타민 C·E 등 항산화 약물도 권장되고 있다. • 소화 흡수 장애에 대해서는 소화 효소 약물과 위액 분비 억제 약물이 투여된다. • 내당능 장애가 있는 경우는 인슐린 주사로 제어되기 때문에 혈당 관리를 한다. 글루카곤 분비도 저하되기 때문에 저혈당에 주의한다. • 췌관의 협착에 의해 췌액이 정체하는 경우에는 경피적 배액을 한다. • 췌석에 대해서는 체외 충격파 결석 파쇄술(ESWL)이나 내시경 췌석 제거술을 실시한다. 🔍 잠재적 간호 문제 : 췌피막 긴장, 국한성 복막염에 의한 복통/치료 제한에 따른 췌장염의 동반 증상, 췌장 분비 기능 장애로 인한 영양 상태의 악화/췌장 내분비 기능 장애에 따른 불안정한 혈당
원인이나 동기 관찰	급성 췌장염, 만성 췌장염은 생활환경, 현 병력·기왕력 등이 병인이 된다. • 급성 췌장염의 주요 원인은 알코올(약 37%), 담석성(약 23%), 특발성(약 23%)이지만, 남성의 경우 알코올이 약 50%, 여성은 담석성이 약 37%를 차지한다. 진단적 ERCP·내시경 유두 처리에 의한 것과 수술 후 나타나는 췌장염이 있다. • 만성 췌장염의 주요 원인은 알코올(약 67%), 특발성(약 21%), 담석성(약 3%)이지만, 남성은 알코올이 약 77%, 여성은 특발성이 약 50%를 차지한다. 만성 췌장염과 흡연의 관계도 밝혀져 있다. • 생활습관, 현 병력, 과거 병력 등으로 췌장염의 원인이나 동기를 파악한다. 🔍 잠재적 간호 문제 : 췌장염의 증상을 악화시키는 생활습관
환자·가족의 심리·사회적 측면 파악	심한 복통으로 인한 신체적 고통에 대한 불안, 경과가 장기화함에 따라 사회생활에 미치는 영향 등을 파악한다. 또한 췌장염의 발생에는 알코올이 크게 관여하고, 금주와 식사 제한 등을 고수해야 하기 때문에 환자·가족이 췌장염의 병태를 어떻게 인식하고 있는지 파악하여 지도에 활용한다. • 급성 췌장염과 만성 췌장염의 대상기에서 급성의 악화는 심한 복부 통증으로 이어져 건강 상태에 대한 불안감이 높아진다. • 급성 췌장염은 알코올에 의한 것이 40~50대, 담석성에 의한 것은 60대, 특발성에 의한 것은 70대의 연령층에서 많이 발생한다. 발전 과제와 사회적 역할을 근거로 생활에 미치는 영향을 파악한다. • 만성 췌장염은 남성은 50대, 여성은 60대에 많이 발생한다. 만성 췌장염은 불가역성임을 근거로 생활 지도를 실시한다. • 췌장염의 원인이나 증상 악화에 대한 환자·가족의 인식, 의료 지도에 대한 반응을 관찰한다. 🔍 잠재적 간호 문제 : 췌장염의 증상을 악화시키는 생활습관/췌장염의 증상 악화나 경과의 장기화에 대한 불안

간호 문제 리스트

#1 췌피막 긴장, 국한성 복막염에 따른 복통이 있다(인지–지각 패턴).
#2 화학적 염증 반응에 따른 혈관 투과성 항진, 발열, 설사, 흉수·복수에 의해 순환 혈액량이 감소한다(활동–운동 패턴).
#3 치료상의 제한, 췌장염의 동반 증상, 췌장 분비 기능 장애로 인한 영양 상태의 악화가 보인다(영양–대사 패턴).
#4 췌장 내분비 기능 장애로 혈당이 불안정하다(영양–대사 패턴).
#5 췌장염의 증상을 악화시키는 생활습관을 갖고 있다(건강 지각–건강관리 패턴).
#6 농양과 감염성 괴사 등 췌장의 감염, 복강 내 감염, 패혈증 등의 위험이 있다(영양–대사 패턴).
#7 췌장염 증상 악화나 경과 장기화에 대한 우려가 있다(자기 인식 패턴).

간호의 우선순위 지침

- 췌장염은 상복부 통증과 구토, 발열, 복부 팽만 등 신체적 고통이 강하고, 췌장의 내분비·외분비 기능 장애로 인한 증상도 나타난다. 또한 중증 급성 췌장염에서는 다수의 장기 손상이나 심한 감염을 병발하고, 생활에서 위기 상태에 빠질 수 있다. 한편, 췌장염의 증상 악화, 진행 시에는 생활습관을 되돌아보고, 장기화될 것에 따른 심리·사회적 문제도 간과할 수 없다.
- 환자 개별 췌장염의 중증도와 병기, 삶에 미치는 영향 등을 판단하여 간호 문제의 우선순위를 결정한다.

1 간호 문제 / 간호 진단 / 간호 목표(간호 성과)

#1 췌피막 긴장, 국한성 복막염에 의해 복통이 있다.

급성 통증
관련 요인: 췌장 효소 활성화에 의한 췌장과 주위 조직의 자기 소화에 의한 화학적인 염증 반응
진단 지표
- □ 혈압, 심박수, 호흡수의 변화
- □ 말이나 신호를 통한 통증 호소
- □ 발한
- □ 고통스런 얼굴 표정
- □ 통증을 피하기 위한 체위
- □ 수면 장애

간호 목표(간호 성과)
〈장기 목표〉 복통이 감소하고 복통을 예방하기 위한 방법을 습득한다.
〈단기 목표〉 1) 혈액, 소변, 복수의 췌장효소가 기준치 범위가 된다. 2) 통증에 의한 바이털사인에 변화가 없다. 3) 복통을 완화하는 체위를 취한다. 4) 복통을 강화하는 요인을 이해한다. 5) 복통을 일으키지 않는 생활습관을 이해한다.

간호 계획 / 중재 포인트와 근거

OP 경과 관찰 항목
- 복통의 부위·정도·경과, 분산 통증의 유무, 복부의 압통, 복막 자극 증상
- 혈액, 소변, 복수의 아밀라아제, 리파아제, 트립신, 엘라스타제 등의 값
- 화상 검사 결과: 복부 초음파 검사, CT 검사, MRI 검사, 흉부·복부 X선 검사
- 혈압, 심박수, 호흡수
- 땀의 유무, 체위, 표정, 수면 상태
- 진통제의 사용과 효과, 실시되는 치료와 효과
- 췌장염의 병태와 복통 강화 요인에 대한 환자·가족의 지식과 인식

➡ 증상과 검사 결과를 경시적으로 관찰한다. 근거 경시적인 변화를 관찰함으로써 치료 효과를 판단하거나 악화 현상을 조기에 발견한다.

➡ 질병에 대한 인식을 파악한다. 근거 췌장염 증상의 발현을 예방하기 위해 가족을 포함한 생활 지도가 필요하다.

- 환자와 상담하고 통증이 경감되는 체위를 고안한다.

- 환자의 고통을 인정하고 호소를 잘 들으며, 환자의 통증을 수용하고 있다는 것을 알린다.

- 지시된 진통제 투여

- 지시된 단백 분해 효소 억제제를 정맥 투여한다.

- 지시된 항생제를 정맥 투여한다.

- 단백 분해 효소 억제제와 항생제의 지속적인 동맥 주사 요법을 실시하는 경우, 정확하고 안전하게 투여할 수 있도록 관리한다.

- 경비 위관을 삽입하여 위액의 지속 흡입이 이루어지는 경우, 관리와 위관 삽입에 의한 고통이 최소한이 되도록 고정 방법을 연구한다.

EP 환자 교육 항목

- 복통의 원인과 고통을 증강시키는 요인을 설명한다.

- 절식과 안정을 취하도록 지도한다.

- 치료 계획을 설명한다.
- 췌장염 증상의 관찰이나 악화를 방지할 수 있는 생활을 환자 · 가족과 함께 고민한다('간호 문제 #5' 참조)

➡ 환자가 좋아하는 체위를 조정한다. 근거 전굴위를 취하면 복근의 긴장이 누그러져 복통을 완화할 수 있다.
➡ 환자의 통증에 대한 반응을 이해한다. 근거 고통을 인정해주지 않으면 불안이 증가하고, 그로 인한 통증이 심해진다.
➡ 환자의 신체적 고통을 완화한다. 근거 췌장염에 의한 복통은 아주 심하고, 통증을 경감시켜 안락을 도모한다.
➡ 정확히 투여한다. 근거 췌장 효소의 활성화를 억제한다.
➡ 정확히 투여한다. 근거 췌장 감염, 복강 내 감염에 대한 예방 투여가 이루어진다.
➡ 정확하게 투여한다. 근거 중증 췌장염의 경우 췌장의 영양 혈관에 직접 투여하여 췌장의 약물 투여 농도를 높일 수 있고, 복통 또는 복막 자극 증상의 완화를 기대할 수 있다.
➡ 삽입으로 인한 고통을 최소화한다. 근거 위장관은 심한 구토나 장폐색이 있는 경우, 위 내용물의 감압을 도모하기 위해 삽입하는 것이다.

➡ 정확한 정보를 제공하고, 환자 자신이 통증의 원인을 이해할 수 있도록 한다. 근거 통증의 원인을 알면 고통에 대한 준비를 할 수 있다. 또한 췌장염의 복통은 음주나 식사 내용물과 관련이 크다. 증상 악화와 진행을 예방하기 위해서는 환자가 자신의 생활습관을 되돌아볼 필요가 있다.
➡ 필요성을 이해한다. 근거 췌장의 외분비 기능을 억제한다.
➡ 환자의 상태에 따라 설명한다. 근거 치료에 협력을 얻는다.

2 간호 문제	간호 진단	간호 목표(간호 성과)
#2 화학적 염증 반응에 따른 혈관 투과성 항진, 발열, 변비, 흉수 · 복수에 의해 순환 혈액량이 감소한다.	쇼크와 위험 상태 **위험 요인**: 저혈압, 저산소혈증, 전신 염증반응 증후군	〈장기 목표〉 적정한 순환 혈액량을 유지하고 조직의 저산소증에 의한 합병증을 일으키지 않는다. 〈단기 목표〉 1) 수축기 혈압이 기준 범위 내에 있다. 2) 호흡수가 기준 범위 내에 있다. 3) 동맥 혈액 가스 분석값이 기준 범위 내에 있다. 4) 소변량이 기준 범위 내에 있다. 5) 혈중 요소 질소, Cr이 기준 범위 내에 있다. 6) 체온이 기준 범위 내에 있다. 7) 장폐색이 제어된다. 8) 구토, 설사가 제어된다. 9) 흉수 · 복수가 제어된다.

간호 계획	중재 포인트와 근거
OP 경과 관찰 항목 - 혈압, 심박수, 호흡수, 체온 - 중심 정맥압, 주입량과 체액 상실량의 균형, 산 염기 평형, 전해질 균형 - 구토, 설사, 흉수, 복수의 유무	➡ 중증도를 판단함과 동시에 합병증의 증후를 간과하지 않는다. 근거 후복막을 중심으로 한 염증에 따른 혈관 투과성 항진으로 수분이 제3의 공간으로 이동한다. 또한 발열에 의한 불감증설이 증가하고, 장폐색에 의한

- 혈액 검사 결과 혈소판, BUN, Cr, Ca, 혈당, T–Bil , LDH, AST, ALT, TP, Alb, 프로트롬빈 시간, 혈소판 수 등

- 영상 검사 결과: 복부 초음파 검사, 흉부·복부 X선 검사, CT, MRI 검사 등
- 호흡 장애의 징후: 호흡음, 산소 포화도, 동맥혈 가스 분석값, 흉부 X선 검사

- 신장 장애의 징후: 소변, 신장 기능 데이터
- 정서, 행동, 정신 기능의 변화('간호 문제 #7' 참조)

TP 간호 치료 항목

- 수액 관리를 한다.
- 지시된 약물을 정확히 투여한다('간호 문제 #1' 참조)

- 호흡 관리를 한다.

- 지속적 혈액 여과 투석이나 복막 관류를 하는 경우 이에 대한 관리를 한다. 침습 치료에 따른 환자의 고통을 완화한다.

- EST를 하는 경우에는 관리를 한다.

- 괴사 조직 절개술, 경피적 배액이 이루어지는 경우에는 창상, 배출 관리에 유의한다.
- 집중 치료에 따른 심신 고통의 완화를 도모한다('간호 문제 #7' 참조).

EP 환자 교육 항목

- 치료 계획을 설명한다.

장내 수분 고임, 위장관에서 소화액 배설, 구토, 설사, 흉수·복수 등에 의해서도 수분을 상실한다. 이에 의해 순환 혈액량이 감소한다. 급성 췌장염의 중증도를 판단하는 데는 후생노동성연구소에서 책정한 기준을 활용한다.

➡이상 증상을 간과하지 않는다. 근거 염증성 매개물에 의한 급성 폐 손상, 혈관 투과성 항진, 대량 주입에 의한 폐부종, 흉수 고임, 상복부 통증에 의한 호흡 운동 억제 등이 호흡 장애를 일으킨다.
➡이상 증상을 간과하지 않다. 근거 신장 혈류 저하에 따른 급성 신장 손상이 일어날 수 있다.

➡정확하게 투여한다. 체액 균형에 주의한다. 1.0㎖/kg/시간 이상의 소변량 유지를 목표로 한다. 근거 순환 동태, 호흡 기능, 신장 기능 등 전신 상태를 파악하고 나서 주입 관리를 필요로 한다.
➡급성 폐 장애와 폐수종을 조기에 개선할 수 있도록 적절한 인공호흡 관리를 행한다. 근거 호흡 장애의 정도와 원인을 근거로 한 관리가 필요하다.
➡전신 상태가 좋지 않은 상황에서 침습 치료를 하기 때문에 환자의 고통을 최소화할 수 있도록 노력한다. 근거 지속적 혈액 여과 투석이나 복막 관류 수분 관리를 목적으로 적응된다. 염증성 매개물 등의 제거에 유용하다는 보고도 있다.
➡EST의 목적이나 방법 등을 설명하고 협력을 얻는다. 근거 EST는 담석성 췌장염에서 담도 통과 장애, 담관염이 의심되는 경우에 적용된다.
➡주 수술기에 간호를 한다. 근거 췌 괴사 조직은 완전히 제거하기 어렵기 때문에 괴사 조직 절개술에서 잔존한 괴사 조직에 대해 폐쇄, 지속 세척 배액, 개방 배액이 시행된다. 췌장 농양에 대해서는 경피적 배액을 한다.

➡환자의 상태에 따라 설명한다. 의사의 설명을 보충한다. 근거 치료에 대한 협력을 얻는다.

3 간호 문제	간호 진단	간호 목표(간호 성과)
#3 치료상의 제한, 췌장염의 동반 증상, 췌장 분비 기능 장애에 따른 영양 상태의 악화가 보인다.	**영양 섭취 소비 균형 이상: 필요량 이하** **관련 요인**: 음식의 소화가 불가능하여 음식을 섭취할 수 없다. **진단 지표** □ 복통 □ 섭취에 대한 혐오 □ 설사 □ 충분한 음식 섭취에도 체중이 감소한다. □ 착각 □ 잘못된 정보 제공	〈장기 목표〉 병태에 따른 방법으로 음식을 섭취한다. 영양 상태를 적절하게 유지한다. 〈단기 목표〉 1) 복통이 조절된다. 2) 설사가 제어된다. 3) 췌장염을 악화시키는 식습관에 대해 말한다. 4) 췌장염 식이요법의 요점을 말한다. 5) 영양 상태를 나타내는 혈액 검사값이 기준 범위 내에 있다. 6) 체중이 기준 범위 내에 있다.

<table>
<tr><th>간호 계획</th><th>중재 포인트와 근거</th></tr>
<tr><td>

OP 경과 관찰 항목

- 경구 영양 · 비경구 영양 섭취량, 내용
- 체중
- 혈액 검사 결과

- 변의 양상, 양, 횟수

- 복부 증상의 유무

- 식이요법에 대한 인식, 반응

</td><td>

→필요한 영양량을 섭취할 수 있는지 판단한다. **근거** 췌장염의 병태에 따라 섭취가 금지된 음식이 많고, 장폐색이나 소화 출혈이 없으면 경장 영양을 실시한다.

→지방변이나 설사를 관찰한다. **근거** 췌장의 외분비 기능 저하에 의한 증상이라고 생각할 수 있다.

→복통, 구역질 구토, 복부 팽만 등을 관찰한다. **근거** 복부 증상이 있으면 식욕과 식사량이 저하된다.

→환자의 인식을 파악한다. **근거** 오랜 식습관을 바꾸기는 쉽지 않다. 환자의 인식과 반응에 따라 지도 내용, 방법을 생각할 필요가 있다.

</td></tr>
<tr><td>

TP 간호 치료 항목

- 경장 영양 관리를 수행한다.

- 식이요법은 환자의 생활과 취향을 고려하여 무리가 없는 범위에서 실시할 수 있도록 함께 생각한다.

- 식생활 개선 사항에 대해 가족에게 함께 노력해줄 것을 요구한다.

</td><td>

→복부 팽만이나 설사를 일으키지 않도록 투여한다. **근거** 투여량, 투여 속도에 따라 복부 증상이 출현한다. 설사를 일으키면 필요한 영양을 섭취할 수 없다.

→환자의 행동 변화를 촉구한다. **근거** 오랜 식습관 변경은 쉽지 않다. 환자의 순응도(adherence)를 높일 수 있도록 한다.

→환자의 행동 변화를 촉구한다. **근거** 생활을 함께 하는 가족의 협력을 얻는다.

</td></tr>
<tr><td>

EP 환자 교육 항목

- 경장 영양을 실시하는 경우에는 필요성과 투여 방법을 설명하고 복부 증상이 있으면 보고하도록 지도한다.

- 식전 · 식후 구강 관리를 권한다.

- 섭취가 가능해지면 1회량을 적게 먹고, 식사 횟수를 늘려(하루 4~5회) 천천히 먹어야 한다는 것을 설명한다.
- 저지방 식사, 저단백 식사의 필요성을 설명한다.

- 지방을 많이 포함한 식품을 열거하고 이를 제한할 수 있도록 지도한다.

- 금주의 필요성을 설명한다.

- 카페인과 향신료 등 조미료, 짠 음식을 피해야 한다는 것을 설명한다.
- 지용성 비타민 A · D · E · K를 충분히 섭취하도록 설명한다.

</td><td>

→환자의 협력을 얻는다. **근거** 경장 영양의 목적과 방법을 환자가 이해하고 복부 증상이 있으면 알릴 필요가 있다.

→식습관의 일부가 된다. **근거** 미각 저하, 구취에 의한 식욕 저하를 방지한다.

→환자의 행동 변화를 촉구한다. **근거** 한 번에 대사가 일어나는 단백질의 양을 줄여 흡수 불량, 복부 팽만을 저하시킨다.

→환자의 인식을 높인다. **근거** 췌액 분비를 적게 하고, 지방이나 단백질의 소화를 억제한다.

→환자의 인식을 높인다. **근거** 췌액 분비를 적게 하고, 지방이나 단백질의 소화를 억제한다. 지방은 30~40g/일 이하로 한다.

→환자의 행동 변화를 촉구한다. **근거** 알코올은 췌장의 단백질을 과다분비 하고 단백전에 의한 췌관 색전증의 원인이 된다.

→환자의 인식을 높인다. **근거** 위액, 췌액을 적게 분비한다.

→환자의 인식을 높인다. **근거** 지방 제한식으로 지용성 비타민이 부족해진다.

</td></tr>
</table>

4 간호 문제	간호 진단	간호 목표(간호 성과)
#4 췌 내 분비 기능 장애로 혈당이 불안정하다.	**혈당 불안정 위험 상태** **위험 요인**: 당뇨병 관리에 대한 지식 부족, 진단 수용 부족, 당뇨병 관리의 순응도 결여, 의학적 관리, 신체의 건강 상태	〈**장기 목표**〉 혈당치가 기준 범위 내에 들도록 조절한다. 〈**단기 목표**〉 1) 내당능 이상의 원인을 말한다. 2) 혈당 조절의 필요성, 방법을 말할 수 있다. 3) 식이요법의 요점을 말한다.

간호 계획	중재 포인트와 근거
OP 경과 관찰 항목 ● 혈당치 ● 다뇨, 다음, 구갈의 유무 ● 영양 섭취량 ● 인슐린 투여량 ● 혈당 관리에 대한 인식과 반응	➡내당능 이상 정도를 파악한다. **근거** 중증 급성 췌장염, 만성 췌장염의 비대상기에는 췌장의 내분비 기능 장애에 의해 내당능 이상을 일으킨다. ➡환자의 인식을 파악한다. **근거** 만성 췌장염의 비대상기 환자는 인슐린에 의한 혈당의 자체 조절이 필요하다.
TP 간호 치료 항목 ● 지시받은 인슐린을 투여 ● 영양사와 제휴하여 영양 상담을 계획한다.	➡정확하게 투여한다. **근거** 내당능 기능 이상에는 인슐린을 사용한다. ➡다른 전문직 관계자들과 연계, 조정한다. **근거** 환자·가족에게 의료 팀들에 저마다 전문가들이 포함되어 있음을 알려 지도 효과를 높인다.
EP 환자 교육 항목 ● 혈당 조절의 필요성을 설명한다. ● 인슐린 치료의 목적, 방법, 주의점 등을 설명한다. ● 고혈당 증상, 저혈당 증상과 함께 각각의 대처 방법을 설명한다. ● 췌장염 증상의 악화 방지와 내당능 이상을 근거로 한 식이요법을 설명한다.	➡환자의 인식을 높인다. **근거** 만성 췌장염 비대상기 환자는 인슐린에 의한 혈당의 자기 통제가 필요하다. ➡환자의 자기관리를 촉진한다. **근거** 만성 췌장염의 비대상기의 경우, 인슐린 치료법은 평생에 걸쳐 필요하다. ➡환자의 자기관리를 촉진한다. **근거** 인슐린과 글루카곤의 분비가 저하되기 때문에 고혈당이 되거나 저혈당이 되기 쉽다. ➡환자의 인식을 높여 자기관리를 자극한다. **근거** 만성 췌장염 비대상기 환자는 저지방, 단백질 식사가 필요하지만, 내당능 이상이 있는 경우에는 에너지를 표준 체중×30(35)kcal로, 지방 섭취를 40～60g/일로 한다.

5 간호 문제	간호 진단	간호 목표(간호 성과)
#5 췌장염의 증상을 악화시키는 생활습관이 있다.	**비효과적 자기 건강관리** **관련 요인**: 의사 결정 갈등, 행동을 일으키는 계기의 불충분, 지식 부족, 사회 지원 부족 **진단 지표** □ 위험 요인을 감소시키는 행동을 하는 것이 불가능하다. □ 건강 목표를 달성하기 위해 효과적이지 않은 선택을 일상생활 속에서 한다. □ 질병을 관리하고 싶다는 말을 한다. □ 지시된 치료 계획대로 실시하기 어렵다는 말을 한다.	〈**장기 목표**〉 췌장염의 증상을 악화시키지 않는다. 〈**단기 목표**〉 1) 보고해야 할 췌장염의 증상을 말한다. 2) 증상의 원인을 설명한다. 3) 약물 요법의 필요성을 말한다. 4) 제대로 복약한다. 5) 식이요법의 필요성을 언급하고, 이를 실시한다. 6) 스트레스가 적은 생활에 대해 생각해본다.

<table>
<tr><td>

OP 경과 관찰 항목

- 췌장염의 병태나 증상 발현에 대한 환자·가족의 지식과 인식

- 입원 이전의 생활습관, 특히 식생활, 음주 유무, 흡연력

- 퇴원 후 생활에 대한 환자·가족의 인식과 생각
- 퇴원 후의 생활 조정에 대한 의욕

- 주요 인물, 협력자

TP 간호 치료 항목

- 일상생활이 다시 문제가 되면 생활상의 개선점을 함께 생각한다.

EP 환자 교육 항목

- 다음의 증상이 있으면 보고하도록 설명한다: 윗배 통증, 등의 강한 통증, 구토, 지방변, 구갈, 물을 많이 마심, 발열, 체중 감소 등
- 환자의 병태에 따라 췌장염의 원인을 설명한다.

- 약의 작용·부작용을 설명하고 정확하게 복용하도록 지도한다.
- 식이요법에 대해 지도한다('간호 문제 #3' 참조).
- 췌장염의 증상 악화 방지, 진행 예방을 위해 바람직한 생활에 대해 환자·가족이 함께 생각한다.

- 환자가 겪고 있는 스트레스에 대해 밝히고, 스트레스 대처 방법을 지도한다.
- 정기 검진의 필요성을 설명한다.

</td><td>

⟳환자·가족의 질병에 대한 인식을 파악한다. **근거** 췌장염의 증상이 나타나는 것을 예방하기 위해서는 가족을 포함한 생활 지도가 필요하다.
⟳증상을 악화시키는 요인을 파악한다. **근거** 입원 전 생활습관을 바탕으로 개선 사항을 검토하고 자체 관리 목표를 설정한다.
⟳환자·가족의 지식과 동기를 파악한다. **근거** 환자·가족이 계속해서 실시할 수 있도록 지식과 의지에 따른 교육 계획을 수립할 필요가 있다.
⟳환자에 대한 지원 체제를 파악한다. **근거** 퇴원 후 생활 조정에는 가족을 비롯한 인적 지원 체제가 필요하다.

⟳환자의 행동 변화를 촉구한다. **근거** 스트레스가 많은 생활이 췌장염을 악화시키지만, 생활습관의 개선은 쉽지 않다. 환자의 순응도를 높이도록 한다.

⟳환자의 인식을 높인다. **근거** 왼쪽의 증상은 증상 악화, 감염을 일으킬 수 있다.

⟳환자의 인식을 높인다. **근거** 췌장염 증상의 원인을 알면 증상의 악화를 예방할 수 있다.
⟳환자의 인식을 높인다. 자기관리를 촉구한다. **근거** 약물에 대한 이해는 복약 고수를 지속하도록 한다. 증상이 경감하면 복약을 게을리할 수 있다.
⟳정확한 정보를 제공하고 환자의 자기관리를 촉진한다. **근거** 질환의 성격과 심각성, 합병증의 위험, 질병 컨트롤에 대한 잘못된 인식이 건강 생활에 장애가 된다. 증상 악화, 진행을 예방하기 위해 환자가 자신의 삶을 검토하고 개선할 필요가 있으며, 가족의 협력도 필수다.
⟳환자의 자기관리를 촉진한다. **근거** 음주와 폭식이 스트레스 해소 수단이 되는 경우가 있다.

</td></tr>
</table>

<table>
<tr><td>

6 간호 문제

#6 농양과 감염성 괴사 등 췌장 감염, 복강 내 감염, 패혈증 질환 등의 위험이 있다.

</td><td>

간호 진단

감염 위험 상태
위험 요인: 부적절한 제1차 방어 기능, 부적절한 제2차 방어 기능, 관혈적 치료

</td><td>

간호 목표(간호 성과)

〈장기 목표〉 췌장 감염, 복강 내 감염, 패혈증을 일으키지 않는다.
〈단기 목표〉 1) 바이털사인이 안정되어 있다. 2) 감염을 나타내는 징후가 인정되지 않는다. 3) 검사 데이터가 기준 범위 내에 있다. 4) 감염 질환의 위험이 있다고 말한다. 5) 감염의 예방·치료 방법을 말한다.

</td></tr>
</table>

<table>
<tr><td>

OP 경과 관찰 항목

- 체온, 혈압, 심박수, 호흡수
- 복통의 정도, 압통, 복부 팽만, 구토
- 혈액 검사 결과 백혈구 수, 혈청 아밀라제, T-Bil, ALP, CRP, 혈청 면역 글로불린

</td><td>

⟳감염 징후를 놓치지 않는다. **근거** 급성 췌장염은 본래 무균으로 발병하기 때문에 백혈구 증가를 동반하며 38℃ 상에서 발열이 인정되는 경우는 괴사 조직의 감염이 의심된다. 괴사 부분이 감염되거나 감염성 췌 괴사가

</td></tr>
</table>

- 배양 검사 결과: 혈액, 배액
- 화상 검사 결과: 복부 초음파 검사, 복부 X선 검사, CT 검사 등
- 시행되고 있는 치료의 효과('간호 문제 #1' 참조)
- 감염증에 대한 인식

TP 간호 치료 항목
- 지시된 항생제를 투여한다('간호 문제 #1' 참조).
- 괴사조직 절제술, 경피적 배액이 이루어지는 경우, 그 준비와 관리를 한다('간호 문제 문제 #2' 참조)
- 라인, 카테터 장치 삽입 부위의 청결을 유지한다.

EP 환자 교육 항목
- 발열과 복통이 있으면 보고하도록 설명한다.

- 치료 계획을 설명한다.

- 라인, 카테터 장치 관리 방법을 설명하고 불필요할 때는 만지지 않도록 지도한다.

되면 패혈증을 일으킨다.

⮕환자의 인식을 높인다. 근거 감염 예방을 위해 환자의 협력이 필요한 경우도 있다.

⮕일반적인 예방 조치를 실시한다. 근거 면역 기능이 저하되고, 감염되기 쉬운 상태에 있다.

⮕환자의 인식을 높인다. 근거 감염의 징후를 조기에 파악한다.

⮕환자의 상태에 따라 설명한다. 의사의 설명을 보충한다. 근거 치료에 협력을 얻는다.

⮕환자의 인식을 높인다. 근거 환자의 협력을 얻는 것이 필요하다.

7 간호 문제	간호 진단	간호 목표(간호 성과)
#7 췌장염의 증상 악화나 경과 장기화에 대한 우려가 있다.	**불안** **관련 요인**: 건강 상태의 변화, 역할 기능 변화, 죽음에 이를지 모른다는 위협, 자기 개념에 대한 위협 **진단 지표** ☐ 불면증 ☐ 고민 ☐ 자신에게 초점을 집중 ☐ 긴장한 표정	〈장기 목표〉 심신의 고통이 완화되고 불안감이 줄어든다. 〈단기 목표〉 1) 침착한 표정과 태도를 드러낸다. 2) 신체적 고통을 완화한다. 3) 경과를 이미지화하고, 양호한 상태라고 생각하며 대처할 수 있다. 4) 입원·치료에 따른 역할 기능의 변화에 대처할 수 있다. 5) 의료비의 공적 부담을 신청할 수 있다.

간호 계획	중재 포인트와 근거

OP 경과 관찰 항목
- 정서, 행동, 정신 상태 변화
- 수면 상태

- 췌장염의 경과, 침습적인 치료에 따른 신체적 고통
- 췌장염의 원인이나 증상 악화, 치료, 경과 등에 대한 환자·가족의 인식
- 입원·치료에 따른 역할 기능의 변화
- 지금까지 체험한 위기 상황에 대처하는 방법

TP 간호 치료 항목
- 통증이나 발열 등 고통 증상의 완화를 도모한다.
- 안락한 체위를 고안한다.
- 필요한 경우 진통제, 진정제, 항불안제를 의사와 상담, 투여한다.

⮕정신 상태의 이상을 조기에 발견한다. 근거 뇌의 혈류 저하, 저산소혈증에 의한 의식 장애, 집중 치료를 필요로 하는 환경은 우울증과 정신착란 등을 유발하기 쉽다.

⮕불안의 원인과 강화 요인을 파악한다. 근거 신체적 고통은 불안과 공포, 위협 등의 감정을 야기한다. 질병과 치료에 대한 불충분한 이해, 사회적 역할의 변화나 손실도 불안감을 강화시킨다.

⮕대처의 패턴과 스트레스 내성을 파악한다. 근거 불안에 대한 대처 능력은 개인의 경험에 따라 다르다.

⮕신체적 고통을 완화한다. 근거 신체적 고통을 완화함으로써 불안을 경감시킬 수 있다.

- 심신의 고통을 이해하고 배려하는 태도를 보인다.
- 환자 자신의 이해나 행동을 지지한다.
- 차분함과 안정감을 느끼도록 접근한다.
- 조용하고 자극이 적은 환경을 조성한다.
- 장기적인 경과에 따른 영향과 그에 대해 어떻게 느끼고 있는지 기분을 표현하도록 한다.
- 감정과 지각, 공포를 말로 표현할 수 있도록 유도한다.
- 환자의 느낌, 스트레스를 이해하고 효과적인 조치를 취할 수 있도록 돕는다.

➡ 심리적 고통을 완화한다. 　근거　간호사 케어링이 환자의 정신적인 안정으로 이어진다.

➡ 지금까지의 스트레스 대처 방법을 바탕으로 환자와 함께 고려한다. 　근거　스트레스 코핑 이론을 활용할 수 있다.

EP 환자 교육 항목
- 환자 · 가족의 인식과 수용의 단계를 고려하여 질병 상태와 치료 경과 등 정확한 정보를 제공한다.
- 중증 급성 췌장염의 경우 의료비의 공공 부담 제도가 있다는 것을 설명한다.

➡ 환자 · 가족이 이해할 수 있는 언어로 설명한다. 　근거　정확한 정보를 얻을수록 불안감은 감소한다.

➡ 경제적 불안의 해소를 도모한다. 　근거　중증 급성 췌장염은 특정 질환 치료 연구 사업 대상 질환이다. 기준을 충족하고 필요한 서류를 제출하면 의료비의 공적 부담을 받을 수 있다.

| Step1 영향 평가 | Step2 간호 초점 | Step3 계획 | **Step4 실시** | Step5 평가 |

병기 · 병태 · 중증도별 관리 포인트

【중증 급성 췌장염】상복부의 심한 통증과 함께 발병 뒤 통증, 구토, 식욕부진, 발열, 복부 팽만 등을 동반하므로 증상에 대한 간호를 하고 고통을 완화시킨다. 급성 췌장염은 진단과 원인 발견, 중증도 판정이 중요하기 때문에 전신을 관찰하고 혈액 검사, 소변 검사, 영상 검사 등이 원활하게 이루어지도록 지원해야 한다. 불안의 완화도 중요하다.

【경증 급성 췌장염】절식과 수액, 바이털 사인를 모니터링하고 있으나 중증화의 위험이 있음을 인식한다.

【만성 췌장염: 대상기 · 급성 악화기】급성 췌장염과 같은 간호를 실시한다.

【만성 췌장염: 대상기 · 간헐기】급성 악화 예방을 위해 금주와 식사 제한, 복약 등의 지도를 실시한다.

【만성 췌장염: 비대상기】췌장 분비 기능 장애, 내분비 장애에 의한 증상을 파악하고 생활 지도를 실시한다.

간호 활동(간호 중재) 포인트

중증 급성 췌장염, 만성 췌장염 급성 악화기
- 신체적 · 심리적 고통의 완화, 합병증 예방에 힘쓴다.
- 절식과 함께 환자가 안정을 취하도록 지도한다.
- 지시된 약(진통제, 항생제, 단백 분해 효소 억제제 등)을 정확하게 투여한다.
- 순환 혈액량 감소로 인한 쇼크에 따라 체액의 대량 주입이 이루어지기 때문에 체액 균형에 유의한다.
- 급성 폐손상, 폐부종으로 인공호흡을 하게 되는 경우 호흡 상태에 유의해 호흡 관리를 실시한다.
- 침습 치료〔지속 동맥 주사 요법, 지속적 혈액 여과 투석, 복막 관류, 내시경적 유두 괄약근 절개술, 괴사 조직의 제거(necrosectomy), 경피적 배액 등〕를 하는 경우, 이를 관리하고 치료에 따른 환자의 고통을 최소화할 수 있도록 지원한다.
- 마비성 장폐색이나 위장 출혈이 없으면 경장 영양이 시작되므로 이를 관리한다.
- 감염 예방에 유의하고 췌장 감염, 복강 내 감염의 징후를 간과하지 않는다.
- 내당능 이상이 있는 경우에는 인슐린에 의한 혈당 조절을 실시한다.
- 통증을 비롯한 고통 증상의 호소를 잘 듣고, 고통을 수용하고 있음을 전한다.
- 환자 자신의 이해나 행동을 지지하고 사려 깊은 태도로 대한다.
- 감정과 지각, 두려움을 말로 표현할 수 있게 한다.

만성 췌장염: 생활습관 개선 지도, 췌장염의 악화 방지
- 환자·가족의 췌장염에 대한 인식, 지도에 대한 반응 등을 파악한다.
- 환자 자신이 스스로의 삶을 되돌아보고, 생활상의 개선점을 찾을 수 있도록 한다.
- 환자의 스트레스를 파악하고 스트레스 대처 방법을 지도한다.
- 가족의 협력을 구한다.

퇴원·요양 지도

- 정기적인 진찰을 받도록 설명하는 동시에 췌장염의 증상(상복부 통증, 등 뒤의 강한 통증, 구토, 지방변, 구갈, 물을 많이 마심, 발열, 체중 감소 등)이 있으면 즉시 진찰받도록 설명한다.
- 복통의 원인과 동기(음주, 폭식, 고지방 음식 섭취)를 설명하고 이들을 피하도록 지도한다.
- 식사는 저지방 단백질 식품으로, 자극적인 물질을 피하고, 지용성 비타민을 포함하는 음식을 섭취하도록 지도한다.
- 복약 지도를 실시한다.
- 중증 급성 췌장염은 특정 질환 치료 연구 사업 대상 질환이기 때문에, 기준을 충족하고 필요한 서류를 제출하는 경우 의료비의 공적 부담을 지원받을 수 있음을 설명한다.

Step1 영향 평가	Step2 간호 초점	Step3 계획	Step4 실시	Step5 평가

평가 포인트

간호 목표 달성도
- 복통이 감소하고 복통을 예방하기 위한 방법을 습득했는가?
- 적정한 순환 혈액량이 유지되고 조직의 저산소증에 의한 합병증을 일으키고 있지 않는가?
- 병태에 따라 음식을 섭취하고 영양 상태를 적절히 유지하고 있는가?
- 혈당치가 기준 범위 내에서 제어되고 있는가?
- 췌장염의 증상을 악화시키지 않는 생활을 하고 있는가?
- 췌장 감염, 복강 내 감염, 패혈증을 일으키고 있지 않는가?
- 심신의 고통이 완화되고 불안 수준이 떨어졌는가?

췌장염 환자의 병태 관계도와 간호 문제

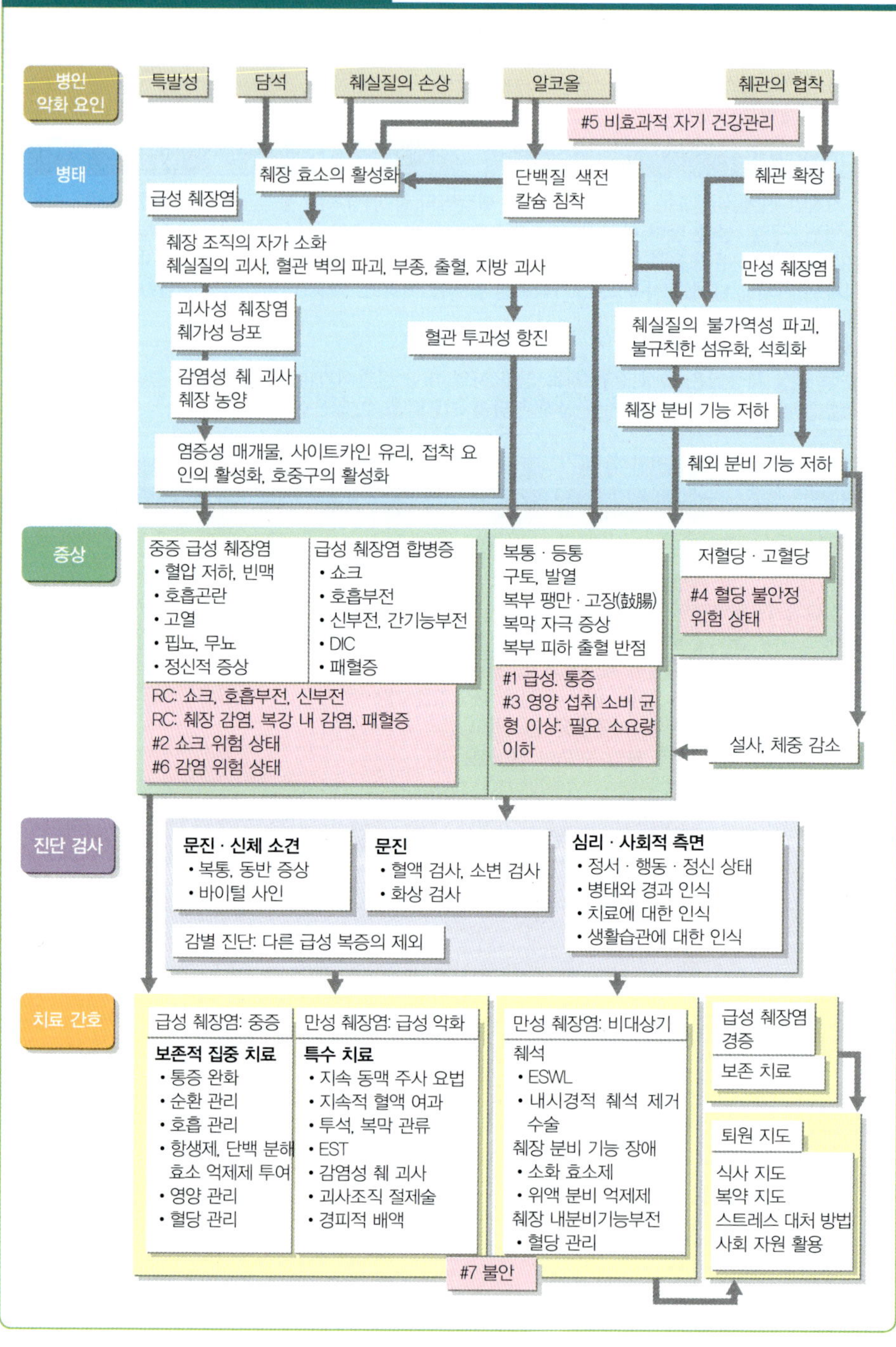
병인·악화 요인
특발성
담석
췌실질의 손상
알코올
췌관의 협착

병태
#5 비효과적 자기 건강관리
췌장 효소의 활성화
단백질 색전 칼슘 침착
췌관 확장
급성 췌장염
췌장 조직의 자가 소화
췌실질의 괴사, 혈관 벽의 파괴, 부종, 출혈, 지방 괴사
만성 췌장염
괴사성 췌장염 췌가성 낭포
혈관 투과성 항진
췌실질의 불가역성 파괴, 불규칙한 섬유화, 석회화
감염성 췌 괴사 췌장 농양
췌장 분비 기능 저하
염증성 매개물, 사이트카인 유리, 접착 요인의 활성화, 호중구의 활성화
췌외 분비 기능 저하

증상
중증 급성 췌장염
• 혈압 저하, 빈맥
• 호흡곤란
• 고열
• 핍뇨, 무뇨
• 정신적 증상
급성 췌장염 합병증
• 쇼크
• 호흡부전
• 신부전, 간기능부전
• DIC
• 패혈증
복통·등통
구토, 발열
복부 팽만·고장(鼓腸)
복막 자극 증상
복부 피하 출혈 반점
저혈당·고혈당
#4 혈당 불안정 위험 상태
RC: 쇼크, 호흡부전, 신부전
RC: 췌장 감염, 복강 내 감염, 패혈증
#2 쇼크 위험 상태
#6 감염 위험 상태
#1 급성 통증
#3 영양 섭취 소비 균형 이상: 필요 소요량 이하
설사, 체중 감소

진단 검사
문진·신체 소견
• 복통, 동반 증상
• 바이털 사인
문진
• 혈액 검사, 소변 검사
• 화상 검사
심리·사회적 측면
• 정서·행동·정신 상태
• 병태와 경과 인식
• 치료에 대한 인식
• 생활습관에 대한 인식
감별 진단: 다른 급성 복증의 제외

치료 간호
급성 췌장염: 중증
보존적 집중 치료
• 통증 완화
• 순환 관리
• 호흡 관리
• 항생제, 단백 분해 효소 억제제 투여
• 영양 관리
• 혈당 관리
만성 췌장염: 급성 악화
특수 치료
• 지속 동맥 주사 요법
• 지속적 혈액 여과
• 투석, 복막 관류
• EST
• 감염성 췌 괴사
• 괴사조직 절제술
• 경피적 배액
만성 췌장염: 비대상기
췌석
• ESWL
• 내시경적 췌석 제거 수술
췌장 분비 기능 장애
• 소화 효소제
• 위액 분비 억제제
췌장 내분비기능부전
• 혈당 관리
급성 췌장염 경증
보존 치료
퇴원 지도
식사 지도
복약 지도
스트레스 대처 방법
사회 자원 활용
#7 불안

30 췌장암

나카무라 노리아키 · 아리이 시게키

눈으로 보는 질환

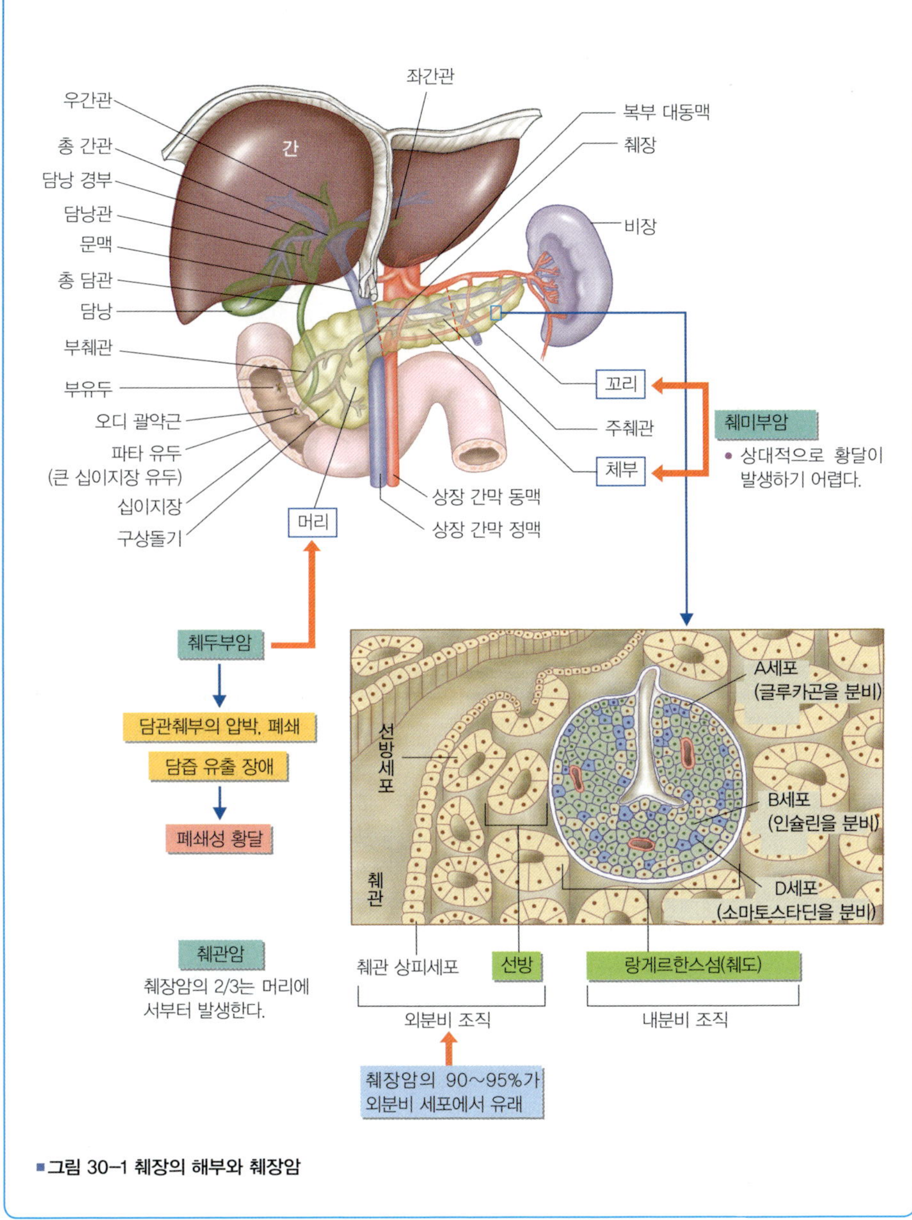

■ 그림 30-1 췌장의 해부와 췌장암

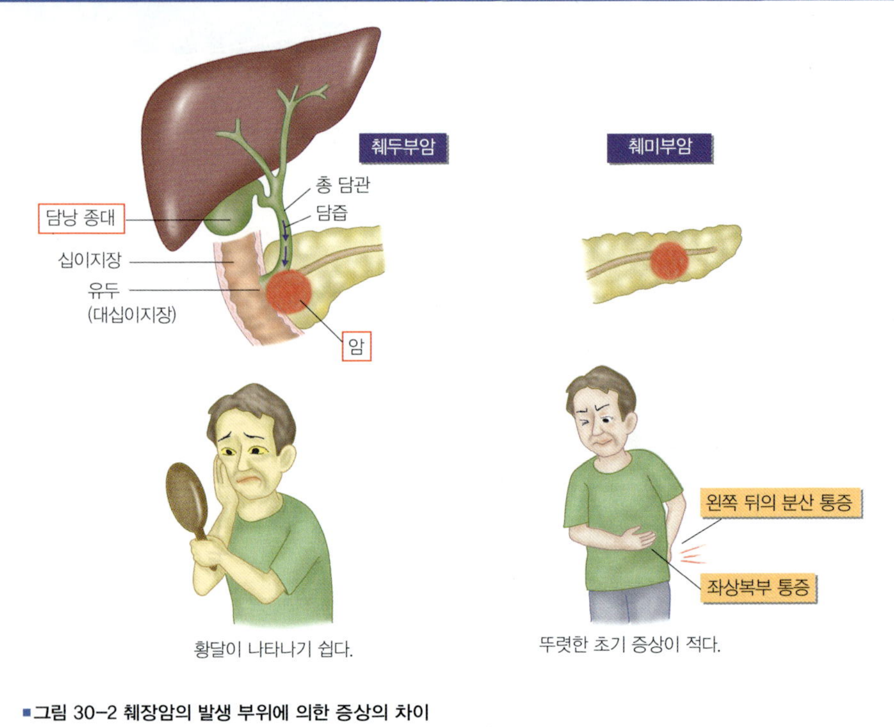

■ 그림 30-2 췌장암의 발생 부위에 의한 증상의 차이

병태 생리

> 췌장암은 췌장에 발생하는 악성 종양이며, 외분비 조직(주로 췌관 상피세포, 선방세포 등)에서 유래하는 경우가 많고, 일반적으로 췌장암이라 불리는 것들의 대부분은 '췌관암'이다.

- 췌장에 발생하는 종양은 '외분비계 세포에서 유래하는 종양'과 '내분비계 세포에서 유래하는 종양'으로 나뉜다.
- 외분비계 종양은 대부분 췌관 상피에서 유래하는 췌관암이며, 이른바 췌장암의 대부분을 차지한다. 또는 낭포 형태를 나타내는 선암 등을 약간 인정하지만 양성 종양은 드물다.
- 내분비계 종양은 '랑게르한스섬 종양'이라고도 불리며, 여러 가지 호르몬(인슐린과 가스트린 등)을 생산하는 종양으로, 양성과 악성 종양이 있다.

병인·악화 요인

- 췌장암은 원인 불명이다. 급성 췌장염, 만성 췌장염, 췌장 낭종, 담석증, 당뇨병 등을 위험 인자로 간주하고 있지만 모두 확실하지는 않다. 또한 생활습관은 국제적으로 지적되는 요인으로 흡연, 음주 습관, 육식, 고지방 음식, 고칼로리 섭취, 운동 부족 등이 있다.
- 당뇨병 환자는 췌장암 발생률이 높고, 남성은 약 1.5배, 여성은 약 2배인 것으로 보고되고 있다. 그러나 췌장암 환자에게 당뇨병이 췌장암 발병 이전부터 존재했는지, 췌장암의 2차적 질환으로 생긴 것인지는 확실하지 않다. 또한 급속히 진행하는 내당능 장애, 가족력이 없는 당뇨병 환자는 췌장암을 염두에 두는 것도 중요하다.
- 보기 드물게 가족 내에 발생하는 유전성 췌장암도 보고되고 있다.

역학·예후

- 췌장암은 증가 추세에 있지만, 2000년 이후 보합 상태다. 발병 연령은 고령자에게 많은 경향이 있는데 60대가 가장 많고, 70대와 50대가 그 뒤를 잇는다. 한편 40대의 사례도 전체의 약 10%를 차지한다. 또한 남성에게 약간 많다.
- 췌장암은 절제 비율이 낮고, 근치 절제술을 하는 증례가 적다. 또한 근치 수술이 이루어진 사례에서도 5년 생존율은 15% 전후이며, 췌장암 전체에서 5년 생존율은 10%에 못 미친다. 일반적으로 예후가 매우 좋지 않은 대표적인 질환으로, 질환과 치료에 대한 환자의 불안한 마음을 이해하고 충분하게 대응해야 한다.

증상

주요 증상은 황달. 통증, 체중 감소이며 증상의 조기 발견이 어렵다.

- 초기에는 상복부의 부정수소(不定愁訴)를 시작으로 발병하는 경우가 많지만, 점차 상복부 통증에서 등 뒤의 분산 통증을 호소하게 된다. 또한 후복막 신경총에 침투하면 지속성 격통이 된다.
- 상복부의 부정수소로는 상복부 불편, 식욕부진, 전신 권태감, 구토, 소화 장애, 체중 감소 등이 약간 보인다. 또한 진행된 단계에서는 변통 이상, 수척함, 복수 등이 인정되는 경우도 있다.
- 췌장암의 발생 부위에 의한 증상의 차이도 중요하다. 해부학적으로는 췌두부암과 췌미부암으로 분류되며, 약 2/3가 췌두부에 발생한다. 췌두부암은 총 담관 하부의 압배·침습에 의한 폐쇄성 황달·담낭 종대를 인정할 수 있다. 또한 십이지장에 침투한 경우에는 십이지장 협착에 의한 통과 장애나 위장 출혈의 가능성이 높다. 췌미부암은 황달이 나타나는 경우가 적고, 진행 후 진단되는 사례가 많다. 등 뒤의 분산 통증이 특징이지만, 비정맥 폐색에 의한 2차적인 문맥 항진 질환과 위장 침투에 의한 위장관 출혈, 복부 팽만감 등을 볼 수 있다.

진단·검사값

진단은 생검 등을 시행하기 어렵기 때문에, 화상 진단을 통해 종합적으로 판단하는 것이 중요하다.

- 복부 초음파 검사(US), CT, 초음파 내시경(EUS), 내시경적 역행성 담관 췌관 조영술(ERCP), MR 담관 췌관 조영술(MRCP), 혈관 조영술, 양전자 단층 촬영(FDG-PET) 등의 검사를 사례에 따라 조합하여 종합적으로 판단한다(그림 30-3, 4).
- 췌장암 검사로는 US가 일반적이다. 저에코의 종괴상과 종괴보다 꼬리 쪽 췌관의 확장이 특징적인 소견이다. 그러나 해부학적으로 장관 가스에 겹쳐지기 쉽기 때문에 췌장 전체(특히 꼬리 쪽 췌장)의 묘출이 어렵다는 것이 단점이다.
- CT는 에코와 마찬가지로 선별 검사로서 비침습적이며, 췌장의 묘출도 US보다 우수하다. 특징적인 소견으로 조영 CT 검사에서 췌장암은 조영되지 않는 종양이며, 묘출될 때 주로 췌관의 확장, 주위 장기로의 침윤, 림프절 전이 등을 진단할 수 있다.
- MRCP와 ERCP는 주로 췌관의 정보를 얻기 위해 시행하는 검사이다. 췌장암의 대부분은 '췌관암'이기 때문에 췌관의 두절상과 꼬리 쪽 췌관의 확장상 등이 중요한 소견이다. MRCP는 비침습 검사로 자주 이용된다. ERCP는 검사 후 췌장염 등의 문제도 있지만, 췌관의 묘출 기능이 뛰어나다는 것, 췌관의 생검이나 췌액의 채취가 가능한 점 등에서 유용한 검사이다.
- 혈관 조영술은 췌장암 자체의 진단보다는 진행도의 판정(문맥이나 동맥계 등), 수술 시 필요한 혈관 주행의 식별에 사용된다.
- FDG-PET는 최근 급속히 확산되는 검사로서 췌장암의 진단뿐만 아니라 전신으로 전이된 정도를 파악하는 진단에도 이용된다. 그러나 췌장암 환자가 당뇨병을 합병하고 있는 경우가 많으므로 내당능 이상이 있는 경우에는 검사를 할 수 없는 등 주의를 요한다.

- **검사값**
- 특이적인 이상을 나타내는 혈액 검사 소견은 없다. 또한 종양 마커(CEA, CA19-9 등)는 양성인 경우도 있고, 진단에 도움이 될 수 있다. 또한 진단 시 수치가 높은 경우에는 치료 효과 판정에 도움이 된다.

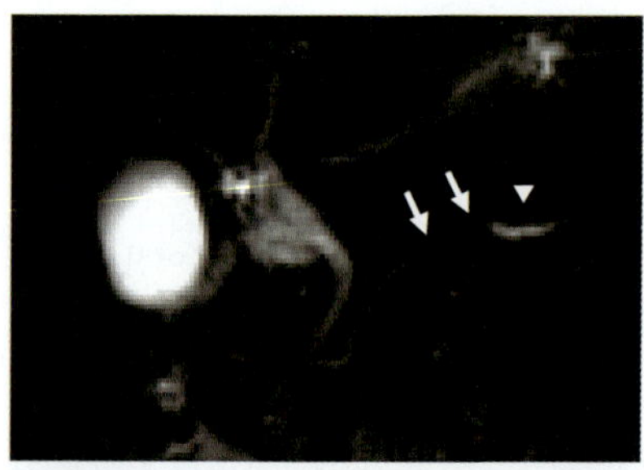

■그림 30-3 MRCP 검사의 결과
【사례 1】 췌체부암 증례: 주췌관은 두절되고(→),
꼬리 쪽 췌관이 확장하고 있다(▽).

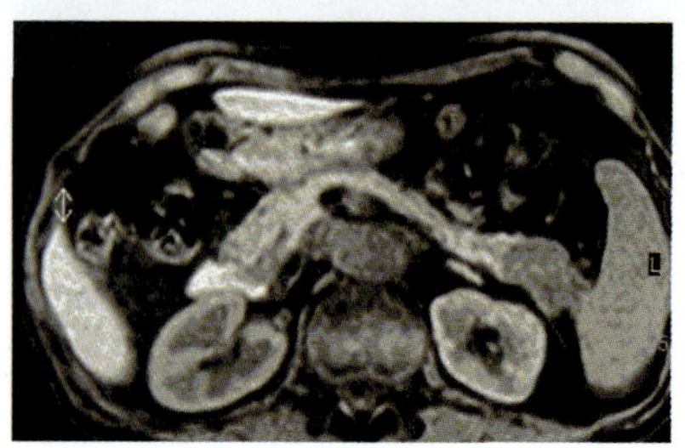

■그림 30-4 CT 검사에 의한 결과
【사례 2】 췌미부암 증례: 조영 효과의 부족으로 4cm의
큰 췌장암

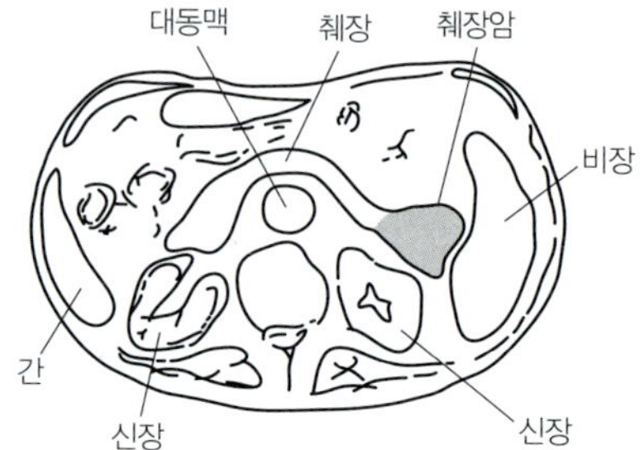

합병증

- 특이적인 합병증은 없지만 췌관폐색에 의한 꼬리 측 췌장의 동반성 췌장염, 내당능 이상의 악화, 외분비 기능 저하에 의한 흡수 불량, 저영양 상태 등이 있다.
- 폐쇄성 황달 사례에서는 간 기능 이상, 비정맥폐색에 의한 비종과 문맥 항진증, 측부 혈행로의 변화 등도 중요한 합병증이다.

치료법

●치료 방침
- 유일한 근치 치료는 외과 치료이지만 절제 비율은 낮다. 화학 요법, 방사선 치료도 중요한 치료법이다.

●수술적 치료
- 수술적 치료는 근치 수술(췌장 제거술)과 고식적 수술로 분류된다. 또한 황달을 동반하는 증례에서는 경피경간담도 배액(PTCD), 내시경적 경비담도 배액(ENBD)를 실시하여 황달을 치료한 후에 수술을 실시한다. 수술 후에 화학 요법, 방사선 요법 등의 보조 요법을 실시하기도 한다.
- 췌장 제거 수술은 췌두십이지장 절제, 유문륜이 온존하는 췌두 십이지장 절제 등이 있다. 장기 절제 후 재건 방법은 다양하다.
- 고식적 수술에는 소화관의 통과 장애를 제거하는 것(위-공장 문합술 등)과 담도 폐쇄를 해제하는 것(담관-공장 문합술 등)이 있다. 또한 담도 폐쇄에 대해서는 수술 치료가 아닌 X선 투시 하에 메타릭 스텐트를 유치하는 것도 가능하다. 어쨌든 고식적 치료의 예후는 수술에 비해 극히 좋지 않다.

●방사선 요법
- 방사선 요법에는 수술 조사, 체외 조사가 있다.

●화학 요법
- 화학 요법에서는 최근 겜시타빈 염산염(젬잘), 테가푸르·기메라실·오테라실칼륨 합제(TS1) 등의 항암제 외에도 엘로티닙 염산염(타세바) 등의 분자 표적 치료제가 사용되며, 기존에 비해 그 효과

■표 30-1 췌장암의 주요 치료제

분류		일반 이름	주요 상품명	약의 효과 메커니즘	주요 부작용
항암제	대사 길항제	겜시타빈 염산염	젬잘	대사 길항제	골수 억제, 간질성 폐렴
		테가푸르·기메라실·오테라실칼륨 복합제	TS1		골수 억제, 소화기 장애(설사 등)
	분자 표적 치료체	엘로티닙 염산염	타세바	분자 표적 치료제	간질성 폐렴, 발진, 골수 억제, 설사 등

가 커지고 있다.

Px 처방 예
- 젬잘주(0.2·1g/V)　1회 1000mg/㎡을 30분에 걸쳐 점적 정주　주 1회 3주 연속 투여, 4주째 휴약을 1코스로 반복　← 대사 길항제

※부작용으로 골수 억제, 간질성 폐렴, 용혈성 요독증 증후군 등이 있다.

※방사선 조사와 병용 요법이 실시될 때는 감량을 하는 등 주의를 요한다.

Px 처방 예
- TS1 캡슐(20.25mg)　체표면적당 1.25~1.50㎡까지 1회 투여량 100mg　1일 2회(아침·저녁식사 후) 4주 연속 투여, 2주 휴약을 1코스로 반복　← 대사 길항제

※부작용으로 골수 억제, 용혈성 빈혈, 피부 색소 침착 등이 있다.

Px 처방 예
- 타세바정(100mg)　1회 1정　1일 1회　식사 1시간 전 또는 식후 2시간 이후 복용　← 분자 표적 치료약

※젬잘주와 병용 요법으로 실시한다.

※부작용으로 간질성 폐렴, 발진(여드름 등), 골수 억제, 설사 등이 있다.

※사용할 수 있는 의료 기관이 한정되어 있으므로 주의한다.

췌장암의 병기·병태·중증도별 치료 순서도

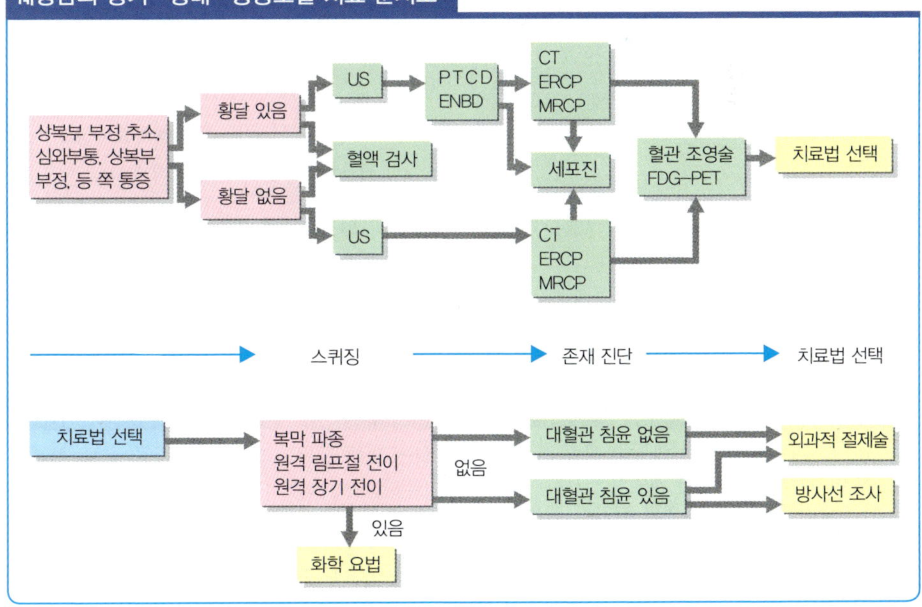

간호 과정의 순서도

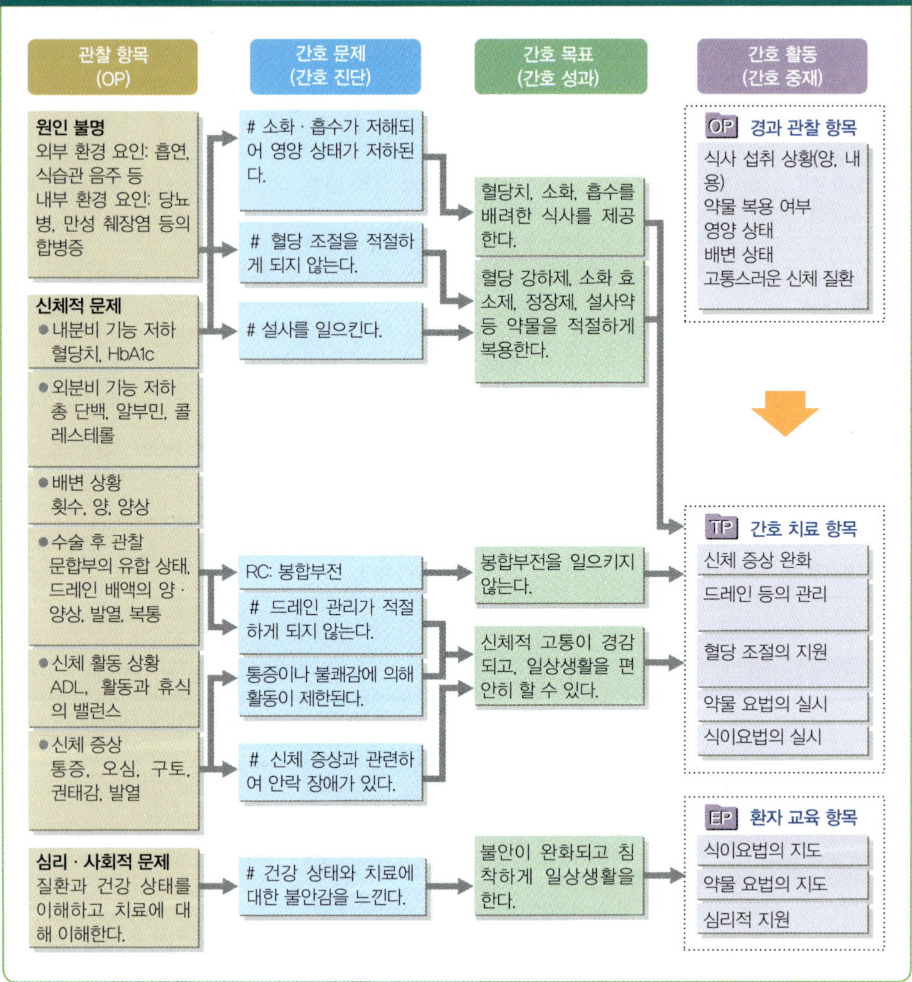

기본 개념

- 췌장의 내분비·외분비 기능이 질병 또는 치료(절제)에 의해 장애를 일으킨 데 따른 신체, 생활에 미치는 영향에 대한 지원이 필요하다.
- 주수술기에는 췌장 주위의 복잡한 해부 생리에 근거한 신중한 관찰과 치료를 하고 화학 요법의 경우, 장기적인 치료 지속에 따른 신체적·심리적 치료, 증상 관리, 심리 지원 등의 완화를 위한 케어 그리고 병기·적용되는 치료에 대한 적절한 지원을 필요로 한다.

정보 수집	평가 관점과 근거·잠재적 간호 문제
췌장암에 의한 신체 상태 파악	▌암으로 인한 췌장 기능 장애와 암의 침윤·증대에 따른 2차적인 증상을 파악하고 치료 계획과 간호 계획을 수립한다. ● 췌장은 내분비 기능(인슐린과 글루카곤 등의 분비), 외분비 기능(단백질, 지방, 설탕 등을 분해하는 효소의 분비)을 하는데, 암으로 인해 장애를 일으키면 혈당 컨트롤의 변화, 소화 흡수 장애가 일어난다. ● 췌장암은 조기에 증상을 자각하기 어려운 것으로 알려져 있다. 그런데 암이 침윤·증대하면 통증을 일으킨다. 췌두부암이 담관을 폐쇄·협착시키면 황달이 나타나고, 소화관을 협착하면 구역질, 구토, 식욕부진이 생긴다. **당뇨병** ● 인슐린은 췌장 꼬리 부분에 많이 있는 랑게르한스섬에서 분비된다. ● 췌장암 환자는 당뇨병을 합병하는 경우가 많은데(20~40%), 췌장암과 치료에 따라 2차적으로 당뇨병이 발병하는 경우도 있다. 🔍 잠재적 간호 문제 : 혈당 조절을 적절히 실시할 수 없다(고혈당, 약물 투여에 따른 저혈당 가능성) **소화 흡수 장애** ● 지방 분해 효소(리파아제 등)의 분비를 방해하면 지방의 소화·흡수가 저하하고, 대변에 지방이 포함된 지방변을 배출한다. 🔍 잠재적 간호 문제 : 소화·흡수 저해에 따른 영양 상태의 저하 **통증** ● 암 주변의 장기·신경에 대한 압박과 침윤에 의해 통증이 발생할 수 있다. ● 암의 진전 부위에 따라 허리 뒤 통증, 상복부 통증 등을 일으킨다. 🔍 잠재적 간호 문제 : 통증에 의한 활동 제한 **황달** ● 췌두부는 담즙의 통로인 담관과 인접해 있기 때문에 췌두부암이 악화되면 담즙 정체가 일어나고 폐쇄성 황달이 출현한다. ● 담즙이 십이지장으로 유입되지 않고 변에 섞이지 않기 때문에 변은 회백색이다. **통과 장애** ● 암의 증대로 위장관(주로 십이지장)의 통과 장애를 일으키는 구토, 식욕부진이 발생할 수 있다. 🔍 잠재적 간호 문제 : 구토에 의한 활동 제한/소화·흡수 저해로 영양 상태의 저하가 일어남
수술 시행을 위한 전신 상태 파악	▌췌장암 환자는 60~70대가 많고, 췌장암 수술은 신체 침습이 비교적 크다. 전신 상태 파악은 수술 적응 결정을 위해 수술 전 준비를 하기 위해 필요하다. ● 순환기, 혈관, 간 기능, 신장 기능 등 각 검사 결과에 따라 약물 등을 이용해 상태를 보정, 개선할 필요가 생기는 경우도 있다. ● 호흡 기능의 평가에 따라 금연이나 호흡 훈련을 함으로써 개선을 도모한다. ● 혈액 응고 능력, 내당 능력 저하는 수술 전에 보정하고, 수술 후 관리에 유의한다.
췌장 제거 후 신체 상태의 파악	▌췌장암 수술 중에도 췌두십이지장 수술은 문합 부위가 많아 각종 드레인이 삽입된다. 특히 췌관−위장관 문합부의 봉합부전은 소화 효소를 포함한 췌액을 누출시키기 때문에 심각한 문제가 발생하기 쉽다. ● 각 드레인의 목적과 배액의 양상을 알고, 봉합부전을 조기에 발견하는 것이 중요하다. 또한 배출 등 수많은 의료 기기의 라인이 장착된 상태에서 환자의 심리나 ADL에 미치는 영향에도 주목할 필요가 있다.

30

췌장암

<table>
<tr><td></td><td>• 췌장을 절제함에 따른 내분비 기능, 외분비 기능 저하의 정도나 영양 상태를 검사 데이터, 증상으로 파악하면 치료 계획, 생활 지도 계획에 도움을 준다.
🔍 공동 문제 : 봉합부전
🔍 잠재적 간호 문제 : 건강 상태와 치료에 대한 불안/이상·자기관리의 지연/혈당 조절이 제대로 실시되지 않음/설사/소화·흡수가 저해되는 데 따른 영양 상태의 저하/잘못된 배출 관리</td></tr>
<tr><td>환자·가족의 심리·사회적 측면 파악</td><td>췌장암은 진행된 상태에서 발견되는 경우가 많아 예후가 좋지 않다. 환자·가족이 병의 증상과 치료에 대해 어떻게 이해하고 받아들이고 있는지 파악하고, 필요한 지원을 한다.
• 혈당 조절과 배출 관리, 퇴원 후 식이요법과 일상생활 수칙 등 환자·가족이 스스로 치료와 요양에 접근하는 것이 필요하므로 환자·가족이 이해하는 내용과 자기관리의 실제에 대해 파악하는 것이 중요하다.
🔍 잠재적 간호 문제 : 건강 상태와 치료에 대한 불안/자기 개념의 혼란/자기관리 부족/의료진의 요구 불이행/사회적 지원을 얻을 수 없음</td></tr>
</table>

<table>
<tr><td>Step1 영향 평가</td><td>Step2 간호 초점</td><td>Step3 계획</td><td>Step4 실시</td><td>Step5 평가</td></tr>
</table>

간호 문제 리스트

RC: 봉합부전
#1 혈당 조절을 적절하게 실시할 수 없다(영양−대사 패턴).
#2 드레인 관리를 제대로 할 수 없다(건강 지각−건강관리 패턴).
#3 소화 흡수가 저해되어 영양 상태가 저하된다(영양−대사 패턴).
#4 통증이나 불편감에 의해 활동이 제한된다(활동−운동 패턴).
#5 설사를 일으키고 있다(배설 패턴).
#6 건강 상태와 치료에 대한 불안감이 있다(자기 인식 패턴).

간호의 우선순위 지침

• 질병·치료에 따른 췌장의 기능 저하는 신속하고 장기적으로 제어할 필요가 있다.
• 췌장암의 신체 증상과 수술 후 처치·장착물에 따른 신체적 고통이 삶에 미치는 영향을 최소화해야 한다.
• 췌장암이라는 질병 자체와 치료가 환자·가족에게 주는 심리적 영향을 항상 배려하고, 지원하는 것이 중요하다.

<table>
<tr><td>Step1 영향 평가</td><td>Step2 간호 초점</td><td>Step3 계획</td><td>Step4 실시</td><td>Step5 평가</td></tr>
</table>

공동 문제	간호 목표(간호 성과)
RC: 봉합부전	〈단기 목표〉 1) 봉합부전이 일어나고 있지 않은지 확실하게 모니터링한다. 2) 봉합부전이 일어난 것 같은 이상을 조기에 발견한다.

간호 계획	중재 포인트와 근거
OP 경과 관찰 항목 • 각 드레인에서의 배액 양·양상 • 발열, 복통, 혈액 데이터(백혈구 수, CRP)의 염증 증상 • 복강 드레인 배액의 아밀라아제 값	➡정상적인 상태에서 봉합부전이 발생했을 때 양상을 알아야 한다. 근거 조기 발견이 중요하다. ➡췌관 튜브에서의 배액(췌액) 양과 병행하여 주목한다. 근거 췌액의 복강 내 누출 여부를 가늠하는 지표가 된다.

TP 간호 치료 항목
- 각 드레인의 관리를 확실히 실시한다.

EP 환자 교육 항목
- 드레인 장치의 취급 방법을 설명한다.
- 주의해야 할 증상을 설명하고 발현 시 즉시 보고하도
  록 지도한다.

1 간호 문제	간호 진단	간호 목표(간호 성과)
#1 혈당 조절이 제대로 실시되지 않는다.	**혈당 불안정 위험 상태** **위험 요인**: 암 또는 치료에 의한 췌장 기능 저하, 당뇨병 관리에 대한 지식과 인식 부족, 진단에 대한 수용의 부족	〈**장기 목표**〉 혈당과 식사·약물 투여의 관계를 이해하고 혈당치를 조절하기 위해 적절한 생활 습관과 행동을 계속할 수 있다. 〈**단기 목표**〉 1) 혈당 조절의 필요성과 필요한 행동(식이요법, 약물 투여)을 이해한다. 2) 혈당 조절에 필요한 행동을 적절하게 취할 수 있다.

간호 계획	중재 포인트와 근거

OP 경과 관찰 항목
- 공복 혈당, HbA1c 데이터
- 식사 내용과 섭취량

    ⟹정기적으로 혈당을 측정하고 항상 파악하고 있어야 한다.

TP 간호 치료 항목
- 혈당 자기 측정, 내복약 관리, 인슐린의 자기 주사 등을 적절하게 수행할 수 있는지 지켜보며 환자에게 피드백을 한다.

    ⟹환자들이 자립할 수 있도록 배려한다. **근거** 퇴원 후 스스로 실시해야 한다.

EP 환자 교육 항목
- 질병과 치료의 영향, 혈당 조절의 필요성을 설명한다.

    ⟹동기 부여에 유의하며 설명한다. **근거** 장기적인 자기 조절이 필요하다.

- 혈당을 안정시키기 위한 식이요법에 관하여 가족을 포함하여 지도한다.

    ⟹제한되는 것을 강조하지 말고, 연구하기에 따라 식사 내용이 다양해지고 즐거워진다는 것을 알려준다. **근거** 부담감이나 강제력을 지속해서 강하게 느끼는 것은 좋지 않다.

- 저혈당 시의 증상과 대처 방법을 설명한다.

2 간호 문제	간호 진단	간호 목표(간호 성과)
#2 드레인 관리를 적절하게 할 수 없다.	**비효과적 자기 건강관리** **관련 요인**: 치료 계획의 복잡성, 지식과 인식의 부족 **진단 지표** ☐ 지시된 치료 방법을 실시하기 어렵다고 말한다. ☐ 위험 요인을 감소시키는 행동을 하는 것이 불가능하다. ☐ 치료 계획을 일상생활에 짜 넣을 수 없다.	〈**단기 목표**〉 1) 드레인이 안전하고 확실하게 이루어진다. 2) 드레인을 장착하는 데 따른 고통, 불편이 완화된다. 3) ADL을 확장할 수 있다.

<table>
<tr><th>간호 계획</th><th>중재 포인트와 근거</th></tr>
<tr><td>

OP 경과 관찰 항목
- 각 드레인에서의 배액 양·양상
- 배액량의 증가뿐 아니라 감소에도 주의한다.

TP 간호 치료 항목
- 드레인의 일탈이나 굴곡이 없도록 적절하게 고정한다.
- 배액 주머니, 병을 신체의 아래쪽으로 위치시키고 드레인을 삽입부보다 위로 올라가지 않게 관리해야 한다.
- 화장실 갈 때나 몸을 움직일 때 드레인류가 과하게 움직이지 않도록 배액 주머니, 병을 신체와 거리를 두도록 만들어야 안전하다.

EP 환자 교육 항목
- 각 드레인의 목적과 제거의 기준을 알기 쉽게 설명한다.
- 드레인을 굴곡시키거나 당겨 배액이 역류하지 않도록 취급 방법을 잘 지도한다.
- 필요에 따라 배액 주머니, 병의 배액 분리 방법을 설명한다.
- 드레인 장치가 있어도 몸을 움직여야 함을 설명하고, 안전한 방법을 지도한다.

</td><td>

➡고정 테이프 등에 따른 피부 장애의 유무 **근거** 갑자기 배액량이 감소하는 경우에는 배출 폐쇄나 일탈도 고려한다.

➡배액을 역류시키지 않는다. **근거** 감염의 원인이 된다.

➡자기관리를 필요로 한다. **근거** 췌관 튜브 유치 기간은 2~4주이며, 드레인을 삽입한 채 외박·퇴원이 가능하다.

</td></tr>
</table>

<table>
<tr><th>3 간호 문제</th><th>간호 진단</th><th>간호 목표(간호 성과)</th></tr>
<tr><td>

#3 소화 흡수가 저해되어 영양 상태가 저하한다.

</td><td>

영양 섭취 소비 균형 이상: 필요량 이하
관련 요인: 영양소를 흡수할 수 없다.
진단 지표
☐ 일일 권장 식품 섭취량보다 적은 불충분한 음식 섭취에 대한 호소
☐ 이상적인 체중보다 20% 이상 덜 나간다.
☐ 혈청 알부민값의 저하

</td><td>

〈장기 목표〉 영양 상태가 저하되고 있다. (또한 저하되기 쉬운) 신체 상황을 이해하고 소화·흡수율을 향상시키기 위한 행동과 일상생활을 연구한다.
〈단기 목표〉 1) 소화 효소 약물 복용의 필요성을 이해하고 올바르게 복용할 수 있다. 2) 영양 상태의 향상과 유지에 적합한 식사 섭취 방법을 이해하고 실천할 수 있다.

</td></tr>
</table>

<table>
<tr><th>간호 계획</th><th>중재 포인트와 근거</th></tr>
<tr><td>

OP 경과 관찰 항목
- 식이 섭취량, 내용
- 배변 상황과 변 상태
- 체중
- 혈액 검사 데이터(총 단백, 알부민, 콜레스테롤 등)

TP 간호 치료 항목
- 소화 효소 약물 복용에 대해 의사, 약사와 상의한다.

- 영양 보조 식품, 구강 성분 영양제 등의 섭취에 대해 의사와 영양사와 상의한다.

EP 환자 교육 항목
- 췌장의 기능과 소화, 흡수의 관계에 대해 알기 쉽게 설명한다.

</td><td>

➡다양한 종류의 소화 효소 약물(효용, 용법, 모양 등) 중 환자의 상태에 적절한 것을 알맞게 선택한다.

➡식단을 보완하는 것이 효과적이다. 소화·흡수와 관련하여 의사, 영양사와 상담하면 성분이 뛰어나고 다양한 제품을 알 수 있다.

</td></tr>
</table>

- 소화하기 쉬운 음식 섭취의 필요성과 구체적인 방법
  에 대해 설명한다.
- 소화 효소 약물 복용의 필요성과 방법을 설명한다.

➡지도 시 가족의 동석을 요청한다. 근거 가족의 이해
와 협력이 필요하다.

4 간호 문제	간호 진단	간호 목표(간호 성과)
#4 통증이나 불쾌감으로 활동이 제한된다.	신체 이동성 장애 **관련 요인**: 미사용, 근육의 조절 감퇴, 불쾌감, 통증 **진단 지표** ☐ 움직일 때 호흡곤란 ☐ 보행의 변화	〈장기 목표〉 1) 활동을 제한하는 고통이나 불편감이 경감된다. 2) ADL을 확대·유지한다.

간호 계획	중재 포인트와 근거

OP 경과 관찰 항목
- 통증의 부위, 정도, 변화와 요인
- 기타 신체 증상: 구역질, 구토, 권태감 등
- 장착물 등의 상황

TP 간호 치료 항목
- 의사와 상담하고 적절한 약물을 투여하여 통증을 제어한다.
- 활동을 제한하는 원인이 되는 증상을 경감시킨다.
- 드레인 등을 적절하게 관리하고 활동에 영향을 주는 것을 최소화한다.

➡암성 통증은 정도에 따라 약물과 비스테로이드성 항염증성 약물(NSAIDs)을 적절하게 선택한다. 근거 암성 통증 관리는 어려울 수 있지만, 약물 선택에 의한 효과를 기대할 수 있어 QOL 향상을 위해 중요하다.

EP 환자 교육 항목
- 통증을 참지 말고 표출해야 하는 이유를 설명한다.

- 진통제의 효과와 부작용 등에 대해 설명한다.
- 드레인이 장착되어 있어도 안전하게 활동할 수 있다는 것과 구체적인 방법을 설명한다.

➡객관적인 평가 방법으로 페인 스케일 등을 이용한다. 근거 통증의 변화와 제어 상황을 파악하는 데 유용하다.
➡작용 시간이나 혈중 농도의 관계 등을 알기 쉽게 설명한다. 근거 효과를 극대화하기 위해 최적의 복용이 필요하다.

5 간호 문제	간호 진단	간호 목표(간호 성과)
#5 설사를 일으킨다.	설사 **관련 요인**: 흡수 불량, 수술 침습이 지속 **진단 지표** ☐ 적어도 하루에 3회 연한 액상의 변을 배출	〈장기 목표〉 설사를 완화하는 생활 행동을 몸에 익혀 습관화하고, 설사가 일상생활에 미치는 영향을 최소화한다. 〈단기 목표〉 1) 필요한 약물 치료에 대해 이해하고 올바르게 복용할 수 있다. 2) 설사의 악화 또는 완화 요인과 음식에 대해 이해하고, 이를 경감시키기 위한 조치를 취할 수 있다. 3) 설사가 신체·생활에 미치는 영향을 이해하고 이를 예방하기 위한 조치를 취할 수 있다.

간호 계획	중재 포인트와 근거

OP 경과 관찰 항목
- 변의 횟수, 양, 양상
- 배변에 따른 고통 증상의 내용과 정도

 간호 치료 항목

- 의사와 상담하고 적절한 지사제, 정장제 등을 투여한다.
- 충분한 수분을 보급하고 탈수를 방지한다.

 환자 교육 항목

- 설사의 원인을 설명한다.

  ➡ 소화액 분비 기능 저하, 수술 방법(신경 절제) 등 환자에게 해당하는 원인을 알기 쉽게 설명한다. 근거 신체적 고통뿐 아니라 환자의 불안감을 줄이는 것도 중요하다.

- 설사를 일으키기 쉽다. 설사를 일으키지 않는 식품과 섭취 방법에 대해 설명한다.
- 수분 보급, 항문부의 청결 유지 등 설사에 의해 일어나는 2차 장애를 막기 위한 대처법을 설명한다.

  ➡ 소화·흡수 저해에 대한 식사 방법을 병행하여 지도한다. 근거 소화 흡수를 저해하여 설사가 일어나기 쉽다. 또한 영양제 성분 등이 설사를 일으키기도 한다.

6 간호 문제	간호 진단	간호 목표(간호 성과)
#6 건강 상태와 치료에 대한 불안감이 있다.	**불안** **관련 요인**: 자기 인식에 대한 위협, 건강 상태에 대한 위협, 환경의 변화 **진단 지표** ☐ 두려움 ☐ 긴장의 증대 ☐ 문제 해결 능력 약화 ☐ 상대를 비난하는 경향 ☐ 불면증	〈장기 목표〉1) 불안감의 내용을 구체적으로 표출할 수 있다. 2) 지식 부족으로 일어나는 불안감이 해소된다. 3) 불안감을 자각하고 진정하며 지낼 수 있다. 또는 스스로 불안감을 줄일 수 있다.

간호 계획	중재 포인트와 근거

 경과 관찰 항목

- 질병 및 건강 상태에 대한 이해
- 언어화되는 불안감의 내용과 정도
- 표정, 말, 행동, 타인과의 커뮤니케이션, 음식 섭취, 수면 등의 상황

 간호 치료 항목

- 불안을 표출하기 쉽게 해주는 태도로 대한다.
- 불안의 원인을 구체화한다.
- 침착한 환경, 충분한 커뮤니케이션을 제공한다.
- 의사와 상담하여 필요에 따라 신경 안정제, 수면 약물 등의 투여를 고려한다.

  ➡ 간호사는 항상 환자를 이해하고 있으며, 불안을 표출하는 것이 좋다는 것을 보여준다. 근거 환자는 혼자서 불안감을 안고 있는 경향이 있다.
  ➡ 환자가 약물을 대하는 인상, 사고방식을 파악한다. 근거 약물에 대한 의존성을 우려하여 사용하고 싶어 하지 않는 환자도 많다.

 환자 교육 항목

- 불안감을 품는 것은 자연스러운 반응이며, 언제든지 표출하는 것이 좋다는 사실을 충분히 설명한다.
- 불안의 원인이 질환과 치료에 대한 지식 부족, 잘못 이해하는 것이 있으면 내용을 설명한다.
- 환자에게 맞는 릴랙스 방법, 기분 전환 방법을 함께 생각하고 구체적인 방법을 지도한다.
- 신경 안정제, 수면제 등의 복용도 가능하다는 것을 설명한다.

  ➡ 잘못된 지식은 증상을 악화시킬 수 있다.

병기·병태·중증도별 관리 포인트

【주 수술기】혈당치가 변동하기 쉽고, 혈당 조절이 필수가 된다. 췌두부암에 적용되는 췌두부십이지장 절제술은 문합 부위가 많아 봉합부전을 일으킬 경우 심각하기 때문에, 봉합부전 조기 발견을 위해 신중한 배액 관리가 필요하다. 또한 침습적인 큰 수술로, 환자의 의욕을 높여 회복을 촉진하기 위한 지원도 중요하다.

【자택 요양기】혈당 조절의 연속성, 질병·수술 등에 의해 췌장 기능이 저하한 상태에서 영양 관리 등 일상생활에서 적절한 대응을 할 수 있도록 환자·가족과 함께 생각한다. 또한 통원·단기 입원 치료에서 화학 요법을 하는 경우가 많기 때문에, 골수 억제와 소화기 증상 등 부작용에 환자가 대처할 수 있도록 충분한 지도가 필요하다.

【암 진행기】암성 통증의 관리, 소화관 협착에 대한 증상 완화, 영양 섭취 방법 검토 등 환자의 QOL을 향상시키기 위한 지원이 필요하다.

간호 활동(간호 중재) 포인트

(수술 후) 드레인 관리
- 봉합부전을 조기에 발견하기 위해 배액의 양상과 양에 주의하여 관찰한다.
- 드레인이 효과적으로 안전하게 이루어지도록 취급한다.
- 드레인 장치가 다수 삽입된 상태에서 환자의 신체적·심리적 부담을 경감시킨다.

식사와 배설의 지원
- 혈당 변화, 소화 흡수 장애, 설사 등 질환과 치료에 따른 신체 변화에 대한 이해를 촉구한다.
- 적절한 식이요법을 할 수 있도록 환자에게 맞춘 지도를 실시한다.

퇴원·요양 지도

- 혈당 조절, 소화 흡수 장애에 대한 대응, 설사 완화 등 병태에 따라 필요하고 효과적인 식이요법을 지도한다.
- 혈당 강하제를 투여하는 경우, 확실한 투여의 필요성을 설명하고 투여하지 않는 경우에는 투여 후 나타날지도 모르는 현상(저혈당 발작 등)에 대해 설명한다.

평가 포인트

간호 목표 달성도
- 혈당 조절의 필요성과 식이요법, 약물 요법 방법을 이해할 수 있는가?
- 수술은 충분한 드레인을 하여 배출 장치가 안전하게 관리되고 있는가?
- 배출 장치가 장착된 상태에서도 ADL이 충분히 확대되고 있는가?
- 소화·흡수가 좋은 음식 섭취, 영양 상태가 유지되고 있는가?
- 통증 등 신체 증상이 경감되어 일상생활에 지장 없이 지낼 수 있는가?
- 설사가 일어나지 않고, 쾌변을 하고 있는가?
- 불안이 완화되거나 불안한 상태에 있을 때 이에 대처하는 방법을 알고 있는가?

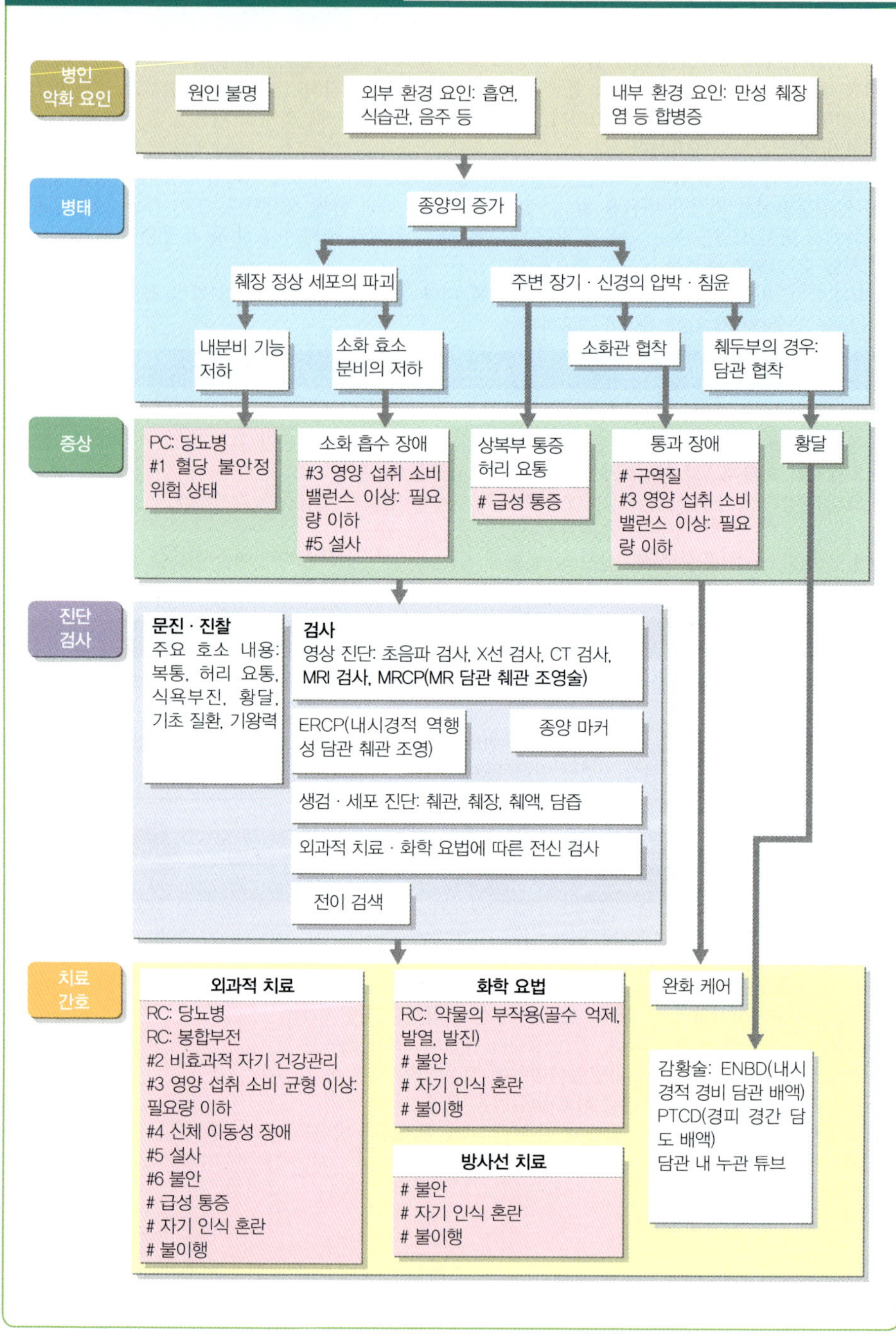
병인
악화 요인

원인 불명

외부 환경 요인: 흡연, 식습관, 음주 등

내부 환경 요인: 만성 췌장염 등 합병증

병태

종양의 증가

췌장 정상 세포의 파괴

주변 장기 · 신경의 압박 · 침윤

내분비 기능 저하

소화 효소 분비의 저하

소화관 협착

췌두부의 경우: 담관 협착

증상

PC: 당뇨병
#1 혈당 불안정 위험 상태

소화 흡수 장애
#3 영양 섭취 소비 밸런스 이상: 필요량 이하
#5 설사

상복부 통증 허리 요통
급성 통증

통과 장애
구역질
#3 영양 섭취 소비 밸런스 이상: 필요량 이하

황달

진단
검사

문진 · 진찰
주요 호소 내용: 복통, 허리 요통, 식욕부진, 황달, 기초 질환, 기왕력

검사
영상 진단: 초음파 검사, X선 검사, CT 검사, MRI 검사, MRCP(MR 담관 췌관 조영술)

ERCP(내시경적 역행성 담관 췌관 조영)

종양 마커

생검 · 세포 진단: 췌관, 췌장, 췌액, 담즙

외과적 치료 · 화학 요법에 따른 전신 검사

전이 검색

치료
간호

외과적 치료
RC: 당뇨병
RC: 봉합부전
#2 비효과적 자기 건강관리
#3 영양 섭취 소비 균형 이상: 필요량 이하
#4 신체 이동성 장애
#5 설사
#6 불안
급성 통증
자기 인식 혼란
불이행

화학 요법
RC: 약물의 부작용(골수 억제, 발열, 발진)
불안
자기 인식 혼란
불이행

방사선 치료
불안
자기 인식 혼란
불이행

완화 케어

감황술: ENBD(내시경적 경비 담관 배액)
PTCD(경피 경간 담도 배액)
담관 내 누관 튜브

간호 진단명 색인

이 책의 각 질환별 간호 과정의 설명에서 다룬 간호 진단 이름을 가나다순으로 배열하였다.
간호 진단명은 헤더 하드맨편 일본 간호진단학회 감역 'NANDA-I 간호 진단−정의와 분류 2012−2014'에 근거하였다.
*가 붙은 진단명은 린다 J. 칼페니트=모이에 〈간호진단 핸드북 제9판〉에 따른 것이다.

ㄱ

가스 교환 장애 9, 34, 97, 128, 301

가족 기능 파탄 183, 289, 404

간병인 역할 긴장 위험 상태 117

감염 위험 상태 11, 131, 147, 181, 259, 351, 516, 537, 562

감염 중개 위험 상태* 34, 63

고체온 80

공포 181

구강 점막 장애 31

급성 통증 9, 169, 180, 368, 454, 535, 557

급성 혼란 302

ㄴ

낙상 위험 172

ㅁ

만성 통증 368

ㅂ

변비 171, 453

변비 위험 270

불면증 10, 51, 79, 170, 183, 202, 270, 388, 417, 475

불안 11, 32, 50, 65, 83, 99, 112, 116, 133, 148, 171, 181, 204, 229, 260, 271, 352, 387, 421, 476, 500, 520, 563, 578

불이행 98, 173, 287, 385

비효과적 건강 유지 418

비효과적 기도 정화 28, 49, 62, 78, 97, 111, 352

비효과적 말초 조직 순환 180

비효과적 역할 수행 174

비효과적 자기 건강관리 11, 83, 98, 115, 132, 173, 184, 203, 228, 260, 271, 287, 303, 315, 353, 367, 422, 441, 455, 472, 499, 538, 561, 575

비효과적 조직 순환* 538

비효과적 코핑 65, 99, 421, 440

비효과적 호흡 기능 위험* 333

비효과적 호흡 패턴 498, 515, 536

ㅅ

상황에 따른 자존감 저하 456, 519

설사 351, 388, 416, 439, 577

신체 손상 위험 상태 130, 227, 289, 303, 500, 518

신체 이미지 혼란 149, 386, 498

ㅇ

안락 장애 30, 147, 301, 314, 334, 403, 436, 473, 495, 516

언어 의사소통 장애 84

영양 섭취 소비 균형 이상: 필요

근거 중심 질환별 간호 과정 1

2014년 4월 25일 1판 1쇄 펴냄
2021년 6월 2일 1판 3쇄 펴냄

편   집 이노우에 도모코 · 사토 치후미
감수자 김규순
옮긴이 신은주 · 이민자
펴낸이 김철종

펴낸곳 (주)한언
출판등록 1983년 9월 30일 제1-128호
주소 서울시 종로구 삼일대로 453(경운동) 2층
전화번호 02)701-6911   **팩스번호** 02)701-4449
전자우편 haneon@haneon.com   **홈페이지** www.haneon.com

ISBN 978-89-5596-771-5   14510
     978-89-5596-686-2   14510(세트)

* '메디캠퍼스'는 ㈜한언의 의료 서적 전문 임프린트입니다.
* 이 책의 무단전재 및 복제를 금합니다.
* 책값은 뒤표지에 표시되어 있습니다.
* 잘못 만들어진 책은 구입하신 서점에서 바꾸어 드립니다.

이 도서의 국립중앙도서관 출판예정도서목록(CIP)은 서지정보유통지원시스템 홈페이지
(http://seoji.nl.go.kr)와 국가자료공동목록시스템(http://www.nl.go.kr/kolisnet)에서
이용하실 수 있습니다.(CIP제어번호: CIP2016024718)

한언의 사명선언문
Since 3rd day of January, 1998

Our Mission – 우리는 새로운 지식을 창출, 전파하여 전 인류가 이를 공유케 함으로써 인류 문화의 발전과 행복에 이바지한다.

– 우리는 끊임없이 학습하는 조직으로서 자신과 조직의 발전을 위해 쉼 없이 노력하며, 궁극적으로는 세계적 콘텐츠 그룹을 지향한다.

– 우리는 정신적, 물질적으로 최고 수준의 복지를 실현하기 위해 노력하며, 명실공히 초일류 사원들의 집합체로서 부끄럼 없이 행동한다.

Our Vision 한언은 콘텐츠 기업의 선도적 성공 모델이 된다.

> 저희 한언인들은 위와 같은 사명을 항상 가슴속에 간직하고
> 좋은 책을 만들기 위해 최선을 다하고 있습니다.
> 독자 여러분의 아낌없는 충고와 격려를 부탁 드립니다.
> • 한언 가족 •

HanEon's Mission statement

Our Mission – We create and broadcast new knowledge for the advancement and happiness of the whole human race.

– We do our best to improve ourselves and the organization, with the ultimate goal of striving to be the best content group in the world.

– We try to realize the highest quality of welfare system in both mental and physical ways and we behave in a manner that reflects our mission as proud members of HanEon Community.

Our Vision HanEon will be the leading Success Model of the content group.